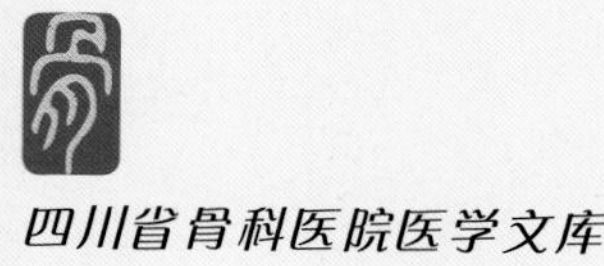

四川省骨科医院医学文库

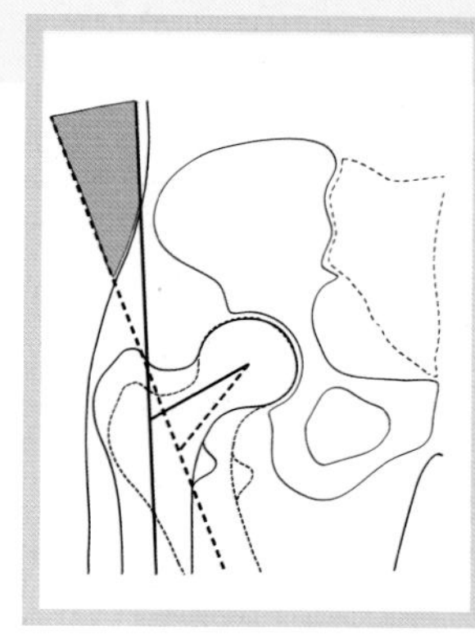

XIAZHI GUKE DE WEICHUANG ZHILIAO:
YUANLI HE SHIJIAN

Minimally Invasive Treatments of Lower Limb Orthopaedics: Principles and Practice

下肢骨科的微创治疗：原理和实践

主 编 徐 强

四川科学技术出版社

图书在版编目（CIP）数据

下肢骨科的微创治疗：原理和实践 / 徐强主编. --
成都：四川科学技术出版社, 2023.3
（四川省骨科医院医学文库 / 沈海主编）
ISBN 978-7-5727-0820-6

Ⅰ. ①下… Ⅱ. ①徐… Ⅲ. ①下肢骨—骨疾病—显微外科手术 Ⅳ. ①R687.3

中国版本图书馆CIP数据核字(2022)第251045号

四川省骨科医院医学文库

下肢骨科的微创治疗：原理和实践

主编 徐　强

出 品 人　程佳月
责任编辑　刘　娟
助理编辑　王星懿
封面设计　郑　楠
版式设计　杨璐璐
责任校对　罗　丽
责任出版　欧晓春
出版发行　四川科学技术出版社
地　　址　四川省成都市锦江区三色路238号新华之星A座
　　　　　邮政编码：610023　传真：028-86361756　官方微信公众号：sckjcbs
成品尺寸　210mm × 285mm
印　　张　26.5　字　数　530 千　插　页　4
印　　刷　成都市金雅迪彩色印刷有限公司
版　　次　2023年3月第 1 版
印　　次　2023年3月第 1 次印刷
定　　价　298.00元

ISBN 978-7-5727-0820-6

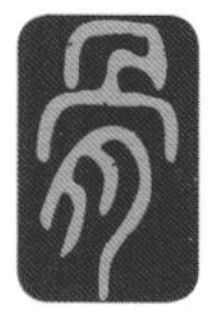

下肢骨科的微创治疗：原理和实践 编委会

主　　编　徐　强

主　　审　沈　海

名誉主编　王小兵　向　明

名誉副主编　巫宗德　邓轩庚

医学插图　徐　强

秘　　书　张清晏

编　　委

沈　海　四川省骨科医院，主任医师，书记兼院长

徐　强　四川省骨科医院下肢科，主任医师，科主任

巫宗德　四川省骨科医院足踝一科，主任医师，科主任

张　宇　四川省骨科医院足踝二科，主任医师，科主任

王志强　遂宁市中心医院副院长，主任医师，一病区主任

闫　超　南京邦德中医院足踝外科，科主任，业务院长

凌　坤　广元市中心医院骨科，副主任医师，科主任

曹万军　四川省骨科医院下肢科，主任医师
徐　毅　九寨沟县中藏医院骨伤科，主任医师，科主任
杜晓健　唐山市第二人民医院足踝外一科，主任医师，科副主任
郭　静　四川省骨科医院天府院区骨病科，主管护师，护士长
高梦徽　四川省骨科医院下肢科，副主任护师，护士长
赵献峰　湖南省武警总队医院外二科，副主任医师，科主任
陈星宇　四川省骨科医院下肢科，主治医师
刘　颖　四川省骨科医院下肢科，主治医师
刘　亮　四川省骨科医院足踝一科，副主任医师，科副主任
魏国华　四川省骨科医院足踝一科，副主任医师
徐善强　四川省骨科医院足踝二科，主治医师
张文举　四川省骨科医院足踝二科，副主任医师
章　辉　济宁海贝尔骨科医院足踝外科，主治医师
邓轩赓　四川省骨科医院天府院区脊柱科，主任医师，科主任
崔　伟　四川省骨科医院天府院区脊柱科，主治医师
阳普山　广元市中心医院骨科，主治医师
赵　彪　广元市中心医院骨科，住院医师
蒋　科　川北医学院附属医院骨科，主任医师
李毓灵　川北医学院附属医院骨科，副主任医师
向　超　川北医学院附属医院骨科，主治医师
王晓刚　四川省骨科医院下肢科，主治医师
尹一然　西南医科大学附属医院骨与关节外科，副主任医师，副教授
熊　雁　陆军医科大学附属大坪医院骨科，副主任医师，副教授
邱洪九　云南省彝良县人民医院骨科，主治医师
王敬琨　陆军医科大学附属大坪医院骨科，硕士研究生
王子明　陆军医科大学附属大坪医院骨科，副主任医师
周　英　四川省骨科医院儿童骨科，主任医师，科主任
刘　昕　四川省骨科医院儿童骨科，主任医师，科副主任
叶家军　四川省骨科医院儿童骨科，副主任医师
孙　强　四川省骨科医院儿童骨科，主治医师
潘圣杰　乐山市市中区中医院骨三科，主治医师，科主任
李　君　乐山市市中区中医院骨三科，主治医师
杨　君　乐山市市中区中医院骨三科，住院医师
程松苗　四川省骨科医院膝关节运动损伤科，副主任医师
张清晏　四川省骨科医院下肢科，住院医师
余晓军　遂宁市中心医院骨科中心，副主任医师，一病区副主任

序一

随着医学技术的发展，微创技术已逐渐成为下肢骨科的重要发展方向之一。出现这一现象的历史背景在于：骨科医师们汲取了骨折自然史、传统骨伤技术、经典 AO 技术的精华，逐步建立起一个更有利于患者的正确治疗模式——微创治疗。

在四川省骨科医院，下肢骨科拥有较久远的微创治疗传统，微创治疗也一直是本医院的优势治疗技术。骨科医师们一方面继承了我院郑氏伤科理念及其他传统骨伤治疗技术精髓，同时又坚持中西医结合的思路，积极学习、引进国内外先进的下肢骨科治疗技术，并予以消化、创新。以下肢科主任徐强主任医师为主编的编委会，聚集了四川省骨科医院多个科室、多家医院骨科以中青年为主的医师群体，终于完成了《下肢骨科的微创治疗：原理和实践》一书的编撰工作。

本书以“总—分—总”的框架为主线，形成了总论—部位分论—病情总论的编撰结构。全文分为：下肢骨科微创治疗总论，股骨、胫骨及膝周骨折的微创技术，腓骨骨折与足踝部的微创治疗，骨盆髋臼骨折及髋、膝关节炎的微创治疗，下肢骨科其他领域的微创实践等五篇，共 29 章内容，这样的编撰体系更方便专业读者的阅读与理解。

希望该书作为《四川省骨科医院系统医学文库》重要的组成部分，

能够向骨科医师分享以“川骨”为主的下肢微创治疗经验，为广大中青年医师读者发挥下肢微创“技术手册”的作用，对他们的临床工作起到实实在在的启迪、帮助，有利于年轻医师们今后合理应用、稳妥推广微创技术，或激发出有益的专业讨论，从而推动该技术领域的蓬勃发展。

最后，希望骨科同道们未来能继续秉持初心，对下肢骨科的微创治疗进行更深入的临床研究，更好地造福于广大患者。

四川省骨科医院　院长　**沈　海**

2022 年 6 月 13 日于中国成都

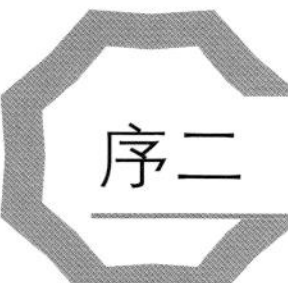

序二

20 世纪 90 年代，适逢国际内固定研究学会（AO）技术进入中国，通过《骨折内固定原理》等著作的传播，AO 技术的推广，国内骨科医师的手术操作得到了规范的培训和指导。这一时期，笔者作为临床医学生在原华西医科大学接受了系统的骨科临床教育。

毕业后进入四川省骨科医院工作，笔者有幸接触到骨折的传统治疗技术，对骨科治疗方法的认识得以完善；同时有幸获得国内 AO 技术培训班首批学员之一、时任下肢科主任王小兵教授的悉心教导，得以较早地在下肢骨科微创手术方面积累了丰富的临床经验。

21 世纪以来，“微创”技术一直是下肢骨科发展的重点方向。从最早的胫骨中下段骨折的微创经皮骨折内固定（MIPO）技术治疗开始，到胫骨中上段，到股骨，到足踝，再到骨盆等部位；从髓内治疗，到髓外治疗，再到关节镜下、机器人辅助的治疗。骨科“微创”的内涵逐步走向完善，外延不断扩展。

“微创”既是单纯的手术技术，又包含围手术期、康复期的管理，代表不停进化中的骨科理念。随着临床资料的积累、整理，笔者体会到有必要对现有的下肢“微创”技术进行阶段性的总结。期望通过总结，使有意义的经验与理念得以精炼、传承、发展。

于是笔者邀约了热衷“微创”技术的中青年医师共同撰写本书，力求尽可能完整地反映下肢“微创”的各个方面。同时为使专业的阅读变得更加生动，本书包含了大量的术前、术中、术后的影像和手术照片，以及电子笔手绘的示意图。

希望本书对热衷骨科微创技术的中青年骨科医师、骨科研究生、骨科护理人员、康复师有所帮助或启迪；当然，受笔者认识深度、广度的局限，本书经反复校正后恐仍有瑕疵，望读者予以指正。另外，本书病例基于具体的临床情形产生，不建议直接生硬地模仿。

笔者深深地感谢四川省骨科医院领导、科研处及四川科学技术出版社对本书的编撰及出版给予的大力支持，感谢各位编委的辛勤付出，感谢薛勇先生多年来在微创器械改进上给予的无私援助，感谢下肢科成员的团结协作，也感谢家人的支持与理解。

四川省骨科医院下肢科　主任　**徐　强**

2022 年 6 月 11 日于中国成都

目 录

第一篇　下肢骨科微创治疗总论

第三篇　腓骨骨折与足踝部的微创治疗

第四篇　骨盆髋臼骨折及髋、膝关节炎的微创治疗

第一篇

下肢骨科微创治疗总论

微创手术技术的基本概念：

1. 微创经皮骨折内固定技术

骨折的微创治疗技术可统称为微创经皮骨折内固定（minimal invasive percutaneous osteosynthesis，MIPO）技术，或可简写为 MIO（minimal invasive osteosynthesis）技术，即微创骨折内固定技术。MIPO 技术最早以“桥接技术”的形式用于长骨多段粉碎骨折的治疗。非手术方法治疗该类疾病，骨折愈合的时间漫长，容易造成关节功能的丢失；但若采用切开复位内固定术（ORIF），则容易出现骨折不愈合，并发切口坏死等并发症。“桥接技术”即非手术治疗与 ORIF 的折中方案。经典的“MIPO 或 MIO 技术”通常意味着骨折区不开放，即闭合复位骨折。在闭合复位困难等特殊情况下，有时采用折端有限切开的骨折治疗技术，相对 ORIF 来说，仍属于广义上的 MIPO 技术。

2. 微创经皮钢板固定技术

微创经皮钢板固定（minimal invasive percutaneous plate osteosynthesis，MIPPO）技术，是继钢板桥接固定技术之后的第二代生物内固定（biological osteosynthesis，BO）技术。从生物力学的原则粗略来讲，骨折在长骨干应优先选用骨折闭合复位、带锁髓内（扩髓）针固定技术，而近膝踝关节的骨折内固定则应选择 MIPPO 技术。

本篇从下肢骨折微创治疗的起源、下肢骨科微创手术的应用解剖学及入路、下肢骨科的微创治疗及其原则、加速康复外科的思考及骨科围手术期的并发症防控、下肢微创骨科的康复理念与方法、下肢骨科微创手术相关的辅助器械及其技术等六章对下肢骨科微创治疗进行总体上的论述。

第一章　下肢骨折微创治疗的起源

本章通过对下肢骨折的自然史、传统治疗（非手术治疗及切开复位内固定方法）的回顾，引出微创治疗的起源。

第一节　下肢骨折的自然史

疾病的自然史：在不给予任何治疗或干预措施的情况下，疾病从发生、发展到结局的演化过程。下肢骨折自然史：由于各种主客观原因，机体在下肢受伤后未接受手术或非手术的科学治疗，而是依靠骨折造成的出血、肿胀、疼痛等病理生理机制启动人体固有的损伤修复机制的过程。以下从病理改变、功能改变两方面简述下肢骨折自然史。

一、下肢骨折后的病理转归

自然史中，下肢骨折损伤组织的病理转归结果通常有如下几种情况。

1. 骨折不愈合

明显分离的骨折块或受持续被动活动影响的骨折区域可能出现骨折不愈合，从而造成假关节形成、肢体短缩、异常活动、创伤性关节炎、肢体功能障碍等并发症。

不同部位的骨折在自然状态下出现不愈合的概率并不相似，骨干骨折如胫骨平台骨折罕有骨折不愈合，而分离型髌骨骨折则容易出现骨折不愈合。在少数情况下（如患者肌力较好、疼痛忍耐力较强、使用行走辅具等），部分患者的病情可能延误数年甚至数十年，待症状明显加重后方就医。

1）关节部骨折不愈合

【病例】患者，男，64 岁。20 年前因摔伤致右膝骨折，未寻求治疗，疼痛缓解后自行康复训练，自述在骨折后 20 年间常速步行基本正常，仅存在快走、下楼、奔跑等方面的不便。近期因膝前疼痛明显就医。

诊断：右髌骨陈旧性骨折不愈合、右髌股关节炎、右下肢伸膝装置挛缩，见图 1–1–1（a）。术中发现右髌骨骨折块间以瘢痕组织连接，借此传递伸膝肌力，见图 1–1–1（b）。

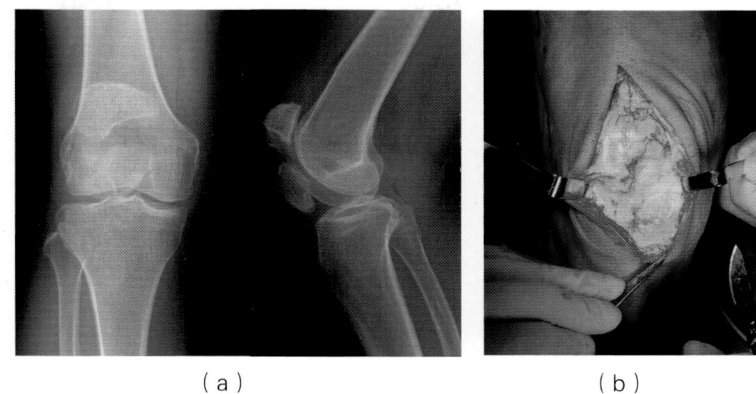

（a）　　　　　　　　　　　　（b）

图 1–1–1　髌骨骨折不愈合示例

注：（a）术前正、侧位数字 X 线摄影（DR）片；（b）术中切开后见骨块间瘢痕组织连接。

手术方式：右髌骨陈旧性骨折折端刷新，复位内固定术，右下肢伸膝装置松解、延长术。后期拟根据右股骨关节炎的演变程度制订进一步治疗计划。

该例髌骨骨折的自然史：①留存基本膝部功能。髌骨骨折不愈合，其骨折块间的瘢痕组织起到了维持伸膝装置"连续"的作用，是基本膝部活动得以完成的解剖学基础。②伸膝终末段困难。由于肌张力降低、肌肉萎缩，伤后早期即可引起股四头肌肌力的降低，表现为伸膝动力不足，主动伸膝往往达不到 0°，从而导致下楼或跑步的障碍。③右股骨关节炎。在损伤后期出现，是患者在受伤多年后方就诊的主要原因。

临床意义：手术是预防和治疗分离型髌骨骨折不愈合及其并发症的重要手段。

2）骨干部骨折不愈合

自然史：自然状态下的骨干区骨折不愈合较为少见，如果出现则表现为折区假关节形成、肢体畸形，多与伤后患肢未进行有效制动相关。

临床意义：骨干部骨折手术患者的骨折不愈合并不少见，手术与骨折不愈合的相关性如下。①手术对折端软组织嵌顿或折端分离过远病例的骨折愈合有明确的帮助。②对其他大多数患者而言，手术治疗并非是促进该区域骨折愈合的主要手段。③手术，尤其是开放性手术，增加了某些骨折不愈合的风险。

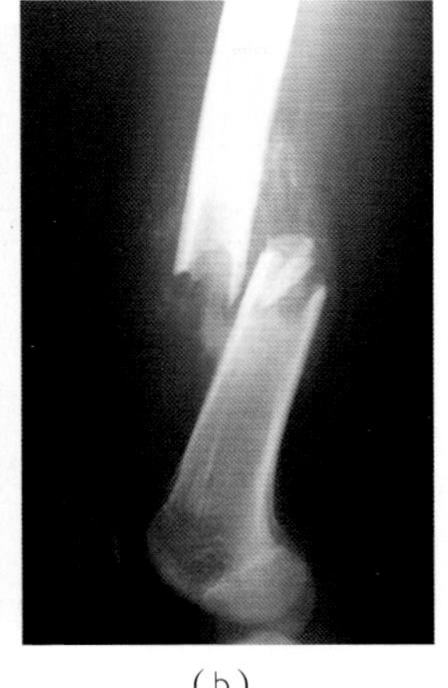

（a）　　　　　　（b）

图 1–1–2　左股骨下段陈旧性骨折短缩畸形示例

注：（a）正位 DR 片；（b）侧位 DR 片。

2. 骨折畸形愈合

在骨折自然史中，骨折移位较明显的病例容易出现骨折畸形愈合，这是远较骨折不愈合常见的并发症。骨折畸形愈合的临床表现如下。

（1）短缩畸形：受肢体重力及肌肉等骨周"软组织袖"结构（包括皮肤、皮下组织、肌肉、韧带等）的静力挛缩或动力收缩作用，在肢体负载的影响下，下肢骨折后常常出现骨折端的重叠，当骨痂初步形成后，该重叠畸形得以固定，从而造成肢体的短缩畸形。见图 1–1–2。

【病例】患者，男，48 岁，重物打击致伤左大腿，未及时就医，1 月后就诊。DR 片示左股骨下段陈旧性骨折，折端移位明显，梭形骨痂形成。

诊断：左股骨下段陈旧性骨折（短缩畸形）、左膝关节粘连。

临床意义：该病例可以佐证，闭合性骨干骨折后形成的梭形血肿是启动骨折愈合的重要因素，骨折块间的对合程度并非是影响骨折愈合的绝对因素，这也是现代微创骨科理念的起点。

（2）成角、旋转、移位畸形：骨折端在不均衡骨周“软组织袖”结构或各类负荷的作用下，可以出现成角、旋转、移位等畸形，见图 1–1–3。骨折愈合或折端纤维组织形成后，可使患肢力线改变、关节运动轴不平行，造成双侧肢体形态或功能的不对称。

【病例 1】患者，男，45 岁，直接暴力导致左胫腓骨骨折，出现了骨折向内成角、远折端向前移位的畸形。

诊断：左胫腓骨陈旧性骨折畸形愈合。

临床意义：从该骨折畸形愈合病例可以发现，骨折块的成角、旋转、移位畸形同样不是影响骨折愈合的绝对因素。

（3）塌陷畸形：关节部骨质受到压缩暴力后易出现负重长轴方向上的高度丢失，未予治疗即可形成固定的塌陷骨折，会造成塌陷平面的畸形或关节失稳。见图 1–1–4。

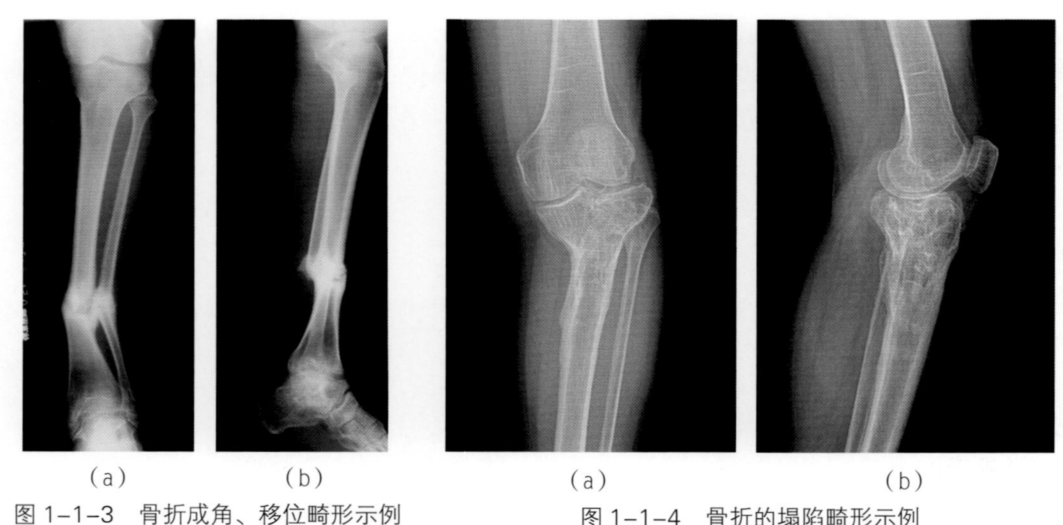

（a）　（b）

图 1–1–3　骨折成角、移位畸形示例

注：（a）正位 DR 片；（b）侧位 DR 片。

（a）　（b）

图 1–1–4　骨折的塌陷畸形示例

注：（a）正位 DR 片；（b）侧位 DR 片。

【病例 2】患者，女，70 岁。左膝扭伤后未予治疗，后因关节畸形、功能障碍就诊。

诊断：左胫骨平台陈旧性骨折畸形愈合。

临床意义：塌陷或压缩骨折常常发生在松质骨区域，通常不会出现骨折不愈合，其骨折愈合速度一般远较骨干区骨折快。该类骨折需要手术解决的主要问题是骨位及关节稳定性，而非骨折愈合问题。

（4）延长畸形：部分病例骨折块在长轴方向上分离移位后，通过骨折端的牵张成骨或血肿异位骨化等机制，在形成骨折不愈合或假关节之前，骨痂迅速连接了骨折块，从而造成骨的延长畸形。自然史中，由于人体重力及肌肉短缩作用的影响，骨干骨折一般较少出现骨延长现象，延长畸形主要发生在肌腱或韧带附着区域的撕脱骨折处。见图 1–1–5。

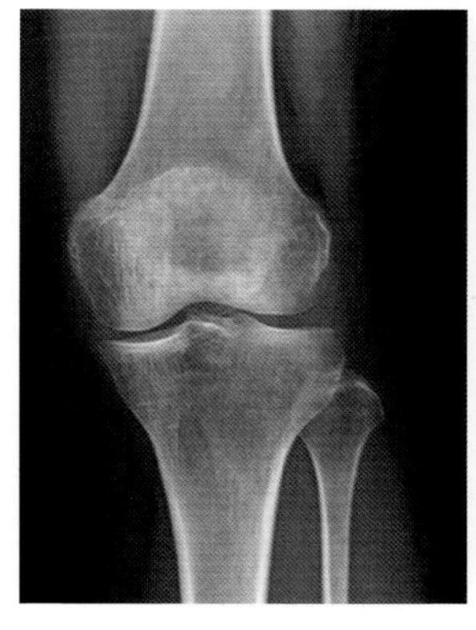

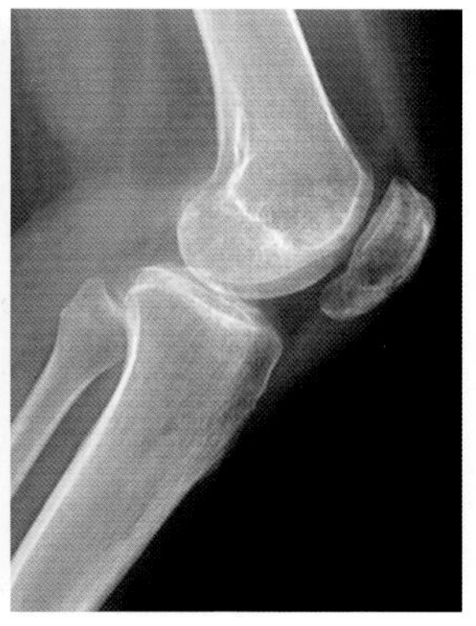

（a）　　　　　　（b）

图 1–1–5　髌骨骨折延长畸形示例

注：（a）正位 DR 片；（b）侧位 DR 片。

【病例】患者，女，36 岁。左髌骨骨折，伤后未手术治疗，2 月后复查 DR 片发现髌骨远折端下移，其与近折端的间隙以骨痂填充，形成了髌骨的延长畸形。

诊断：髌骨骨折延长畸形。该畸形恢复了伸膝装置的连续性，但延长了伸膝装置的长度，降低了股四头肌的张力，造成伸膝功能障碍，同时通过髌腱挛缩，引起了髌骨关节在关节活动中的不匹配，甚至撞击等并发症。

临床意义：牵张成骨理论基础粉碎骨折块大多能获得自然愈合，提示医生适度的分离移位并非一定会导致骨折不愈合，骨骼是包裹在软组织套袖内的一个可以变化的“生命体”。

（5）复合畸形：指患肢骨折后造成多个维度畸形的组合。

3. 下肢损伤后关节部病理改变的自然史

由于损伤后肢体骨性结构的连续性中断、关节解剖形态改变、肿胀、疼痛等因素的影响，关节部可能出现肌腱韧带挛缩或粘连、软骨退变、关节囊的挛缩或松弛等病理改变，从而导致关节粘连、关节不稳、关节撞击、关节卡锁等诸多并发症，严重影响关节及肢体的功能。

4. 自然史中损伤病理改变的动态性

骨折自然史中，骨折畸形愈合的形成是渐进的过程，畸形愈合的类型及程度与其形成坚强骨痂的时机相关。

（1）关节部骨折

【病例】患者，男，43 岁。

诊断：右胫骨平台粉碎骨折（十字分型：Sv 型）。

治疗方案：在未予治疗干预的情况下，骨折愈合时右胫骨近端内翻畸形较刚受伤时明显加重。见图 1–1–6。

临床意义：骨骼并非无生命的杠杆，是有着血管营养、神经支配的器官；骨折在打破骨骼力学平衡的同时，也启动了骨折的修复机制。自然史中骨折的演化是个动态过程，其规律是制订骨折治疗方法的重要依据，也是医患沟通中需要重点交代的内容。

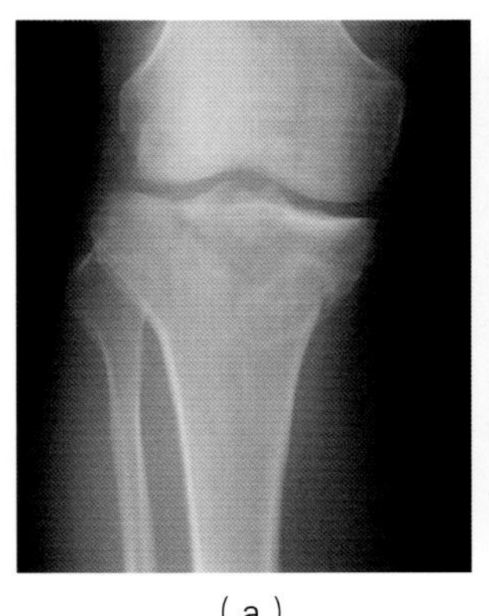

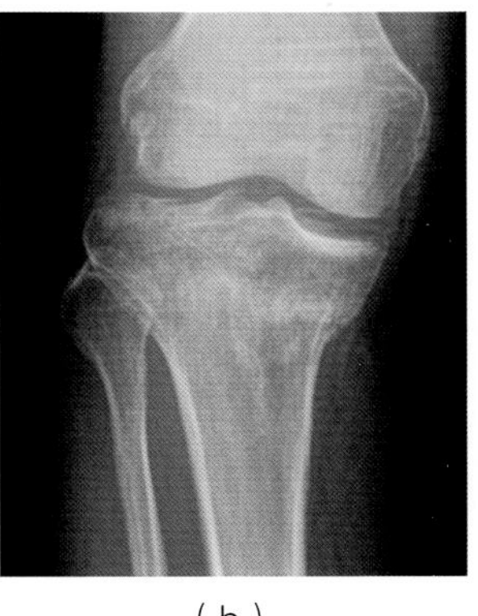

（a）　　　　　　（b）

图 1–1–6　右胫骨平台粉碎骨折畸形变化示例

注：（a）刚受伤时正位 DR 片；（b）伤后 2 月正位 DR 片。

（2）骨干部骨折：如单纯的胫骨骨干骨折，由于腓骨形态完整，比之胫腓骨双骨折病例，更容易出现向外成角畸形。

（3）关节周围软组织：自然史中，随着时间的推移，关节周围软组织会发生不同的病理改变，依次为水肿期，纤维组织期，塑形 – 重建期。不同阶段的组织成分和结构会导致临床康复中不同阶段的康复方法、难度、转归的不同。

二、肢体功能转归的自然史

患者下肢骨折或脱位等损伤后，如未行特殊治疗，可能造成肢体功能障碍的主要原因如下。

（1）肢体几何形态改变：①长度改变。②成角、旋转、移位畸形。③其他畸形。

（2）关节功能障碍：①关节粘连，甚至强直，代表某关节在其主要活动平面上功能的受限。②关节骨性稳定性的丢失，可表现为关节全方位松弛、关节偏向松弛。③关节卡锁、弹响。④陈旧性固定性关节脱位、复发性关节脱位。

（3）肌力降低：肌肉损伤、伤后代谢紊乱、营养不良、失用性萎缩等因素均可造成肌力的降低，神经损伤、肌腱（肌肉）断裂更可以导致相关肌肉肌力丧失。

（4）协调性降低：人体正常的站立、步行、跑跳等功能需要骨骼、肌肉、神经、血管等多个系统的协同作用，肢体受伤后不仅需要局部组织的修复，同时整体功能的协调性也需要通过循序渐进的康复训练得以提高、恢复。

以上情况可能会导致跛行，行走时肢体疼痛，无法脱离行走辅具，无法胜任快走、下蹲、下楼、跑跳等功能要求，这些障碍可能持续数周、数月、数年，甚至终身。

三、骨折自然史对树立骨折微创治疗理念的启发

（1）对比机制。了解骨折的自然史，可帮助骨科医师：①理解人体自身创伤恢复功能的潜力和机制。②对预估骨折治疗可能取得的疗效有所参考。③合理认识微创治疗的作用。

（2）发挥骨折自然史的优势。在骨折微创治疗过程中，医师应该通过微创技术尽可能：①保护人体生物修复能力。②保障主要的骨折复位、内固定效果。③早期进行肢体功能恢复训练，部分甚至完全恢复肢体生理负荷。

（3）弥补骨折自然史的劣势。通过微创技术减少骨折畸形愈合、不愈合、功能障碍等一系列骨折自然史并发症的出现。

第二节　下肢骨折的非手术治疗

骨折治疗的目的是让患者在痛苦少、安全程度高的前提下，使骨折顺利愈合，肢体功能得到及时恢复。通常骨折的治疗方式可简单地划分为非手术方式和手术方式。在不同的时代，骨折治疗方法的遴选标准也是不同的。

据 20 世纪早期的文献报道，绝大多数骨折，包括手法复位难度大、对位程度要求高的，均考虑优先采用手法复位、小夹板固定的方法治疗。但这个认识是在手术技术相对不成熟、疗效较差且并发症较多的年代，在临床疗效评价标准不高的背景下产生的。在手术技术进步迅速的今天，手法复位仍然是骨科医师需要掌握的基本治疗方法，可以独立应用于非手术治疗的疗效优于手术疗法疗效的病例，或存在显著手术治疗禁忌的病例；也可作为手术操作中的辅助手段。

现将下肢骨折的非手术治疗按部位简述如下：

一、骨盆、髋臼骨折的非手术治疗

1. 骨盆骨折

骨盆骨折的非手术治疗指征为定性的骨盆环骨折，或未波及关节面的髂骨翼骨折。卧床休息、非侵袭性局部外固定或牵引制动是非手术治疗的主要措施。

2. 髋臼骨折

髋臼骨折的非手术治疗指征为骨位较好，关节面较平整，不影响股骨头活动性、稳定性及负重功能的髋臼骨折。应卧床休息、患肢禁支撑、禁直腿抬高，必要时行股骨髁上、大粗隆（大转子）骨牵引治疗，以通过髋关节囊的牵张力控制髋臼骨折的移位。

二、股骨骨折的非手术治疗

1. 股骨颈骨折、股骨粗隆间骨折

股骨颈骨折、股骨粗隆间骨折的非手术治疗指征为骨折移位程度较小，无下肢其他合并骨折，预期骨折愈合较顺利，且患者能够承受较长期卧床恢复。一般采用患肢牵引 6 ~ 8 周（具体根据骨折愈合情况而定）的传统疗法。因有早期骨折错位的可能，且大多数患者系老年，难以承受长期的卧床，且易残留肢体功能障碍，如果后期再转为手术治疗，对患者的打击更大，因而对大多数老年患者的治疗趋向于早期内固定，甚至一期髋关节置换。

临床意义：骨折治疗方法的选择必须基于机体的整体观，不能仅根据部位或症状盲目选择。

2. 股骨粗隆下骨折、股骨干骨折、股骨髁骨折

该类病种非手术治疗的指征亦较狭窄，适用于部分原始骨折移位小、骨折愈合迅速的少年或儿童骨折病例。一般采用患肢牵引 6 周左右，配合大腿小夹板、石膏或支具等外固定治疗的传统疗法。较容易残留同侧髋、膝关节的功能障碍。

【病例 1】患者，男，54 岁。

诊断：右股骨下段骨折。

治疗方案：患者拒绝手术，坚决要求行非手术治疗，予以股骨髁上牵引辅以小夹板固定。伤后 6 周 DR 片见图 1–2–1。

【病例 2】患者，女，7 岁。

诊断：左股骨干斜形骨折。

治疗方案：采用牵引 + 小夹板外固定等非手术治疗措施。见图 1–2–2。

【病例 3】患者，女，7 岁。

诊断：右股骨干粉碎骨折。

治疗方案：采用牵引 + 小夹板外固定等非手术治疗措施。见图 1–2–3。

临床意义：股骨作为人体较粗大的骨骼，其大部分非松质骨部位的骨折愈合较迟缓，需协调好卧床、制动与功能训练间的平衡关系。

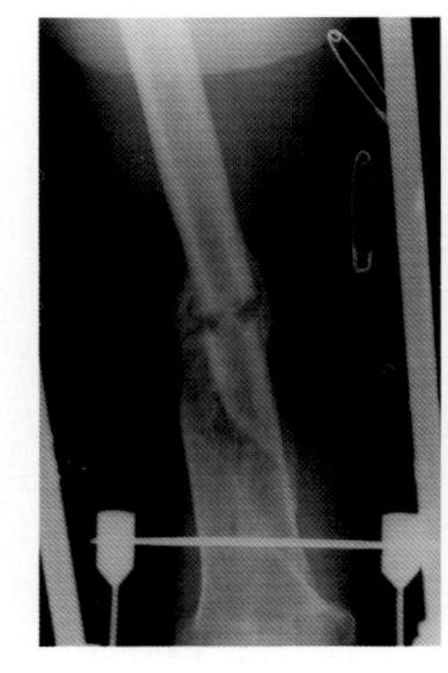
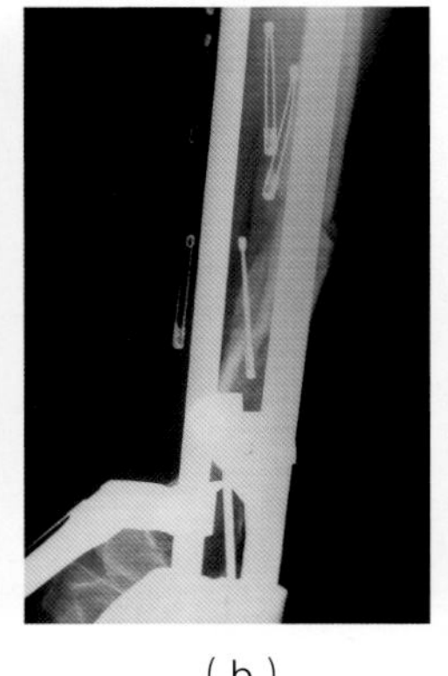

（a）　　（b）

图 1-2-1　成人右股骨下段骨折的非手术治疗示例

注：（a）正位 DR 片；（b）侧位 DR 片。

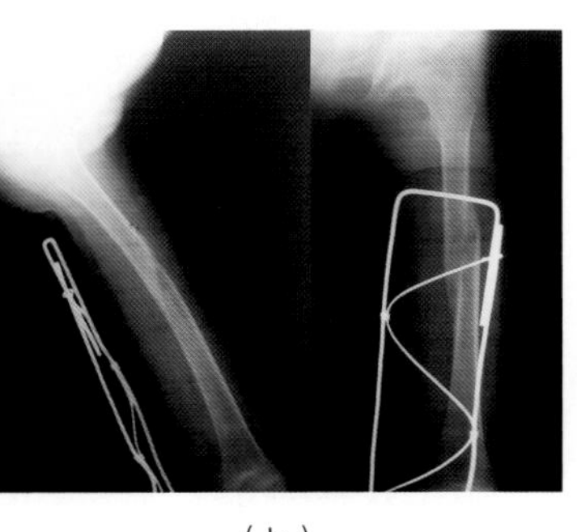

（a）　　（b）

图 1-2-2　儿童左股骨干斜形骨折非手术治疗示例

注：（a）治疗前正、侧位 DR 片；（b）非手术治疗 2 月后正、侧位 DR 片。

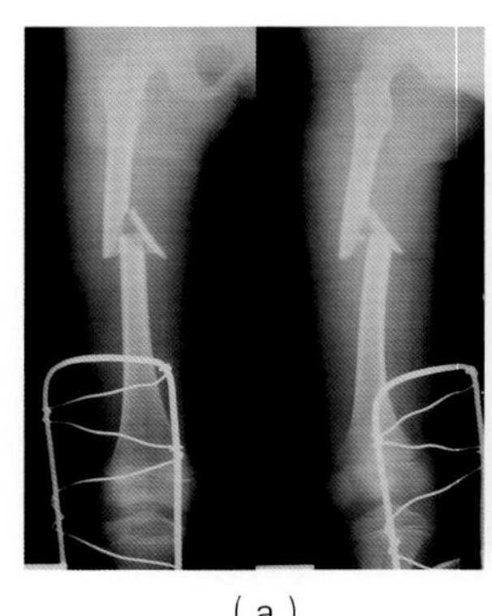
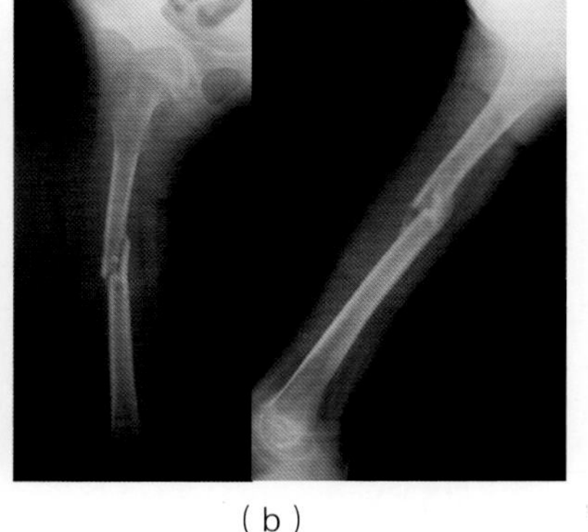

（a）　　（b）

图 1-2-3　儿童股骨干粉碎骨折非手术治疗示例

注：（a）治疗前正、侧位 DR 片；（b）治疗 2^{+} 月后正、侧位 DR 片。

三、髌骨骨折的非手术治疗

对骨折移位较小（骨块分离或关节面台阶＜ 2 mm），无明显骨折愈合缓慢风险的病例，可行托板外固定，在外固定制动可靠的情况下，患者可扶双拐（患肢禁负重）间断下床活动。定期复查 DR 或计算机断层扫描（CT），4 周左右时可进行有限的、逐步增加的膝关节活动锻炼。

【病例 1】患者，男，58 岁。

诊断：左髌骨骨折。

治疗方案：行非手术治疗，伤后 1 月 DR 片可见髌骨骨折线的中后份有少量骨痂形成。见图 1-2-4。

【病例 2】患者，男，45 岁。

诊断：左髌骨骨折。

治疗方案：采用抱膝圈及石膏托外固定治疗，伤后 1 周 DR 片见图 1-2-5。

临床意义：髌骨骨折的不愈合并不常见，其非手术治疗的主要难点如下。①膝关节粘连的预防与治疗。②预防康复过程中骨折出现移位甚至完全分离。③协调好早期功能训练与预防骨折移位间的平衡关系。

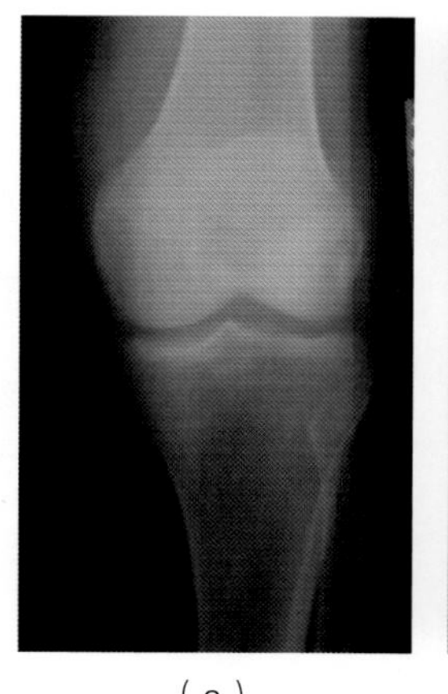

（a） （b）

图 1–2–4 髌骨非手术治疗示例

注：（a）正位 DR 片；（b）侧位 DR 片。

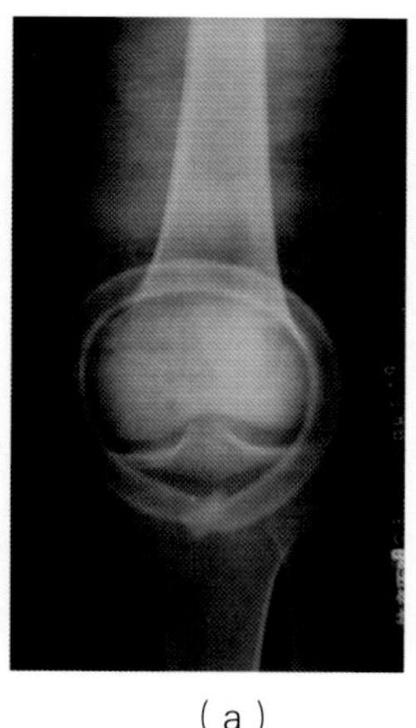

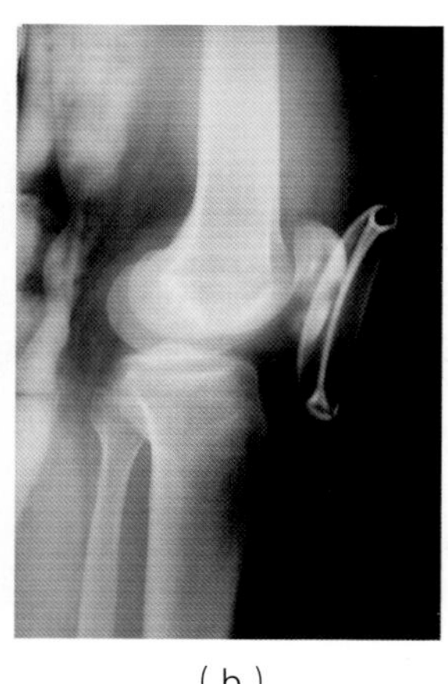

（a） （b）

图 1–2–5 髌骨骨折抱膝圈及石膏托外固定示例

注：（a）正位 DR 片；（b）侧位 DR 片。

四、胫骨骨折的非手术治疗

一般建议适用于骨折移位程度小、移位程度较大但风险小、无骨折迟缓愈合风险的患者，尤以少年儿童患者为佳。

1. 胫骨平台骨折、Pilon 骨折

对骨折移位较小（骨块分离或关节面台阶＜ 2 mm），无骨折延迟愈合风险的患者，可行患膝外固定，必要时配合跟骨牵引治疗。定期复查 DR 或 CT，早期可进行踝关节及足趾的主动功能训练，4 ~ 6 周时可进行有限的伤侧膝关节活动锻炼。在骨位稳定无须卧床牵引且外固定有效的情况下，患者可扶双拐（患肢禁负重、禁支撑地）间断下床活动，但需严密观察骨折移位是否加大。

2. 胫骨干骨折

对原始骨位好、手法复位后骨折移位较小、无骨折延迟愈合风险的患者，可行非手术治疗，采用外固定方法，必要时配合跟骨牵引治疗。注意牵引期间也需进行有限的同侧膝关节活动锻炼和充分的踝、趾关节主动活动。定期复查 DR 片至骨折初步愈合。

【病例 1】患者，男，14 岁。

诊断：左胫骨中下段骨折、左腓骨下段骨折。

治疗方案：予以小夹板钢托外固定等非手术治疗，经皮钳夹技术也可被用以辅助复位。见图 1–2–6。

【病例 2】患者，男，4 岁。

诊断：左胫骨干骨折。

治疗方案：予以手法复位、小夹板钢托外固定等非手术治疗。见图 1–2–7。

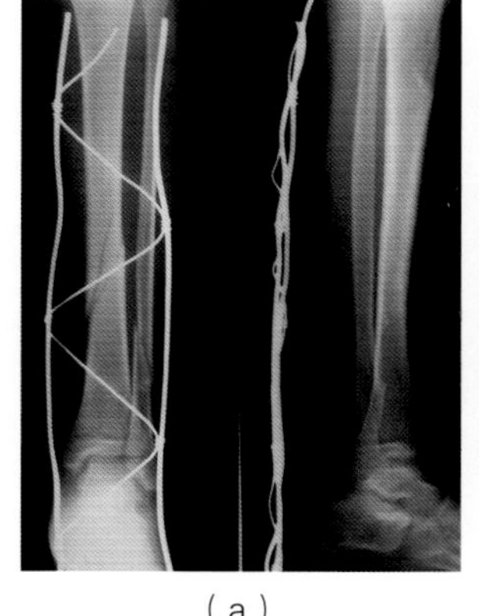

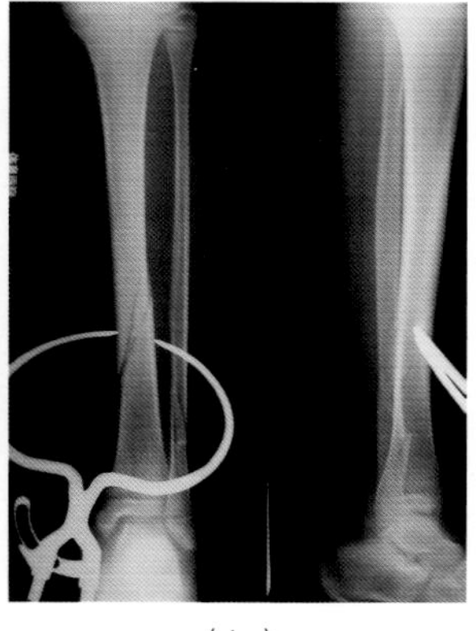

（a） （b）

图 1–2–6 经皮钳夹在左胫骨中下段骨折、左腓骨下段骨折非手术治疗中的应用示例

注：（a）钢托外固定的胫骨正、侧位 DR 片；（b）经皮钳夹辅助复位后的胫骨正、侧位 DR 片。

【病例3】患者，女，7岁。

诊断：左胫腓骨中段骨折。

治疗方案：予以跟骨牵引、骨折手法复位，小夹板外固定。见图1-2-8。

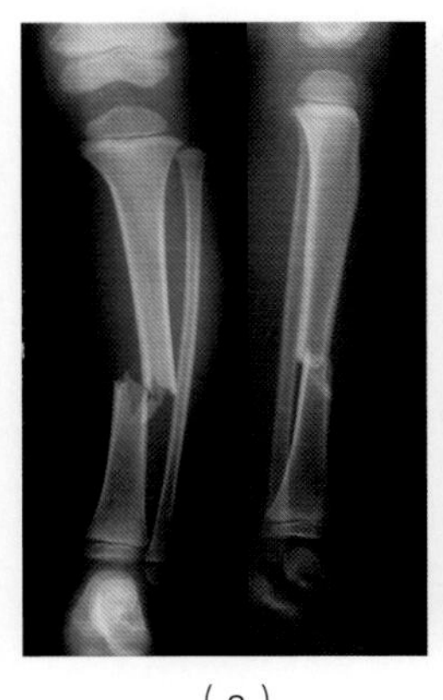

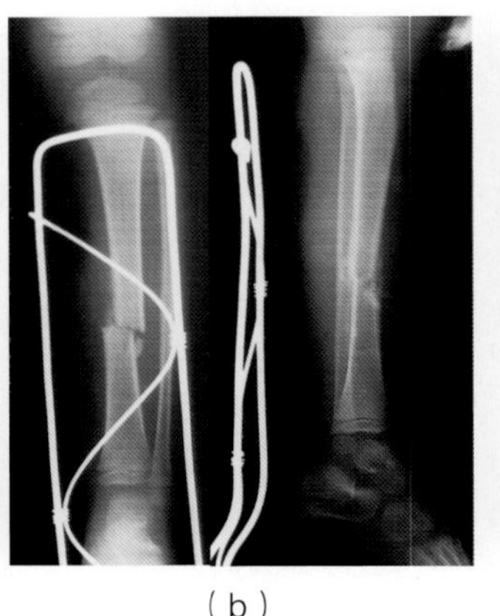

（a） （b）

图1-2-7 儿童左胫骨干骨折非手术治疗示例

注：（a）治疗前正、侧位DR片；（b）治疗2周后正、侧位DR片（可见已有骨痂生长）。

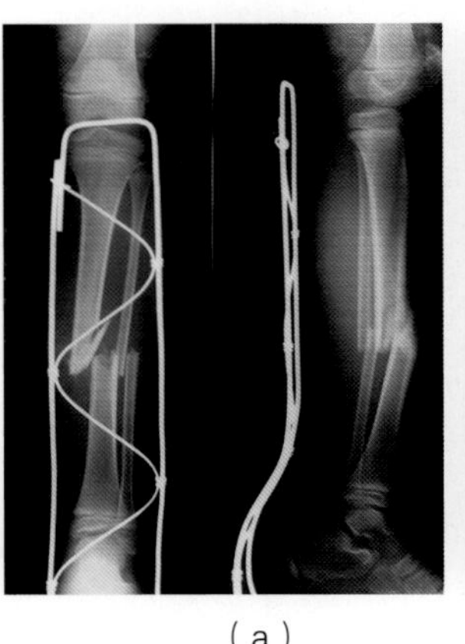

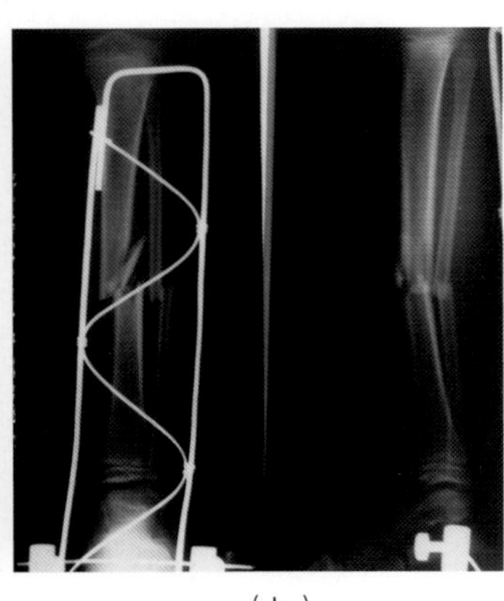

（a） （b）

图1-2-8 儿童左胫腓骨中段骨折非手术治疗示例

注：（a）治疗前正、侧位DR片；（b）初次复位后正、侧位DR片。

五、足踝部骨折的非手术治疗

1.踝部骨折

部分Danis-Weber分型A、B型骨折，甚至少数C型骨折可通过手法复位，夹板、石膏等外固定治疗，必要时配合使用跟骨牵引4～6周。牵引期间可进行有限的膝关节、踝关节功能训练。定期复查DR片至骨折初步愈合。

【病例1】患者，男，34岁。

诊断：右踝部骨折脱位。

治疗方案：采用手法复位，小夹板钢托外固定治疗。见图1-2-9。

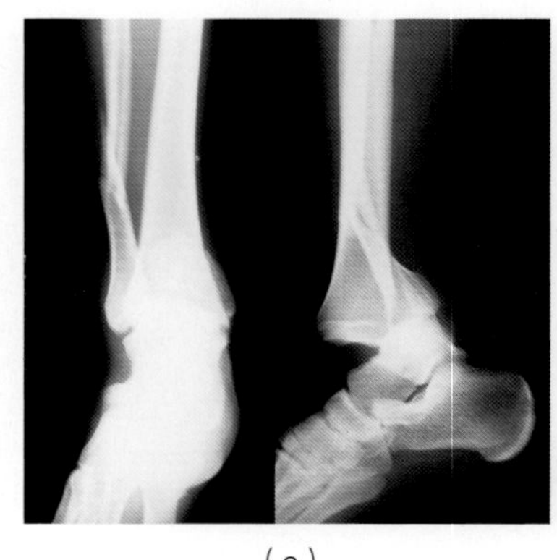

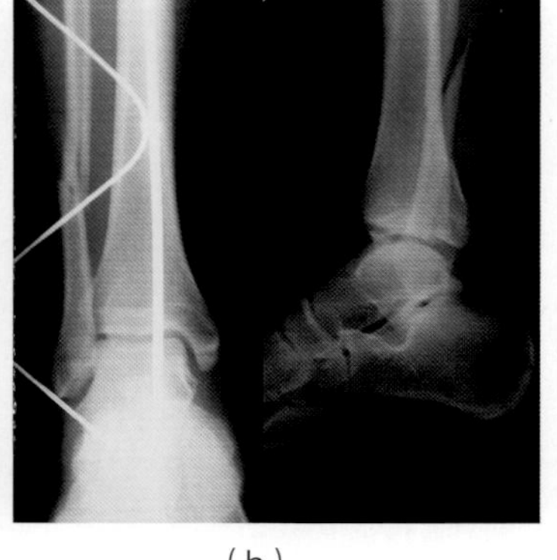

（a） （b）

图1-2-9 右踝部骨折脱位非手术治疗示例

注：（a）治疗前正、侧位DR片；（b）初步复位后正、侧位DR片。

【病例 2】患者，女，10 岁。

诊断：左胫腓骨远端骨折伴骨骺损伤。

治疗方案：采用手法复位，小夹板钢托外固定、跟骨牵引治疗。见图 1-2-10。

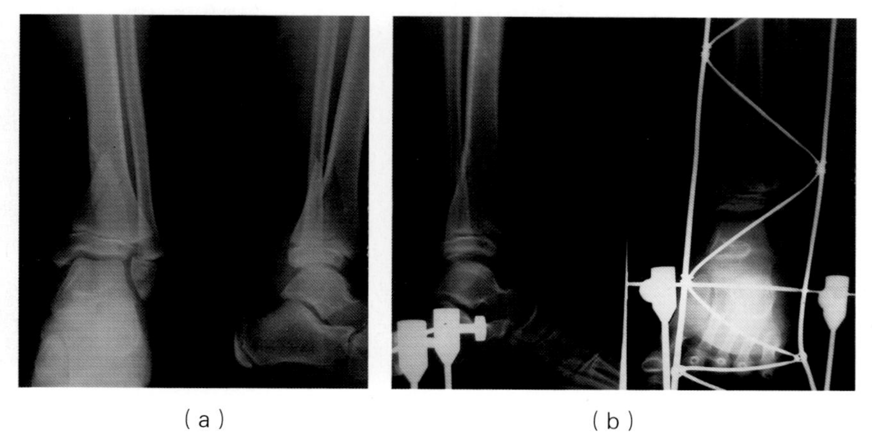

（a）　　　　　　（b）

图 1-2-10　左胫腓骨远端骨折伴骨骺损伤非手术治疗示例

注：（a）治疗前正、侧位 DR 片；（b）治疗后正、侧位 DR 片。

2. 足部骨折

对骨折或脱位移位较小且足部整体形态较好的病例，在无骨折延迟愈合风险的情况下，可行手法复位，采用解剖性较好的足踝支具外固定。待急性肿胀缓解后，可嘱患者行间断患肢非负重的下床活动。需定期复查 DR 片等，以排查可能的骨折移位或脱位。

★研究非手术治疗方法对下肢微创手术治疗的意义

1. 非手术治疗的技术特点

（1）从生物学角度上讲，较多地保留了骨折自然史中的自发性骨折修复机制，而没有直接的外科性损伤。

（2）该方式可能会伴随一定的软组织压迫损伤，造成肢体充分功能训练的延后。

（3）该方式不适合关节面骨折闭合复位困难的关节部骨折。

（4）卧床、牵引等可能带来并发症。

（5）需多次进行骨位调整及影像学检查，可能面临中途非手术治疗失败的风险。

了解上述情况有利于对微创手术方式的作用、意义进行思考及改良。

2. 对下肢骨科微创治疗理念的帮助

（1）符合指征的非手术治疗，对特定患者而言是可供选择的方法之一。

（2）就某种意义而言，非手术方式是外科损伤最小的一类“微创”的治疗方案。

（3）非手术治疗比之成功的手术治疗，后期更容易残留功能障碍。

（4）非手术治疗的技术对微创操作有重要的启发：如骨折闭合复位技术本身就是微创手术中的核心技术之一，充分理解骨折复位质量对治疗转归的具体影响，总结非手术治疗患者的康复经验有利于改良有限内固定下的康复技术等。

第三节　下肢骨折的切开复位内固定术

20 世纪 90 年代以来，随着骨科 AO 治疗理念及其配套内固定器械、工具的普及，骨折切开复位内固定术也取得了较大的进步，特别在关节部骨折的治疗上取得了比较高的骨折解剖复位率，这是非手术治疗难以达到的治疗目标。但同时也出现了一定比例的手术并发症，如术后感染、骨折不愈合、骨折延迟愈合等。

一、基础知识

1. 骨折切开复位内固定术

骨折切开复位内固定术包括切开复位和内固定术两个主要步骤。前者指采用外科方法切开以显露骨折部位，直视下对骨折端进行复位，必要时进行临时固定；后者指根据骨折情况，用内固定物置入骨皮质表面或髓内，以维持复位后的骨位。一般在骨折切开复位后，应随即施行内固定术。

2. 骨折切开复位的优点

（1）直视下恢复骨干的长度及对位：方便利用器械及手法进行复位，使骨折端更容易达到解剖复位。尤其适用于重叠移位的横形骨折、陈旧性骨折的大部分病例，但通常这类骨折的治疗即使切开复位也较为困难。示例见图 1-3-1。

（2）关节部骨折对位改善：切开复位可通过骨折端的精确对合，改善骨折端的血液循环，促使骨折愈合；对某些骨折（如关节内骨折等）而言，解剖复位是争取保留关节功能的基础。

（3）清理折端：充分的折端清理需要切开并显露折端的操作。如清除夹在骨折端之间的软组织，清理折端的感染灶或异物，切除骨折不愈合的硬化骨质，钻通髓腔，施行植骨或坚强的内固定，矫正畸形等，为骨折愈合创造条件。适用于骨折不愈合、陈旧性骨折、骨折畸形愈合等患者的治疗。

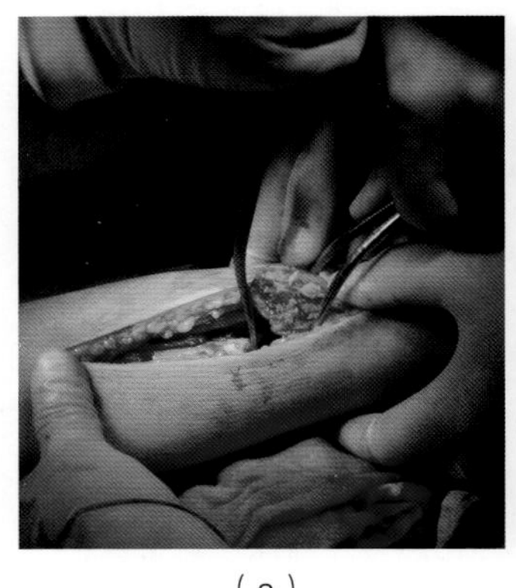
（a）

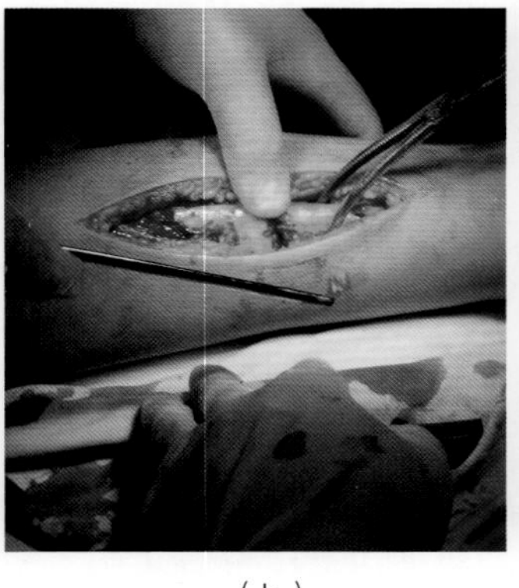
（b）

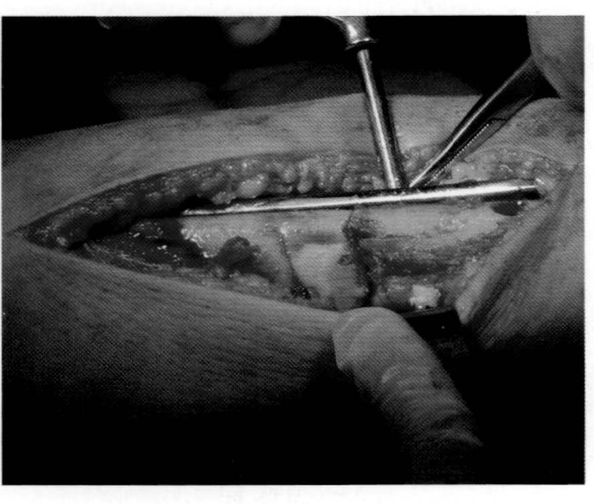
（c）

图 1-3-1　对重叠移位的横形骨折行切开复位操作步骤示例

注：（a）运用剥离子的杠杆样撬拨力进行骨位撑开；（b）长度恢复后完成基本的骨折对位复位；（c）通过钢板螺钉可以进一步修正并稳定骨位。

（4）折端力学稳定：通常新鲜骨折通过切开复位，可增加骨块间的摩擦稳定性，便于置入坚强的内固定。术后无须外固定或牵引，便于患者早期离床，有利于功能锻炼，减少术后并发症。

3. 骨折切开复位的缺点

（1）加重血运损伤：切开复位常常需要剥离骨膜与周围软组织，不可避免地会明显破坏血运，使骨折端的坏死区增大，加大骨折迟缓愈合、不愈合的风险。

（2）破坏原始血肿：切开复位时，对骨折端血肿组织的清除或破坏必将干扰人体自身的修复能力，影响骨折愈合的进程。

（3）增加感染概率：切开手术使闭合性骨折人为地变为开放性骨折，增加缝合时间，缝合使用的线结也增加了感染的机会。同时手术势必增加局部损伤，影响血运，使局部组织的抗感染力降低，细菌更易在术区生长、繁殖。

（4）增加粘连：切开复位必将引起软组织之间，或软组织与骨之间的粘连。如粘连广泛，将显著影响关节功能的恢复。

（5）损伤美学：切开复位对肢体皮肤的损伤一般远大于微创治疗。

二、骨折切开复位内固定术的选择及决策

1. 适应证

（1）关节面骨折：显著移位，不宜手法复位，手法未能复位或复位后不能保持位置者。

（2）合并脱位：合并同一骨骼的关节脱位者（如股骨骨折合并髋关节脱位）。

（3）多处（发）骨折：一骨数处骨折或同一肢体的股骨和胫骨骨折，或多发性骨折。可选择某些手法复位困难或外固定不易维持对位的骨折行切开复位内固定术，以预防并发症、便于患者早期活动。

（4）撕脱骨折：移位明显者，如髌骨骨折、胫骨结节骨折、外踝尖撕脱骨折等。

（5）软组织嵌顿：手法清理失败者。

（6）合并主要血管或神经损伤：如肢体、趾离断的再植治疗。在修复血管或神经前，必须先行切开复位术，恢复骨骼的支撑功能。

（7）骨折移位明显：预计不纠正日后势必影响肢体功能者，包括骨骺骨折。

（8）某些血液供应有障碍的骨折：如股骨颈骨折等，外固定不利于维持复位和愈合，应行骨折复位内固定，以期牢固固定，增加骨折愈合的概率。

2. 禁忌证

（1）全身情况差，可能危及生命者。

（2）合并危及生命的头颅、胸腔或腹腔等重要脏器损伤者。

（3）骨折局部有超过 8 小时的开放性伤口。一般建议首先行伤口清创治疗，而不考虑同期行骨折切开复位治疗。

儿童及少年自身的塑形能力强，而抗感染的能力低，切开手术更应慎重。

3. 切开复位内固定术的时机

切开复位内固定术的时机应根据全身情况和局部伤情而定。其主要原则如下。

（1）开放性骨折或脱位患者应在伤后 6 ～ 8 小时行急诊手术。

（2）并发主要血管损伤的骨折患者需紧急手术。

（3）闭合性骨折如全身情况允许，又无手术禁忌证，根据皮肤条件及伤肢肿胀程度，应争取早期手术，一般以伤后 2 ～ 4 日为宜；部分骨折在伤后 1 ～ 2 周手术为宜。

（4）来诊较晚的闭合性骨折，肿胀严重，皮肤发生水疱者，又无骨筋膜室综合征等紧急手术适应证时，应先行外固定或牵引治疗，抬高患肢。待肿胀消退，痂皮脱落，皮肤洁净后再行手术。

（5）骨折块顶压皮肤、血管神经者，建议及时手术治疗。

三、术前准备

（1）创伤后对症处理，控制患者基础疾病。

（2）完善检查、手术设计及其骨科器械准备。

（3）开放性骨折术前处理。

（4）预防感染：安排静脉使用抗生素，术区（含自体取骨区）消毒。

（5）非急诊手术患者术前骨牵引。

四、下肢骨折切开复位内固术定常见并发症及其预防、处理

1. 休克

由于骨折失血与强烈的疼痛刺激，患者可发生休克或处于休克前期。切开复位术又是损伤较大、血量损失较多的手术，如术前没有很好地准备而贸然手术，必将加重或引起休克。

预防休克的关键：术前、术中进行必要的输液、输血，以补充血容量，术中应按失血量等量输血。此外，必须禁止粗暴的操作，以减少损伤刺激。如发生休克，应暂时中止手术，积极进行抢救。

2. 切口感染

切口感染是切开复位内固定术的严重并发症。切口感染很可能意味着骨折端的感染（即化脓性骨髓炎）。感染后，局部组织长期充血，骨折端受脓液浸泡，组织坏死释放出大量分解产物，均不利于骨折的愈合，使延迟愈合和不愈合的发生率大为增高，肢体的功能受到影响，甚至造成残疾。

切口感染的预防：切口感染关系到手术的成败以及肢体功能的恢复，预防的关键在于术前、术中采取严格的无菌技术。手术时注意操作轻巧，避免加重损伤。已发生感染者，应及早通畅引流，并给予足量的抗生素以控制感染。同时，对已感染的病例，不应放弃骨折的治疗，仍需外固定或牵引以保持骨折复位。感染后，内固定物虽已成为异物，可不必急于取出，待急性炎症消退后，行病灶清除、组织转移或移植术，以消灭创面，促进骨折愈合。

3. 延迟愈合和不愈合

几乎所有经切开复位的骨折，其临床愈合时间都要延长。如术中血运破坏较多，骨折端处理不良，内、外固定不可靠，术后处理不当或切口感染等，则更易造成延迟愈合和不愈合。

增加骨折愈合概率的措施：尽量少分离组织和剥离骨膜，操作要轻巧，减少软组织损伤，以保证骨折端有充分血运。对时间较长及血运不良的骨折，应进行植骨或行带血管的骨块和骨膜移植，以促进愈合。已发生延迟愈合的骨折，应仔细分析，去除其原因。不愈合的骨折只有重新手术，修整骨端，行骨移植和牢靠内固定术才能治愈。

第四节　下肢骨折微创治疗概论

一、下肢微创技术起源的相关思考

1. 下肢骨折自然史的启发

除部分骨折由于软组织的嵌顿、肢体的过早活动，导致骨折不愈合、假关节的形成外，大多数骨折的愈合往往不是主要问题；骨科医师主要面临的是骨折明显的畸形愈合，及其产生的一系列骨折病。

2. 非手术治疗的思考

掌握非手术治疗的要点、目的及预期疗效；同时早期骨折临床愈合标准的建立主要是以非手术治疗下骨折愈合、康复效果为评判标准的，而不适用于内固定手术治疗的骨折病例。

3. 切开复位内固定术的经验

消毒技术、麻醉技术、输血技术等的进步，促进了切开复位内固定术的发展。AO 技术的发展，伴随着内固定材料的更新、康复技术的调整，很大程度上解决了骨折骨位恢复的问题，满足了关节早期活动和患者早期离床的需要。但也导致术后并发症如骨折不愈合、术后感染等风险的增加，另外较大切口本身也会带来肢体美学上的损伤。

二、微创技术的生物力学理念

早期的骨折 AO 治疗原则中强调折端的解剖复位，并基于此提出了骨折内固定的生物力学原理；而骨折微创治疗是基于"尽可能保护折端血液供应、减少对折端非必要的干扰"的前提，折端并不要求解剖复位，主张在"肢体全局观"下通过手术达到"足够"且"分散"稳定性的力学理念，其理念体现如下：

1. 同一肢体

自由下肢越靠近髋关节的骨折，折端承受的应力越大。从生物力学角度出发，骨折相关的应力影响不仅限于损伤骨骼本身，而且涉及以骨折线为界线的损伤处远、近端肢体（骨及肢体的所有软组织）。

下肢骨折的近端部：对股骨、胫骨骨折（除外非负重区域），骨折近折端及其以近的下肢肢体所有的骨及其周围软组织的总和。

下肢骨折的远端部：对股骨、胫骨骨折（除外非负重区域），骨折远折端及其以远的下肢肢体所有的骨及其周围软组织的总和。

因此，以股骨颈骨折为例，其骨折远端部几乎包含了整个自由下肢，这也是髋部骨折区域承受应力远大于股骨远端骨折区域承受的应力，容易出现内固定失效的原因。

2. 同一骨骼

越靠近关节部的骨折，应力越大。对同一骨骼的骨折，干骺端骨折应力大于骨干区域骨折应力。干骺端骨折对邻近的关节长度（力臂）远小于骨干区域，因此对邻近的关节而言，远折端骨折及其内固定的力矩远小于骨干区域。

如股骨髁上骨折，其内固定远端部分比之近端需要的（双皮质）固定螺钉的数量更多，以对抗自身较小的力矩。

3. 骨干部严重粉碎的骨折

骨干部严重粉碎的骨折需更长的外、内固定材料，尽量采用中心性内固定（髓内）。若采用非偏心性固定的内固定（髓外），则要求骨折两侧增加螺钉，且尽可能分散分布，同时要求内固定材质更为坚固，更能负担因骨折愈合迟缓导致的对内固定物长时间的疲劳损伤。

三、不同骨折固定物的微创应用

1. 经皮克氏针、经皮螺钉技术

早期的微创骨折治疗技术常常体现为经皮克氏针内固定、经皮螺钉内固定技术，主要满足较小骨折块或脱位内固定的需要，是一类创伤小但稳定性有限的方式；对张力性骨折，若配合钢丝张力带，则内固定稳定性显著增加。此类技术适用于髌骨骨折，骨折愈合较迅速的儿童骨折，足踝、手腕等部位的相对浅表的较小骨块的固定，以及无须早期负重的肩肘等上肢骨折的简单固定。

2. 带锁髓内钉技术

较钢板螺钉而言，带锁髓内钉本身就是一类相对微创的器械，在其微创技术发展过程中，大致经历了三个阶段。见图 1-4-1。

（1）早期：切口长度并非是髓内钉的全长，主要包括入钉处的切口、折端及锁钉的切口。

（2）中期：切口长度有所减小，骨折也是通过有限切开进行复位。

（3）近期：通过插入技术完成内固定置入，闭合复位技术彻底保护了折端及其周围软组织。

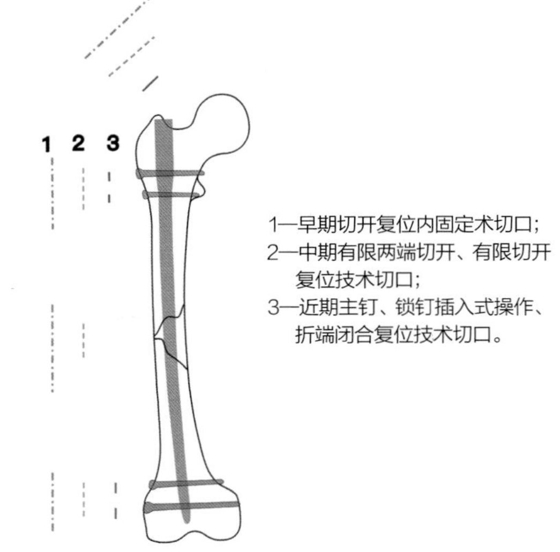

图 1-4-1 带锁髓内钉内固定微创技术进步示意图（以右股骨干中段骨折为例）

3.MIPPO 技术

传统手术入路的长度一般至少为钢板的全长。MIPPO 技术亦经历了以下三个阶段的发展。

（1）早期：骨折两端采用有限切开固定术，折端采用有限切开复位技术。

（2）中期：骨折两端有限切开固定，折端闭合复位，该阶段是 MIPPO 技术真正的开端。

（3）近期：钢板螺钉的置入与固定均采用插入技术，折端则在闭合复位新技术的辅助下力争达到较好的复位，甚至解剖复位，这个阶段也是目前认为的微创技术比较成熟的阶段。见图 1-4-2。

4. 弹性钉技术

从工作原理上讲，弹性钉是介于克氏针（入钉区域在干骺区而非髓腔的延长线）、带锁髓内钉（工作区域在髓内）之间的一类内固定物，见图 1-4-3。主要适用于骨骺未闭合、骨折愈合较快，肌肉、肌腱、韧带弹性好，不易出现关节粘连的儿童、少年四肢骨折的微创内固定治疗；在特殊的情况下也可与非手术的外固定治疗相结合，用于年龄较大的青年或其他成人的骨干骨折治疗。

5. 外固定支架或锁定钢板（外用）

外固定支架或锁定钢板（外用）可以作为微创治疗下肢骨折的方法选择，但需严格把握其使用指征。

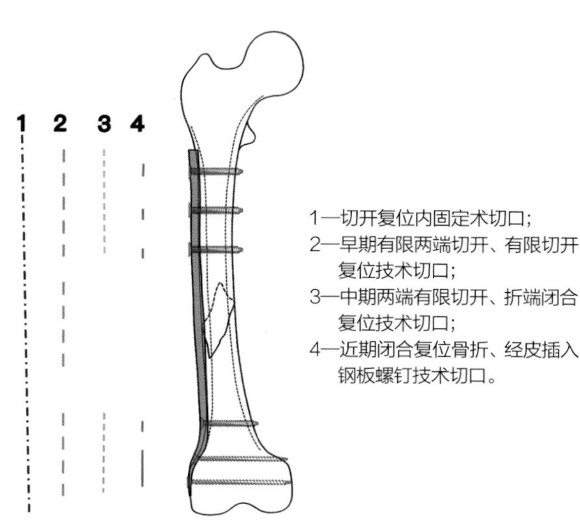

图 1-4-2 钢板螺钉内固定微创技术进步示意图（以右股骨干骨折为例）

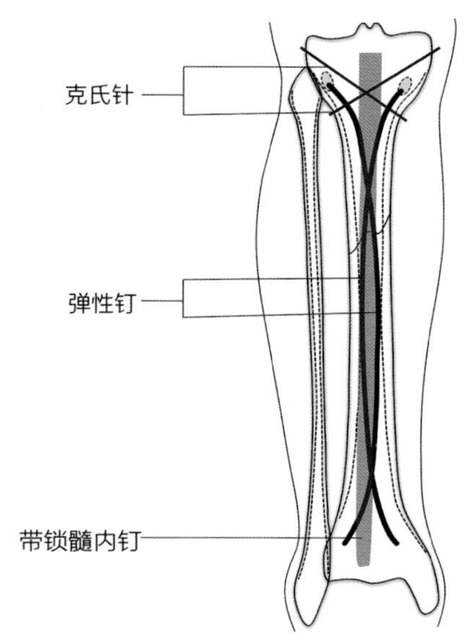

图 1-4-3 弹性钉、克氏针与带锁髓内钉作用原理比较示意图（以右胫骨中上段骨折为例）

四、微创技术的进化规律及其发展趋势

1. 微创技术的进化规律

通过复习技术特点及路线，可以归纳微创技术发展到今天，有以下几个进化路线或核心要点。

（1）骨折区域较顺利（不加重骨折区残留血液供应）的闭合复位。

（2）切口长度从早期的内固定物的最大长度，逐渐减少到内固定物的最大宽度。

（3）经皮内固定的固定点符合桥接的原理，和外固定支架有一定共同之处。

（4）内固定物的微创使用不造成内固定物对骨折生物力学稳定性的降低。

（5）微创技术不能造成康复进度的明显阻滞。

2. 微创技术未来的发展趋势

针对类似的骨折类型，为减少手术治疗过程中的“个体化”因素，减少因术者不同造成的“随机化”，提高微创手术治疗的效率，未来需发展以下技术：

（1）闭合复位技术的规范化。

（2）相同内固定物的微创置入技术的精确化、程序化。

（3）结合 3D 打印、计算机辅助设计、导航技术、手术机器人、人工智能等技术使手术疗效达到熟练术者标准微创手术效果的同质化。

（徐强，徐毅 学术指导：沈海）

第二章　下肢骨科微创手术的应用解剖学及入路

骨科切开手术中，重要的解剖结构主要通过“充分显露”“邻近组织撑开”“拉钩阻挡”等措施来进行保护，骨折复位及内固定物放置均在直视下进行；而在骨科微创手术中，骨折一般通过闭合手段复位，内固定物也以“通过（go through）”式操作来减少组织损伤，重要解剖结构一般不予显露。

微创手术的解剖要求：①掌握重要解剖结构与骨骼在肢体横断面上的投影对应关系。②熟悉通过不同重要结构间构成的“安全窗”完成内固定物的插入、置入操作。③尽可能保护浅层重要皮神经、浅静脉等组织。

下肢骨科微创手术需重视以下三类解剖部位：①骨骼两端部位，是 MIPO 技术中内固定物入路的主要区域，用于插入髓内或髓外内固定物；该部位的有限切口可以对关节面骨折进行相对微创的复位、内固定操作。②骨折闭合复位部位，是 MIPO 技术中的非切开区域。首先，需要在骨折闭合复位中避免损伤该区域的重要解剖结构；其次该部位也是髓外内固定物（钢板）穿行的通道，需要在操作上严格“贴骨膜”操作，避免内固定物误置，或造成对软组织卡压。③经皮置钉部位，指 MIPO 技术中肢体上一系列分散的经皮置钉区域。术者需要清晰掌握相应部位的下肢横断面上解剖结构的走行方向，避免经皮置入螺钉或锁钉的操作造成对侧重要结构的损伤。

根据解剖结构的组织类型，简述下肢微创手术应用解剖学基础如下，未提及的部分将在分论中讲述。

第一节　下肢微创手术相关的神经解剖学

支配自由下肢主要的神经是坐骨神经、股神经、闭孔神经等三大神经及其分支，支配骨盆的神经往往与躯干部神经关系密切。由于重要解剖结构的体表投影是微创手术的核心，本节对连续分布的神经或血管，按其在下肢不同部位的具体名称进行节段性的分别描述。

一、坐骨神经

1. 来源

该神经由腰神经和骶神经成分构成，具体来自 L_4 ~ L_5 神经根和 S_1 ~ S_3 神经根。坐骨神经是人体所有周围神经中最粗者。

2. 走行

该神经在臀大肌深面下行，从后方依次通过并支配闭孔内肌，上下孖肌及股方肌；再沿大收肌后面，半腱肌、半膜肌、股二头肌的前方之间的间隙下降至腘窝上角。主要分支为胫神经和腓总神经。坐骨神经后面观。见图 2-1-1。

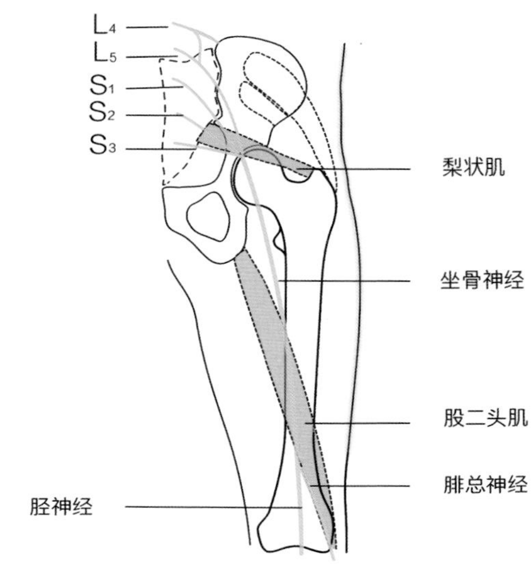

图 2-1-1　坐骨神经走行及其与梨状肌、股二头肌的位置投影示意图（后面观）

临床意义：下肢带（即骨盆，尤其髋臼后壁）、股骨干中段、股骨远端等骨折明显移位，髋关节后脱位，及在上述部位的微创操作（如骨折闭合复位、钻孔、置钉等）误入股骨内、后侧区域等情况，均可能损伤该神经。

3. 体表投影定位

通过以下 A、B、C 三个解剖点定位。

（1）A 点：髂后上棘与坐骨结节之间连线的上、中 1/3 的交接处。

（2）B 点：坐骨结节与大粗隆之间连线的内、中 1/3 的交接处。

（3）C 点：腘窝皮肤皱褶处画线，并向头侧做中垂线，中垂线上约 8 cm 、向外侧 1 cm 处，即为 C 点。

（4）连线：以 A、B 两点为起止点做一微向外突的弧形连线。

（5）延长连线：自 B 点经臀横纹直至腘窝上角（C 点）。

两部分连线共同构成坐骨神经在下肢后侧的表面投影。见图 2-1-2。

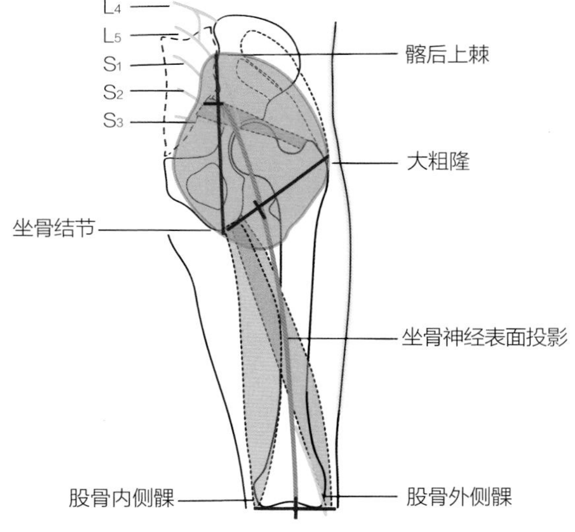

图 2-1-2 坐骨神经的体表定位方法示意图（后面观）

临床意义：髋部、大腿、腘窝部的后侧入路深层可能涉及坐骨神经，该类入路本身可用于髋臼骨折（后路）手术及坐骨神经的探查治疗。

二、腓总神经

1. 来源

腓总神经由坐骨神经的外侧部分向下肢远端移行而成，是坐骨神经的主要分支之一。

2. 走行

腓总神经沿腘窝上外缘自坐骨神经分出，经股二头肌的内缘向下外方移行，至腓骨头后方绕过腓骨颈，再向前穿入腓骨长肌起始部，最终移行为腓浅神经及腓深神经两大分支。见图 2–1–3。

3. 体表投影定位

在膝部后侧位上，从腘窝上角，经股二头肌内侧缘至腓骨小头下后方做一连线，即为腓总神经的体表投影。见图 2–1–4。

临床意义：腓总神经与腓骨小头骨折、胫骨平台后外侧骨折、股骨外髁骨折及腘窝部手术治疗相关的手术入路息息相关。

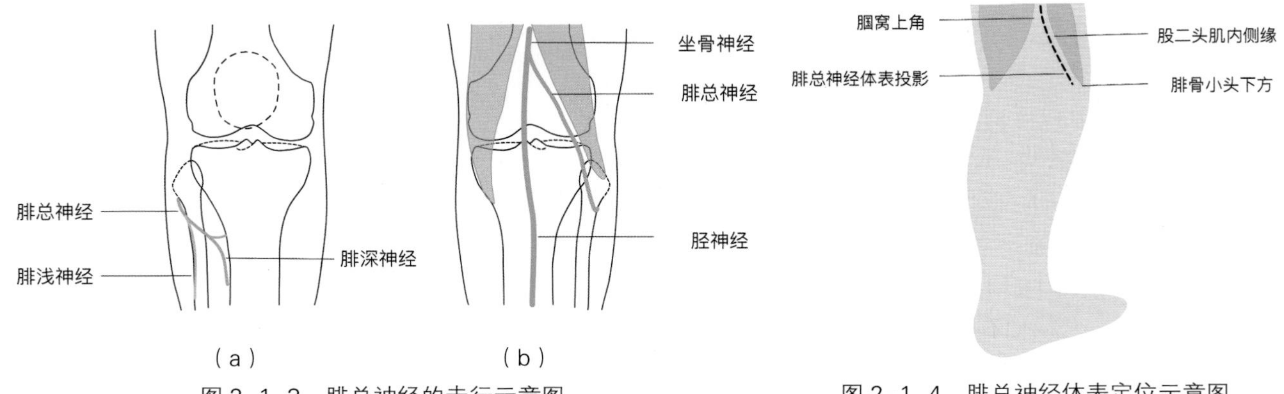

图 2–1–3　腓总神经的走行示意图

注：（a）腓总神经分支前侧观；（b）腓总神经起源后侧观。

图 2–1–4　腓总神经体表定位示意图（后外侧观）

三、腓浅神经

1. 来源

腓浅神经自腓总神经分出，是其两大分支之一。

2. 走行

腓浅神经以穿腓骨长肌起点部为起始，在腓骨长、短肌和趾长伸肌之间下行，肌支支配腓骨长、短肌；至小腿中、下 1/3 交界处穿深筋膜浅出为皮支，该皮支负责小腿外侧、足背和第 2~4 趾背侧的皮肤感觉。

3. 体表投影定位

腓浅神经大致在腓骨小头与外踝间连线的深面走行，MIPO 手术易损伤点如下。

（1）腓骨长肌点：腓骨小头与外踝连线的上、中 1/3 交点处。

（2）腓骨短肌点：腓骨小头与外踝连线的中、下 1/3 交点处，该处即为腓浅神经在小腿中下段穿深筋膜浅出为皮支的部位。该神经的体表定位及切开照片分别见图 2–1–5、图 2–1–6。

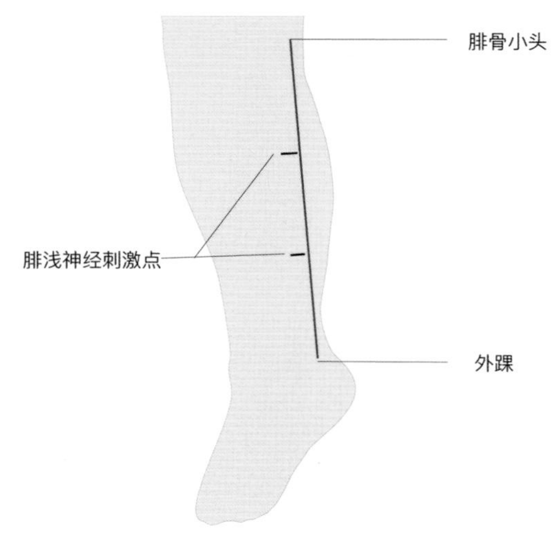

图 2-1-5　腓浅神经的体表定位及其刺激点示意图（左小腿前外侧观）

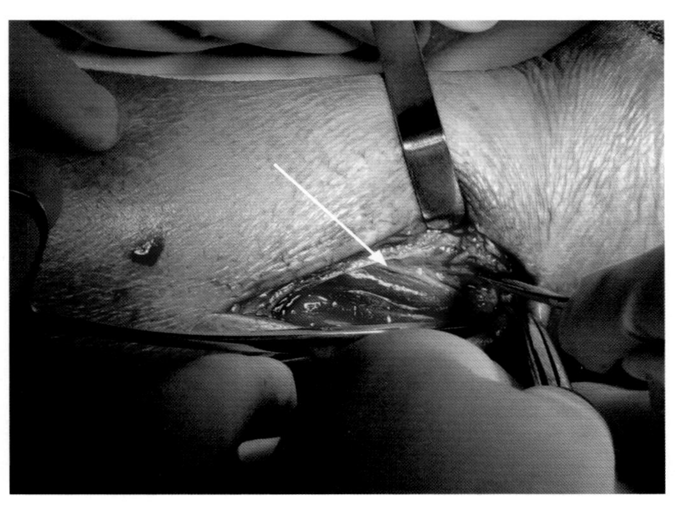

图 2-1-6　右小腿中下 1/3 处的切开术中可见腓浅神经的移行路线（箭头处）

临床意义：腓骨骨折及胫骨远端前外侧骨折、足背侧骨折脱位损伤、上述部位的入路及 MIPPO 操作均可导致邻近的腓浅神经损伤。

微创术中预防该神经损伤的方法：①腓骨短肌点。在腓骨下段骨折的 MIPPO 治疗过程中，腓浅神经皮支的浅出处是较危险的区域，须尽量避开该处做切口，如不得不在此处做经皮切口时，需要锐性切开皮肤，再以小血管钳钝性分开皮下、深筋膜，直至腓骨外侧骨皮质，在导钻保护下低速钻孔。②腓骨长肌点。有报道在应用 13 孔微创锁定（LISS）钢板经皮插入固定胫骨近端骨折时，容易在第 11 孔处损伤腓浅神经，可回避在该孔置钉，可在该损伤点远端的其他孔置钉以降低此风险；或采用前述小血管钳钝性分离法。

四、腓深神经

1. 来源

腓深神经由腓总神经分出，是腓总神经重要的两个分支之一。

2. 走行

腓深神经在胫骨前肌和趾长伸肌间下行，后在胫骨前肌与踇长伸肌之间下行至足背，见图 2-1-7。分布于小腿前肌群、足背肌及第 1 趾背面的相对缘皮肤。

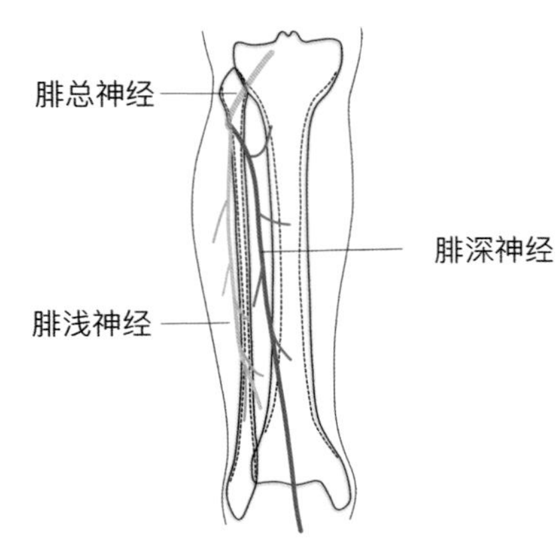

图 2-1-7　腓神经（即腓总、腓浅、腓深神经的合称）走行及分支的前面观示意图

3. 体表投影定位

四点连线法，即选腓骨小头内下侧为 A 点、胫前点为 B 点、足背横纹的踇长肌腱内缘处为 C 点，第 1、2 跖骨头间中点的背面为 D 点，将 A、B、C、D 四点依次连线即为腓深神经在下肢的体表投影。

临床意义：胫骨平台骨折、胫骨中下段骨折、Pilon 骨折（前入路）、足的内侧弓背侧结构损伤的 MIPPO 操作中均需避免损伤腓深神经。通过避免在神经近距离处使用电刀，严格贴骨膜剥离出肌骨间隙，贴骨膜表面插入钢板，血管钳钝性分离肌肉等组织并在导钻保护下完成经皮钻孔，利用导钻产生的临时“软组织隧道”及时置入螺钉等 MIPPO 技巧可降低腓深神经损伤风险。

★ 腓神经的皮肤感觉支配范围：

（1）腓总神经支配胫骨结节与腓骨小头间的部分区域。

（2）腓浅神经支配小腿前外侧、足背皮肤。

（3）腓深神经支配第 1 趾皮肤。见图 2–1–8。

临床意义：了解腓神经皮肤感觉支配范围有利于腓神经损伤节段的初步诊断；同时尽可能多地保护皮肤感觉，减少术后相关不适（皮肤麻木、痛性神经瘤等）是微创骨科医师在手术设计及精细化操作上努力提升的方向之一。

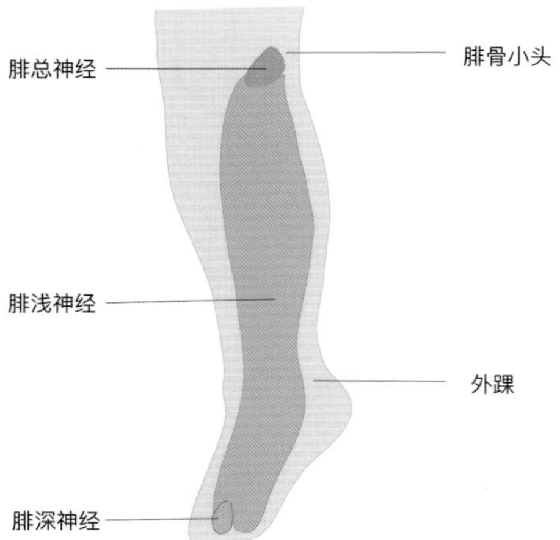

图 2–1–8　腓神经支配的皮肤感觉范围示意图（左小腿前外侧观）

五、胫神经

1. 来源

坐骨神经内侧份的延续，是其两大分支之一。

2. 走行

胫神经与大腿以远的血管关系密切，常伴随走行。肌支支配小腿肌后群和足底诸肌；皮支分布于小腿后面下份、足底、小趾外侧缘皮肤。具体走行如下：①腘窝内胫神经与腘血管伴行。②在小腿经比目鱼肌深面伴胫后动脉（腘血管主干延续）下降，见图 2–1–9。③绕过内踝后方，分为足底外侧神经和足底内侧神经，伴随胫后血管相应的足底分支。

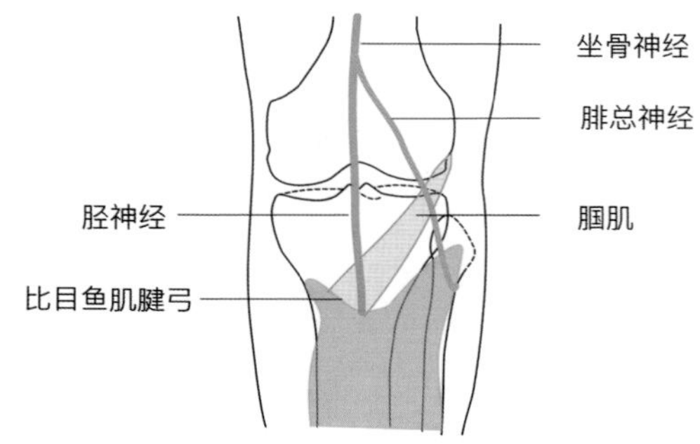

图 2–1–9　胫神经与腘肌、比目鱼肌腱弓位置关系示意图（膝后侧观）

临床意义：腘窝部、踝管是胫神经的主要损伤点，损伤原因可能为胫骨骨折、膝踝关节脱位，及该范围内的手术操作。胫神经受损引起的主要运动障碍是足不能跖屈，内翻力弱，不能以足尖站立。由于小腿前外侧群肌过度牵拉，致使患足呈背屈及外翻位，出现“钩状足”畸形。感觉障碍区主要在足底面，长期存在易造成皮肤溃疡。

六、隐神经

1. 来源

隐神经发源于股神经，是其最重要皮支。

2. 走行

隐神经起自股神经，在股三角内伴股动脉外侧下行入收肌管，在收肌管下端（缝匠肌和股薄肌之间）穿大收肌腱板；在膝关节内侧穿深筋膜入皮下组织开始支配皮肤感觉，伴大隐静脉下行至内踝。

可见，虽然隐神经行经几乎整个自由下肢的全长，但从功能上讲，主要是“小腿与足”的皮神经。

如此分布的原因可从人体体表的“斑马样”或“套娃样”的皮肤感觉神经分布形态上获得答案。见图 2–1–10。

重要分支：隐神经髌下支是隐神经在膝关节内侧的走行过程中向髌骨下方发出的重要分支。该髌下支穿收肌管前壁的腱板行于膝关节囊内侧面，支配髌骨下及髌骨外侧皮肤感觉。

临床意义：隐神经是膝、小腿、足踝内侧区域损伤或手术操作，如胫骨平台骨折、内踝部操作、鹅足肌腱抽取等容易累及的区域。在此区域，建议勿做深及皮下组织的切口，且尽可能将隐神经连同其伴行的大隐静脉一并保护。在满足手术需求的前提下，膝前纵切口的远端尽量不远离髌骨下极，以免损及隐神经髌下支。

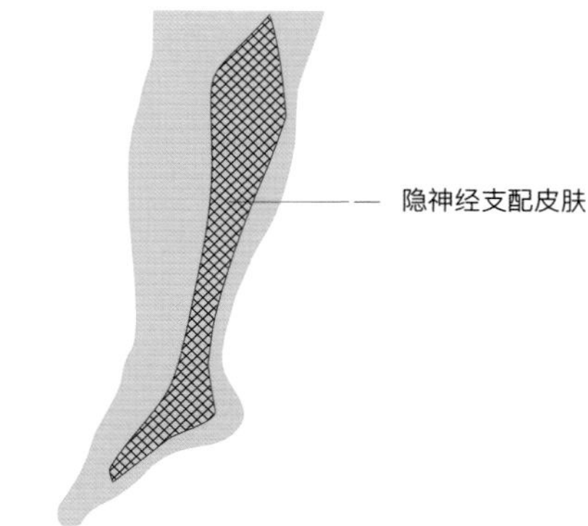

图 2–1–10　隐神经的主要支配范围示意图（右小腿内侧观）

七、腓肠神经

1. 来源

腓肠神经由腘窝内腓总神经发出的腓肠外侧皮神经和发自胫神经的腓肠内侧皮神经共同汇合而成。

2. 走行

腓肠神经分布于小腿后区。

3. 体表投影定位

小腿后侧腓肠肌内外头之间、腓肠肌肌腹—跟腱移行部的近端约 5 cm 处的交点，与跟腱和外踝间隙中点间的连线即为腓肠神经的体表投影。其终末支斜向第 5 跖骨外侧远端走行。该神经的来源及走向及切开照片分别见图 2–1–11、图 2–1–12。

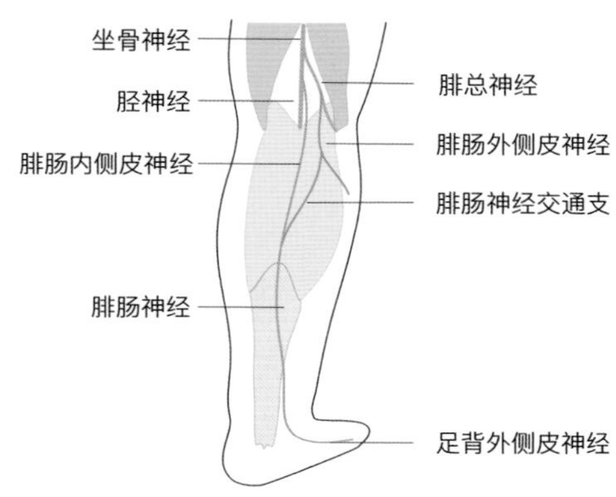

图 2–1–11　腓肠神经的来源及走向示意图（右小腿后外侧观）

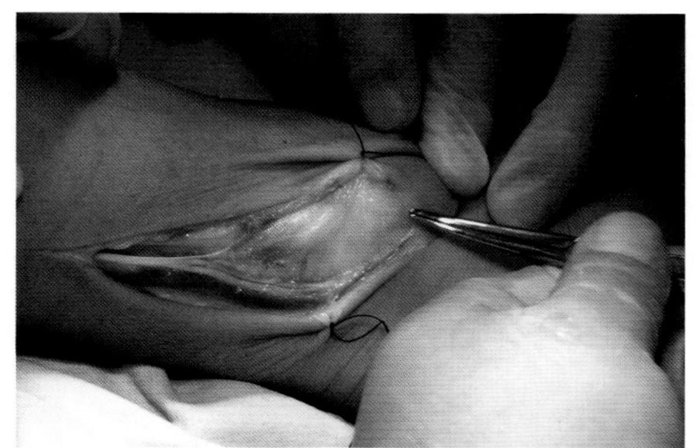

图 2–1–12　腓肠神经在踝部的解剖照片

注：腓肠神经在跟腱与外踝之间，伴随小隐静脉分布。

临床意义：跟腱及小腿三头肌手术、外踝手术、跟骨骨折的手术入路及术中牵拉均可损伤腓肠神经。作为腓肠神经终末支的足背外侧皮神经是骰骨、第 5 跖骨骨折的微创手术入路中需尽量保护的结构。

八、股后皮神经

1. 来源

股后皮神经由 S_1 ~ S_3 的前支组成。

2. 走行

股后皮神经经梨状肌下孔，随坐骨神经及臀下动脉出骨盆腔，至臀部。在臀大肌深面分出臀下皮神经及会阴支，主干沿坐骨神经内侧或背侧下降，经股二头肌长头的浅面及股后深筋膜深面，直达腘窝。

3. 体表投影定位

臀后皱褶深筋膜处浅出，至腘窝中点即为股后皮神经体表投影；支配大腿后侧皮肤。见图 2–1–13。

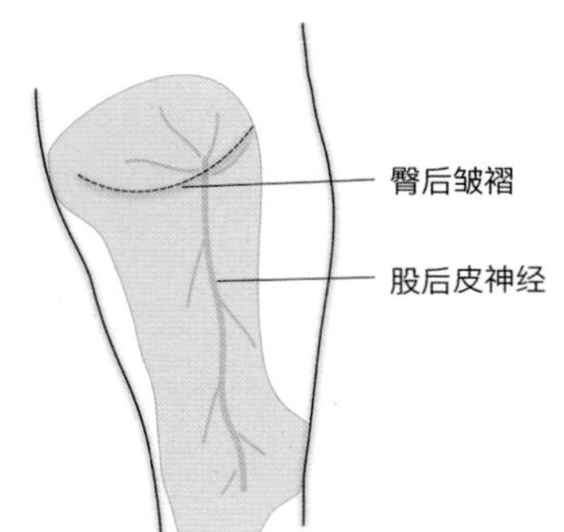

图 2–1–13　股后皮神经的体表投影及支配皮肤范围示意图（右大腿后侧观）

临床意义：尽量减少在大腿后份做横行切口，在大腿部坐骨神经探查手术入路时仔细操作，以减少损伤该神经的概率。

★下肢皮肤感觉神经支配范围：见图 2–1–14、图 2–1–15。

临床意义：下肢皮神经的分布图是下肢 MIPO 技术手术者需熟知的解剖知识，不仅用于对神经损伤部位的诊断与鉴别诊断，也便于术中尽可能地保护皮肤的感觉功能。

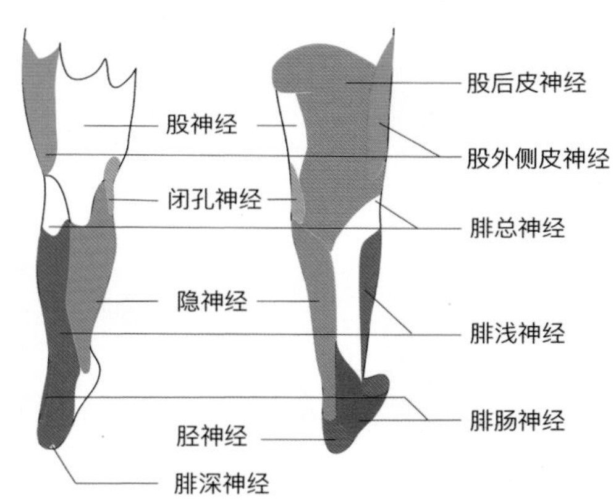

图 2–1–14　下肢皮神经分布图

注：自左向右分别为右下肢前侧观、后侧观。

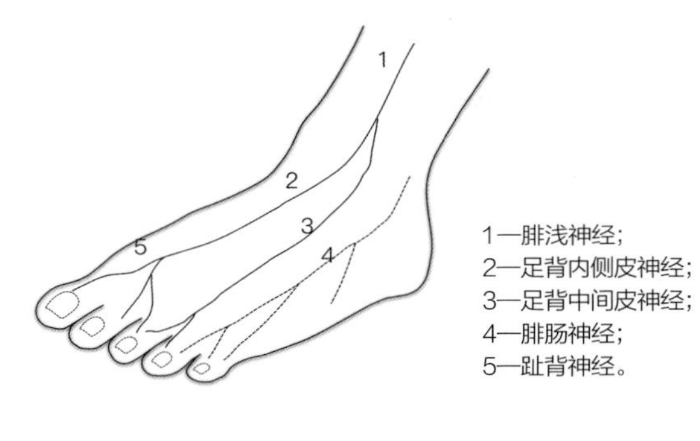

图 2–1–15　足部背外侧神经分布示意图

第二节　下肢微创手术相关的血管解剖学

下肢血管：主要来源于髂外血管，而髂内动脉主要负责盆腔内脏器的血供。由于下肢深静脉常常与同名动脉伴行分布，故不做单独讲解。以下按下肢动脉、浅静脉进行描述。

一、股动脉

1. 来源

股动脉是髂外动脉主干的直接延续。

2. 走行

股动脉起自腹股沟韧带中点后方的髂外动脉，穿血管腔隙进入股三角，由股三角尖端向下进入收肌管，穿内侧的大收肌腱裂孔向后至腘窝，移行为腘动脉。

3. 体表投影定位

在髋关节和膝关节屈曲并外旋与外展的下肢体位下，自髂前上棘至耻骨联合连线的中点，向内下至股骨内上髁的连线，此线的上 2/3 的部分，即为股动脉的体表投影。

临床意义：由于血管、神经延展性（弹性）的存在，需注意血管、神经的走行是和下肢关节活动状态相联系的，其体表投影与肢体特定的体位息息相关。引起股动脉损伤的原因主要是膝周（股骨髁上、胫骨平台）骨折严重移位，膝关节脱位，骨盆、大腿的重物砸压伤、开放性损伤，或术中骨折复位、经皮钻孔、经皮置钉等操作。

二、股深动脉

1. 来源

股深动脉为股动脉最大分支，也是股骨的主要营养动脉。

2. 走行

股深动脉于腹股沟韧带下方 2.5 ～ 5 cm 处（约占 76% 的个体）起于股动脉后外侧壁，下降至长收肌与大收肌之间和股内侧肌内侧，其终末支穿大收肌下部至股后部。股深动脉沿途发出以下主要分支：①旋股内侧动脉。②旋股外侧动脉。③ 3 ～ 4 支穿动脉。这些分支共同完成对股骨的主要血液供应。见图 2–2–1、图 2–2–2。

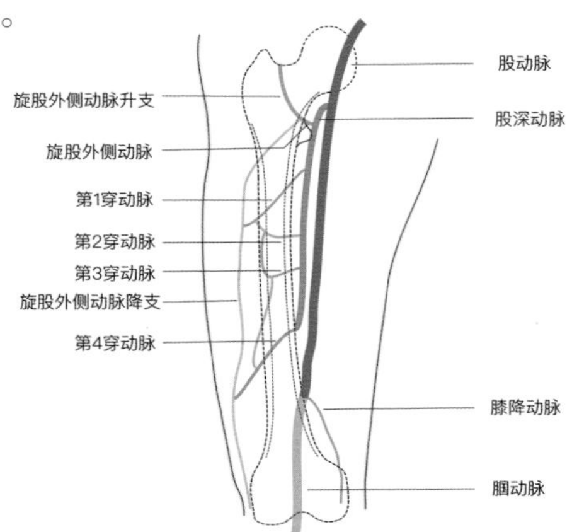

图 2–2–1　股动脉与股深动脉的位置关系示意图（右大腿前侧观）

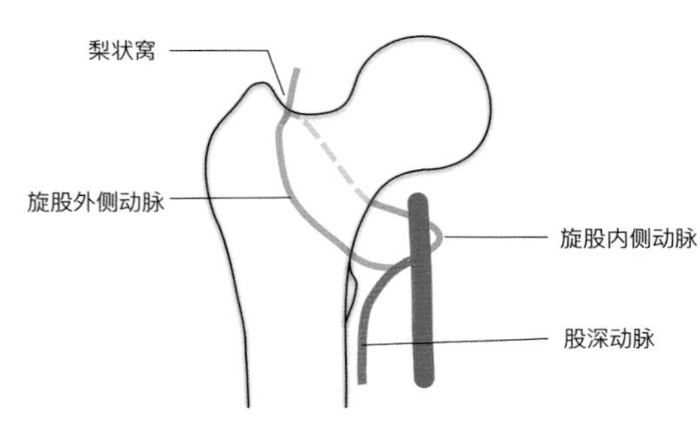

图 2–2–2　股深动脉与股骨头血液供应支的关系示意图（右股骨头近端前侧观）

临床意义：股深动脉可由引起大腿中上段股动脉损伤的相同机制造成损伤，该动脉的其他重要性：①是股浅动脉断裂或闭塞后（损伤无法及时修复者）部分患者得以膝下保肢的解剖学基础。②该动脉近端的损伤或栓塞是股骨头缺血性坏死的重要解剖学因素。

三、腘动脉

1. 来源

腘动脉在内收肌腱裂孔处续于股动脉主干。

2. 走行

该动脉在膝关节后侧的深部，紧贴股骨远端的腘面及膝关节囊后部沿半腱肌外缘向外侧斜行，至股骨髁间窝水平时居膝后中部，而后垂直向下至腘肌的下缘，分为胫前动脉和胫后动脉。

临床意义：腘动脉除肌支分布于邻近诸肌外，尚有五条重要关节支，即膝上内、外侧动脉，膝中动脉（因分支关系，本示意图中未标示）及膝下内、外侧动脉，均参与组成膝关节动脉网。由于上述关节支的存在，腘动脉的活动度较小，且其上部因与股骨腘面关系密切，因此当股骨髁上骨折的骨折端明显移位，或膝关节脱位时均可能出现腘动脉损伤。见图 2–2–3。

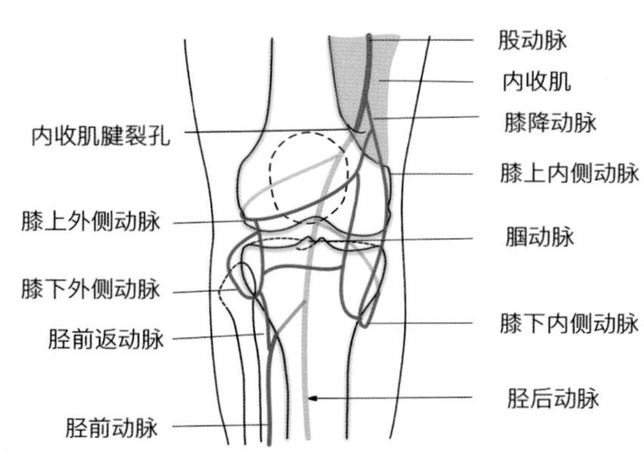

图 2–2–3　腘动脉的走行及其关节支位置示意图（右膝前侧观）

四、胫后动脉

1. 来源

胫后动脉为腘动脉主体的直接延续。

2. 走行

该动脉在腘肌下缘自腘动脉分出，向下行于小腿屈肌的浅、深两层之间，经内踝后方屈肌支持带深面的“踝管”通道转入足底，见图 2–2–4。其重要分支：①腓动脉。为胫后动脉的重要分支，起于胫后动脉的上部，沿腓骨的内侧下行。②胫骨滋养动脉（因解剖关系，图中未标示）。自胫骨滋养孔进入胫骨髓腔，为全身骨骼滋养动脉中最大者。其在胫后动脉起始部发出，在腘线下方沿胫骨后面下降，发出 1 ~ 2 肌支后，经滋养孔入骨。③足底内、外侧动脉（图中未标示）。

胫后动脉因行于深组肌间隔之内，显露时必须将浅组肌肉拨开。胫后动脉主要营养胫骨和小腿后群肌。

3. 体表投影定位

在后面观上，该动脉投影为腘窝下角外侧至内踝后侧间的连线。

临床意义：胫后动脉可能因胫骨骨折明显移位、MIPPO 术中钻孔等因素导致损伤。踝管处也是其相对容易损伤处。其分支的腓动脉可能由腓骨骨折明显移位及腓骨骨折 MIPPO 术治疗中钻孔等操作致伤。

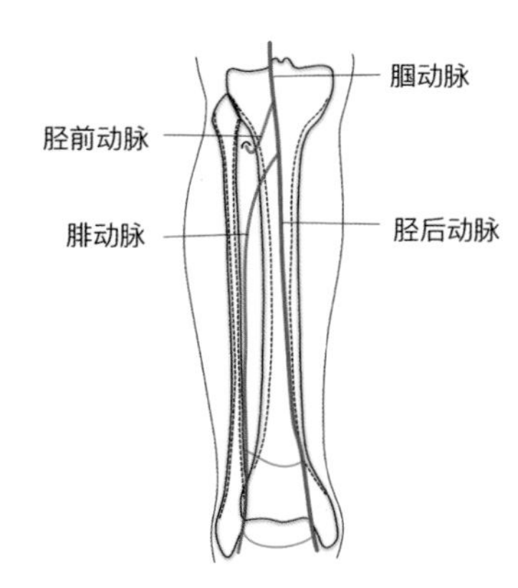

图 2–2–4　胫后动脉走行示意图（左小腿后侧观）

五、胫前动脉

1. 来源

胫前动脉是后侧的腘动脉向小腿前方的一个重要终支。

2. 走行

胫前动脉在胫骨结节水平自腘动脉发出，随即穿小腿骨间膜至小腿前面，沿骨间膜前面下降。具体为：在小腿上部位于胫骨前肌与趾长伸肌之间，向下则贴胫骨外侧面行于胫骨前肌与踇长伸肌之间，后经踇长伸肌腱深面至其外侧，在足背延续为足背动脉。见图 2–2–5。

该动脉与腓深神经伴行分布。

3. 体表投影定位

自近及远依次将胫骨结节平面的胫腓骨间隙中份，踝关节中点，第 1、2 跖骨间隙中点等三点连线即为该动脉走行的投影。

临床意义：按操作部位可能出现的损伤如下。①胫骨平台骨折前外侧入路的操作需在胫骨前肌起点下进行，且勿伤及骨间膜，否则可能损伤该动脉起点部分。②胫骨干骨折明显移位，及该处的内固定操作者可能损伤该动脉小腿部分。③踝部前方中点附近的操作如胫骨远端前外、前正中入路及其内固定操作，可能损及该动脉远段。④中、后足的内侧柱背侧的骨折脱位及其操作则可能损及该动脉足背动脉部分。

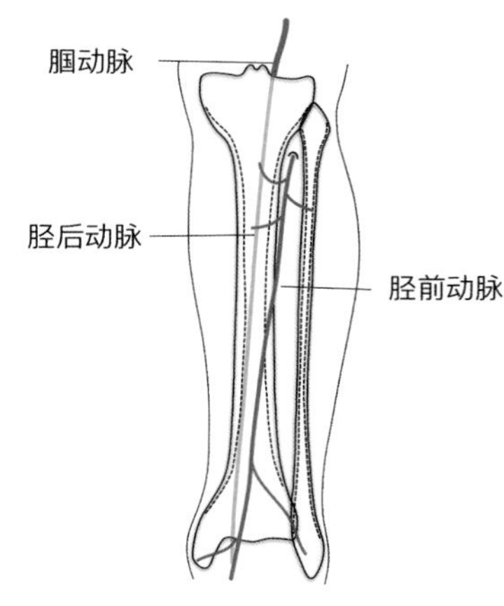

图 2–2–5　胫前动脉走行示意图（左小腿前侧观）

六、大隐静脉

1. 来源

该静脉起于足背静脉弓内侧端，是下肢最重要的浅静脉。

2. 走行

大隐静脉于内踝前方，沿小腿内侧缘伴隐神经上行，经股骨内侧髁后方约 2 cm 处，进入大腿内侧部，与股内侧皮神经伴行，逐渐向前上，在耻骨结节外下方穿隐静脉裂孔（隐股点）汇入股静脉，见图 2–2–6。5 条重要属支：旋髂浅静脉、腹壁浅静脉、阴部外静脉、股内侧浅静脉和股外侧浅静脉。

临床意义：内踝及小腿、膝部内侧切口入路及其操作容易损伤大隐静脉，应尽可能连同隐神经一并保护。

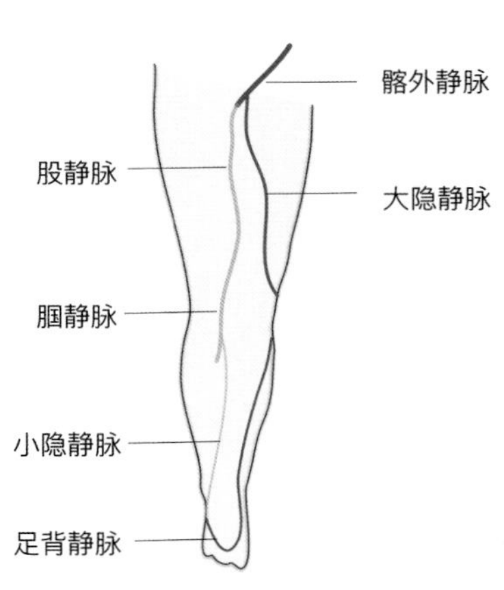

图 2–2–6　大隐静脉、小隐静脉体表分布示意图（下肢正面观）

七、小隐静脉

1. 来源

小隐静脉起于足背外侧的静脉弓外侧，系小腿的主要浅静脉之一。

2. 走行

小隐静脉经外踝后方，沿小腿后面上行，过腓肠肌内、外两头间到腘窝，穿筋膜注入腘静脉。其与腓肠神经伴行，另有许多小支与大隐静脉的属支相吻合。见图 2-2-6。

临床意义：跟腱断裂、外踝骨折、跟骨骨折、腓骨肌腱滑脱手术可能损及小隐静脉，尽可能连同腓肠神经一并保护。

第三节　下肢微创手术相关的运动软组织解剖学

运动软组织包括肌肉、肌腱、韧带等结构。

一、肌肉对 MIPO 术操作的影响

（1）贴骨肌肉是 MIPO 术操作需要减少损伤的区域，手术可能导致的损伤：①剥离子对附着肌肉的剥离性损伤。②经皮置钉技术的横向贯通性损伤。③内固定物对肌肉的压迫损伤。

如腓骨下段 MIPO 术治疗过程中，容易损及附着于腓骨中下段的腓骨短肌而非附着于腓骨上段的腓骨长肌的肌肉起点区域。见图 2-3-1。

临床意义：MIPO 术中钢板插入、螺钉经皮置入均可能损及肌肉在骨上的附着区域，也可能出现肌筋膜、肌肉、肌腱被内固定物的直接卡压或栓系。

（2）肢体横断面解剖学对经皮置钉操作的意义：下肢 MIPO 术操作中，需要熟知操作区域肢体的横断面解剖，并以血管钳等工具钝性分离，减少操作对肌肉组织的损伤。

（3）重视肌肉间相互作用对 MIPO 术中闭合复位技术的意义：肌肉对关节的活动功能需通过肌肉间的拮抗机制发挥作用，为维持关节稳定性，保持关节骨间按生理运动轨迹进行活动，术中需要熟知不同节段骨折后骨折的移位趋势，从而方便进行骨折的闭合复位操作。

（4）重视肌肉对骨折端 / 骨折块的血供意义：尽可能减少骨折端肌肉的剥离，利于保护骨折后残存的肌肉、骨间的血供网络，减少骨折不愈合的发生。

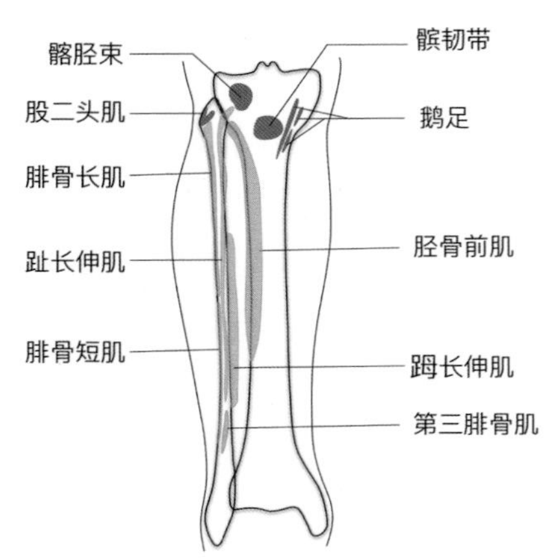

图 2-3-1　腓骨正面的肌肉起止点分布示意图

二、肌腱

1. 结构与功能

肌腱是肌腹两端的索状或膜状致密结缔组织，用于将肌肉附着于骨骼或其他结构，传递肌肉收缩力。肌腱较肌肉坚韧而体积小，它的抗张强度为 611 ～ 1 265 kg/cm^2，主要由平行的胶原纤维束构成，本身没有收缩能力。

2. 腱骨移行处的意义

腱骨移行处是肌腱损伤后解剖重建的关键部位，优先通过骨的重建（即骨折的愈合）实现对肌腱的重建。如髌尖骨折尽可能进行复位内固定，而非切除。

3. 易损伤处

由于下肢肌腱（除趾肌腱等少数“肌腱 / 肌腹”比值过大者外）大多数分布于关节周围，且主要通过跨关节的腱骨附着起到传导肌肉力量、带动关节活动的作用。术中需尽量采取平行于肌腱进行切开或剥离等锐性操作。

临床意义：骨折、脱位、开放性损伤等均可能造成肌腱的损伤，如胫后肌腱是内踝、胫骨远端内后侧手术需要避免损伤的结构；腓骨长短肌腱则是外踝部操作中可能损及的结构；腓骨肌肉、肌腱，特别是腓骨短肌是腓骨中下段、外踝骨折及跟骨骨折中 MIPPO 治疗需要避免损伤、栓系、阻挡的结构；鹅足结构附近的肌腱则可能在胫骨内侧平台骨折明显移位或手术操作中受损。

4. 恢复肌腱正常张力的生理意义

肌腱是重要性仅次于韧带的关节稳定软组织，恢复肌腱、肌肉结构正常的张力及其肌肉肌力，对关节功能的正常发挥具有特殊意义。新鲜骨折解剖复位是恢复肌腱对关节正常生理功能的解剖学基础。

三、韧带

1. 分类与作用

（1）韧带作为关节的静力稳定装置分布于跨关节区域。位于关节腔周围的称囊外韧带，位于关节腔内的称囊内韧带，位于关节囊上的即关节囊纤维层增厚部分称关节囊韧带。

（2）韧带作为约束肌腱等结构的“滑车”、支持带装置，跨关节或非跨关节分布。

（3）韧带也可以为其所附着的结构进行一定的血液供应。

2. 成分与功能

韧带的主要成分为胶原纤维和弹力纤维。韧带的大多数纤维排列近乎平行，故其功能多较为专一，往往只承受一个方向的负荷。

临床意义：韧带很坚韧，可以增强骨的稳定性；和肌肉一样，可为骨质提供一定的髓外血供，需尽量保护；也是关节周围骨折在牵引下辅助复位的关键结构。关节部经皮入路手术操作应尽可能保护韧带，确需切开的，应予修补。如胫骨远端前外侧入路中，应减少对伸肌支持带的损伤，并在关闭切口前尽量缝合修补，以免出现后期弓形肌腱、肌肉乏力等并发症。

3. 下肢的主要韧带

（1）髋关节韧带：①髂股韧带是全身最强的韧带，由髂前下棘斜向下外，附于转子间线。②耻股韧带从耻骨上支附近斜向下外，移行于关节囊。③坐股韧带由髋臼后部（坐骨体）斜向后上，移行于关节囊。④轮匝带是纤维囊内面环行纤维的增厚，围绕股骨颈。⑤股骨头韧带呈三角形，其尖附于股骨头凹，底与髋臼横韧带融合。

（2）膝关节韧带：①叉韧带，包括前、后交叉韧带。②髌韧带，伸膝装置的一部分，是髌骨下极与胫骨结节之间的连接韧带。③后外侧复合体，膝关节后外侧区域肌腱、韧带、关节囊等结构的总称，主要结构有外侧副韧带、腘肌腱以及腘腓韧带，次要结构有膝关节后外侧关节囊、豆腓韧带、弓状韧带、髂胫束、股二头肌肌腱以及腓肠肌外侧头。④内侧四联复合体，由内侧副韧带、半膜肌、鹅足肌腱以及后侧关节囊的后斜韧带部分构成。膝关节多韧带损伤一般是指膝关节 4 个主要韧带中的 2 个或 2 个以上损伤。

（3）踝关节韧带：包括踝内、外侧韧带，及前后关节囊的增厚区域。

（4）足部韧带：足部骨骼关节多，因而关节间韧带数量众多。

第四节　下肢微创技术相关的骨骼解剖学

一、下肢力线

1. 定义

正常情况下，股骨头、膝关节、踝关节三者的中心分布在一条直线上，见图 2-4-1。

2. 下肢力线在 MIPO 治疗中的意义

力线是下肢正常发挥功能的解剖学基础，也是下肢骨折治疗疗效评判的基本标准，但因存在不同个体的解剖变异、生理变异，需要在手术设计时注意询问患肢伤前功能，并与健肢进行对照分析。

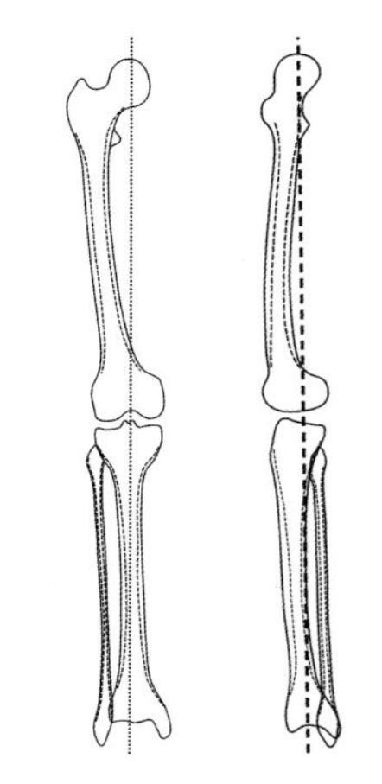

图 2-4-1　下肢力线示意图
（右下肢的正、侧位力线图）

二、骨骼的长、宽度

1. 骨骼长度维持或重建的意义

（1）影响双下肢长度的平衡性，对正常的步态产生干扰。

（2）通过影响肌肉、肌腱、韧带的长度间接影响关节的稳定性及其功能，如股骨干长度丢失过多，可能造成膝关节的松弛、不稳，而过长则造成膝关节活动受限。

（3）极端情况下甚至可能造成重要血管、神经的牵拉损伤，反之造成血管、神经走行的淤滞、功能障碍。

2. 局部骨骼长、宽度数据的意义

熟知不同解剖部位骨骼数据是 MIPPO 技术经皮置钉时免测深的关键。术前可在 DR 片上对骨骼进行电脑测量以备参考。根据笔者的经验，四川地区的成年男性股骨干处横向螺钉长度一般为 38 ~ 42 mm，股骨髁部从外向内螺钉长度大多为 65 ~ 85 mm，胫骨干处螺钉长度通常为 28 ~ 32 mm，胫骨平台软骨下区域内外径方向的螺钉长度为 60 ~ 80 mm；前后向螺钉长度一般为 40 ~ 55 mm；胫骨远端软骨下骨区域的前后向螺钉长度一般为 40 ~ 45 mm，内外径方向螺钉长度为 40 ~ 50 mm，腓骨直径为 10 ~ 18 mm，见图 2-4-2。女性在相同部位上的尺寸往往稍小；不同群体的局部骨骼长、宽度数据有所不同，以上数据均存在着比较明显的个体差异。

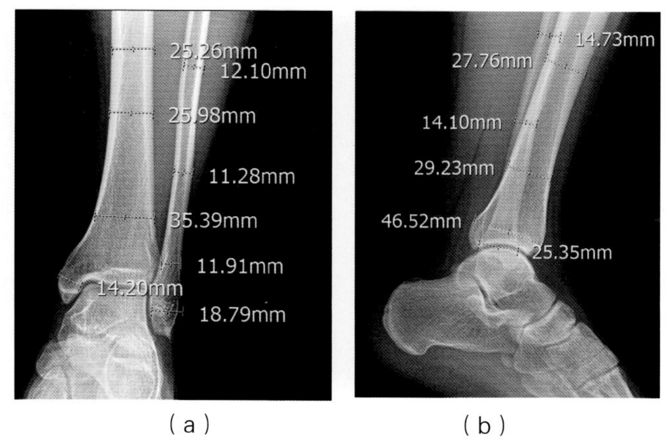

（a）　　（b）

图 2-4-2　青年男性（身高 170cm）胫腓骨远端影像学测量数据示例

注：（a）踝部正位 DR 片；（a）踝部侧位 DR 片）

三、骨骼形态的临床意义

熟知骨骼局部解剖形态，可以帮助 MIPO 术中准确定位操作，反之可导致复位及内固定过程中的螺钉切出、螺钉有效工作距离不足、损及骨骼周围重要软组织结构等。

1. 股骨近端

①颈干角：股骨颈与股骨干之间的内倾角。正常值：110° ~ 140° 。②相对于股骨髁的前倾角：颈中轴线与股骨两髁中点连线所成夹角。正常值：12° ~ 15° 。见图 2-4-3。

临床意义：股骨颈骨折、股骨粗隆及以下骨折的定位、内固定操作中，在特定体位下体表判断操作效果需熟知股骨头、股骨颈的解剖位置及形态，见图 2-4-4。Fielding 分类对股骨粗隆下骨折选择内固定方式有重要参考意义，见图 2-4-5。而股骨近端不同骨折形态需要选择设计不同的内固定物，见图 2-4-6。

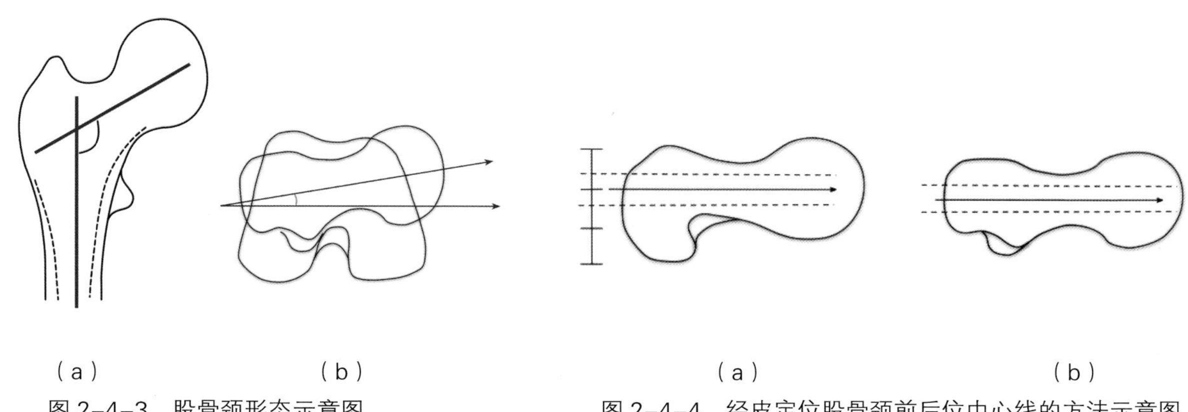

（a）　　（b）

图 2-4-3　股骨颈形态示意图

注：（a）颈干角；（b）相对于股骨髁的前倾角。

（a）　　（b）

图 2-4-4　经皮定位股骨颈前后位中心线的方法示意图

注：（a）以大粗隆前后径的前 1/3 处确定股骨颈中心线；（b）以股骨干近端前后径的 1/2 处确定股骨颈中心线。

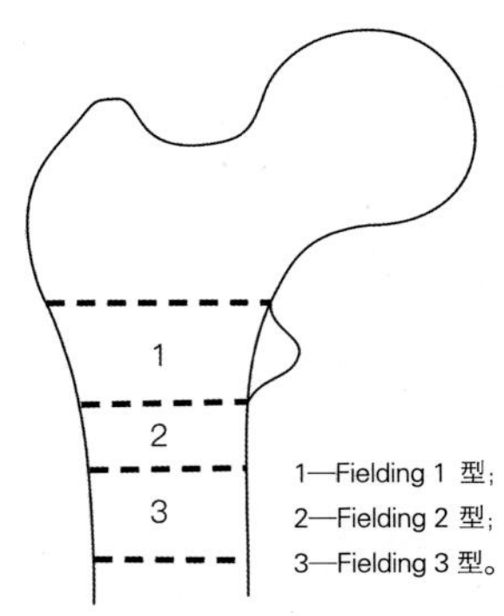

图 2-4-5　股骨粗隆下骨折的 Fielding 分类示意图

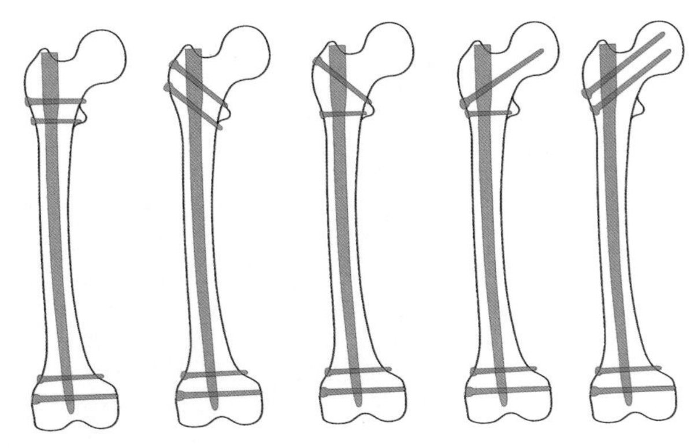

图 2-4-6　锁定方式各异的加长型股骨顺行髓内钉示意图

注：上述方式中近端锁钉均固定在松质骨较致密区域或股骨小粗隆（小转子）附近。

2. 股骨髁

股骨髁其横断面及正、侧位的形态是引导螺钉正确置入方向的解剖学基础。如“股骨外髁与矢状面的夹角”可影响股骨外侧钢板在股骨外髁、股骨干上的不同位置，见图 2-4-7。而动力髁螺钉（DCS）或 95° 角钢板入钉点则在股骨远端外侧可被定位，见图 2-4-8。

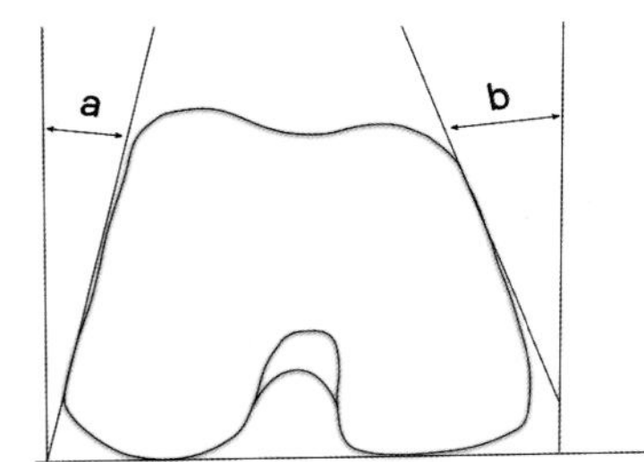

图 2-4-7　股骨远端横断面示意图

注：该横断面大体为不对称的梯形，其中 a 为股骨外髁与矢状面的夹角，一般为 10°；b 为股骨内髁与矢状面的夹角，一般为 25°。

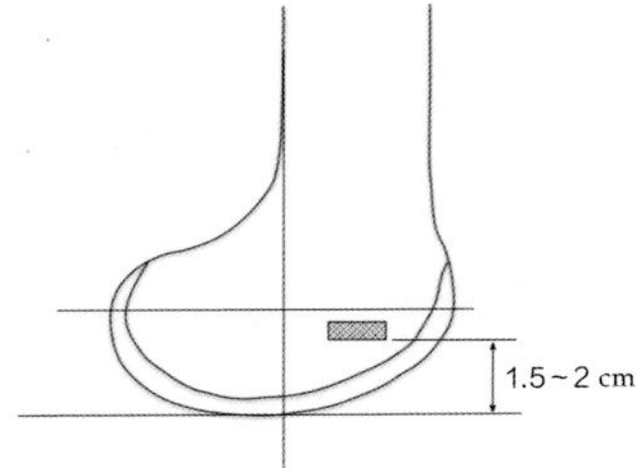

图 2-4-8　股骨远端侧位及 DCS 或 95° 角钢板入钉点位置示意图

注：股骨干后缘的远端延长线将股骨髁划分为大致均等的前后两部分，而入钉点位于前部分的中心，距离股骨髁关节面远端 1.5 ~ 2 cm。

3. 股骨干

股骨干指股骨转子下至股骨髁上的部分，骨皮质坚固、厚（承受较大的应力），肌肉附着点多，血管丰富，局部与坐骨神经关系密切。

临床意义：相关尸体解剖结果表明，传统钢板接骨技术的标本有一定比例出现血管损伤，而 MIPPO 技术可以较好地保持股动脉穿支及骨膜表浅循环的完整。

股骨不同部位骨折受肌肉附着影响骨折端的移位，是制订术中闭合复位策略的基本解剖因素，也可以影响术中内固定操作的细节，见图 2-4-9。

4. 胫骨平台

正位 DR 片上可见“口唇征”或“双眼皮征”，侧位上“口唇征”、后倾角是重要形态特征，见图 2-4-10；而横断面上胫骨近端呈“蚕豆”状。

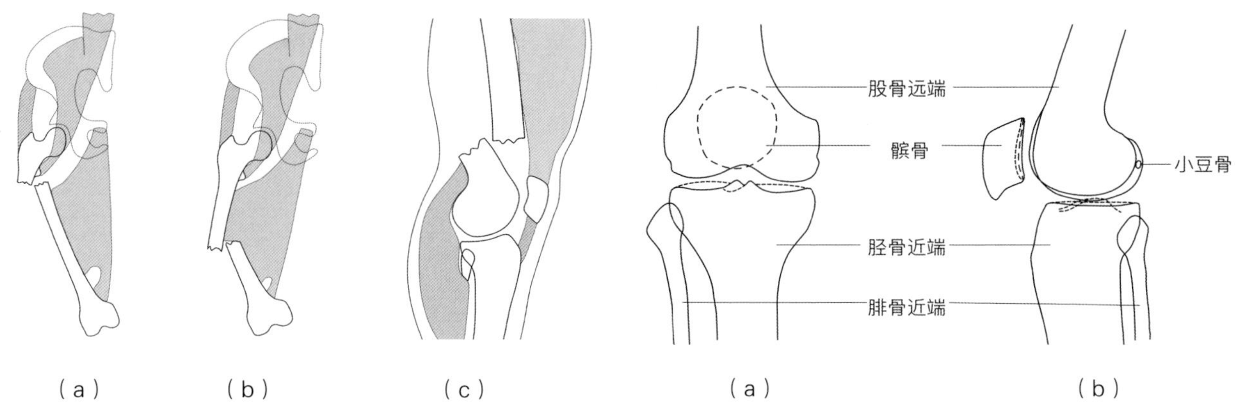

图 2-4-9 股骨肌肉附着点对股骨折端骨位的影响示意图

注：（a）股骨上段骨折时骨折移位方向；（b）股骨中段骨折时骨折移位方向；（c）股骨下段骨折时骨折移位方向。

图 2-4-10 组成膝关节的四大骨性结构示意图

注：（a）正面观；（b）侧面观。

5. 胫骨干

横截面上，胫骨干上 1/3 为“三角形”，下 1/3 为“四方形”；胫骨薄弱点在中下 1/3 的交界处；而下 1/3 处皮包骨（表浅）易形成开放性骨折。

胫骨按照 Carr-Sobba-Bear 胫骨分区法，可分为 6 个区。Ⅰ区（胫骨头区）位于膝关节周围，多为松质骨；Ⅱ区（胫骨结节区）为皮质骨与松质骨交界区，骨膜厚；Ⅲ区（近侧中段骨干区）为皮质骨；Ⅳ区（中段骨干区）为皮质骨，仅有单一的髓内血供；Ⅴ区（远侧中段骨干区）为皮质骨与松质骨交界区；Ⅵ区（踝上区）位于踝关节周围，皮质薄，主要为松质骨。见图 2-4-11。临床上胫骨远端常指Ⅴ、Ⅵ区。因而胫骨远端骨折包括不经过踝关节的骨折和经踝关节的 Pilon 骨折。

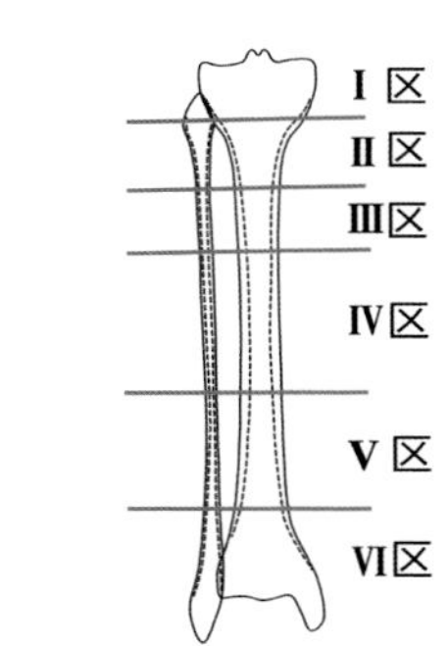

图 2-4-11 Carr-Sobba-Bear 胫骨分区法示意图

6. 胫骨远端

该部位骨折对局部骨骼的血供有一定影响，开放钢板置入术对胫骨远端内侧的骨膜血供的保护程度较经皮插入钢板技术差。

四、骨骺端松质骨对内固定的临床意义

1. 强调尖顶距（TAD）的目的

增加拉力螺钉或螺旋刀片在股骨头内的深度，不仅能延长内固定的杠杆长度，还可以提高松质骨对内固定的稳定作用。见图 2-4-12。

2. 长骨骨骺端松质骨

为保证锁钉在骨骺端有足够的把持力，髓内针的置入需在 C 臂的引导下放置克氏针或其他导针，确认位置满意后方引导开口、扩髓、导入主钉等操作；锁钉的置入尽量一次成功，减少对松质骨的破坏，以保留松质骨对主钉、锁钉的限制作用。骨骺端钢板螺钉等内固定物的置入同样需减少调整等重复操作。见图 2-4-13、2-4-14、2-4-15。

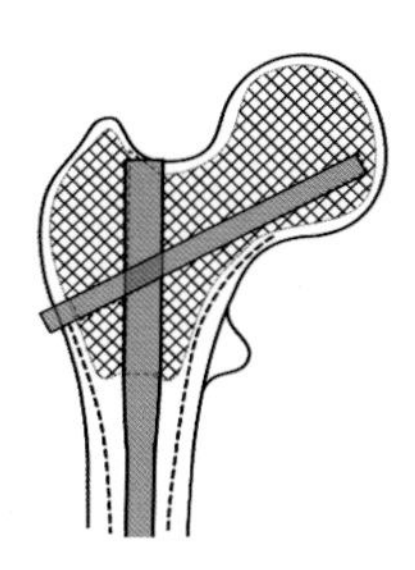

图 2-4-12　松质骨“骨隧道”对股骨近端内固定物的限制 / 稳定作用示意图

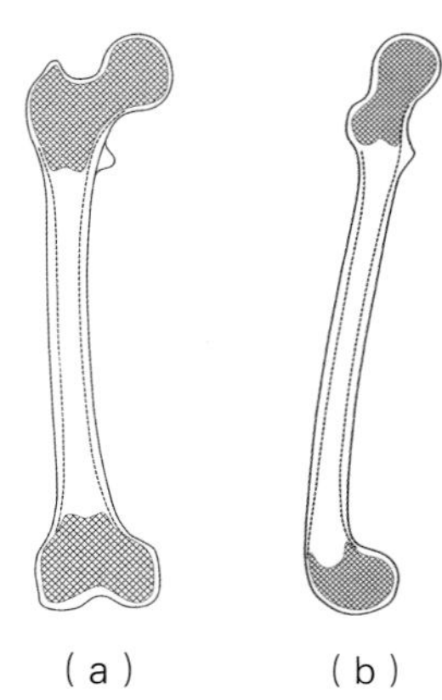

（a）　（b）

图 2-4-13　股骨两端松质骨分布区域示意图

注：（a）正位；（b）侧位。

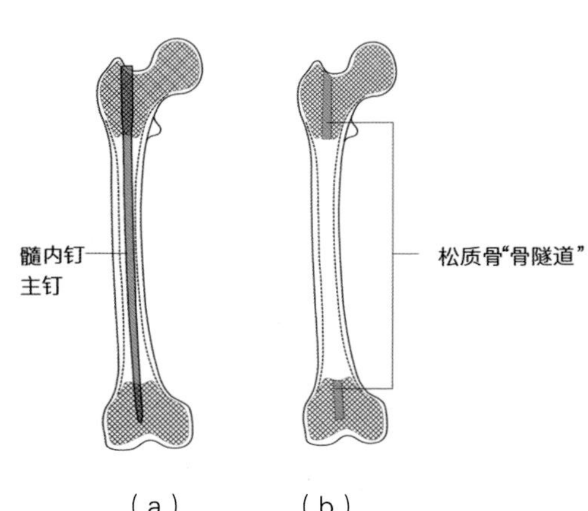

（a）　（b）

图 2-4-14　髓内钉主钉的股骨松质骨“骨隧道”示意图

注：（a）主钉置入位；（b）主钉取出位。

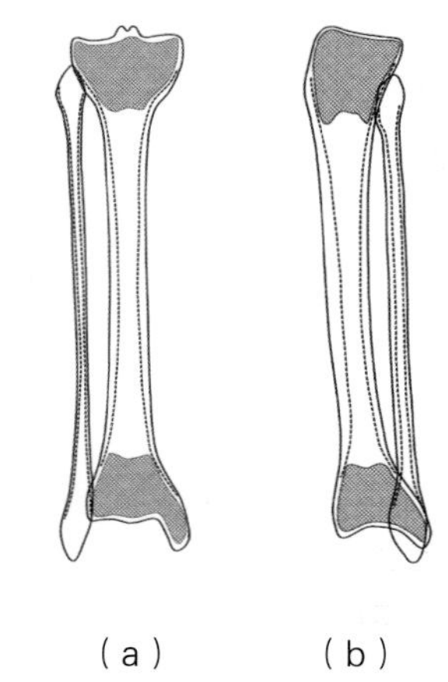

（a）　（b）

图 2-4-15　胫骨两端松质骨分布示意图

注：（a）正位；（b）侧位。

第五节　下肢微创技术相关的入路解剖学

一、MIPO 技术的切口种类

（1）经皮小切口：主要用于经皮置入螺钉、克氏针、斯氏针或弹性钉。一般切口长度小于 1 cm，尽量避开重要解剖结构的投影位置；切开真皮后，以血管钳钝性分离出螺钉置入相关操作的软组织通道。

（2）插钉 / 板切口：主要用于髓内钉、弹性钉、宽度较窄钢板的经皮置入。一般切口长 2 ～ 4 cm，通常避开重要解剖结构的走行或与其平行。若为辅助性钢板，主要选择在胫骨前嵴、胫骨内后侧嵴、胫骨内侧面等骨质坚强且较浅表、安全的区域。

（3）经关节入路经皮钢板接骨术（TARPO）入路及有限 TARPO 入路：前者指用于关节部骨折充分显露、复位及内固定的切口，一般长 6 ～ 8 cm；后者指在小 Hoffman 拉钩等工具的辅助下显露关节面的有限切口，一般长 4 ～ 5 cm。

二、常用的 MIPO 技术入路

由于骨干部主要是经皮小切口或随机纵向切口，MIPO 技术设计的入路常常位于关节周围。

1. 髋关节周围 MIPO 技术入路

膝关节周围 MIPO 技术入路主要集中在大粗隆的外侧、近侧，小粗隆的外侧区域，用于股骨髓内钉主钉及其锁钉的微创置入。

2. 膝关节周围 MIPO 技术入路

膝关节周围 MIPO 技术入路主要分布在膝前侧，分外侧、前侧、内侧入路。见图 2-5-1。

（1）外侧：①胫骨近端外侧入路，主要沿髂胫束走行，需保护腓总神经、胫前血管等结构，用以显露胫骨外侧平台或股骨外髁，一般长 4 ~ 6 cm 不等。②胫骨结节入路，术中扪及胫骨结节后纵行切开，用于胫骨结节骨折治疗及髌骨减张钢丝置入，一般长 2 ~ 3 cm。③髌骨外缘入路：用于髌骨外侧骨折或髌旁支持带等手术，一般长约 3 cm。

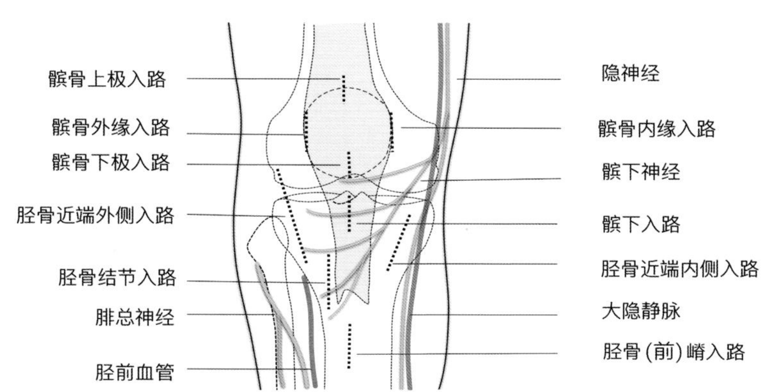

图 2-5-1 膝前侧的微创入路及其邻近重要血管神经示意图

（2）前侧：①髌骨上极入路。纵行劈开股四头肌腱止点，用于髌骨上极骨折治疗或胫骨髓内钉的髌上入路，一般长 3 ~ 4 cm。②髌骨下极入路。用于髌骨下极骨折治疗，一般长 2 ~ 3 cm。③髌下入路。是髌腱手术或胫骨髓内钉主钉的入路，该入路容易损及隐神经髌下支，一般长 2 ~ 4 cm。④胫骨（前）嵴入路。用于胫骨上段辅助钢板的置入，一般长 1 ~ 2 cm。

（3）内侧：①髌骨内缘入路。用于髌骨内侧骨折或髌旁支持带等手术，一般长 3 ~ 4 cm。②胫骨近端内侧入路，主要沿鹅足肌腱前走行，尽量保护大隐静脉、隐神经及其髌下支，用于显露胫骨内侧平台或股骨内髁，一般长 4 ~ 6 cm。

3. 足踝部 MIPO 技术入路

主要在足踝表面平行于主要血管、神经、肌腱等结构分散分布。可以分为以下几个观察方位来了解。

（1）足踝外侧自后向前可分为：①跟骨结节入路。在跟骨后缘前份 1 ~ 2 cm 处切开，避免损伤腓肠神经分支，用于跟骨结节撕脱、鸟嘴样骨折或跟腱止点断裂的手术入路，一般长约 3 cm。②外踝入路。在外踝远端外侧中份纵行切开，一般长 1 ~ 2 cm，需尽量避免损及横行通过该切口的浅静脉吻合支，用于外踝尖骨折或外侧副韧带止点的经皮重建。③跗骨窦入路。在腓肠神经与跟骨后关节面之间切开，容易损及腓肠神经，一般长 2 ~ 4 cm，用于跟骨后关节面骨折微创切开治疗或平足症的治疗。④距骨外侧入路。在跗骨窦入路的前背侧，用于距骨头、颈骨骨折的外固定复位内固定治疗，一般长 3 ~ 4 cm。⑤跖跗关节、第 5 跖骨基底入路。均平行于足背或外侧的皮神经纵向分布，用于相关节段的骨折、脱位等治疗，长 3 ~ 4 cm。见图 2-5-2。

（2）足踝内侧自后向前可分为：①跟骨结节内侧入路。主要用于跟骨体内侧结节骨折的治疗，一般长 2 ~ 3 cm。②内踝纵入路。主要用于内踝骨折的微创治疗，一般长 1 ~ 2 cm。③载距突入路。用于跟骨载距突的经皮螺钉内固定治疗，一般长 1 ～ 2 cm。④足弓内侧入路。主要用于距骨颈、距骨头、内侧楔骨、第 1 跖骨等骨折及脱位的治疗，避免损伤大隐静脉及其伴随的隐神经，一般长 3 ～ 4 cm。见图 2-5-3。

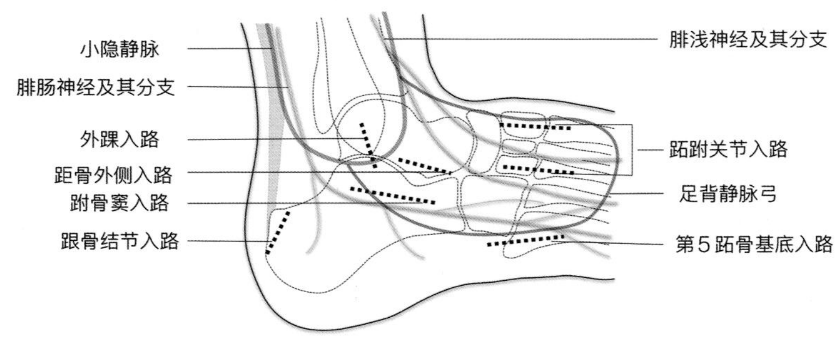

图 2-5-2　足踝外侧微创入路及其邻近重要血管、神经示意图
注：入路需平行于局部神经的走行方向，尽可能不损及横跨切口的浅静脉吻合弓。

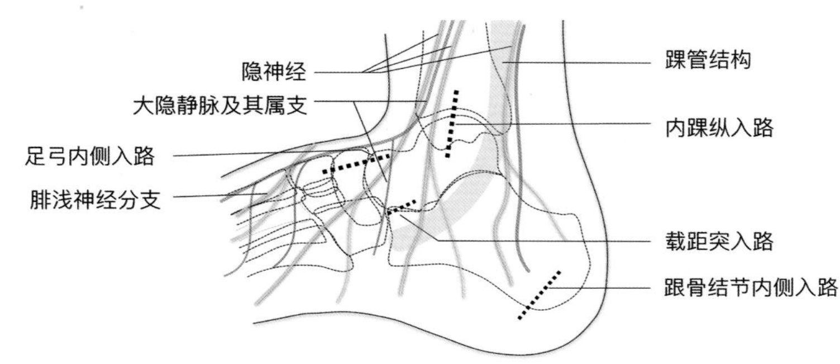

图 2-5-3　足踝内侧观微创入路及其邻近重要血管神经示意图
注：入路需平行于局部神经的走行方向，尽可能不损及横跨切口的浅静脉吻合弓。

（3）踝前侧：一般可分为前正中、前内侧、前外侧纵切口入路。

（4）踝后侧：一般在跟腱两侧纵向入路。

切口微创性的大小是相对的，需要与该部位同等手术的普通切开手术的切口长度相对应比较，并且根据患肢大小、肥胖程度、肌肉发达程度等具体情况有所区别。

三、多“柱”骨折的 MIPO 技术切口

下肢多“柱”骨折主要分布在胫骨平台、胫骨远端、踝关节等，其 MIPO 技术切口主要为前述微创切口的组合。由于单一微创切口均较小，因而切口间的距离并不要求一定大于 6 cm；在减少皮下剥离的前提下，允许较小的切口间距小于 4 cm，在同一肢体周径下可做 3 ～ 5 个微创切口。

（徐强　学术指导：杜晓健）

第三章　下肢骨科的微创治疗及其原则

微创是近年来外科各专业，尤其骨科各亚专业手术的重要发展方向之一。骨科微创可分为狭义、广义两部分。狭义骨科微创指手术入路小型化及手术操作的精简化；广义骨科微创还包括所有能够减轻患肢、患者损伤的方法和策略，这些方法和策略涵盖了整个围手术期，乃至最终康复的治疗全程。

下肢骨科微创：即在下肢骨科疾病的治疗过程中，所有能够缩小、减轻医源性损伤的技术与技巧，以及所有力求尽可能保全人体生理性修复潜力的策略及其措施的总和。

第一节　下肢骨科微创的发展概况

骨科微创手术技术实是一门“古老”的新技术，它的出现除了需要开放手术的经验外，尚需骨科医生具备微创的理念及主观愿望。实际上，从骨科现代手术技术的诞生之日起，医生们就从“充分显露下的直视操作”逐步朝着“微创”方向进行着点滴的改良或改革，如缩小手术入路切口、减轻术区拉钩牵拉、控制术中止血带造成的肢体缺血时间、通过生理盐水降温来减少钻孔操作对骨组织造成的烧伤等等，直至 MIPO 技术诞生。

一、现代骨科微创技术的起源

近 30 年，随着先进内固定物及微创手术理念在骨科临床中的推广应用，下肢骨科的手术技术正朝着更加微创的方向快速发展。微创技术的进步主要受到三方面治疗经验的影响，见图 3-1-1。

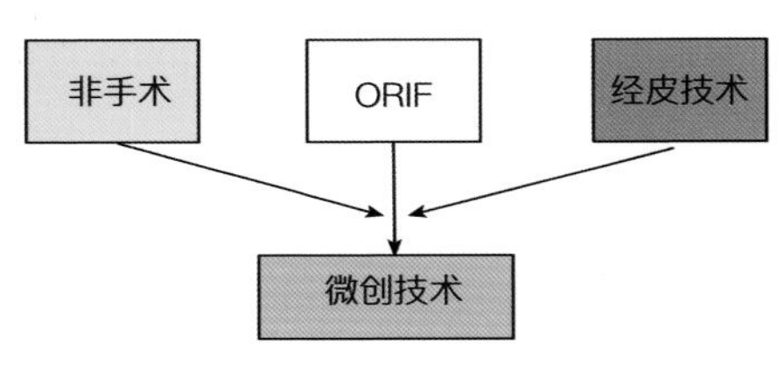

图 3-1-1　微创技术发展的源流示意图

1. 骨折自然史、非手术骨折治疗的启发

重视折端的血肿。未予切开的闭合性骨折，在伤后早期就会在骨折区形成包裹折端的血肿，后者包含有骨折后机体在损伤局部释放的大量生长因子［如骨形态生成蛋白（BMP）、碱性成纤维细胞生长因子（bFGF）等］；同时该血肿在机化的过程中受到神经、体液的动态调节，逐步向骨痂演变，直至骨折愈合。

临床思考：未经治疗或自然状态下的骨折虽然常常造成骨折畸形愈合、关节粘连、肌肉萎缩等“骨折病”，但其骨折不愈合的发生却相对少见；非手术治疗技术虽存在骨折骨位欠佳、康复锻炼延后等缺点，但其骨折不愈合率较低（明显分离的髌骨骨折等除外）。

这些现象启发着骨科医生对闭合性骨折自身的修复能力加以重视，从而确立微创手术的核心目的：在降低对骨折愈合干扰的前提下，纠正骨位、稳固骨折以满足肢体的早期功能训练需求，防治各类“骨折病”后遗症。

2.ORIF 手术的治疗特点

（1）直视下复位：利于恢复肢体力线，便于关节部骨折块的解剖对位。

（2）方便内固定物置入：利于精确放置，便于螺钉或锁钉的置入。

（3）损伤血循环较重：不管髓内还是髓外的内固定操作，ORIF 均明显影响骨的血供，容易干扰骨折愈合的自然进程。

3.ORIF 并发症的力学思考

ORIF 术后钢板断裂等内固定失效的纯力学解释是骨折固定的间隙过大、应变过大造成；内固定取出后的再骨折则与内固定材料对骨骼过度的应力遮挡相关。ORIF 忽略了机体对骨折生物力学的动态影响。

4. 骨科经皮技术的尝试与发展

（1）早期：骨科微创技术的应用探索期。医生采用经皮克氏针、经皮螺钉内固定技术处理骨块较小的骨折，或以经皮克氏针或斯氏针撬拨技术辅助治疗，这些技术均为微创技术的雏形。

（2）近期：骨科微创技术的快速发展期。髓内钉治疗技术已实现了大部分长骨骨折病例的闭合复位、经皮锁定，甚至部分病例到达了“狭义”微创手术的极限，即其主要切口直径仅略大于所置入内固定物的最大直径；而钢板螺钉技术的微创化也逐步演进发展，随着MIPPO技术的出现与发展，多数病例切口的长度与所选用钢板的最大宽度相接近。

思考与启发：微创治疗骨干骨折的理想骨痂形态与非手术治疗骨干骨折处骨痂形态是类似的，均为梭形，这间接证实了血肿在闭合性骨折愈合过程的重要作用，并说明保护伤区的自然修复能力是微创技术的重要目的。见图 3–1–2。

微创手术的目的：①通过微创治疗手段减少对骨折端血供的损伤，减少对骨折自然恢复过程的干扰。②可靠（而非绝对坚强）强度的内固定以满足早期功能训练的需要，减轻骨折自然史中骨折病的发生。

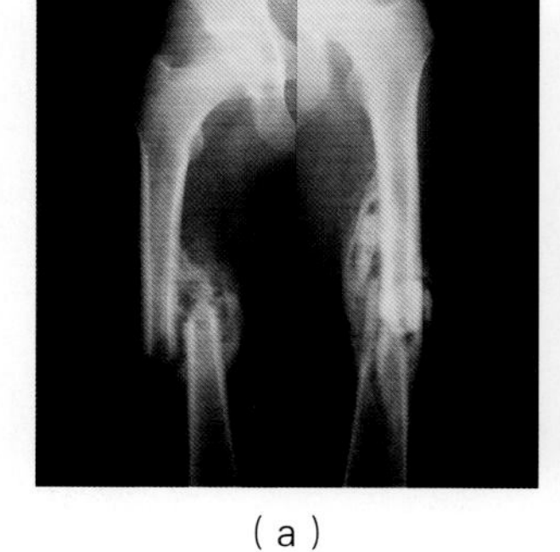

（a）

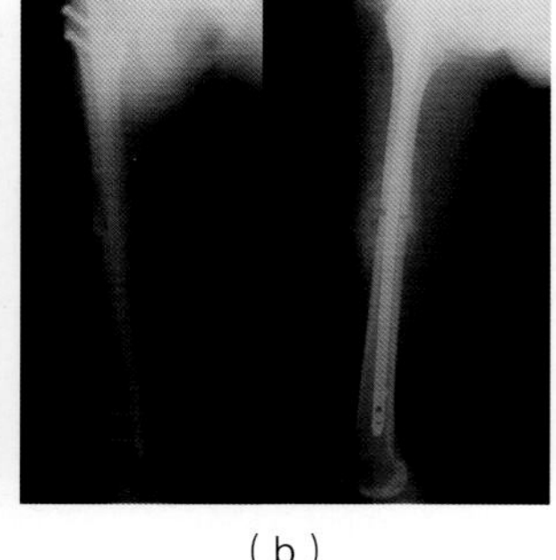

（b）

图 3–1–2　股骨干骨折非手术及微创手术后形成的梭形骨痂照片

注：（a）非手术病例的正、侧位 DR 片；
（b）微创髓内钉手术病例的正、侧位 DR 片。

5. 骨折的三种治疗方法间的关系

骨折的非手术治疗、ORIF、MIPO［或闭合复位内固定（CRIF）］等三类技术在骨折“愈合率 – 稳定性”关系坐标内的相对位置关系见图 3–1–3。

该关系图的解读如下：

（1）纵轴为骨折愈合率，以临床经验确定 90% 为基准，100% 为最大极值。

（2）横轴为骨折端的稳定性，从小至大依次为外固定、内固定物即金属稳定性，最大极值为内固定物 + 未骨折骨骼（完整骨）的稳定性。

（3）四角星的 P 点为愈合率及骨折稳定性理论上的最高值，五角星代表非手术外固定下的骨折愈合率 – 稳定性状况，六角星则代表骨折愈合率 – 稳定性较好的 MIPO 技术，七角星代表传统切开解剖复位内固定技术，八角星代表骨折愈合率 – 稳定性效果差的 MIPO 技术。

（4）a 曲线、b 曲线分别代表六角星、八角星相关方法的技术水平。

（5）六角星及 P 点间的矩形面积，代表实际的骨折愈合率 – 稳定性俱佳的治疗方法。

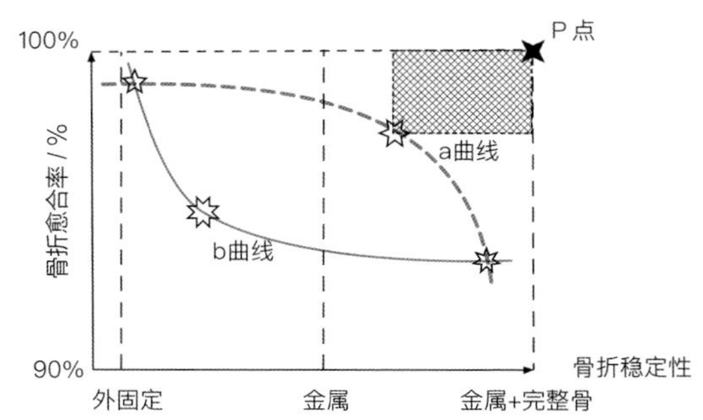

图 3–1–3　骨折治疗中的骨折端“愈合率 – 稳定性”关系图

二、MIPPO 技术相关的几个基本理念

（1）TARPO 技术：即关节部骨折的 MIPPO 技术，早期的 TARPO 技术指关节部切开复位内固定，骨干部经皮螺钉内固定的“微创”技术；近期的 TARPO 技术发展为关节部有限切开，或借助撬拨、顶棒、关节镜等辅助措施减少关节部骨折的复位切口，骨干部经皮螺钉内固定的技术。以胫骨外侧平台骨折为例的 TARPO 技术切口示意图见图 3–1–4。

（2）骨干骨折的微创复位目标：MIPPO 技术认为骨干骨折复位的主要目标是恢复骨骼的正常力线（alignment），具体通过纠正骨骼的长度、对位、成角、旋转上的移位来实现。

（3）折端稳定性的动态变化：骨折闭合复位内固定后的早期稳定性相对切开复位内固定技术而言可能稍差，但由于骨折闭合复位可以使钢板对侧的骨碎块保留一定的生命力，一般能较早启动骨痂形成的过程以提升折端的稳定性。因此中长期来看折端的稳定性可逐步增强，甚至能保护内固定，减少其过载甚至疲劳断裂的风险。

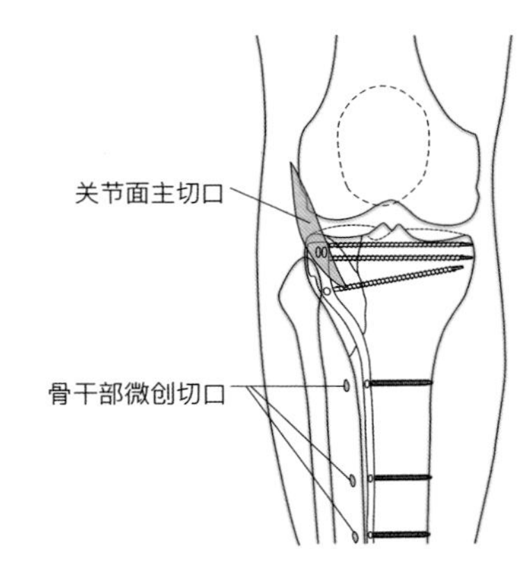

图 3–1–4　胫骨外侧平台骨折 TARPO 技术切口示意图

（4）植骨与否：盲目的一期植骨对骨折区局部的血供有扰乱作用，因而并不主张常规使用；但对于术前预期骨折愈合困难的开放性骨折或重度粉碎骨折患者，可早期、适量、自体髂骨植骨，预留后期再行植骨的准备。

（5）微创技术骨折复位技术的发展：早期的微创技术以降低骨折不愈合为主要目标，不仅手术时间较长，骨折复位效果较 ORIF 技术差，同时由于减少了内固定的支撑范围，还可能会降低骨折内固定的稳定性。近年来，技术熟练的手术者可使微创手术的时间明显缩短，骨折复位的效果明显改善，在内固定力学强度上已逐渐接近 ORIF 的水平。见图 3–1–3。

（6）术后并发症：并非所有的非手术骨折患者都能够避免骨折不愈合的发生，微创技术同样不能完全确保每一例骨折顺利愈合，因此需要重视应对多个可能影响骨折愈合的因素，尽可能减少不愈合的发生。

三、微创骨科手术的主要辅助技术

1. 牵引技术

牵引技术具体包括：①术前床旁牵引，可以初步复位骨折，降低术中骨折复位的难度；骨牵引，包括跟骨牵引、胫骨干牵引、胫骨结节牵引、股骨髁上牵引、股骨大粗隆牵引等种类，分别用于恢复或稳定从踝部到骨盆部骨折或脱位的骨位；皮肤牵引，仅限于部分儿童、老年下肢骨折患者的治疗。②外固定支架，对开放性骨折的临时治疗相当于骨折最终内固定术前的牵引。③内固定术中牵引技术，能使闭合纠正骨骼长度更加容易，也便于关节部骨折复位、临时稳定，有利于内固定物的置入。

其中，术中牵引具体可分为以下几种情况。

（1）助手徒手牵引：优点是操作灵活、可多维实施、复位能力强，缺点是需要多名配合熟练的助手，牵引力难以均衡、持久、稳定。

（2）助手骨钩牵引：指一助手用骨钩直接牵引骨折一端，或勾连在已固定骨折一侧的钢板钉孔、螺钉钉帽或骨孔上，与另一助手对抗牵引，至钢板两侧以螺钉初步稳定骨折骨位，优点为牵引力主要作用在骨折端，而非消耗在关节韧带或肌腱上。

（3）外固定架式的撑开系统：需跨骨折甚至跨关节使用，优点为牵引力较强、持续性好且稳定性强，适用于肌力过大、亚陈旧性骨折的病例，缺点是操作麻烦，干扰内固定操作，对骨骼及周围软组织有一定损伤，强力撑开可能造成医源性骨折，使用较呆板，调节烦琐。

对于少数肌肉不发达的患者，术中的牵引力度应相应减小，以免过度牵引造成骨折断端分离。

2. 瞄准技术

瞄准技术是经皮置钉、经皮锁定的核心技术。常见方法如下。

（1）瞄准架辅助：MIPPO 技术［采用微创内固定系统（LISS）者］或髓内钉技术均可通过瞄准系统实现经皮置入锁定螺钉，在使用前需要常规测试和调整精确度，以减少钻孔困难等问题。

（2）徒手瞄准技术：熟练的术者可在完成体表初步定位后，经皮做小切口，实施经皮置入螺钉或锁钉，C 臂监控下操作时成功率较高，缺点是有一定学习曲线，需要术中多次透视，非持续 C 臂透视时锁钉的置入可能需多次尝试，且有一定的断钻、医源性骨折的风险。

（3）其他方法：如借助导航、磁力瞄准、芯钻等特殊仪器进行置钉或锁钉操作。

3. 视觉辅助

视觉辅助对微创手术技术有所帮助的方式有如下几种。

（1）计算机辅助的术中透视：三维成像及双平面图像设备，如 G 臂或 O 臂等，利于同时评估多平面的骨位，利于在解剖结构复杂区域监督内固定物的安全置入。

（2）关节镜：利于关节面骨折闭合复位的影像监控，方便如胫骨平台骨折、叉韧带止点骨折的微创治疗，或辅助胫骨平台骨折联合叉韧带重建的同期治疗，或作为组织镜使用。

（3）术中超声：优点是无辐射，方便且实时性强；缺点是图像形变较大，清晰度不能媲美X线，且可能有一定的院内感染风险。笔者2017年尝试使用术中肌骨超声辅助股骨近端髓内钉入钉点引导针的定位，通过实践发现该影像手段使得粗略评估骨折、软组织、内固定的方式更加方便且多元，但仍不能替代术中C臂。

四、下肢骨折微创治疗中不同内固定物的生物力学特点

1. 锁定加压钢板

锁定加压钢板（locking compression plate，LCP）这种内固定装置可减小钢板对骨的挤压作用，使钢板不紧密接触骨而达到“内固定架”的作用；锁定内固定技术弹性固定的性质可促进骨折愈合；而联合孔（“葫芦孔”）的设计，方便根据骨折的类型灵活选择螺钉类型，如普通螺钉（加压固定原理）和锁定螺钉（内固定原理），必要时可混合使用。

采用 LISS 者：是专门用于股骨、胫骨骨折微创治疗的内固定材料，有较好的弹性形变能力及角度稳定性。虽然 LISS 的设计满足了粉碎骨折或骨质疏松骨折的治疗，但不能夸大其生物力学性能。

2. 解剖钢板

优点是：①钢板形状与大多数患者骨骼的形态相似性好，尤其适用于关节部骨折或邻近关节的骨干骨折。②可作为骨折的复位模板，便于骨折渐进式闭合复位、经皮内固定。③对骨质的应力遮挡较小，所引起的骨骼失用性骨质疏松的程度往往较锁定钢板病例轻。④可根据需要选择内固定的位置及方向。

缺点：因其无专用瞄准架，需要术者有较熟练的经皮置钉操作技术。

3. 其他钢板

如加压钢板［如动力加压钢板（DCP）、动力髋螺钉（DHS）、动力髁螺钉（DCS）、重建钢板等］或管型钢板等。对于特定的病例，合理地运用间接复位、非直视操作技术，结合 AO 常规的操作原则，加压钢板也能通过 MIPPO 实现较好的骨折复位及固定，并形成所谓的经皮加压钢板固定技术（percutaneus compression plate，PCCP）。管型钢板更适用于关节周围骨折的微创治疗。

4. 外固定支架

主要适用于复杂畸形矫正、严重开放性骨折或脱位的治疗。其力学强度一般早期较好，但随着钉道周围骨质疏松加重，稳定性下降明显，甚至完全松动。

五、下肢骨折微创治疗的不良状况、并发症及其预防处理

1. 微创手术复位内固定的相关不良状况

（1）内固定物选择的注意事项应遵循个体化原则，避免以下情况：①拟选用的内固定物种类单一。②内固定物规格（如长度、直径等）不全，无法满足复杂的治疗需要。③无预备的内固定替代方案。

上述情况可通过术前准备规格较全的内固定物及其配套器械加以避免。

（2）微创内固定的操作意外：①内固定物放置位置不佳。可导致无法满足生物力学要求，压迫肌肉、肌腱等组织，或造成切口关闭困难。②误置钉。螺钉或锁钉的误钻，无效锁定，甚至置入钢板外，该类意外一般可以通过术中的 C 臂透视发现并予以纠正。③无法精确瞄准。术前需认真检查瞄准器械是否松动脱落，采用多种验证方法核实其与内固定物连接的有效性。④螺钉或锁钉的脱落。对肌肉丰厚的经皮操作区域而言，需要采用足够长度的螺钉，并用磨损小的改刀，仔细、渐进的拧入操作来尽可能避免脱落，否则易造成为取出脱落钉而增大切口等问题。⑤扩髓钻钻头脱落。属于较罕见而棘手的意外，见图 3-1-5，需要局部切开取出钻头。出现的原因为导针橄榄头的脱落。一般组合式扩髓钻在

橄榄头脱落时容易脱落，尤其在髓腔较宽大的位置。预防措施包括定期检查、更换手术器械，选择焊接式的橄榄头，扩髓钻采用一体化的软钻，减少钻头经过折端的阻力，避免暴力操作，必要时增加透视次数等。

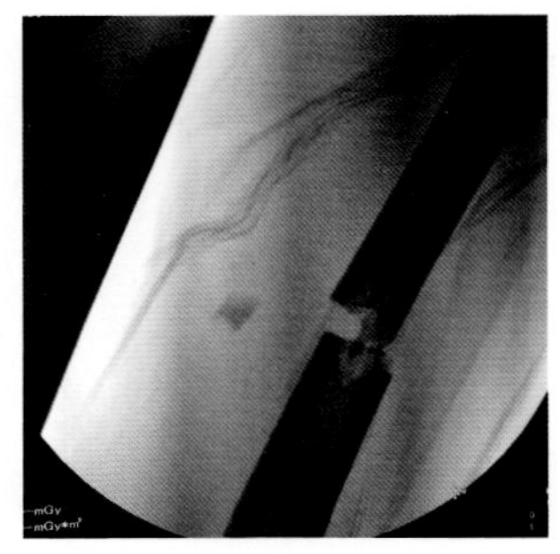
图 3-1-5　组合式扩髓钻钻头术中脱落的 C 臂照片

（3）断钻、断钉：断钻、断钉在切开手术中是可能出现的，在微创手术的经皮置钉过程中更要小心预防。应保障钻头、螺钉的质量，特别是钻头，在反复使用的过程中有自发断裂的风险，应检查并定期淘汰钻头；同时在操作中需要在导钻保护下尽可能避免别钻或别钉的操作；操作中应仔细感受钻孔或拧钉的手感、声音的变化，及时清理骨屑，必要时终止操作，并更换钻、钉。断钻、断钉意外发生后，要尽可能一起取出断钻、断钉；但若取出断钉、断钻需要较大地破坏骨质时，通常建议放弃取出。

（4）局部骨质劈裂：由于隐匿性骨折线的存在，或操作中钻头或螺钉对骨质的破坏作用，在局部可能造成骨质破坏，需要术前完善检查与排查，尽可能进行预防或早期发现、处理。

（5）螺钉或锁钉滑丝：属于较常见的不良状况，通过选择金属强度较好的螺钉、尽可能采用磨损小的改刀及避免全程高速电改刀操作等措施降低其发生率；轻度滑丝时尽量取出、更换，避免后期内固定物取出更加困难。

2. 血管神经损伤

MIPO 治疗过程中可能出现血管神经损伤的情形如下。

（1）骨折闭合复位时的损伤：股骨髁上骨折闭合复位时，远折端过度后倾可能导致坐骨神经的损伤或其损伤加重，需在肢体体位变化的全过程中尽可能避免股骨远折端的过度移位。

（2）内固定物插入时的损伤：尽可能避开血管、神经与骨关系紧密的区域，经皮插入钢板时应贴骨膜进行，避免压迫肌肉、肌腱、肌筋膜，甚至造成血管、神经的损伤。

（3）经皮置钉或锁钉时的损伤：如腓骨远端骨折 MIPO 治疗，可能造成腓浅神经皮支的损伤，外踝以近 10 cm 附近常常是腓浅神经穿出深筋膜形成皮支的位置，损伤后可导致足踝前外侧浅感觉的减退，或局部创伤性神经瘤相关症状。

临床意义：预防腓浅神经下段损伤的举措如下。①术前规划时应熟悉该神经的体表标志，尽可能避免在此处设计切口或放置螺钉。②此处小切口切开皮肤真皮后，应以小弯钳钝性分离皮下及深筋膜，尤其在取出内固定物时因局部瘢痕形成，更需注意此点。③钻孔操作应使用导钻套筒引导，避免钻头缠绕软组织。④应选择自攻螺钉，减少“攻丝”的步骤，并低速拧入螺钉，以减少神经损伤的可能。

3. 骨折延迟愈合或不愈合

医生需要向患方告知 MIPO 治疗不能完全杜绝骨折延迟愈合或不愈合，只能相对 ORIF 降低该并发症出现的概率。其原因为：①骨折愈合与多种因素相关，MIPO 技术仅能控制减少医源性损伤、增加骨折断端稳定性方面的因素。②骨折原发性的损伤，特别是开放性、严重粉碎、多节段性、软组织损伤严重者，即使非手术治疗，本身也存在着较高的愈合困难风险。③ MIPO 技术虽已尽可能减少了损伤，但对骨折断端的血液循环仍构成一定的损伤危险，特别是髓外固定系统（钢板螺钉），更容易影响骨折后血肿演化为原始骨痂的进程。

4. 术后感染

微创技术有较小的感染发生率，但并不能完全杜绝感染出现。通过严格无菌操作、缩短手术时间、预防性抗生素使用等措施可降低感染风险。一般罹患糖尿病、风湿免疫性疾病、营养不良等疾病的患者，其感染风险会相对较大。

5. 骨筋膜室综合征

虽然有文献显示使用 LISS 固定胫骨近端骨折后，筋膜室压力并没有明显的增加，没有增加骨筋膜室综合征的发生风险，但由于 MIPO 治疗中大部分肌筋膜是完整的，MIPO 技术因间接复位和非直视操作的广泛应用，会在复位及内固定物置入、固定过程中造成对局部组织结构的损伤，需要注意术前、后肢体张力的变化，结合手术计划，评估肢体出现术后骨筋膜室综合征的风险，避免过早安排手术或使用止血带时间过长等。

第二节　MIPO 技术在四肢骨折手术中的应用概况

一、适合采用髓内钉 MIPO 技术的骨折

（1）胫骨骨折：①普通髓内钉广泛适用于胫骨干骨折的治疗。②专家级髓内钉适合治疗胫骨远端、上段骨折。③配合 1/3 管型钢板，或直接采用髌上入路的髓内钉适合治疗胫骨上段或近端骨折。④胫骨多段骨折。

（2）股骨骨折：①顺行股骨髓内钉可以广泛应用于股骨干骨折。②逆行髓内钉适用于股骨下段、部分中段、髁上骨折等病例。③重建髓内钉或股骨近端髓内钉适用于股骨粗隆间、粗隆下、股骨颈基底部等股骨近端骨折，或股骨近端合并股骨干的骨折病例。

（3）肱骨干骨折：顺行、逆行髓内钉适用于肱骨干骨折的治疗。

（4）尺桡骨、腓骨干骨折：一般采用弹性钉、克氏针或斯氏针进行微创治疗。

另：弹性钉适合儿童四肢长骨骨干骨折的微创治疗。

二、适合采用 MIPPO 技术的四肢骨折

1. 胫骨远、近端（段）骨折

（1）胫骨远端（段）骨折：治疗时可应用较小的内、外侧入路，胫骨远端（段）骨折宜采用间接复位及经皮内固定技术。

（2）胫骨近端（段）骨折：主要通过外侧入路治疗，必要时辅以内侧入路。

2. 股骨远、近端骨折

（1）股骨远端髁上及髁间等关节骨折：①关节内移位骨折。可以运用 TARPO 的概念，即关节部位的切开重建和骨干部位钢板逆行微创放置接骨术相结合治疗。②关节内移位不明显的骨折。可尝试采用撬拨等方式闭合复位关节内骨折，临时固定或独立螺钉初步固定后按关节外骨折继续操作。③关节外骨折。闭合复位骨折后，可通过小切口置入内置物的 MIPPO 或逆行髓内钉技术来实现骨折内固定。

（2）股骨近端骨折：可采用 DHS、DCS、倒置的 LISS 等内固定物进行闭合复位骨折内固定。

3. 胫腓骨远、近端（段）合并踝或膝等关节内骨折

基本原则同上“股骨远、近端骨折”。

4. 上肢长骨骨折

（1）肱骨近端骨折：是目前应用 MIPPO 较常见的部位，并且拥有特殊的固定系统即近端肱骨锁定钢板（locking proximal humerus plate，LPHP），一般采用较小的前外侧劈开三角肌入路治疗肱骨近端

骨折或延长的前外侧肩峰入路处理近段肱骨骨折。

（2）桡骨远端粉碎骨折：可采用 AOT 型 LCP，不需要剥离旋前方肌，手术能成功恢复桡侧倾斜、掌倾及尺侧的解剖，并且不会出现复位的丢失，骨折均在 10 周左右愈合，能恢复较令人满意的功能。

5. 应用 MIPPO 技术的特殊情况

（1）骨干骨折：①当髓内固定困难或存在禁忌者。MIPPO 技术可以考虑作为治疗骨干骨折的方案之一。如治疗股骨干粉碎骨折时，可以通过牵引等间接复位措施，结合经皮钢板螺钉固定技术治疗。②髓内钉固定难以稳定骨折者。对于非稳定性胫骨骨折，如果通过髓内钉技术无法得到有效的内固定时，可以通过闭合复位技术，经皮钢板螺钉内固定不稳定的胫骨骨折。

（2）假体周围的股骨或胫骨骨折：一般在远离假体固定柄或骨水泥的一侧运用微创技术。相关的报道多出现在髋关节或膝关节置换术后同侧股骨的骨折病例中，一般需要借助 LCP 或 LISS 这些锁定固定材料，或在假体固定柄处采用解剖钢板配合皮质内螺钉技术。

（3）髓内钉固定术后的股骨干或胫骨干不愈合：非萎缩性或折端无须新鲜化处理的不稳定性骨折不愈合病例，如髓内钉置入的时间不太长，预估其生物力学特性较好的前提下，可保留髓内钉，采用单皮质螺钉固定技术，运用间接复位和钢板接骨术治疗髓内钉固定术后的股骨干不愈合。

（4）股骨远端骨折肥大性不愈合：由于能充分保护血供，并提供足够的固定，MIPPO 技术可以明显地促进骨的愈合，而较少有并发症的出现，且多数情况下能带来较好的临床疗效。此外，间接复位钢板固定技术适用于股骨远端骨折肥大性不愈合的治疗。

（5）锁定钢板联合外固定架牵引技术治疗骨缺损：经皮置入的锁定钢板能发挥“内固定支架”的作用，较普通的牵引成骨术，可缩短外固定架的使用范围，降低钉道感染概率，且具有保护新生骨、减少其再骨折出现的作用，并有利于早期功能训练。

（6）儿童股骨、胫骨粉碎骨折：对骨骼较大的儿童股骨粉碎骨折，可以采用肌肉下钢板桥接技术来治疗，利于早期活动并使骨折在较好的长度、对线愈合，但远近端所有的螺钉均需远离骨骺区。

第三节　骨折微创治疗手术技术概况

本章前两节主要从思维和理念上对“微创”进行了简要分析，本节开始探讨具体的微创治疗手术技术。

一、不同骨折手术操作目的比较

1. 骨折 ORIF 手术中“切开”的目的

（1）充分显露骨折，解除骨折端的组织嵌顿，利于直视下复位骨折。

（2）直视下进行内固定物的置入及安装等操作。

（3）显露并在直视下保护术区重要的解剖结构。

因而 ORIF 入路的“贡献”包括复位骨折、内固定操作、保护结构等三方面作用。切口（或入路）微创化的实现即是通过对这三方面作用的技术改良而实现的。

2. 骨折微创操作的主要目的

（1）增加骨折愈合概率：通过尽可能保护损伤后残留的血供（尤其是营养骨的肌肉源性血供），保留骨折区伤后形成的原始血肿组织，降低骨折不愈合、延迟愈合发生的概率。

（2）降低感染概率：通过减少组织的暴露面积，缩短切口缝合时间，以降低感染概率。

（3）促进康复：通过减少运动系统组织的暴露，减少组织粘连，减轻切口疼痛，利于术后功能更好地康复。

（4）保护肢体美观性。

二、微创技术改良、发展思路的切入点

1. 微创技术的几个基本概念

（1）入路：狭义微创中的入路主要解决内固定物的插入、安装，以及内固定物的长度范围内所计划的切口分布等问题，一般根据内固定物的最大横径来确定主切口的大小；广义微创中的入路还包括有限切口，如 TARPO 技术中的关节周围切口。

（2）骨折复位：微创手术中骨折的复位并不像 ORIF 技术直观、一次性完成复位，往往是间接、渐进式的，常需 C 臂多次透视验证；需结合牵引（徒手 / 牵引架）等复位手法与内固定物的复位作用；同时需树立核心的复位目标，对难以完成的次要复位瑕疵予以识别及容忍。

（3）主内固定物插入：要点为贴骨膜或肌肉下或髓内进行，一般平行于骨骼长轴方向，钢板其远端位置可由经皮血管钳辅助确定，而髓内钉的精确位置可由入钉点位置、Poller 钉技术等进行限制。

（4）微创置钉：螺钉或锁钉的经皮置入主要分为瞄准套筒辅助及徒手操作两种方式。

（5）软组织袖：为包裹损伤骨骼、内固定物周围的肌肉、韧带、筋膜、皮下及皮肤组织的总称，需充分重视微创技术所保留的“软组织袖”在保存骨折端血供，整复、维持骨折骨位操作中的作用。

2. 闭合复位骨折的可行性

（1）术前计划：根据现病史、查体及影像学资料，推敲肢体的受伤机制，根据逆受伤机制复位的原则，参考非手术骨折的复位方法，抓住骨折复位中的主要矛盾，采用“一本”（柔道语，意味着以尽可能直接、简洁的方式进行骨折复位）复位技术直接纠正骨折的主要移位。

（2）闭合复位的困难：非直视化操作，且折端非直接性控制。这就需要术者熟悉骨骼周围的解剖结构，有较好的查体判断能力，并能够通过术前影像、术中透视动态而准确地判断复位要点。

（3）闭合复位的技术优势：一般来说骨折主要造成骨骼支撑结构的损伤，骨骼周围的牵张结构（即软组织袖）损伤较轻。微创手术可尽量减少对软组织袖结构的医源性损伤，并能够充分发挥软组织袖对骨折闭合复位的强大作用，具体原理：①经肢体牵引后骨骼周围的软组织袖绷紧，会对骨折端产生一定的“内夹板”作用，可在一定范围内稳定骨折端的水平面移动。②通过调动骨骼所附着的软组织袖对骨折骨位的调节作用来完成骨骼长度、折端对位的初步复位。③通过肢体关节位置的调节，可以发挥或抵消软组织对骨折端的不良牵引移位。④完整的软组织袖对插入后的钢板能起到一定夹持、约束的稳定作用，在内固定过程中协助完成渐进式的骨折闭合复位。

（4）闭合复位的常用技巧：①软组织张力平衡技术。②各类术中牵引技术，如徒手牵引、牵引架牵引、外固定架牵引、骨钩牵引等。③传统手法复位，尤其对有嵌插、卡锁的骨折患者更为重要。④髓内或髓外撬拨技术。⑤点式复位钳经皮复位技术。⑥空心髓内钉术中导针的复位作用及俄罗斯套娃式扩张技术。

3. 骨折内固定物及其配套器械的微创化设计

多年来，各种骨折固定材料及其器械在设计上已为 MIPO 技术的开展打下了材料基础，具体体现为：①空心（主钉、各类空心钉）设计。②钢板或髓内钉的“解剖型”设计。③钢板或髓内钉的瞄准臂设计。

④钉尾螺纹把持设计，钉帽夹持设计。⑤套筒（长套筒、可调式套筒）设计。⑥徒手经皮置钉、锁定技术。⑦导航技术、3D 打印技术。

4. 骨折微创手术的闭合复位标准

（1）骨折微创手术闭合复位效果的标准：目前通用的骨折复位标准很大程度上是基于非手术治疗时骨折的复位标准，而传统 ORIF 常常追求骨折的解剖复位。早期微创技术骨折复位效果虽能达到骨折治疗原则中基本的骨位要求，但部分粉碎骨块的复位效果可能比 ORIF 稍差。

（2）骨折微创手术闭合复位质量的进步：近年来，随着闭合复位理念、技术的提高，MIPO 或 CRIF 的骨折复位效果大大进步，实现了较好的复位。这样的手术水平提高是在闭合复位初步纠正主要骨折移位的基础上，运用内固定辅助复位的原理，通过内固定操作过程中渐进式的修正骨位达到的。

MIPO 手术中，骨折的初步复位主要靠闭合（手法）技术、精确复位，其维持主要靠内固定物的置入及固定等操作。

5. 骨折愈合标准的解读

传统骨折愈合的标准是基于非手术治疗骨折病例而言的，而内固定术后的骨折愈合标准，除了参考临床查体资料外，更多地依赖于 DR 平片、DR 断层片、CT 片等影像学对骨折断端动态检查比较和评估资料，否则激进的康复训练可能导致内固定物的失效。

因而，不能根据传统骨折“临床愈合”标准来衡量内固定术后骨折病例的愈合效果。

三、广义的微创技术

从功能上讲，下肢是人体的一个独立部分；从生理上讲，下肢与人体的其他部分紧密相关。因此讨论下肢微创技术，不能脱离人体的整体观，而是需要重视广义的微创技术。后者提倡微创不能只体现在术区切口的大小，或是否切开折端方面；而需要在整个治疗流程上采用（特定医疗条件下的）“相对正确的医疗手段”，选用对整个伤肢、人体层面创伤较小的手术等相关治疗措施。广义微创技术可涉及以下几方面。

（1）诊断与方案：①诊断正确，骨折类型的损伤机制分型清晰，以明确损伤的范围，综合判断骨性软组织的损伤，早期发现及处理危重并发症、合并症。②制订出符合治疗目的的相对损伤较小的治疗方案，指导具体复位内固定技术及其需要的切口显露，避免治疗方向上的不当。

（2）切口的不同大小：除了全经皮的微创技术，根据具体的情况，临床上尚普遍存在“部分经皮”或“有限切开”等“开放 + 微创”的混合技术（如 TARPO 技术等）。

（3）内固定稳定性的相对性：指下肢骨折内固定后不以满足即时支撑负重行走为治疗目的，但其固定强度一般能够满足早期的、循序渐进的功能训练的需求，同时可以随着骨折的逐步愈合而调整康复期策略。

（4）术中安全的综合控制：即控制手术相关的手术时间、软组织损伤、输血（术中止血带的使用、自体血回输技术）、补液等其他治疗相关的风险因素。

（5）并发症预防与控制：预防与控制深静脉血栓（DVT）、感染、骨筋膜室综合征等手术并发症，也属于广义的微创技术，因为并发症的出现本身就代表对机体更大的损伤和风险。

（6）微创手术配套的围手术期护理及康复技术。

第四节　经皮螺钉对 MIPPO 技术复位的贡献

内固定物的微创操作，可以大致分为主内固定物（如钢板、髓内钉主钉）的经皮插入，和螺钉或锁钉经皮置入等两部分操作步骤。①髓内钉对骨折的复位作用比较直接，通常随着主钉的置入，骨折移位常可得到初步且较稳定的纠正。②插入钢板对骨折的复位效果相对有限且不稳定，需通过经皮螺钉的微创复位技术对骨位进一步矫正。

经皮螺钉技术是 MIPPO 技术的核心之一，该技术的实质是通过螺钉置入将钢板的形态与骨骼进行相互的调整与匹配，并将骨位加以固定。为更好理解 MIPPO 技术中的复位效果等细节，笔者建议先明确以下几个技术概念。

1. 剥离三角区

剥离三角区指骨折在发生过程中，伴随着骨折端的移位，常形成骨折一侧的骨膜或深筋膜连同其附着的软组织剥离，在某一观察平面上形成了类似三角形的血肿间隙，笔者将该间隙命名为“剥离三角区”。不论是斜形或横形、简单或粉碎的移位骨折，均可形成位于骨折近端、远端的剥离三角区，同一平面上的两个剥离三角区呈对角线样分布。见图 3-4-1。

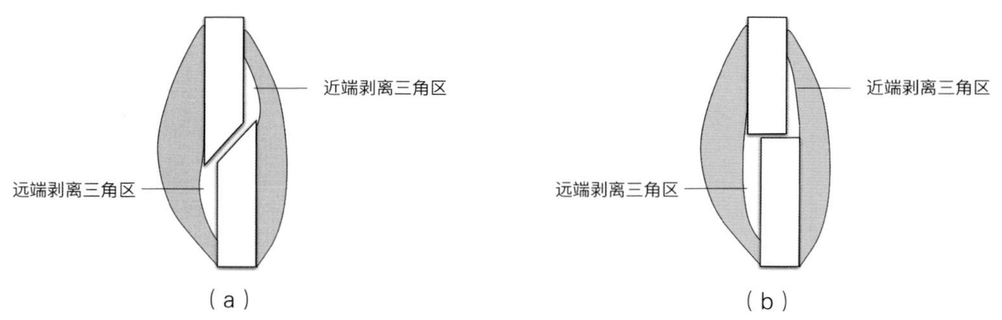

图 3-4-1　骨折的软组织损伤：近端、远端剥离三角区示意图

注：（a）斜形骨折；（b）横形骨折；红色区代表骨骼周围平衡分布的肌肉或深筋膜，矩形区域代表骨折远、近端，下同。

2. 内固定复合体

在骨折的微创内固定技术中，当第一枚固定螺钉置入后，该枚螺钉与其所固定的骨折端共同形成的“钢板—螺钉—骨”生物力学复合体结构，在后续骨折复位内固定过程中，这个复合体可作为一个整体进行调节。

3. 剥离三角区法则、反剥离三角区法则

剥离三角区法则、反剥离三角区法则指钢板以第一枚螺钉固定后对骨折骨位所起复位作用的规律。根据第一枚固定螺钉固定在骨折某一端的剥离区或是剥离区对侧，可以划分为剥离三角区法则，或反剥离三角区法则。在不同的法则中，随着首枚螺钉的拧紧，可呈现出不同的骨折复位效果。具体机制见后。

4. 黄金螺钉

置入的第一枚固定螺钉被称为“黄金螺钉”是因为往往通过这一枚螺钉的逐步拧紧，移位的骨折即可得到较理想的复位（横向及纵向）效果，并能够通过钢板的防滑作用初步维持住复位后的骨折骨位。

（1）位置：在剥离三角区范围靠近折端的骨质完整处。

（2）方向：“黄金螺钉”一般垂直于钉孔所在位置的钢板。对斜形骨折牵引后仍有少量重叠时，可向骨折面平行方向调整螺钉，以适度调整骨位，并影响骨骼在其纵向上的长度。

（3）术中助手对折端的稳定作用：①纵向。术中需要一助全程牵引肢体远端，另一助手稳定骨盆以对抗牵引，从而在纵向上维持骨折端骨位，并通过轻度的过牵引减少“黄金螺钉”拧入过程中骨折面间的摩擦阻力。②横向。由于同时有剥离三角区间隙的存在，在“黄金螺钉”钻孔、拧入的过程中，需要助手在该螺钉钉孔位置的对侧做好胫骨折端横向的对抗性稳定，力度尽量与主刀医生置钉的力度相平衡，利于发挥螺钉对骨质的横向拉力作用。

为产生足够的复位（拉力）作用，“黄金螺钉”常需要双皮质固定。需要选择骨质完整、牢固的区域置钉。当钢板与骨皮质间隙过宽时，需选择比标准螺钉长度更长的螺钉。借助C臂预估“黄金螺钉”长度的方法为：“黄金螺钉”长度≈该钢板钉孔处无间隙时的标准双皮质螺钉长度+剥离三角区的宽度。

“黄金螺钉”发挥复位作用的力学机制如下。

（1）将骨“拉”向钢板：即以钢板为模板，复位剥离区的骨折，通过螺钉拧入逐步减小骨皮质与软组织间的剥离三角区宽度，直至该间隙几乎完全消除。

（2）软组织夹持钢板：因在骨折复位过程中，另一端的钢板受骨面附着软组织的横向约束，紧贴于所在骨端的骨质表面，对所在骨端可以起到一定的临时固定作用。

（3）滑移复位：对斜形骨折病例，在“黄金螺钉”拧紧的过程中，由于其允许钢板在另一骨段上出现纵向上一定程度的滑动（因无螺钉固定），不仅减少了该骨端对内固定复合体的阻挡作用，而且对短缩的骨骼长度有一定的恢复帮助。

注意：由于横形骨折端间的摩擦阻力较斜形骨折更大，“黄金螺钉”在横形骨折病例中的操作较之斜形骨折需要更大的牵引力，以适度牵开折端，去除折端间的摩擦力，利于钢板与骨的帖服；未充分牵引的情况下强行拧入螺钉可能会造成钢板的变形，骨折成角移位，拧钉失败（螺钉损伤或骨质破裂）等情况。

经皮螺钉的MIPPO技术细节按冠状面、矢状面、水平面分述如下。

一、冠状面（通常是骨的正位或钢板的侧位）上的微创复位固定技术

1. 冠状面上经皮螺钉（“黄金螺钉”）的复位效应

（1）“黄金螺钉”在斜形骨折远、近端剥离三角区的复位作用，见图3-4-2、图3-4-3。

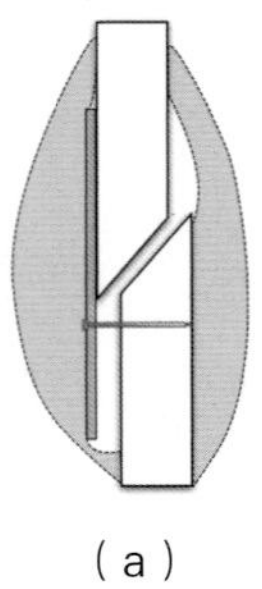

（a）

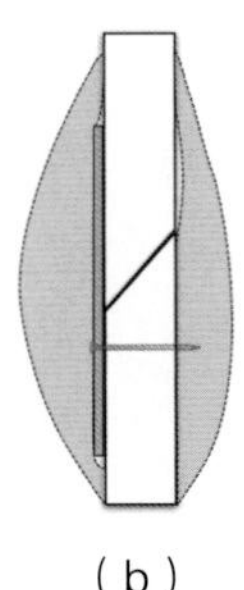

（b）

图3-4-2 斜形骨折内固定的远端剥离三角区法则示意图

注：（a）在远端剥离三角区拧入“黄金螺钉”；
（b）螺钉拧紧后骨折得到较好的复位。

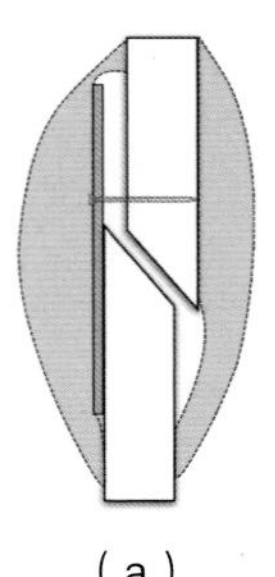

（a）

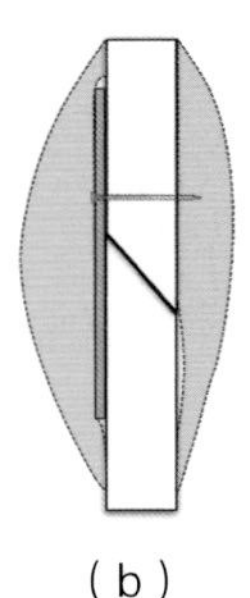

（b）

图3-4-3 斜形骨折内固定的近端剥离三角区法则示意图

注：（a）在近端剥离三角区拧入“黄金螺钉”；
（b）螺钉拧紧后骨折得到较好的复位。

（2）“黄金螺钉”在横形骨折远、近端剥离三角区的复位作用，见图3-4-4、图3-4-5。

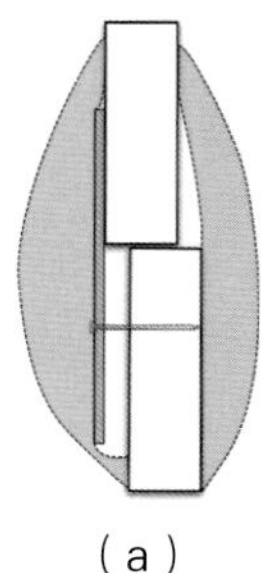
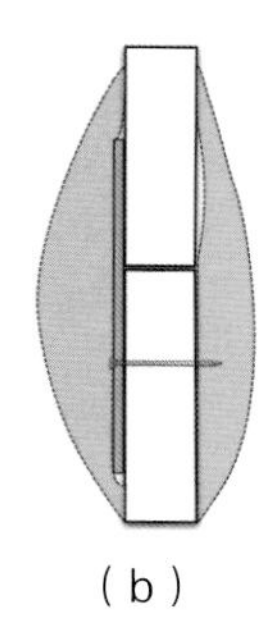

（a）　　（b）

图 3-4-4　横形骨折内固定的远端剥离三角区法则示意图

注：（a）在远端剥离三角区拧入“黄金螺钉”；
（b）螺钉拧紧后骨折得到较好的复位。

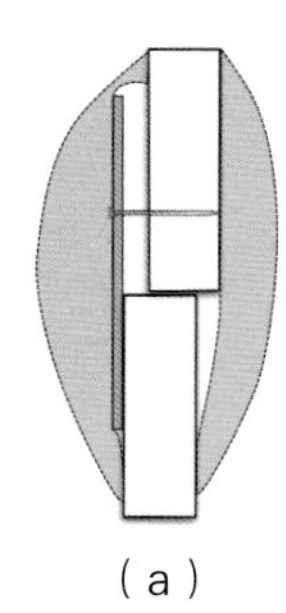
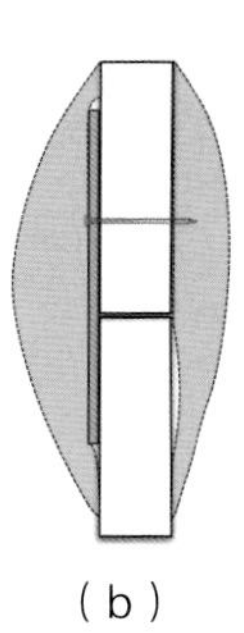

（a）　　（b）

图 3-4-5　横形骨折内固定的近端剥离三角区法则示意图

注：（a）在近端剥离三角区拧入“黄金螺钉”；
（b）螺钉拧紧后骨折得到较好的复位。

2. 以胫骨下段骨折的治疗为例的剥离三角区法则步骤

（1）术中助手于肢体中立位手力牵引足踝部，插入钢板，以经皮“黄金螺钉”技术，采用 1 ~ 2 枚拉力螺钉复位骨折的绝大部分移位。

（2）在完成其余螺钉内固定的过程中，渐进恢复骨骼的内、外侧张力分布，重建胫骨的解剖形态。

（3）利用闭合技术复位移位轻微的关节面骨折，或以 TARPO 技术复位固定明显移位的关节面骨折。

（4）经皮置入其余“中和螺钉”以维持复位，必要时通过螺钉分布、方向等细节微调骨位。

3. “白银螺钉”

即在反剥离三角区法则中使用的第一枚螺钉。因为通过这枚螺钉的固定，仅形成一侧的内固定复合体，而无法直接缩小剥离三角区，也就无法较好地复位骨折，仅能在另一段剥离三角区的第二枚螺钉的辅助下使移位骨折得到基本水平的复位。同时运用该法则时，需要更大的纵行牵引力，以减少骨折块间的摩擦。因此，此法对亚陈旧的或骨质疏松的骨折难以发挥闭合复位作用。

反剥离三角区法则复位骨折的机理如下。

（1）内固定复合体形成：第一枚螺钉连同固定的骨端、钢板构成内固定复合体。

（2）将骨拉向钢板：在充分牵引下，完成第二枚螺钉的骨折固定，由该枚螺钉缩小剥离三角区，完成主要的复位作用。

（3）第二枚螺钉修正骨位：第二枚螺钉的走行方向，可以使另一段骨折在钢板上产生一定程度的滑动，起到微量修正骨折复位效果的作用。

具体的复位效应如下。

（1）“白银螺钉”在斜形骨折远、近端反剥离三角区的复位作用，见图 3-4-6、图 3-4-7。

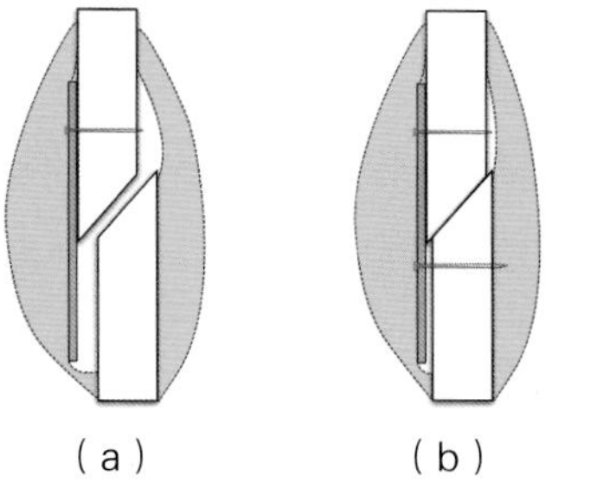
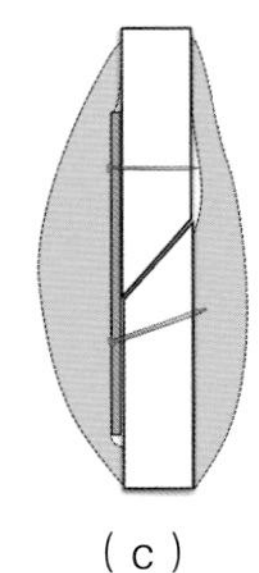

（a）　　（b）　　（c）

图 3-4-6　斜形骨折近端反剥离三角区法则示意图

注：（a）近端反剥离三角区拧入“白银螺钉”，骨位无改变；（b）用第二枚螺钉横行固定远折端，拧紧后残留部分骨折移位；（c）第二枚螺钉若尽量平行于折线打入，逐步拧紧后折端滑动，骨折将得到进一步复位。

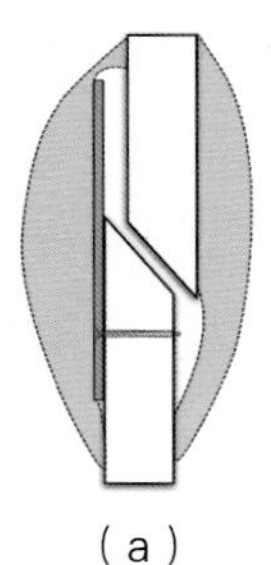
(a)

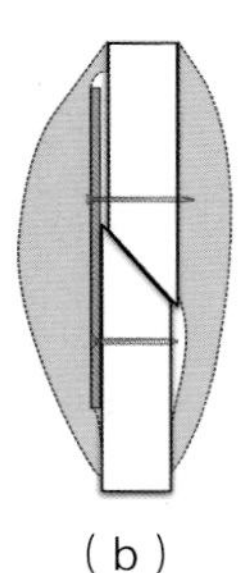
(b)

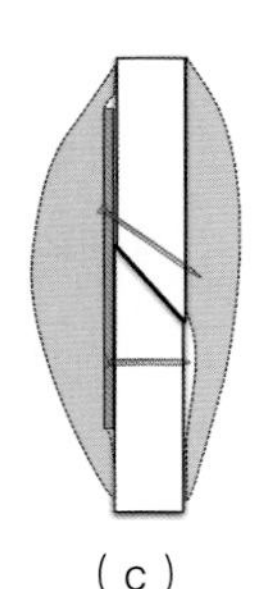
(c)

图 3-4-7　斜形骨折远端反剥离三角区法则示意图

注：(a) 远端反剥离三角区拧入“白银螺钉”，骨位无改变；(b) 用第二枚螺钉横行固定近折端，拧紧后残留部分骨折移位；(c) 第二枚螺钉若尽量平行于折线打入，拧紧后折端滑动，骨折将得到基本复位。

(2)“白银螺钉”在横形骨折远、近端反剥离三角区的复位作用，见图 3-4-8、图 3-4-9。

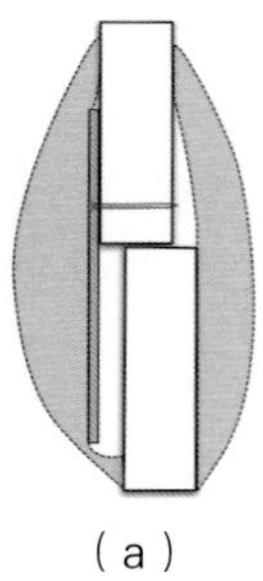
(a)

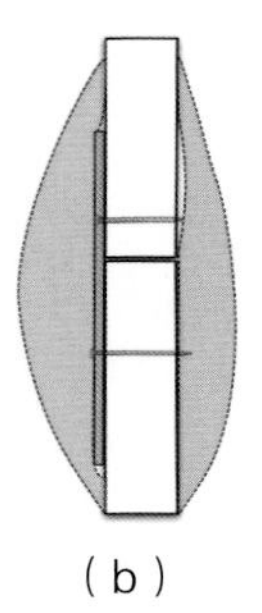
(b)

图 3-4-8　横形骨折近端反剥离三角区法则示意图

注：(a) 在近端反剥离三角区拧入“白银螺钉”，骨位无改变；(b) 在充分牵引下用第二枚螺钉横行固定远折端，拧紧后骨折得到基本复位。

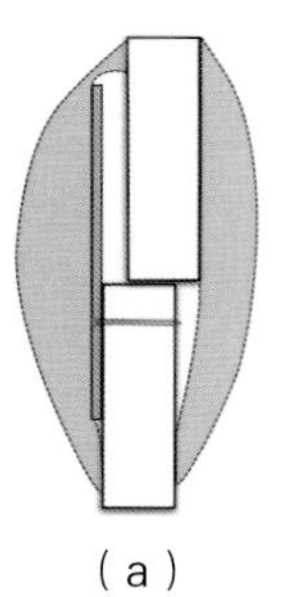
(a)

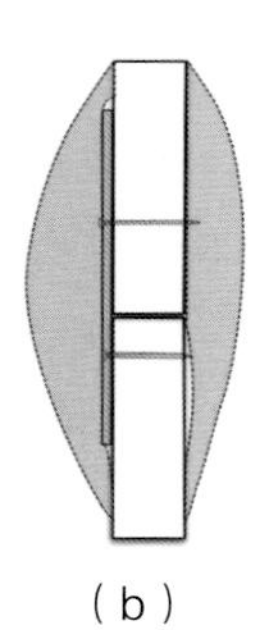
(b)

图 3-4-9　横形骨折远端反剥离三角区法则示意图

注：(a) 远端反剥离三角区拧入“白银螺钉”，骨位无改变；(b) 在充分牵引下用第二枚螺钉横行固定近折端，拧紧后骨折得到基本复位。

4. 选择“黄金螺钉”或“白银螺钉”位置的依据

(1) 根据骨折类型。骨折类型与剥离三角区的位置密切相关。

(2) 根据主力钢板放置的方位。不同方位的剥离三角区可能分布在近折端或远折端。

(3) 根据骨折区骨骼质地的分布特点。质地坚强区域利于关键螺钉（“黄金螺钉”“白银螺钉”）的把持。

(4) 根据手术设计决定螺钉是单皮质固定或双皮质固定。一般主力钢板的螺钉要求双皮质固定，次要钢板在螺钉固定空间有限的情况下可能选择单皮质固定。如在胫骨骨折上段骨折中，优先把上述关键螺钉固定把持骨干、胫骨内侧皮质、胫骨内侧平台处为佳。

反剥离三角区法则属于一维（直线性）复位：主要是借助牵引力恢复骨骼长度，必要时甚至需要过度恢复骨骼短缩的长度；主要靠第二枚螺钉复位骨折。

5. 临床意义

剥离三角区法则可以指导医师根据骨折移位方向判断：钢板置入骨骼的内侧或外侧，首先置入螺钉的方位及方向。大部分医师内固定骨折时的第一枚螺钉并没有自觉遵守上述剥离三角区法则，而是更多地将第一枚螺钉置入切开插入钢板的折端一侧，通过建立内固定复合体，结合助手或器械对远折端肢体的充分牵引，再将骨折的另一段固定在钢板上。这种技术主要是恢复骨骼的长度，属于直线性的复位原理，不同于前述剥离三角区法则（二维，平面性）。

根据钢板从骨的近端或远端置入，内固定复合体可以位于骨的近端或远端。内固定复合体一侧也可以通过骨钩牵拉钢板钉孔或螺钉钉帽，调整骨位后在另一侧拧入螺钉固定复位后的骨位。

二、矢状面（通常是骨的侧位或钢板的正位）上的微创复位固定技术

骨折侧位微创内固定操作的基本原理：运用杠杆原理，渐进式操作。其步骤见图 3-4-10。

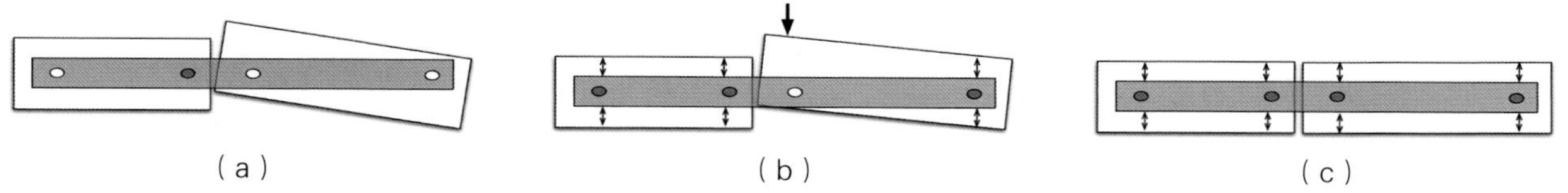

图 3-4-10　骨折（钢板）侧位的微创复位技术示意图

注：以图中左侧为钢板插入侧，操作如下。(a) 插入钢板，近骨折部将钢板放置于骨干侧位中线，以一枚螺钉初步固定；(b) 将插入端骨质与钢板精确复位后以第二枚螺钉固定形成内固定复合体，并在另一段骨干中心置入第三枚螺钉，暂勿拧紧；(c) 以第三枚螺钉为轴复位骨折，拧入第四枚螺钉，交替拧紧第三、第四枚螺钉。

注意事项：骨折侧位内固定物固定前的“一本”复位尤其重要，如果没有首先解决骨折块的明显重叠、旋转、卡锁等移位，单靠钢板螺钉系统的调整无法进行良好的复位内固定。

三、水平面（通常也是骨和钢板的横断面位）上的微创复位固定技术

钢板的横断面往往是呈弧形的，其最佳贴骨位置是骨骼横断面的中份，以方便钢板与骨的贴附。根据螺钉类型的不同，其横断面的置钉技术有所不同。

1. 非锁定螺钉

该类螺钉一般采用“经皮 - 徒手”的置入技术，当选择自攻螺钉时，可分为钻孔、测（估）深、拧钉等步骤。相关操作细节如下。

（1）钢板标准放置：为保证钢板与骨质的理想方位，术中尽可能做到以下几点。①扪。非手指的扪触，而是借助血管钳、探针等工具对钢板位置的探查。目的是保证钢板尽可能居于横断面上环形骨质的中份，且与骨皮质长轴平行分布。具体操作以左股骨下段骨折逆行钢板MIPPO治疗为例，预先用剥离子分离出钢板隧道，在插入钢板过程中，左手把持钢板以配合右手血管钳引导，使钢板钝性插入骨膜外，保持钢板尽可能准确地位于股骨的侧面中心，否则若骨膜外软组织“隧道”明显偏前、偏后，该位置不当的隧道将误导钢板重新插入，使随后的调整操作变得困难。见图3-4-11。②听。钻孔时注意辨识钻孔声音的变化，以辨识钻孔的方位、深度，有无异常摩擦或阻力，便于及时调整；并留意操作中的特殊声音改变，必要时及时终止操作。③感。时刻感受钻头的阻力及螺钉拧入过程中把持力的改变，同时留意是否有明显落空感，及落空“距离”的长度；实时判断螺钉在骨侧面的前后方位，若非预期的理想位置，不待继续钻孔完成即可终止操作，调整位置或更换钉孔后再钻孔；注意感受拧入螺钉过程中阻力大小的变化，仔细体会是否存在双皮质固定特有的两次把持的手感。见图3-4-

12。此外，骨质疏松明显的患者容易出现急速落空的现象。

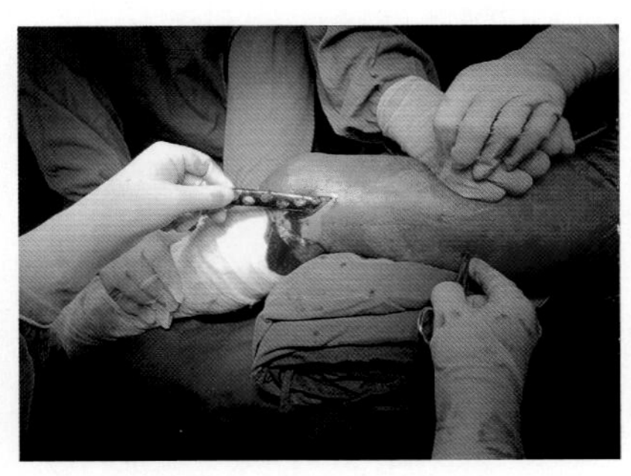

图 3-4-11　左股骨下段骨折逆行钢板 MIPPO 手术钢板插入照片

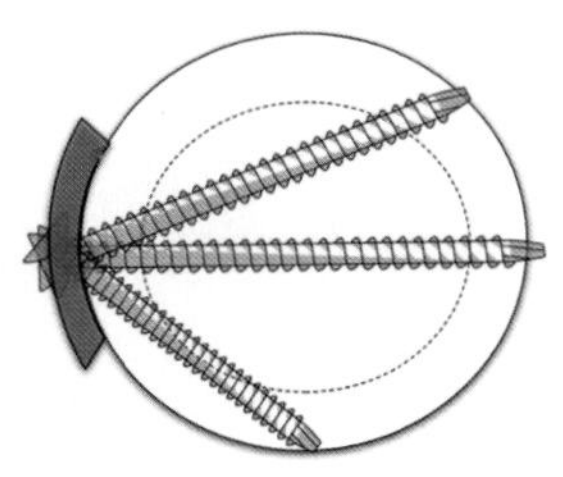

图 3-4-12　非锁定螺钉经皮徒手置入技术（钢板标准位置放置时）示意图

注：钢板位置标准，根据螺钉置入方向自上至下分别为偏心双皮质固定、标准双皮质固定、单皮质固定。

注意：克氏针、斯氏针等因无钻孔螺纹，用以钻孔时骨屑难以排除，进针过程中针与骨质的摩擦较大，钻孔中的“听”“感”觉方面均与钻头差异大，其落空前后往往无明显不同。

（2）钢板偏心放置：如果钢板偏心放置，根据手术的具体需求，可能需要调整螺钉的置入方向，以达到双皮质或单皮质固定的目的。单皮质固定相对容易造成骨质劈裂，但在特殊的情况下，如髓内已有髓内钉或其他螺钉等内固定占位，或内固定与骨骼弧度差别较大，或其他部位骨质疏松等时，单皮质固定则是一种不得不用的选择，其把持力反而较为可靠。见图 3-4-13。

2. 锁定螺钉

该类螺钉一般采用“锁定套筒”引导下的置入技术，其操作细节如下。

由于锁定螺钉一般均与钢板垂直（或其他固定角度）锁定设计，锁定的设计限制了螺钉对骨的拉力作用，因而其对钢板相对于骨的位置调整作用不明显。如果钢板横断面弧度平行于骨质，往往可以顺利进行双皮质固定；当钢板与骨皮质不服帖时，螺钉的髓内落空“距离”较短，甚至是单皮质固定。见图 3-4-14。

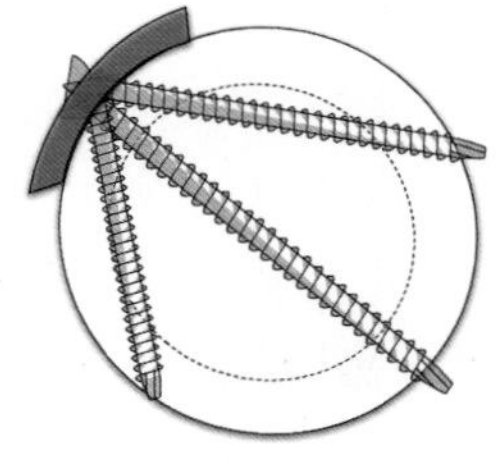

图 3-4-13　非锁定螺钉经皮徒手置入技术（钢板偏心位置放置时）示意图

注：钢板位置偏心，根据螺钉置入方向自上至下分别为偏心双皮质固定、标准双皮质固定、单皮质固定。

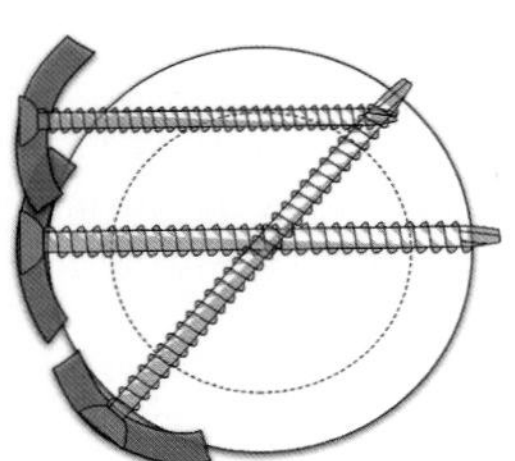

图 3-4-14　锁定螺钉经皮徒手置入技术（钢板偏心、标准放置时）示意图

注：自上至下的 3 枚螺钉分别为单皮质固定、标准双皮质固定、偏心双皮质固定。

第五节　带锁髓内钉的固定原理及 MIPO 意义

与钢板螺钉系统相比，髓内钉的插入、锁定均可以通过瞄准系统的引导，经皮完成操作，因而髓内钉的设计本身就具有天然的微创特征。但在具体的使用过程中，骨科医师仍需要熟悉该类器械的作用原理及其对骨折微创复位、固定操作的影响。根据髓内钉微创作用的不同原理，现分述如下：

一、内夹板原理

1. 定义

髓内钉主钉通过对所贴附的骨髓腔内皮质产生直接的支撑、限制或压迫作用，达到骨折复位、固定的目的。

2. 相关因素

内夹板原理产生主要由主钉与骨骼髓腔的对应关系所决定。具体因素有：①主钉与骨骼髓腔形态的相似性。不同的髓内钉形态不尽相同。如股骨顺行髓内钉就分为传统的梨状窝入钉、大粗隆尖入钉，以及少年患者专用的大粗隆外旁入钉等不同类型；而胫骨髓内钉则需要注意不同器械侧位上的 Herzog 角并不一致，所贴附的髓腔内皮质的具体部位并不相同。②主钉直径与骨骼髓腔最小直径的对比关系。为遵循内夹板原理，同时又避免局部骨质劈裂而破坏这两个目的的平衡，通常建议选择直径小于扩髓后的髓腔最小直径 1 mm 的主钉。③主钉入钉位置、走行方向等因素的影响。此类因素可决定主钉接触髓腔内皮质的部位及其面积。见图 3-5-1。

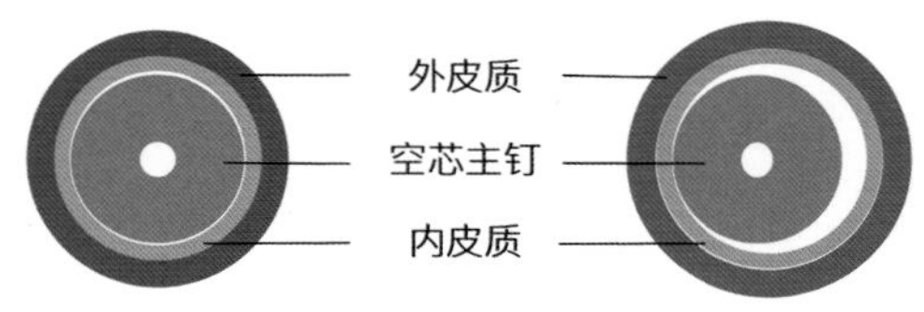

图 3-5-1　髓内钉内夹板原理的两种形式

注：左为中心性内夹板作用；
右为偏心性内夹板作用。

3. 内夹板原理对 MIPO 技术的影响

内夹板原理是主钉对微创骨折复位、横向固定作用的重要依据。具体体现为：①当主钉没有与骨折部髓腔的整个或局部内壁接触时，难以发挥主钉对骨折的内夹板作用。②在理想情况下，主钉会尽可能走行在髓腔的中心线上（股骨、胫骨近端除外），且主钉直径与髓腔最小直径（即扩髓后直径，通常为峡部，峡部若破碎分离则以邻近的骨干髓腔处最小直径为参考）相接近。结合适当的扩髓操作可以增加髓腔内皮质与主钉的接触面积，从而发挥最大的内夹板作用。见图 3-5-2。③特殊情况下，如最小髓腔远宽于主钉直径时，主钉可能贴一侧髓腔内皮质纵向甚至沿“对角线”方向走行，也能起到一定的内夹板作用。④骨折两端的松质骨区域可以作为内夹板作用的支点；而主钉入钉的骨皮质开口处，当

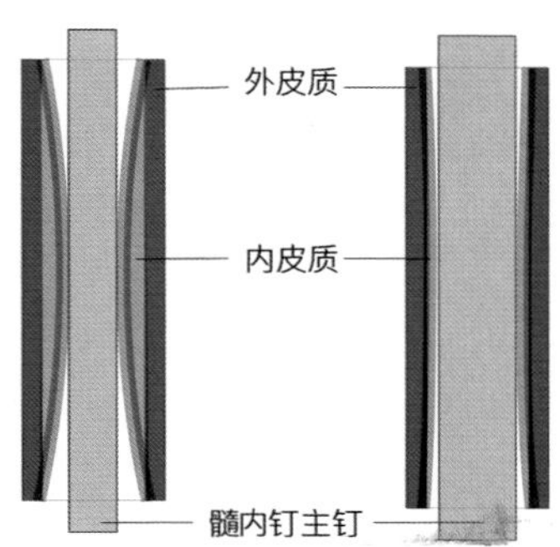

图 3-5-2　扩髓与否对内夹板作用的影响示意图

注：左为非扩髓时主钉直径小，且与内皮质接触面积小；右为扩髓后主钉可以选择更粗的类型，且其与内皮质接触面积显著增加。

主钉或其尾帽与该处骨皮质平齐或稍突出时，同样可以产生内夹板的限制作用。

二、轴心原理

1. 定义

髓内钉通常置于髓腔的中轴线上，且二者的中轴线基本重叠。对空心髓内钉而言，可视复位导针为小圆筒，髓内钉是中圆筒，长骨髓腔是大圆筒。大、中、小圆筒依次套叠，小圆筒引导中圆筒，中圆筒复位大圆筒，这一原理又称为“套筒轴心原理”。见图 3–5–3。此外，在扩髓的过程中，扩髓钻也能起到临时的“中套筒”作用。

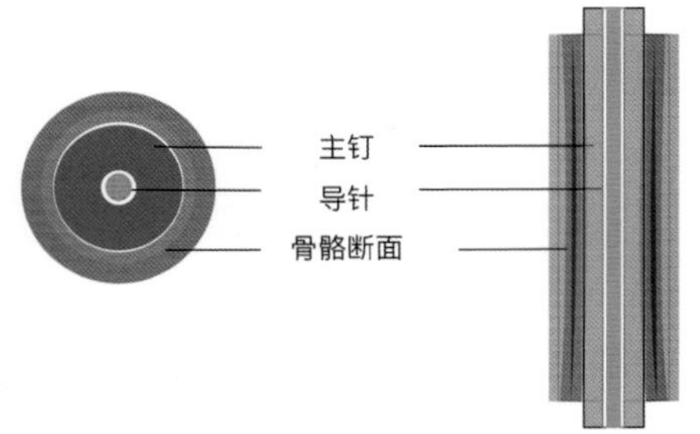

图 3–5–3　空心髓内钉的三套筒示意图

注：左为横断面观；右为纵剖面观。

2. 相关因素

主钉的形态、直径、走行与骨骼髓腔的匹配关系可以影响轴心作用的发挥。

3. 轴心原理对 MIPO 技术的影响

轴心原理是髓内钉能够微创治疗长骨骨折的核心机制。①可以显著降低闭合复位的难度，因为小直径的导针进入远、近的对侧髓腔比主钉直接进入髓腔更为容易。②轴心原理可使导针闭合复位以初步纠正骨位，并引导主钉进入对侧髓腔，进一步纠正骨位，并初步维持。③如果骨折移位明显，或“大套筒”直径远大于“中套筒”直径时，套筒间的套叠并非紧密的，骨折的间接复位更需要持续的牵引或在局部的顶托作用（如顺行髓内钉治疗股骨中下段骨折时使用的牵引架及托板）下进行，直至完成有效的骨位锁定。④ Poller 钉技术通过缩小局部过大的髓腔，使之与主钉直径匹配，引导主钉进入，并较好地完成闭合复位骨折，增加折端的稳定性。

三、最长力臂原理

1. 定义

在大多数情况下，钢板的长度不会超过髓内钉的长度。杠杆的力臂越长，通常受到的力越分散，因此在某一相同水平面上，一般髓内钉受到的应力较钢板小得多，骨骼的整体稳定性也好得多。这反映了在肢体长轴方向上，受伤肢体肌肉通过骨骼对内固定物的应力分布情况。

2. 相关因素

（1）力臂的稳定性与骨骼和主钉长度的比例呈正相关，与直径差异的大小呈负相关。特殊情况下，如髓腔较小而扩髓困难时，无法选择较长的主钉。

（2）骨骼形态与主钉形态的关系。两者弧形差异过大时，主钉不宜选择过长。

（3）一侧锁钉的数量、分布方式。一侧锁钉分布越分散，主钉的应力集中程度也越低。

（4）受年龄、骨质条件的影响。如少年患者不能深及骨骺，造成骨骺损伤；对骨质疏松明显的成年患者，主钉一方面需要尽可能地深入骨端松质骨，而同时也应注意避免主钉破入关节腔内。

（5）有无其他内固定物的阻挡作用。

3. 对 MIPO 技术的影响

（1）杠杆越长，主钉自身对骨折的稳定作用越明显。尤其对于髓腔过宽的病例而言，一定程度上可以弥补由于髓内钉主钉过细导致的内夹板原理和轴心原理效应降低，而带来的骨折稳定机制不良的不利影响。

（2）杠杆较长，可使锁钉的位置远离靠近骨折区域的隐匿性骨折。如直接暴力导致的胫骨单一横断骨折，可能合并另一隐匿性的横断骨折，较长的髓内钉可以将二者一并固定。

（3）杠杆越长，弧度与主钉不匹配的骨骼出现骨折移位或局部骨质劈裂、隐匿性骨折移位的风险越大。

（4）杠杆较长，尤其主钉与骨骼髓腔形态差异较大时，主钉存在潜在的弹性形变，瞄准系统的准确性受到大大影响，一次性微创锁定成功率会降低，从而造成局部切口的损伤加大和手术时间延长。

四、中位轴原理

1. 定义

从横断面看，钢板属于偏心性固定，而髓内钉属于中心性固定，因而骨骼、肢体对髓内钉的负荷比之钢板更接近生理状态，所以长远来看，髓内钉相对具有更好的稳定性。

2. 对 MIPO 技术的影响

（1）对粉碎骨折或受伤部分延迟愈合概率较大的部位而言，因愈合时间偏长，髓内固定利于承受长时间的应力。

（2）髓内固定对骨骼周围的软组织干扰较小，利于 360° 的骨痂形成。

（3）翻修术中，髓内钉较钢板的有效植骨范围更广，且所植骨与骨骼周围软组织的接触越充分，植骨潜在的成活能力越强。

五、生物力学原理

1. 定义

从内固定物对骨骼或肢体的力学作用来讲，因钢板固定于骨质的一侧，螺钉的固定作用使骨折端出现明显的、持续的应力遮挡；而髓内钉位于髓腔的中心，其应力遮挡作用明显较小。

2. 对 MIPO 技术的影响

（1）横形骨折在髓内钉复位后通常骨位较好，同时，主钉的长度、形态、直径与骨骼髓腔的匹配性较好时，髓内钉可以一侧动力锁定，患肢早期部分负重、支撑行走，使长轴方向的压应力主要通过骨骼传递。当然，弯曲应力和旋转应力仍然主要由髓内钉系统承担。

（2）锁钉对主钉的限制并非像螺钉对钢板的限制作用那样强，因此粉碎或斜形骨折在早期骨痂形成后，骨骼即开始传递下肢的部分应力。

（3）髓内钉术后，骨折骨痂的形成情况更能反映骨骼局部伤前的应力分布规律。

（4）骨折愈合内固定物取出后，髓内钉患者的骨质往往较好，再骨折概率小，比钢板螺钉系统需要更短的保护期。

六、撑开稳定原理

1. 定义

通过锁钉的连接作用，髓内钉主钉对骨折远、近端起到了撑开、限制、稳定的作用，尤其在粉碎、多段的骨折病例中该作用更加明显。以对抗肌肉或运动对骨折重叠、分离、旋转的效应。

2. 对 MIPO 技术的影响

（1）简单骨折对撑开稳定原理的依赖较小，视具体情况可采用一侧的动力锁定，而非撑开稳定作用的静力锁定，主要靠主钉、复位后的骨折本身分担局部应力，对抗肌肉系统的张力影响，而锁钉的作用主要以防旋为主。

（2）粉碎或主钉固定不稳定的骨折，不能选择动力锁定，需要一侧或双侧多平面、多枚锁钉的固定，必要时可附加辅助钢板，以加强对骨骼的撑开稳定作用。

第六节　MIPO 技术的补充原则

除了 MIPO 技术的基本原则外，尚需重视其他的补充原则，举例如下。

一、渐进式骨折复位原则

在微创骨折治疗中，“一本”复位固然是调整骨折骨位的基础，但是后续对残留移位的渐进式调整同样重要。骨科医师需要了解：一方面，初步复位后置入内固定物可以稳定基本的骨折复位成果；另一方面，置入的内固定物又可以发挥辅助骨折进一步复位的作用。反之，如果使用不当，后续置入的内固定物也有可能使较满意的骨位丢失。

渐进式复位骨折原理的体现方式如下。

1. 骨骼长度、对位的动态调整或维持

当骨折在侧位上未被良好复位时，需要在骨折正位上进行适度的过度牵引复位，以免闭合复位时在折端间产生阻挡、摩擦。

（1）这个原理在髓内钉的 MIPO 治疗中最为常见：①对于能够过度牵引的骨折，可适当使骨折端分离，以便于复位导针、扩髓钻、主钉等的置入，随后在髓内钉最终锁钉置入前予以调整，使之恢复基本正常的骨骼长度。②对于无法牵开的斜形或粉碎骨折，以及骨折残存少量重叠者，可在锁定远端锁钉（顺行髓内钉而言）后，用打拔器朝远端击打主钉，带动已锁定的骨折端移位，从而消除与另一端的重叠，反之也可以消除骨折端的分离。

（2）在钢板螺钉系统的 MIPPO 治疗中，除借助各种牵引技术外，也可以通过选择螺钉是否在剥离三角区置入，调整螺钉置入方向与骨折面的夹角等措施，使螺钉（带动骨折端）与钢板间产生纵向滑动，从而在一定程度上实现对骨骼长度的修正。

2. 将复杂骨折逐步简化治疗的策略

（1）平面：将骨折直接复位困难的多平面移位转化为容易复位的某单平面移位，即逐步使骨折在单平面内调整角度或平移来达到进一步复位，而非通过复杂的扭转等复位方式。

（2）柱：将多柱骨折转化为单柱骨折，有利于使率先复位固定的柱成为后复位柱的复位参考及建立内固定稳定性的基石。

（3）段：将多段骨折简化为单段骨折。如多段骨干的髓内钉治疗时，在C臂的监控下将导针逐段依次置入髓腔，通过主钉的置入，一次性完成骨折的固定。

（4）次序：通常情况下，纠正骨折移位的优先顺序为先解锁，次长度，再旋转，然后平行移位，最后成角；并在随后的内固定过程中进行骨位的动态微调。

二、恢复骨骼自身偏心性张力分布的原则

1. 骨骼力学的偏心性特点

人体的长骨在外观上并非是规则的解剖结构，同时也存在着力学特征上的不对称性。

2. 不同内固定物的力学基本特点

（1）由于髓内钉属于中心性固定设计，因而将其置入骨干髓腔后，能重建骨骼的基本形态，骨骼的生物力学分布也可得以基本恢复。但缺点是髓内钉主钉无法塑形，若骨骼本身形态与主钉差异大，易造成骨折复位不佳、偏心置钉、偏心锁钉，或造成主钉置入困难，甚至可能造成骨质破裂。

（2）由于钢板相对其固定的骨骼髓腔而言，本身就属于偏心性的内固定装置，其金属的弹性特征体现得更加突出，甚至术前也可通过塑形改变其力学特点，使之在内固定的过程中与骨的互相动态影响的作用更加明显。

需要注意的是，如果钢板较为坚韧，骨折端将随着螺钉的拧入而贴附到钢板上，造成骨折端的位置改变；如果钢板较为脆弱，则在螺钉拧入后，易受骨骼的形状影响出现形变。

中心性固定的力学优点是能良好地重建骨骼生理性负荷分布，对骨位有基本的约束；偏心性固定的优点是对特殊骨位重建有良好的适应，但不利于折端力学结构的重建。

3. 骨骼在骨折后的力学改变

骨科医生在ORIF手术中不难发现，充分的显露、直接拼接并不一定能将骨折端完美复位，而单纯的中和钢板、中和螺钉固定同样难以使骨折得到精确的解剖复位。

这是因为虽然正常人体的双下肢形态和功能一般是左右基本对称分布的，但是单侧的下肢骨骼本身却是偏心分布的结构。由于骨骼形态和肌肉附着的不平衡性，每一侧胫骨、股骨等长骨在正、侧位上均存在张力侧、压力侧的分布问题，加之骨骼生物力学上的黏弹性特点，骨折会破坏其正常负荷的“偏心分布”，因而造成骨折后不同折端的骨质会出现骨形态的改变。

4. 骨折手术的力学重建问题

（1）张力重建：骨科手术重建不仅是骨骼形态的解剖修复，也是骨骼张力的重建；同时骨骼原有张力的正确重建，反过来可以帮助骨骼形态的解剖恢复。

为达到这一目的，在骨折内固定术中，需要选用恰当塑形的钢板（单侧、双侧或多侧），结合拉力螺钉，渐进式恢复手术侧的张力或压力功能，最后以多枚中和螺钉对理想的骨位及其张力进行加固或维持。

对双柱骨折，直接精确重建单侧的张力是困难的，并且需要考虑到内固定过程中的骨与内固定物间关系的动态改变。如后续螺钉的置入可能引起初始螺钉与骨的切割、微小移位，会改变螺钉对骨骼的把持力，从而改变骨折治疗的精确效果。

以内、外侧胫骨平台骨折治疗为例，在用管型钢板治疗内侧胫骨平台骨折时，需要轻度的“矫枉过正”

以使钢板储备足够的张力；在外侧胫骨平台的重建过程中，需要将钢板储备的张力附加到外侧平台。内、外侧钢板（及其螺钉）储存的对称张力又会转化为复杂骨折骨块间的“稳定力”。

（2）弧弓的重建：骨折对骨骼形态改变的同时，也使得骨骼张力的分布特点有所改变；反过来，当骨骼张力分布被外力破坏时，骨骼的形态也会发生相应的改变。

以简单骨折为例，骨折不仅导致骨骼形成了两个骨块，而且骨骼的单一弧度骨弓变为了两个新弧度的骨弓。见图 3-6-1。

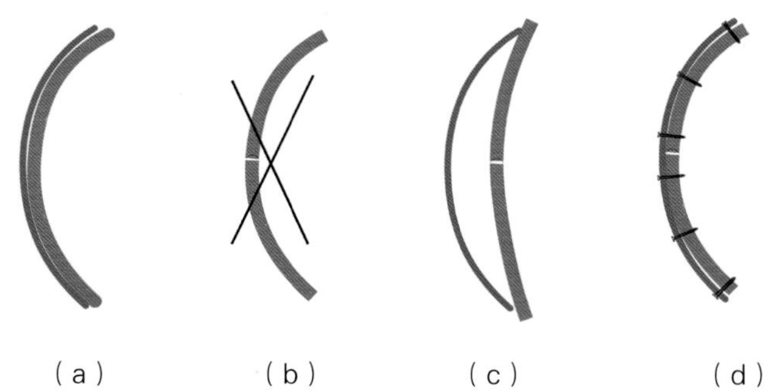

（a）　（b）　（c）　（d）

图 3-6-1　骨折后骨骼形态的改变及其与钢板螺钉间张力互相影响的示意图

注：（a）正常弧度的骨干及其对应解剖钢板的形态对比；（b）骨折后非内固定干预下无法恢复伤前的弧度；（c）“骨折端对位良好”，但骨骼弧度已较伤前明显改变，无法和解剖钢板良好帖合；（d）通过由近及远或由远及近地一一置入拉力螺钉逐步恢复并维持骨骼正常的弧度。蓝色为钢板，灰色为骨骼，黑色短线为螺钉。

如同一块弧形磁铁断裂变为两块弧形磁铁后，若无外力帮助，无法直接摆放复位成原来的形态这一现象一样，由于骨组织的黏弹性及骨骼本身存在生理弧度，骨折后骨骼的生理弧度同样无法直接摆放复位，需要借助内固定的解剖形态，在钢板拉力螺钉或髓内钉对髓腔的支撑下得以实现。

在ORIF手术中，为了精确复位、对抗上述骨骼的弧度改变，常常需先借助持骨钳、Kocher钳等工具强行把骨“塑形”到钢板或髓内钉上，再通过螺钉、锁钉稳定骨位。骨骼骨折后的这个力学特点，连同内固定材料本身的形态、材质弹性或强度特征等因素均可以影响MIPO技术中闭合复位的效果。

（3）内固定形态对骨位的影响：①钢板。一般而言，钢板的形态与骨骼骨折后形态的综合结果即为骨骼未受伤时的形态。根据这一原理，可以通过利用钢板适当塑形后的张力储备能力来恢复骨折后骨骼丧失的张力；螺钉则是将钢板和骨折两端这三个部分融合为一体的媒介。因此，术前根据骨骼形态有可能需要对钢板进行适度的预弯，而预弯需兼顾骨骼骨折前、后的形态及螺钉固定对钢板形状的影响。②髓内钉。髓内钉通常无法塑形，因此手术需考虑到髓内钉形态对骨折骨位的影响。必要时通过调整髓内钉的长度、直径、入钉方位、走行路径等来控制髓内钉对骨折位置的影响。弹性钉、髓内使用的克氏针或斯氏针等均可以通过适当的塑形来影响骨折的复位与固定效果。

三、恢复软组织张力平衡的原则

1. 重要性

如同“软组织平衡”是全膝置换术（TKA）中的核心技术一样，为了恢复更好的肢体功能，骨损伤的手术治疗中，在恢复骨骼正常张力分布的基础上，同样需要恢复其附着的韧带、肌肉（肌腱）等软组织结构的正常张力。

为简化问题，可从单一平面分析，暂拟术前未出现韧带、肌肉（肌腱）的挛缩，并将下肢某节段或关节的软组织平衡问题简化为单“柱”双“弹簧”的模型进行分析。见图 3-6-2。这个模型可以提示：①直接恢复单侧“弹簧”的张力和功能是困难的，需要逐步调整并维持双侧“弹簧”的张力，如内、外侧胫骨平台骨折治疗的复位原理。②恢复“柱”的正常形态有助于同时恢复双侧“弹簧”的正常张力。③恢复“弹簧”的张力，是恢复“柱”形态完整及正常支撑力的辅助，如术中内固定的过程中常常需要通过各种牵引方式来稳定正常的肌肉张力，为骨骼的重建提供便利。

临床意义：对压缩骨折而言，内固定主要承担的是支撑作用，以对抗骨折后软组织传递的“压力”；对分离骨折而言，内固定物主要承担的是软组织传递的“拉力”，即对抗骨块分离的张力。见图 3-6-2。

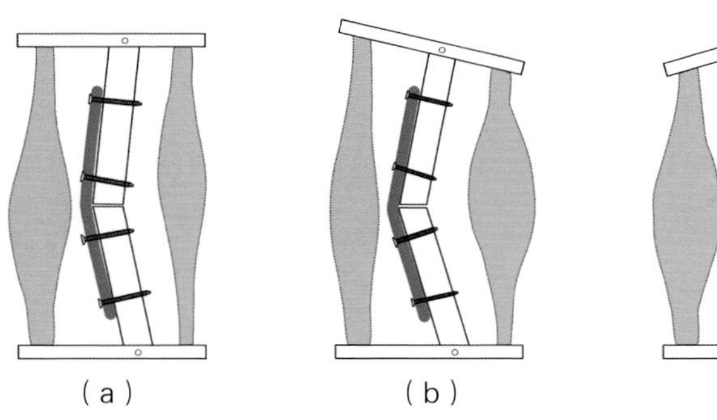

图3-6-2　骨骼与肌肉组织的张力平衡示意图

注：(a) 骨折解剖复位内固定术后，同时恢复了相互拮抗肌肉群的正常张力；(b) 术后骨骼弧度过大时，张力侧肌肉张力加大，而对侧肌肉松弛；(c) 术后骨骼弧度过小时，张力侧肌肉张力减小而松弛，对侧肌肉则因张力加大而表现为紧张。

2. 骨折复位的软组织平衡目的

骨折的解剖复位内固定不仅能恢复正常的骨性结构，同时也可为肌肉、韧带等软组织的正常功能提供基本的保障；骨骼矫形术前需预先评估手术对软组织平衡的影响，如是否导致肌肉功能障碍或关节稳定性改变。这个原理不仅对骨折的手术治疗十分重要，而且对围手术期的康复意义重大。

3. 术中牵引复位骨折的原理

通过肢体的牵拉，恢复肌肉等软组织的正常张力，使软组织附着的骨折块骨位得以纠正。牵引在股骨下段骨折MIPO手术中复位骨折的示意图，见图3-6-3。手法牵引+手法骨位调整+软组织张力平衡更能够满足骨骼正常力线、解剖结构的恢复，是普通术中牵引技术难以替代的闭合复位方式，尤其适用于双柱骨折治疗中骨骼弧度与软组织张力的精确恢复。

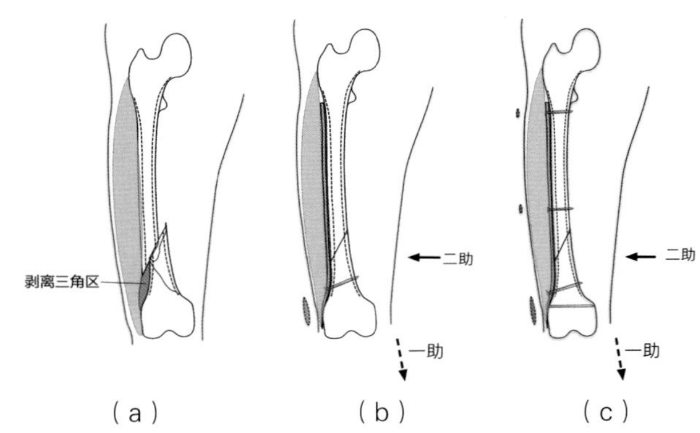

图 3-6-3　股骨下段骨折 MIPO 手术人员分布示意图

注：(a) 外侧剥离三角区；(b) “黄金螺钉”置入；(c) 骨折基本复位固定。

第七节　下肢整体机械功能相关的几个生物力学问题

如第二章微创技术中的内固定物分析中所述，对放置在骨骼张力侧的钢板而言，钢板在同侧的骨折处主要承担的是张力，而其向对侧骨皮质固定的螺钉则承担了对侧骨皮质的支撑力。髓内钉靠张力侧部分对抗的是骨折分离的张力，而其压力侧则对抗的是骨折短缩、重叠趋势的压力。同时还需要引起重视的有：骨折的受力与肢体的位置、是否支撑（或负重）、是否活动等状态紧密相关。

一、下肢站立（支撑）位力学特点

1. 站立位双下肢张力环结构

张力环结构是下肢承担人体重力的力学稳定设计。骨骼承担的负荷示意图如下，下肢骨骼外侧主要是张力性支撑，内侧主要是压力性支撑，见图 3-7-1。另外，当人体处于平卧位时，由于下肢肌肉正常的收缩张力的存在，骨骼需对抗肌肉收缩张力，因而其负荷力的分布性质大致相同，但其数值会大大缩小。

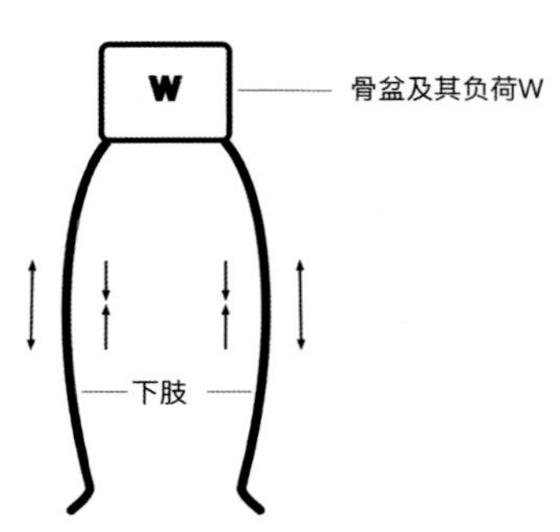

图 3-7-1　下肢骨骼承担重力负荷的示意图

2. 下肢骨骼力学特点

站立位时，下肢长骨张力侧、压力侧的定义与支撑骨质的完整性息息相关。见图 3-7-2。而当股骨内外侧支撑均损伤，下肢处于站立位时，股骨内外侧均需承担较大的压力。

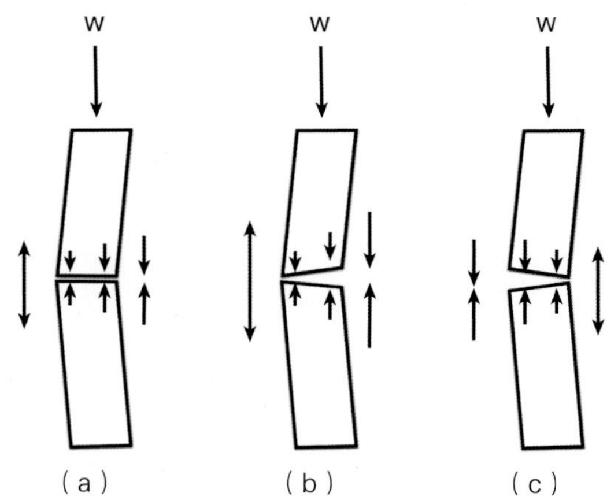

图 3-7-2　下肢长骨骨折在站立情况下的受力模型图

注：(a) 股骨骨折内外侧支撑完整时，股骨内侧压力最大，压力向外侧依次降低，最外侧时表现为张力；(b) 股骨骨折内侧支撑缺损时，内侧的压力加大，而外侧张力加大；(c) 股骨骨折外侧支撑缺损时，外侧承受的主要为压力，而内侧为张力；W 为折端近端及其以上部位的负荷，压力均为向远近骨折端传递。

二、下肢站立非支撑位力学特点

当肢体没有支撑或负重时，无论股骨折端是否缺损，折端主要承受的是张力和扭转力，而非压力。在不同体位下，不同运动状态时，股骨压力侧和张力侧存在一定的动态转化。见图 3–7–3。

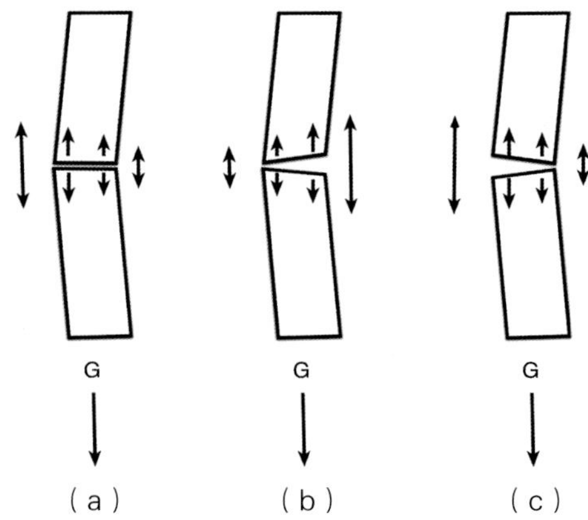

图 3–7–3　股骨骨折在站立、非支撑、静态情况下（忽略肌肉收缩力影响）的受力模型图

注：(a) 股骨骨折内外侧支撑完整时，股骨折端外侧张力最大，张力依次向内侧逐渐降低；(b) 股骨骨折内侧支撑缺损时，外侧的张力减小，而内侧张力加大；(c) 股骨骨折外侧支撑缺损时，外侧承受的为张力，张力依次向内侧逐渐降低；*G*为折端远端及其以远部位的重力，张力由骨膜、肌肉、筋膜、皮肤等软组织承担。

三、下肢摆动相下的力学特点

在下肢的摆动过程中，股骨骨折受力状态的动态改变，使钢板螺钉有时承担压力，有时承担张力或扭转力；然而这些力（无论压力或张力等）越接近髓腔中线越小。因此在骨表面固定的钢板螺钉比之髓内钉，具有天然的力学弱点。反复的应力变化，会加速造成螺钉的松动或螺钉钢板的疲劳，若超过骨折逐步愈合带来的稳定性，则非常容易造成钢板螺钉的松动断裂。

临床意义：股骨髓内钉治疗股骨干骨折的优势除了更接近髓腔中心线、主钉承受的力矩较小以外，其锁钉距离折端的力臂一般也远长于钢板，具有生物力学上的优点。

结合受伤机制及骨折后骨折端移位的方向，除肌腱、韧带起止点的撕脱骨折以外，大多数骨骼骨折后均会造成肢体短缩（成角畸形亦属于短缩），因而治疗主要面临的问题是重建骨骼对人体重力的支撑力，根据作用力与反作用力的概念，也即重建人体重力对下肢的压力。这种压力由于骨形态及肌力的非对称分布，可能存在一定的偏心性，即一侧需要对抗对侧的肌力，而另一侧不需要。因此撕脱骨折以外的骨折内固定治疗主要需要足够的支撑力矩，后者与支撑着力点（如螺钉、锁钉）的力量大小及该着力点相对于骨折区的力臂长度相关。

在肢体的动态活动过程中，支撑力在单纯重力的作用下可能表现为一定的抗张力作用，因此支撑力和抗张力可以统称为（骨位）维持力。

压力和张力是同时存在的，并且在不同的运动状态下呈现动态转化，此消彼长。

关节部的骨折治疗主要的目的是恢复骨骼支撑，如平台骨折手术中通过增加支撑力臂，同时增加螺钉与骨组织的稳定性来提升支撑力矩。

第八节　下肢骨折微创治疗的规划与统筹

一、下肢骨科微创手术的概念

（1）狭义：通过微小切口、有限损伤实现对下肢损伤的修复手术技术。

（2）广义：所有尽可能减少手术相关的机体损伤，尽可能保留、启动人体的自我修复机制，同时减少、减轻损伤相关并发症的策略及措施。

综合前述的内容，下肢骨折微创治疗的思路，见图 3–8–1。

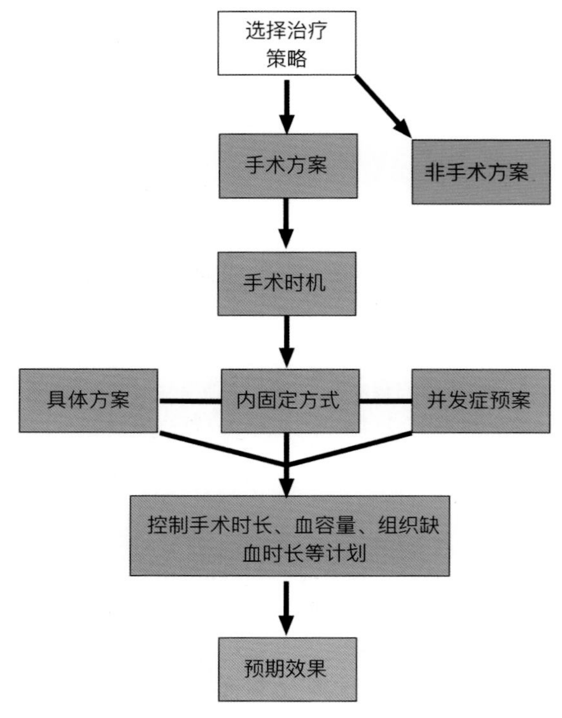

图 3–8–1　下肢骨折微创治疗的思路图

二、微创治疗策略

1. 治疗方法的选择

基于个体化的原则，比较分析两种治疗路径（手术、非手术）的优缺点、可行性、疗效、康复、后遗症、并发症风险及时间成本。向患者及家属知情告知后选择恰当的治疗方式。单就皮肤完整性而言，很明显非手术治疗更为“微创”。

2. 良好手术时机的选择

下肢骨折一方面打破了肢体正常的生理与功能，另一方面同时也启动了自我损伤修复、重建的机制。因此，良好的手术时机需要在这两方面做好平衡。不考虑其他因素的情况下，理想的手术时机应选择在骨折愈合的血肿机化明显启动的时机，并在手术中尽可能减少对自我修复、重建机制的干扰破坏，从生物学角度增加骨折愈合的概率。更好地减少骨折相关并发症是确定良好手术时机的关键。如对移位的跟骨鸟嘴骨折病例，需在皮肤坏死发生前及时实施手术以对跟后皮肤进行减压，否则将导致治疗成本与风险的剧增。见图 3–8–2。

3. 内固定方式的选择

不同内固定方式的微创程度往往不一样，其切口位置也不尽相同。骨干区域髓内钉的选择较为常见，而关节周围骨折选用钢板螺钉系统可让治疗更为灵活。

4. 具体的治疗方案

手术复位及内固定方案在满足内固定力学要求的前提下，需根据软组织条件选择维持内固定的方式及其手术入路的位置：①内固定入路局部皮损情况。②有无后期内固定外露风险。③手术入路是否加重皮损。术前应根据不同内固定方式的微创原理、闭合复位的微创内固定的主刀技术细节，以及助手的作用等进行合理分工。

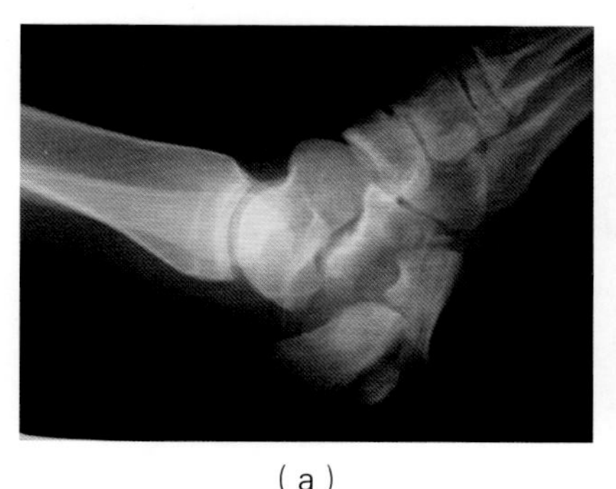
（a）

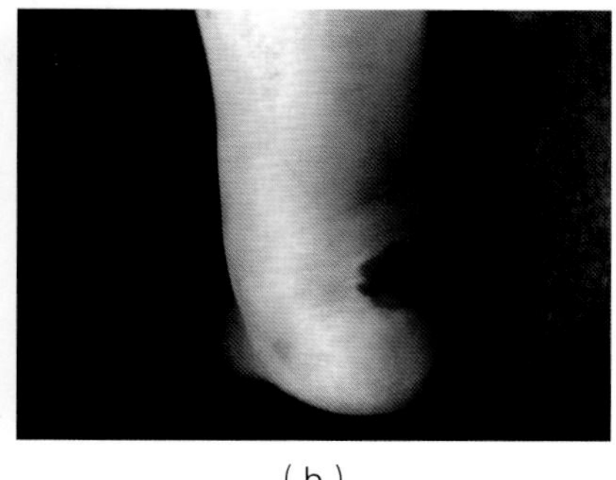
（b）

图 3-8-2　跟骨鸟嘴骨折未及时急诊手术的示例

注：（a）跟骨鸟嘴骨折侧位 DR 片；（b）跟后皮肤坏死照片。

5. 微创术中并发症的预防与处理

较之开放手术，微创手术的大部分操作是“不可视”的，因此需要良好的操作手感和“手摸心会”的能力。如同鼹鼠等穴居动物一样，微创骨科医师需要察觉术中微小触感的变化，辨别钻孔、拧钉阻力的改变，甚至倾听各步操作中的声音，以弥补视觉上的缺憾。微创手术需要术者更谨慎的操作，高度集中的注意力，甚至需要辅以更默契的助手、护士，以及更安静的手术室环境。

6. 控制手术时长、血容量、组织缺血时长等计划

微创技术的灵活运用往往需要术者有丰富的手术经验。为控制手术时长，微创手术者应该拥有更丰富的技术经验及术中统筹能力；合理使用止血带，保护术区主要血管及其重要分支，严密止血，同时联合麻醉师合理控制血压，必要时保留尿管、按需补液，适当稀释血液，必要时采用自体血回输技术等都是减少异体血制品输入的细节性措施；术中应合理控制牵引架的时间，并适当减少其牵引力，控制止血带充气时间，主要手术步骤完毕后尽快拆除术中止血带等都是减少下肢组织缺血性损伤的积极措施。控制手术时长、血容量、组织缺血时长对缓解患者的手术应激、保护肢体深部组织都有重大的意义，属于广义上的微创技术及理念。

7. 手术疗效目标的预判

是否允许早期功能训练、是否有二期手术安排、是否存在较大翻修风险、是否能恢复伤前功能等都是重要的术后疗效评判内容，也是术前医患沟通的主要内容。

三、微创技术策略的进化性

在技术发展的不同阶段，具体的技术策略难免有所不同，总的发展趋势为：手术时间逐渐缩短，骨折复位效果逐渐改善，内固定方式更加合理、可靠，以及治疗相关并发症逐渐减少。

（徐强）

第四章　加速康复外科的思考及骨科围手术期的并发症防控

微创外科是实现加速康复外科（Enhanced Recovery After Surgery，ERAS）的重要手段，ERAS 理念也可以帮助厘清下肢微创技术治疗患者的整体规划与临床细节。本章基于骨科 ERAS 展开了思考，并结合临床实际初步讨论了围手术期并发症的防控问题。

第一节　ERAS 的内涵及其临床思考

一、基本概念

1. 加速康复外科

ERAS 是 20 世纪 90 年代丹麦学者提出的外科康复理念。该理念提倡“无应激、无疼痛、无风险”的外科治疗目标，在围手术期通过应用各种经循证医学实证有效的方法，为减少手术应激反应及并发症、减轻手术患者的生理创伤及心理应激、促进患者快速康复、降低患者病死率及缩短平均住院时间而采取的一系列围手术期多学科综合技术运用的优化措施。

【点评】ERAS 体现了生物—社会—心理的新医学模式在医学技术、个体尊重、人文关怀方面的进步。然而，ERAS 尚不完善，在理论上还存在一些争议。

（1）目标：ERAS 的目标符合患者及医护、医院甚至保险（或医保）人员的理想化愿望，但高估了医疗手段对人体的干预能力，忽略了患者在诊疗过程中客观的生物属性及个体化特征。

（2）手段：ERAS 的手段是对现有一系列治疗手段的组合使用，而非创新，“加速”是相对旧医疗模式而言的统筹学概念，但医疗上真正的“加速”必须基于医学自然科学本身的进步。

（3）理念：过度倡导“无应激、无疼痛、无风险”的医疗理念难免过于激进，应科学地评估医疗中的应激、疼痛、风险。有限的“应激”、轻度的“疼痛”等更有利于启动、促进机体固有的恢复机制；“降低”而非“消灭”风险更能体现实事求是。

2.ERAS 的核心

ERAS 的核心是控制手术患者围手术期机体生理和心理的应激反应。围绕这一目标，研究者可从围手术期、出院及随访等环节对所涉及的临床技术和措施进行优化改造。

【点评】对应激反应的干预要以不干扰患者的恢复机制为前提，前述环节要侧重医护协作性，临床科室的管理、运营属性等非生物性调整。

二、ERAS 的关键技术

ERAS 的一系列关键技术主要体现在以下方面。

（1）术前预康复：包括营养支持、肌力锻炼、健康教育等方面。

（2）改变肠道准备方式：即使是胃肠手术的术前准备也不采取禁食措施，缩短术前禁食、禁水时间可调节代谢应激反应，预防和治疗胰岛素抵抗。

（3）改善麻醉方式：加快麻醉后恢复，避免术后产生副作用、并发症和应激反应，加速术后功能重建等。

（4）多模式止痛：联合使用镇痛药物或方法。

（5）合理使用各类导管：将导尿管、引流管、鼻胃管等导管调整为非常规使用。

（6）早期肠内营养：鼓励术后早期经口进食。

（7）早期下床活动：促进运动功能恢复，减少卧床相关并发症。

（8）积极应用微创技术：微创技术为 ERAS 提供了重要手段和条件。

（9）变革临床护理模式：护理团队全程协同参与诊疗。

（10）控制恶心、呕吐及肠麻痹：争取尽早恢复经口进食。

（11）术中保温：提高患者舒适度，避免引起失温等相关并发症。

（12）限制液体输注量：以免出现组织水肿、胃肠外吻合口及切口愈合延缓等问题。

（13）预防性应用抗生素：以减少术后抗生素的使用。

（14）严格出院评估：具备恢复固体饮食、无须静脉补液、口服药有效止痛、自行活动等 4 个条件方可出院。

（15）完备的院外访视制度：实施专人定期随访。

【点评】ERAS 起源于胃肠外科，其在骨科的应用模式及技术细节尚需针对性地调整。

三、ERAS 的主要特点

（1）联合多学科优势及重视医患合作。

（2）对外科诊疗理念和技术进行整合、纠谬、创新。

（3）发挥微创技术魅力。

（4）优化临床路径及评估体系。

（5）重视安全康复。

【点评】ERAS 依赖于多学科模式，对下肢骨科自身的病房管理、运行而言，应突出以“术者”为中心的研究主体，建立针对性强的临床应用与研究。

四、ERAS 的设计目的

（1）显著提高治疗效果。

（2）减少术后并发症。

（3）加速患者安全康复。

（4）缩短住院时间。

（5）降低整体医疗费用。

（6）减轻社会及家庭负担。

【点评】ERAS 的主观出发点有其积极意义，但也不难发现其推广背后有明显的社会学、经济学、管理学的推力痕迹。这对于医者而言，需要有客观的评判标准，不宜机械推行。

五、对医院内部运营和管理方面的影响

（1）驱动医疗质量管理的创新、发展。

（2）显著提高医疗服务质量与水平。

（3）实现临床路径的融合和优化。

（4）拓展了临床护理职能的内核与外延。

（5）实现管理、经济和社会等效益的显著提高。

【点评】同质化的医疗是某类疾病大多数相似病例的治疗趋势，但不能盲目乐观地将模块化的治疗干预措施进行简单的推广。医者需在提高运行效率的同时，重视患者的个体化，不能忽略“非典型”患者。

六、ERAS 在医学伦理学上的优势

（1）体现自主原则。

（2）维护患者健康权益和利益。

（3）努力将伤害最小化：①通过技术创新，实现外科手术由微创化向最小创伤化方向进步。②强调安全康复。③减少手术出血量，使输血成为非常规治疗，规避输血带来的风险。④降低感染概率，使抗菌药物的使用更加合理。

（4）合理分配医疗资源，提高工作效率。

【点评】医学伦理学的具体内容受到医学水平、内涵等影响。MIPO 技术本身符合 ERAS 的理念。

七、ERAS 推广中的医学人文要求

（1）ERAS 水平需根据实践“螺旋式”进步。

（2）ERAS 的应用与发展必须恪守医者的社会责任和职业道德。

（3）ERAS 必须遵循科学性原则。

（4）ERAS 应用与发展中必须重视医学人文关怀，须谨防教条主义、过度修正和盲目滥用。

【点评】ERAS 的社会学、经济学色彩浓厚，其应用效果往往以医者、医院管理者等人士的诸多主观性特征为前提。

第二节　骨科围手术期的并发症控制

ERAS 是外科患者治疗流程的整体性规划与指导思想，但模块化的 ERAS 策略在具体的临床活动中难免僵化，尚未充分考虑到患者机体在围手术期内的自我修复潜力。对接受下肢微创手术的患者个体而言，骨科医师更倾向于关注围手术期的并发症控制问题及应对策略。

一、基本概念

1. 围手术期的并发症控制

围手术期的并发症控制(perioperative complication control，PCC)是在下肢骨科手术患者住院(围手术)期间，以其个体化特征为出发点，以“降低各类并发症的发生率，或减少不良后果，保护患者恢复潜力，维持有益创伤反应”为中心目标，提升患者的治疗安全，显著改善患者的治疗效果，综合维护患者的各项利益。

2.PCC 的核心

PCC 本身于患者而言就是广义的“微创”技术，也是评估“微创”临床效果的重要标准。

在下肢微创患者治疗全程中，提前预判可能出现的一系列并发症，根据其严重程度及相互关联程度，开展轻重有别的预防措施，保留患者的自我恢复潜力，合理维持创伤后有益的应激反应水平，以保障患者主要治疗目标的安全实现。

二、PCC 的关键技术

就下肢骨科而言，PCC 的关键技术体现在以下六个方面（将在本章第三到第五节进行详述）。

（1）机体物质与功能的重构：①机体内环境的恢复与稳定。②紊乱肠道功能的恢复。③外负荷紊乱的恢复。

（2）合理麻醉及止痛：①合理选择麻醉方式，防治重大并发症和应激反应，避免干扰术后肢体功能重建等。②多模式止痛。

（3）手术并发症的防控：①规范、熟练的微创技术。②减少术后感染。③内置物合理使用及其并发症的控制。④骨折延迟愈合、不愈合风险的控制。⑤在围术期控制并发症的前提下有限使用各类导管。

（4）DVT 的全程预防：实施综合措施以预防下肢 DVT 及其并发症肺栓塞。

（5）其他围手术期重要并发症的控制：积极预防如坠积性肺炎、脂肪栓塞、心脑血管意外、心律失常、尿路感染或结石，胆道系统疾病等围手术期并发症。

（6）基于并发症防控的护理模式：护理团队全程协同参与诊疗、出院评估及随访。

三、下肢骨科 PCC 的设计理念

（1）以控制重大并发症的发生、改善及转归为中心任务。
（2）减少对机体正常内环境及功能的干扰，重视机体的恢复潜力，保护有益的应激反应。
（3）发挥微创技术的 PCC 魅力。
（4）对下肢骨科诊疗理念和技术进行整合、纠错、创新。
（5）连续 – 动态、全面 – 侧重、关联性地评估患者的个体化病情。

四、下肢骨科 PCC 的预期成效

（1）降低围手术期并发症的发生率，或减少其不良后果。
（2）显著提高下肢骨科治疗效果，保障个体化医疗的需要。
（3）提升患者安全康复的恢复水平。
（4）缩短大多数患者的平均住院时间，同时维护少部分患者延长住院期间的合理权益。
（5）并发症的有效管控可以降低整体医疗费用，有利于减轻社会及家庭负担。
（6）管控不合理医护行为，减少医患矛盾。

五、PCC 对医院内部运营和管理方面的影响

（1）驱动医疗技术的创新、发展，提高医生诊疗的同质化水平。
（2）显著提高整体、长期的医疗质量及社会效益。
（3）平衡临床路径的针对性及包容性。
（4）提升临床护理人员的专业水平。
（5）避免 ERAS 造成管理、经济和社会等效益指标凌驾于医疗行为的主体之上。

六、PCC 在医学伦理学上的优势

（1）体现不同患者接受治疗的公平原则。
（2）在综合层面实现最小伤害。
（3）提高个体化诊疗的精准性。

七、PCC 推广中的医学人文问题

（1）PCC 水平需以医疗技术水平为基础。
（2）PCC 强调医者职业技术能力与社会责任和职业道德等的深入融合。
（3）PCC 客观性强，对 ERAS 的应用有积极的补充作用。

第三节　机体物质与功能的重构

合理进行机体物质与功能的重构是下肢骨科 PCC 的重要体现，具体表现在以下几方面。

一、机体内环境的恢复和稳定

1. 合理补液及维持电解质平衡

（1）合理补液：①维持人体正常的代谢、生理功能。②有利于维持血压稳定，保障血容量的动态平衡,足量补液是减轻伤后、术中、术后血红蛋白丢失的重要方法之一。③对血液的凝血功能有一定的调节作用，合理“水化”是预防、治疗下肢深静脉血栓的基本策略之一。对机体创伤后的排出代谢物质（废物）有重大意义。

（2）电解质平衡：需综合考虑影响患者电解质水平的各个因素，如饮食、损伤、体液、药物、基础疾病等影响，在动态血液检查的基础上及时调整。

2. 合理使用血液及其制品

首先需要通过患者一般情况、心率、脉搏、血液、血红蛋白等方面评估机体的失血量，对下肢骨科患者需熟练评估其肢体创伤、脏器应激及手术导致的显性或隐性失血。为达到血液及血制品的合理使用目标，需做到以下几方面。

（1）控制外科性失血。熟练的微创技术可以大大减少术中血液的丢失，合理安排手术步骤、策略也可以减少非必要性失血；另外建议推广术中（无菌）止血带的合理使用。推广的临床意义：下肢止血带是骨科常用的基础设备，被广泛用于膝部及其以远的骨科治疗，但对股骨髁间、髁上、下段骨折而言，因主要的钢板等内固定材料需延伸到股骨中段甚者上段，普通的非无菌止血带的使用受到限制，这时可消毒的术中（无菌）止血带则可同时兼顾膝关节部及股骨上段的骨科治疗；同时由于 MIPO 技术的采用，钢板中段或中上段区域的软组织切开显露的步骤得以取消，这使得止血带放置的位置得以预留。

下肢骨科微创治疗过程中，在大腿中上段使用术中止血带的适应证：①股骨髁间、髁上骨折。②需要在止血带辅助下行关节面切开操作的股骨下段骨折。③合并需要止血带辅助的髌骨骨折或胫腓骨骨折的股骨骨折。④股骨中下段陈旧性骨折或骨折不愈合。⑤需要同期手术取同侧髂骨的下肢骨科操作，尤其是大腿区域的。

（2）及时保障损失体液的补充，合理稀释血液也可以缓解血红蛋白的丢失。

（3）维持机体有效的能量平衡、正氮平衡，减轻代谢原因导致的血红蛋白下降。创伤或手术后，由于饮食摄入、代谢紊乱等因素影响，血红蛋白可能被作为“燃料”消耗，因此足量的医学补充，可以部分抵消这一不利影响。

（4）保障机体造血潜力的发挥。非紧急情况下，应严格遵守输血指征，不建议“以血代养”，轻度的贫血本身就是机体加速造血的启动信号，因而要合理重视机体应对失血的潜能。相关报道认为，将输血触发条件严格限制在血红蛋白＜7 g/L或＜8 g/L（心脏病风险），红细胞压积（Hct）＜0.24 时，患者获益最大。

（5）有条件的情况下可采用自体血回输等措施。对非感染性、非污染性手术，尤其是难以使用止血带的髋部手术者，或止血带难以覆盖大部分手术时间者，术中有持续性广泛渗血的手术，预计失血量数百毫升及以上的，可以考虑使用自体血回输。这一措施可以大大提高手术安全性，减少输血风险，尤其对难以备血的病例更加重要。

3. 体重的维持

骨科患者早期需重点预防体重过度丢失，中后期则要避免过度摄入高油脂食物带来的体重增加。

二、紊乱肠道功能的恢复

1. 精确禁食、禁饮

应尽可能根据手术台次的安排精确禁食、禁饮，以减轻对患者代谢功能的影响。

2. 预防创伤后、围手术期的胃肠反应甚至应激性溃疡

对创伤后、围手术期的胃肠反应甚至应激性溃疡预防大于治疗，包括以下举措。

（1）足量补液、合理输血、维持合理的血压可有效降低创伤后或围手术期患者因血容量丢失、疼痛等造成的胃肠道黏膜缺血等应激反应。

（2）非必要不禁食、禁饮，或减少禁食、禁饮的时长，保障易消化吸收的优质食物（低脂、高蛋白、高维生素）摄入，维护消化道的生理功能，同时避免摄入伤害消化道的刺激性食物或药物等。

（3）予以合理的肠外营养从而减轻消化道负荷，抑制过多的消化液分泌。

（4）必要时合理使用药物抑制消化液分泌。

3. 早期阶梯化恢复经口进食

为麻醉后、禁食禁饮治疗后的患者，制订早期逐步地恢复经口进食计划，是维持机体代谢、内环境稳定的重要环节。

根据德国营养医会（DGEM）和欧洲临床营养和代谢协会（ESPEN）指南的建议，术后能量需求为25～30 kcal①/（kg·d）的患者，蛋白质摄入量应为1～1.5 g/（kg·d），建议蛋白质、脂肪、碳水化合物的比例分别为20%、30%和50%。下肢骨科微创术后阶梯饮食的建议如下。

（1）早期（1～2周）：饮食原则上以清淡为主，如蔬菜、蛋类、豆制品、水果、瘦肉等，忌食辛辣、油腻类食物，避免进食高脂肪食品，如骨头汤、鸡汤等。

（2）中期（2～4周）：饮食上由清淡转为适当的高营养，注意补充维生素A、维生素D、钙及蛋白质，以满足骨痂生长的需要。

（3）后期（5周以上）：恢复日常的正常饮食。

三、外负荷紊乱的恢复

1. 外负荷

下肢的基本功能在于承受体重，保障人体的正常步行或运动，这些功能也可以统称为下肢的外负荷。

2. 外负荷紊乱的影响

受伤后，上述外负荷出现紊乱或缺失，表现为无法承受体重，无法行走、肢体活动等，这些改变反过来会对下肢造成重要的影响。具体表现如下。

① 1 kcal ≈ 4.2 kJ。

（1）卧床：躯体、健肢丢失正常活动的生理负荷，全身运动系统的重力负荷大大缩小。

（2）下肢：受伤后的伤肢丢失了对躯干部的支撑负重功能。

（3）下肢长骨：骨折后的长骨杠杆作用丢失，失去了对肌肉、韧带组织张力负荷的维持。

（4）关节、肌肉（含肌腱）、韧带：关节运动功能及负荷的限制造成了整个运动系统的废用，如软骨的退变、肌肉萎缩、韧带挛缩或粘连。

（5）皮肤、皮下、血管神经等软组织：正常的关节功能丢失后，下肢软组织的张力或弹性负荷丢失。

3. 外负荷紊乱的治疗

详见第五章。

第四节　手术及麻醉止痛的并发症防控

一、规范、熟练的微创技术是 PCC 实现的重要手段

1. 微创减少组织的暴露面积

健康、完整的皮肤是手术肢体的最佳生理屏障，可以降低感染概率，也有助于减轻术后切口疼痛，降低术区软组织粘连的概率。

2. 缩短手术时间

熟练、顺利的微创技术有利于缩短手术时间，手术时间的缩短可以降低感染概率，减少术中失血；缩短麻醉时间可以减少对脏器、肢体功能的干扰。

3. 提高骨折愈合概率

骨折区域血液供应的保护及伤后局部血肿的保留是微创手术提高愈合概率的主要措施。

二、减少术后感染

MIPO 技术本身可以明显降低术后感染的概率，同时还可从以下方面减少术后感染。

1. 手术因素

减少术后感染的手术因素包括：①术前充分规划、设计方案，完善各项术前准备工作。②做好手术步骤、顺序及各个环节的统筹优化。③稳定而熟练的团队配合和分工协作可明显缩短预计的手术时间。④控制下肢止血带或牵引架的使用时长，控制肢体的缺血时长或程度。⑤合理控制金属内置物、骨蜡、异体骨、可吸收材料等异物的使用，并限定其使用数量等。

2. 患者因素

减少术后感染的患者因素即维护患者内环境的良好状态，包括：①控制围手术期禁食禁饮时长。②缩短开放性骨折术前等待时间。③做好机体围手术期内环境或基础疾病的管控，合理补充电解质、白蛋白或血容量，维护患者心理健康，以保持患者自身对感染病原体足够的抵抗力。

3. 术后管理

减少术后感染的术后管理：①术后严格伤口管理，保持伤口及其敷料的干燥、透气。②合理应用抗生素以预防感染。③促进肢体消肿，通过良好的肢体血液循环增加伤口区抗感染能力。④合理的康

复策略，分散安排锻炼项目，避免切口周围关节因早期集中而过度的活动导致切口持续性出血，避免因单次长时间肢体下垂而造成肢体持续浮肿，加强肢体肌肉的静力收缩训练等。

三、内置物合理使用及其并发症的控制

1. 内置物的刺激征

内置物的刺激征是造成患者术后疼痛不适的常见原因，尽可能采用以下措施预防或降低其发生率：①根据患者及其下肢病情，个体化地选择合适的内固定材料。②术前准备适宜类型、充足规格的内置物材料，以供术中灵活选用。③术前进行手术规划，术中合理执行并及时检查是否存在内置物的刺激征，必要时立即修正。④特殊情况下无法采用最佳内置物时，术中需进行调节性措施（如预防性软组织松解等）以缓解术后内置物的刺激征。

2. 内置物的松动或断裂

可以通过以下措施控制这类不良状况的发生导致的并发症：①选择力学强度有保障的内置物产品，下肢骨折常用不锈钢或钛合金材料的内置物。②选择适宜规格的内置物，以更好满足生物力学的需要。③合理的内置物置入操作。④尽可能施行微创手术，争取骨折的及时愈合，以预防内置物的移位或断裂。⑤根据骨折愈合的进度安排适宜的康复计划。

3. 内置物的排异

金属过敏是一类较罕见的情况。为避免排异发生，术者应做到：①术前充分了解患者的过敏史及结缔组织疾病史。②选择与机体相容性更好的材质的内置物。③合理缩短内置物留置时间。④骨折初步愈合后可早期安排取出内置物。

四、骨折延迟愈合、不愈合风险的控制

除创伤因素、手术技术是否微创以外，骨折愈合尚有诸多危险因素需要重视。

1. 吸烟、饮酒

（1）烟草对骨折或伤口愈合能力的不利影响是严重的，吸烟既可通过对血管结构的慢性危害影响长期的肢体血供，又可通过对中小动脉的收缩作用严重影响肢体的即时血供。

（2）创伤后或术后早期的酒精摄入，中后期的饮酒过量均可影响人体的消化功能，也会通过干扰或损坏肝脏的正常代谢功能危及机体成骨修复的进程。

2. 饮食

（1）通常鼓励适宜能量、高蛋白（若无相关禁忌）、高维生素的优质食物的摄入。

（2）鼓励主要通过饮食而非药物保障钙质、成骨相关维生素等营养成分的摄入。

（3）指导患者及家属选择合理的食材及烹饪方式，造成成骨原料摄入不足的素食或高脂、高嘌呤、高能量等不合理的膳食，代谢紊乱成分的过量摄入，均会干扰成骨的正常进行。

（4）糖尿病、甲状腺功能紊乱、痛风等代谢性疾病患者应根据病情合理规划饮食。

3. 睡眠

受神经体液的调节作用，人体的生命节律有其固有的规律，通常夜间是机体合成代谢旺盛的时间段，而白昼是以分解代谢为主的时间段。因而保障夜间9：00至次日6：00的睡眠质量可顺应人体正常代谢节律，促进机体正常的修复机制，不易造成骨折愈合的延后或障碍。

4. 合理的自主锻炼

（1）锻炼有运动康复上的必要性。

（2）整体上可以维持人体的正常代谢收支平衡，保持人体的精神状态。

（3）局部上可以缓解肢体的肿胀，改善局部微循环，增加骨骼的营养供给。

（4）加强肌肉的血液供应，增加肌肉的生理功能，保障了肌肉对骨骼的血液供应及力学上的正常负荷。

5. 肥胖

以下因素均可造成肥胖患者有骨折愈合困难的倾向。

（1）肥胖除了会增加骨骼的不良负荷、加重关节负荷、加大康复难度以外，也容易导致肌肉失用性萎缩，影响骨骼的血供。

（2）影响机体正常的代谢平衡和糖皮质激素等平衡，导致骨骼更容易出现骨质疏松、成骨困难等并发症。

（3）造成肢体因肿胀难以消退而持续影响伤肢血液循环。

6. 机体代谢疾病

（1）糖尿病可通过多个机制影响成骨。

（2）下丘脑—垂体—甲状腺轴相关疾病容易影响成骨。

（3）其他钙磷代谢、胶原代谢障碍者同样可以影响骨折愈合。

五、围术期控制并发症的前提下有限使用各类导管

1. 尿管

有条件的合理留置尿管。

（1）预计手术时间少于2小时者：不常规进行尿管留置，但需注意从病房接运患者、手术室术前准备、术后麻醉复苏等流程会占用许多时间，所以患者离开病房的总时间可能达到4～5小时，这期间需避免发生由于未留置尿管而限制患者液体足量补充的情况发生。

（2）手术时间超过 2 小时者：建议常规保留尿管，同时保证补液的顺畅，维持体液、血液平衡，减少不必要的输血，降低因血液高凝出现 DVT 的概率。

（3）对于病情复杂、预计术中出血量大、需要术中监控液体平衡的患者：建议合理留置尿管。

若患者术后麻醉清醒、病情稳定，可于当日或次日及时取出尿管。

2. 血浆引流管、引流片

不常规使用。需要使用的情况如下。

（1）术区渗血较多，短时间内无法完全止血者。

（2）术区无效腔较大，容易继发感染者。

（3）术区存在污染或感染，需经清创后保留引流物以利于进一步感染控制者。

（4）术区渗血后张力较大，可能影响皮瓣或切口的血液循环导致皮肤坏死者：如跟骨常规切开的“L”型入路手术，通常需要留置24小时引流管，防止皮瓣因张力过高而在转角处发生坏死。

（5）预防骨筋膜室综合征：术中发现患者肢体张力较高，预计术后渗出可明显加重肢体肿胀时，需常规引流。

六、合理麻醉及止痛

1. 合理选择麻醉方式

在患者个体情况的基础上，根据下肢骨科手术的要求选择对患者机体、肢体影响最小的麻醉方式。另外还体现在：①术中保温。②术中输液（血）管理及液体平衡。③麻药种类及剂量的合理使用以加快麻醉后恢复，同时防治重大并发症和应激反应。④加速麻醉后机体脏器的各项生理功能恢复。⑤避免干扰术后肢体的功能重建，如术前的神经阻滞如果对肢体运动的限制过深、时间过长，会直接影响肢体加速康复的进行，影响踝泵等肢体肌肉收缩功能，从而增加患者意外摔倒、DVT 形成的风险。

2. 多模式止痛

在不影响机体脏器功能、肢体功能康复的基础上，主张短期、有限的伤口镇痛。

第五节　其他重要并发症的防控及 PCC 相关的护理模式

一、DVT 的全程预防

综合措施预防下肢 DVT 及肺栓塞。按患者治疗流程分述 DVT 的 PCC 着力点如下。

1. 病史高危因素

重点排查高凝状态，血管（如血管畸形、静脉曲张等）、血栓性疾病，及长期卧床、瘫痪、吸烟、吸毒等高危因素。

2. 术前骨科高危因素

通常下肢靠近近心端的骨折、多发骨折、膝周骨折（尤其髁上、胫骨平台骨折）、股骨骨折、骨盆骨折、髋臼骨折，以及其他可能造成下肢深静脉损伤等的患者容易发生 DVT。术前肢体未牵引或外固定初步复位骨折、补液不足、未合理处理伤后高凝状态、伤后患者下肢肌肉收缩明显减少、瘫痪或下肢神经损伤等因素亦是 DVT 的高危因素，同时也要重视健侧下肢的 DVT 风险。

3. 手术中高危因素

手术时间长、手术损伤大易影响静脉循环甚至损伤深静脉，止血带使用时间长，静脉走行区血肿形成或其他原因的压迫，术中补液不足，血液高凝状态等均是术中高危因素。

4. 术后高危因素

麻醉复苏不及时或不彻底、神经阻滞等镇痛措施影响下肢肌肉的主动收缩、肢体肿胀致使包扎的敷料或外固定物变得过紧、补液不足以致无法改善血液高凝状态、未合理使用抗凝药物、无辅助行下肢肌肉刺激理疗、未督促患者做主动功能训练、术后康复不合理（如肢体过度下垂）、高脂饮食等均是术后高危因素。

5. 预防血栓脱落

DVT 形成后应避免对血栓区域肌肉的挤压，嘱患者卧床休息，合理进行肢体锻炼，低脂饮食，控制血液高凝状态；合理补液，使用药物抗凝避免血栓加重，保障大便通畅以避免用力排便时腹压增加致使栓子脱落；栓子较大且脱落风险较高时应及时安装下腔静脉血栓滤器以预防严重的肺栓塞。

6. 栓子发生脱落

栓子发生脱落须及时发现，及时抢救，尽可能避免死亡。

二、其他围手术期重要并发症的控制

1. 坠积性肺炎

需长期卧床患者、老年患者、既往有呼吸或循环系统疾病者、肋骨骨折或其他胸廓损伤者是该并发症的好发人群。因此，尽可能恢复有效的呼吸、排痰功能是最核心的PCC措施，其他如避免痰液干燥、提高护理干预等措施也尤为重要。

2. 脂肪栓塞

应做到：①重点关注该并发症高危人群。②控制长骨髓腔或皮下组织干扰性操作以减少脂肪回流入血。③预防性使用激素提高呼吸道的抗过敏能力。④预防或及时发现无症状或轻症状的早期脂肪栓塞患者。此外，有学者认为突发性干咳是脂肪栓塞患者的早期特征性症状之一。

3. 心脑血管意外

通过以下措施降低风险：①重视患者的基础疾病，围手术期密切保持与内科、麻醉科、重症监护室（ICU）医师的联系。②合理评估患者应激后的心脑功能变化。③建议对高危人群行择期手术，必须限期或急诊手术者则通过相对简化的治疗以减小对患者的应激。

4. 尿路感染或结石

卧床、体液补充不足、高嘌呤等不合理饮食、排便习惯改变影响会阴区清洁等是该类并发症的高危因素。

5. 其他疾病

既往胆道病史、卧床、饮食习惯改变、高脂饮食、补液不足等是住院期间诱发其他疾病的常见原因。

三、基于并发症防控的护理模式

护理人员是医师重要的工作伙伴，护理人员对PCC有重大的帮助，是住院部下肢骨科科室安全、高效运行的基石。优秀的护理人员不能简单地执行医嘱，需要有足够的专业知识及丰富的临床经验，全程协同参与诊疗、出院评估及随访。基于PCC理念，护理人员需发挥以下作用：

（1）翔实而又有侧重的病史问诊。

（2）入院患者的基础查体，评估患者并发症出现的风险。

（3）结合入院诊断制订配套而全面的护理措施及其相关的健康教育方案。

（4）在日常护理工作中善于关注患者病情变化，能够发现特殊并发症出现的前兆或早期表现，落实护理应急措施，并及时向医师汇报。

（5）配合医师的医嘱做好围手术期并发症的防控。

（徐强，郭静）

第五章　下肢微创骨科的康复理念与方法

下肢微创骨科在康复上有着独特的理念，其核心在于尽可能地激发患者机体潜力，减轻或逆转伤肢功能障碍，降低甚至避免机体组织的病理性改变，力求以较小的代价恢复机体功能。现从以下几方面分述下肢微创骨科的康复特点。

第一节　基于“治未病”理念的超前康复

外科最大的“微创”是预防，下肢微创骨科康复的最重要手段也是预防。超前康复的实质是对肢体在创伤后可能出现的一系列并发症进行预防，或降低其演进程度，甚至改变其转归。中国传统医学的“治未病”充分体现了微创的理念，值得康复医学借鉴。

一、“治未病”康复学诊断

以等待手术治疗的胫骨平台骨折患者为例，完整的诊断包括如下。

（1）已病诊断：骨折及肌肉、筋膜和肌腱损伤等病理改变，及其反映的功能障碍（肢体肿胀疼痛，膝、踝关节功能受限等）。

（2）未病诊断：伤后暂未出现的相应病理改变，仅表现为功能障碍或生理负荷丧失（如关节粘连、肌肉萎缩、足趾及跖腱膜挛缩畸形、失用性骨质疏松等）。

二、“治未病”的理念及其在下肢创伤骨科运用上的解读

根据“治未病”理论，机体存在未病、已病、病盛、病危、新愈、健康等六个阶段。“治未病”并非单指治疗狭义的“未病”，而是涉及了上述所有阶段。

1. 未病先防

预防单纯性功能障碍发展成器质性、病理性改变。通过对功能障碍的逆转或生理负荷的模拟，在

一定程度上达到预防或大大减轻疾病症状的效果。如对胫骨平台骨折患者，未病先防体现在：

（1）踝关节粘连：若小腿肌肉损伤不重，踝部活动受限多由于伤后疼痛、医源性措施等问题所致，通过预防性的踝部主动活动、被动拉伸、按摩等改善关节活动度，重建踝关节的部分运动负荷等方法，可以预防踝关节发展成具有病理性改变的粘连。

（2）足跖侧筋膜、肌腱的挛缩：伤肢无法站立后，足跖侧筋膜、肌腱的挛缩在伤后数天即启动，在其挛缩加重引起爪形足前，通过模拟生理负荷的主、被动康复治疗需及时介入，可对抗或终止上述病理过程的发展。

2. 有病早治

预防可逆性病理改变发展成不可逆性器质性、病理性改变。对骨折患者而言，肢体肿胀是常见的伤后病理改变，但通过骨折折端的稳定，下肢肌肉加强主动运动改善血液回流，一般在数天内该病理改变就会逐步减轻，后期会完全消失。

3. 已病防传

预防新的功能性障碍、病理性改变的出现。对骨折患者而言，骨折这个“已病”可以启动深静脉血栓这个更麻烦的“未病”，从而使疾病治疗复杂化。

4. 病盛防危

预防原有的轻型病理性改变加重成重型病理性改变。骨折多伴随明显肿胀这个“未病”，需要判断肿胀的起因及程度，并及时干预，避免持续的、过度的肿胀造成肌肉部分甚至完全性缺血坏死，即使未造成临床上的骨筋膜室综合征，也易导致后期肌力下降、肌肉纤维化后的缺血性肌挛缩，甚至带来截肢、死亡等严重后果。

5. 新愈防复

目的是利用机体状态的动态改变进行治疗。因为“未病”与“已病”间存在动态转换的关系，通过早期的干预，“未病”虽可能未发展成“已病”，但亦不能掉以轻心，只要引起“未病”的因素未被去除，肢体的生理功能未恢复，相关的“治未病”措施就仍需要连续性的贯彻，以持续性维持肢体的生理功能，直到患者完全康复。

6. 恢复健康

目的是维持稳定的健康状态，利于患者早日重返社会。

以上思想可以归纳为：

（1）“治未病”的治疗理念贯穿患者骨折治疗的始终。

（2）不但强调早“康复”，而且也要强调早“治疗”。

（3）重视维持机体生理功能及其平衡（“正气”）的重大意义。

（4）要以动态（相互转换）等一系列整体性的治疗—康复理念来看待骨折患者。

三、“治未病”疗法简述

1. 创伤骨科中“治未病”康复学的诊疗步骤

（1）明确“已病”：骨断、筋伤、血瘀、气滞，并对上述四病作伤科分类分级、治法研究、疗效与转归预判。

（2）诊断“未病”：筋萎、筋挛、骨萎、医源性“已病”（即骨断、筋伤、血瘀、气滞等）。

（3）厘清“已病”与“未病”间的关系。

（4）以治疗“已病”为主线：确定病的主次，促进其协同治疗，尽可能避免矛盾治疗。

（5）重视治疗“未病”。

（6）治疗评价与总结。

“未病”治疗的两大思路：①治疗“未病”本身。②通过治疗“已病”来治疗“未病”。

2. 传统医学的措施如下

（1）药物：包括内服及外用的伤科药物。

（2）手法、导引、针灸、其他理疗：均为调动、恢复机体正常的主被动活动的手段。

第二节　基于外负荷重建理念的下肢微创骨科康复

患肢在受伤或手术后，会出现下肢乃至整个机体外负荷的降低或丢失。通过“超前”康复训练，不仅可以早期启动肢体的功能恢复机制，还能及时恢复、补充机体的外负荷。现根据不同层面上外负荷的损失情况将下肢微创骨科康复解读如下。

一、机体整体的外负荷缺失

卧床是导致骨科患者外负荷缺失的最大因素，它会使机体承受重力负荷的方向由身体长轴转变为短轴方向，从而显著丢失了站立、行走状态下身体与地面对下肢的外负荷。

1. 外负荷缺失的影响

下肢骨质的重力、压力负载大部分缺失会导致骨质逐步疏松，下肢肌力的“生理要求”会由 5 级降至 3 级，甚至 2 级，下肢各关节活动范围也会大幅减少。

2. 外负荷重建的方法

（1）及早下床：鼓励患者早期在助行辅具的帮助下，及时恢复站立（单足或双足）功能，减少绝对卧床时间，进行短时间、多次的下床活动，并逐步增加下床次数，延长单次下床时间。

（2）仰卧位训练：患者卧床后因无法站立导致身体对下肢纵向的外负荷缺失，可加强仰卧位状态下的支撑训练。即鼓励患者进行上肢、躯干及健侧下肢对抗床面的支撑运动，使伤肢以外的肌肉骨骼得以对抗身体重力，明显增加其外负荷；单侧自由下肢骨折患者（无脊椎、骨盆、上肢等合并伤）可做基于卧床位的“平板支撑”锻炼。见图 5–2–1。

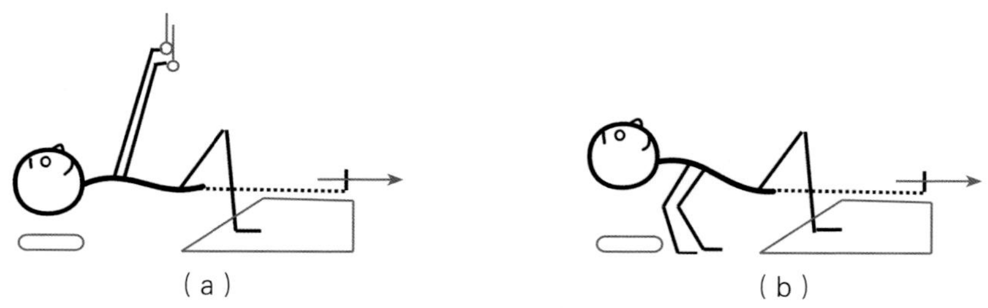

图 5–2–1　下肢骨牵引患者“平板支撑”锻炼示意图

注：（a）有吊环病床；（b）无吊环病床。

（3）核心肌力训练：主要为躯干肌肉静力收缩训练。当因肢体或脊柱损伤无法完成离床平板支撑时，可采用此训练方法以重建躯干部的外负荷。见图5-2-2。

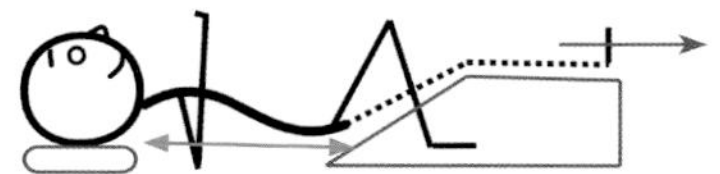

图 5-2-2　躯干肌肉的静力收缩示意图

二、下肢的外负荷缺失

当下肢无法满足支撑、站立、行走的基本功能时，下肢自身的重力负荷、躯干的压力负荷、下肢关节活动的运动负荷对肢体的外负荷会大部分甚至全部缺失。

1. 外负荷缺失的影响

下肢骨质快速脱钙，肌肉进行性失用性萎缩，关节功能退变。

2. 重建外负荷的方法

（1）可下床者：在安全范围内，尽早恢复下肢的站立、行走功能，逐步使该负荷增加到生理状态（如髌骨骨折患者术后一般可进行早期术后伸膝站立锻炼），甚至达到伤肢可完全负重支撑的状态。

（2）下肢无法抬起者：通过下肢肌肉静力收缩，踝泵，或有限膝、髋关节活动等锻炼增加外负荷。

（3）下肢可抬离床面者：通过静力直腿抬高、静力小腿抬高、静力抗阻抬高训练，或下肢关节有限动态活动等锻炼增加外负荷。见图 5-2-3。

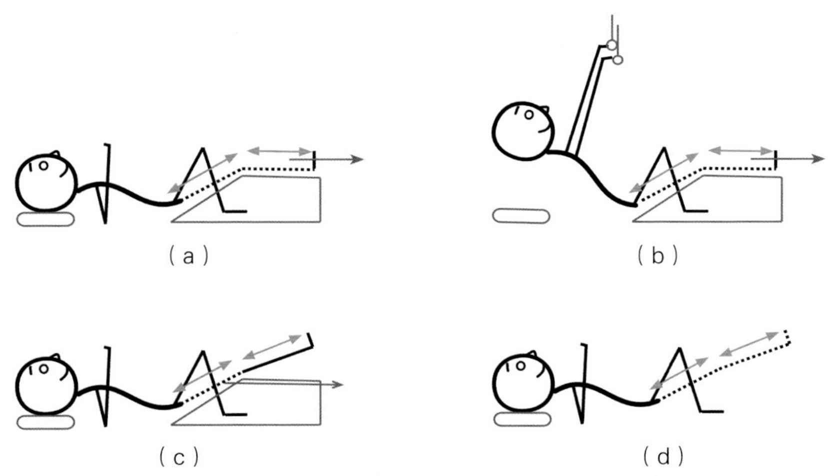

图 5-2-3　下肢外负荷的重建方法示意图

注：（a）多点支撑的下肢肌肉静力收缩；（b）辅以上肢及躯干锻炼的下肢肌肉静力收缩；（c）大腿不抬高的小腿伸膝训练；（d）下肢静力直腿抬高训练。

三、长骨骨折的外负荷缺失

1. 外负荷缺失的影响

肌肉对长骨的张力负荷降低，肌肉进行性失用性萎缩，邻近关节功能受限，下肢骨质脱钙。

2. 外负荷重建的方法

通过恢复长骨长度，重建其骨骼、肌肉的外负荷。同时利于恢复该骨骼周围肌肉正常的长度，维持其正常张力水平。

（1）临时性长骨负荷恢复：下肢骨牵引、骨折手法复位外固定。

（2）稳定性长骨负荷恢复：骨折行内固定、外固定手术。

（3）关节活动负荷重建：不仅有利于预防关节退变，还可以减轻肌肉挛缩，防止肌肉与长骨的粘连。

四、关节骨折的外负荷缺失

1. 外负荷缺失的影响

关节周围骨质脱钙，相关肌肉、韧带、关节囊的弹性下降，逐渐出现挛缩、粘连，关节软骨逐步退变。

2. 外负荷重建的方法

（1）避免绝对关节制动：避免关节的绝对制动，恢复部分关节的活动远比关节绝对制动好，因此要尽量避免跨关节外固定；如需绝对关节制动，则需尽可能缩短制动时间。根据骨位稳定情况确定关节活动的幅度及数量，尽量以主动活动为主，无法主动活动者采用被动活动。

（2）术前活动：建议通过骨牵引初步稳定骨折骨位，尽可能进行损伤关节的功能训练。早期恢复关节活动是保障软骨营养，维持肌肉—韧带张力和弹性水平的重要方法，也是预防后期手术松解粘连的重要措施。

（3）术后活动：在内固定的稳定范围内及早、逐步、递进地进行关节功能训练。

五、皮肤、皮下、血管神经等软组织的外负荷缺失

伴随创伤后肢体长度、外形的改变，以及关节活动的减少，加之局部组织水肿、淤血等病理反应，皮肤、皮下、血管神经等软组织承受的正常牵张负荷也会缺失。

1. 外负荷缺失的影响

皮肤等软组织弹性、延展性下降，甚至固定在损伤部位，加重了肌肉、韧带、关节的粘连。

2. 外负荷重建的方法

尽早（在组织粘连前）、充分恢复关节的正常被动活动范围。

第三节　下肢骨科的康复理念与技术

一、解剖结构的康复

骨骼长度、稳定性的恢复是康复的基本条件，一般通过牵引、复位、外固定、内固定完成。通常认为康复解剖的重点是肌肉及关节。

（一）肌肉萎缩的对抗措施

1. 肌肉萎缩的原因

肌肉萎缩的原因包括：①创伤或手术后机体负氮平衡的出现会导致肢体肌肉代谢反应性的萎缩。②各种原因导致肌肉功能的丧失或下降均会导致肌肉失用性的萎缩。

2. 对抗肌肉萎缩的措施

（1）代谢调整：①需要增加机体的能量物质的摄入总量，避免肌肉蛋白质作为“燃料”消耗而浪费。②同时也应重视食物中的蛋白质等优质营养物质的摄入，弥补因代谢消耗造成的肌肉蛋白质的损失。③同时要对患者的基础疾病如消化吸收功能障碍、糖尿病、甲状腺功能亢进等进行支持或治疗。

（2）肢体功能负荷的维持：骨折后肢体功能因受疼痛、肢体连续性破坏、关节稳定性破坏、肌肉神经功能损伤及创伤后全身机能减退等多种原因影响，肢体运动负荷大大降低，甚至完全终止。因此肢体康复也通过被动或主动的方式维持全部或部分的肢体负荷。

（二）关节粘连的康复措施

对大多数损伤患者而言，关节粘连最主要的治疗手段是预防，应重视关节外（肌肉）及关节周围（韧带、肌腱）的粘连预防。

1. 杜绝关节长时间制动

①非损伤部位的关节，如健肢或患肢跨共同肌肉的非损伤关节，应尽量早期充分活动，必要时被动活动。②损伤的关节应在术前早期进行有限的主、被动活动，术后也应早期进行主、被动活动。③对于非手术治疗患者，要避免非损伤部位的连带粘连，早期有限活动损伤的关节应避免绝对制动，并随着治疗的进展，渐进式地增加关节活动。

2. 手法预防

关节粘连分为关节内、外粘连，以膝关节为例，除主要靠关节主、被动活动等方式来预防或减轻粘连外，还可以通过手法进行预防，如：①关节内粘连，可以通过伸膝位推髌手法扩大髌骨在远近、内外方向上的活动范围，从而保持髌周韧带的弹性，预防其挛缩、粘连。②关节外粘连，可以通过提捏、推挤、拉伸、弹拨等多种手法逐步增加或维持股四头肌、股二头肌、鹅足肌腱、髂胫束等大腿、膝周肌肉及肌腱的延展性及弹性。

3. 肌肉静力收缩

肌肉静力收缩除延缓肌肉萎缩外，还可以发挥保持肌肉弹性、减轻关节外粘连的作用。

4. 根据关节与肌肉的互动关系锻炼

根据肌肉的起止点可细分为跨单关节及跨双关节肌肉组织的锻炼。

二、下肢骨科康复差异的因素

骨科康复并非千篇一律，针对不同的康复目的，需要因势利导，顺应康复差异性的规律，平稳有序地推进康复。

1. 解剖学因素

（1）筋难于肉：通常靠近关节肌腱、韧带丰富部位的损伤，功能训练困难，而骨干部骨折的功能训练较为容易；这种现象与肌肉形变弹性远大于肌腱、韧带有关。不过，对于陈旧性损伤，无论受伤部位如何，康复难度均极大。

（2）伸难于屈：通常人体某关节屈肌较伸肌发达，导致伤后关节主动活动时伸直难于屈曲。若膝关节伸直功能训练明显难于屈曲，尤其是伸直最后的10°，则需要大量正确方法的功能训练实现，否则容易使患者残留快走跛行，上下楼、坡困难，跑步时易摔倒等功能后遗症。

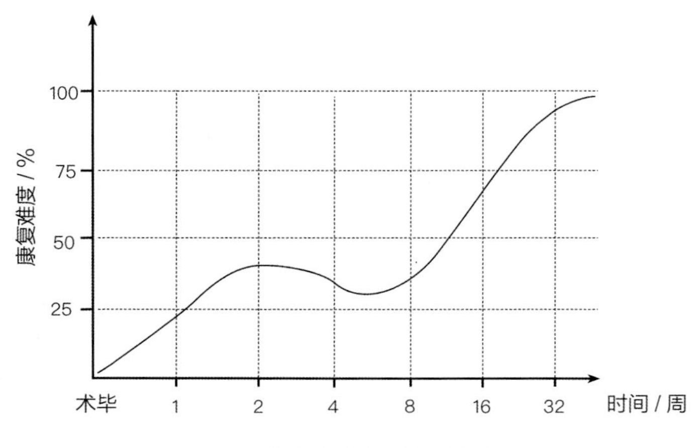

图 5-3-1　康复难度与时间关系示意图

（3）异难于同：当关节在某平面活动的主动肌与其拮抗肌力量差别显著时，更容易出现肌力较强侧的软组织挛缩，对侧的活动受限。如踝关节，因踝跖屈肌力是背伸肌力的3倍左右，因而踝的背伸训练难于跖屈。

（4）骨折部位：通常支配关节运动的肌肉的附着点在关节的近端骨骼上。①骨折以近的关节功能在骨折充分复位、稳定后，可早期较充分地恢复功能训练。②骨折以远的关节功能因骨折周围肌肉损伤导致的病理学改变，功能训练较难，且康复时间较长，容易残留功能限制。

（5）肌肉跨关节数量：下肢肌肉有跨单关节、双关节或多关节分布的几种情况。跨双关节或多关节的肌肉，可根据康复的需求，通过多个关节的协调训练，达到康复的目的。如踝关节的康复训练，可以借助小腿三头肌与膝、踝的解剖关系，通过膝关节的拉伸起到对踝关节的辅助康复作用。

2. 时效因素

（1）旧难于新：陈旧性损伤通常伴随软组织的粘连、挛缩，肌肉的明显萎缩，其功能训练难于新鲜损伤。

（2）波浪式进步：临床研究发现，由于受疼痛、软组织粘连、肌肉萎缩—再发达等多因素影响，关节活动性的训练存在波浪式的时相性。通常在术后第1周的训练相对容易，术后2 ~ 3周伤口加速愈合、软组织挛缩时相对困难，术后4 ~ 5周的训练相对容易，术后12周左右在步态训练时又显困难，到术后20 ~ 24周，康复难度往往处于“封顶”状态，功能训练效果难再有实质性突破。见图5-3-1。

（3）晨难于晚：受睡眠时肢体活动较少及清晨时气温较低等因素影响，大多数患者在晨起后关节活动度常常较前日下午有所退步，需要通过日间的多次训练得以恢复。下午至睡前阶段的功能训练常为每日高峰，可达到或略超过前日康复水平。

3. 个体化因素

（1）女异于男：在肌力方面，大多数男性的肌力通常显著优于女性，在远期更高水平的锻炼上有一定优势；但由于较发达的韧带、肌腱、深筋膜及敏感的痛觉反应等因素的影响，多数女性在关节活动方面比男性更有优势。

（2）壮难于瘦：同等情况下体型强壮的患者比消瘦的患者功能训练往往困难，是因为肌肉的横断面越大，肌腱、韧带越强壮，关节活动训练的阻力大。

（3）馁难于坚：骨科的功能训练是一个痛苦而漫长的过程，意志力坚强的患者明显比遇困难就气馁的患者在功能训练方面表现更好。一方面要鼓励患者正面功能训练，尽可能专人监督康复，同时通过合理的康复规划降低疼痛刺激；另一方面须避免患者对止痛药的依赖。止痛药的滥用易诱发骨折迟缓愈合，因此骨科医生主张术后的药物止痛仅限于较早阶段，要注重通过康复本身来减轻疼痛。

三、下肢骨科患者的康复流程与技巧

（一）术前康复

1. 卧床、牵引患者

卧床、牵引的制动效应是该阶段患者的康复难点。康复策略如下。

（1）健肢及躯干部：无禁忌者应加强卧床“平板支撑”训练，避免“静养”。

（2）患肢关节：要加强关节活动的主动训练，无论何种骨牵引，均需有意识地安排髋、膝、踝、足各关节的充分活动或有限活动，避免关节绝对制动，对主动训练困难的部位，必要时尽量通过被动功能训练预防软组织的挛缩。

（3）患肢肌力：尽可能进行抗重力或抗阻力的肌力训练，无法进行时可采用主动肌肉静力收缩训练，注意肌力训练的强度、持续性、数量的结合，方能达到缓解肌力萎缩、启动肌肉增生的目的。

2. 非绝对卧床患者

对部分小腿及其远端损伤的非牵引患者，在肿胀不甚明显、骨折外固定位置稳定、无 DVT 等的前提下，可在前述锻炼方式的基础上，主张间断、短时、多次扶双拐或助行器下床活动，患肢一般禁支撑、禁负重。中、前足损伤者，可采用跟部少部分负重的方式行走，下床完毕，又可以适当卧床、垫高患肢，配合肌肉收缩，加强肢体消肿。

（二）术后早、中期功能训练

骨折后内固定复合体的稳定性受骨折类型、内固定方式、骨折愈合进度及趋势等多个因素影响，根据稳定性的差异，安排阶梯式的下肢康复计划。

1. 内固定复合体稳定的病例

在切口、关节囊、肌肉等软组织可承受的范围内，应做到：①尽早恢复关节完全的活动度。②以肌力的动力训练为主，静力训练为辅。③对部分病例允许早期部分甚至完全负重训练。

2. 内固定复合体较稳定的病例

对这类患者主张：①在伤肢软组织可承受范围内及早、渐进地恢复关节的部分活动度（以膝关节为例，伤后 1 ~ 2 周以达到伸膝 0° 、屈膝 90° 为训练目标）。②以肌肉的静力收缩训练为主，辅以动力收缩训练。③早期禁负重。

3. 内固定复合体稳定性有限的病例

这类患者需要维持保护性的外固定，应：①采用渐进、可控、逐步的康复计划，早期以预防关节粘连为主，伤后或术后 1 月左右达到一定水平（以膝关节为例，以伤后 1 月左右达到伸膝 0°、屈膝 90° 为训练目标）。②早期肌肉训练以静力收缩为主，1 月左右后可安排动力收缩训练。③最早在伤后 2 ~ 3 月，且有明显骨痂形成后方允许伤肢开始少量负重训练。

以微创治疗的单纯髌骨骨折为例，根据不同的生物力学强度，可细分为以下几种情况。

（1）坚强固定：经典克氏针张力带法、螺钉张力带法等。非负重、非行走时均不需要石膏或支具等外固定保护，可以在术后当天进行膝关节屈伸训练，甚至可以尝试使患者承担站立位的应力。

（2）较坚强固定：金属螺钉内固定技术。患者一般不需要石膏等外固定，但常需要术后逐步增加膝关节的屈伸程度，不宜进行髌骨长轴方向张力较大的动作，如深屈膝、主动动力伸膝、行走过程中肢体早期较大的负重。

（3）较弱固定：各种髌骨经皮外固定方式。受膝关节活动、骨质失用性疏松、经皮钉齿处感染等因素的影响，固定材料有较高的松动风险，往往需要早期的外固定制动，膝关节进行有限的功能训练，患肢禁负重，直至骨折早期愈合。

（4）弱固定：经皮缝合技术等手术仅是实现骨折复位而未充分内固定的方法。这种情况下，早期需石膏的外固定制动以保护骨位，而膝关节的康复活动更为延后。

当然不同临床病例具体的康复方式尚需结合髌骨骨质条件、骨折粉碎程度、术中被动活动膝关节测试髌骨及其内固定物稳定性结果、骨折愈合进度、有无其他合并伤、有无影响骨折愈合的基础疾病等情况动态而定，必要时可能需要调整康复方式及进度。

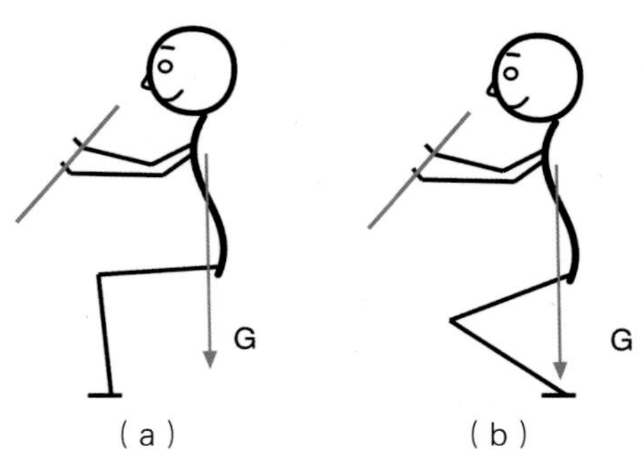

图 5-3-2　下蹲训练姿势示意图

注：(a)马步式下蹲；(b)“Z”字下蹲训练。

（三）术后中、后期功能训练

通常单侧下肢骨折的患者待中量骨痂形成后，可安排患者进行高级阶段的下肢功能训练。

1. 步态训练

正常的步态是训练的核心。具体做法为：①患者穿旅游鞋或运动鞋，常规采用双手扶双拐或助行器，避免使用单侧行走助具。②神情自然，目光平视前方，躯干保持平衡而非歪斜。③双下肢按等长度步伐、交替、正常行走。④在患肢支撑负重行走的同时，借助双手对行走助具施加一定量的支撑力来控制患下肢的负重程度，按 1/3、1/2、2/3、1/1 的梯度逐步恢复患肢的完全负重功能。⑤步态完全正常、无摔倒风险后弃拐行走。

越正常、越自然的步态对下肢康复的不利影响越小，不建议牺牲步态一味快速增加步数；平地匀速步行是快走、上下楼、跑步的基础。

2. 下蹲训练

下蹲训练是恢复患肢正常生活方式（上厕所、穿鞋袜等）的重要环节，有以下注意事项：①一般需在髋、膝、踝屈伸功能基本正常的前提下进行。②可先进行患肢的“弓箭步”训练以初步拉伸膝关节。③避免冲击式练习，并保持身体重心位于双足及其之间的负重面积内，避免重心后移或马步式下蹲训练，尽量使同侧的大腿、小腿、足部在侧面形成“Z”或反“Z”字形，以保持躯体重心落在足跟部，并逐步使重心下移（亚洲蹲）。见图5-3-2。

3. 上楼、下楼、快走、跑步训练

上楼、下楼、快走、跑步训练均需在患者弃拐后，股四头肌肌力充分恢复的基础上进行，否则不仅难以完成前述动作，还容易造成再受伤。具体的康复重点是股四头肌，见图5-3-3；尤其需要注意股内侧肌部分，因为该部分肌纤维负责伸膝的最后10°，也是决定能否完成前述动作的核心，见图5-3-4。平卧位或坐位、站立位均可完成该锻炼，辅助用力在康复的过程中应逐步减小直至撤除，后期还可增加足踝部负重以抗阻训练。

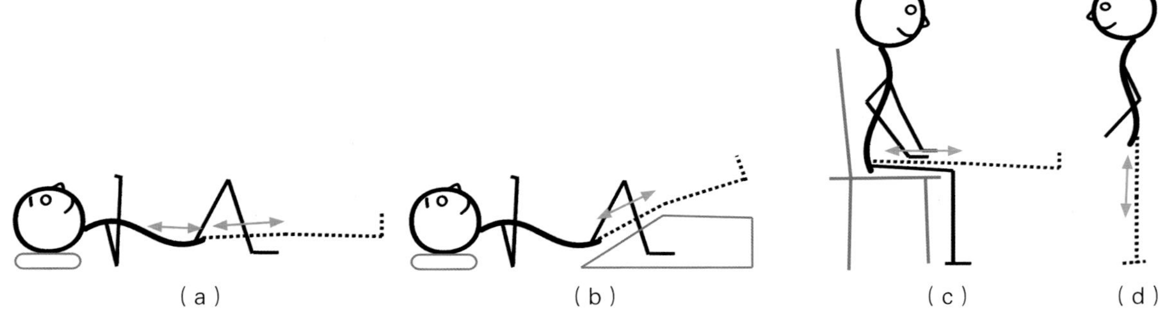

图 5-3-3　股四头肌训练方法示意图

注：(a) 保持膝伸直 0°、跟部离床面约 10 cm 的直腿抬高；(b) 小腿直腿抬高；(c) 坐位直腿抬高；(d) 站立位直腿静力收缩训练。

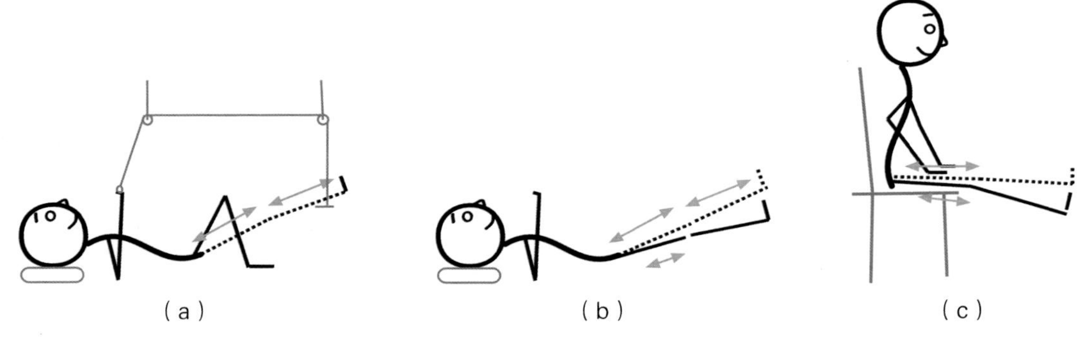

图 5-3-4　股内侧肌的训练方法示意图

注：(a)上肢借助牵引绳完成伤肢伸膝抬高训练；(b)仰卧位健侧下肢辅助完成伤肢伸膝抬高训练；(c)坐位健侧下肢辅助完成伤肢伸膝抬高训练。

（徐强，高梦徽）

第六章　下肢骨科微创手术相关的辅助器械及其技术

骨外科作为与几何形态密切相关的学科，在手术治疗中需要各种各样的辅助器械，除在后续的章节中针对具体辅助器械进行讲解外，尚有以下器械、工具及其使用方法值得重视。

第一节　钢板螺钉技术的微创辅助器械

一、螺钉 / 针导向辅助装置

1. 克氏针引导

（1）空心螺钉：克氏针钻入骨质后，若位置满意，可引导空心钻头钻孔，测深后引导空心螺钉拧入准确位置。

（2）实心螺钉：采用有平行孔设计的导钻，平行于满意位置的克氏针钻孔，拧入螺钉，见图 6-1-1。也可不借助平行孔徒手将钻头平行于克氏针钻孔。

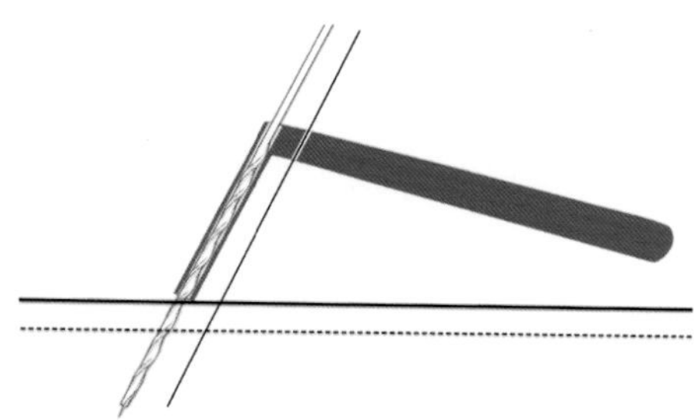

图 6-1-1　平行孔设计的导针作用示意图

2. 导向器引导

采用前交叉韧带（ACL）定位导向器或其他类似设计的导向装置，可引导钻头沿目标骨质方向钻孔，继而拧入螺钉，适用于普通螺钉或万向锁定螺钉，见图 6-1-2。有文献报道，在髌骨、骨盆、股骨近端、跟骨等部位均可以进行相似的导向设计。

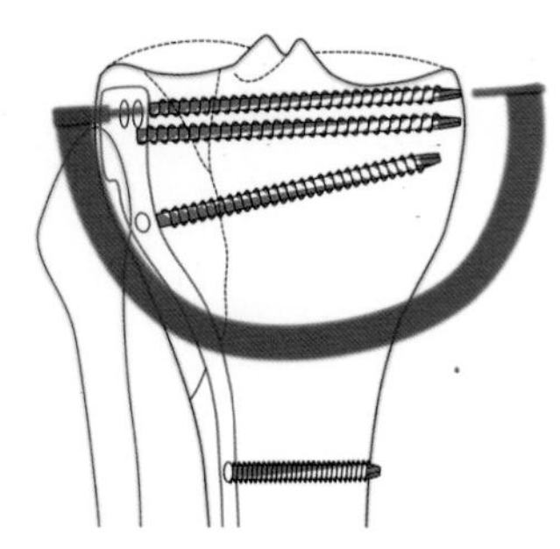

图 6-1-2　置钉瞄准臂在螺钉精准置入中的应用

3. 锁定钢板的锁定套筒

锁定钢板的锁定套筒的缺点为不方便以对侧骨质为目标来进行钻孔等操作，一旦钢板放置后便难以更改钻孔方向。

4. 相同钢板

相同类型的钢板可放置在体表用于对已插入的钢板

进行辅助钉孔定位。

5. 牵引瞄准器

类似图 6–1–2 的马蹄形瞄准设计。

二、软组织保护装置

（1）普通导钻：略。

（2）锁定套筒：略。

（3）多用途可变导钻：该新型导钻为四川省骨科医院下肢科徐强设计，特点是无须取出即可依次完成引导钻孔、引导螺钉置入的操作，可以避免钻头或螺钉对软组织的损伤，减少钻孔后螺钉置入的失误，并有适用于胫骨或股骨病例的不同规格。见图 6–1–3、图 6–1–4。

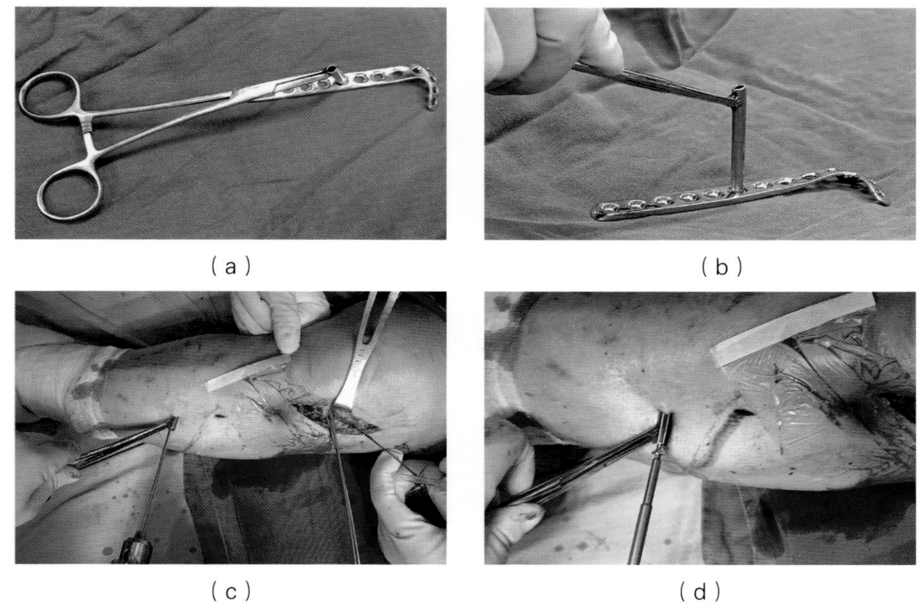

（a）　（b）　（c）　（d）

图 6–1–3　胫骨平台骨折多用途可变导钻的应用示例

注：（a）多用途可变导钻与钢板钉孔位置关系的正面观；（b）多用途可变导钻与钢板钉孔位置关系的侧面观；（c）经导钻钻孔；（d）抽出钻头、维持导钻位置并撑开、原位拧入螺钉。

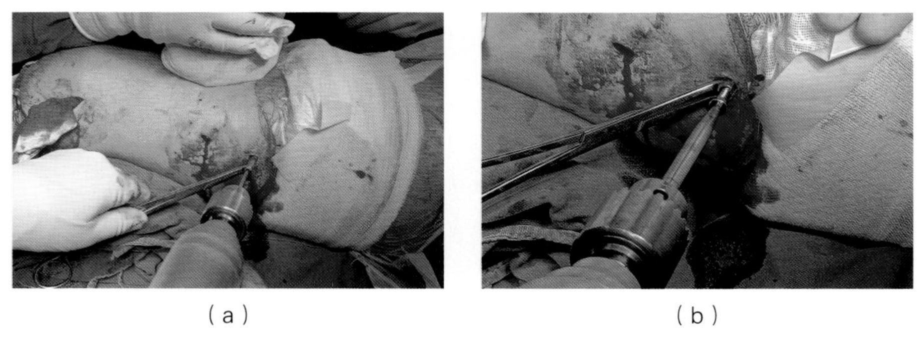

（a）　（b）

图 6–1–4　股骨下段骨折多用途可变导钻的应用示例

注：（a）经导钻钻孔；（b）抽出钻头、维持导钻位置并撑开、原位拧入螺钉。

第二节　髓内钉锁钉技术的微创辅助器械

一、机械瞄准

（1）髓内钉瞄准臂：以压钩定位为特点的髓内钉瞄准臂基本实现了锁钉的准确置入，见图 6-2-1。但需注意患者骨骼是否存在显著形态变异，瞄准臂是否经反复使用后出现误差等因素，以免造成置钉失败。此类瞄准臂的准确率较低（约为 70%），易受髓腔弧度的影响，瞄准器定深杆与髓内钉定位平台的接触面积有限，钛质髓内钉变形相对较大。

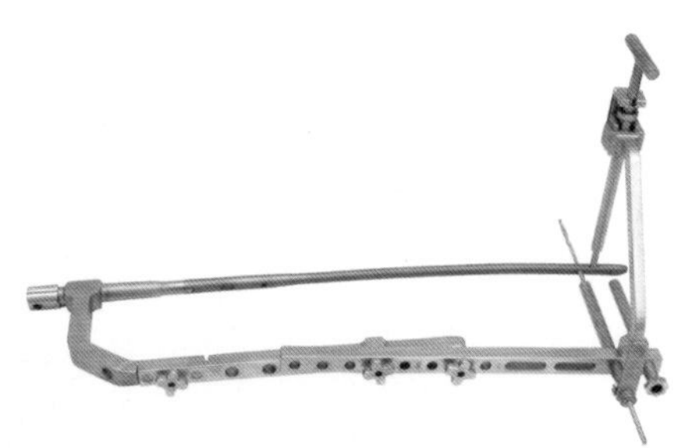

图 6-2-1　胫骨髓内钉瞄准臂示例照片

（2）Poller 钉置入瞄准臂：此类瞄准臂在主钉旁设有置钉瞄准引导孔，方便在置入主钉后、置入锁钉前，经皮完成对主钉的阻挡钉置入，提高操作的安全性、准确有效性，使 Poller 钉置入变得简洁、方便。

二、新型瞄准技术

（1）导航瞄准：准确率较高，但价格昂贵，在骨折远、近端会形成额外的钻孔损伤，增加手术步骤。

（2）磁力瞄准：准确率低（约为75%）且操作烦琐。

（3）芯钻技术：由髓腔内从远端锁定孔钻出软钻实现远端锁定孔定位。该技术系基于维护外科医师的安全而设计，系统准确性与安全系数较高，无须使用X射线，对机体损伤小，无须在远折端增加定位压钩的骨孔。缺点是会增加手术费用，存在芯钻断裂的可能。

（4）3D打印技术：可进行瞄准臂的个体化设计，用于髓内钉的锁定或阻挡钉的微创置入。

三、骨折闭合复位工具

（1）金手指：有不同形态的设计，用于对髓内折端位置进行调控。

（2）钢丝 / 钢缆微创导入器：用于经皮捆扎移位明显的骨块，可对该骨块起到复位、固定的作用，但需要术者有丰富的经验，以免造成重要软组织的栓系。

第三节　下肢矫形外科技术的微创辅助器械

一、导航技术

同本章第二节“髓内钉锁钉技术的微创辅助器械”。

二、陀螺定位技术

通过术中电子测试构建虚拟的下肢力线，属于辅助股骨远端截骨平面的设计。

三、3D 打印技术（截骨导板、截骨间隙、手术示例）

（1）复杂骨折：便于手术方案的术前设计、医患沟通等。

（2）畸形矫正：利于提高手术方案的准确性、直观性等。

（3）个性化的截骨导板辅助工具：用于关节置换、截骨保膝等病例中更精确的截骨引导操作。见图 6–3–1、图 6–3–2。

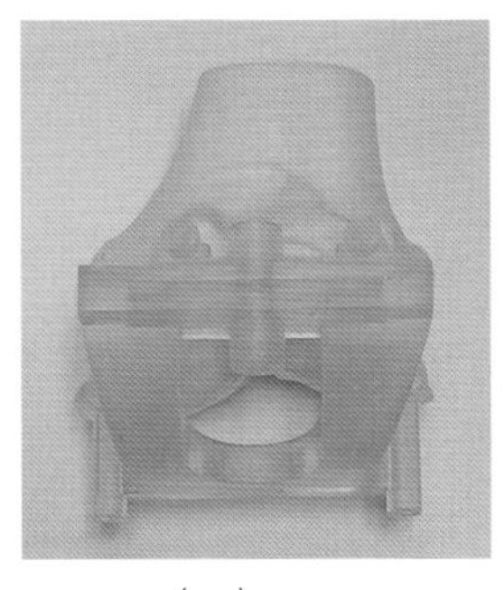

（a）

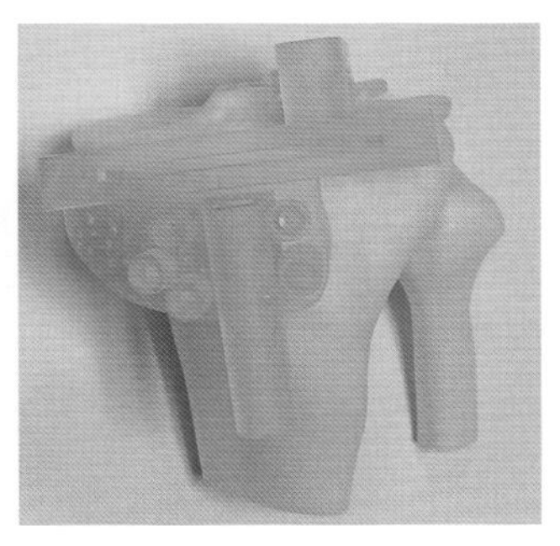

（b）

图 6–3–1　TKA 手术 3D 打印截骨导板照片

注：（a）股骨远端截骨导板；（b）胫骨近端截骨导板。

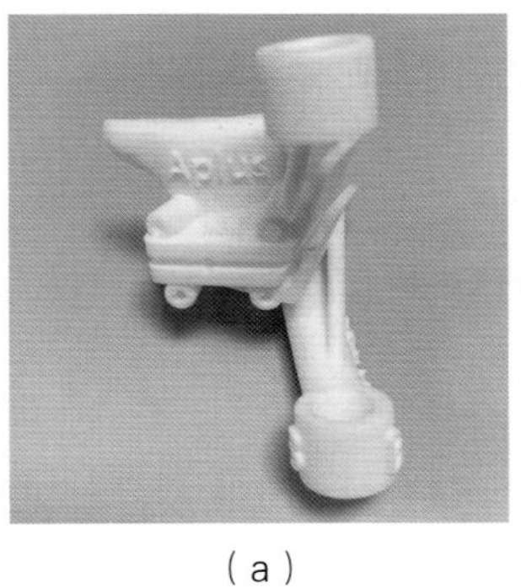

（a）

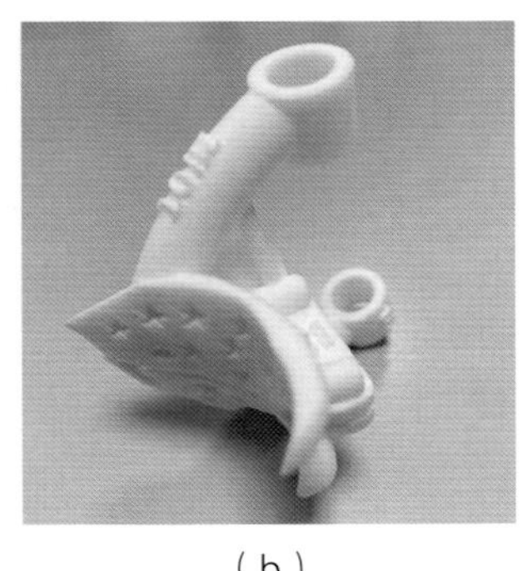

（b）

图 6–3–2　胫骨高位截骨术（HTO）3D 打印截骨导板照片

注：（a）截骨导板前面观；（b）截骨导板后面观。

四川省骨科医院徐强改良设计的限深装置可“跨过”髌骨完成对外侧平台的截骨限深，能避免翻转髌骨，从而减小膝前切口。见图 6–3–3。

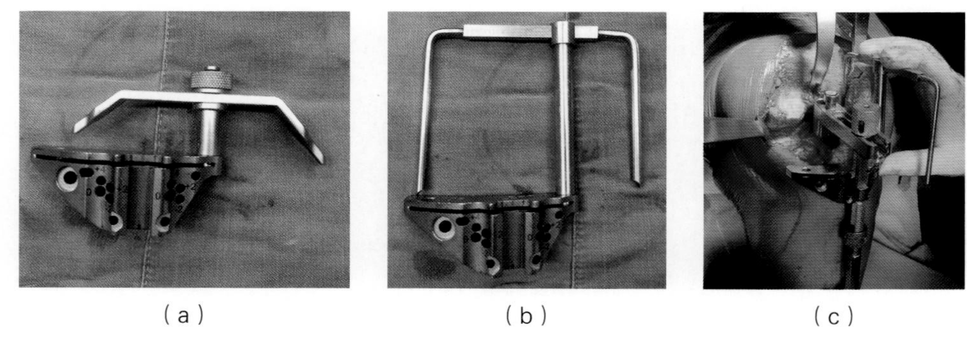

（a）　　（b）　　（c）

图 6-3-3　自制 TKA 手术胫骨截骨限深装置的应用照片

注：（a）传统的限深装置照片；（b）改良的限深装置照片；（c）术中无须翻转髌骨截骨限深照片。

四、微创截骨工具

如并排设计的经皮双孔导钻可以方便地利用皮肤的弹性，通过小切口逐步移动该导钻，完成对整个骨骼横断面的钻孔，为经皮骨刀截骨打下基础。见图 6-3-4。

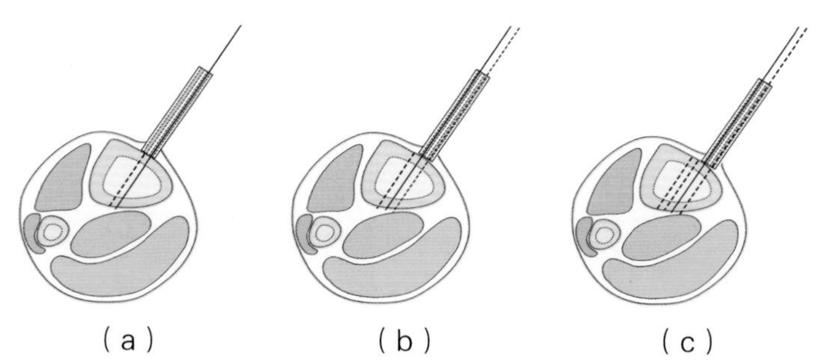

（a）　　（b）　　（c）

图 6-3-4　双孔导钻在经皮骨刀截骨过程中应用的示意图

注：（a）旋转导钻对骨骼进行第二次钻孔；
（b）第三次钻孔；（c）依次进行余下钻孔。

（徐强）

第二篇

股骨、胫骨及膝周骨折的微创技术

股骨干骨折、胫骨干骨折是髓内钉微创技术的主要适用领域，而膝周骨折则是 MIPPO 技术较好的适应证。

第七章　股骨骨折钢板微创治疗技术

大部分粗隆间、粗隆下、髁上骨折的股骨骨折病例可运用 MIPPO 技术治疗；特殊的情况下，部分股骨干骨折也可以或需要采用钢板螺钉做微创治疗。由于解剖学差异的原因，人体大腿肌肉一般比小腿更发达，股骨较胫骨距离皮肤表面更深，因而股骨骨折的 MIPPO 治疗比胫骨骨折的 MIPPO 治疗的难度大，术者往往需要更长的技术成长曲线，且处于不同技术水平阶段的医生，其手术效果能达到的微创程度亦不相同。

现将成人股骨骨折的 MIPPO 技术分述如下。

第一节　股骨远端 MIPPO 技术基础

股骨远端骨折是 MIPPO 治疗股骨骨折的主要适应证。

一、选用 MIPPO 技术的时机

（1）适应证：①股骨远端（无须切开膝关节复位者）、股骨中下段的非卡锁型新鲜骨折。②骨位移位较小的亚陈旧性骨折。③骨位较好的肥大性不愈合骨折。需切开膝关节复位的股骨远端骨折则需要采用微创技术中的 TARPO 技术。

临床意义：髓内钉作为治疗股骨干骨折“金标准”的论述是相对的。当存在使用股骨髓内钉的禁忌或相对禁忌（如以下情况）时，需要考虑采用 MIPPO 技术进行治疗，如：①髓腔较窄等因素导致无匹配的髓内钉可以使用。②患者合并骨盆骨折或其他多发损伤无法承受牵引。③患者肺部损伤明显，需预防脂肪栓塞。因而股骨远端 MIPPO 可用于治疗股骨下段，甚至靠近中段的股骨干骨折病例。

（2）禁忌证：除通用的内固定手术禁忌外，以下情况均需慎用 MIPPO 技术：①骨位较差的陈旧性骨折或萎缩性骨折不愈合者。②术前骨折重叠较多而又未行充分牵引或肢体特别健壮，预估术中难以闭合纠正骨折重叠者。③术中钢板插入区皮损或污染严重者。④治疗情况紧急同时微创技术不熟练者。

二、MIPPO 内固定材料选择

1. 内固定类型

由于股骨本身承受着较大的生理载荷，为应对可能存在的股骨骨折延迟愈合对钢板的疲劳损伤，内固定物在其材质及工艺上需要达到足够的生物力学强度。

（1）钢板种类：股骨远端解剖钢板，或解剖特性较好的锁定钢板，在软组织覆盖相对较浅表的股骨外髁部经皮插入股骨外侧的肌肉深层。

钢板具备良好解剖特性的意义：①能够减少钢板对膝外侧软组织的刺激。②方便术者于股骨外髁部调整股骨干与钢板的相对位置。③其解剖信息利于股骨骨折的闭合复位及微创内固定。

（2）螺钉种类：为减少经皮置入螺钉时的攻丝步骤，建议骨干区优先使用自攻螺钉。①锁定螺钉通常本身就是自攻螺钉。②选用非锁定螺钉时，骨干区的螺钉以自攻皮质骨螺钉为佳，髁部通常选择松质骨螺钉，患者骨质较好时也可选择皮质骨螺钉。

注意：部分类型的股骨远端钢板由于其对股骨外髁的包容性、帖服性不足，未经塑形，并不适合行股骨髁部、下段粉碎骨折的微创内固定治疗；尤其是近端部分与股骨干正常的正、侧位弧度（凸向外、向前）不一致的钢板，不适合用于需要在股骨干中段近端置钉固定的股骨远端骨折。见图 7–1–1。

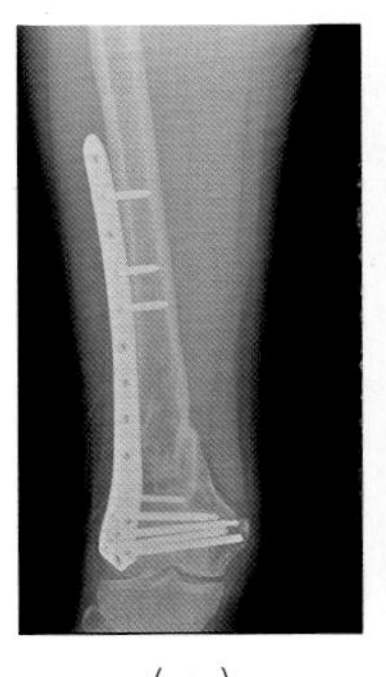

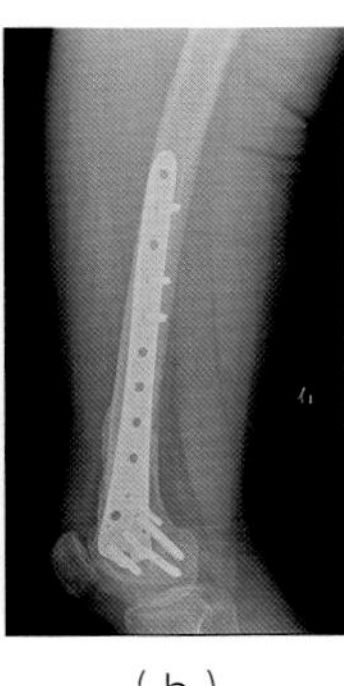

（a）　　（b）

图 7–1–1　股骨远端钢板与股骨形态不匹配的病例照片

注：（a）DR 正位片；（b）DR 侧位片。

临床意义：该类钢板可能对微创技术有影响，仅适用于股骨髁上、下段骨折的病例。部分老年性、类风湿、小脊髓灰质炎痹后遗症或陈旧性的股骨骨折患者，由于其股骨干本身的生理形态与常人存在明显的变异，需要充分的术前评估，选择形态合适的钢板（必要时应对钢板进行充分的塑形），并合理应用。

2. 钢板长度

根据 MIPPO 的技术需求，一般需要选择长度较长的钢板。

（1）选择较长钢板的优点：①较长的杠杆距离有利于螺钉的分散置入，可以提供足够的力学稳定性，且在后期内固定物拆除后，分散的钉孔有利于降低股骨再骨折的概率。②提供了较多的（备用）钢板钉孔以备术中钻孔选择。③允许术者选择骨质较好的骨干区域进行置钉操作，有利于增加螺钉的把持力，尤其适用于骨质疏松患者。④允许钢板与骨之间存在少量的对位误差。⑤允许术者在一定程度上调整钢板近端的末端与骨质间的应力集中程度。

（2）使用较长的钢板前的注意事项：①钢板本身在正、侧位上与具体患者患肢的股骨骨骼间均需要有良好的解剖一致性。②患者骨骼是否有影响内固定选择的变异（如骨骼过大、过小，陈旧性外伤，小脊髓灰质炎痹后遗症等），是否存在钢板与骨的明显不匹配。③对于部分骨骼较小的患者，股骨髁部钢板不超过关节边缘，骨干部不明显超过骨质前后缘。④较长钢板对所贴附的骨皮质外侧血供有一定的影响。

（3）以简单折线股骨干骨折为例：其钢板的适宜长度示意图如下（见图 7–1–2）。①股骨干近中段骨折时，钢板近端需到达股骨粗隆下区域甚至小粗隆平面水平，力争使近、远端钢板长度接近 1 : 1 的比例。②股骨干下段骨折时，建议钢板近端至少达到粗隆下区域以远 5 cm 左右，最好使近、远端钢板长度保持接近 2 : 1 的比例。③股骨髁上骨折（单纯性）时，钢板近端至少要超过股骨干中段的近端区域，力争使近、远端钢板长度保持接近 3 : 1 的比例。

（4）采用较长的钢板的参考因素：①若骨折粉碎，且折线向近端延伸时，钢板长度可以适度加长。②股骨干骨质条件较差的病例治疗时，建议使用较长的钢板。③存在隐匿性骨折风险较大的病例治疗时，建议使用较长的钢板。

3. 钢板位置

（1）股骨正位：一般根据钢板的解剖形态确定冠状位上的钢板位置。

（2）股骨侧位：临床中针对具体的患者，还需考虑肢体股骨形态与钢板几何形态的匹配程度。正位上可以通过对钢板的适当塑形解决匹配问题，侧位上则需要调整钢板的放置位置。如股骨侧位上向前方曲度较大的，钢板与骨的匹配以钢板远近两端为主，骨折区域为辅，见图 7–1–3。也可采用锁定钢板或稍短的解剖钢板以适应股骨曲度。

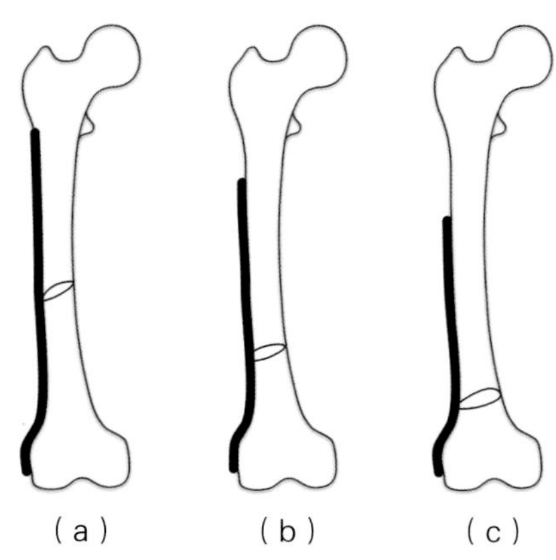

图 7–1–2　股骨远端 MIPPO 技术中骨折平面与钢板长度的关系示意图

注：(a) 股骨干近中段；(b) 股骨干下段；(c) 股骨髁上单纯骨折。

股骨侧位（向前）曲度较大时，股骨远端钢板摆放的具体方式有：①骨折解剖复位，即骨折复位成原曲度，钢板主要在远离股骨骨折的两端进行“桥接式”的螺钉固定。②骨折矫形复位，即在不明显影响关节功能，不明显造成肢体不等长的前提下，适当矫正过大的股骨曲度，使其尽可能顺应钢板侧位上的曲度，增加能够在骨折两端使用的钢板钉孔数量。

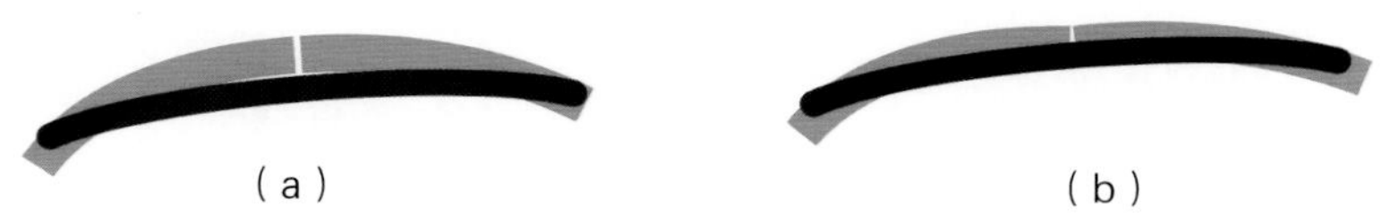

图 7–1–3　股骨侧位曲度较大时的钢板放置位置示意图

注：(a) 骨折解剖复位的钢板放置法；(b) 骨折矫形复位的钢板放置法。

4. 螺钉因素

（1）复位螺钉：根据第三章第四节所述的微创螺钉原理，复位螺钉是位于骨折远或近端的首枚或第一、二枚螺钉。这些螺钉通过拉力作用复位骨折，一般长度可以稍长于该部位的标准螺钉长度；复位后发现超出较多的，可以在完成所有螺钉固定后，在不影响骨位的前提下予以更换为较短螺钉，或改换螺钉方向，甚至直接取出。

（2）螺钉长度：由于股骨承受的应力较大，单（层）皮质螺钉固定不应作为主要的固定方式，锁定螺钉亦然；对于无法使用较长钢板或骨质重度疏松的患者，更应避免单皮质固定的治疗方式。因而除了作为用以分散应力的少量单皮质螺钉外，一般螺钉均建议采用双皮质固定，以突出对侧皮质 2 mm 左右为佳，一般不超出 4 mm。

（3）螺钉类型：①锁定螺钉用于骨质差、骨折重度粉碎、预期螺钉固定数量有限，或骨质疏松导致难以通过螺钉的拉力作用来稳定的病例，锁定螺钉及其钢板可通过构成“内固定支架”来稳定骨位。②非锁定螺钉的复位功能较锁定螺钉强大，其使用也较为灵活，尤其适用于钢板与骨质帖服不好的纠正。

注意：不论何种螺钉，在使用时均需尽量减少在同一钉孔处的多次钻孔或拧入、拧出操作，减少局部骨质破坏、螺钉松动、断裂的发生。

（4）螺钉数量：首先需要明确的是实际使用的螺钉数量与钻孔、拧钉等步骤的质量密切相关，骨把持力好的螺钉数量使用会相对减少，相反则需增加把持力可靠的其他螺钉。双皮质固定比单皮质固定需要数量更少的螺钉。

临床意义：一般骨折的近折端需要使用皮质骨螺钉 4 ～ 5 枚，锁定螺钉 3 ～ 4 枚，远折端混合使用松质骨螺钉、皮质骨螺钉 6 ～ 8 枚，锁定螺钉 4 ～ 5 枚。注意：力臂较长的一侧，可以通过分散置入螺钉来减少螺钉数量。此外，骨质条件较好的病例可以使用数量相对较少的螺钉。

5.MIPPO 技术辅助工具

（1）锁定钢板瞄准架及其套筒：因大腿肌肉丰厚，建议选择套筒外径较小且长度足够的套筒。

（2）电钻套袖：需要使用外径较小且保证足够长度的套袖，对熟练的术者而言，不建议使用带锯齿的套袖，因为锯齿会增加对软组织的损伤。

（3）测深尺及其他测深方式：见图 7–1–4。①所有经皮小切口置钉的螺钉长度均可以通过外径较小、加长设计的微创测深尺完成测深。②也可在 C 臂透视下将螺钉与骨干直径进行对比，估计出螺钉长度。③操作熟练者也可以根据操作位置的骨骼直径结合钻头两次落空感的距离来估计螺钉长度。

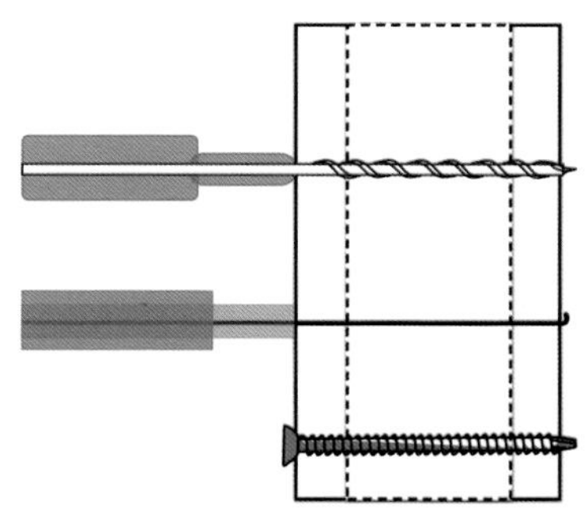

图 7–1–4 不同的测深方法示意图

注：自上向下分别为通过测量钻头深度、测深尺测量、螺钉直接体外测量。

（4）持钉装置：在 MIPPO 操作中，对于软组织较厚的置钉区域，除了选用较新的改刀及未磨损的螺钉徒手置钉外，有时候还可使用螺帽卡持改刀、螺钉锁定改刀、7 号丝线等辅助工具把螺钉持在改刀头上，以减少螺钉的脱落。操作完毕，需尽量抽除、剪去螺帽附近的丝线。

三、手术步骤

1. 体位

麻醉后患者在平床上取仰卧位，非 TARPO 手术者一般不需要预捆扎止血带。

2. 消毒铺巾

消毒范围为伤侧脐平面腹部到踝部区域，首先将患肢置于屈髋屈膝位，用手力牵引，完成对臀部的消毒。臀下双层铺巾后，顺患肢方向进行长轴牵引，跖屈其足踝、稍屈膝以减轻股骨下段骨折端的后倾。常规铺巾。见图 7–1–5。

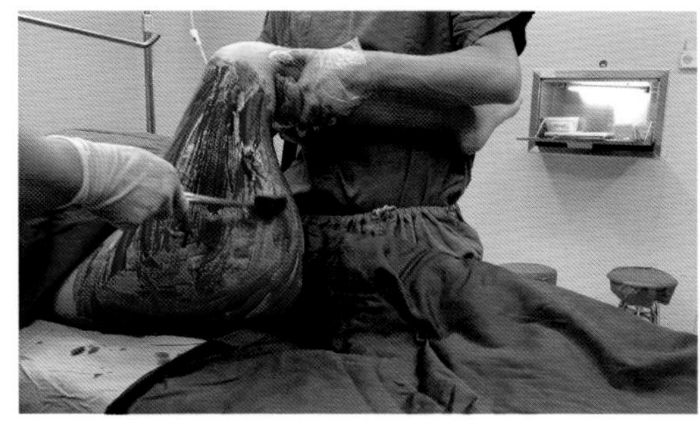

（a）

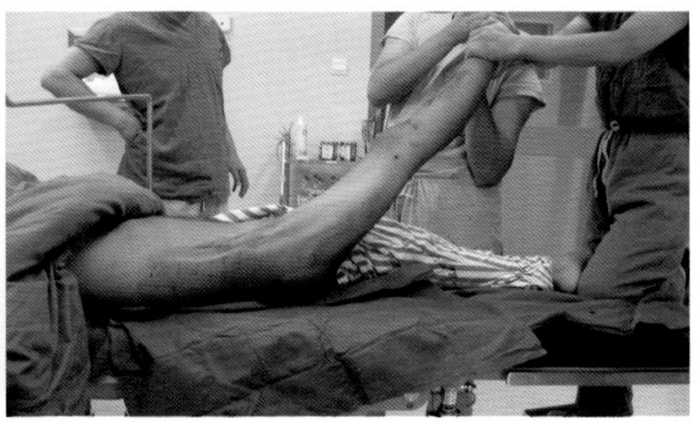

（b）

图 7–1–5 助手牵引下完成对患肢臀部的消毒示例

注：（a）臀部消毒；（b）完成臀部消毒后臀后垫消毒巾。

股骨骨折远端后侧衬垫用圆筒型布垫。见图 7–1–6。

3. 微创插入钢板

（1）选取长度适宜的股骨远端外侧钢板。对钢板长度的确定可借助以下方法：①术前 DR 片测量。②术前、术中体表测量。③术中直接将金属标尺或钢板放于大腿外侧在 C 臂下测量。其中，方法③较为准确。

（2）对需要初步复位的股骨骨折患者，手法解除卡锁等操作后，助手应牵引小腿以维持股骨的基本长度，术者采用股骨髁外侧入路，顺着股骨前弓弧度，逆行插入钢板至股骨近端外侧骨膜表面，注意尽可能使钢板一次性到达股骨外侧的骨膜外软组织隧道，避免误插入“假道”。因为“假道”不仅会造成钢板近端远离骨干，经皮调整困难，还会造成再次插入时钢板位置的错误。

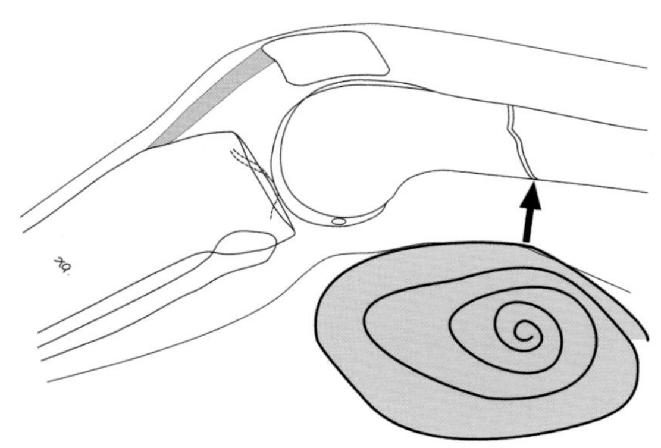

图 7–1–6　布垫对股骨下段骨折复位作用的示意图

注：圆筒形布垫对股骨下段骨折远端的后侧产生向前的压力，以对抗其向后成角趋势。

临床要点：①可提前采用剥离子或窄骨刀经皮贴股骨外侧骨膜剥离出软组织隧道。②切开若干经皮小切口，在钢板逆行插入的过程中，以中号血管钳逐步经皮控制、引导钢板并验证其是否通行股骨外侧肌肉深部（骨膜外）的中份骨皮质。

（3）将钢板远端埋于髂胫束深面，以股骨外髁关节面边缘及髁上凹陷皮质与钢板进行形态上的对应参考，微调钢板位置；若剥离三角区在股骨远端外侧，可用 1 ~ 2 枚螺钉将钢板固定到解剖位置，同时形成骨折 – 钢板复合体，以方便进一步复位骨折。见图 7–1–7。

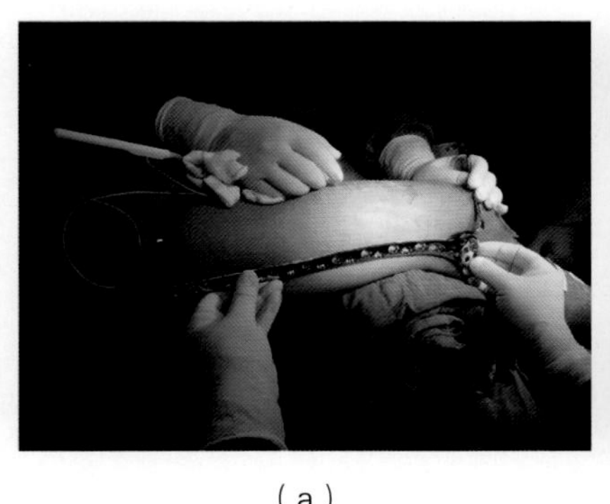

（a）

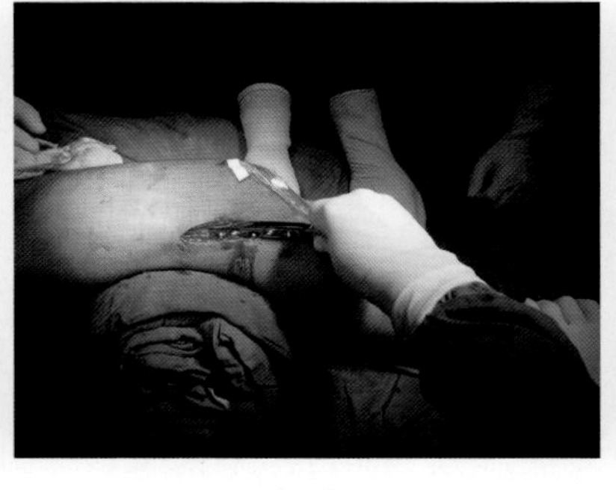

（b）

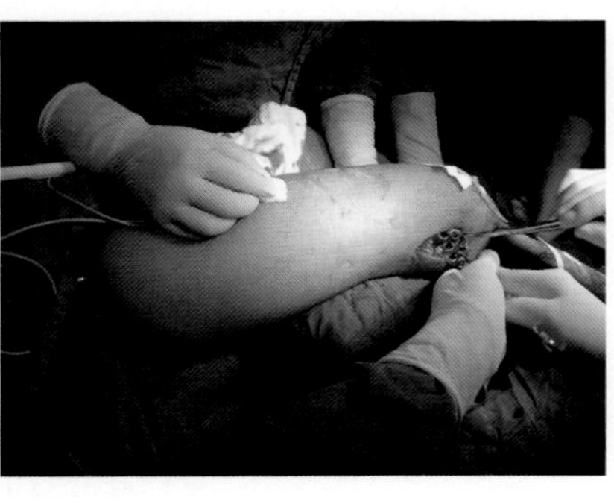

（c）

图 7–1–7　股骨远端外侧钢板的置入步骤照片

注：（a）体外比对钢板长度；（b）经皮插入钢板；（c）将钢板埋于髂胫束切口深面。

在钢板经皮插入、螺钉初步固定的过程中，手术人员分工协作。建议人员方位（见图 7–1–8）及其职责分布如下。

（1）主刀医师在伤肢外侧，负责内固定主要操作。

（2）一助位于对侧远端，负责对骨折进行手力牵引，也可经钢板远端骨钩牵引骨折远端以恢复骨折长轴长度，方向为稍沿髋内收方向 15° 左右。

（3）二助位于骨折端内侧，负责：①一手顶压骨折内侧区域，同时预防螺钉固定时骨位可能出现的内移，利于螺钉将骨骼拉向钢板一侧，辅助螺钉稳定经皮置入。②另一手放于成角前移的折端，不仅用以对抗一助的牵引力，还可与大腿后侧的压垫共同维持骨折端在矢状面的位置。

上述人员位置及其分工需在骨折远、近端牢固固定，骨位稳定后方解除。一、二助的操作力度需根据患者肢体的强壮程度、术前有无牵引或外固定支架等初步复位处理、术前等待时间长短等因素决定。

牵引的方式：可采用手力直接对小腿牵引、骨钩对远折端 – 钢板复合体牵引、牵引架牵引等方式。

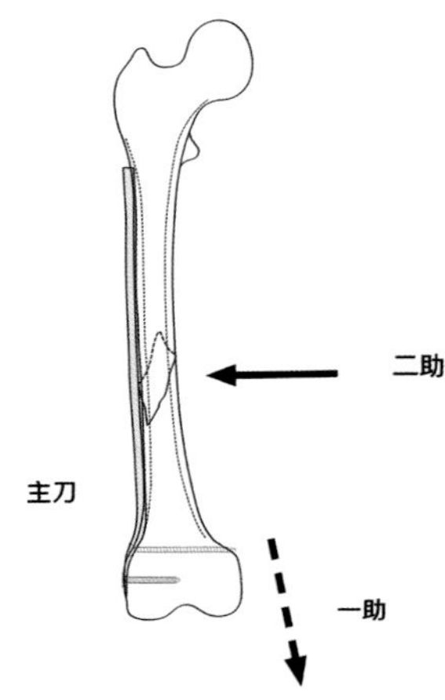

图 7–1–8　俯视位下各手术医师相对伤肢的站位及其职责分工示意图

4. 经皮微创置入螺钉

临床要点：进行该操作前，务必需要通过手法复位矫正骨折端之间的“卡锁”“背靠背”等骨折移位，因为上述移位需要手法中的“解锁”“旋转”等操作，螺钉的固定无法起到该复位作用，并且也无法使螺钉以下恢复正常的复位。

（1）冠状位骨位：①根据剥离三角区法则，以 1 或 2 枚螺钉将钢板帖服到骨骼远、近端外侧，同时以另一端的钢板对邻近骨质产生推挤的复位作用，并通过钢板的防滑作用初步维持复位后的骨位，见图 7–1–9。②在骨折的另一端，经皮以 1 ～ 2 枚螺钉进一步复位骨折并加强骨位的维持，见图 7–1–9。

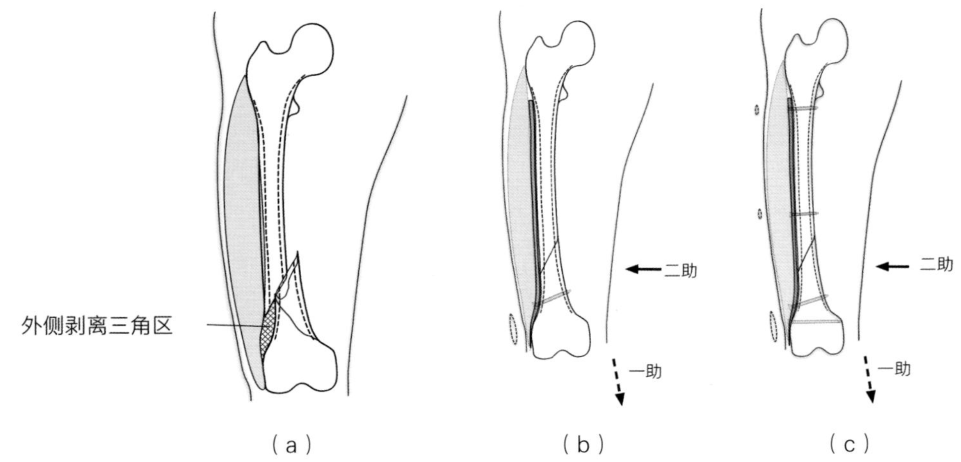

图 7–1–9　股骨下段斜形骨折外侧剥离三角区及微创内固定技术示意图

注：（a）外侧剥离三角区；（b）逆行插入钢板后于股骨远端外侧剥离三角区置入“黄金螺钉”后初步复位冠状位骨折移位；（c）配合侧位骨位调整，远、近端分别置入稳定螺钉。

（2）矢状位骨位：通常采用“轴向旋转法”。即在钢板远离骨折端的各位置初步固定一枚螺钉（即冠状骨位中的复位螺钉），使该处钢板居于正常位置；注意预留数圈螺纹不要拧紧，以便以此螺钉为旋转轴，复位折端使之与钢板平行，并在远、近端分别经皮加用另一螺钉以固定复位后的侧位骨位。见图 7–1–10。

（3）横断位骨位：主要通过以下方法来判断骨折是否存在明显的旋转移位：①解剖标志，即髌骨与髂前上棘的相对位置。②术中 C 臂观察股骨骨皮质的对合（或移行）关系、股骨粗线等影像学标志的延续性。③双下肢外形对比。

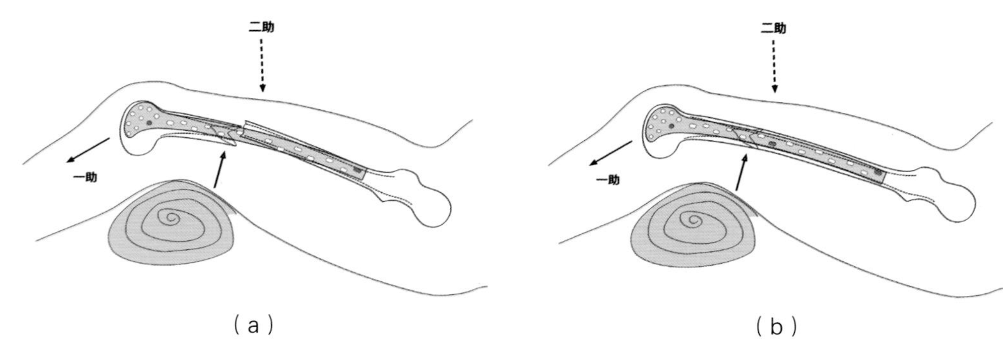

（a） （b）

图 7-1-10 股骨下段骨折侧位骨位的渐进调整示意图

注：（a）插入钢板，保证钢板与股骨远端外侧解剖帖服，螺钉初步固定，并在足够牵引下在钢板钉孔与骨干中心线吻合处置入一枚螺钉；（b）在助手辅助下以近端螺钉为选择轴复位骨折侧位，拧紧螺钉稳定骨位。

在上述三个空间维度上通过查体、C 臂透视证实骨位较好、内固定初步稳定后，经皮置入余下螺钉。

术中查体的重要性：术前双下肢查体可以提供治疗的基本目标；术中查体可初步发现①下肢正位力线是否基本正常，有无明显的肢体短缩、延长、旋转或内外翻畸形。②侧位上是否存在膝关节屈曲畸形或过伸现象。③是否存在膝关节的活动受限、稳定性改变。

如出现上述异常情况，则说明骨折复位及固定不佳，患肢可能有其他合并损伤，也可能在伤前即存在一定的外形异常或功能障碍。

临床细节：①普通皮质骨螺钉。在套袖保护下经皮钻孔，骨折复位较好且钢板位置较好时钻孔均会有两次明显的落空感，若仅有一次落空感而又可排除对侧骨皮质破损，则说明钢板孔偏离股骨干髓腔，螺钉置入会形成单皮质固定；钢板与骨干的相对位置较理想时，落空感的距离最长，一般会达到骨干的最大（横向）内径。②锁定螺钉。在锁定套筒的引导下，完成钻孔及螺钉拧入，若螺钉长度足够，在最终螺帽锁定前，也可以体会到螺钉对骨的一定拉力作用。③自攻螺钉：根据股骨外径长度确定其适宜长度，经皮拧入钉孔，可采用电动改刀低速拧入绝大多数部分螺纹，剩余部分螺纹以手力匀速拧入。

四、技术回顾

股骨骨折（逆行钢板）MIPPO 技术并非一蹴而就的。以四川省骨科医院下肢科为例，该技术的发展可归纳为三个阶段。

（1）早期（有限切开复位期）：在这一阶段之前，切口的长度一般不会短于钢板的长度。该时期是骨科医生对股骨骨折 MIPPO 技术的萌芽探索期。其股骨远端逆行钢板的近端位置摆放及螺钉固定是在有限切开的情况下，徒手或借助剥离子、Kocher 钳等工具辅助完成的，这一时期的手术技术微创性主要体现在探索对折端切口的缩小技术，直至基本实现折端的闭合复位以及内固定的桥接固定，但螺钉固定技术本身是开放的。见图 7-1-11。

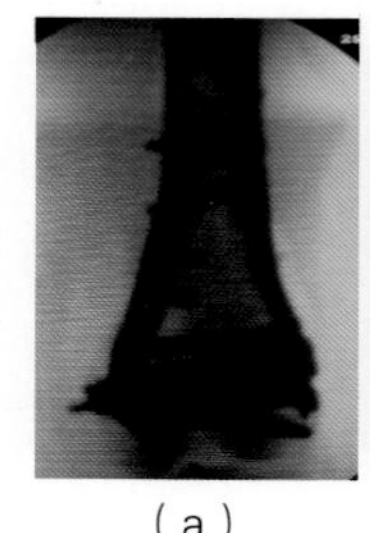

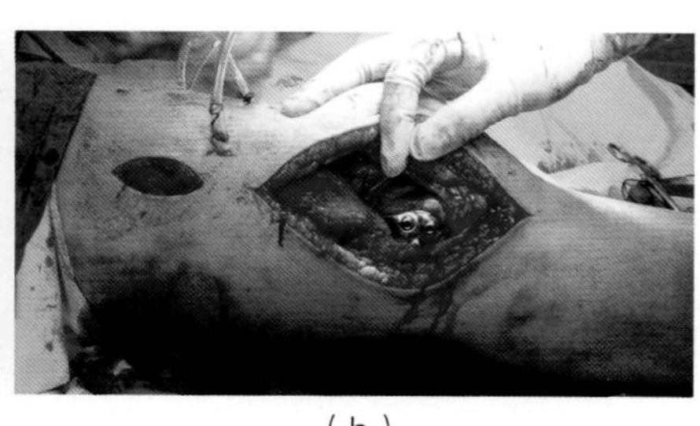

（a） （b）

图 7-1-11 股骨髁部骨折早期 MIPPO 技术示例

注：（a）术中内固定的 C 臂正位片；（b）术区前外侧切口照片。

在这一阶段，骨科医师开始尝试部分缩小切口，并逐渐实现了骨折的闭合复位。见图 7-1-12。

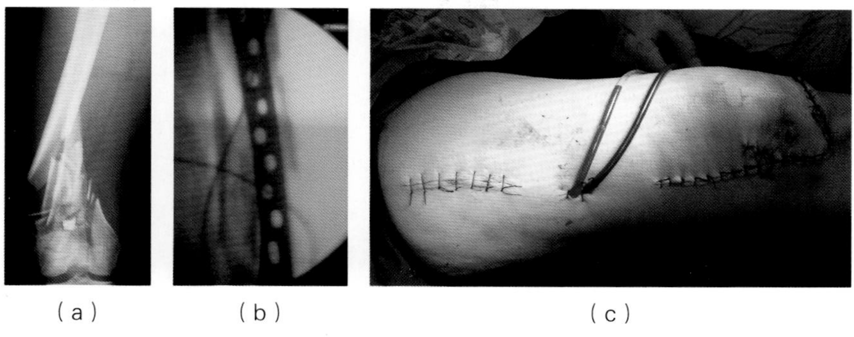

（a）　　（b）　　（c）

图 7-1-12　股骨髁上、髁间粉碎骨折早期 MIPPO 技术示例

注：(a) 术区正位 DR 片；(b) 术中钢板的 C 臂侧位片；(c) 术区前外侧切口照片。

（2）中期（有限切开固定期）：这一阶段实现了股骨骨干、髁上骨折的闭合复位，但螺钉的置入仍在有限切开下进行。骨科医生在股骨远端钢板的近端做一道 5 ~ 6 cm 长切口，用 Kocher 钳作为辅助把钢板复位并维持在股骨干外侧面的中份，在该切口钻入 1 ~ 2 枚螺钉，该法适用于已掌握股骨骨折闭合复位原理的 MIPPO 技术术者。见图 7-1-13、图 7-1-14。

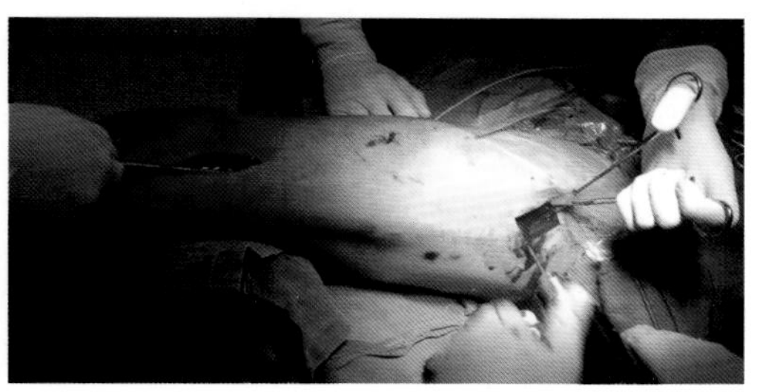

图 7-1-13　中期近端小切口微创技术术中照片

注: 该照片不仅显示手术主刀、助手间的配合,而且表明术者已实现了折端的闭合复位技术。

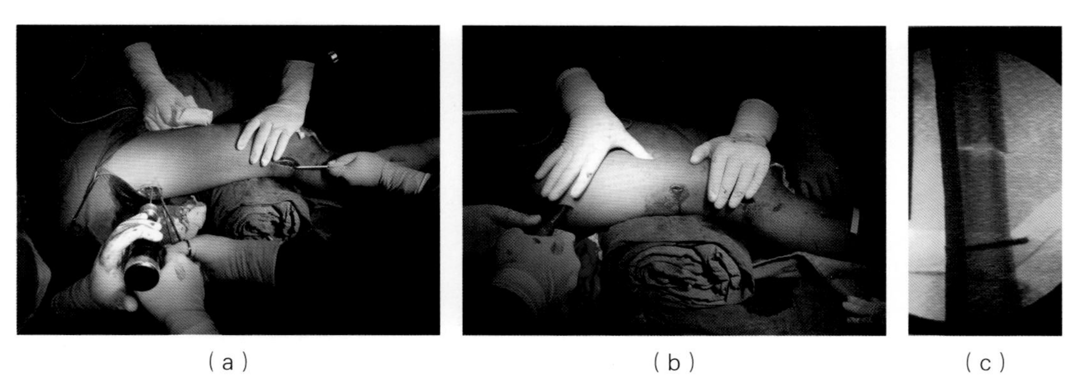

（a）　　（b）　　（c）

图 7-1-14　中期近端小切口微创技术术中图片

注：(a) 钢板近端钻孔；(b) 近端置入螺钉；(c) 术中 C 臂示股骨横形骨折得到闭合复位及内固定。

（3）近期（近端螺钉经皮置入期）：这一阶段，在闭合复位骨折的基础上，远端切口有所缩小，以血管钳精确控制钢板插入近端的位置，先后经皮置入螺钉 1 ~ 2 枚，即可基本固定复位后的骨位。其技术标志为：近端螺钉均以经皮置钉技术置入。该法适用于有熟练 ORIF 技术基础的，且能够熟练闭合复位骨折及经皮置钉的术者。这一阶段在发展过程中，根据闭合复位方法核心的不同，可以分为牵引法、“黄金螺钉”法等。见本章第二节病例。

五、重要辅助技术

（1）撬拨技术：是微创技术中一类较少使用的特殊技术，主要用于基本复位完成后，尚有骨折块移位异常大，可能影响骨折愈合、激惹肌肉等软组织、影响关节功能训练等情况时，可考虑用斯氏针经皮撬拨移位骨块，使之调整为利于骨折愈合、减少对软组织刺激的骨位。术例见图 7-1-15。但该技术对折端仍有一定干扰，有增加感染、术中损伤的风险，同时可能影响促进骨折愈合的血肿组织，需慎重采用。

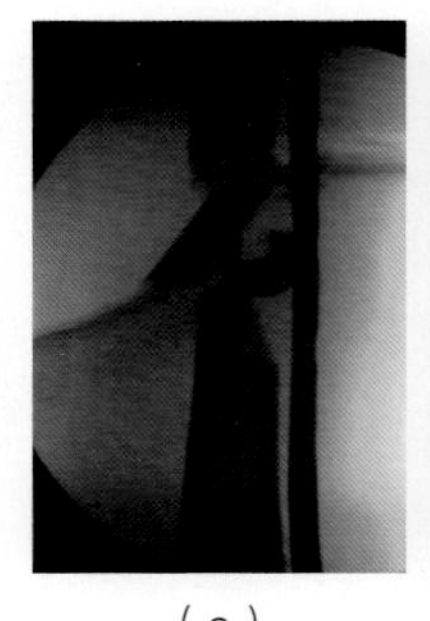
（a）
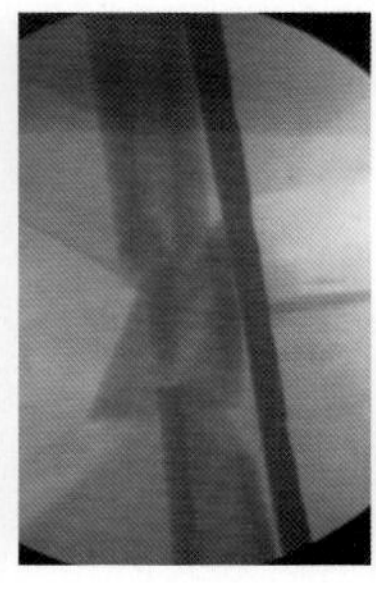
（b）
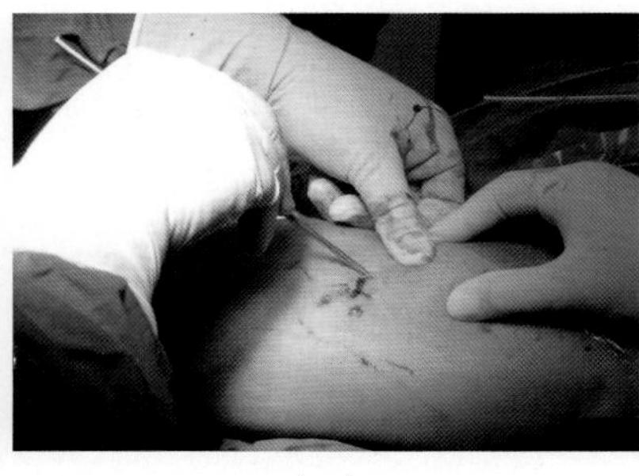
（c）

图 7-1-15　股骨骨折 MIPPO 术中经皮撬拨调整骨位病例图片

注：（a）股骨折端 90° 移位为 U 形骨块撬拨前 C 臂相；（b）撬拨后 C 臂相；（c）术中经皮操作照片。

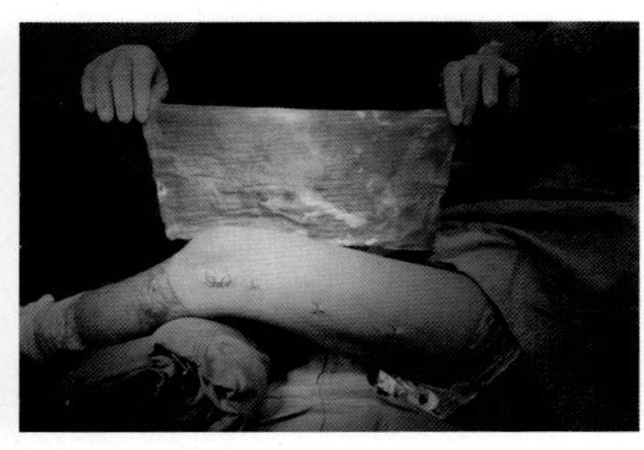

图 7-1-16　未使用止血带的股骨下段粉碎骨折病例经 MIPPO 治疗后纱布收集的显性出血量照片

（2）股骨远端骨折 MIPPO 治疗的止血带问题：①如无须显露股骨远端关节面，可不使用止血带，仅在麻醉控制术中血压的基础上，以电刀对活动性出血进行电凝，通常术中的显性出血量较少。见图 7-1-16。②如需要使用止血带，通常建议使用可临时装卸的术中（无菌）止血带。

第二节　股骨远端 MIPPO 治疗的病例分析

本节结合不同节段、不同类型的股骨骨折病例，扼要分析股骨远端的 MIPPO 治疗技术要点。

一、股骨中、下段螺旋形骨折（非卡锁）病例

【病例 1】患者，男，58 岁。

诊断：右股骨下段螺旋形粉碎骨折。

治疗方案：主折线呈“外远 – 内近”的斜向走行。采用 MIPPO 技术进行治疗。见图 7-2-1。

治疗步骤：①术中经手力牵引初步恢复股骨骨骼长度。②同时因本例骨折的剥离三角区位于股骨远折端外侧，因此将首枚螺钉（即“黄金螺钉”）置于股骨远端外侧，拧紧螺钉后再将骨折以钢板为模板大致复位正位上的骨位。③将第二枚螺钉靠近主折端置入，通过拉力作用进一步缩小剥离三角区的

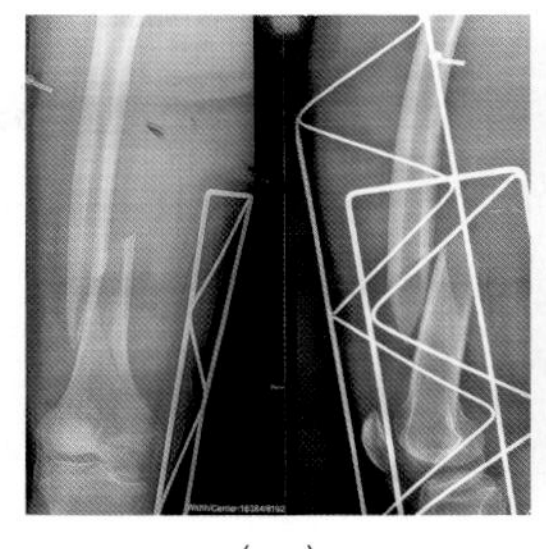
（a）

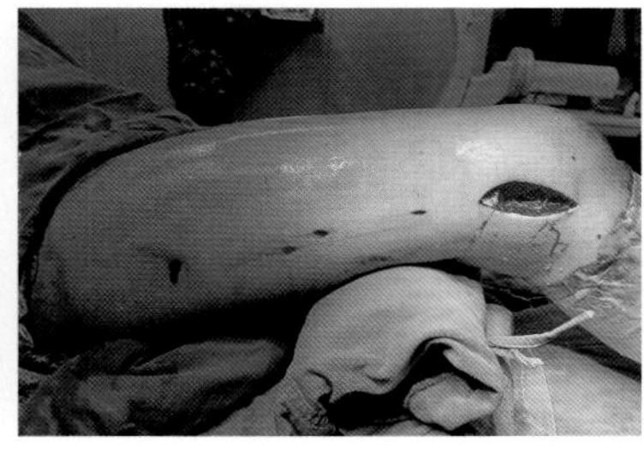
（b）

图 7-2-1　病例 1 的 MIPPO 治疗示例图

注：（a）术前正、侧位 DR 片；（b）内固定术毕切口照片。

间隙，良好复位骨折。④通过近折端置钉完成正位上骨位的稳定，侧位骨位以“轴向旋转法”技术复位并初步内固定。见图 7-2-2。⑤置入余下远、近端螺钉。内固定完成效果的术后 DR 片，见图 7-2-3。

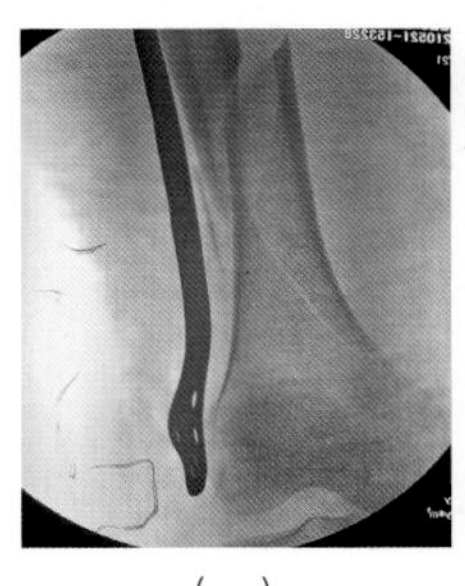
（a）

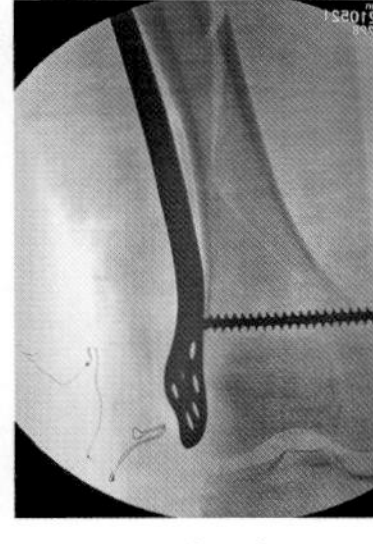
（b）

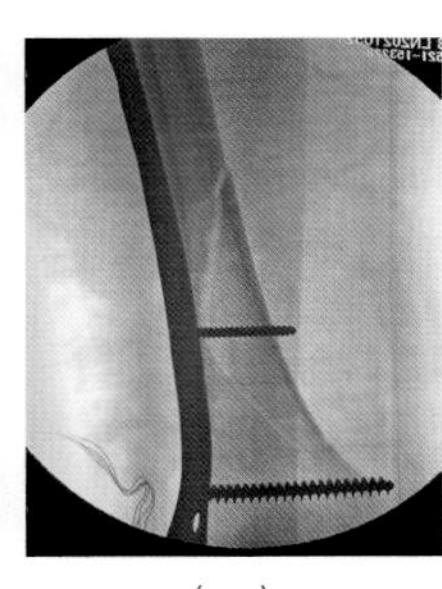
（c）

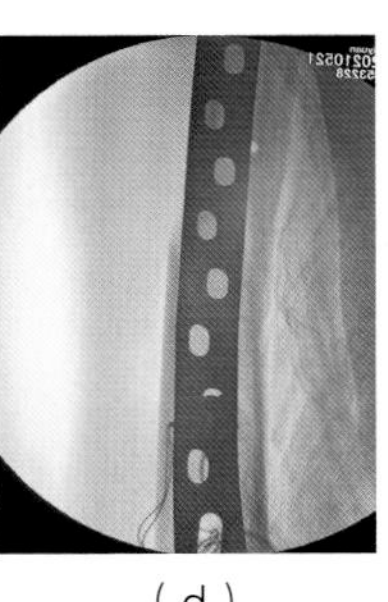
（d）

图 7-2-2　病例 1 微创治疗术中的 C 臂透视图

注：（a）正位上钢板经皮插入后位置；（b）“黄金螺钉”初步稳定骨位；（c）第二枚螺钉基本复位骨折；（d）侧位上的复位情况。

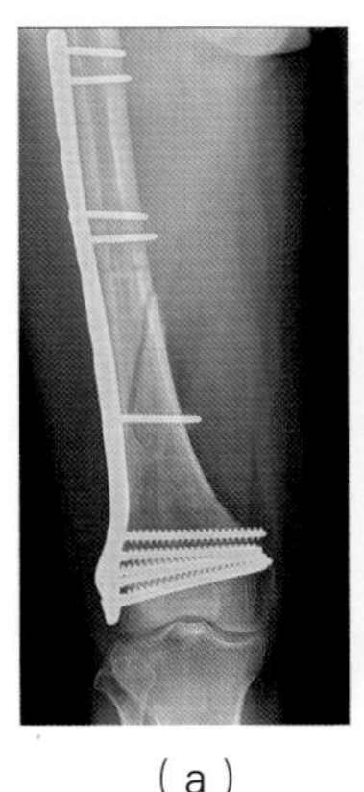
（a）

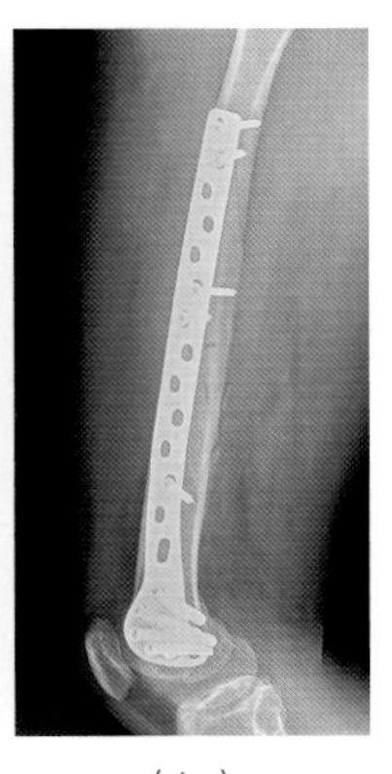
（b）

图 7-2-3　病例 1 术后的正、侧位 DR 片

【病例 2】患者，女，61 岁。

诊断：左股骨下段螺旋形粉碎骨折。

治疗方案：主折线呈“外近 – 内远”的方向走行。采用 MIPPO 技术进行治疗。见图 7-2-4。

治疗步骤：由于术前患者的股骨骨折在侧位上的骨位较好，因此术中治疗的重点为纠正正位骨位。具体操作为：①术中维持手力牵引。因剥离三角区位于股骨近折端的外侧，因此将首枚螺钉（即“黄金螺钉”）置于股骨近端靠近骨折区域的外侧，骨位随即得以良好闭合复位。②将第二、三枚螺钉在远折端外侧置入，进一步维持骨位。③随着其余螺钉的置入，完成正、侧位的最终复位及内固定。见图 7–2–5。

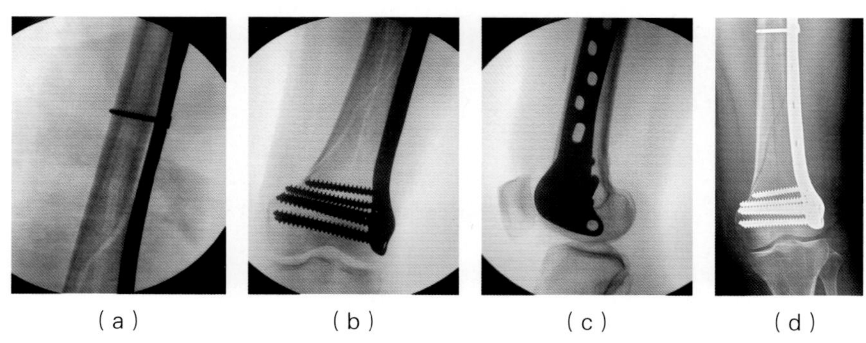

（a） （b） （c） （d）

图 7–2–5 股骨下段骨折的微创治疗 C 臂透视图

注：（a）治疗步骤①所述的内固定效果的C臂照片；（b）治疗步骤②所述的内固定效果的C臂照片；（c）治疗步骤③所述的内固定效果的C臂照片；（d）术后正位DR片。

【病例 3】患者，女，50 岁。

诊断：右股骨下段螺旋形骨折。

治疗方案：采用 MIPPO 技术进行治疗。对该名患者采用螺钉将钢板与远折端结合形成“骨折—钢板复合体，后使用骨钩牵引钢板远端钉孔、闭合复位骨折、近端经皮螺钉稳定骨位等方法进行治疗。见图 7–2–6。

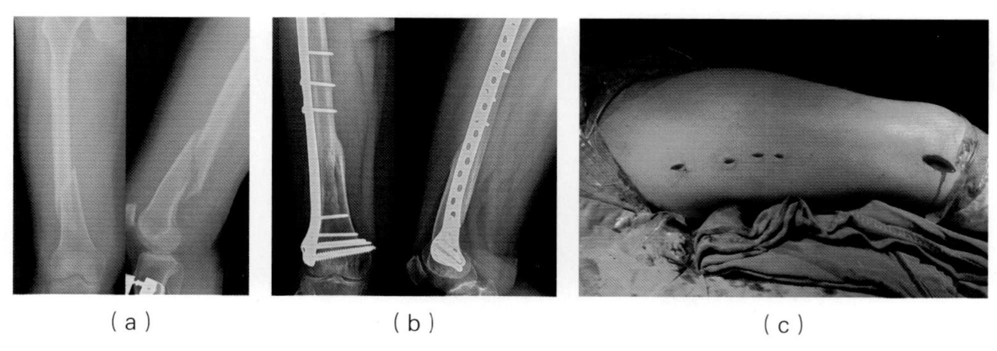

（a） （b） （c）

图 7–2–6 病例 3 的 MIPPO 治疗示例图

注：（a）术前正、侧位 DR 片；（b）术后 11 月正、侧位 DR 片；（c）手术切口照片。

【病例 4】患者，女，52 岁。

诊断：左股骨下段螺旋形骨折。

治疗方案：主折线呈“外远 – 内近”的方向走行。采用LISS系统及MIPPO技术进行治疗。

治疗步骤：①术中经手力牵引恢复股骨骨骼长度。②因剥离三角区位于股骨远折端的外侧，因此将首枚螺钉（即“黄金螺钉”）置于股骨远端，拧紧后骨折在正位上的骨位即可得到大致复位。③同前依次置入近端锁定螺钉和余下螺钉。见图 7–2–7。

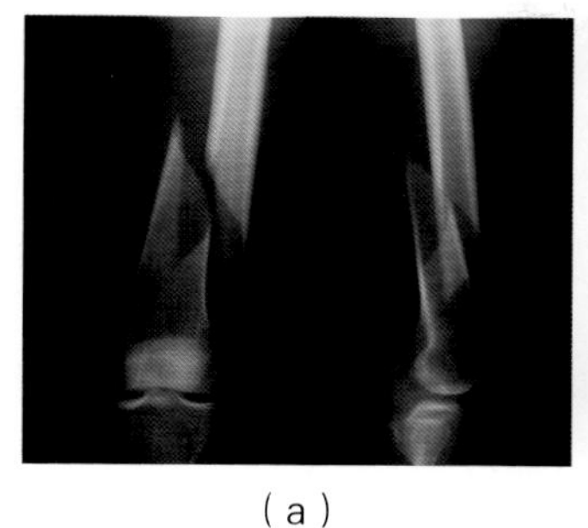
(a)

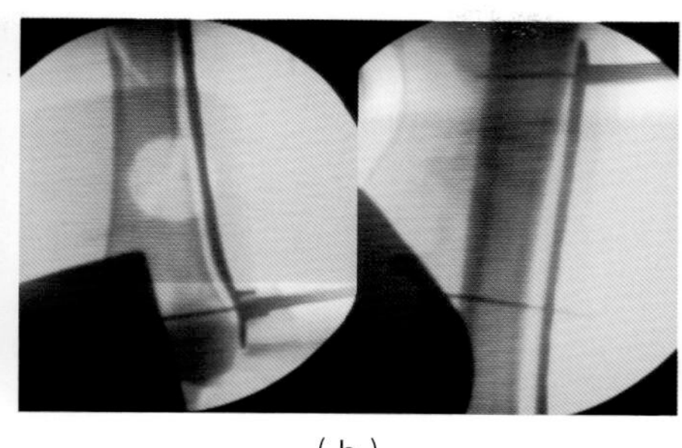
(b)

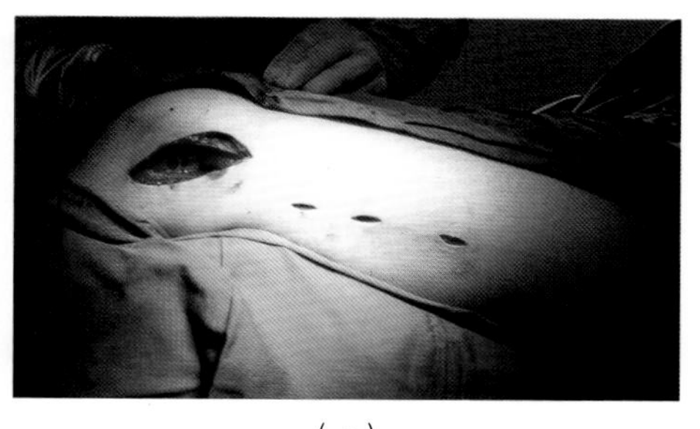
(c)

图 7-2-7　病例 4 的 MIPPO 治疗示例图

注：(a) 术前正、侧位 DR 片；(b) 术中“黄金螺钉”及近端螺钉置入的 C 臂照片；(c) 完成 LISS 内固定后的切口照片；锁定钢板系统的螺钉拉力效应有限，因此在大多数使用 LISS 的病例中，骨折的闭合复位主要通过“牵引 + 局部复位手法”实现，锁定螺钉的主要作用是骨位的微调及稳定。

二、股骨下段螺旋形骨折（卡锁）病例

部分股骨下段螺旋形骨折并不能通过牵引手法获得基本的复位。因而在手术操作前，需要对折端进行 C 臂透视正、侧位，根据透视结果选择相应的骨折闭合复位方式：①折端没有卡锁的病例可以直接在手力牵引下进行逐步内固定、复位治疗。②若折端间存在卡锁甚至“背靠背”的移位时，单纯的牵引无法纠正骨位，因而对该类病例，闭合复位的要点是“解锁”的手法。现对存在折端卡锁病例的术中操作分述如下。

【病例】患者，女，58 岁。

诊断：右股骨中下段螺旋形骨折。

治疗步骤：

（1）第一步：通过手法初步闭合复位。通常的复位手法为：用加大移位—旋转远端—扣锁复位等连续步骤的环绕复位法初步纠正骨位（即解锁骨折移位），C 臂证实主要折端间无卡锁，见图 7-2-8。再以一助牵引患肢小腿的方式初步恢复骨折长轴骨位，二助于内侧支撑稳定骨折横向移位。

(a)　　(b)

图 7-2-8　病例通过解锁的闭合复位手法矫正股骨中下段螺旋形骨折骨位的 C 臂透视图

注：(a) 股骨下段螺旋形骨折复位前 C 臂透视图；(b) 股骨下段螺旋形骨折复位后 C 臂透视图。

（2）第二步：将远折端复位到钢板，作为折端复位的模板。因为该例患者的主骨折呈“外远 - 内近”方向斜行走行，其剥离三角区位于股骨远端外侧，因而内固定的首要目标就是将远端骨块复位到解剖钢板，具体可采用 2 枚螺钉（短螺钉及长螺钉的组合）初步复位股骨骨折，并建立起远折端 - 钢板复合体。

（3）第三步：将钢板作为模板，进一步复位、固定近折端。在完成远、近端螺钉的基本固定前，一助须持续维持牵引以稳定骨折长轴上的骨位，二助则于内侧支撑稳定骨折横向移位至螺钉固定完成。注意在近端螺钉的固定过程中螺钉对骨折骨位的影响作用。见图 7-2-9、图 7-2-10。

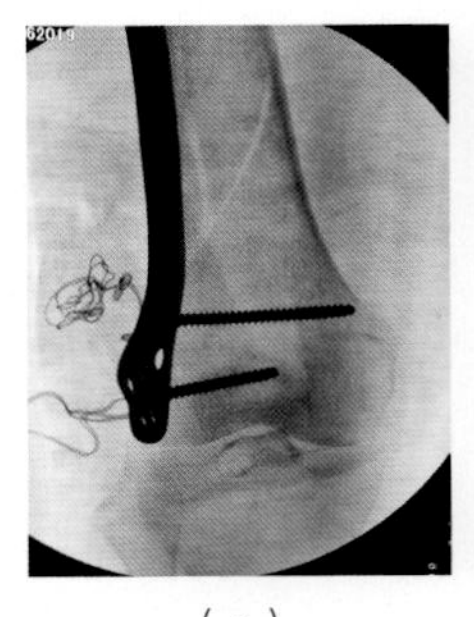
(a)
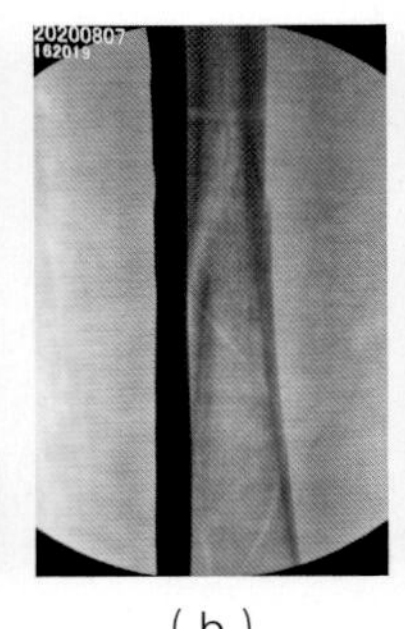
(b)
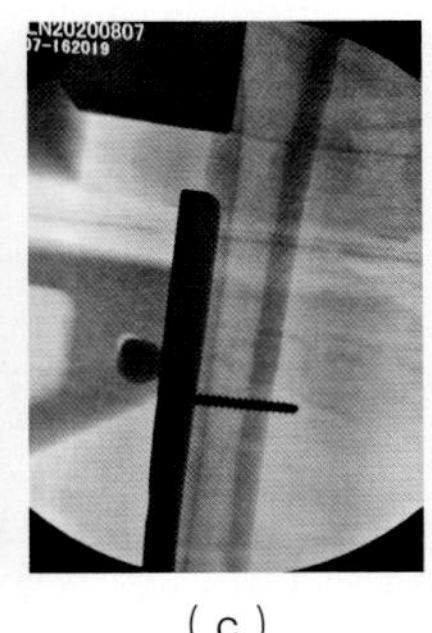
(c)

图 7-2-9 病例完成前述三个基本步骤的股骨中下段螺旋形骨折正位 C 臂透视图

注:(a)股骨远端依次置入临时固定钢板的短钉及作为"黄金螺钉"的长钉；(b)初步复位的折端；(c)初步稳定骨位的近端经皮螺钉。

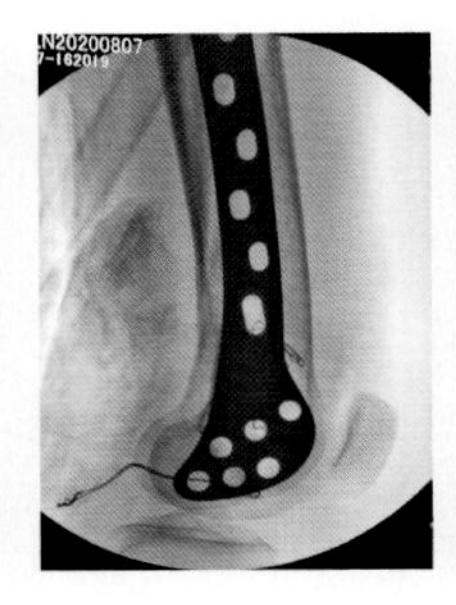
(a)
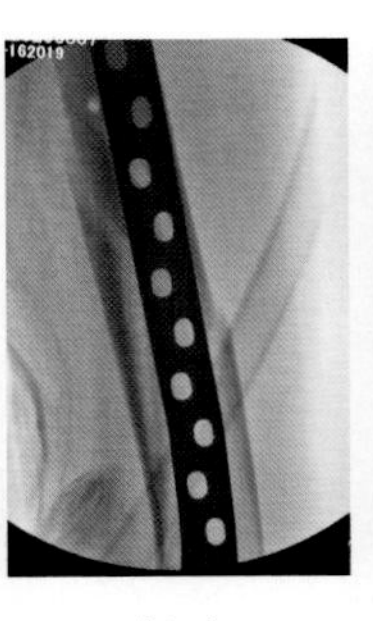
(b)
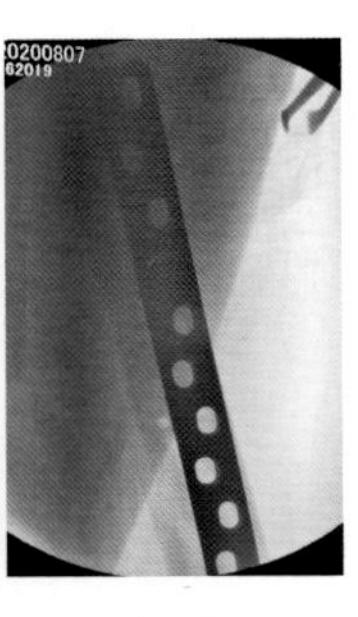
(c)

图 7-2-10 病例完成前述三个步骤的股骨中下段螺旋形骨折侧位 C 臂透视图

注:(a)股骨远端 C 臂照片;(b)股骨折端 C 臂照片;(c)股骨近端 C 臂照片。

三、股骨中下段横形或横形粉碎骨折病例

横形骨折病例 MIPPO 治疗的难点是纠正骨折的重叠。拟进行 MIPPO 治疗时，需要在术前对患者进行屈膝 40° 位下的充分的骨牵引，以达到折端的轻度分离为佳，并配合术中麻醉的肌松，便于骨折的闭合复位；折端有机化组织形成时，可能需要剥离子的经皮撬拨。

【**病例 1**】患者，女，58 岁。

诊断：左股骨中段横形粉碎骨折，同时合并右股骨骨折、右尺骨骨折、骨盆骨折等合并性损伤，并发呼吸功能障碍，入院 ICU 治疗。

治疗方案：为便于患者在 ICU 的救治和护理，同时预防髓内操作加重患者的肺部损伤，待患者生命体征基本平稳后，进行股骨骨折 MIPPO 治疗，而未采用可能加重肺部损伤的髓内钉手术。

治疗步骤：

（1）第一步：术中通过牵引松弛、紧张或粘连的肌肉组织，维持牵引，通过折端的折顶手法闭合复位以初步纠正骨位（解锁骨折重叠移位），使骨折长度得到基本矫正，并基本恢复长轴力线，C 臂证实。并通过前述两名助手的辅助，将此骨位维持在屈膝 40° 、布垫挤压远折端后侧的体位。

（2）第二步：插入钢板，该例患者在持续牵引左下肢的情况下，首先于股骨骨折远端外侧（剥离三角区位置）以 2 枚螺钉固定，起到"黄金螺钉"的作用，C 臂显示骨位得以较好复位后，以近端 2 枚螺钉进一步修正、稳定骨位。①若骨折骨位较好时，可直接对远、近折端进行交替置钉固定。②若仍存在一定的重叠，则需要通过拉力螺钉把远折端复位到钢板，以建立骨折—钢板复合体。一助可采用骨钩牵引该复合体，主刀及二助通过手法进一步复位骨折，然后用 C 臂证实。

（3）第三步：将钢板作为模板，拧入余下螺钉以复位固定远、近折端。操作中通过 C 臂密切观察骨位及其与钢板螺钉相对位置的变化情况。见图 7-2-11、图 7-2-12、图 7-2-13。

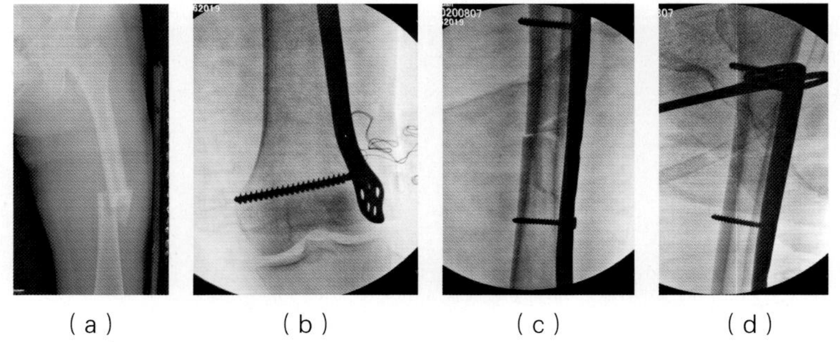

（a） （b） （c） （d）

图 7-2-11 病例 1 完成以上三个步骤的股骨中段横形粉碎骨折正位 C 臂透视图

注：（a）术前正位 DR 片；（b）术中股骨远端的 C 臂照片；
（c）术中股骨折端 C 臂照片；（d）术中股骨近端 C 臂照片。

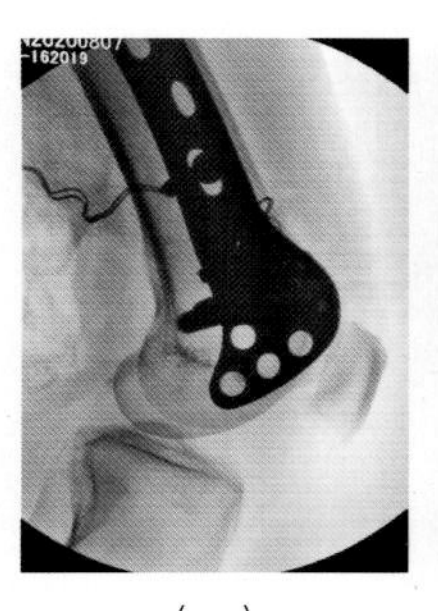

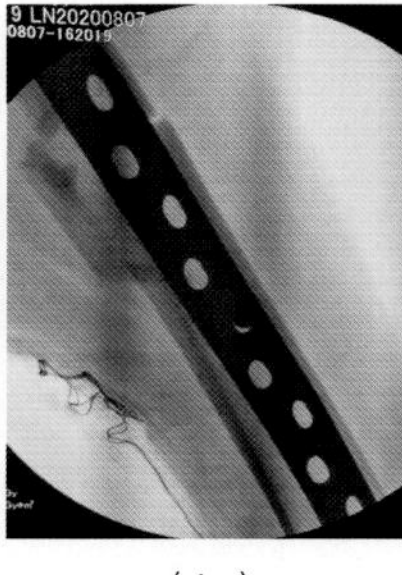

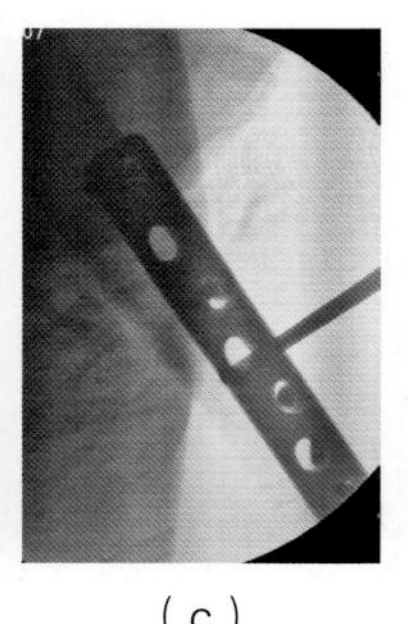

（a） （b） （c）

图 7-2-12 病例 1 完成以上三个步骤的股骨中段横形粉碎骨折侧位 C 臂透视图

注：（a）股骨远端侧位 C 臂照片；（b）股骨折端侧位 C 臂照片；
（c）股骨近端侧位 C 臂照片。

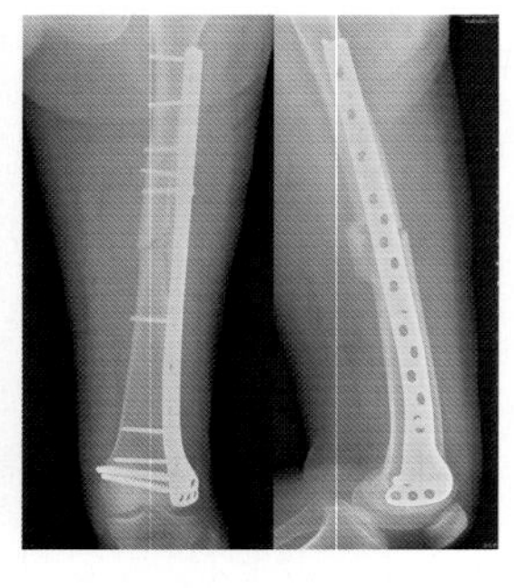

图 7-2-13 病例 1 术后复查的正、侧位 DR 片

【病例 2】患者，男，48 岁。

诊断：左股骨下段横形骨折。

治疗方案：术前已排除合并血管神经损伤。该例患者折线较低，易受腓肠肌牵拉而出现远折端后倾，因此术中需持续保持患者屈膝位操作，以保持腓肠肌的松弛状态。

治疗步骤：①术中保持患肢居于屈膝45° 位，两助手以纵向对抗的方式徒手牵引恢复股骨骨骼长度。②由于剥离三角区位于股骨远折端外侧，因此用首枚短螺钉临时固定钢板于股骨髁外侧，再以较长的“黄金螺钉”置于股骨远折端附近，拧紧后骨折在正位上的骨位即可得到大致复位。③同前依次置入近端锁定螺钉和余下螺钉。见图7-2-14、图7-2-15、图7-2-16。

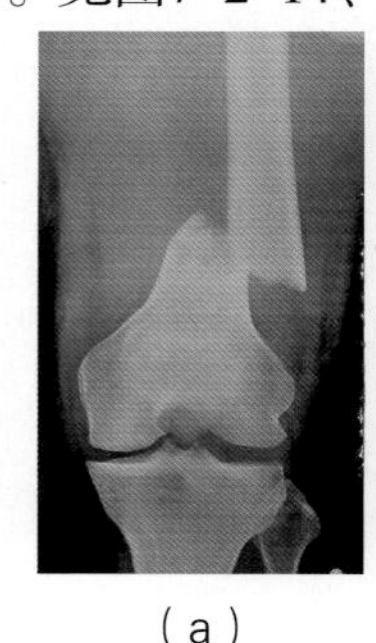

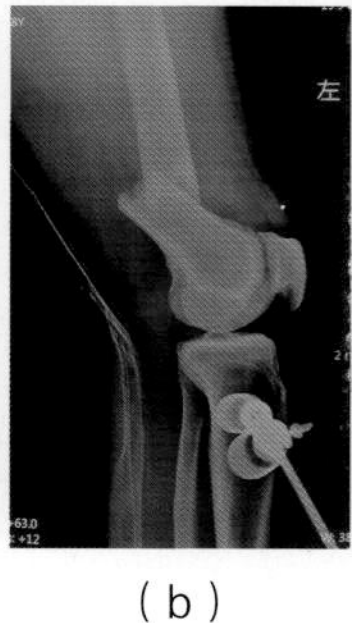

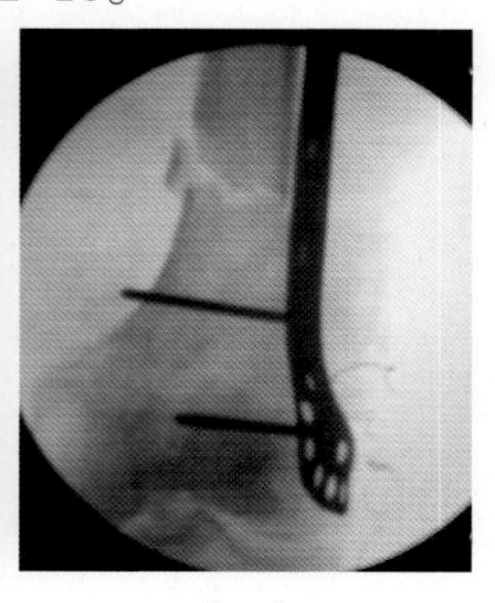

（a） （b） （c）

图 7-2-14 病例 2 术前 DR 片及术中 C 臂照片

注：（a）股骨正位显示剥离三角区位置；（b）股骨侧位显示腓肠肌的牵拉作用；
（c）“黄金螺钉”初步复位骨折正位上的移位。

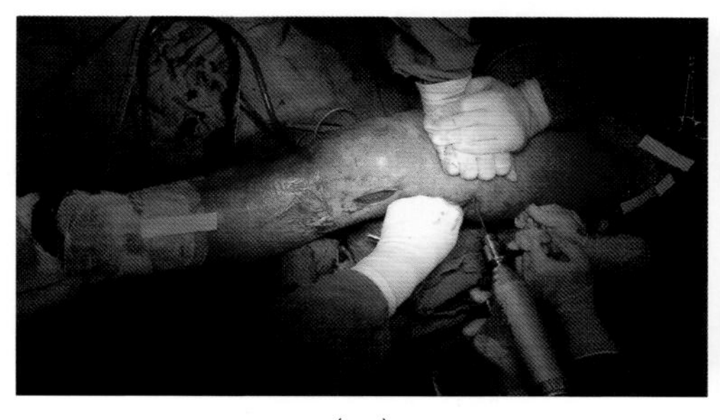

（a）

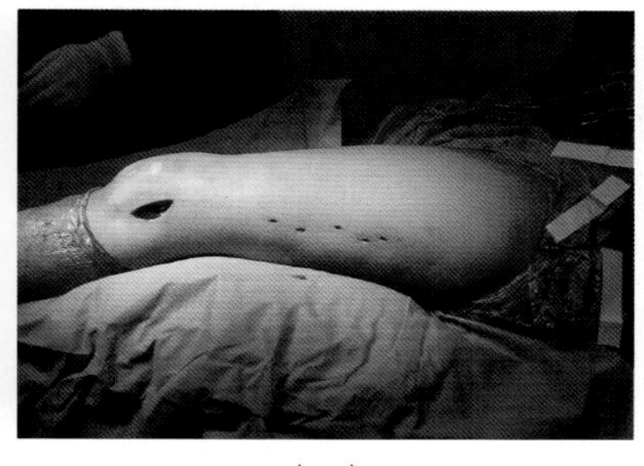

（b）

图 7-2-15　病例 2 术中肢体大体照片

注：（a）经皮置钉的照片；（b）完成内固定后的切口照片。

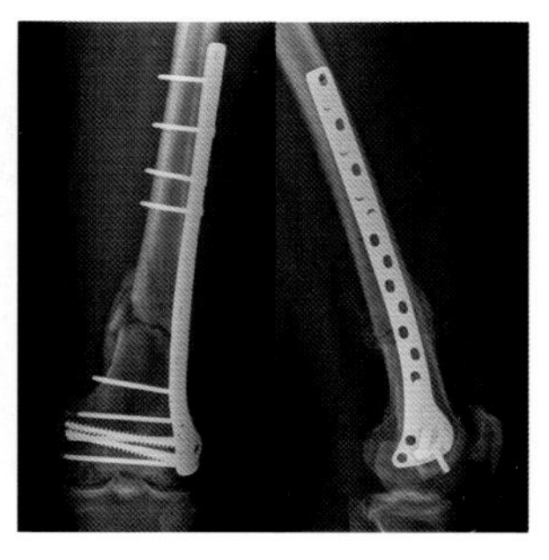

图 7-2-16　病例 2MIPPO 治疗术后 1 月的正、侧位 DR 片

注：显示骨折已开始形成有效骨痂。

【**病例 3**】患者，男，20 岁。

诊断：右股骨下段横形骨折。

治疗步骤：①术中保持患肢居于屈膝45°位，两助手以纵向对抗的方式徒手牵引恢复股骨骨骼长度。②由于剥离三角区位于股骨远折端外侧，因此用2枚短螺钉临时固定钢板于股骨髁外侧，再以较长的"黄金螺钉"置于靠近股骨远折端附近，拧紧后骨折在正位上的骨位即可得到基本复位。③同前依次置入近端锁定螺钉和余下螺钉。见图7-2-17、图7-2-18、图7-2-19。

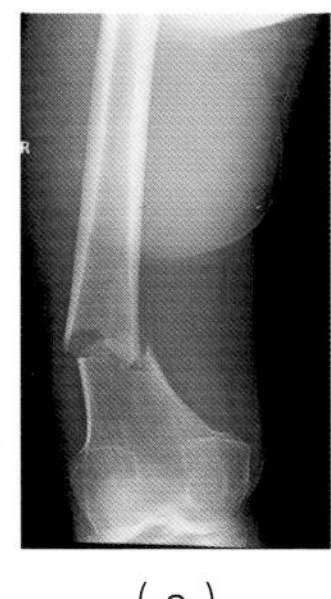

（a）

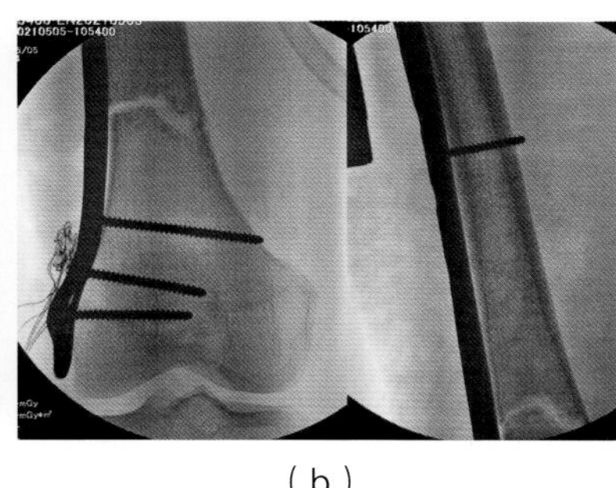

（b）

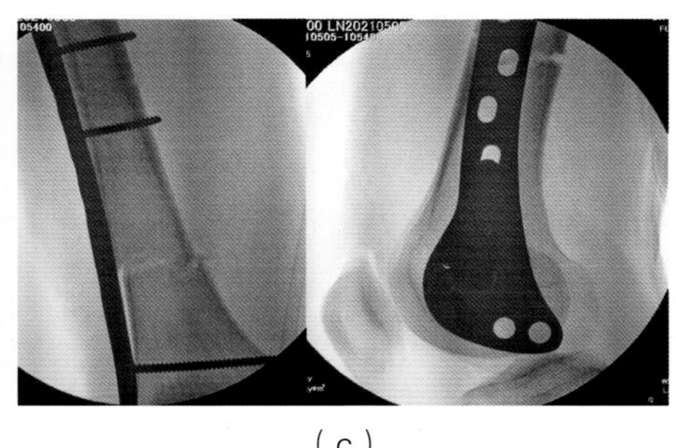

（c）

图 7-2-17　病例 3 术前 DR 片及术中 C 臂照片

注：（a）术前正位 DR 片显示剥离三角区位置；（b）术中"黄金螺钉"初步复位骨折的远、近端 C 臂正位片；（c）骨折两端螺钉加强固定的 C 臂正、侧位片。

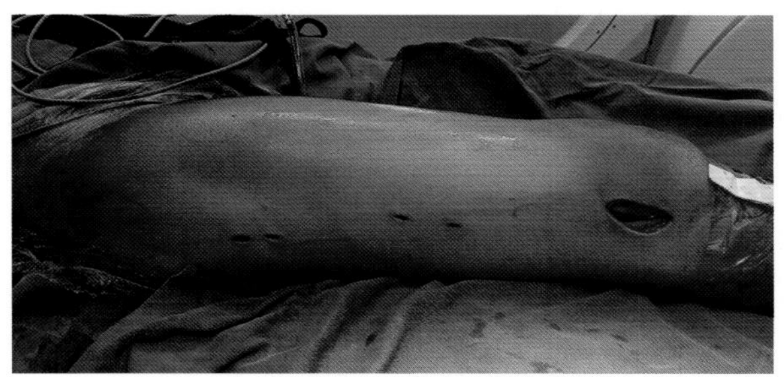

图 7-2-18　病例 3 内固定完成后的切口照片

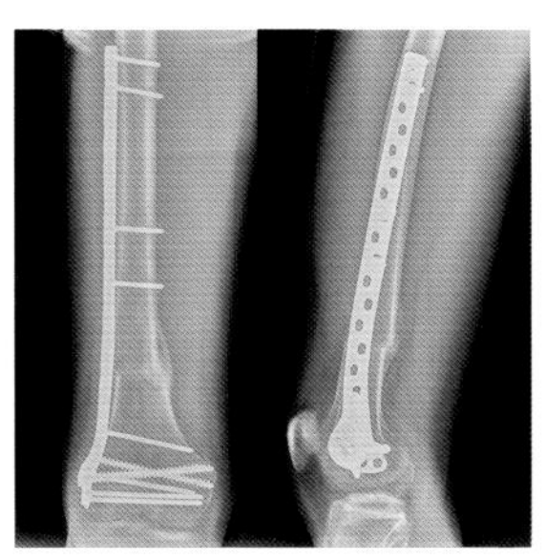

图 7-2-19　病例 3 术后 3 月正、侧位 DR 片

注：显示股骨下段骨折已基本愈合。

【病例 4】患者，男，54 岁。

诊断：左股骨下段横形骨折。

治疗方案：因并发同侧下肢 DVT，溶栓期间折端纤维组织形成，予经皮剥离子撬拨松解折端后，常规采用 MIPPO 技术治疗。手术中闭合复位过程见图 7-2-20、7-2-21。

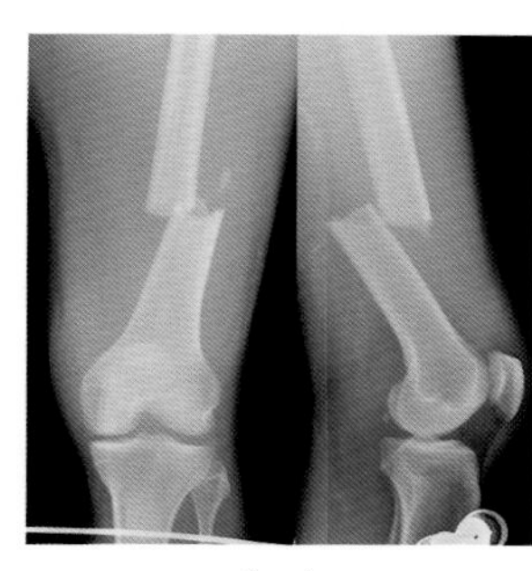

（a）

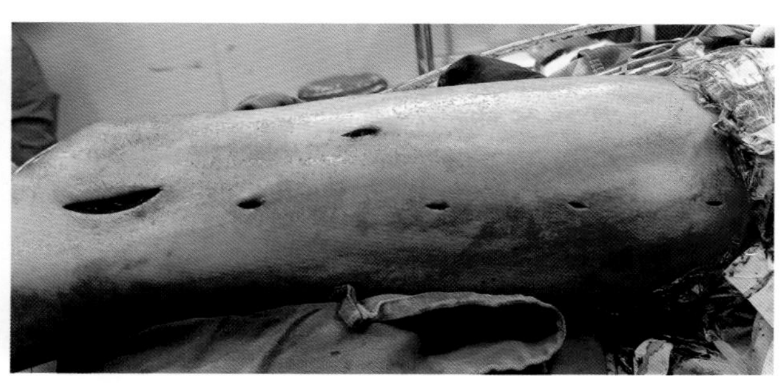

（b）

图 7-2-20　病例 4 左股骨下段横形骨折的 MIPPO 治疗

注：（a）术前牵引下正、侧位 DR 片；（b）术毕骨折的切口照片。

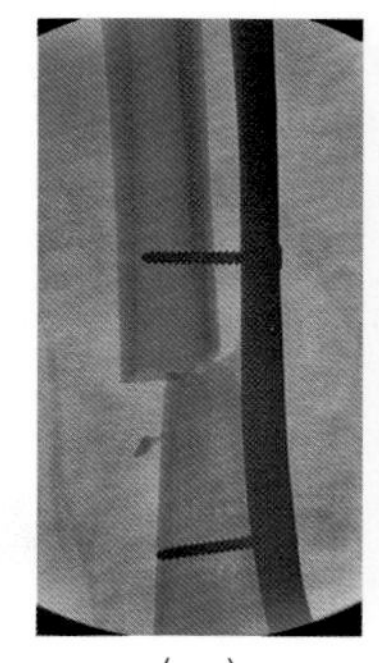

（a）

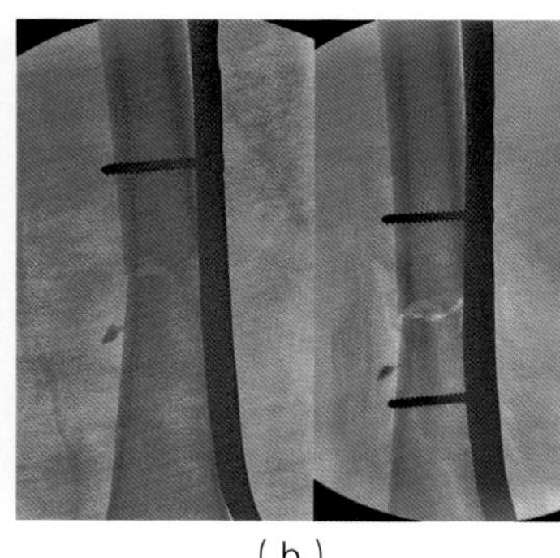

（b）

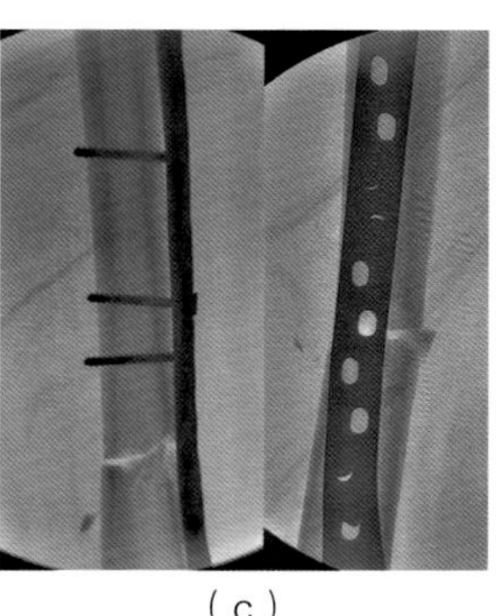

（c）

图 7-2-21　病例 4 左股骨下段横形骨折的 MIPPO 治疗（续）

注：（a）远、近端各一枚螺钉临时固定骨折的C臂正位片；（b）拆除远折端螺钉后加大肢体远端牵引同时拧紧“黄金螺钉”完成骨折闭合复位的C臂正位片；（c）远、近端增加螺钉维持骨折骨位的C臂正侧位片。

四、股骨髁间 - 髁上骨折病例

该类病例的微创治疗分为两类情况：

（1）髁间骨位良好者，基本操作过程同前述股骨中下段骨折 MIPPO 治疗。

（2）髁间骨折需要切开复位者，关节部的微创治疗采用 TARPO 技术，骨干部的内固定操作采用标准 MIPPO 技术。

【病例 1】患者，男，48 岁。

诊断：左股骨中下段骨折、左股骨髁间骨折。

治疗方案：该患者髁间骨折移位不明显，因此仍按 MIPPO 技术而非 TARPO 技术进行复位及内固定操作。见图 7-2-22、图 7-2-23、图 7-2-24。

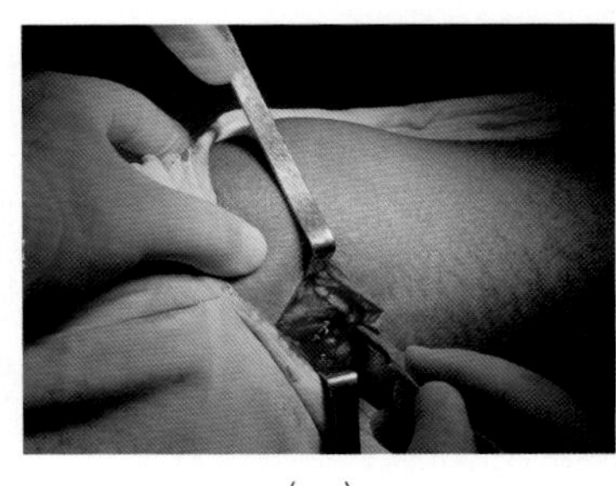
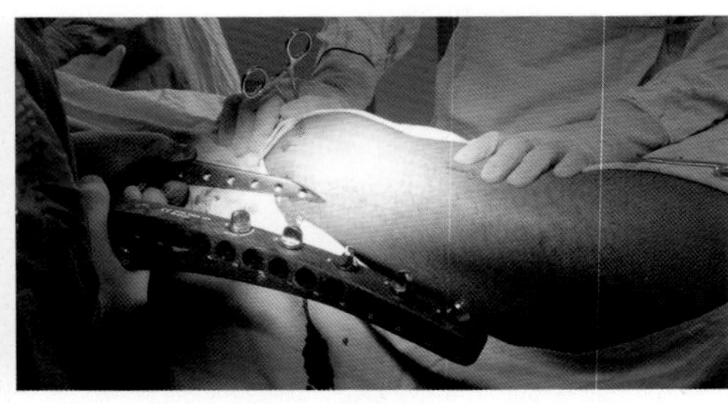

（a）　　（b）

图 7-2-22　病例 1 术中照片

注：（a）手术入路；（b）经皮插入带瞄准臂的 LISS 钢板。

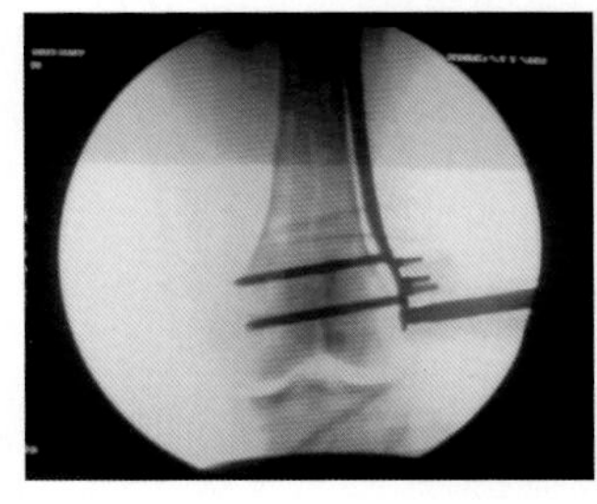
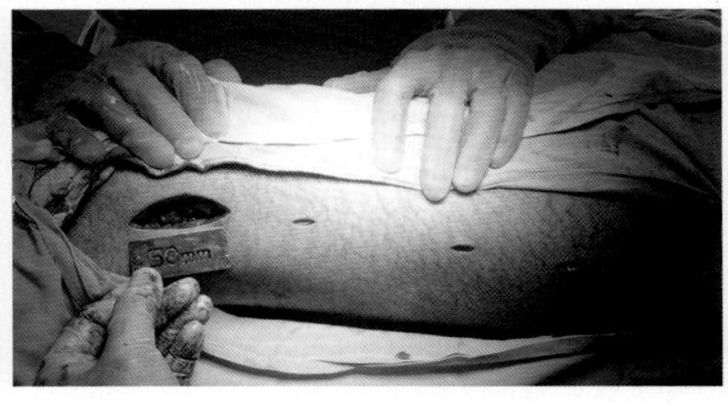

（a）　　（b）

图 7-2-23　病例 1 术中照片（续）

注：（a）术中股骨髁间骨位的 C 臂正位片；（b）术毕切口照片。

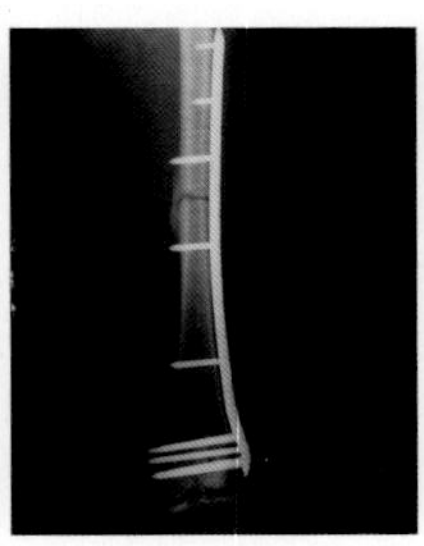
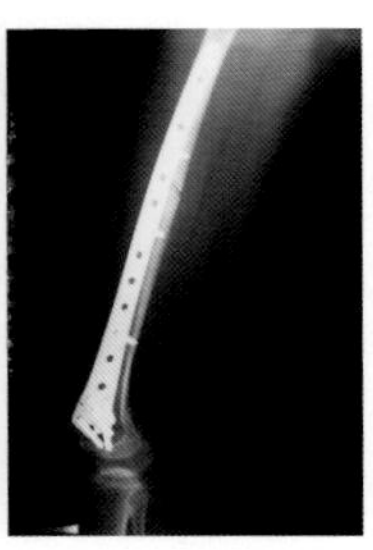

图 7-2-24　病例 1 的术后正、侧位 DR 片

注：显示术后1月即可见有效的骨痂生成。

【病例 2】患者，女，67 岁。

诊断：左股骨髁间 – 髁上粉碎骨折。

治疗方案：该患者髁间骨折移位不明显，无须显露折端。因患者骨质较疏松，适当延长了钢板在近折端的长度。因此仍按 MIPPO 技术而非 TARPO 技术进行复位及内固定操作。见图 7-2-25。

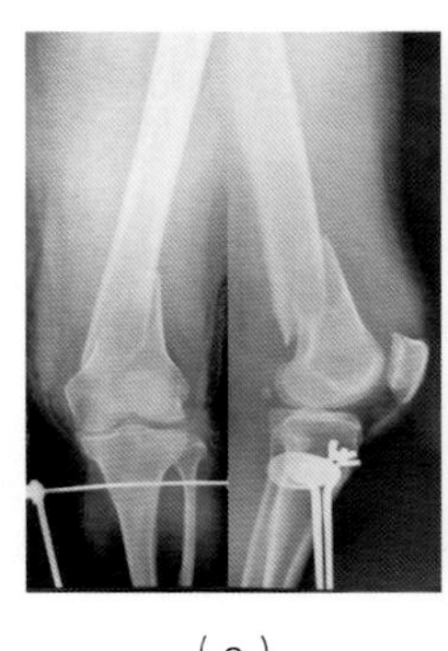
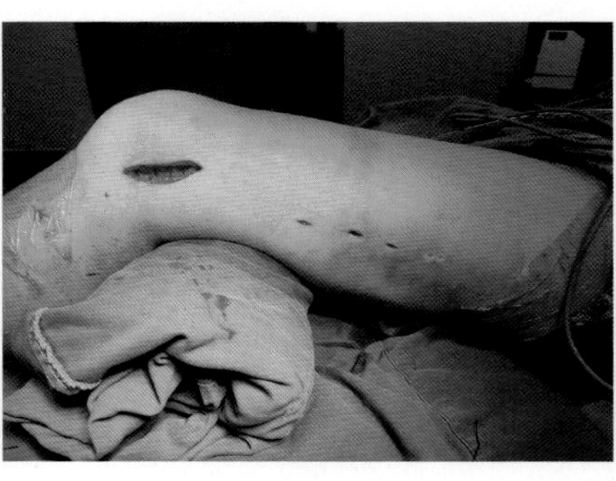
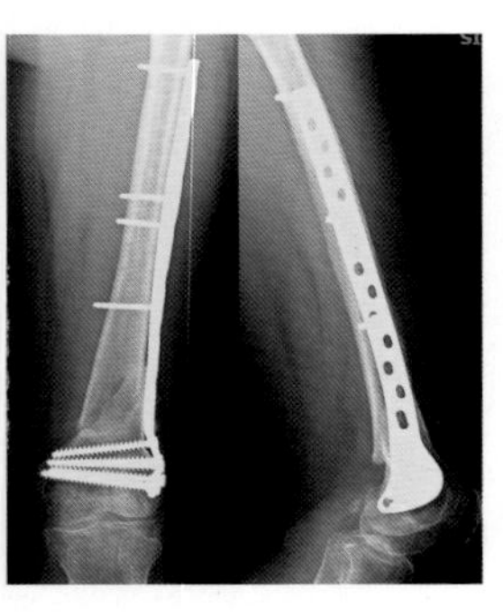

（a）　　（b）　　（c）

图 7-2-25　病例 2 股骨髁间 – 髁上粉碎骨折的 MIPPO 治疗示例图

注：（a）术前正、侧位 DR 片；（b）术中切口照片；（c）术后正、侧位 DR 片。

【病例 3】患者，女，51 岁。

诊断：右股骨髁间 – 髁上粉碎骨折。

治疗方案：采用TARPO技术进行微创治疗。切开髌旁外侧切口，复位并临时固定关节部（髁间）骨折，再按普通MIPPO技术治疗髁上骨折。见图7-2-26。

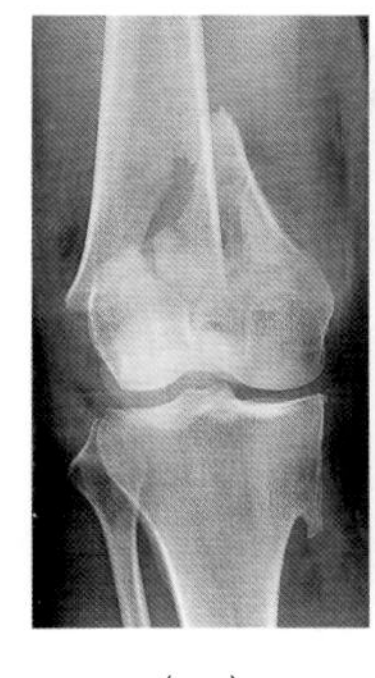
（a）
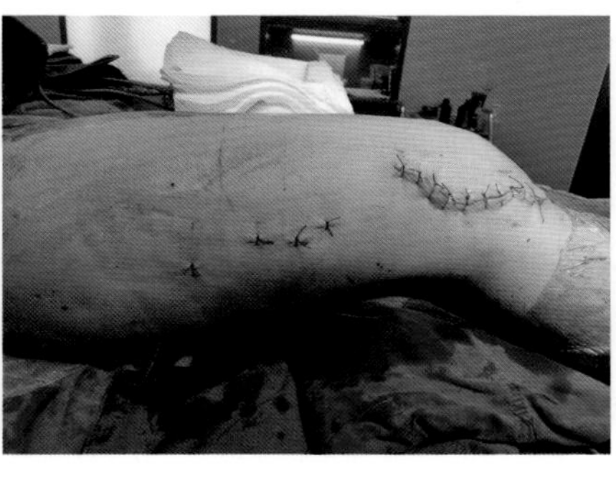
（b）
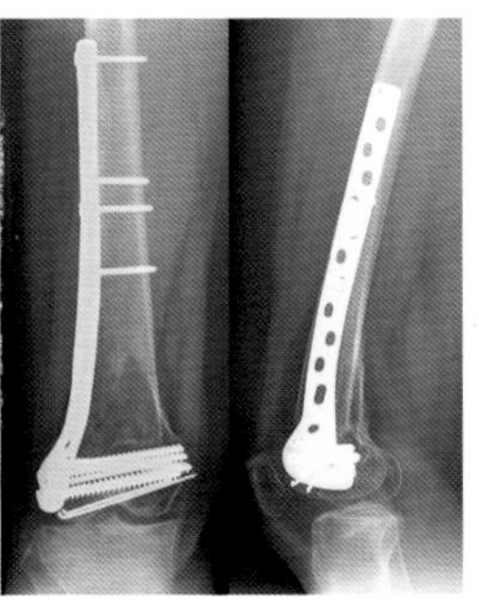
（c）

图 7-2-26　病例 3 股骨髁间 - 髁上粉碎骨折微创治疗示例图

注：（a）术前正位 DR 片；（b）术毕切口照片；
（c）术后正、侧位 DR 片（显示骨折已愈合）。

【病例 4】患者，女，29 岁。

诊断：右股骨髁间 - 髁上骨折。

治疗方案：采用 TARPO 技术进行治疗。

治疗步骤：①使用无菌止血带，高度以不干扰钢板近端的插入及置钉操作为宜。②充分发挥复位钳、Joystick技术、拉钩等在有限显露的视窗复位髁间、髁上骨位中的作用，并予以临时固定。③利用关节外MIPPO技术微创调整或固定髁上骨折。④在股骨内髁骨块完整或相对简单时，尽可能在前外侧髁间处的视野下进行复位及内固定。见图7-2-27、图7-2-28。

注意：术中采用了无菌止血带以利于显露操作并减少失血。

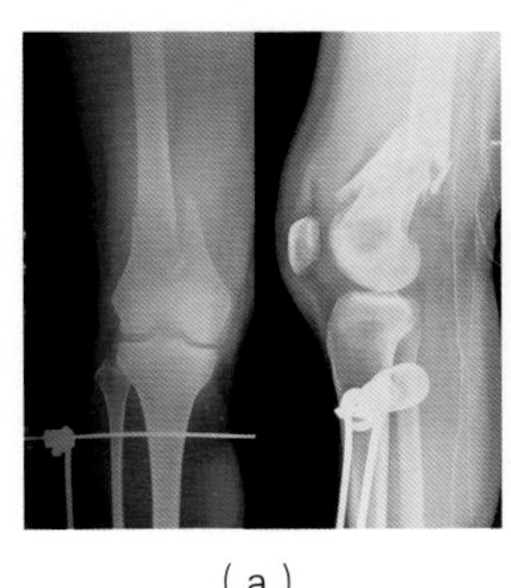
（a）
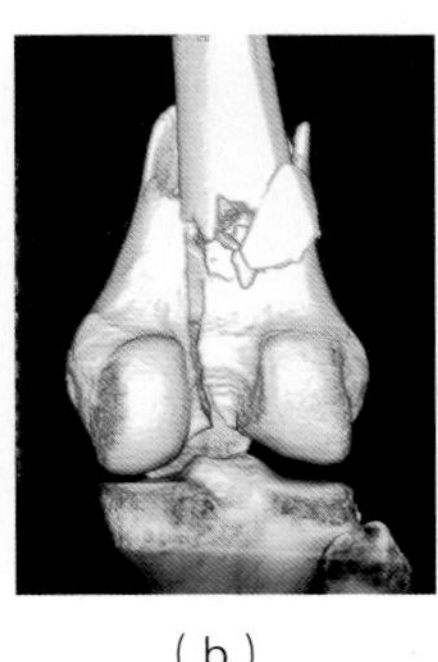
（b）
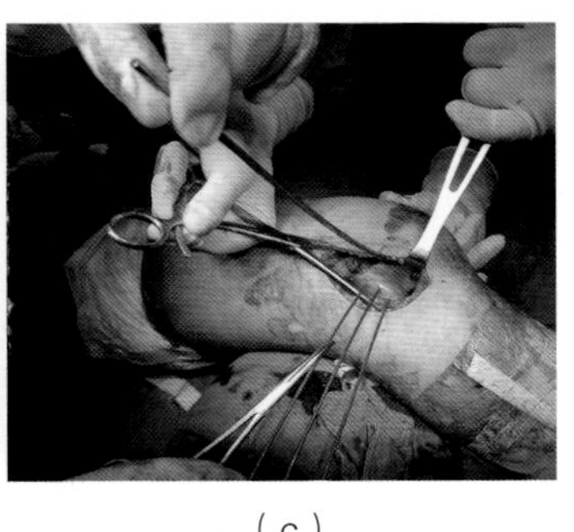
（c）

图 7-2-27　病例 4 股骨髁间 - 髁上骨折微创治疗示例图

注：（a）术前DR片；（b）术前CT片；（c）术中髁间骨折的有限切开复位照片。

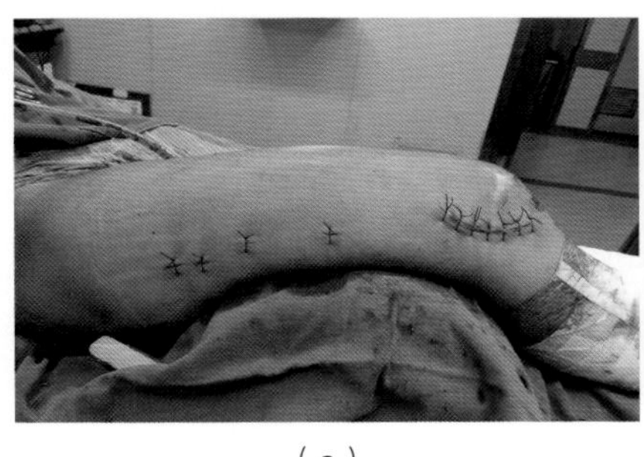
（a）
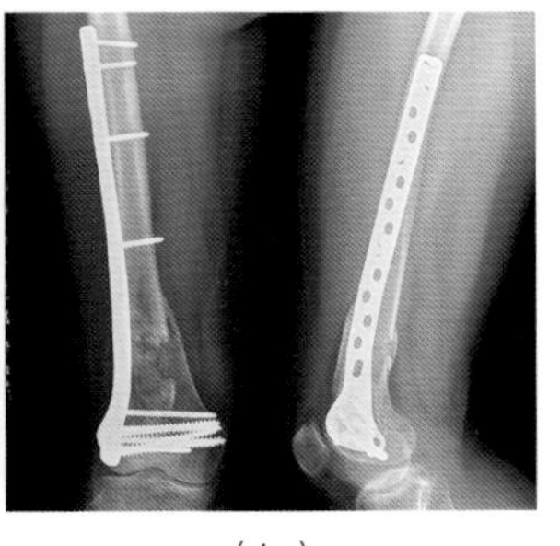
（b）

图 7-2-28　病例 4 股骨髁间 - 髁上骨折微创治疗示例图（续）

注：（a）术毕切口照片；（b）骨折初步愈合时的 DR 片。

五、少年股骨下段骨折

部分少年股骨远端骺线未完全闭合，仍可能有一定的生长发育能力，因此术中应尽可能地保护骨骺免受螺钉置入操作的损伤。

【病例】患者，男，14 岁。

诊断：左股骨中下段骨折。

治疗方案：采用 MIPPO 技术进行治疗，但术中需注意避免螺钉对骨骺的损伤，也要保证远端有效螺钉的数量。见图 7-2-29、图 7-2-30。

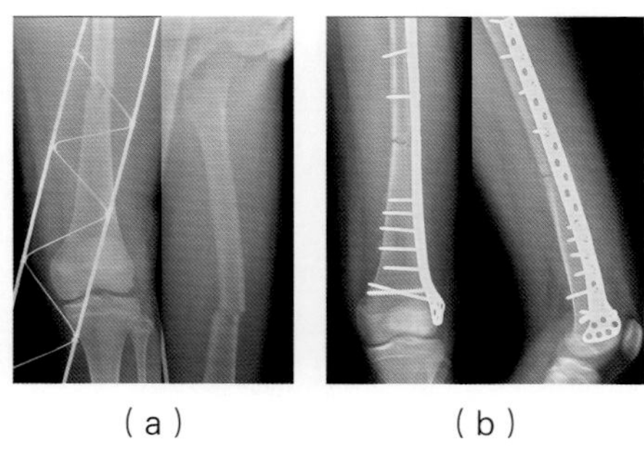

（a）　（b）

图 7-2-29　MIPPO 技术治疗少年股骨中下段骨折病例

注：（a）术前正、侧位 DR 片；（b）术后正、侧位 DR 片。

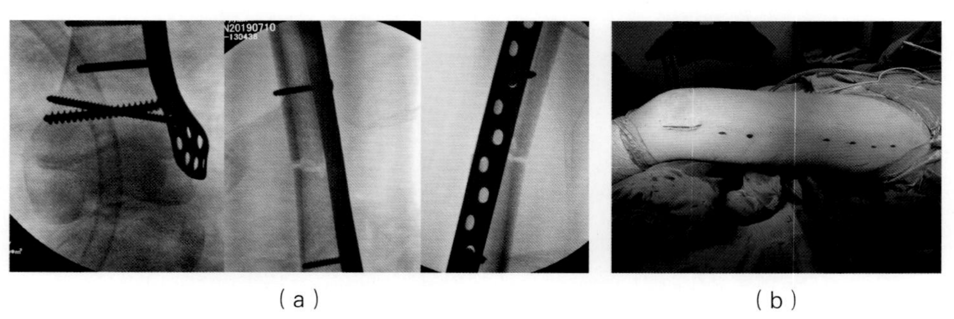

（a）　（b）

图 7-2-30　MIPPO 技术治疗少年股骨中下段骨折病例（续）

注：（a）术中 C 臂远端正位片及折端正、侧位片；（b）术中微创切口照片。

第三节　DHS/DCS 在股骨骨折中的微创应用

DHS 及 DCS 是股骨近髋、膝关节部骨折的一类拉力螺钉与钢板相结合的内固定，曾经是继角钢板后，用以治疗股骨近髋、膝关节周围骨折的重要内固定材料。21 世纪以来，随着股骨近端髓内钉（PFN）、股骨远端髓内钉（DFN）及解剖桥接钢板、锁定钢板的普及，DHS 及 DCS 临床应用逐渐减少；然而对于存在使用髓内内固定物治疗禁忌的病例而言，DHS 及 DCS 因为拥有比普通解剖钢板、锁定钢板更强大的生物力学表现，仍为一个可以期待的内固定物选择。

由于 DHS 及 DCS 这两种内固定方式有着类似的 MIPPO 固定方式，故在此一并讨论。

一、DHS 的微创治疗

在 PFN 技术普及以前，DHS 是治疗股骨顺粗隆间骨折的内固定常用选择。

1. 患者选择

（1）适应证：DHS 可用于股骨粗隆间骨折的 MIPPO 治疗，尤其是该部位存在使用股骨髓内钉的禁忌时，如髓腔较窄致使无匹配髓内钉可使用，股骨上段髓腔封闭或存在不可取出的内固定物，或患者肺部损伤明显需要预防脂肪栓塞等情形。

（2）禁忌证：除一般内固定的手术禁忌外，反粗隆间骨折，明显粉碎或移位的顺粗隆间骨折，难以微创置入 DHS 钢板及其导向器的过度肥胖者，明显移位的陈旧性骨折，术前骨折重叠较多而又未行充分牵引治疗者，术区皮损或污染严重者，或紧急情况下微创技术不熟练者均慎用DHS的微创治疗技术。

2. 内固定材料选择

（1）钢板类型：DHS 设计形态需要符合待术患者的股骨颈干角。

（2）钢板长度：根据 MIPPO 技术的需求，DHS 钢板一般需要较长的长度，以有利于提供足够的力学稳定性，提供可选择的多个螺钉孔进行操作；但过长的钢板会增加手术治疗难度。一般建议钢板长度为粗隆间距离的 2 倍以上。

（3）螺钉因素：①复位螺钉。股骨顺粗隆间骨折的闭合复位通常是通过下肢牵引架实现的。经皮插入的钢板与股骨干上段外侧骨皮质的贴附，需要借助螺钉的拉力作用，螺钉长度可以稍长于标准长度，超出较多的，可以在完成所有螺钉固定使骨位稳定后，予以更换或直接取出。②螺钉长度。由于股骨承受的应力较大，因此单皮质螺钉固定不应作为主要的固定方式，锁定螺钉亦然；尤其对于无法采用较长钢板或骨质重度疏松的患者，建议粗隆下的螺钉均采用双皮质固定。③螺钉类型。锁定螺钉用于钢板较短而骨质疏松无法稳定固定的病例；非锁定螺钉的使用较为灵活，尤其适用于钢板与骨质无法“解剖性”帖服的情况，但仍需避免过于偏斜置钉，尽可能减少多次钻孔或拧入、拧出操作，减少螺钉松动、断裂的发生。④螺钉数量。一般远折端使用皮质骨螺钉4～5枚，或锁定螺钉3～4枚。股骨颈处可附加1枚防旋松质骨螺钉。

（4）MIPO 技术辅助工具：① DHS 拉力螺钉导向器，决定了 MIPPO 技术近端切口的长度。②电钻套袖，其要求同本章第二节的股骨远端钢板。③测深尺、线，其要求同本章第二节的股骨远端钢板。

3. 手术步骤

（1）体位：患者麻醉后取仰卧位，常以下肢牵引床牵引，注意将健侧髋关节屈曲、外展以预留 C 臂行患侧股骨近端侧位投照空间。

（2）消毒：消毒范围为伤侧脐平面腹部到同侧胫骨结节平面。

（3）微创置入导向器及钢板：①在大粗隆远端约 5 cm 纵切口处，显露股骨外侧皮质，置入导向器，钻入拉力螺钉导针， C 臂证实其正、侧位置佳后，在导针引导下进行测深、钻孔，拧入拉力螺钉。②剥离子或窄骨刀剥离远端骨膜外隧道，将钢板“反面”插入合适位置，在软组织深面沿其长轴旋转钢板 180° ，使钢板平行于股骨外侧，将其近端嵌套击入拉力螺钉钉尾卡槽。见图 7–3–1。

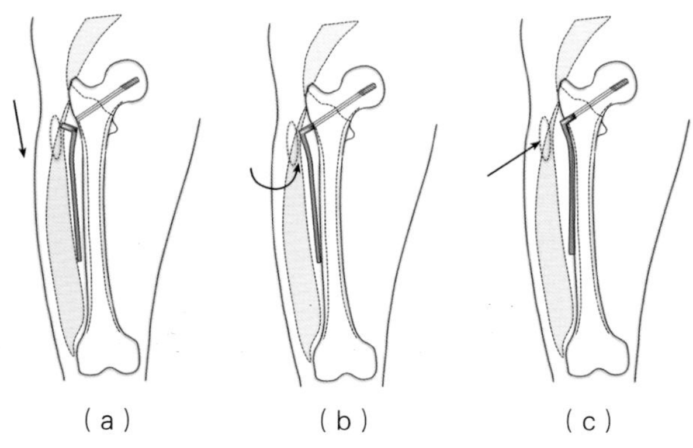

图 7–3–1　微创置入 DHS 钢板示意图

注：(a) 在大粗隆外侧切口将 DHS 钢板旋转 180° 后插入钢板；(b) 插入后将钢板旋回，使接口得以对合；(c) 斜行击入卡槽使钢板贴附在股骨外侧。

（4）微创置入螺钉：①在骨折远端沿数个经皮小切口钻孔，拧入数枚螺钉。②使用自攻皮质骨螺钉进行治疗时，应在套袖保护下经皮钻孔，同本章第一节所述，结合术前测量距离、落空感估计长度或微创测深尺测量深度，选择适宜长度的螺钉并拧入。使用锁定螺钉进行治疗时，则需在锁定套筒的引导下，完成钻孔及螺钉拧入。③可用电动改刀低速拧入大部分螺纹，剩余部分螺纹以手力匀速拧入。

（5）DHS 钢板 MIPPO 操作过程中的 C 臂监控：（略）。

4.DHS 用于 MIPPO 技术治疗的临床示例

【病例】患者，男，70 岁。

诊断：右股骨粗隆间骨折。该病例的微创治疗方法如图 7-3-2、图 7-3-3、图 7-3-4。

治疗步骤：①牵引架下闭合复位骨折。②有限切口下置入导向装置钻入导针，钻孔、测深、攻丝后拧入拉力螺钉。③朝远端反向插入 DHS 钢板，达到合适位置后翻转该钢板，并嵌入拉力螺钉钉位卡口。④经皮钻孔，拧入 DHS 钢板上的固定螺钉。

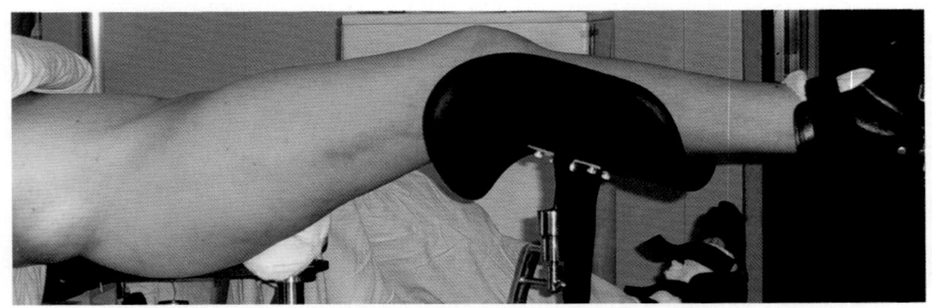

图 7-3-2　病例的下肢牵引架闭合复位骨折照片

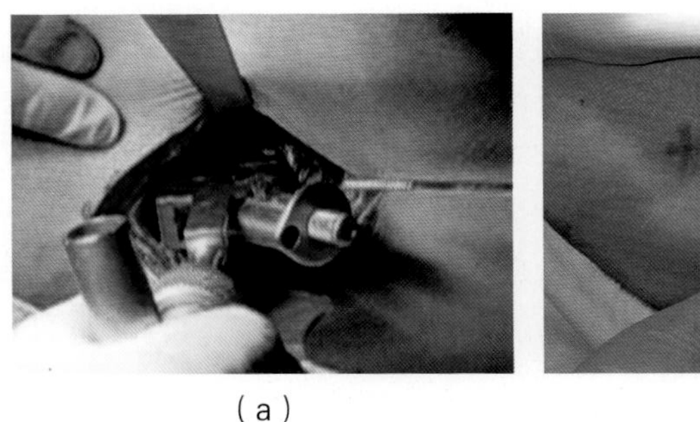

（a）　　（b）

图 7-3-3　病例的拉力螺钉导针的两种置入方式

注：（a）常规导向器置入法；（b）DHS 钢板及倒置的拉力螺钉引导下置入法。

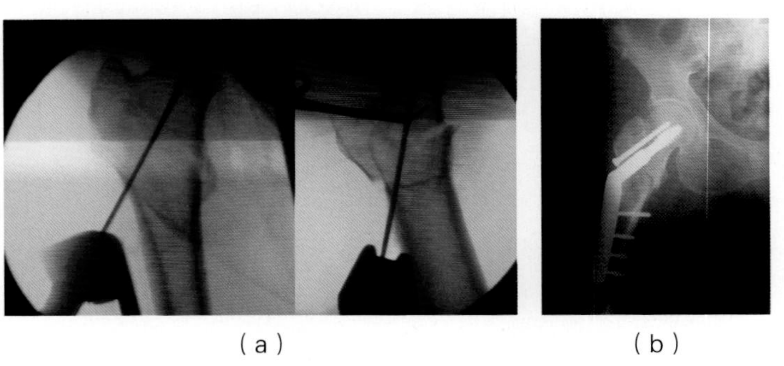

（a）　　（b）

图 7-3-4　病例的影像学资料

注：（a）术中导针置入的 C 臂正、侧位照片；（b）术后 DR 片。

二、DCS的微创治疗

1. 患者选择

（1）适应证：DCS可用于股骨粗隆下骨折、股骨髁间骨折、股骨髁上骨折的MIPPO治疗，尤其是该部位存在使用股骨髓内钉的禁忌时。不同于DHS的是，在锁定钢板问世以前，DCS与角钢板是为数不多的早期具有角度稳定性力学优势的内固定材料。

（2）禁忌证：除类同DHS的禁忌证外，对于骨折线波及范围超过股骨远端1/3或近端1/3的病例，因无足够的钢板长度，一般不能选择DCS；股骨颈或股骨髁部位骨折粉碎，致拉力螺钉无牢固把持者也不宜选用DCS。

2. 内固定材料选择

（1）钢板类型：同本章节DHS部分。

（2）钢板长度：根据MIPPO技术的需求，DCS钢板一般需要较长的长度，通常建议钢板长度为骨折远端到大粗隆尖距离的2倍以上。

（3）螺钉因素：①复位螺钉。同本章节DHS部分。②螺钉长度。无论皮质钉还是锁定螺钉，均建议选用长度满足双皮质固定需求的类型。③螺钉类型。同本章节DHS部分。④螺钉数量。一般干区使用皮质骨螺钉4 ~ 6枚或锁定螺钉3 ~ 4枚，髁部或股骨距处的骨质除拉力螺钉外，力争置入1 ~ 3枚松质骨螺钉，对提高内固定整体的力学强度至关重要。

（4）MIPO技术辅助工具：① DCS拉力螺钉导向器，决定了MIPPO技术近端切口的长度。②电钻套袖，其要求同本章第二节的股骨远端钢板。③测深尺、线。要求同本章第二节的股骨远端钢板。

3. 手术步骤

（1）体位：患者麻醉后取仰卧位，股骨粗隆下骨折常以下肢牵引床牵引，注意将健侧髋关节屈曲、外展以预留C臂行患侧股骨近端侧位投照空间；而股骨髁部骨折则选用手术平床即可。

（2）消毒：股骨粗隆下骨折的消毒范围为伤侧脐平面腹部到同侧胫骨结节平面以远，而股骨髁部骨折则建议从患侧髋部远至踝关节进行消毒。

（3）微创置入导向器及钢板：①入路。股骨粗隆下骨折病例，在大粗隆外侧的远份做长约5 cm的纵切口，显露股骨外侧皮质，置入导向器，钻入拉力螺钉导针，C臂证实导针在正、侧位置佳后，在其引导下测深、钻孔，拧入拉力螺钉。股骨髁部骨折病例，则选用有限的股骨外髁外侧入路。②插入钢板。用剥离子或窄骨刀剥离远端骨膜外隧道，将钢板“反向”插入远折端合适位置，在软组织深面沿其长轴旋转钢板180° ，使钢板平行于股骨外侧，将其近端嵌套击入拉力螺钉钉尾卡槽。为使钢板能顺利卡入卡槽，需要钢板整体挑开股外侧肌，保持钢板与股骨干间数厘米的间隙，从而可以顺卡槽方向击入钢板接头，同时使钢板恢复与股骨干的接触状态。见图7-3-5、图7-3-6、图7-3-7。

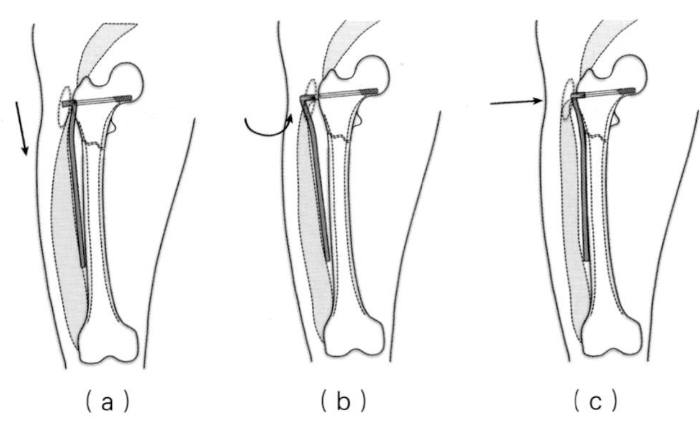

图 7-3-5　DCS 在股骨粗隆部的微创置入法示意图

注：(a) 在大粗隆外侧切口将 DCS 钢板旋转 180° 后插入钢板；(b) 将钢板整体与股骨外侧加大分离使接口得以对合；(c) 击入卡槽并使钢板贴附在股骨干外侧。

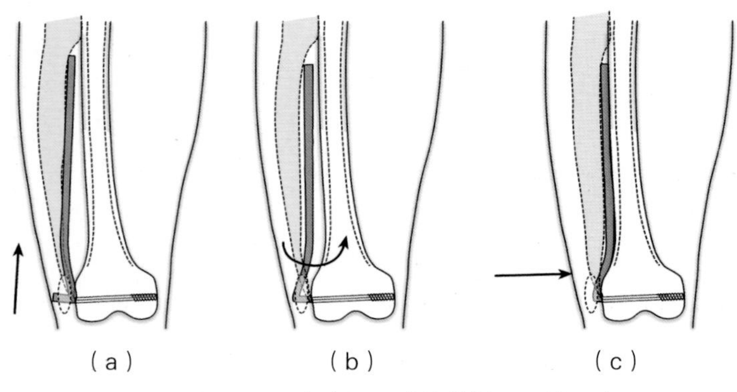

图 7-3-6　DCS 在股骨远端的微创置入法示意图

注：(a)在股骨外髁切口将 DCS 钢板旋转 180° 后插入钢板；(b)将钢板整体与股骨外侧加大分离使接口得以对合；(c)击入卡槽并使钢板贴附在股骨干外侧。

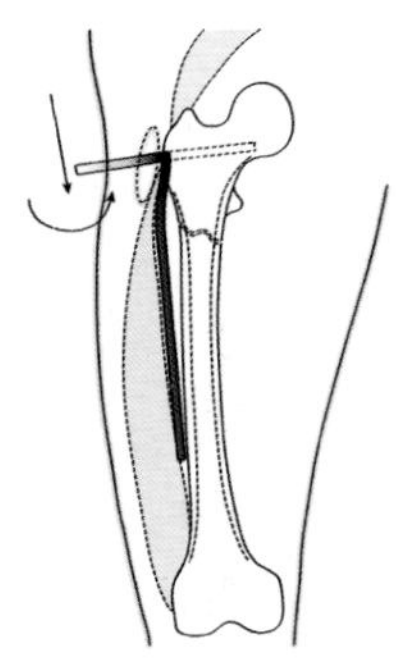

图 7-3-7　DCS 在股骨近端的微创置入法示意图

注：95° 角钢板本身虽然可以微创反向插入，但因钢板无法整体移动微创卡入股骨颈上的隧道，所以仅能开放完成内固定操作。

（4）微创置入螺钉：①在股骨干区以数个经皮小切口进行操作。②使用皮质骨螺钉时，应在套袖保护下经皮钻孔，同本章第一节所述，根据术前测量、落空感长度或微创测深尺测量结果，拧入适宜长度螺钉。对于锁定螺钉，则可在锁定套筒的引导下，完成钻孔及螺钉拧入。③可采用电动改刀低速拧入绝大部分螺纹，剩余部分螺纹以手力匀速拧入。

4. 临床实践

DCS 是 20 世纪治疗髋、膝关节周围骨折的有效方法。在非微创手术中，手术创伤较大，股骨外侧的切口长度一般至少与钢板长度相当；而在在四川省骨科医院已有的 DCS 微创手术经验中，切口最大可减少到钢板长度的 30% ~ 40%；如远端完全采用经皮螺钉技术，切口可压缩到钢板长度的 20% 以下。

（1）DCS 的临床优点：①患肢在牵引床上的牵引无须内收髋关节，减轻了对会阴部的压迫。②钢板在股骨外侧，利于修正牵引初步复位后的骨位。③运用“轴向旋转法”技术，DCS 更容易复位、内固定近折端向近侧的旋转移位。④螺钉的经皮或小切口置入较髓内钉的锁定操作相对容易、自由。⑤适用于骨折严重粉碎且移位，以及陈旧性骨折等髓腔封闭难以通过或阻碍髓内操作的病例。

（2）DCS 的临床缺点：①术中骨干外侧剥离较明显。② DCS 钢板在股骨大粗隆外侧的摩擦可能造成髋关节活动中的疼痛，特别是对于骨骼瘦小、肌肉较薄的患者。③该钢板通常有较大的厚度，对其下的骨折应力遮挡作用明显。④钢板不容易完全与股骨干贴附，置钉过程中需避免骨位丢失。⑤骨折愈合后行内固定取出术时，切口不能太小，否则无法安全挑起整个肌肉层，松解钢板周围瘢痕、骨痂，撬拨钢板，而髓内钉操作相对容易微创取出内固定物。

（3）DCS 的临床应用

【病例 1】患者，男，42 岁。

诊断：左股骨粗隆下粉碎骨折。

治疗方案：DCS 的 MIPPO 治疗。见图 7-3-8、图 7-3-9。

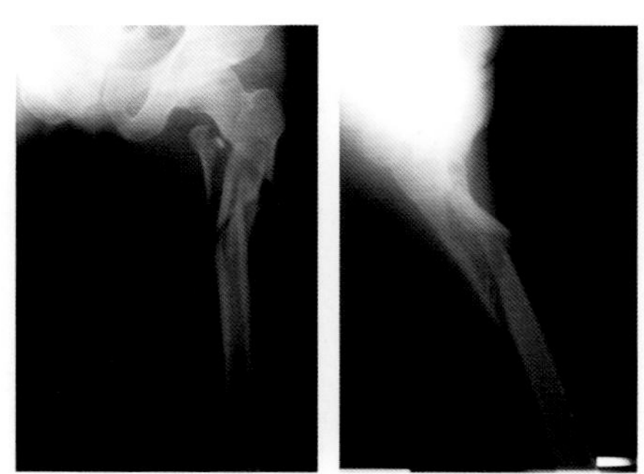

图 7-3-8　病例 1 术前正、侧位 DR 片

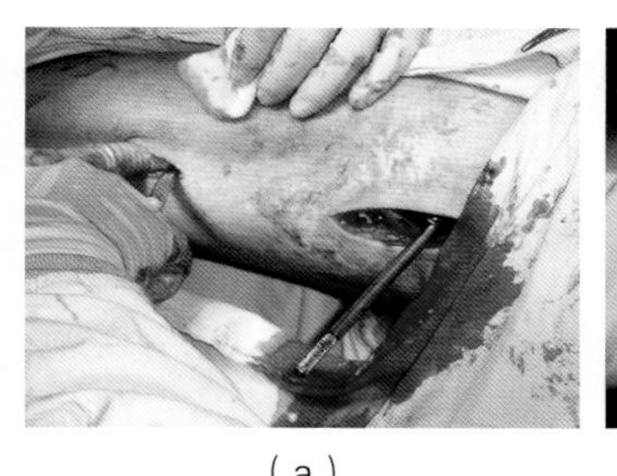

（a）　（b）

图 7-3-9　病例 1 术中资料

注：（a）术中切口照片；（b）术中骨折近端、远端的 C 臂正位片。

【病例 2】患者，女，46 岁。

诊断：右股骨粗隆部粉碎骨折。

治疗方案：DCS 的 MIPPO 治疗。见图 7-3-10、图 7-3-11。

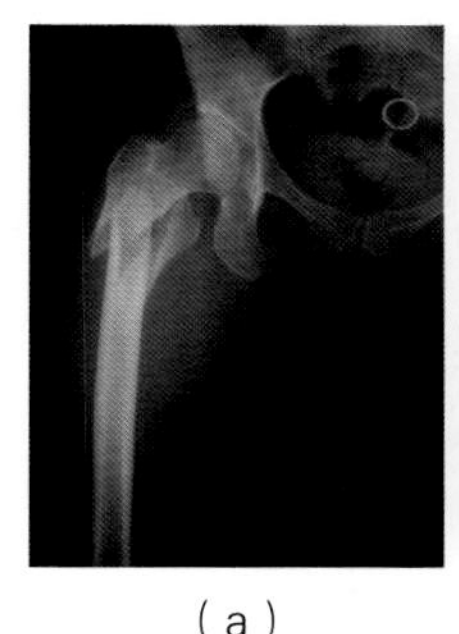

（a）　（b）

图 7-3-10　病例 2 影像学资料

注：（a）术前正位 DR 片；（b）术后正、侧位 DR 片。

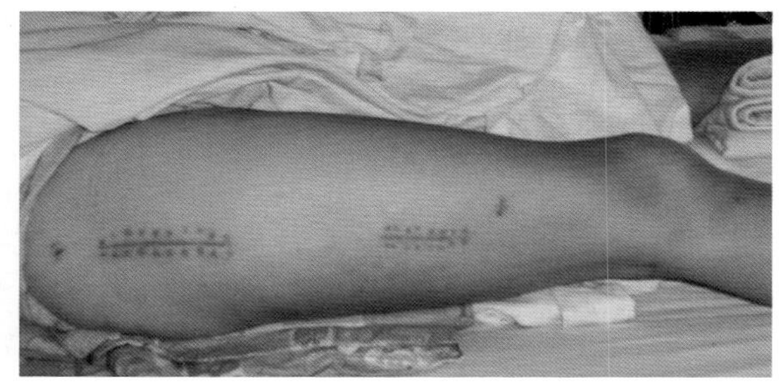

图 7-3-11　病例 2 术后切口愈合拆线后的照片

【病例 3】患者，男，35 岁。

诊断：右股骨粗隆下粉碎骨折。

治疗方案：DCS 的 MIPPO 治疗。见图 7-3-12、图 7-3-13。

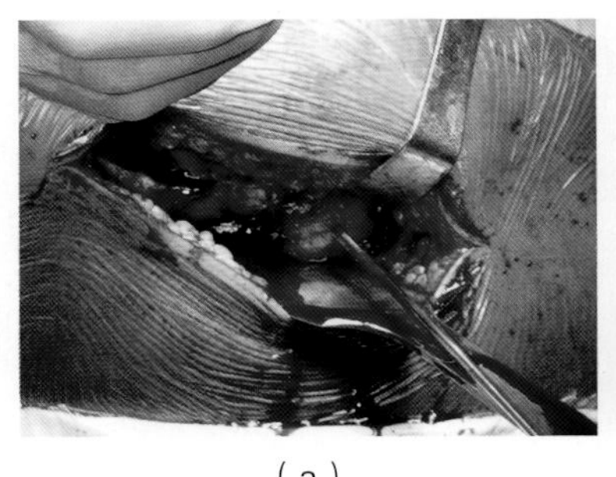
（a）

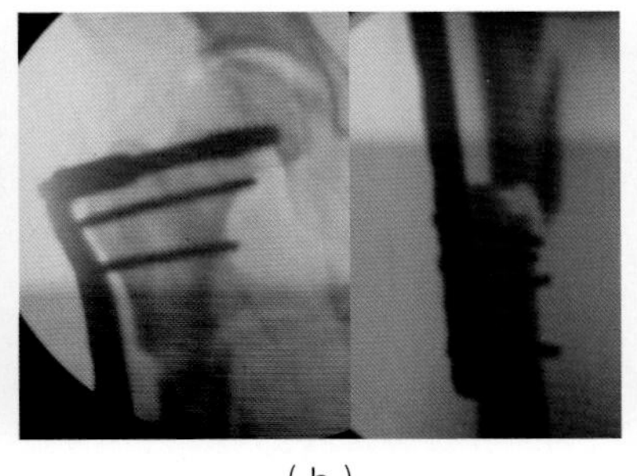
（b）

图 7-3-12　病例 3 术中资料

注：（a）术中钻入拉力螺钉导针照片；（b）术中骨折近端、远端的C臂照片。

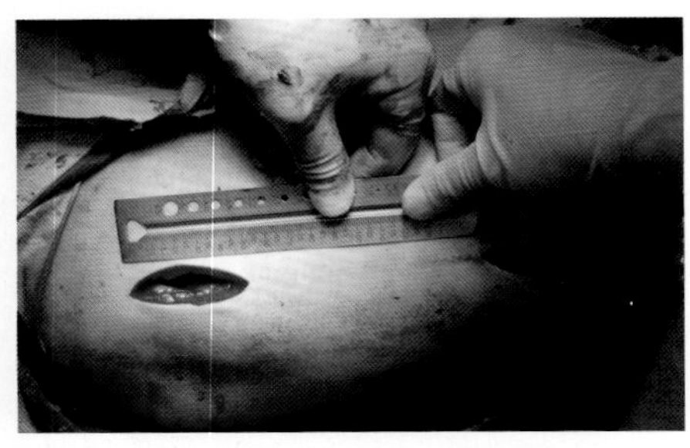
图 7-3-13　病例 3 内固定术毕的切口照片

【**病例 4**】患者，男，45 岁。

诊断：右股骨髁上粉碎骨折。

治疗方案：DCS 的 MIPPO 治疗。见图 7-3-14。

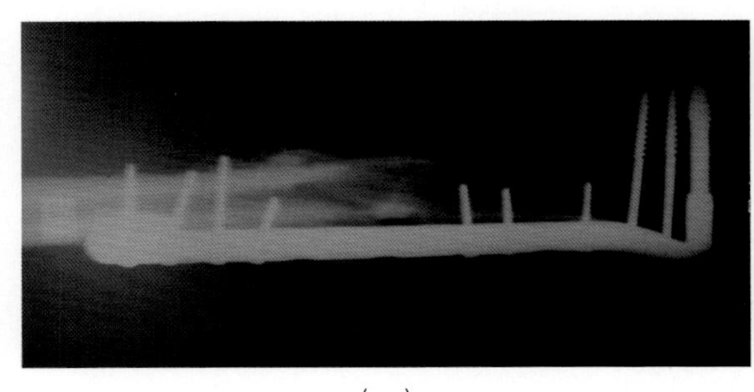
（a）

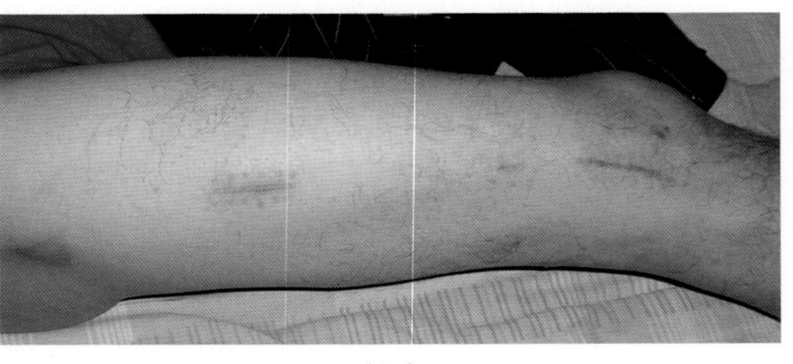
（b）

图 7-3-14　股骨髁上粉碎骨折初步愈合后的照片

注：（a）正位 DR 片；（b）切口照片。

注意：DCS、DHS 的 MIPPO 治疗是在 21 世纪早期的创新，但随着 PFN、PFNA、DFN 等内固定材料的普及，这两种材料很快退出了耗材供应市场，否则其在骨干区的螺钉固定是完全可以达到经皮化的水平的，其皮肤切口与解剖钢板或锁定钢板相比是可以非常接近的。

（徐强）

第八章 股骨骨折髓内钉微创治疗技术

成人非关节部的股骨骨折治疗中，髓内钉常常是一种优先的选择。由于设计理念及力学原理的特点，当带锁髓内钉完成主钉插入髓腔的操作后，骨折往往立即得到较好的复位，后续仅需进行远、近端数枚锁钉的锁定操作。但由于局部附着的肌肉较为丰厚，股骨骨折的闭合复位及微创内固定操作通常存在一定的技术性难度，因而股骨骨折的微创手术的起点较胫骨骨折晚，开展也不甚广泛。以下对股骨髓内钉的 MIPO 技术进行论述。

第一节 股骨髓内钉微创治疗的基础

技术回顾：在微创技术开发之前，特别是实心股骨髓内钉广泛应用的 20 世纪，股骨髓内钉的国内使用几乎都伴随着骨折的切开、逆行扩髓以及直视下钳夹复位等传统手术技术；而四川省骨科医院下肢科由于在临床上较早采用了空心设计的股骨髓内钉，摸索了导针的使用技巧，使股骨骨折闭合复位带锁髓内钉内固定技术得以广泛推广，也解决了大部分股骨骨折闭合复位的技术困难。

20 世纪 90 年代以来，股骨带锁髓内钉的微创手术技术快速发展，其进步主要体现在以下几个方面：

一、股骨髓内钉材料及配套器械设计的微创化改进

以顺行髓内钉为例，与早期的髓内钉比较，近期的髓内钉有了以下更适应微创操作的一些进步。

1. 主钉外形设计对微创操作的意义

（1）外翻角设计：早期的顺行髓内钉是以股骨近端的梨状窝为入钉点的直钉，近年来主钉近端的外翻角设计使得大粗隆尖作为入钉点成为可能。相较于梨状窝，大粗隆尖入钉使得入钉点外移，减少了髓内钉对股骨颈血供的干扰，并减少了出现医源性骨折的风险，而且缩短了其与近端、外侧体表的距离，减少了皮肤切口与入钉点的软组织隧道长度，见图8–1–1。

不过需要警惕：拥有外翻角设计的髓内钉对股骨骨骼较小的患者相对容易出现主钉入钉困难，甚至造成股骨近端外侧的皮质劈裂。

（2）主钉形态的解剖化设计：是髓内钉复位骨折的主要原理，该设计有利于髓内钉主钉在入钉过程中降低阻力，顺利入钉，利于降低髓腔骨质劈裂，发挥主钉对骨折的闭合复位作用，且其对骨折复位后的骨位维持作用更强。

（3）主钉钉尾：钉尾直径稍收窄，利于主钉进入折端对合不好的远端髓腔，深入股骨远端松质骨以增加主钉的稳定性。

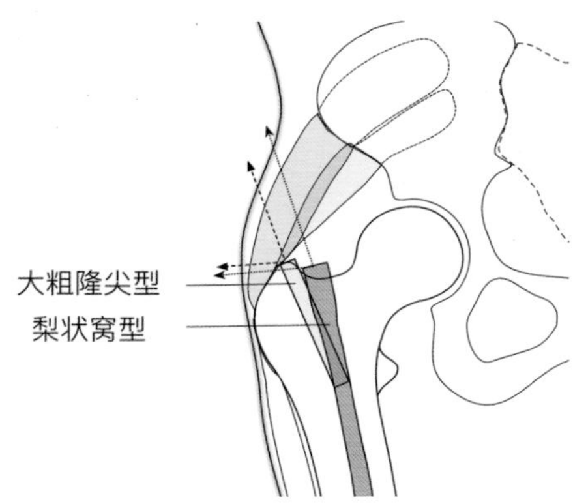

图 8–1–1　股骨顺行髓内钉不同入钉点对软组织损伤范围区别的示意图

注：在患髋相同的内收角度下，入钉点有外翻角设计的大粗隆尖入钉型髓内钉比梨状窝型对软组织的侵扰路径更短。

2. 主钉空心化设计对微创操作的意义

早期的髓内钉常常是实心的“钉棒”，由于其并不适用于 MIPO 技术，近期临床使用已明显减少；而空心主钉在 MIPO 操作中的优势如下。

（1）降低复位难度：插入复位导针无须远、近端髓腔间的完全对位，而且可在较大范围内（3 倍折端直径、4 倍骨皮质厚度、2 倍导针直径）完成导针的置入，从而初步闭合复位骨折，见图 8–1–2；比之直接置入直径远大于导针的主钉到远端髓腔，其手术操作难度得以大大降低。

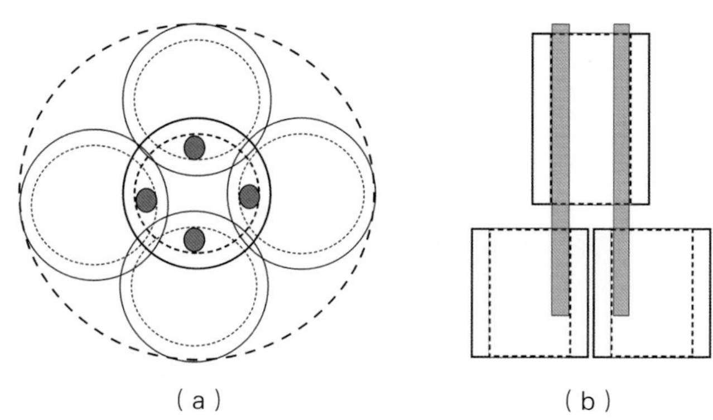

图 8–1–2　空心主钉导针的复位作用示意图

注：以顺行髓内钉为例，深色截面为导针。（a）横断面观，居中的近端骨断面，与虚线圆框范围内远端骨断面的最大分布范围示意图；（b）冠状面观，上方为骨折近折端，下方为导针可插入骨折远折端的最大范围。

（2）简化多个步骤：在已串联远、近端髓腔的导针引导下，可完成多次扩髓、置入主钉、导针验证锁钉成功等操作，减少了对骨折重复复位的操作，保护了股骨周围的软组织结构。

（3）渐进式复位：随着导针、扩髓钻、主钉的依次插入，可以产生俄罗斯套娃样的扩张效应，使骨折移位得以逐渐修正并予以固定。

（4）“触觉”作用：在导针置入过程中，“触觉”一定程度上替代了切开显露的“视觉”，使复位、扩髓、置钉、验证锁钉等步骤得以简化，减少了术中 C 臂透视的次数，大大缩短了手术时间。

3. 髓内钉瞄准臂设计改进对微创技术的贡献

髓内钉锁钉的置入可以在动态 C 臂透视的辅助下徒手操作，但设计精确的瞄准臂不仅可以减少入钉切口的损伤，还可以提高锁钉的经皮微创置钉的成功率，同时能大大减少 C 臂辐射对医患双方的伤害。瞄准臂的贡献包括如下几个方面。

（1）主钉远端矢状面的定位压钩与冠状面的瞄准套筒共同形成了股骨远端锁钉的三维定位系统，

修整了瞄准的精确度，大大提高了经皮微创置入远、近端锁钉的一次成功率。

（2）瞄准臂与主钉间连接杆的“加长设计”，可帮助缩短入钉切口的长度，理论上讲，最小切口长度约等于髓内钉及其连接杆的最大直径；同时避免了瞄准臂对切口附近软组织的压迫损伤。常见的顺行髓内钉瞄准臂见图 8-1-3、图 8-1-4、图 8-1-5 及图 8-1-6。

使用长 21 cm、平行于髓内钉 8.5 cm、直径约 1.5 cm 的 MIS 经皮瞄准系统（percutaneous targeting guides），可以避免早期设计的粗大瞄准臂对臀部软组织的直接挤压，也利于术中击入髓内钉时操作的方便。

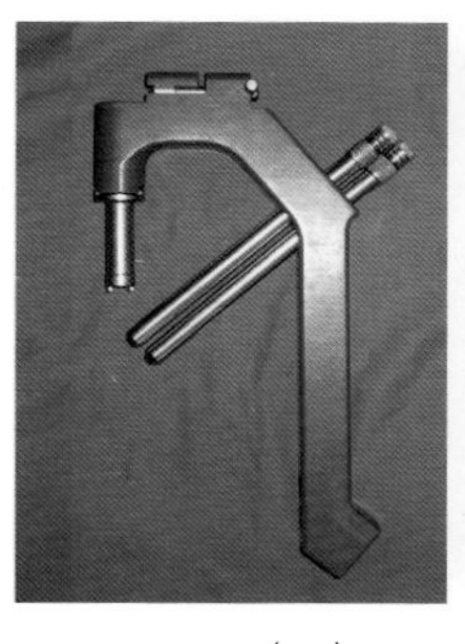

（a）

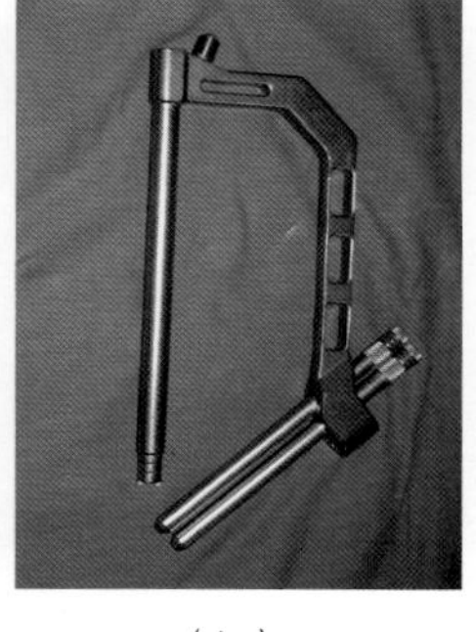

（b）

图 8-1-3　梨状窝入钉股骨髓内钉近端瞄准臂的比较照片

注：(a) 较短粗的普通非微创近端瞄准臂；(b) 细长的 MIS 近端瞄准臂。

图 8-1-4　梨状窝入钉股骨髓内钉近端微创瞄准臂间的比较照片

注：自上向下分别为细长的 MIS 瞄准臂及其连接杆、较细但较短的普通微创瞄准臂及其连接杆。

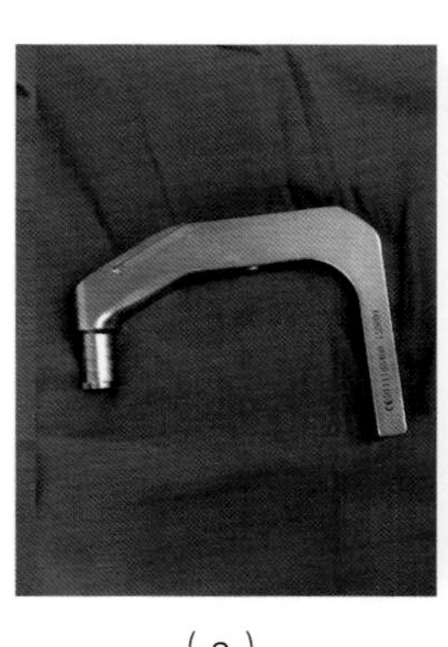

（a）

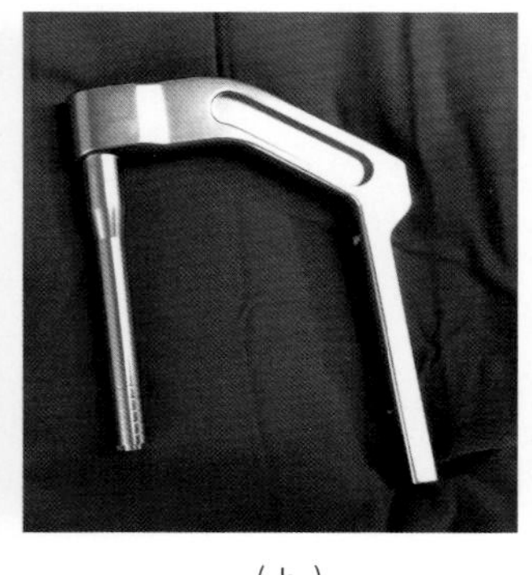

（b）

图 8-1-5　大粗隆尖入钉股骨髓内钉连接杆的比较照片

注：(a) 普通连接杆；(b) 改良后的微创手术连接杆。

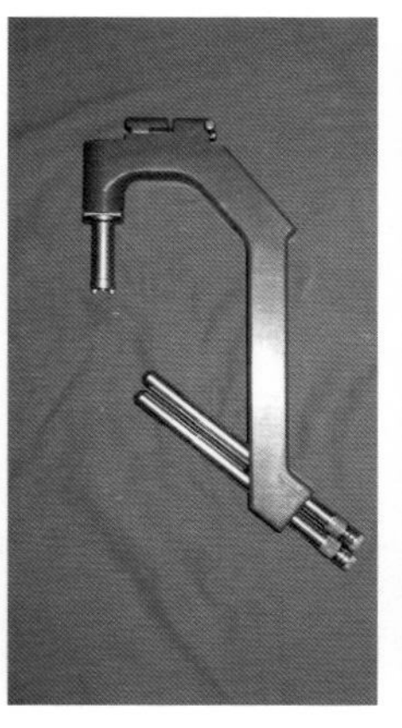

（a）

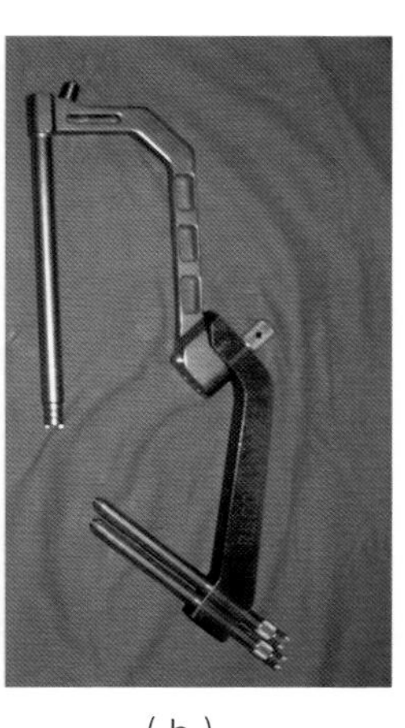

（b）

图 8-1-6　梨状窝入钉股骨颈（重建）锁定瞄准臂比较照片

注：(a) 较粗短的非微创重建瞄准臂；(b) 细长的 MIS 股骨颈重建锁定瞄准臂。

4. 配套工具设计

除瞄准臂外，微创技术尚有其相配套的系列辅助工具，如开口锥、复位棒、钻孔器、测深尺等，其设计均满足微创技术的需要。

（1）持钉设计：空心设计的持钉装置，降低了操作中改刀与钉、帽意外脱落的概率，减少了为寻找脱钉、帽而延长切口、增加手术时间的可能。同样的原理，空心设计的主钉尾帽也便于在经皮小切口细导针的引导下顺利完成对钉尾的封口操作。见图 8–1–7。

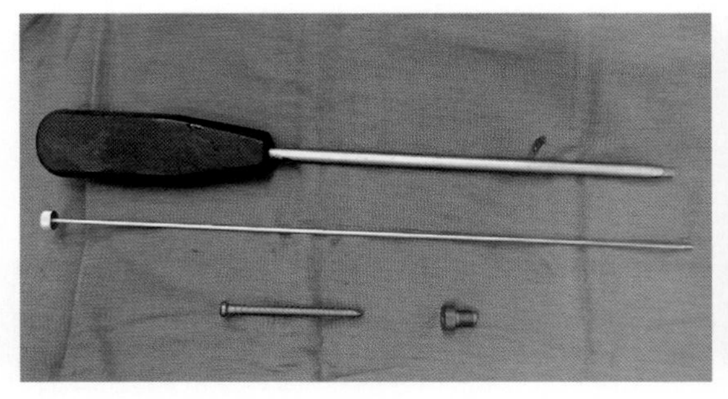
（a）

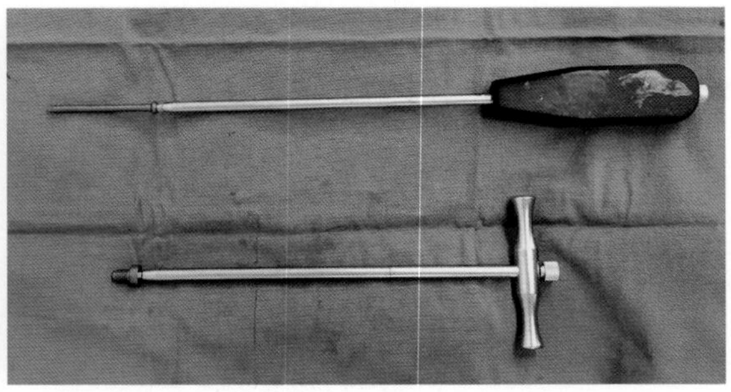
（b）

图 8–1–7 股骨髓内钉持钉改刀（手柄）照片

注：（a）中空改刀、连接轴及锁钉、尾帽；（b）连接轴将改刀或手柄连接到锁钉、尾帽上。

（2）入钉点导针位置调节套筒：平行设计的钉孔方便利用已有导针经引导进入理想位置。见图 8–1–8。

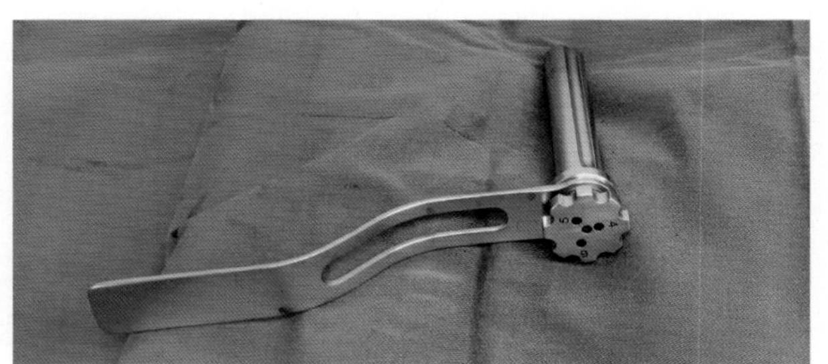

图 8–1–8 入钉点导针位置调节套筒照片

（3）其他配套的微创工具：见图 8–1–9。

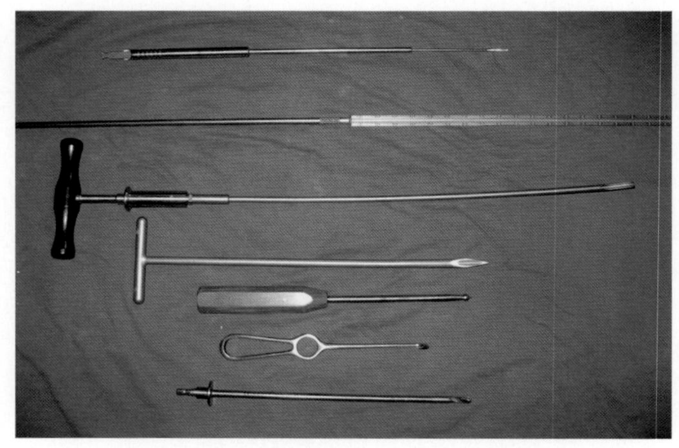

图 8–1–9 股骨髓内钉配套工具照片

注：自上到下分别为普通、微创测深尺，复位棒，开口锥，顶棒，骨钩，微创开口钻。

5. 股骨髓内钉近端锁定的不同方式

股骨髓内钉近端的多种锁定方式可以方便术者根据股骨骨折部位，粉碎、复杂程度进行灵活选用，能对多段骨折，靠近股骨上段、下段骨折做到有效内固定，扩大了单用股骨髓内钉微创处理股骨骨折的指征，减少了联合使用内固定造成的损伤。锁定方式各异的加长型股骨顺行髓内钉示意图见第二章第四节图 2-4-6。

二、股骨骨折闭合复位技术及其辅助工具的进步

（1）下肢牵引架：该装置相对于人力牵引，能更容易且持久地纠正远近髓腔的重叠，尤其适用于肌肉发达、大腿肿胀明显、亚陈旧性骨折、多段或严重粉碎骨折、需要近端在股骨颈重建锁定的股骨骨折等病例；同时也便于术中 C 臂的透视操作。

（2）骨折托板：一般配合下肢牵引架使用，主要用来控制骨折近端或远端，能够初步复位或对抗因受肌力不平衡牵拉而显著移位的骨折（如股骨下段骨折远折端后倾的移位）等。

（3）金手指等复位棒：临床上有不同形状的股骨近端复位棒装置，特殊的情况下直径稍小的股骨髓内钉主钉本身也可以用作复位棒进行操作，从而便于非切开下控制股骨近端，纠正其向屈髋、外展等方向上的移位。

（4）Schantz 钉等 Joystick 技术工具：在髓腔较宽大的区域使用，可以在术中透视的辅助下针对性地纠正骨位。

（5）导针头轻度折弯：可以增加对远、近骨折断端间错位的容忍程度，见图 8-1-10。但过度的折弯会造成主钉的置入困难或导针与主钉间的卡锁，从而引起退针困难，甚至有增加橄榄头脱落的风险。

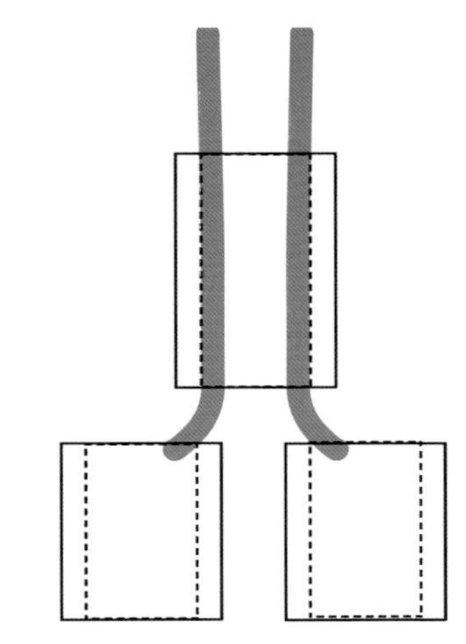

图 8-1-10　轻度折弯导针头，使之能在较大骨折横向移位范围进入远端髓腔示意图

注：冠状面观，上方为骨折近折端，下方为弯头导针可插入骨折远折端的最大范围。

（6）Poller 钉技术：该技术用于髓内钉导针及主钉容易进入远端髓腔，但需控制具体方位，以引导主钉进入理想位置的情况。

三、术中影像设备的进步

（1）术中 X 线透视：实时或间断的 C 臂、G 臂甚至 O 臂透视，有助于及时确认操作的精确，避免盲目操作而引起不必要的损伤增加等意外。

（2）超声：在术中对顺行髓内钉入钉点的确认可能有一定帮助。超声在股骨近端入钉点微创技术中的应用见图 8-1-11。

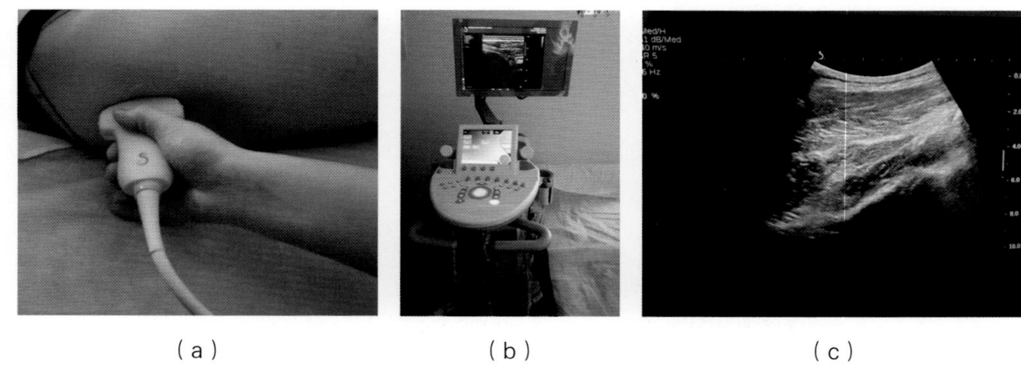

（a）（b）（c）

图 8–1–11　超声引导下的经皮股骨近端入钉点的确认

注：（a）超声操作照片；（b）肌骨超声仪；（c）冠状面上大粗隆尖区域超声图像。

第二节　顺行股骨髓内钉的微创技术

顺行股骨髓内钉在临床上的使用比逆行股骨髓内钉更为常见。

一、患者选择

（1）适应证：股骨近端、股骨干、股骨远段、多段的新鲜或亚新鲜骨折，或骨位无明显重叠、对位较好的陈旧性骨折。

（2）禁忌证：骨位难以闭合复位的新鲜骨折，骨位重叠且骨位对位差的陈旧性骨折，股骨髁上附近及其以远的股骨骨折等。

二、MIPO 技术的历史演变

（1）入钉点入路技术：以四川省骨科医院下肢科的临床经验为例，1995 年前的入钉点入路为切开型，2000 年前为有限切开型，而 2000 年后发展为微创型。见表 8–2–1。

表 8–2–1　股骨近端入钉区域微创技术的三个发展阶段分型

分型	部位	长度 / cm	定位方式
切开型	大粗隆外缘至部分臀中肌走行	8 ~ 15	直视
有限切开型	大粗隆尖至臀中肌止点肌腱	4 ~ 5	手指扪及
微创型	近端入钉隧道延长线在臀部投影	1.5 ~ 3	定位针探及

（2）骨折复位技术：同样以四川省骨科医院为例，大致以 1995 年为界，之前对股骨骨折多进行切开复位，而之后普遍采用了骨折闭合复位技术。

三、顺行股骨髓内钉微创手术技术要点

1. 术前准备

（1）一般处理：术前需完善检查，排查可能合并的肢体、脊柱或内脏损伤，及时足量补液，必要时补充血容量，合理加强营养支持，纠正负氮平衡，同时预防下肢深静脉血栓、脂肪栓塞等并发症的发生。

（2）术前牵引：为避免对股骨髓腔的污染，绝大多数患者入本院后均行胫骨结节骨牵引，青少年尚有胫骨近端骨骺发育者及老年骨质疏松明显者，其骨牵引钻针位置可向远端移位 1 ～ 2 cm，并根据体重大小及肌肉发达程度安排适宜的配重。

牵引治疗的目的：①稳定骨折、减少折端出血、减轻局部疼痛。②利于患者患侧髋部、足踝及健侧下肢、上肢进行早期功能锻炼。③利于患侧膝关节的有限术前功能训练。④尽可能维持骨折后肌肉、肌腱、韧带、皮肤等软组织的正常张力，缓解大腿肌肉的痉挛或后期的挛缩、粘连，维持股骨长度及基本的对位，利于术中进一步的闭合复位，也有利于后期的功能康复训练。

术前外固定支架治疗的必要性：根据本院的经验，绝大多数股骨骨折，如无严重开放骨折、下肢重要血管损伤等特殊病情需要，外固定支架作为下肢骨折的非长期使用是非必需的；术前使用外固定支架除了会增加患者住院费用以外，还增加了股骨的损伤，造成骨髓腔的污染，增加了伤区的感染概率。

（3）手术时机：刚受伤的患者，一般牵引至伤后 3 ～ 7 天，待患者全身状况稳定、伤肢肿胀明显开始消退或局部伤口干燥清洁，完善诊断并经麻醉科评估后，即可安排行择期手术内固定治疗。

2. 术中牵引复位床的使用

全身麻醉（简称全麻）或脊椎麻醉后患者取仰卧位，躺于骨科牵引床上，支撑柱阻挡会阴区（联合健肢牵引固定）以对抗患侧下肢对骨盆的牵引。患侧下肢在牵引下内收髋关节 20° ～ 30° 。骨盆或腰椎不稳定性骨折的患者，需慎重采用牵引床。牵引床的作用如下。

（1）通过适当的过度牵引，恢复股骨的基本力线、轴线，一般以将骨折端牵引分离 1 ～ 2 cm 为度，避免折端对合过程中的阻挡。

（2）髋内收可将大粗隆尖附近的骨质在水平面上向外旋出，缩短股骨髓内钉的近端髓腔延长线到臀部皮肤的距离，避免伤侧躯干部对经皮定位入钉点、主钉置入、尾帽置入等操作的干扰。

（3）配合健肢的髋关节外展及髋膝屈曲临时固定，可方便术中 C 臂等装置对伤肢透视的操作，尤其适用于对股骨近端侧位的透视。牵引体位见图 8-2-1。

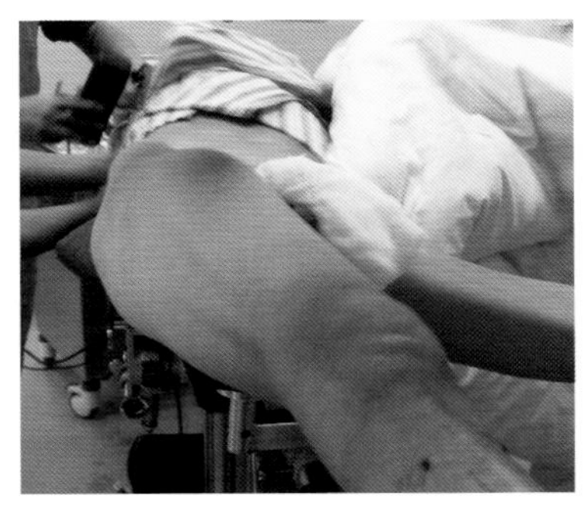

图 8-2-1　牵引床的牵引下患髋内收 20° ～30° 体位照片

注意：骨盆—躯干的稳定是下肢牵引床的使用要点，也是对抗患侧下肢牵引力的主要措施，通过会阴柱的阻挡，健侧下肢的轻度牵引，挡板对患侧季肋部的固定等方面实现。根据对股骨骨折具体部位的牵引要求，会阴柱可正对患者会阴区，或稍偏向健侧或患侧数厘米，以发挥会阴柱对股骨骨折近端内侧的固定作用。

3. 常规消毒铺巾

消毒范围为伤侧肋弓或脐以远、小腿中下段以近的范围。

4. 微创髋部入钉点（切口）

微创切口设计前需要首先明确切口的作用。在非微创股骨髓内钉技术中，近端切口（入路）的作用：①直视显露入钉点区域解剖结构。②供术者示指探查梨状窝或大粗隆尖位置，见图8-2-2。③放置钻头保护套筒或挡板，或避免粗大、较短的髓内钉瞄准臂挤压入钉点附近的皮肤等软组织。

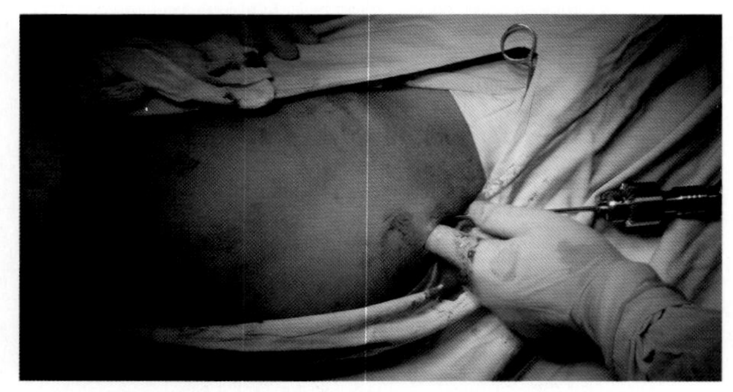

图 8-2-2　股骨近端示指探查式入钉点入路照片

在股骨髓内钉微创手术的主钉插入操作中，近端切口的上述三个作用是可以被术者较熟练的手术技术及术中C臂等影像设备的功能所替代的。只有通过股骨髓腔近端延长线的切口部分才能被用以供导针、扩髓钻、髓内钉进出，也是髓内钉近端切口不可取代的“刚需”部分。

微创入钉点的导针置入技术如下。

（1）冠状面上确定入钉点：根据患侧髋关节内收程度的不同，入钉点的冠状面位置并非固定。笔者提出了“入钉点区间”来帮助理解这一原理。以梨状窝入钉型髓内钉为例，在患侧下肢中立位直到髋关节极度内收的过程中，髋关节内收程度的改变可以影响股骨近端主钉隧道延长线向头侧皮肤的投影位置，不同的位置就形成了连续的“入钉点区间”，见图 8-2-3。当然，具体患肢的某一内收髋关节角度下的入钉点投影点是唯一的。

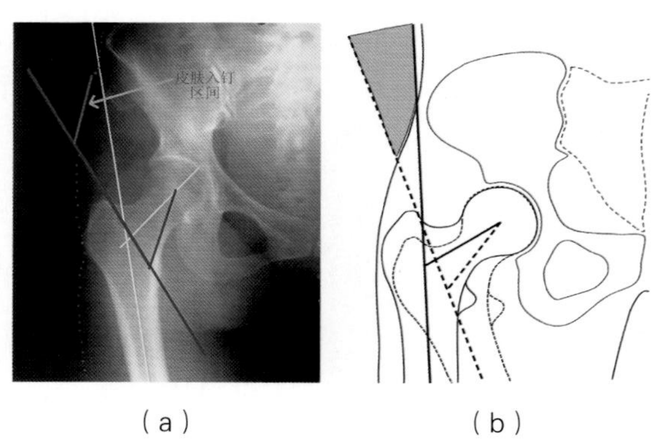

（a）　　　　（b）

图 8-2-3　股骨近端“入钉点区间”示意图

注：（a）髋部正位 DR 片；（b）髋部示意图；示意图上灰色的部分为“入钉点区间”，是常见的入钉点切口分布位置，确认投影点后可做 1.5 ~ 2 cm 的微创切口。

注意，通过对“入钉点区间”的分析可以直观地发现，患侧髋关节越内收，则会出现：①“入钉点”离骨盆髂嵴越远，入钉点相对躯干越外旋出来，减少了躯干对入钉等操作的阻挡。②从皮肤切口到大粗隆部开口处的距离越短，可能损及的肌肉等软组织越少，越不容易损伤血管神经等重要组织。③从臀中肌到皮肤的软组织张力越大，大粗隆尖入钉型髓内钉的情况与此类似，见本章第一节。梨状窝入钉型见图 8-2-4，大粗隆尖入钉型见图 8-2-5。

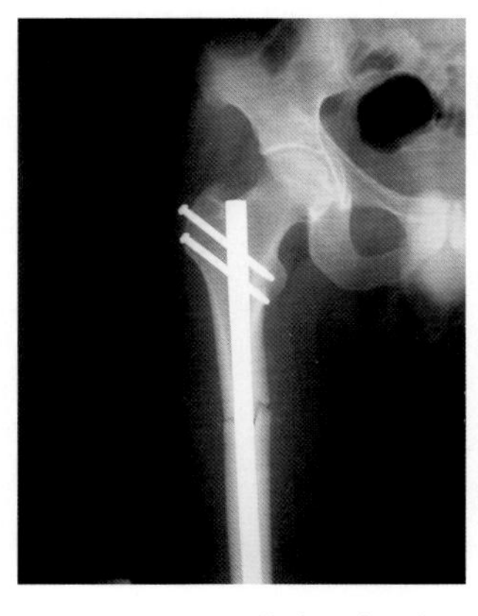

图 8-2-4　梨状窝入钉型股骨髓内钉 DR 正位片

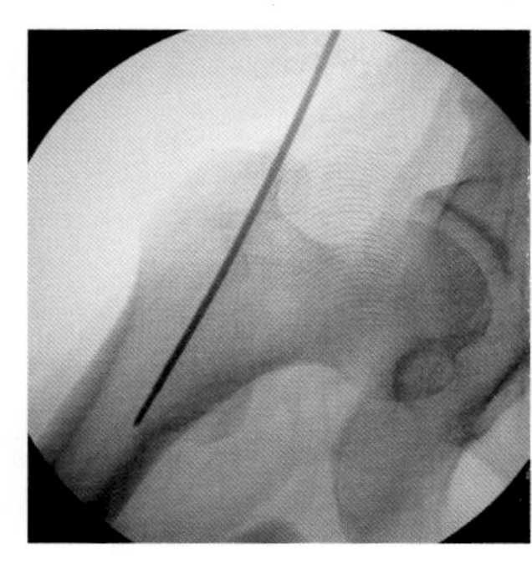

（a）

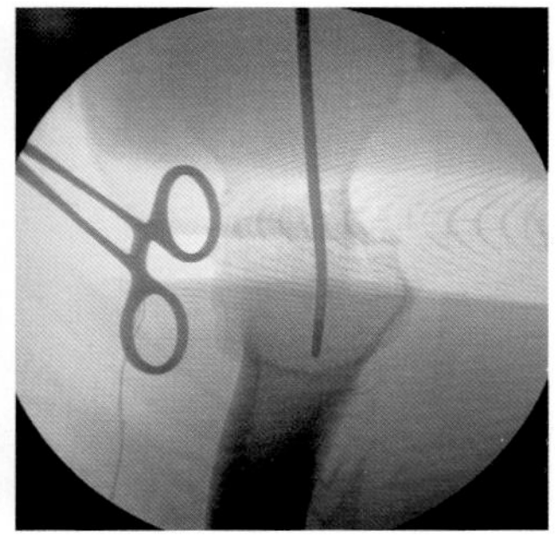

（b）

图 8-2-5　大粗隆尖入钉型股骨髓内钉为例的理想定位针位置的 C 臂照片

注：（a）正位上位于小粗隆平面的髓腔中心；
（b）侧位上位于近端髓腔中心。

（2）微创型入钉点的矢状面（侧位）位置确定：根据大粗隆体表标志的辅助定位，可顺股骨干处侧位向近端扪及大粗隆尖，确认股骨干髓腔近端在矢状面的延长线，再结合前述冠状面定位原理，根据与患者正面髋关节内收后所确定的冠状面的股骨干髓腔近端延长线的交叉点，确认出皮肤入钉点。

注意：入钉点在侧位上同样与髋关节位置相关，即患侧髋关节越内收，入钉点越靠近大粗隆尖，反之越靠近同侧的骨盆髂嵴线。见图 8-2-6。

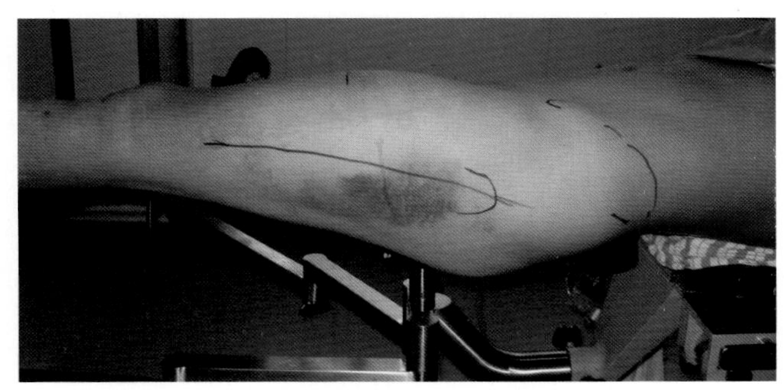

图 8-2-6　股骨骨折侧位术前体表标志线照片

注：自左向右分别为股骨干髓腔体表投影线、大粗隆、入钉点切口、同侧髂嵴线。

不过，由于患者的体型、肢体的长度、肌肉发达程度、肥胖程度、术前牵引力度、髋关节的活动范围，以及是否合并骨盆、脊柱损伤等情况均不尽相同，实际上每个患者有自身的“入钉点区间”，其具体的入钉点也有一定个体化差异。

（3）入钉点导针微创置入的具体操作：将直径 3 mm 的克氏针沿股骨近端主钉钉道的头侧延长线方向经小切口（约 2 cm）击入，具体位置按主钉形态不同而各异。①大粗隆尖入钉型。以克氏针尖在大粗隆尖上前后、内外滑动，探及大粗隆尖在正、侧位上的理想入钉位置后，骨锤将克氏针针尖击入至小粗隆水平的髓腔中心。②梨状窝入钉型。克氏针尖探及梨状窝，正位上要位于股骨颈基底近大粗隆处，侧位上应在股骨颈中心的后侧，用骨锤击入。

（4）操作注意事项：①C臂在正、侧位投照中验证克氏针位置，必要时可在C臂实时透视下进行操作；击入过程中骨锤需顺克氏针方向平稳击入。②击入中连续观察克氏针在冠状位、矢状位上的大致位置。③击入过程中在突破入钉点骨皮质后，在进深大小粗隆间距离左右的过程中出现第二次骨皮质阻力，或始终没有明显骨皮质落空时，一般均说明克氏针方向有误，需暂停技术，C臂透视后调整。

（5）特殊情况：①若需进行股骨颈方向的重建锁定，应将入钉口前移约 5 mm 以使克氏针置入后能同时通过股骨颈侧位上的中心。②避免入钉口偏后损伤股骨颈血供来源而诱发股骨头缺血坏死，此点对青少年患者尤其重要。③同时也应避免过于因偏向股骨颈基底而造成医源性股骨颈骨折或将隐匿性的股骨颈骨折移位。④入钉口过于偏外则可能导致开髓钻或主钉置入后大粗隆外侧骨皮质破裂。

如近端入路切开后发现定位针总体走行方向较好，但与理想入钉点相比开口处有平行移位时，可通过平行多孔导向钻套经小切口（入钉点导针位置调节套筒见本章第一节图 8-1-8）或徒手平行针经皮进行修正，将克氏针置入理想位置。见图 8-2-7。

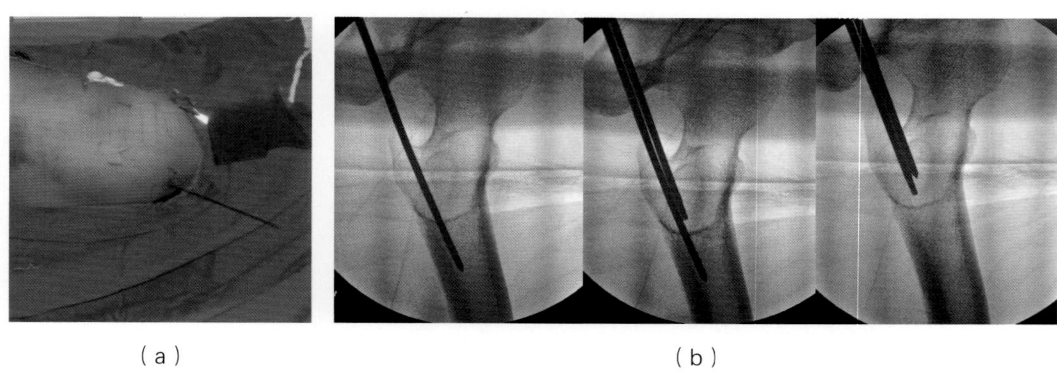

（a）　（b）

图 8-2-7　徒手定位导针示例照片

注：（a）大体照；（b）经皮逐步修正股骨近端侧位入钉点的 C 臂照片。

（6）股骨近端入钉点的开髓：在定位克氏针引导下进行开髓操作，若无明显阻力，开口钻一般以行进到小粗隆水平的中点处为宜，退出后建议常规保留开口钻上附着的松质骨骨屑，以备特殊情况下使用。见图 8-2-8。入钉点位置好但克氏针走行方向稍差时，操作熟练者可以在扩开入钉点骨皮质 1 ~ 3 cm 后拔出克氏针，徒手更改开髓方向。除非患者股骨较细或扩髓方向有误，通常开髓到小粗隆水平以近区域的过程是低阻力的。

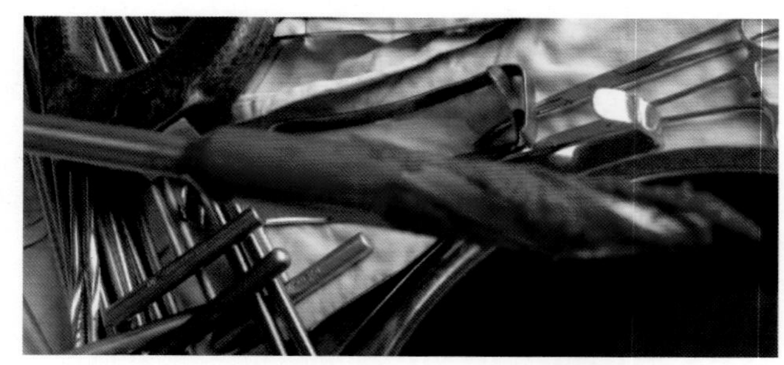

图 8-2-8　开口钻退出时钻头上的松质骨骨屑

虽然有配套的开口钻套筒，但因套筒直径常常远大于主钉直径，术者在熟练的情况下可以不使用，即经皮以弯钳钝性扩开臀中肌，将开口钻推入到入钉点骨皮质后方进行低速钻孔，可降低操作对臀中肌等软组织的损伤。见图 8-2-9。

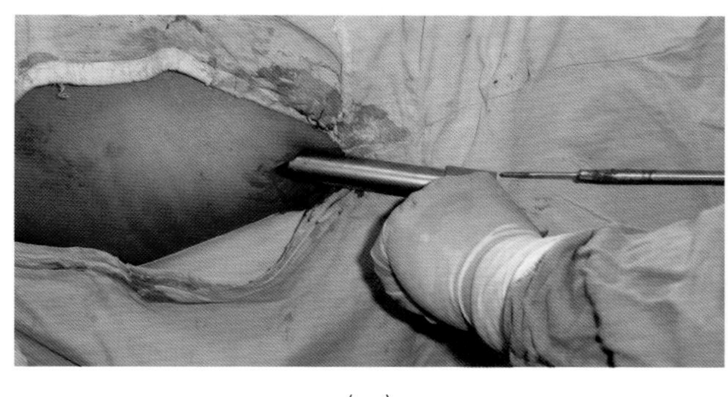
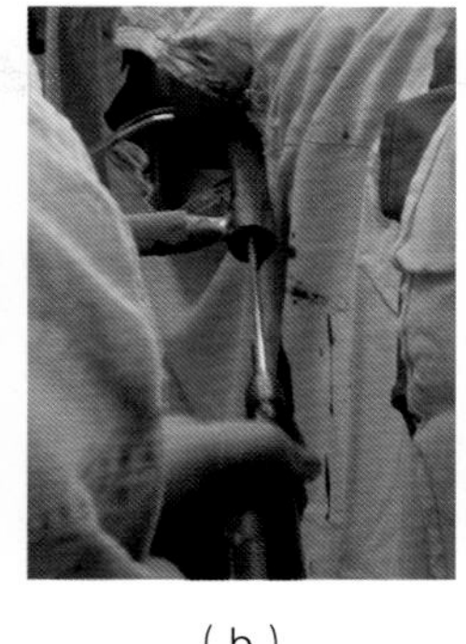
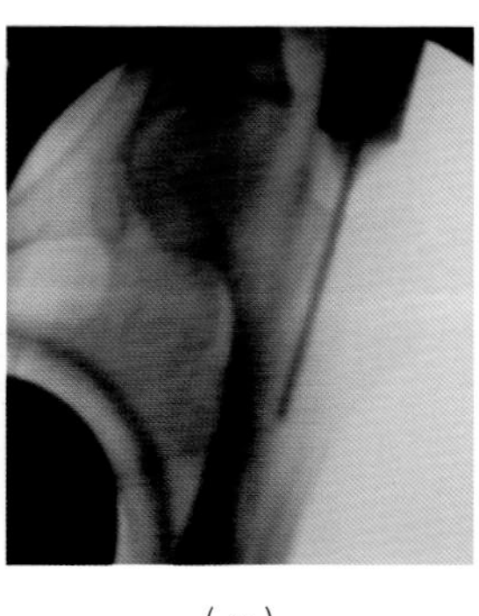

（a）　　（b）　　（c）

图 8-2-9　顺行股骨髓内钉开口钻套筒的使用

注：（a）术中长轴位照片；（b）短轴位照片；（c）C 臂透视下的正位照片。

5. 闭合复位股骨骨折

该步骤是整个股骨髓内钉 MIPO 技术的核心，是减少骨折不愈合并发症的最重要环节，其机理如下。

（1）闭合复位能直接避免骨折区的切开，保护皮肤外观的完整。

（2）保护骨折发生后局部形成的富含成骨细胞的血肿或早期机化组织。

（3）包容扩髓过程中产生的髓内松质骨骨屑，通过"自体植骨"效应促进骨折愈合过程的早期启动。

（4）髓内钉主钉置入后，往往可实现主要的骨折复位及初步的内固定。

该操作的技术要点如下。

（1）主钉的空心设计：股骨骨折得以微创复位的核心原理是髓内钉的空心设计及其配套导针的应用。导针向远端髓腔的置入远比主钉直接置入容易，对于实心的股骨髓内钉而言，闭合复位骨折并置入主钉的操作是难以想象的。

（2）导针置入远端髓腔的技巧如下。

①牵引床的"母子相遇"作用：对通过牵引床复位较好的股骨骨折的治疗，术者多能顺利地直接将导针徒手置入远端髓腔。成功将导针置入髓腔时，术者能体会到髓腔摩擦导针橄榄头的粗糙感，以及髓腔末端的阻力感（注意对骨质明显疏松的患者而言，如果置入力度较大，导针可能会穿透骨皮质而进入膝关节腔，下同）。

技巧：对有部分错位导致置针困难的情况，可以通过助手对折端的闭合手法进行实时地复位调整，或将导针橄榄头的近 3 ~ 5 cm 处稍加折弯（15° ~ 30°）等，以利于导针置入。

②复位棒的"母寻子"作用：股骨干上段骨折尤其粗隆下骨折，由于髂腰肌的牵拉，股骨近端骨折往往向前（屈髋）旋转移位，因此术者在术中需使用空心复位棒（或所谓的金手指，使用前需对近端髓腔进行初步扩髓以满足其置入）控制近折端，对合折端后，引导导针进入远端髓腔；这个以调整近折端骨位来适应远折端骨位的过程类似于中医传统骨伤复位手法中的"母寻子"理念。见图 8-2-10、图 8-2-11。

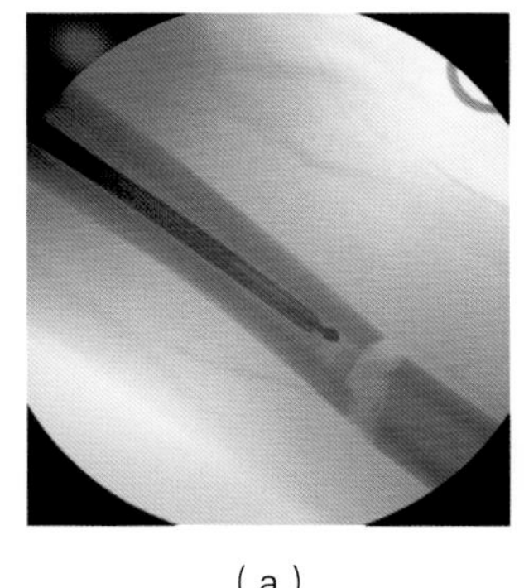
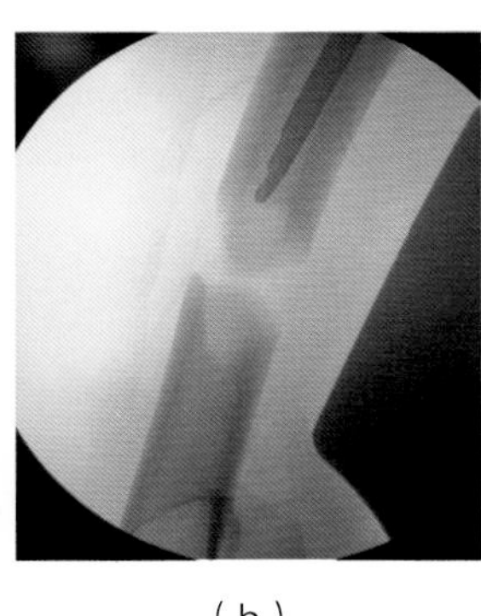

（a）　　（b）

图 8-2-10　应用复位棒引导导针置入远端髓腔前的 C 臂照片

注：（a）C 臂透视的正位照；（b）C 臂透视的侧位照。

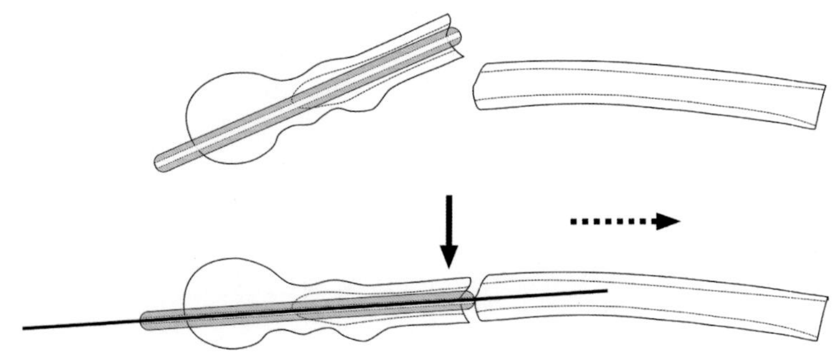

图 8-2-11　复位棒在股骨上段骨折复位中引导导针置入远端髓腔的示意图
注：实线箭头代表复位棒对近折端产生的向后旋转力，虚线箭头代表牵引床对远折端的牵引力。

技巧1：标准的金手指往往直径较细，利于直接置入远端髓腔，进而导入导针。但对骨质疏松（骨骼干骺端松质骨隧道强度差）、股骨髓腔偏大、粉碎骨折或折端靠近小粗隆的患者而言，由于其对近折端的把持效果欠佳，往往需要更换较粗的其他类型复位棒，甚至采用空心的股骨髓内钉主钉。

技巧 2：由于股骨近折端的向前旋转移位，因而在近折端侧位上行扩髓操作时，需顺应移位方向，即平行于近折端髓腔的长轴方向，而非沿外观大腿长轴操作。见图 8-2-12。

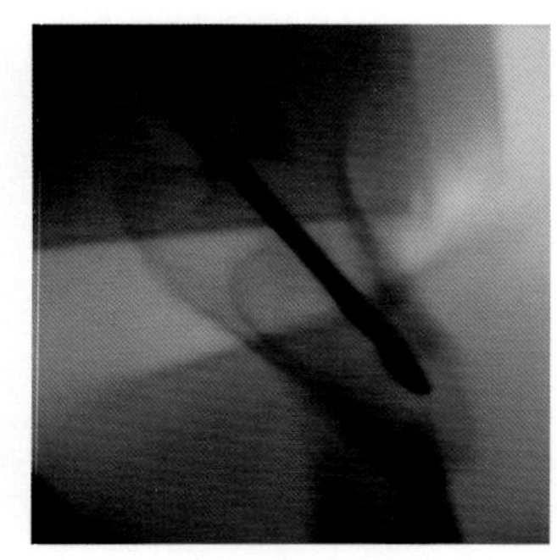

图 8-2-12　股骨近折端扩髓时严格平行于股骨近折端髓腔长轴方向的 C 臂侧位片

③复位托板的“子寻母”作用：对股骨下段骨折的治疗，由于在伸膝牵引时存在腓肠肌起点对股骨远折端产生的矢状面上的后旋效应，术者需要用远折端后方的托板对抗远折端的后旋移位，再辅以空心复位棒，将导针引入远折端髓腔。这个以调整远折端骨位来适应近折端骨位的过程类似于中医传统骨伤复位手法中的“子寻母”理念。

股骨远折端后倾如不纠正，易导致导针置入远端髓腔困难；如勉强置入，因远端髓腔较宽大，导针容易走“对角线”方向，也可能造成术后骨折侧位上的骨位不良，甚至医源性骨折。股骨下段后侧的托板可以在屈膝牵引的过程中对远折端产生一定的向前旋转力，再结合复位棒控制近折端的“母寻子”作用，利于骨折端的临时复位、导入导针，乃至主钉置入。见图 8-2-13。

技巧：顺行髓内钉术中牵引时膝关节屈膝位的维持是个难点，当没有后方的托板时，需要同时辅以多名助手在屈膝位下同时控制股骨近、远折端及胫骨上段，以对抗腓肠肌牵拉产生的移位作用。

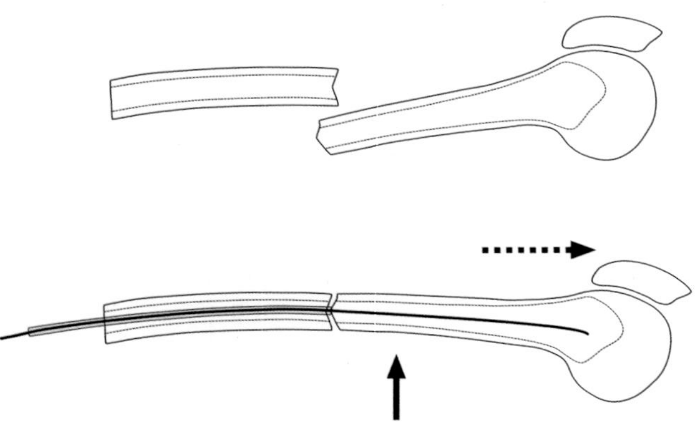

图 8-2-13　复位棒控制近折端结合远折端后方托板在股骨下段骨折复位中的作用示意图
注：实线箭头代表在屈膝牵引的过程中托板对远折端产生的向前旋转力，虚线箭头代表牵引床对远折端的牵引力。

（3）导针存在的作用：利于扩髓等操作重复进行，并可初步复位股骨骨折，使术中置入或更换主钉等操作变得简洁。

扩髓操作：从小到大扩至合适直径。因 MIS 经皮系统提供的扩髓软组织保护套筒直径约 2.5 cm，所以笔者放弃使用它，而是直接经软组织隧道插入扩髓钻头，顶住梨状窝或大粗隆尖处骨质后方开始低钻速扩髓；当钻头退至梨状窝或大粗隆尖处立即停钻，直接抽出，以减少钻头对软组织的绞割。

技巧：开始对远折端进行扩髓时，需有助手维持对骨折的辅助复位，以减少骨折端错位的骨皮质对钻头的卡顿，使钻头的扩髓操作尽可能在髓腔中线上进行，避免对髓腔进行偏心性扩髓，否则可能导致复位、内固定质量的降低，主钉置入困难，隐匿或线性骨折移位，甚至导致医源性骨折的出现。

（4）主钉的复位作用：主钉在导针辅助下置入远端髓腔的操作，可以帮助进一步复位骨折骨位。

技巧：虽然末次扩髓钻头一般比主钉直径大 0.5 mm 或 1 mm 左右，主钉的置入仍需轻柔操作。这是因为主钉弧度与患者股骨髓腔的解剖曲度并不能达到精确的一致性。由于折端临时骨位移位明显、入钉点少量偏差等因素的存在，偶尔会出现明显的入钉困难，此时需在 C 臂的辅助下，调整折端骨位，通过瞄准臂旋转主钉，适当增加扩髓直径，或减少主钉直径等措施安全完成置入主钉，尽量低暴力击锤，避免相关操作造成医源性的损伤或线性骨折的明显移位。

主钉的微创置入：大部分髓内钉瞄准臂的设计较短小、粗大，使微创的入钉点切口无法置入。对梨状窝入钉的髓内钉，笔者运用 MIS 经皮瞄准系统，可防止瞄准臂挤压软组织，使理想的股骨顺行髓内钉皮肤切口（即软组织隧道的出口）大小满足髓内钉直径通过，从而进一步减少医源性的组织损伤。见图 8-2-14。

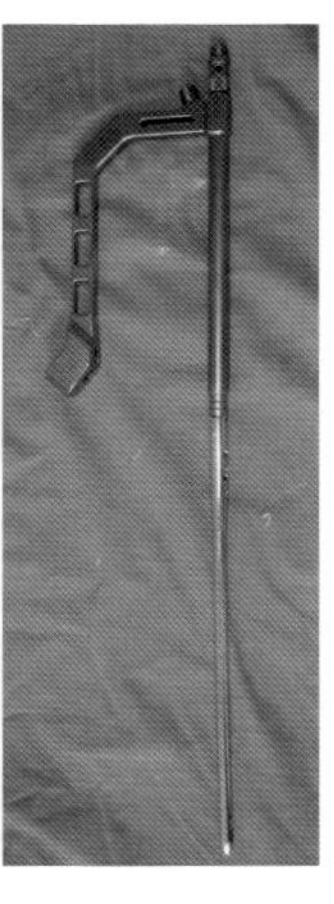

（a）　　（b）

图 8-2-14　梨状窝入钉的股骨髓内钉及其近端瞄准臂照片

注：(a)采用较短、粗的连接杆；(b)采用连接杆延长、变细后的 MIS 系统。

根据同样的原理，笔者对大粗隆尖入钉的髓内钉，设计制造了延长的连接杆及其配套的瞄准臂。同图 8-1-5。注意：理论上讲，瞄准臂连接杆的延长会造成锁钉置入误差的增加，因此笔者建议除了在术中做 C 臂透视以外，常规使用导针，通过主钉长轴上空心通道导针的不同插入深度，来验证锁钉是否准确置入。

为减少脂肪栓塞的可能，在髓内钉操作中，建议做到：①导针置入前 30 分钟静脉使用激素。②尽可能减少对折端不必要的反复操作。③采用低速钻头扩髓，逐步增加钻头直径，避免髓腔压力急剧增加。④在满足骨折固定生物力学稳定性要求的前提下，稍偏细主钉低速置入以减少其对髓腔内容物的挤压。

6. 微创置入远、近端锁钉及主钉尾帽

近端锁钉的置入一般依赖瞄准臂，通常有较高的准确率；尾帽的连接因其直径较大，往往也容易一次成功（如借助钉帽的螺纹连接装置，更利于操作的进行）。一般主要的难度在于远端髓内钉的置入。

主钉尾帽的操作方法有以下几种。

（1）透视连续监控下徒手操作。

（2）间断透视监控下徒手操作。

（3）瞄准臂辅助下锁定操作，一般准确性较高，且减少了术中透视操作。其步骤为：①骨折远端经骨孔的“压钩”可控制髓内钉前后位置。②瞄准套筒辅助下，以经皮小切口置入远、近端锁钉，空心导针可以作为主钉空心通道内的探针，确认锁定操作是否成功，以减少反复多次透视，缩短手术时间。③放置尾帽前，可拧出主钉、瞄准臂的连接螺栓，暂保留瞄准臂于原位，置入并保持一枚 2 mm 直径克氏针于主钉尾帽螺纹内，退出瞄准臂，用空心改刀连接尾帽并以顺该克氏针的方向引导尾帽锁入主钉尾端，抽出克氏针。

瞄准臂无法精确导入锁定操作时，可以直径适度的斯氏针在 C 臂透视下修正，适当调整钻孔位置或方向，完成锁钉置入。

7. 术后处理

术后应采用较厚的敷料做非加压包扎，常规静脉滴注抗生素预防感染，垫高患肢。麻醉消失后，鼓励患者做患肢股四头肌静力收缩及髋、膝关节活动等主动锻炼，并辅以患肢气压治疗（无 DVT 患者），以消肿并预防 DVT 的形成。

术后未采用任何外固定保护的病例，第二天起可鼓励患者起坐，将患肢膝关节以下悬吊于床旁，通常第二周即可鼓励患者扶双拐患肢部分负重（10 ~ 20 kg）行走；注意出院后定期随访。患者的平均离床时间可视其全身情况和其依从性决定，通常为术后第 3 ~ 9 天。一般从术后第二天开始功能训练，患者全身情况允许后，可扶双拐用患肢行走，负重根据骨折类型、骨质条件等决定，静力锁定可负重 20 kg 左右，动力锁定鼓励患者全负重。一般术后 4 ~ 6 周 X 线摄片可见明显骨痂，10 ~ 12 周骨痂生长明显时可逐步训练弃拐。术中若发现同时合并有股骨颈骨折时，需增加随访时间，延缓患肢负重，直至骨折充分愈合。

四、顺行股骨髓内钉微创技术的临床示例

（1）瞄准臂改进前的微创病例：由于此阶段的股骨髓内钉瞄准臂较粗、短，近端入钉切口需满足瞄准臂连接杆的置入，因而近端切口常常为 5 ~ 7 cm。对近端粗隆部或股骨颈处锁定病例的治疗均如此。见图 8-2-15、图 8-2-16。

（2）瞄准臂改进后的微创病例：由于此阶段的股骨瞄准臂较细长，近端入钉切口仅需满足瞄准臂连接杆的置入即可，因而近端切口常常为 1.5 ~ 2 cm。对近端大粗隆部或股骨颈处锁定病例的治疗均如此。见图 8-2-17、图 8-2-18、图 8-2-19。

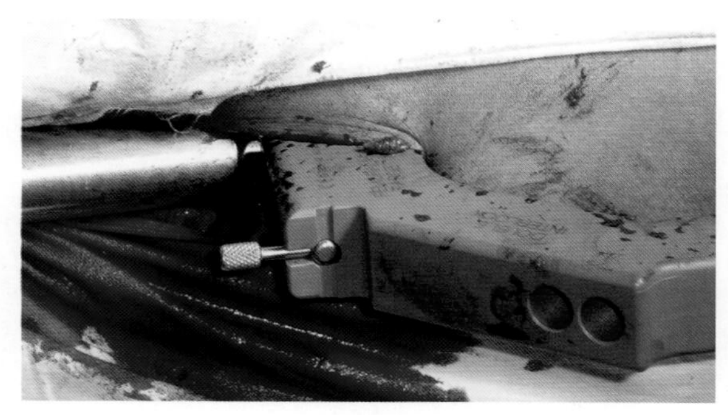

（a）

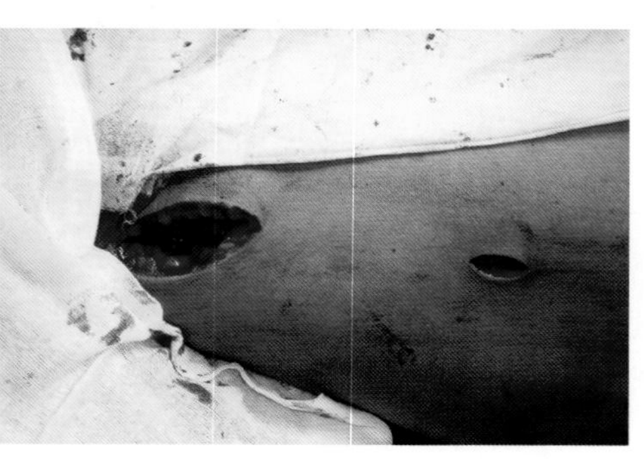

（b）

图 8-2-15　普通顺行股骨髓内钉术中照片

注：（a）髓内钉近端瞄准臂照片；（b）相应的近端切口照片。

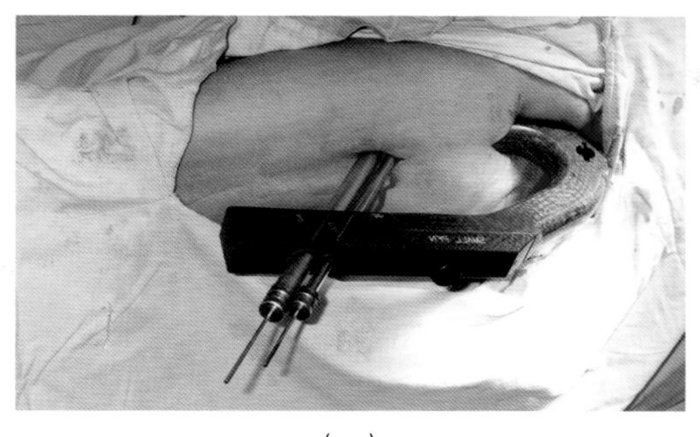

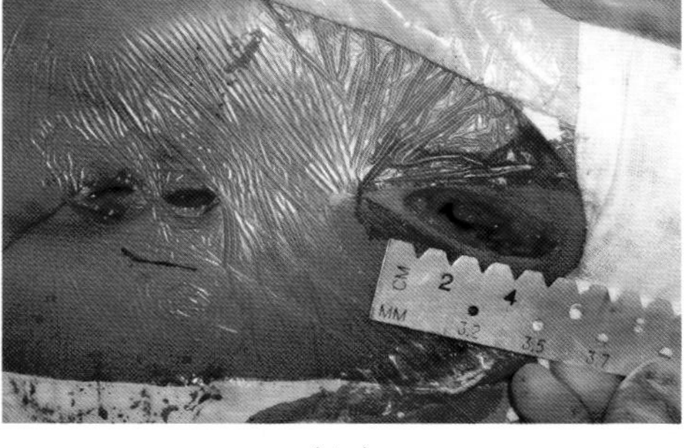

（a）　　（b）

图 8-2-16　普通股骨近端重建髓内钉术中照片

注：（a）髓内钉瞄准臂照片；（b）相应的近端切口照片。

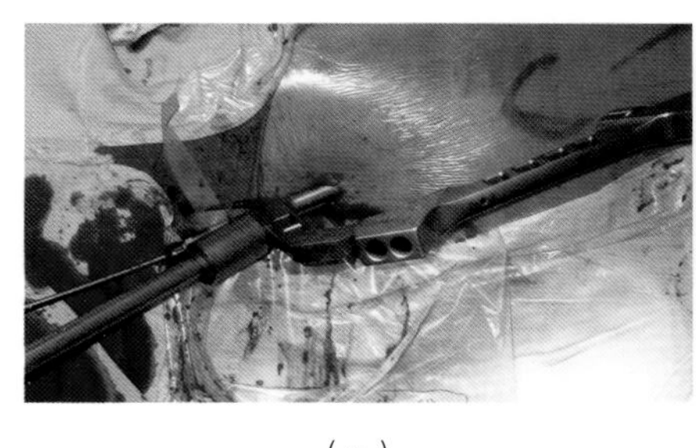

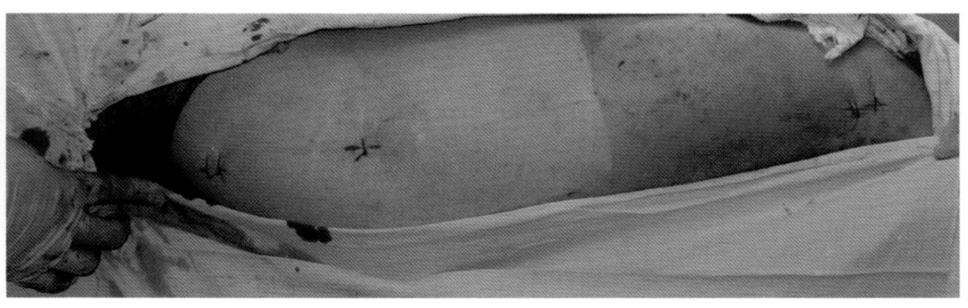

（a）　　（b）

图 8-2-17　梨状窝入钉型髓内钉术中照片

注：（a）术中微创瞄准臂照片；（b）术毕下肢切口照片。

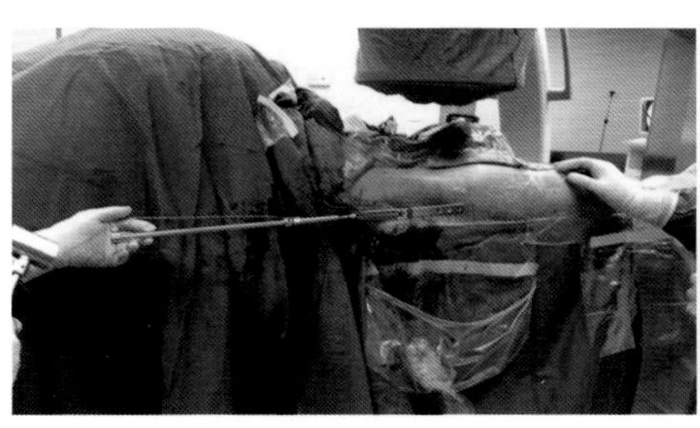

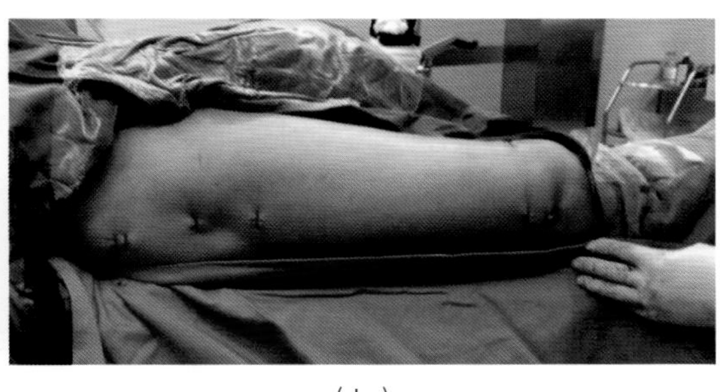

（a）　　（b）

图 8-2-18　大粗隆尖入钉型髓内钉术中照片

注：（a）微创操作系统术中照片；（b）缝合后切口照片。

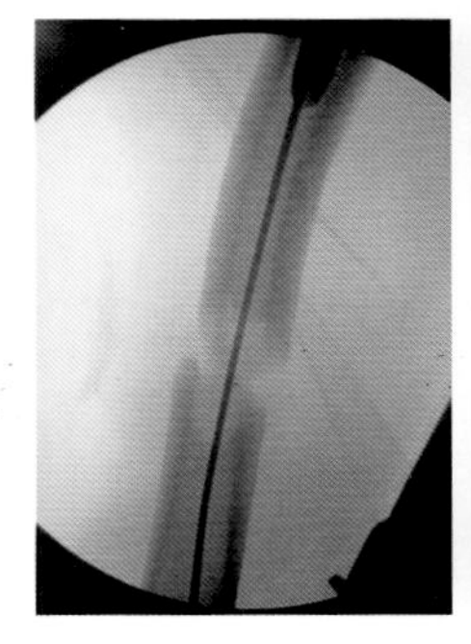

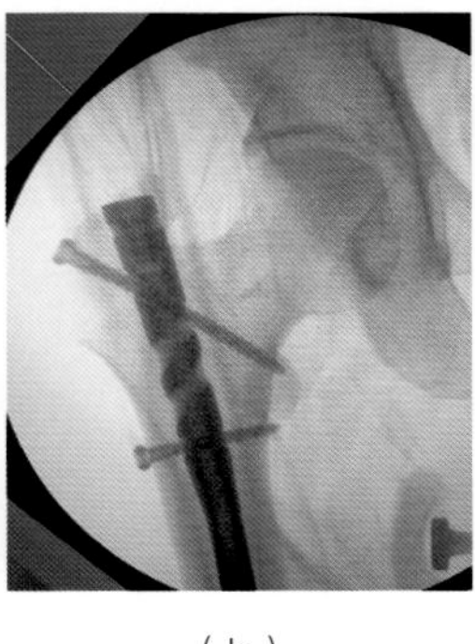

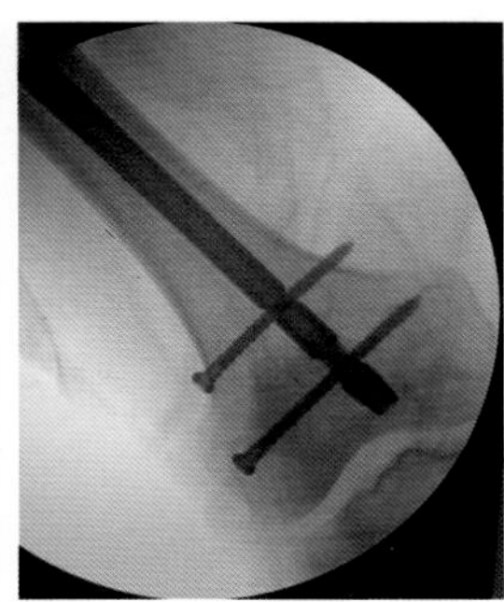

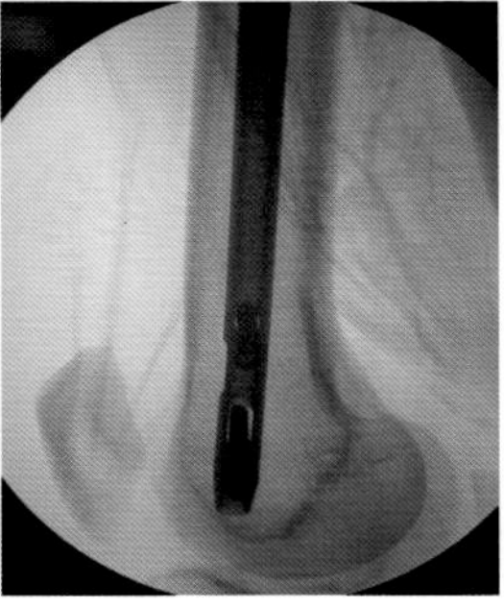

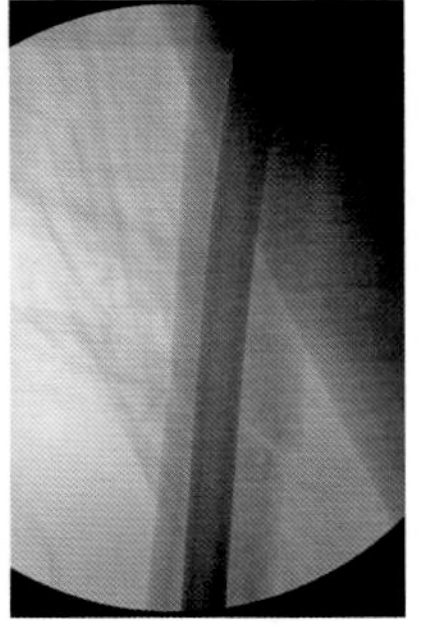

（a）　　（b）　　（c）　　（d）　　（e）

图 8-2-19　股骨干骨折顺行髓内钉治疗示例之术中的 C 臂照片

注：（a）导针穿入远端髓腔；（b）近端正位片；（c）远端正位片；（d）远端的 C 臂侧位片；（e）折端的 C 臂侧位片。

（3）粗隆部骨折（PFN 固定）：切口的设计原理同顺行股骨髓内钉。见图 8–2–20、图 8–2–21、图 8–2–22。

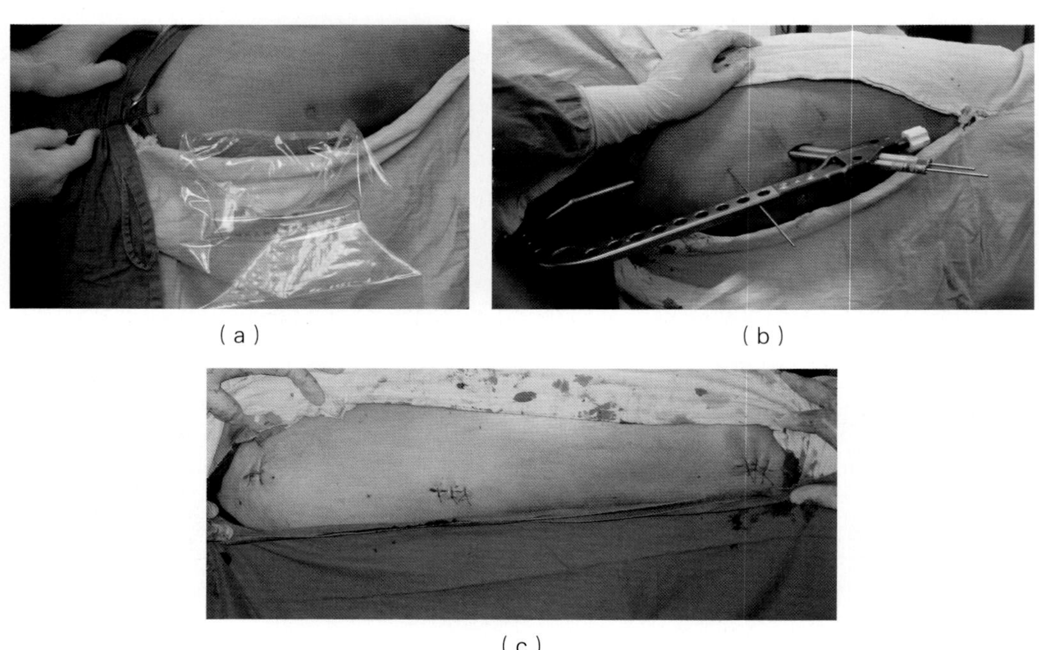

（a）（b）（c）

图 8–2–20　股骨近端重建髓内钉微创操作术中照片

注：（a）克氏针经皮探及大粗隆尖；（b）微创瞄准架的使用；（c）术毕切口。

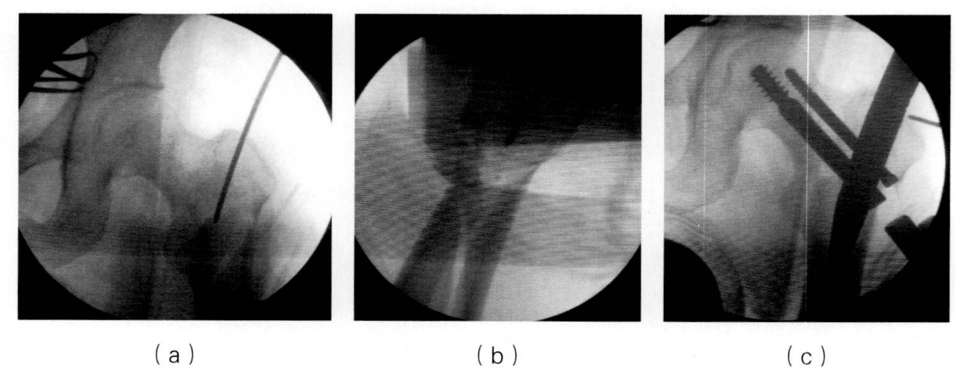

（a）（b）（c）

图 8–2–21　术中 C 臂透视照片

注：（a）经皮大粗隆尖击入克氏针正位；（b）侧位；（c）近端完成锁定的影像。

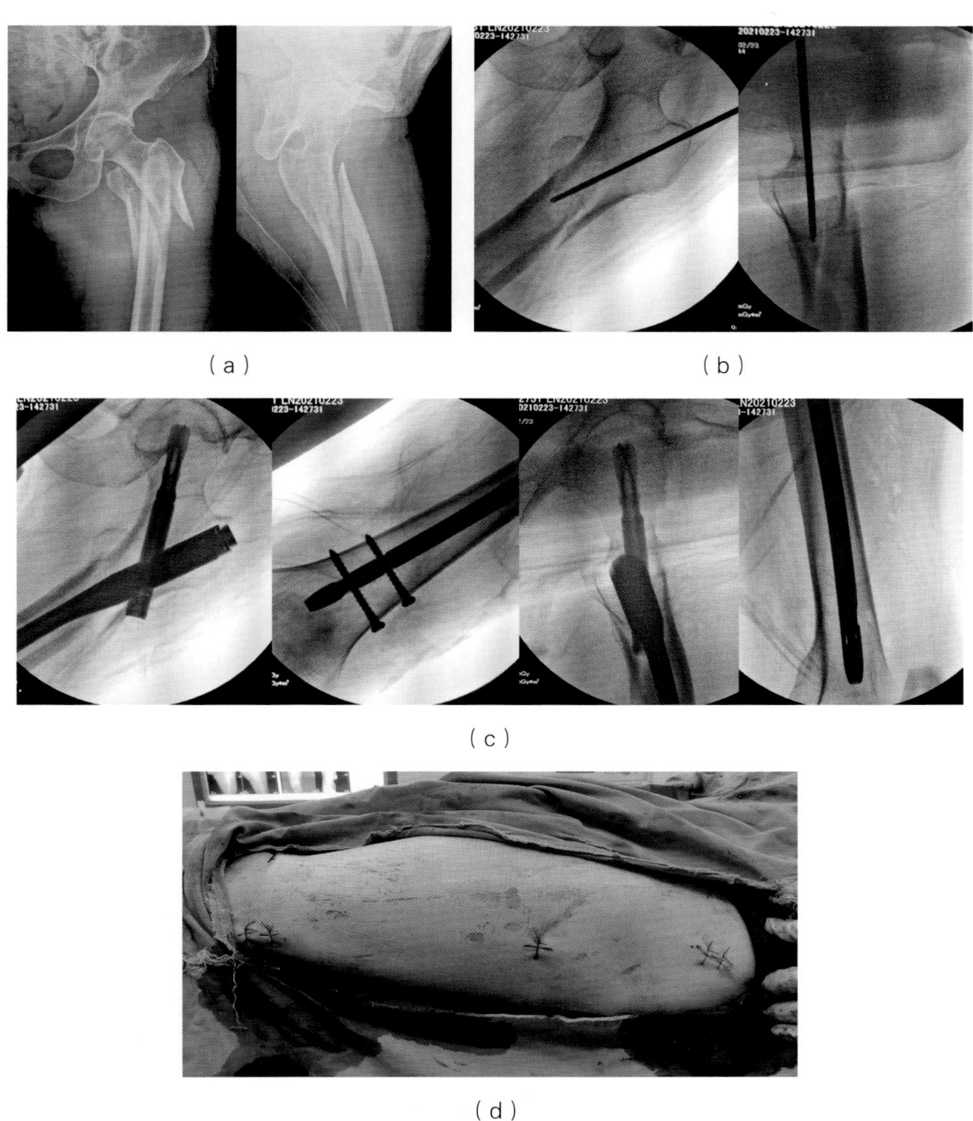

图 8-2-22　股骨粗隆下骨折微创 PFNA 治疗病例

注：(a) 术前正、侧 DR 位片；(b) 术中定位针的 C 臂正、侧位片；(c) 术中远端、近端的 C 臂正、侧位片；(d) 术毕切口照片。

五、使用 MIS 经皮系统微创操作的意义

（1）微创入钉：熟练的术者使用这一器械，可以将由插入髓内钉及瞄准臂连接杆带来的损伤降到最低，使微创切口仅满足导针、扩髓、入钉等操作之物件出入之用，实现了理论上髓内钉治疗股骨骨折的最小化创伤，几乎可与关节镜等手术媲美。

（2）减少创伤：与近年来采用的普通微创手术相比，MIS 经皮系统微创操作能缩小伤口、减少术中出血、促进患者恢复、减轻患者心理损伤程度、降低感染的可能性，并且小而隐蔽的切口满足美学的要求，更反映了医疗工艺发展和治疗者理念、操作进步的成功结合。

（3）瞄准臂直径的意义：瞄准臂直径大小可以限制、决定入钉处入路微创的水平。见图 8-2-23。

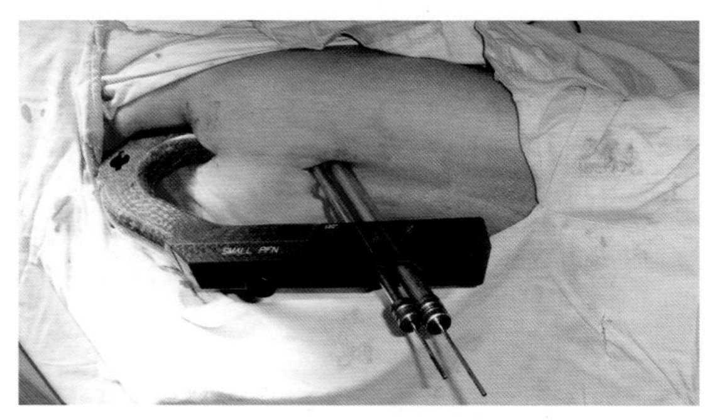

(a)

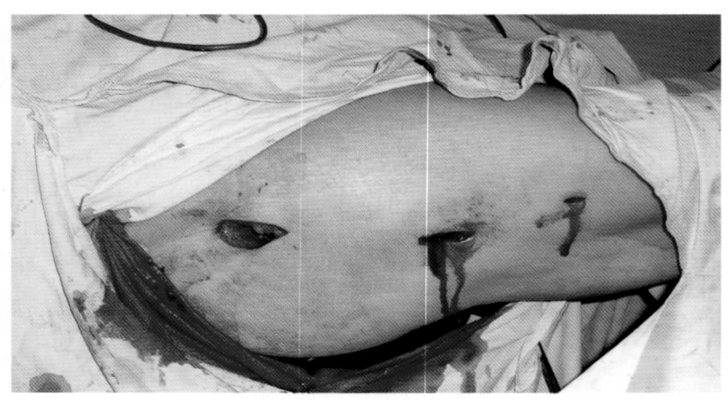

(b)

图 8-2-23　瞄准臂的设计及其直径决定切口大小的下限示例

注：(a) 瞄准臂、瞄准套筒照片；(b) 拆除瞄准系统后的切口照片。

第三节　逆行股骨髓内钉的微创技术

一、患者选择

(1) 适应证：股骨远端、股骨干、部分多段骨折。

(2) 禁忌证：主要为股骨中上段骨折、股骨髁部粉碎的股骨下段骨折、股骨陈旧性骨折，以及膝关节强直等。

二、MIPO 技术的历史演变

(1) 入钉点入路技术：以四川省骨科医院为例，1995 年前的入钉点入路为切开型，2000 年前为有限切开型，而在 2000—2005 年逐步发展为微创型，入钉点入路缩小为主钉隧道超足端延长线在髌下的投影切口，约 2 cm。见表 8-3-1。

表 8-3-1　股骨近端入钉区域微创技术的三个发展阶段分型

分型	部位	长度 / cm	定位效果
切开型	膝前纵切口（翻开伸膝装置）	8 ~ 15	直视
有限切开型	髌下纵切口（髌腱纵剖）	4 ~ 5	扪及
微创型	经皮小切口（部分髌腱纵剖）	1.5 ~ 2	定位针探及

(2) 骨折复位技术：同样以四川省骨科医院为例，大致以 1998 年为界，之前为骨折切开复位，而之后绝大多数病例采用了骨折闭合复位技术。

三、逆行股骨髓内钉微创手术技术要点

1. 术前准备

一般处理：同顺行股骨髓内钉。在股骨下段骨折或多段骨折的治疗过程中，需重视排查患者坐骨神经、股血管或腘血管的合并损伤，并排查其是否合并下肢深静脉血栓。

术前牵引：绝大多数患者入院后均应行胫骨结节骨牵引，青少年尚有胫骨近端骨骺发育者及老年骨质疏松明显者，可行胫骨上段骨牵引。

注意通常要保持患者屈膝 30° ～ 45° 牵引，以防止远折端的明显后旋移位。

2. 伤肢体位

由于膝关节处于伸直位时股骨远端髓腔的长轴延长线为胫骨近端所阻挡，所以屈膝位是逆行股骨髓内钉手术常见的体位。理论上讲，根据膝关节屈膝程度的不同，逆行股骨髓内钉存在一定的“入钉点区间”，这和顺行股骨髓内钉入钉点类似；但因为髌骨下极和胫骨近端前斜坡间的空间本身较小（尤其当存在髌骨低位或髌腱挛缩时），所以临床上常用的入钉切口是相对固定的，即位于髌腱下 1/3 的前方。手术可以在牵引床或平床上进行。

（1）术中牵引床的使用：全麻或脊椎麻醉后患者取仰卧位，躺于骨科牵引床上，用支撑柱阻挡会阴区以对抗下肢对骨盆的牵引，将患肢在牵引下于髋关节冠状面上取中立位。在股骨下段后侧放置托板，保持屈膝 30° ～ 45° ，以对抗腓肠肌对骨折远端的后旋肌力，然后通过轻度的过度牵引，恢复股骨的基本力线与轴线，一般将主折端分离 1 ～ 2 cm 为宜。托板的位置高低需根据股骨下段骨折位置确定，见图 8-3-1、图 8-3-2、图 8-3-3。

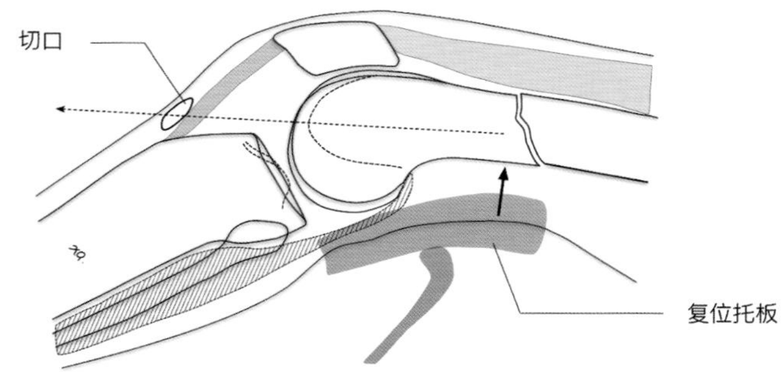

图 8-3-1　在牵引架及其复位托板的辅助下逆行股骨髓内钉复位示意图

注：牵引下的半屈膝位可初步复位股骨下段骨折，并保障入钉通道不被胫骨近端所阻挡。

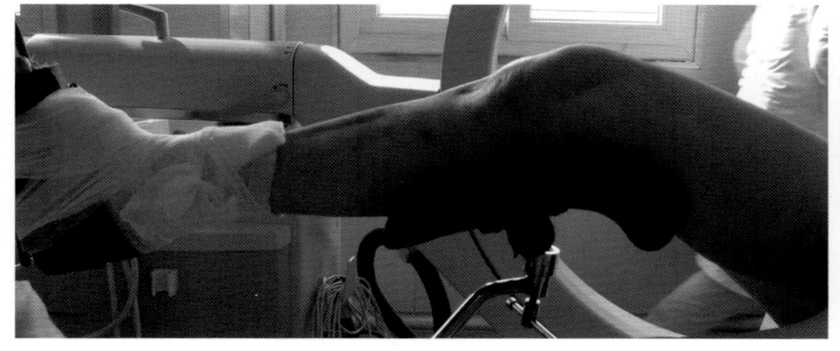

图 8-3-2　高位股骨骨折，在下肢牵引床的牵引下患膝屈曲 30° 体位照片

注：股骨骨折位置较高时，将复位托板放置在靠近骨折的远折端处。

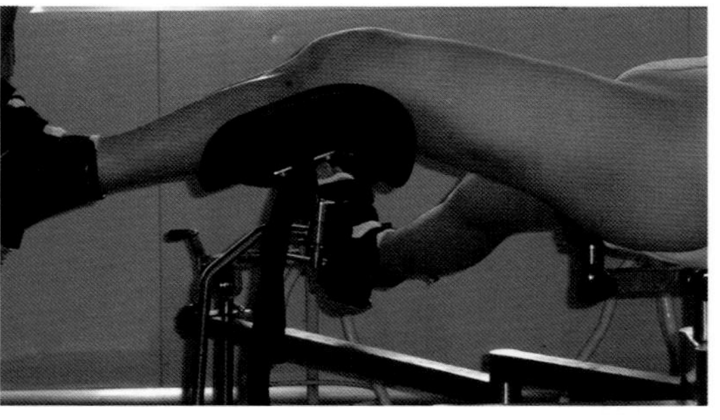

图 8-3-3　低位股骨骨折，在下肢牵引床的牵引下患膝屈曲 30° 体位照片

注：股骨骨折位置较低时，调整复位托板位置以衬托远折端。

稳定骨盆：即通过会阴柱的阻挡、健侧下肢的轻度牵引等措施实现骨盆的制动。该措施有利于术中对抗患下肢的牵引力。

（2）平床屈膝体位：当能以手力牵引纠正患肢股骨骨折短缩移位时，平床屈膝体位是一个操作方便的选择，尤其适合同期处理其他合并下肢骨折，能减少手术前后对牵引床的反复拆装。但需要术中另一位助手同步稳定骨盆以对抗伤肢的徒手牵引。见图 8–3–4。

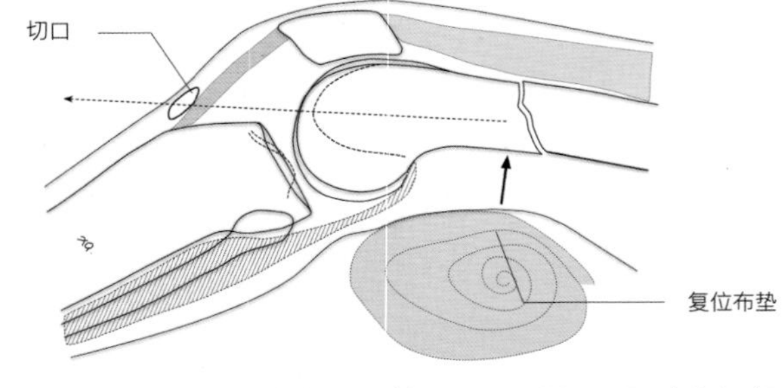

图 8–3–4　在复位布垫的辅助下的逆行股骨髓内钉操作示意图

注：股骨下段骨折得以初步复位，并且半屈膝位使得入钉通道不被胫骨近端所阻挡。

3. 常规消毒铺巾

消毒范围为伤侧脐平面以远，小腿下段以近的皮肤范围。

4. 膝部入钉点的微创入钉操作

经髌腱下份小切口剖开髌腱，以克氏针探及股骨髁间凹入钉点处骨质，正、侧位上均确保克氏针入钉方向在股骨远折端髓腔中线的延长线上，用骨锤敲击或钻入股骨髁部，以 C 臂证实克氏针钉位。见图 8–3–5。

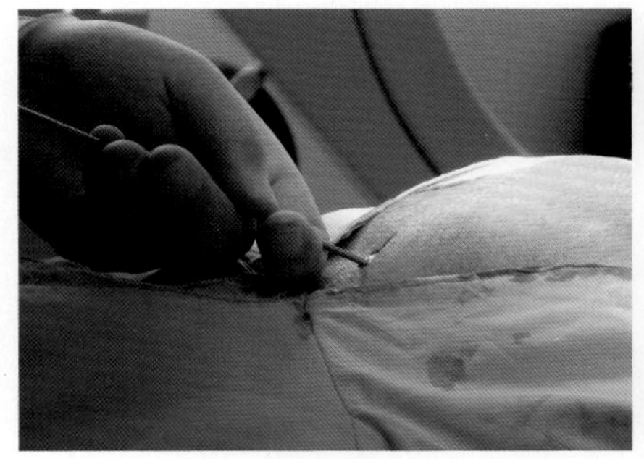

图 8–3–5　克氏针经皮探及髁间凹入钉处骨质照片

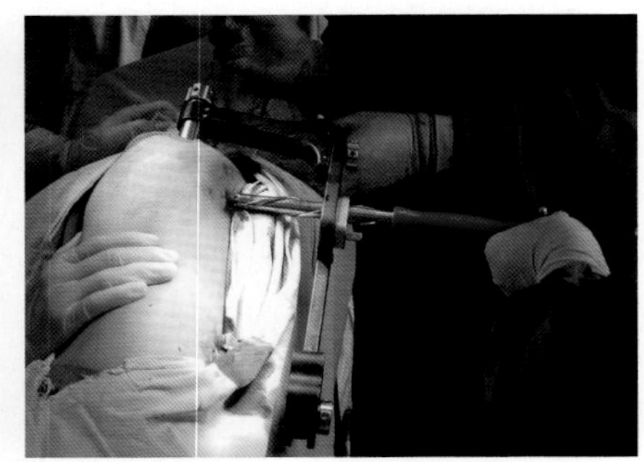

图 8–3–6　逆行股骨髓内钉瞄准臂辅助下进行远、近端锁钉操作照片

5. 微创锁定操作

同本章第二节。一般在瞄准臂的辅助下可以顺利进行。见图 8–3–6。

四、逆行股骨髓内钉钉病例

【病例 1】患者，男，45 岁。

诊断：右股骨下段粉碎骨折。

治疗方案：股骨骨折闭合复位、逆行股骨髓内钉内固定治疗。该例患者因骨折位置较低，采用较短的主钉固定。见图 8–3–7。

【病例 2】患者，男，32 岁。

诊断：右股骨下段粉碎骨折。

治疗方案：股骨骨折闭合复位、逆行股骨髓内钉内固定治疗。该例患者因骨折位置较低，股骨髓腔较宽大，采用较长的主钉固定，同时闭合置入一枚 Poller 钉。见图 8–3–8。

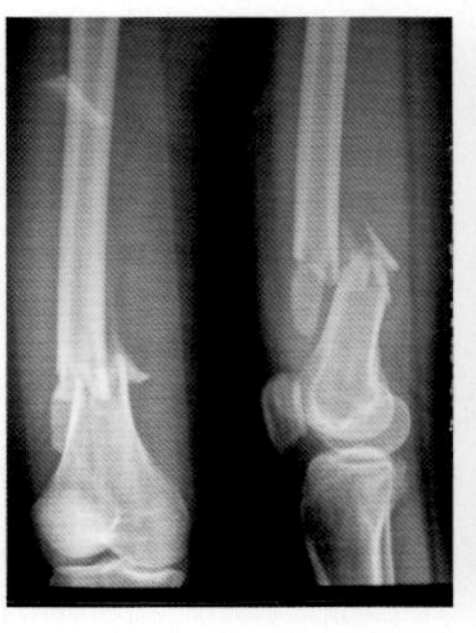

（a）

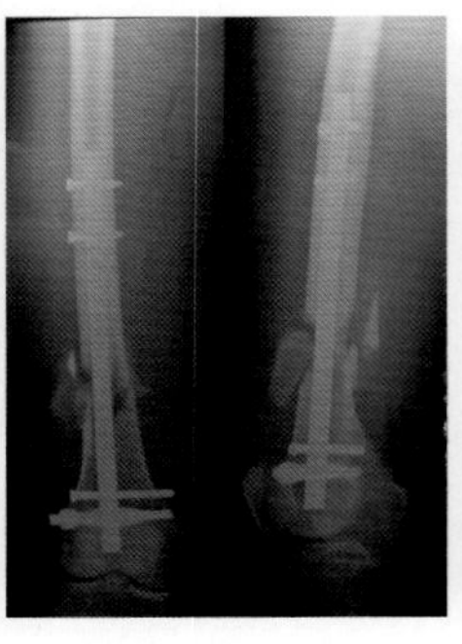

（b）

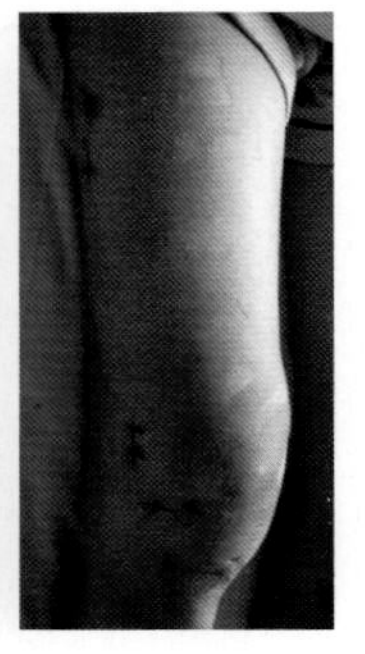

（c）

图 8–3–7　微创逆行股骨髓内钉示例

注：（a）术前正、侧位 DR 片；（b）术后正、侧位 DR 片；（c）术后切口照片。

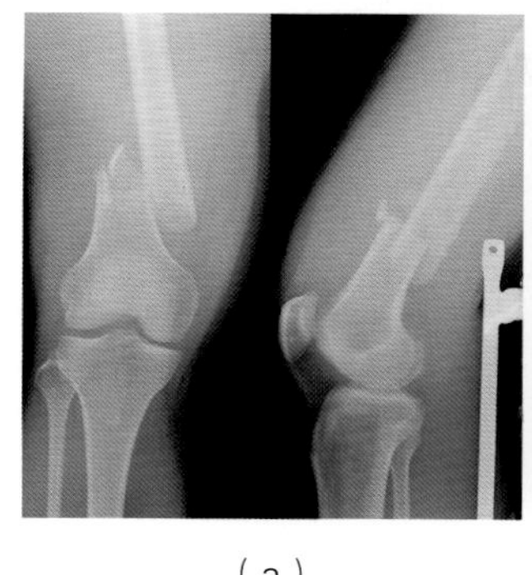

(a)

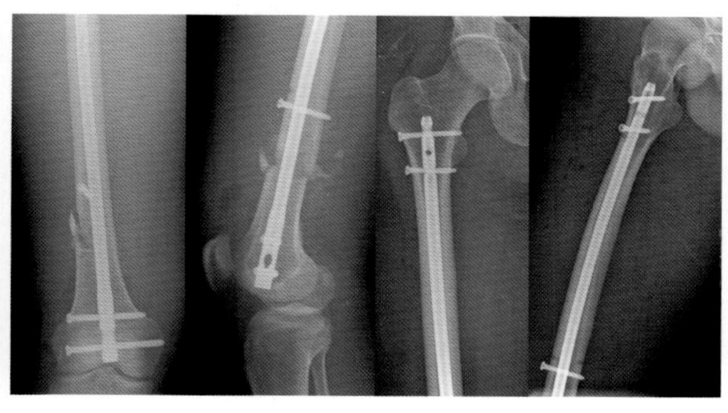

(b)

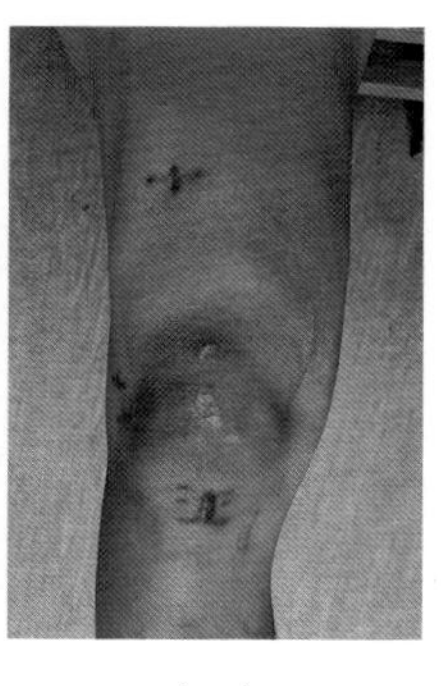

(c)

图 8-3-8　逆行股骨髓内钉治疗右股骨下段粉碎骨折病例

注：(a) 术前正、侧位 DR 片；(b) 术后正、侧位 DR 片；(c) 术后切口瘢痕照片。

【病例 3】患者，男，45 岁。

诊断：左股骨多段粉碎骨折。

治疗方案：股骨骨折闭合复位、逆行股骨髓内钉内固定治疗。该例患者因股骨下段的骨折位置较低，该处髓腔较宽大，采用稳定性比顺行股骨髓内钉强的长倒打钉。见图 8-3-9。

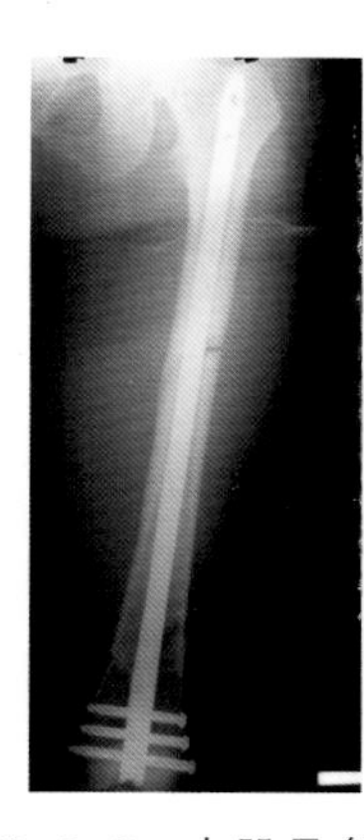

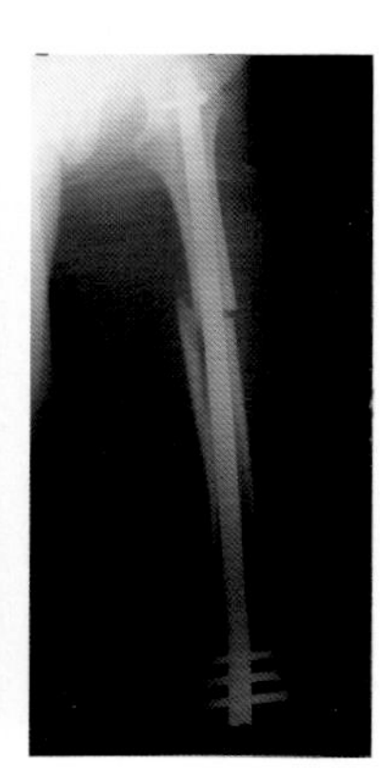

图 8-3-9　左股骨多段粉碎骨折病例的逆行股骨髓内钉治疗病例（术后正、侧位 DR 片）

第四节　股骨粗隆下骨折的 MIPO 髓内钉治疗

股骨粗隆下骨折通常采用 PFN（A）或加长 PFN（A）进行内固定治疗，与本章第二节的普通顺行股骨髓内钉相比较，主要的操作差别在于近端锁定部位是股骨颈，而 MIPO 技术难点主要是股骨近端的向前旋转移位，且此骨折复位较股骨上段骨折复位更困难。因此本节重点围绕该点技术细节阐述。相关骨折微创复位内固定的常见情形如下：

一、情形一：近端复位棒 + 远端托板

操作步骤为：股骨粗隆下骨折经牵引床牵引后尚可见近端向前旋转、远端后沉移位；托板控制远端后沉移位，复位棒较好控制了近端移位；成功向远折端导入复位导针。见图 8-4-1。

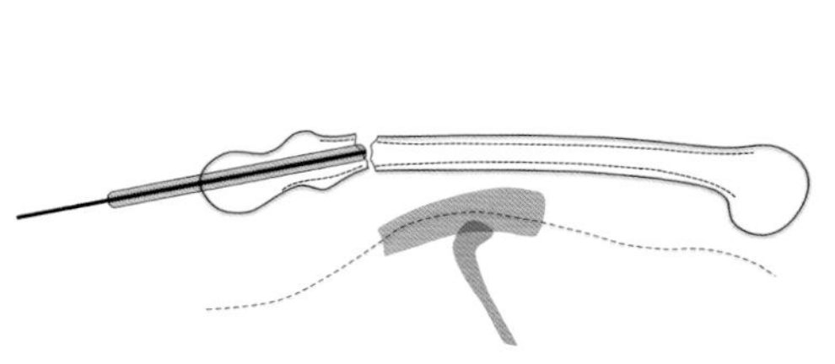

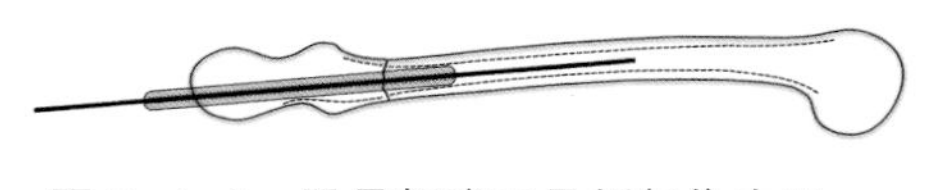

图 8-4-1　股骨粗隆下骨折复位内固定示意图（情形一）

二、情形二：近端剥离子（+复位棒）

操作步骤为：股骨粗隆下骨折经牵引床牵引后尚可见近端向前旋转移位；复位棒仅部分控制了近端移位；在经皮剥离子或顶棒对抗髂腰肌屈髋作用的辅助下，成功向远折端导入复位导针。见图 8–4–2。

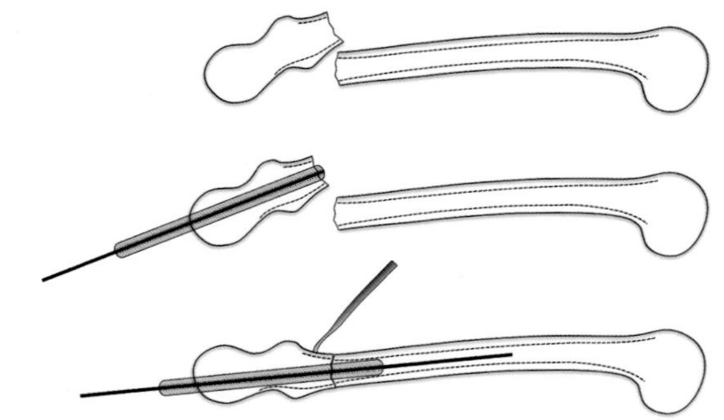

图 8–4–2 股骨粗隆下骨折髓内固定复位示意图（情形二）

三、情形三：近端剥离子（+复位棒）+远端托板

操作步骤为：股骨粗隆下骨折经牵引床牵引后尚可见近端向前旋转、远端后沉移位；托板控制远端后沉移位，而复位棒仅部分控制了近端移位；在经皮剥离子或顶棒对抗髂腰肌屈髋作用的辅助下，成功向远折端导入复位导针。见图 8–4–3。

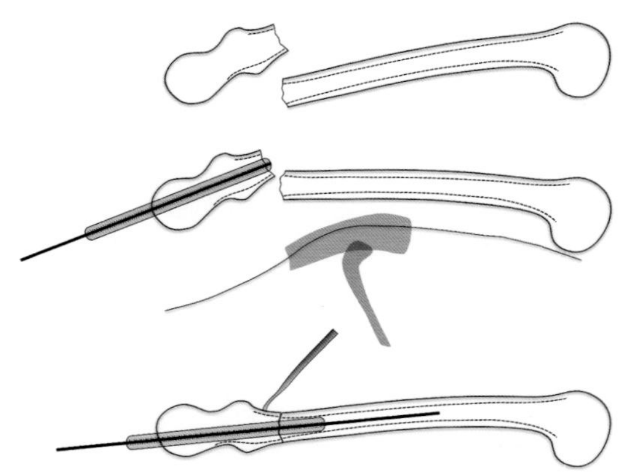

图 8–4–3 股骨粗隆下骨折髓内固定复位示意图（情形三）

四、情形四：近端剥离子（+复位棒+股骨颈固定）

操作步骤为：股骨粗隆下骨折经牵引床牵引后尚可见近端向前旋转移位；复位棒仅部分控制了近端移位；在经皮剥离子或顶棒对抗髂腰肌屈髋作用的辅助下，成功向远折端导入复位导针；保留剥离子顶压作用，置入髓内钉主钉；继续保留剥离子，直至股骨颈中线导针引导拉力螺钉或螺旋刀片的稳定置入。见图 8–4–4。

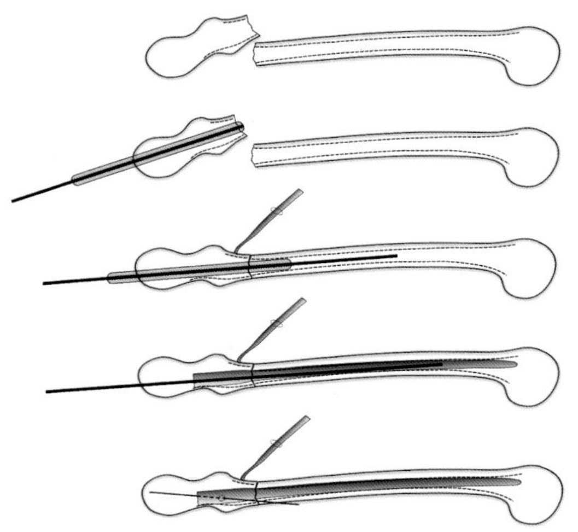

图 8-4-4 股骨粗隆下骨折病例股骨颈中线方向导针的置入示意图（情形四）

五、情形五：近端复位棒

对近端松质骨紧密的病例可采用复位棒直接复位法。见图 8-4-5，操作步骤自上至下分别为：股骨近端开口后形成的松质骨隧道；复位棒与松质骨隧道直径接近，对股骨近端有良好的把持力；复位棒辅助下向股骨远折端髓腔导入复位导针。

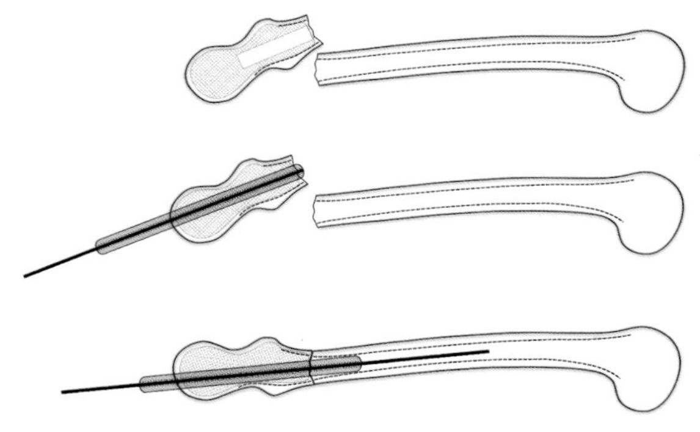

图 8-4-5 股骨粗隆下骨折病例中松质骨髓道对股骨近端复位棒应用作用示意图（情形五）

【病例】患者，女，58 岁。

诊断：左股骨粗隆下粉碎骨折。

治疗方案：骨折闭合复位，加长型 PFNA 内固定术。见图 8-4-6。

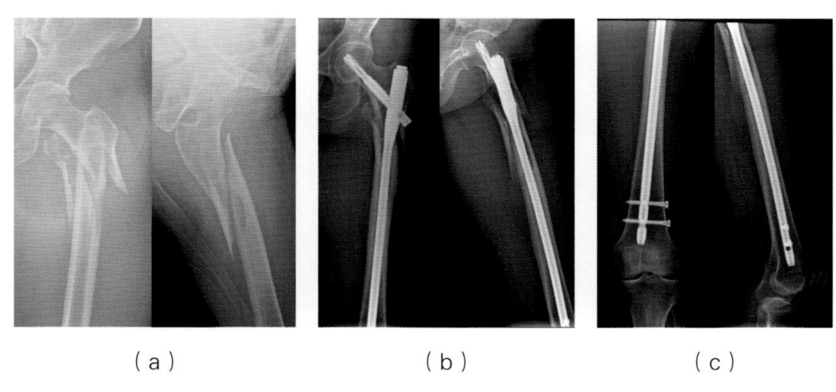

（a） （b） （c）

图 8-4-6 PFNA（加长型）治疗左股骨粗隆下粉碎骨折示例

注：（a）术前正、侧位 DR 片；（b）术后股骨近端正、侧位 DR 片；（c）术后股骨远端正、侧位 DR 片。

第五节　股骨多段骨折髓内钉 MIPO 治疗

一、治疗基本原则

股骨多段骨折移位明显者是微创治疗较棘手的病例。治疗基本原则如下：

（1）牵引床牵引初步复位，若骨位好，则治疗方法同本章第三节。

（2）遵循前述“渐进性复位”的微创原则，选择股骨顺行或逆行的方式置入髓内钉，入钉点开口后将导针依次插入各段骨折髓腔，采用 C 臂进行多次透视评估。

（3）锁钉等操作（略）。

二、治疗示例

【病例 1】患者，男，29 岁。

诊断：左股骨多段（中上段、中下段）粉碎骨折。

治疗方案：顺行左股骨髓内钉闭合复位内固定术。见图 8-5-1、图 8-5-2。

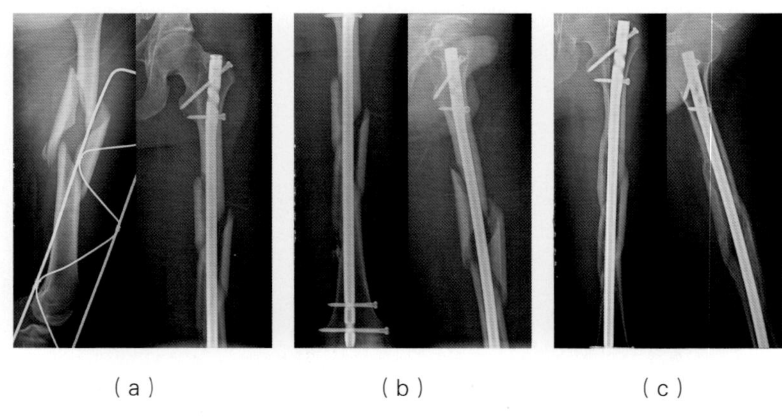

（a）　（b）　（c）

图 8-5-1　左股骨多段粉碎骨折顺行髓内钉治疗示例

注：（a）术前侧位 DR 片；（b）术后正、侧位 DR 片；（c）术后 10 月正、侧位 DR 片。

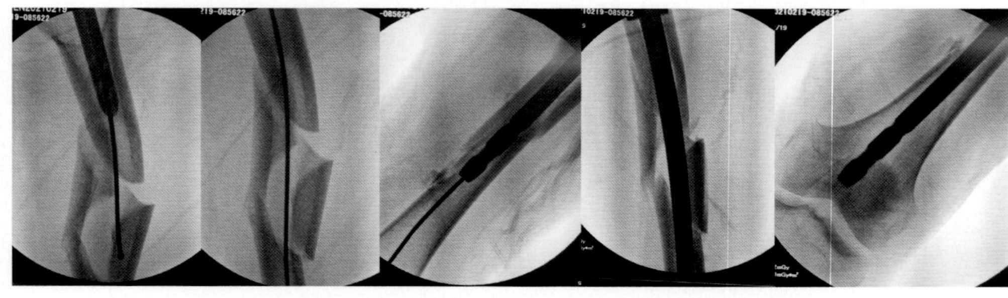

（a）

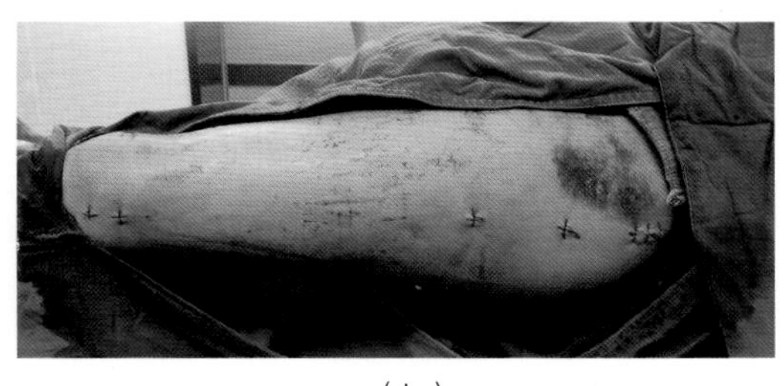

（b）

图 8-5-2　左股骨多段粉碎骨折顺行髓内钉治疗示例（续）

注：（a）髓内钉主钉作为复位棒引导导针逐步进入远端髓腔，引导主钉进入；（b）术毕的切口照片。

【病例 2】患者，男，33 岁。

诊断：右股骨多段（粗隆下、上段）粉碎骨折。

治疗方案：顺行右股骨髓内钉闭合复位内固定术。见图 8-5-3。

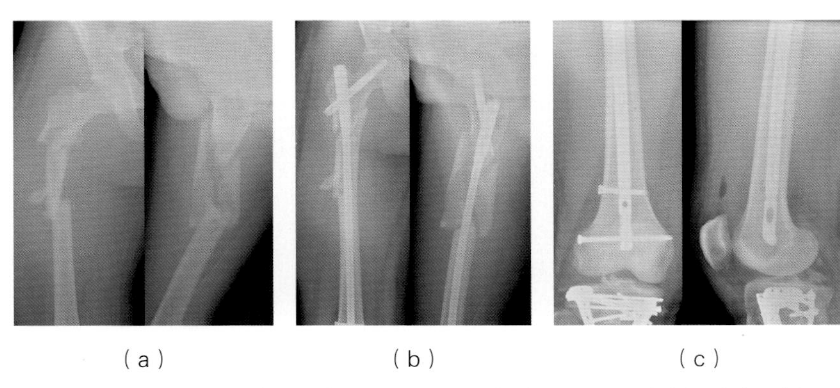

（a）　　（b）　　（c）

图 8-5-3　右股骨多段（粗隆上、下段）粉碎骨折顺行髓内钉治疗示例

注：（a）术前正、侧位 DR 片；（b）术后股骨近端正、侧位片；（c）术后股骨远端正、侧位 DR 片。

【病例 3】患者，男，53 岁。

诊断：左股骨多段（上段、髁上）粉碎骨折。

治疗方案：由于股骨髁上骨折以顺行股骨髓内钉治疗稳定性不足，遂采用逆行左股骨髓内钉闭合复位内固定术。见图 8-5-4。

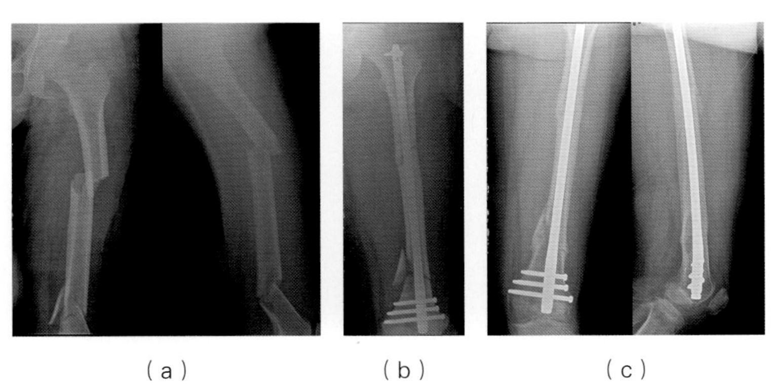

（a）　　（b）　　（c）

图 8-5-4　微创倒打钉治疗左股骨多段（上段、髁上）粉碎骨折示例

注：（a）术前正、侧位 DR 片；（b）术后正位 DR 片；（c）术后 6 月正、侧位 DR 片。

（徐强）

第九章 胫骨骨折髓内钉微创治疗技术

得益于相对浅表的解剖位置，胫骨骨折的带锁髓内钉微创技术通常较股骨骨折更容易，但仍有以下几方面需要注意。

（1）胫骨远、近端髓腔较宽大，因此对靠近膝、踝关节的胫骨骨折的治疗需要精确地规划主钉钉道，以增加骨折内固定的稳定性。

（2）复位导针的精确置入是闭合复位、内固定的关键。

（3）合理发挥锁钉、Poller 钉对骨位的力学作用。

本章主要从以下几方面分述胫骨骨折髓内钉的 MIPO 技术。

第一节 带锁髓内钉对胫骨骨折的稳定机制

一、主钉的稳定作用

1. 主钉长度

通常主钉的最佳长度为胫骨近端前方斜坡的上 1/3 至胫骨远端关节面上方骺线水平的连线长度。足够长度的主钉有以下几点益处。

（1）与入钉口位置关系：可使主钉近端或其尾帽稍突出斜坡（见图 9–1–1）处骨皮质，以满足主钉近端对入钉骨皮质开口处水平移位的限制作用。

主钉钉尾的最理想深度为：①需使胫骨开髓处的环形骨皮质刚好能约束主钉在其短轴方向上进行移动，又能使主钉不撞击髌腱或髌下脂肪垫，以免引起局部疼痛或膝关节活动功能障碍。②当钉尾陷入骨皮质深面时，可通过适当规格的尾帽来延长主钉的有效长度。③根据设计的不同，主钉的钉尾可是圆柱形（见图9–1–1）或斜锥形（见图9–1–2）。

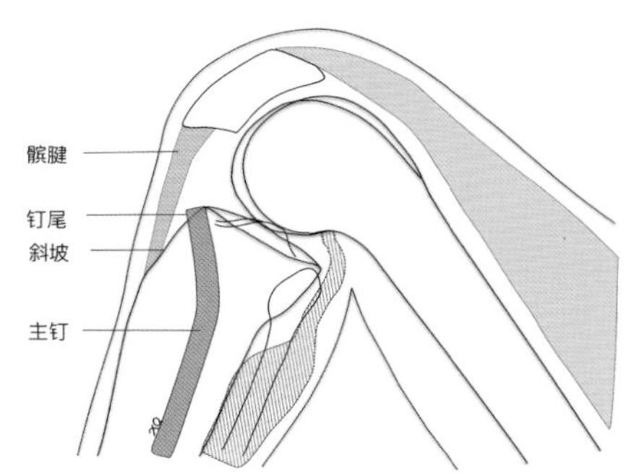

图 9-1-1　胫骨髓内钉钉尾（圆柱形）的理想深度位置示意图

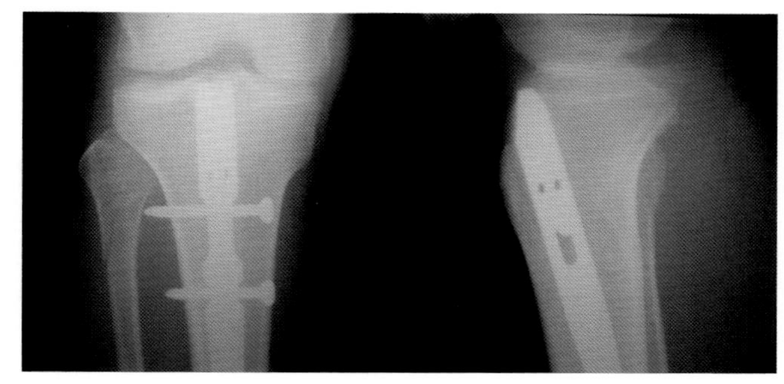

图 9-1-2　斜锥形钉尾的胫骨髓内钉主钉近端正、侧位 DR 片

（2）与松质骨隧道关系：足够长度的主钉可以增加胫骨远、近端的松质骨钉道对主钉的稳定作用，因此在手术中需保护松质骨结构，使胫骨远、近端的松质骨隧道约束主钉，让主钉尖部也能稳定地“插入”胫骨远端，见图 9-1-3。

临床意义：松质骨隧道对干骺端的骨折髓内钉治疗至关重要，因而需要：①术前准确设计入钉点及胫骨髓内钉长度、直径。②术中尽可能执行术前设计。③避免更换髓内钉，甚至更换入钉点及远端主钉位置。④必要时使用功能辅助钢板或Poller钉技术提前限制主钉的入钉方位。

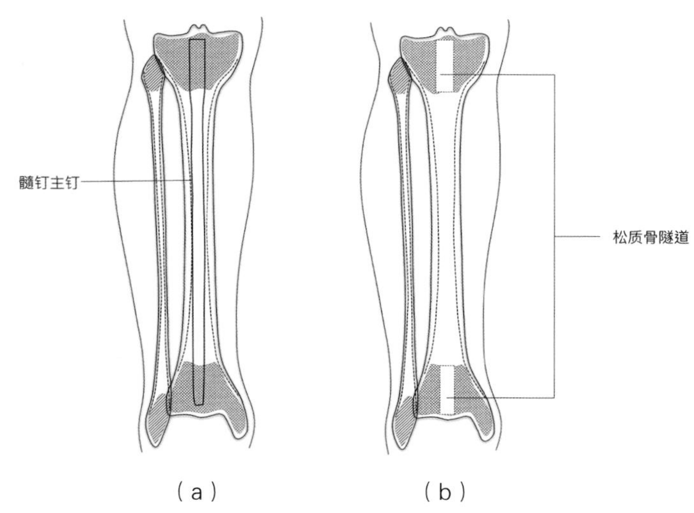

图 9-1-3　胫骨正位上髓内钉主钉位置及周围松质骨隧道示意图

注：（a）髓内钉主钉在胫骨上的理想长度；（b）拔出主钉后的松质骨隧道。

2. 主钉直径

主钉的直径通常较扩髓后的胫骨峡部的髓腔直径小 0.5 mm 或 1 mm。采用适宜直径的胫骨髓内钉的作用为：①保持主钉与胫骨峡部髓腔内骨皮质适当的摩擦力。②峡部紧贴主钉以配合前述胫骨远、近端骨皮质对主钉钉尾、钉尖的位置限制，构成“三点一线”的支撑结构以初步稳定主钉与胫骨的骨位关系。③对骨干中段骨折直接产生“内夹板”的复位、稳定作用，见图 9-1-4。

3. 主钉位置

理想情况下，髓内钉主钉在胫骨正位上的走行路径应尽量与髓腔的中心线一致，扭动、旋转插入髓内钉，在通过骨折端时给予监视，避免出现复位不良或隐匿性骨折移位；也可用骨锤进行非暴力敲击。

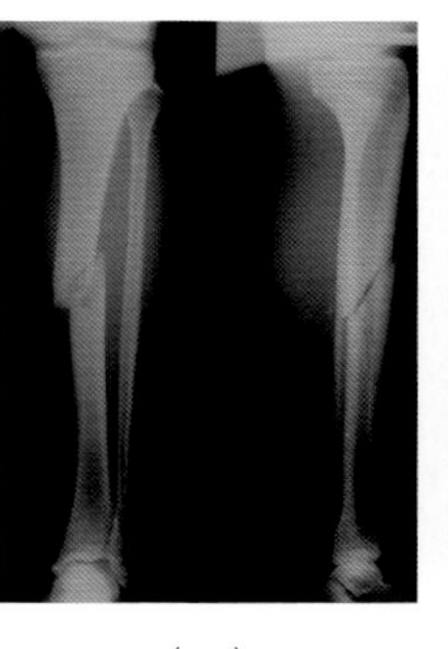

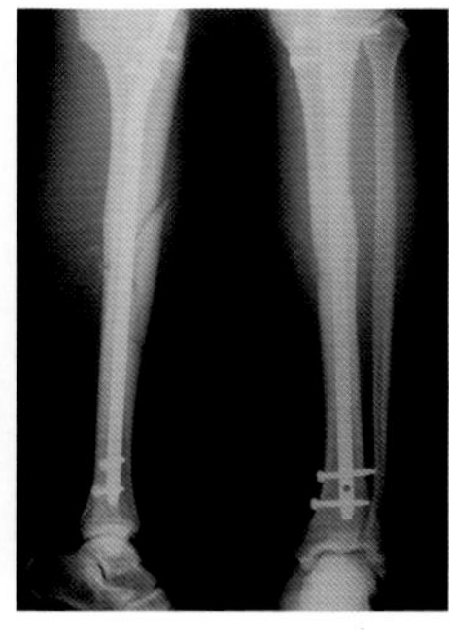

（a）　（b）

图 9-1-4　髓内钉主钉对胫骨骨干中段骨折的复位作用

注：（a）术前正、侧位 DR 片；（b）术后正、侧位 DR 片。

（1）入钉点与入钉点区间：对髓腔较宽、骨骼大的病例，存在一定的“入钉点区间”。侧位上的入钉点位置可以是胫骨髓腔中心沿 Herzog 角向胫骨近端的延长线在斜坡上的投影，而并非固定的一点；正位上理想的入钉点延长线通过髁间棘中心，必要时可放宽到内、外髁间棘间的宽度范围，见图 9-1-5。一般有经髌韧带或髌内侧甚至髌外侧等入路方式，以经髌韧带的方式较为微创。

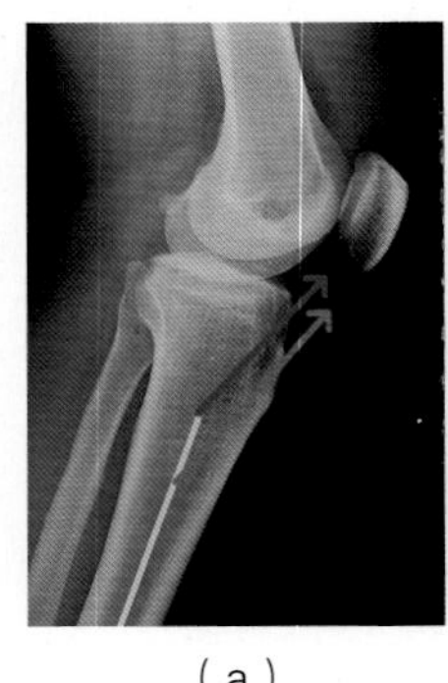

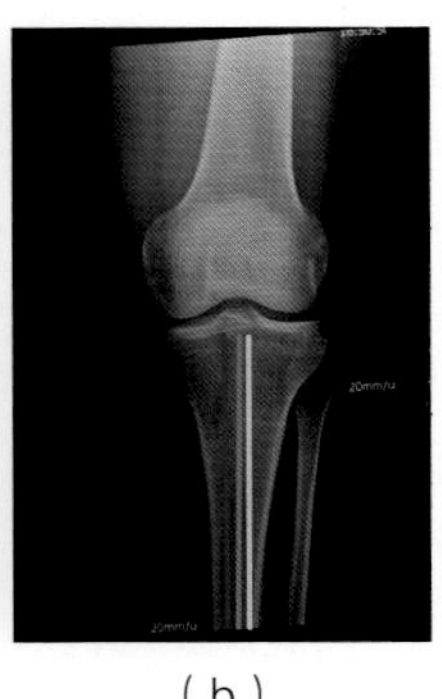

（a）（b）

图 9-1-5 胫骨髓内钉入钉点区间示意图

注：（a）入钉点的高、低位置示意图；（b）入钉点的内、外位置示意图。

（2）标准入钉方案：对髓腔较窄或骨骼较大的病例，入钉点应尽可能在术前进行标准设计，并需充分考虑到主钉与髓腔在侧位上的匹配程度，避免出现入钉困难、局部骨质破坏或隐匿性骨折移位等。

（3）非标准入钉方案：在入钉点选择偏差或胫骨髓腔本身畸形等特殊情况下，当主钉置入后的骨折骨位好且能稳定锁定时，可以允许主钉从“对角线”方向通过髓腔，或在髓腔中偏心放置。见图 9-1-6。

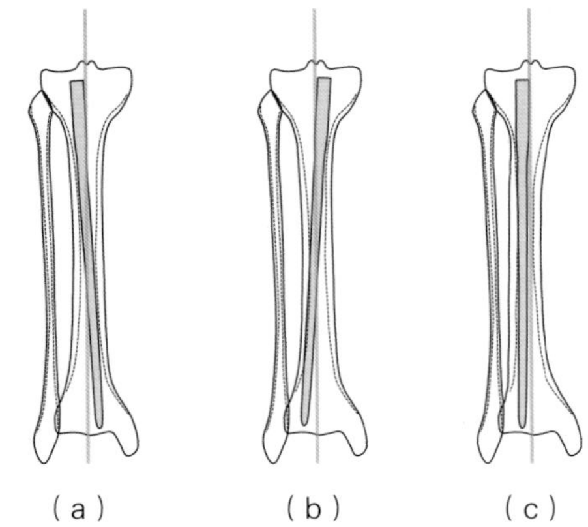

（a）（b）（c）

图 9-1-6 胫骨骨折骨位较好时主钉与髓腔“不匹配”示意图

注：（a）入钉点偏外；（b）入钉点偏内；（c）胫骨髓腔畸形时主钉入钉点偏外。

4. 影响主钉位置的因素

影响胫骨髓内钉“入钉点区间”的因素有：①髓内钉主钉近端设计的几何形态、开口时膝关节的屈曲程度、胫骨形态及其粗细以及其他个体解剖特点（如肥胖）等。②入钉点偏离髓腔中心延长线在斜坡上的投影位置时，容易造成主钉深度的改变、置钉困难、主钉旋转或者主钉不与膝关节水平面垂直，以及主钉沿“对角线”方向斜行止于胫骨远端等问题，是否调整入钉点的位置主要以骨折的骨位质量来判断。见图 9-1-7。

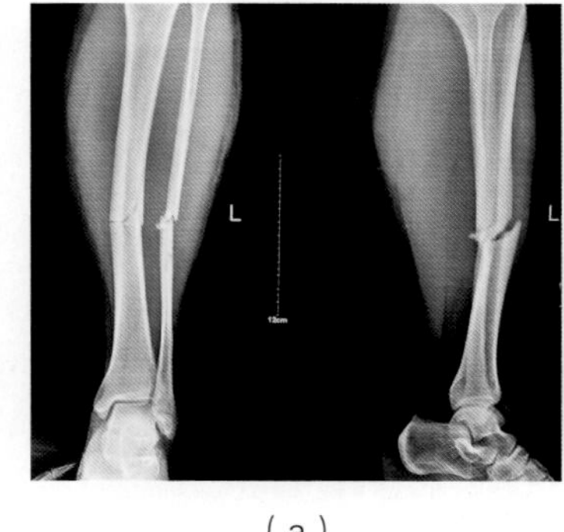

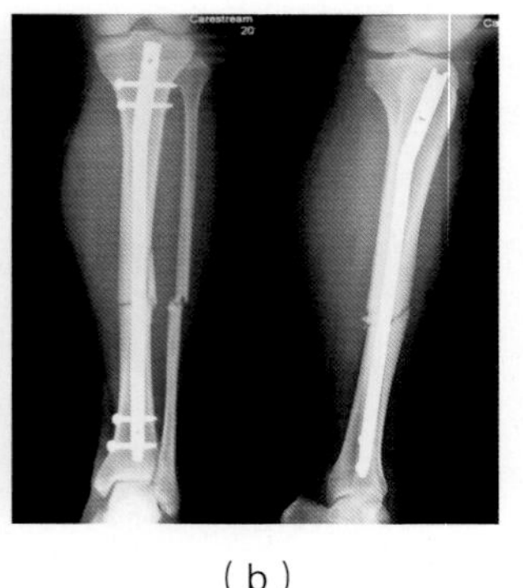

（a）（b）

图 9-1-7 胫骨髓内钉位置偏差示例

注：（a）术前正、侧位 DR 片；（b）术后斜位 DR 片（显示主钉位置旋转明显）。

5. 入钉点偏离理想位置对骨折复位效果的影响

（1）髓腔相对宽大时，可以通过对角线的路径或通过主钉 Herzog 角的设计允许主钉在一定程度上旋转，从而不一定导致骨折的移位，但此种情况下内固定的稳定性较差，需多枚锁钉进行多平面固定。

（2）髓腔较狭窄时，入钉口偏离中心过多，无法借助主钉被动的旋转来代偿，主钉难以通向对角线方向的远端髓腔，若主钉勉强进入对角线的远端髓腔，会导致骨折移位、医源性骨折、隐匿骨折移位等并发症。见图 9-1-8。

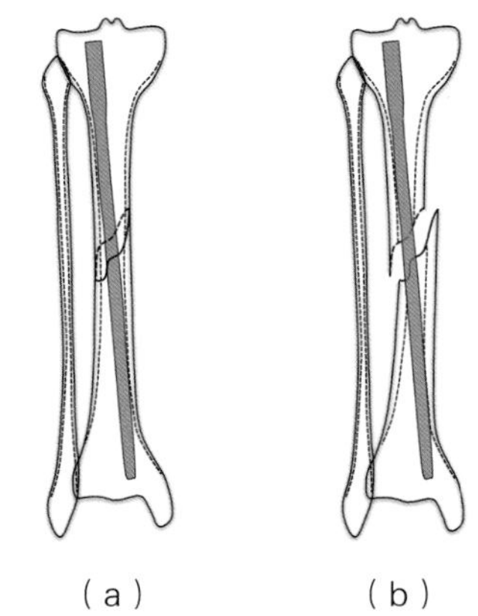

图 9-1-8　入钉点偏离对骨折骨位的影响示意图
注：（a）胫骨髓腔较宽大的情形；
（b）胫骨髓腔较狭窄时的情形。

6. 尾帽

尾帽可以视作主钉的一部分，除用以封闭主钉、便于后期拆除内固定外，尾帽还可以起到延长主钉钉尾的作用，适当凸出斜坡骨皮质后，能达到以入钉点骨皮质约束钉尾雨刷样滑动的作用。

二、锁钉的作用

1. 胫骨髓内钉锁钉的作用

（1）静力锁定的锁钉可以维持骨折复位后的骨骼长度。

（2）将骨折端固定在胫骨髓内钉主钉上。

（3）防止主钉相对于胫骨的旋转活动。

（4）调节小腿对主钉的应力分布。

（5）特殊情况下可以用锁钉一并固定胫骨远、近端的简单关节部骨折，如分离小的大块后踝骨折。

2. 置钉的位置

（1）靠近骨干中份的骨折，以内外向横向锁钉固定即可。

（2）靠近胫骨远、近端的骨折，则需要锁钉平面向踝、膝关节面移动。

（3）若髓腔显著大于主钉直径，应将每一侧的锁钉尽量分散置入，以增加固定的力臂或增加锁钉把持的骨质范围，减少骨折端的微动。

3. 锁钉的数量

（1）靠近骨干中份的骨折需要的锁钉数量较少，每端 1 ~ 2 枚即可。

（2）对靠近远、近端或多段的骨折，或髓腔直径较大的骨折，每端则需 3 ~ 4 枚，可发挥多平面的锁定作用。

（3）合并可以用锁钉固定的关节部骨折时，相应增加锁钉数量。

4. 锁钉的长度及直径

大多数锁钉的长度需保障双皮质固定；锁钉的直径需允许术后早期部分负重，部分厂家设计的平台部锁钉直径显著粗于远端锁钉。

5. 种类

一般远、近端锁钉以静力锁钉为主，对骨干中段的横形骨折且髓腔与主钉直径较匹配的病例，可考虑采用近端的动力锁钉进行治疗。

三、骨折及骨质的特点

胫骨在解剖学上并非均匀分布的，因此不同部位、不同骨质的生物力学固定特点有所区别。

（1）胫骨近端骨折：由于该近折端髓腔宽大，容易出现骨折的移位或主钉近端固定不稳，需选择理想入钉点，使主钉钉尾稍许露出开髓口皮质，以及增加该侧的锁钉数量。

（2）胫骨远端骨折：同上。

（3）胫骨多段骨折：以健侧胫骨为参考，尽可能选用较长的主钉，增加两侧的锁钉数量，以扩大远、近端锁钉所把持的骨质范围。

（4）骨质疏松明显的骨折：尽可能选择较粗的髓内钉，由于其两端松质骨疏松，松质骨隧道把持力受限，宜选择较长的主钉或增加锁钉的数量。

第二节　胫骨髓内钉设计上的微创化特点

一、胫骨髓内钉的微创化设计改进

与早期的胫骨髓内钉相比，目前通用的胫骨髓内钉有了以下更适应微创操作的一些改进：

1. 主钉外形设计

（1）胫骨髓内钉主钉近端的解剖型前屈（Herzog 角）设计使插入主钉更容易，也使得胫骨近端前斜坡的上 1/3 骨皮质作为入钉点成为可能，没有该角度的胫骨髓内钉（Ender 钉）难以进入远端髓腔，勉强进入会导致近段骨折的向前成角移位。不同设计的髓内钉 Herzog 角的位置并不一致，用于胫骨骨骼较小的患者有造成胫骨近端皮质劈裂的风险。见图 9-2-1、图 9-2-2。

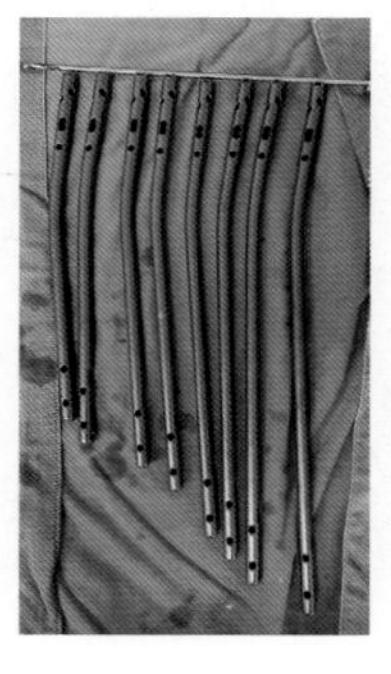

图 9-2-1　不同长度的胫骨髓内钉 Herzog 角位置大致相同

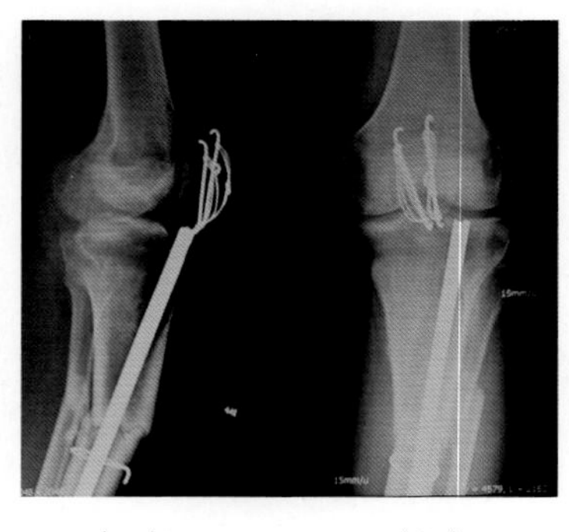

（a）　　　　（b）

图 9-2-2　直线形的 Ender 钉作为髓内钉治疗胫骨上段骨折病例

注：（a）左胫骨上段的侧位 DR 片；（b）左胫骨上段的正位 DR 片；强行置入会导致置钉困难，或造成上段骨折成角畸形。

（2）解剖化设计是髓内钉主钉初步复位胫骨骨折的基本原理，该设计有利于髓内钉主钉对骨折（尤其横形骨折）的闭合复位并维持复位后的骨位。

（3）主钉钉尾直径稍收窄，利于其进入远端髓腔并扎入远折端松质骨。见图 9–2–1。

2. 主钉的空心设计

如第八章《股骨骨折髓内钉微创治疗技术》所述，胫骨髓内钉微创治疗的核心即主钉的空心设计及配套技术。空心设计所起的作用如下。

（1）虽然胫骨骨折复位相对股骨容易，但主钉空心设计仍然增加了复位的便利。该设计使导针插入时无须进行远、近端髓腔间的完全对位，导针插入后即可初步闭合复位骨折。

（2）在导针的引导下，方便完成多次的扩髓、置入主钉等操作，减少了可能重复的骨折复位操作。

（3）导针、扩髓钻、主钉的依次插入，骨折移位得以逐渐修正并固定，并减少了术中 C 臂透视的次数。在导针置入过程中，“触觉”一定程度上替代了切开显露的“视觉”，便于实现骨折的闭合复位。

（4）利于非透视下确定或验证锁钉是否成功，减少了术中 C 臂的透视次数。

（5）空心设计有利于重复扩髓，从而能够选用直径更粗的主钉。

在微创技术开发之前，特别是实心胫骨髓内钉广泛应用的 20 世纪，胫骨髓内钉的国内使用几乎都伴随着骨折的切开、扩髓以及直视下钳夹复位等传统手术技术。少数情况下采用 MIPO 操作的，也主要是针对骨位较好的骨折，并采用非扩髓结合较细的主钉进行固定。

3. 髓内钉瞄准臂的设计改进

（1）瞄准臂远端定位压钩提高了经皮微创置入远、近端锁钉的成功率。

（2）瞄准臂与主钉间连接杆的加长设计，帮助缩短了入钉切口的长度。理论上讲，最小切口长度约等于或更接近于髓内钉及其连接杆的最大直径。

（3）在瞄准臂的组合过程中，常规需要进行校准操作；在远端锁钉置入的顺序方面，为方便用导针检测锁定是否成功，通常自远向近端依次锁定，但对于远端锁 3 枚锁钉患者的治疗，笔者的经验是先锁横向 2 枚锁钉，再把其中近侧的 1 枚拧出至可供导针通过，完成前后位锁钉的置入后，再把近侧拧出的螺钉重新拧入。见图 9–2–3。

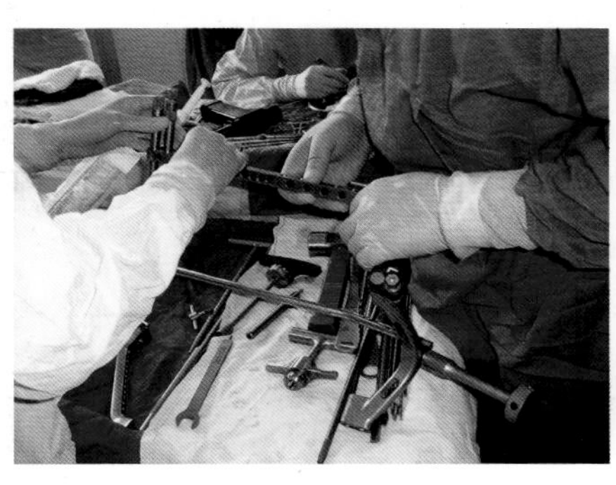

（a）

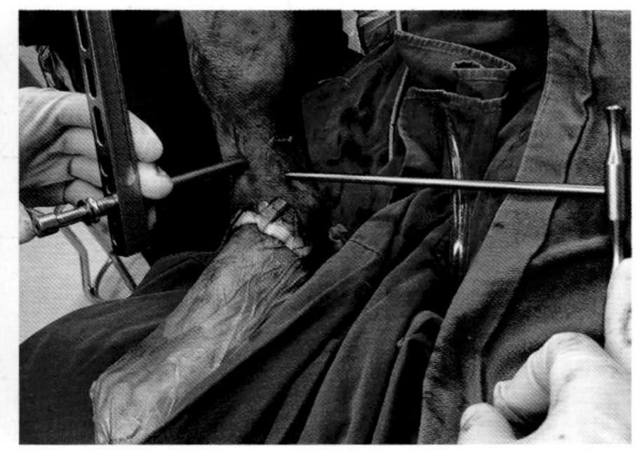

（b）

图 9–2–3　瞄准臂的校准及远端 3 枚锁钉的置钉顺序示例

注：（a）主钉置入前瞄准臂的校准操作；（b）术中远端置钉的顺序示例。

4. 持钉设计

内容略。

二、胫骨骨折闭合复位技术及其辅助工具

（1）下肢牵引架：有文献报道，在缺乏助手的情况下，术者可以通过用保持膝关节深屈位的支架衬托在患者腘窝处的方式独立完成操作；但大多数病例的闭合复位术，仍需要助手对骨折远端的牵引以辅助完成复位、固定等操作。

（2）金手指等复位棒：胫骨骨折中较少使用，但对于难复位的病例（如陈旧性骨折等），复位棒比导针强度更好，可操作性更强。

（3）Schantz 钉等 Joystick 技术工具：同上，并不作为常规工具使用。

（4）导针头轻度折弯：可以增加对远、近骨折端间错位的容忍程度。

第三节　胫骨髓内钉的 MIPO 技术

一、入钉点的微创技术

1. 髌下微创切口

（1）用于大多数上段以远的胫骨骨折。其切口为 2 ～ 4 cm，具体长度由髓内钉连接杆的直径大小及患肢肢体大小等因素决定。如使用专用的 MIS 连接杆，该切口可减小至 1.5 cm。具体操作为：在膝关节的深屈位下，以手术刀自髌下皮肤纵行切开并剖开髌腱，直至髌下脂肪垫，使用血管钳探及入钉处骨皮质。

骨皮质开口方式：①直接以开口锥徒手开口，使开口锥尽可能沿髓内钉主钉的走行方向，以减少对松质骨破坏，见图 9-3-1。②使用定位克氏针经皮定位，C 臂正、侧位验证开口位置好后，再用该克氏针引导空心开口锥进行开口，见图 9-3-2。

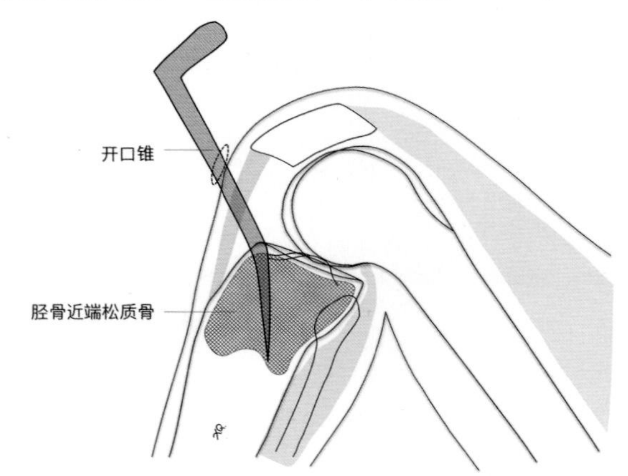

图 9-3-1　胫骨髓内钉徒手开口操作示意图

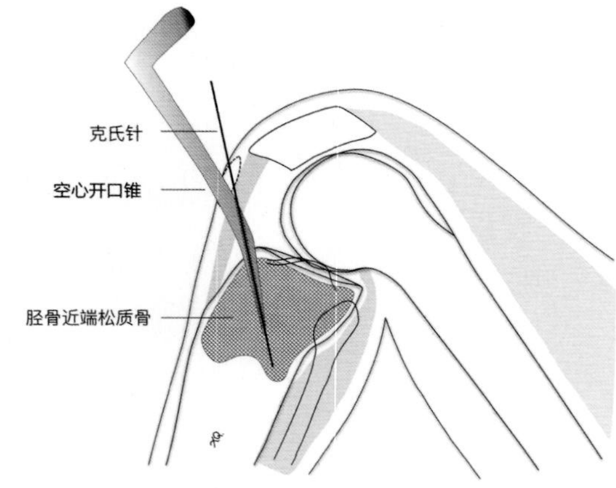

图 9-3-2　克氏针引导下空心开口锥开口示意图

（2）用于部分胫骨上段骨折或包括上段骨折的胫骨多段骨折。为避免开口过程中因髌腱的牵拉出现胫骨上段骨折移位加重的情况（见图 9-3-3），术中可采用方法 1：在患肢伸直位用经皮 MIPPO 技术将胫骨上段骨折以 1/3 管型钢板等做初步内固定，使之能承受被动的屈膝体位，后续开口操作同（1），

见图 9-3-4；方法 2：采用 Poller 钉技术辅助主钉置入理想的髓内位置，并且能够将近折端的移位复位，见图 9-3-5。

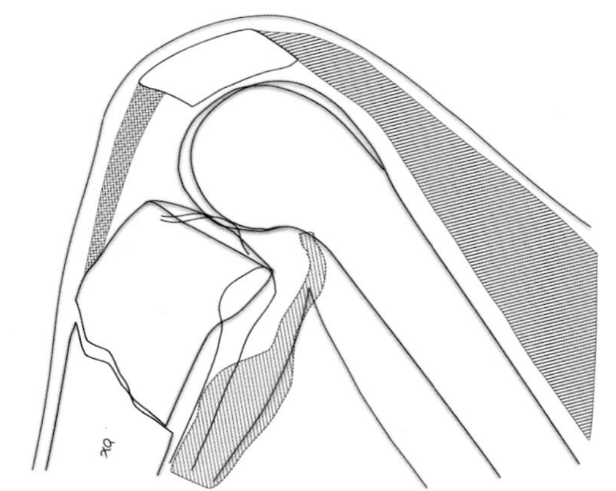
图 9-3-3　屈膝导致胫骨上段骨折移位加重示意图

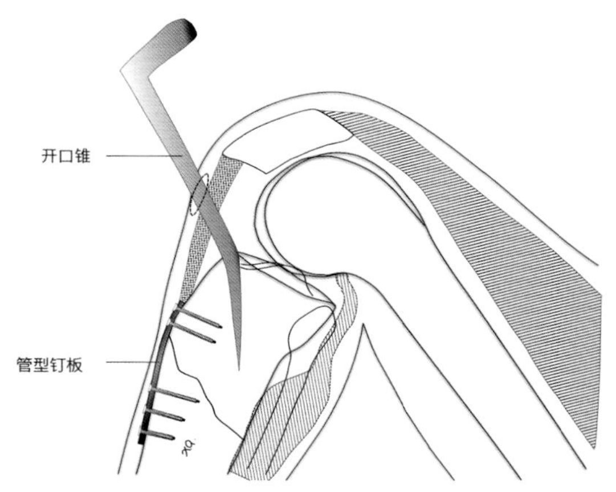

图 9-3-4　胫骨上段骨折开口（方法 1）

注：先将胫骨上段骨折进行张力侧的有效内固定，再按常规方法屈膝位进行开口的操作。

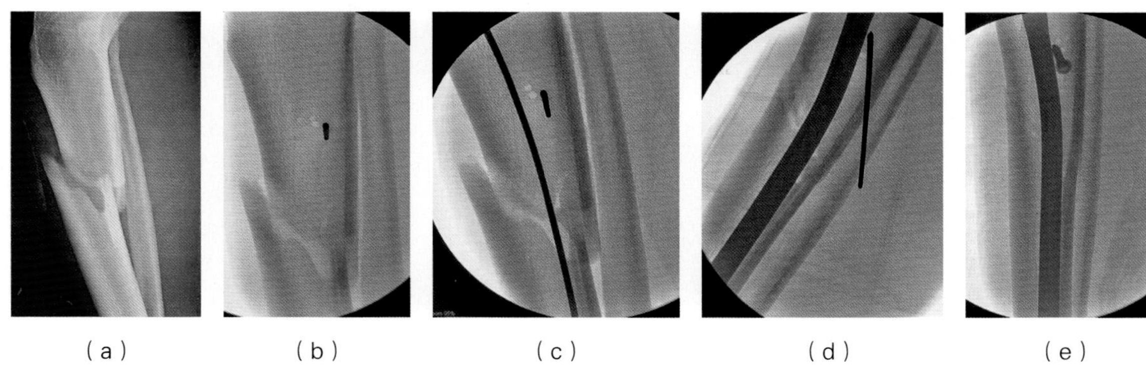
（a）　（b）　（c）　（d）　（e）

图 9-3-5　胫骨上段骨折开口（方法 2）

注：（a）术前侧位 DR 片；（b）阻挡克氏针置入；（c）克氏针引导导针；（d）导针引导主钉置入并锁定；（e）克氏针更换为 Poller 钉。

2. 髌上微创切口

用于胫骨近端或上段的胫骨骨折。其切口为 3 ~ 5 cm，具体长度由开口锥套袖的直径大小及患肢肢体大小等因素决定。具体操作为：保持患者膝关节微屈位，以手术刀自髌上从皮肤直接切至髌上囊，用血管钳探及入钉处骨皮质，在套袖保护下钻入导针，用 C 臂透视其位置满意后，再以导针引导带套筒的开口钻扩开入钉口。见图 9-3-6。

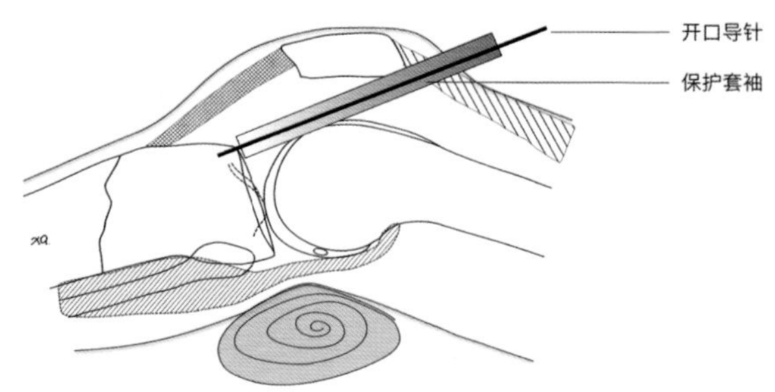

图 9-3-6　胫骨上段骨折髌上入路开口示意图

胫骨髓内钉入钉点的微创切口的大小以允许插入髓内钉主钉及其连接杆为限，并非满足手指探索操作，更非允许拉钩牵拉后直视下操作。

二、骨折的闭合复位技术

（1）硬钻开髓：自开口处顺胫骨髓腔中心线方向插入硬钻。硬钻的作用有：①避免直接插入导针，造成近端松质骨产生错误的假道而影响操作。②钻通封闭的髓腔，尤其适用于部分陈旧性骨折的 MIPO 治疗。③有一定的复位棒作用。

（2）术中牵引：是大多数移位的胫骨骨折闭合复位的基础，有徒手牵引及牵引架牵引等方式，以前者常见。通过牵引纠正骨折的重叠移位的同时，也有助于远、近端髓腔的对合。

（3）置入导针：选择刚度和弹性适中的导针，根据骨折的移位方向，将导针顺其弧度或反其弧度逐渐插入，需要实时体会导针尖端所触及区域的质感及阻力大小，一般当导针尖端进入远折端髓腔时，可以体会到髓腔内壁的粗糙感。对导针尖端进行适当的塑形有助于将其置入移位程度较大的病例体内。

（4）折端手法复位：一般配合牵引手法使用，手法有对向挤压、折顶、加大成角以及旋转解锁等等。通过这些手法使近、远端髓腔能有一定程度的重合，有利于导针的通过。

随着导针的成功置入，骨折移位往往会得到轻度的矫正。扩髓、置入主钉等操作的依次完成，意味着骨折闭合复位基本完成。

三、锁钉及尾帽的微创置入

一般在瞄准臂的辅助下经皮进行微创锁定。

第四节　胫骨髓内钉 MIPO 治疗的典型病例

一、普通髌下入路髓内钉

普通髌下入路髓内钉为临床中最常用的胫骨髓内钉。最常用于胫骨干骨折的治疗，成人胫骨干骨折手术治疗的金标准即髓内钉治疗。结合不同的锁定技术，尚可用以治疗胫骨近端、远端骨折及胫骨多段骨折。最佳适应证是胫骨中段横形骨折，见图 9-4-1。

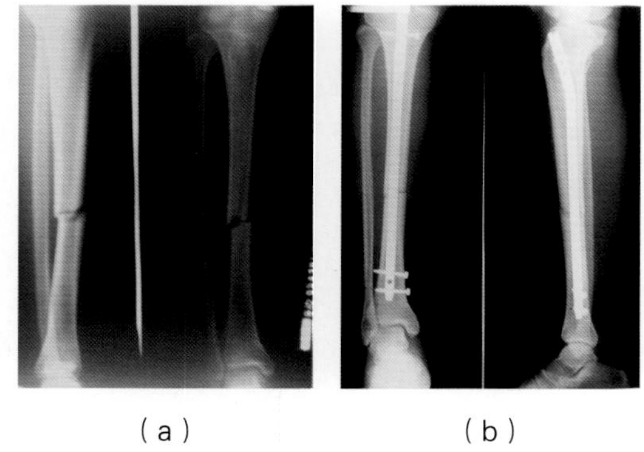

（a）　　　　（b）

图 9-4-1　横形骨折的胫骨髓内钉微创内固定示例

注：（a）术前侧、正位 DR 片；（b）术后正、侧位 DR 片。

【病例 1】患者，女，17 岁。

诊断：左胫骨中下段骨折。

治疗方案：手术采用髌下微创入路、闭合复位内固定术。见图 9–4–2。

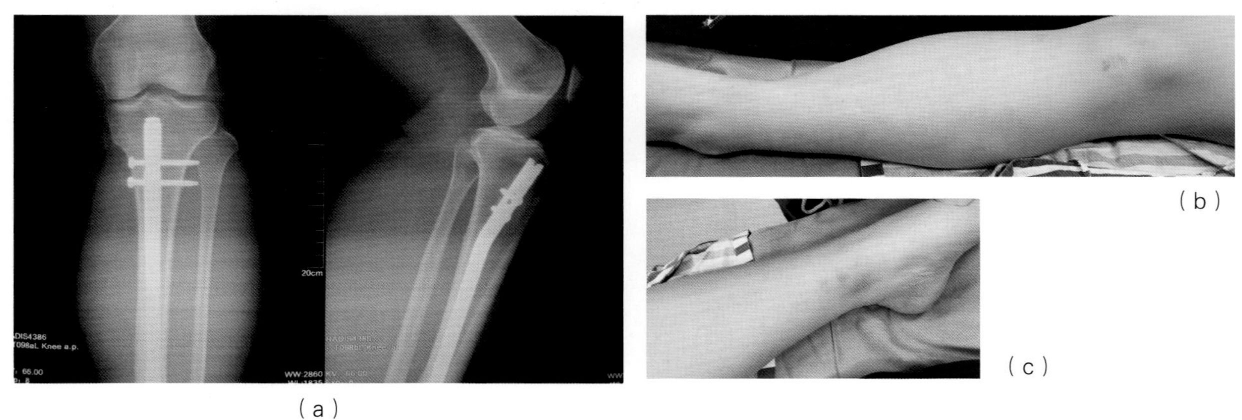

图 9–4–2 左胫骨中下段骨折微创治疗示例

注：（a）胫骨近端髓内钉位置正、侧位 DR 片；
（b）小腿前侧微创切口瘢痕照片；
（c）小腿前内侧微创切口瘢痕照片。

【病例 2】患者，男，50 岁。

诊断：左胫骨中段骨折，左后踝骨折。

治疗方案：胫骨干骨折采用髓内钉 MIPO 治疗，后踝骨折采用踝背伸闭合复位，经皮螺钉内固定。见图 9–4–3。

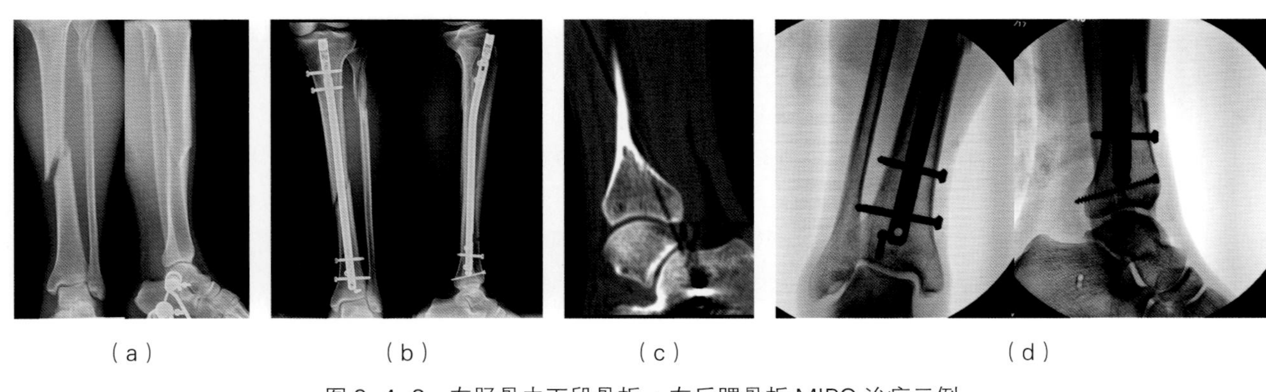

图 9–4–3 左胫骨中下段骨折 + 左后踝骨折 MIPO 治疗示例

注：（a）术前正、侧位 DR 片；（b）术后正、侧位 DR 片；（c）术前踝 CT 片；（d）术中 C 臂踝正、侧位片。

【病例 3】患者，女，55 岁。

诊断：右胫骨中段骨折，右后踝骨折。

治疗方案：胫骨中段骨折采用髓内钉 MIPO 治疗，后踝骨折采用踝背伸闭合复位，经皮螺钉内固定。见图 9–4–4。

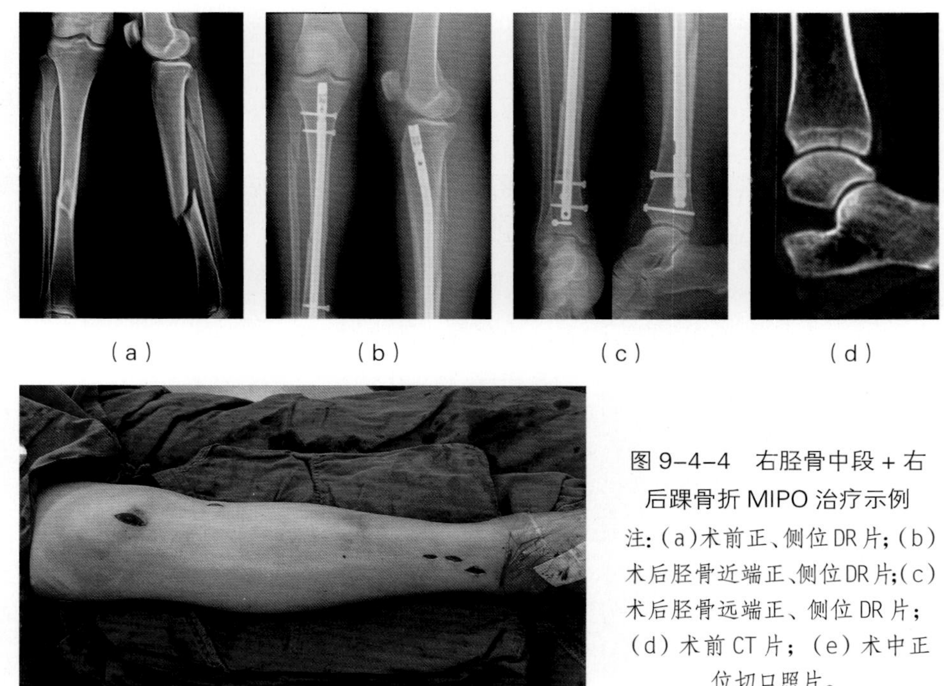

图 9-4-4　右胫骨中段 + 右后踝骨折 MIPO 治疗示例

注：(a)术前正、侧位DR片；(b)术后胫骨近端正、侧位DR片；(c)术后胫骨远端正、侧位DR片；(d)术前CT片；(e)术中正位切口照片。

二、专家级髓内钉

专家级髓内钉（ETN Expert，即专家级解剖型胫骨髓内钉）不仅可用以治疗普通胫骨干骨折，也适用于治疗靠近踝、膝关节的胫骨骨折病例，甚至部分 Pilon 骨折。多平面的锁钉可固定近、远端第三骨折块，并有加压与动力化功能的设计。该髓内钉的加压技术：①可通过骨折远端锁定后倒打缩窄骨折间隙。②也可使用加压螺钉推动动力锁钉滑动，带动近侧骨折相对于主钉下移从而加压骨折。

【病例】患者，男，37 岁。

诊断：右胫腓骨下段粉碎骨折，右外踝皮肤擦挫伤。

治疗方案：右胫骨骨折闭合复位，ETN内固定术，术中于远端采用4枚螺钉从不同平面固定骨折远端；腓骨骨折采用非手术治疗。见图9-4-5。

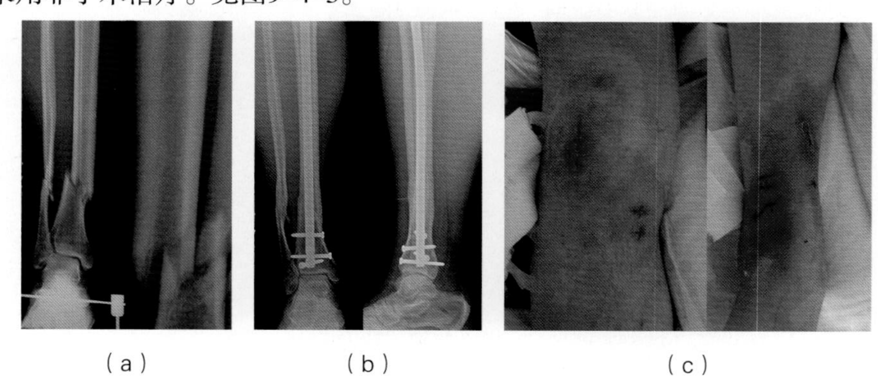

图 9-4-5　ETN 微创治疗右胫腓骨下段粉碎骨折示例

注：(a) 术前正、侧位 DR 片；(b) 术后 1 年正、侧位 DR 片示骨折均已愈合；(c) 小腿近端、远端的术区切口瘢痕。

三、髌上入路髓内钉

（1）优势：适用于胫骨上段骨折或包括胫骨上段的多段骨折的治疗。

（2）缺点：髌上入路的操作对膝关节腔的激惹较大，容易损伤关节软骨，且在骨折愈合后往往需要在髌下另加切口以取出内固定物。另外，其价格通常较昂贵。

四、胫骨多段骨折的髓内钉微创治疗

胫骨多段骨折的治疗原则上与股骨多段骨折相同。根据骨折部位和形态的不同，有以下治疗方式：

（1）胫骨髓内钉与钢板的联合使用：对于胫骨上段骨折，由于髓腔远远大于胫骨髓内钉的直径，主钉对骨折的复位作用有限，可将该骨折用管型钢板或重建钢板螺钉予以复位及初步固定，髓内钉固定时，近端采用多枚锁钉进行多平面固定。

【病例】患者，男，40 岁。

诊断：左胫骨多段骨折。

治疗方案：首先将患者置于伸膝位，给予近端骨折闭合复位、经皮 1/3 管型钢板螺钉初步内固定，将多段骨折转化为单节段骨折；然后，在屈膝位常规采用髌下入路的普通胫骨髓内钉进行治疗。见图 9–4–6。

注意：该钢板及其螺钉的位置选择应不影响髓内钉插入及锁定操作，同时为了方便该钢板的 MIPPO 操作，一般可放置在软组织覆盖较薄的区域，如靠近胫骨前嵴的骨皮质或胫骨内侧面等区域；使用胫骨内侧髓内钉完成固定后，必要时可经钢板钉孔以克氏针贴主钉钻孔，再拧入 1 ~ 2 枚螺钉进行双皮质固定，并发挥 Poller 钉的作用。

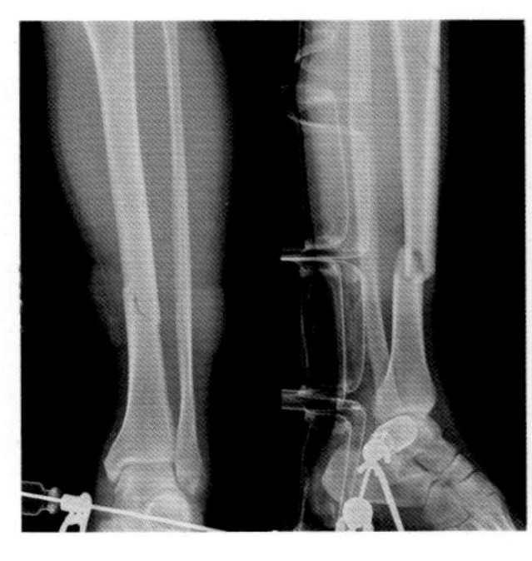
（a）

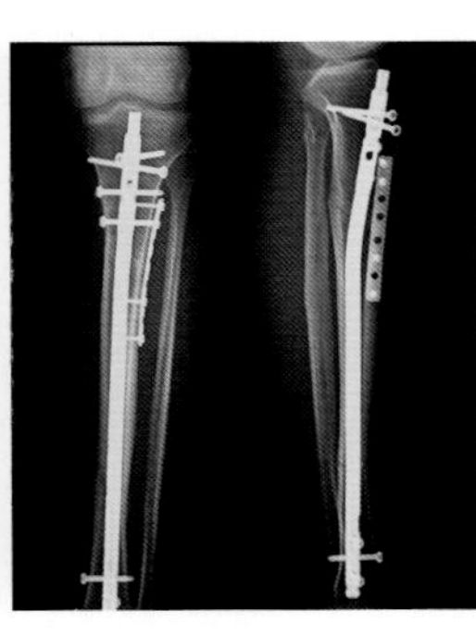
（b）

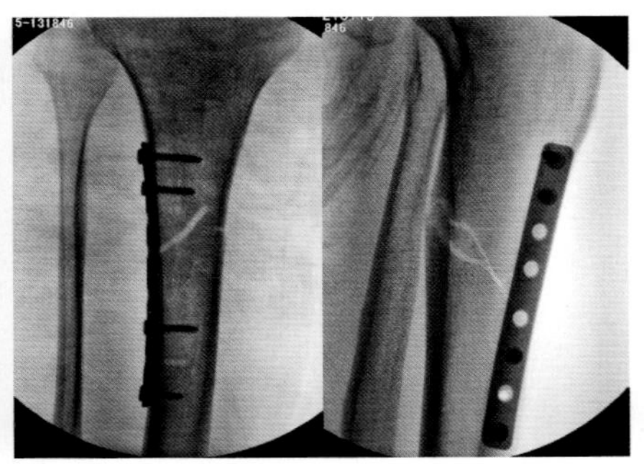
（c）

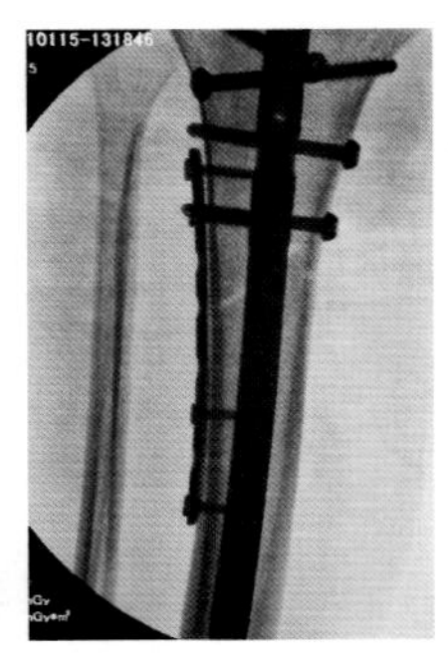
（d）

图 9–4–6　胫骨髓内钉 + 胫骨上段经皮 1/3 管型钢板微创治疗左胫骨多段骨折示例

注：（a）术前正、侧位 DR 片；（b）术后 4 月正、侧位 DR 片；（c）术中辅助钢板固定 C 臂正、侧位片；（d）主钉锁定后的 C 臂正位片。

（2）ETN 治疗：一般在靠近关节较近的骨折一侧采用多平面的多枚锁钉进行固定。

【病例】患者，男，28 岁。

诊断：右胫骨多段粉碎骨折。

治疗方案：右胫骨骨折闭合复位，ETN 微创内固定术，因胫骨远折端靠近踝关节，采用 4 枚锁钉固定，而近端以 2 枚锁钉固定即可。见图 9-4-7。

（3）普通髓内钉 + 临时 Poller 钉治疗：主要用于上段骨折靠近膝关节的病例。

【病例】患者，男，23 岁。

诊断：左胫骨多段粉碎骨折。

治疗方案：左胫骨多段骨折闭合复位，临时 Poller 钉辅助下胫骨髓内钉微创内固定术，因胫骨近折端靠近膝关节，采用 4 枚锁钉多平面固定，而远端以 2 枚锁钉固定即可。见图 9-4-8。

（4）普通髓内钉 +Poller 钉治疗：主要用于上段骨折靠近膝关节的病例。

【病例】患者，男，54 岁。

诊断：右胫骨多段骨折。

阅片分析：患者系多段横形骨折，骨折均距离关节面较远，上段骨折两端髓腔宽度差异较大，下段骨折两端髓腔差异较小，上段骨折正位较好。

治疗方案：右胫骨多段骨折闭合复位，髓内钉内固定术（Poller钉辅助复位）。

手术策略：因上段骨折髓腔较宽大，故以Poller钉辅助复位骨折。主钉远端以2枚锁钉锁定；主钉近端稍突出胫骨斜坡开髓口，以4枚锁钉交叉平面固定。见图9-4-9。

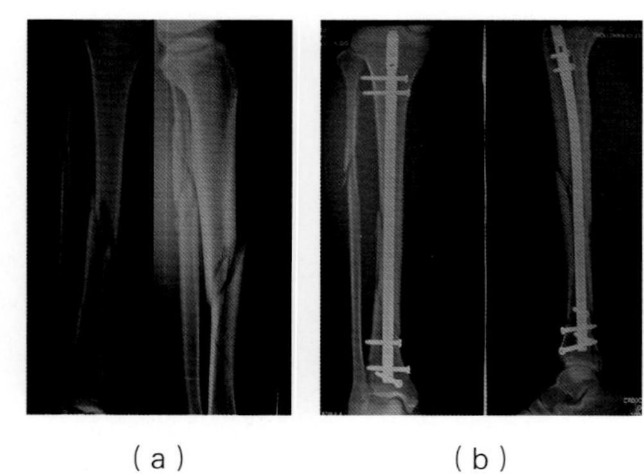

（a）（b）

图 9-4-7　ETN 微创治疗右胫骨多段粉碎骨折示例

注：（a）术前正、侧位 DR 片；（b）术后正、侧位 DR 片。

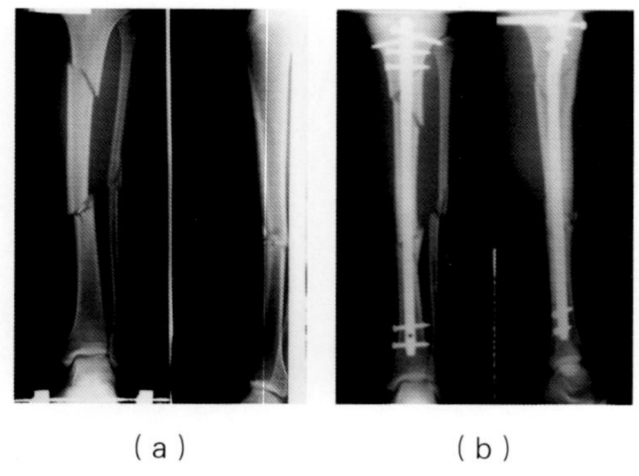

（a）（b）

图 9-4-8　胫骨髓内钉 + 临时 Poller 钉技术完成复位及固定示例

注：（a）术前正、侧位 DR 片；（b）术后正、侧位 DR 片。

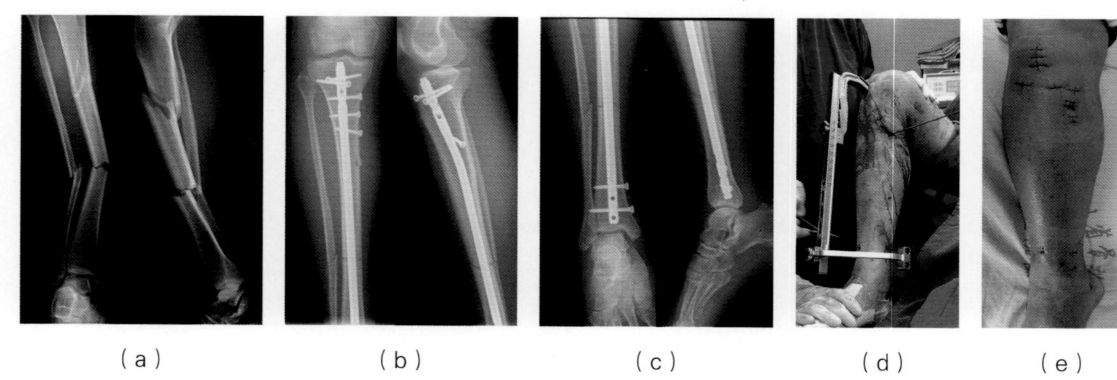

（a）（b）（c）（d）（e）

图 9-4-9　右胫骨多段骨折 MIPO+Poller 钉治疗示例

注：（a）术前正、侧位 DR 片；（b）术后胫骨近段正、侧位片；（c）胫骨远段正、侧位片；（d）克氏针阻挡并引导主钉进入远折端；（e）术区切口瘢痕。

（徐强，赵献峰）

第十章　胫骨非关节部骨折的 MIPPO 治疗技术

通常成人的胫骨干骨折，尤其是中段骨折，是带锁髓内钉治疗的较好指征。但对某些病例，尤其存在髓内钉使用禁忌的患者来说，钢板螺钉微创治疗也有不错的疗效。本章涉及的损伤范围主要指胫骨上段、下段或多段骨折，包括骨折虽波及膝、踝关节，但关节部骨折骨位较好的相关病例。其相关的典型的胫骨平台骨折、Pilon 骨折、踝部骨折的 MIPPO 技术将在后续的相关章节单独讨论。

第一节　胫骨下段骨折的 MIPPO 技术

胫骨下段骨折的 MIPPO 治疗是大多数骨科医师微创治疗的起点。其原理为：通过软组织覆盖较浅表的区域（即关节周围肌腱分布区域，如胫骨远端的前外侧、胫骨内侧等）入路，插入钢板，闭合复位骨折，经皮完成螺钉置入。

一、病例选择

（1）适应证：①主要用于胫骨下段、中下段骨折。②适用于虽波及胫骨远端关节面但局部骨位较好且治疗不复杂者。③适用于存在使用胫骨髓内钉禁忌的胫骨中下段、多段骨折病例。

（2）禁忌证：除普通内固定手术之禁忌证外，骨折线波及范围超过胫骨干 1/2，而又无足够长度钢板可用的患者；踝关节周围皮肤软组织条件差、张力不足及难以覆盖钢板者，一般不选择 MIPPO 治疗。

二、术前牵引

对不适宜急诊手术的病例，术前牵引对微创手术有着一定的辅助作用。四川省骨科医院下肢科徐强设计的双半环形的三维复位牵引弓，配合床旁栓系式下肢垫，成功完成了术前骨折的复位；并利于充分的踝泵运动，减少了骨折端对软组织的压迫，也降低了 MIPPO 术中骨折闭合复位的难度。见图 10–1–1。

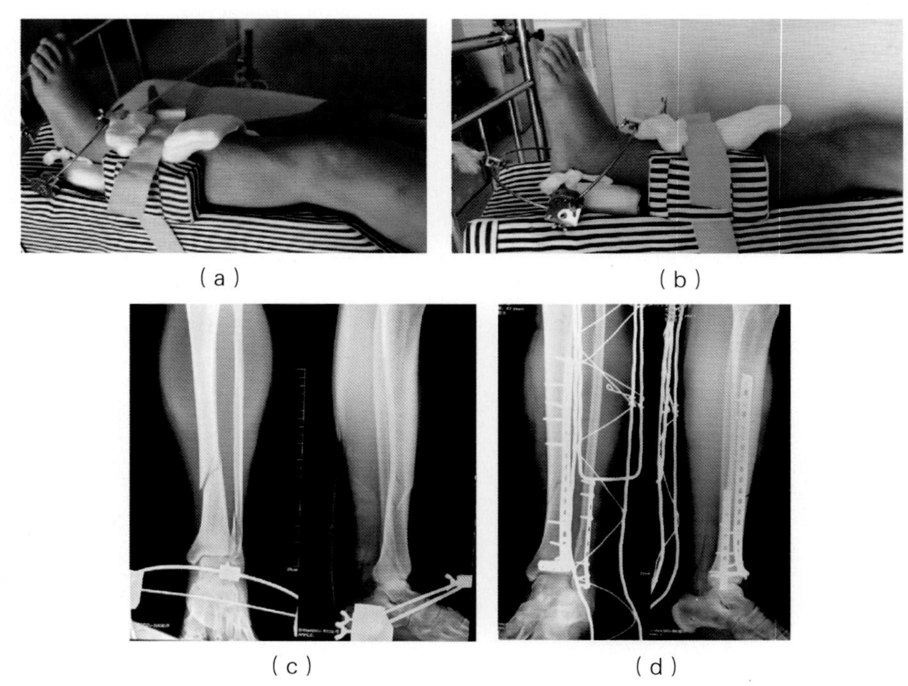

图 10–1–1　术前牵引在 MIPPO 治疗胫腓骨骨折中的应用示意图

注：(a) 三维复位牵引弓联合栓系式下肢垫 (斜俯观)；(b) 三维复位牵引弓联合栓系式下肢垫 (侧位观)；(c) 术前、牵引后骨位正、侧位 DR 片；(d) 术后正、侧位 DR 片。

三、内固定材料选择

1. 钢板类型

①根据放置的位置可分为胫骨远端内侧、外侧钢板。②根据螺钉及钉孔类型，可分为普通型、DCP 型、锁定钢板。③也包括可作为髓内钉、其他钢板辅助使用的较长重建钢板、管型钢板、DCP 直钢板等等。

2. 钢板长度

为保护折端血供、分散螺钉应力，MIPPO 技术要求胫骨远端钢板的长度尽可能长一些。一般建议承担主要骨折应力的主力钢板末端需距主要骨折线近端≥ 10 cm，或超过的长度占胫骨干长度的 1/3；辅助钢板因主要承担支撑（即 buttress）或辅助应力中和的作用，钢板在骨折骨干侧的有效固定螺钉至少放置 3 枚为宜。

3. 螺钉因素

1）复位螺钉：根据胫骨远端骨折远折端移位方向的特点，内、外侧剥离三角区的位置往往是对向分布的，术者需根据主力钢板选择的位置，确定胫骨内、外侧钢板置入复位螺钉（即“黄金螺钉”）时的具体位置。为有足够的拉力效应复位骨折，复位螺钉一般需要选择自攻性皮质骨螺钉，而非锁定螺钉，且由于剥离三角区间隙宽度的存在，需长于中和螺钉长度。

由于胫骨中下段骨折是 MIPPO 技术较早开展的部位，其微创技术相对成熟，相关基本原理如下。

（1）使用胫骨远端外侧钢板时：由于胫骨骨折外侧的剥离三角区一般位于近折端，因而胫骨远端外侧钢板的首枚复位螺钉通常位于近折端外侧、距离主折线 1 ～ 3 cm 处，该螺钉在缩小剥离三角区复位骨折的同时，可形成远折端 – 钢板复合体，有利于远折端在牵引下进一步进行骨折调整复位及内固定等操作。见图 10–1–2、图 10–1–3。

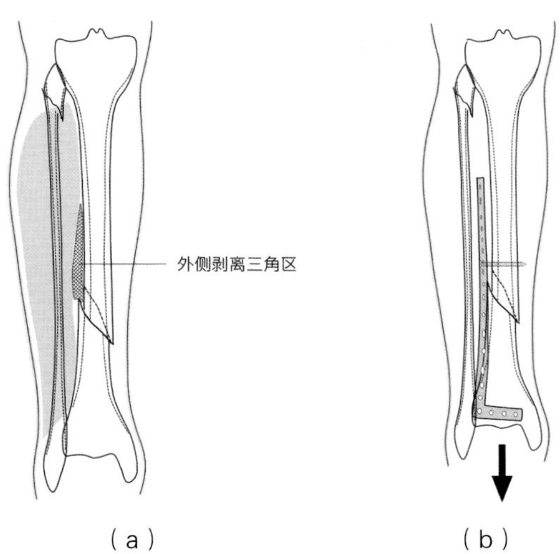

图 10-1-2　胫骨中下段斜形骨折使用远端外侧钢板时“黄金螺钉”置入示意图

注：（a）外侧剥离三角区位于小腿前间室肌肉深面示意图；（b）胫骨远端外侧逆行插入钢板后在外侧剥离三角区的骨干与骨骺端移行区域置入“黄金螺钉”；（b）中键头指下肢长轴方向上的牵引作用。

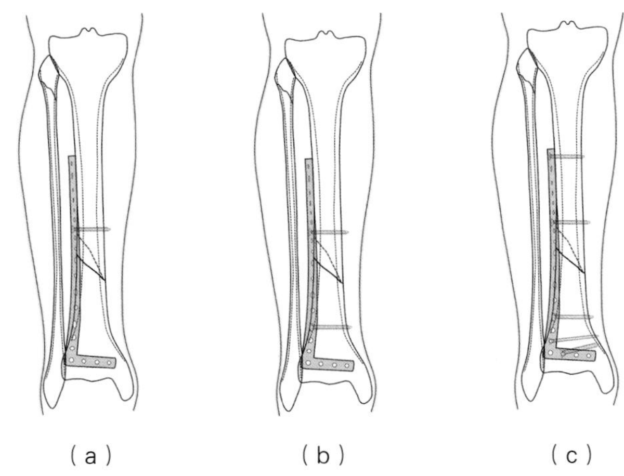

图 10-1-3　胫骨远端外侧钢板经皮复位内固定置入螺钉的步骤顺序示意图

注：（a）近端置入“黄金螺钉”，骨折基本复位；（b）远端置入一枚螺钉稳定骨位固定；（c）调整正、侧位骨位并于远、近端骨质增加螺钉稳定骨折。

（2）使用胫骨远端内侧钢板时：由于胫骨骨折内侧剥离三角区一般位于远折端，见图 10-1-4，因而胫骨远端内侧钢板的首枚复位螺钉位通常于远折端内侧、距离主折线 1 ～ 3 cm 处，常常垂直于钢板置入。该螺钉在缩小剥离三角区、复位骨折的同时，可形成远折端 - 钢板复合体，有利于该复合体在远端牵引下，进一步进行骨折调整复位及内固定等操作。见图 10-1-4、图 10-1-5。

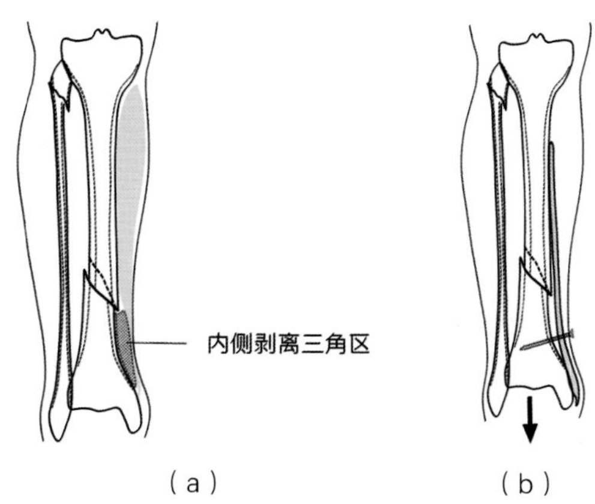

图 10-1-4　胫骨中下段斜形骨折使用远端内侧钢板时“黄金螺钉”置入示意图

注：（a）内侧剥离三角区位置及胫骨远端内侧逆行插入钢板；

（b）在内侧剥离三角区的骨干与骨骺端移行区域打入“黄金螺钉”。

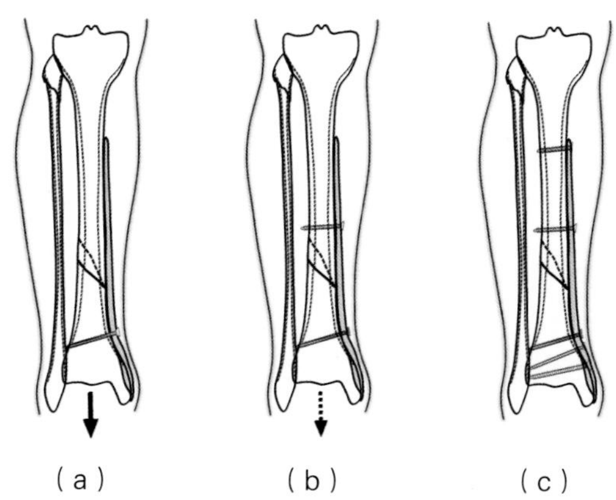

图 10-1-5　胫骨远端内侧钢板经皮复位内固定置入螺钉的步骤顺序示意图

注：（a）远端置入“黄金”复位螺钉，骨折基本复位；（b）近端置入一枚螺钉稳定骨位固定；（c）调整正、侧位骨位并于远、近端骨质增加螺钉稳定骨折。

2）螺钉长度：由于钢板 – 骨间隙的存在，复位螺钉的长度通常可以稍长于标准长度 2 ～ 4 mm。建议主力钢板的多数螺钉均选择长度满足双皮质固定需求的类型，而辅助钢板的螺钉在满足把持力的前提下有时可单皮质固定，以预留主力钢板螺钉空间，同时减少双骨皮质钻孔对后期内固定取出后骨质强度的不利影响。

3）螺钉类型：普通螺钉（骨干区为皮质骨螺钉，干骺区可能混合皮质骨螺钉及松质骨螺钉）或锁定螺钉。

4）螺钉数量：根据胫骨远端骨折粉碎程度，主力钢板远折端一般使用螺钉 5 ～ 7 枚，胫骨干区使用皮质骨螺钉 3 ～ 4 枚，锁定螺钉则可各相应减少 1 ～ 2 枚；有的病例为精确复位内固定胫骨远端关节面，可在胫骨远端软骨下骨处，置入 1 ～ 2 枚骨螺钉。而辅助钢板远、近端，以产生足够把持力的前提下，每端使用螺钉 2 ~ 3 枚即可。

4. 胫骨远端骨折 MIPPO 技术辅助工具

（1）锁定钢板近端螺钉瞄准臂及其套筒：可影响 MIPPO 技术远端切口的长度。

（2）电钻套袖：其要求同股骨远端钢板。

（3）测深尺：胫骨干部的使用要求同股骨远端钢板。

（4）线：在小腿粗大的情况下，为防止螺钉从改刀头脱落，有时可使用线辅助固定以经皮置入螺钉。

四、手术步骤

1. 体位

麻醉后患者仰卧于手术平床，在同侧大腿根部预置止血带。

2. 消毒

消毒止血带以远的肢体范围，并以手术薄膜或手套包裹足部。

3. 微创置入钢板

（1）切口：①根据主力钢板位置，在胫骨远端内侧或前外侧处做 4 ~ 5 cm 长纵形切口，内侧一般在内踝内侧中份切开，而前外侧则需保护腓浅神经及邻近肌腱。②若需内或外侧同步切开复位关节部骨折，则切口可扩大至 6 ~ 8 cm。③辅助钢板则在目标位置避开主要血管神经随意切开 2 cm 左右纵切口。切开显露至胫骨皮质，用剥离子或窄骨刀剥离骨折远、近端的骨膜外软组织以形成操作隧道。

（2）插板：沿以上隧道，在中途经皮中弯钳的辅助下，将钢板顺着胫骨“前弓”弧度逐步插入至合适位置，避免钢板误插形成软组织假道，造成钢板位置调整困难，或形成对各类软组织的卡压。

4. 微创置入螺钉的操作细节

（1）在胫骨干区以数个经皮小切口进行操作。

（2）在使用主力钢板进行治疗时，应在套袖保护下经皮钻孔，同本章第一节所述，以术前测量、微创测深尺或结合落空感距离的经验，选择适宜长度的螺钉；使用锁定螺钉进行治疗时，需在锁定套筒的引导下完成钻孔及螺钉拧入；使用辅助钢板进行治疗时，在患者骨质较好的情况下，一般应选择在松质骨区域置入 3 cm 长松质骨螺钉，在皮质骨区域置入 2 cm 长自攻皮质骨螺钉。

（3）可采用电动改刀低速拧入绝大部分螺纹，剩余部分螺纹以手力匀速拧入，以感知置钉效果并减少滑丝。

5.MIPPO 术中 C 臂透视目的

①确定消毒铺巾后的骨位。②切开前验证钢板相对于骨骼、骨折的长度及比例。③按手术步骤逐步评估骨折复位及内固定的效果。④排除术前的合并损伤及隐匿性损伤。

五、典型临床病例

1. 胫骨中下段螺旋形骨折

（1）胫骨远端外侧钢板治疗。

【病例】患者，女，22 岁。

诊断：右胫骨中下段螺旋形骨折，右胫骨远端 Chaput 结节骨折。

治疗思路：外侧钢板尤其适用于踝部软组织覆盖困难，胫骨折线距离远端关节面较近者，或胫骨远端骨质较疏松者，也可同步治疗 Chaput 结节骨折。见图 10-1-6。

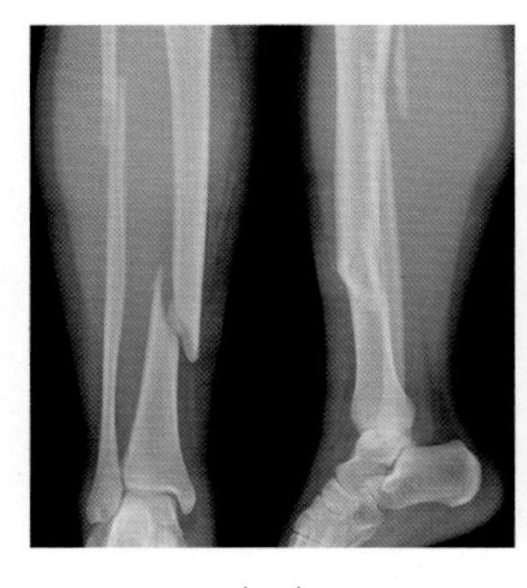
(a)

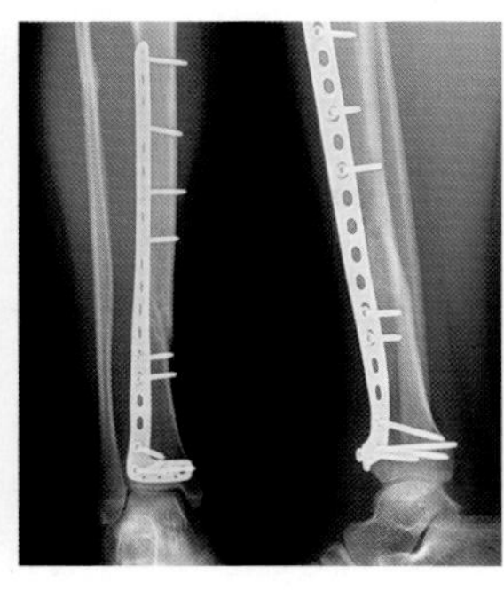
(b)

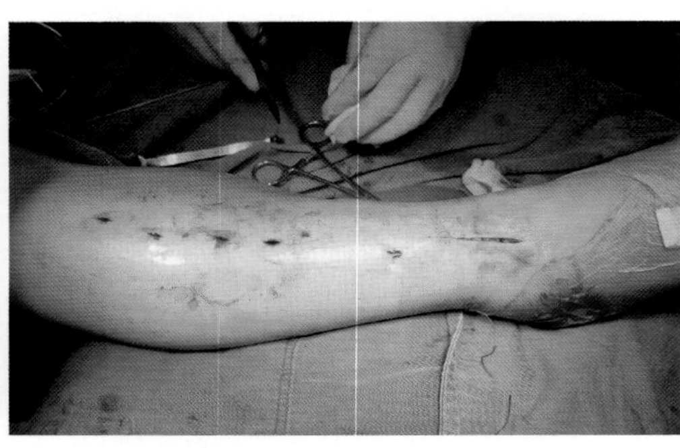
(c)

图 10-1-6　右胫骨中下段螺旋形骨折 + 右胫骨远端 Chaput 骨折用胫骨远端前外侧解剖钢板 MIPPO 治疗示例

注：(a) 术前正、侧位 DR 片；(b) 术后正、侧位 DR 片；(c) 小腿前外侧切口照片。

（2）胫骨远端内侧钢板治疗。

【病例】患者，男，42 岁。

诊断：右胫骨中下段螺旋形骨折。

治疗思路：内侧钢板尤其适用于踝部软组织张力较小，胫骨折线距离远端关节面较远者，或胫骨远端骨质不甚疏松者。

阅片分析：胫骨骨折内侧剥离三角区位于远折端，因此远折端靠近折端的首枚螺钉具有良好的复位作用，即“黄金螺钉”。见图 10-1-7。

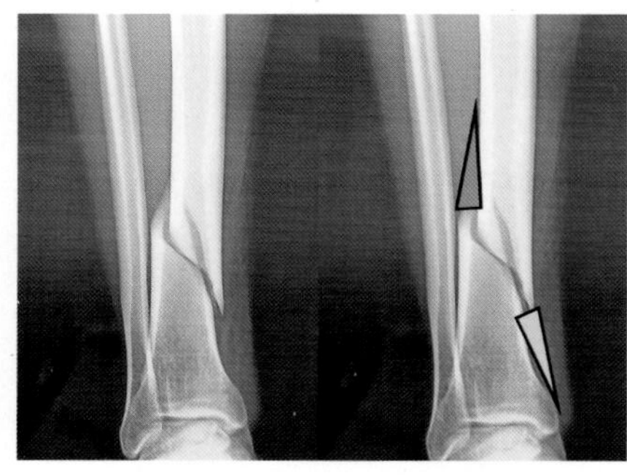
(a)

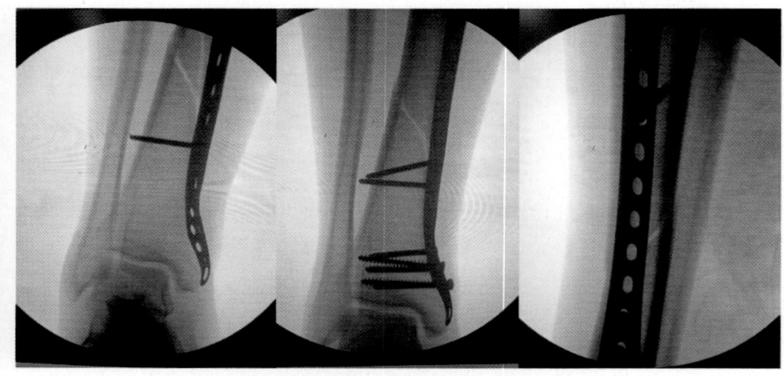
(b)

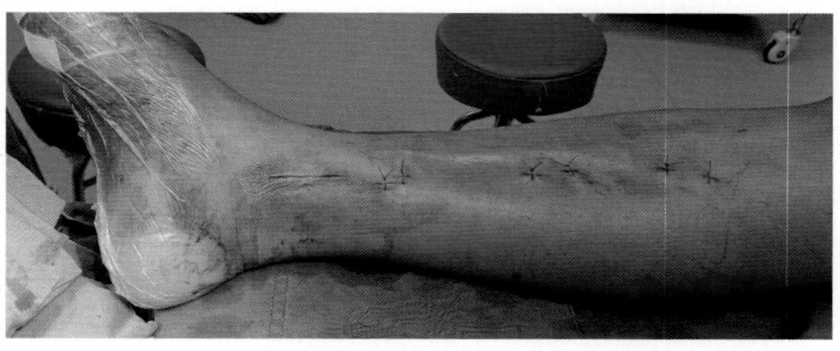
(c)

图 10-1-7　右胫骨中下段螺旋形骨折以胫骨远端内侧解剖钢板 MIPPO 治疗示例

注：(a) 术前正、侧位 DR 片，(b) 术中“黄金螺钉”复位后正位，
及内固定完成后的 C 臂正、侧位片；(c) 切口照片。

（3）胫骨内侧锁定钢板治疗。

【病例】患者，男，14 岁。

诊断：左胫骨中下段螺旋形骨折。

治疗思路：内侧钢板尤其适用于踝部软组织张力较小，胫骨折线距离远端关节面较远者，或胫骨远端骨质不甚疏松者。见图 10-1-8。

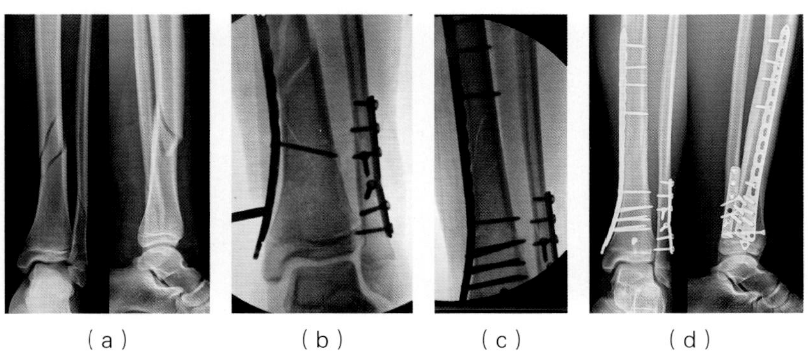

（a）　（b）　（c）　（d）

图 10-1-8　少年左胫骨中下段螺旋形骨折锁定钢板 MIPPO 治疗示例

注：（a）术前正、侧位 DR 片；（b）在钢板侧的剥离三角区拧入复位用螺钉尚未拧紧时 C 臂正位片；（c）拧紧螺钉后证实复位满意后拧入其余螺钉后的折端 C 臂正位片；（d）术后 11 月正、侧位 DR 片。

2. 胫骨中下段横形骨折

【病例】患者，女，13 岁。

诊断：右胫腓骨中下段开放性横形骨折。

治疗方案：常规清创，腓骨骨折采用有限切开复位钢板内固定术，胫骨骨折采用内侧解剖钢板 MIPPO 治疗。因该胫骨骨折内侧剥离三角区位于远折端，因此远折端内侧靠近折端的首枚螺钉具有良好的复位作用，即“黄金螺钉”，骨位满意后分散置入余下螺钉。见图 10-1-9。

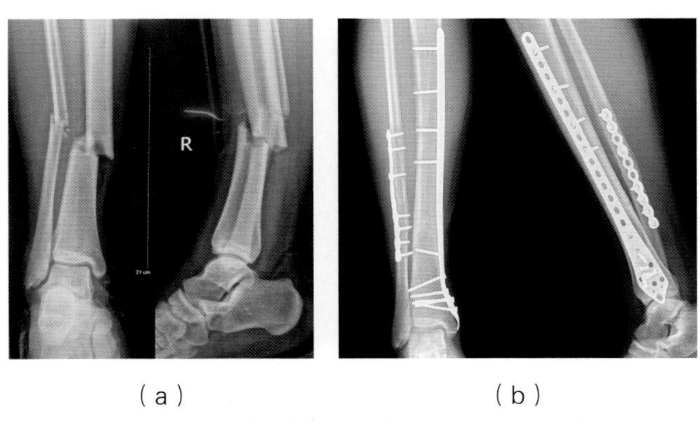

（a）　（b）

图 10-1-9　右胫腓骨下段横形骨折的 MIPPO 治疗技术示例

注：（a）术前正、侧位 DR 片；（b）术后正、侧位 DR 片；（c）术毕内侧切口照片；（d）术毕外侧切口照片。

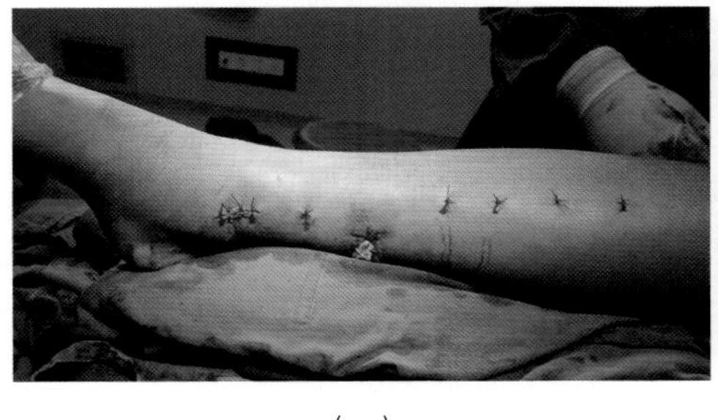

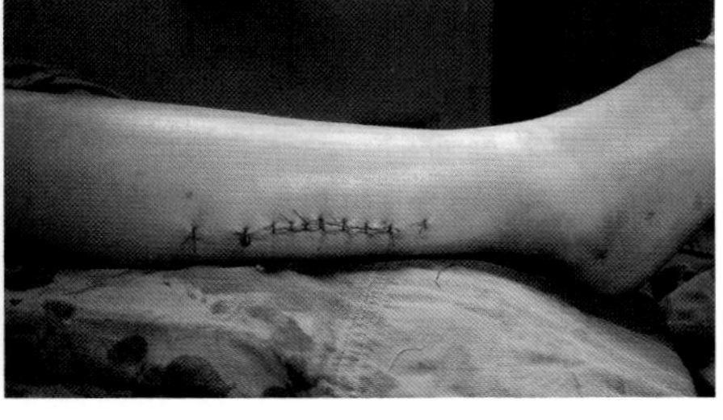

（c）　（d）

3. 胫骨下段（波及远端，非关节内）骨折

如果波及踝关节，但骨折移位不明显，便仍可按非关节部骨折处理。

【病例】患者，男，34 岁。

诊断：左胫腓骨下段骨折。外侧钢板尤其适用于胫骨折线距离远端关节面较近者。

治疗方案：左胫腓骨骨折 MIPPO 治疗。见图 10-1-10。

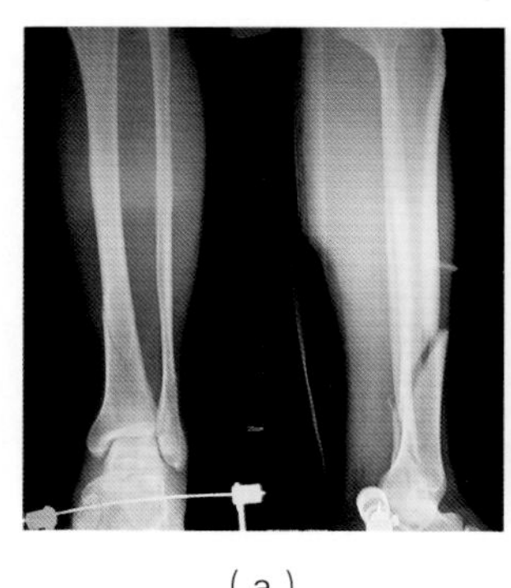

（a）

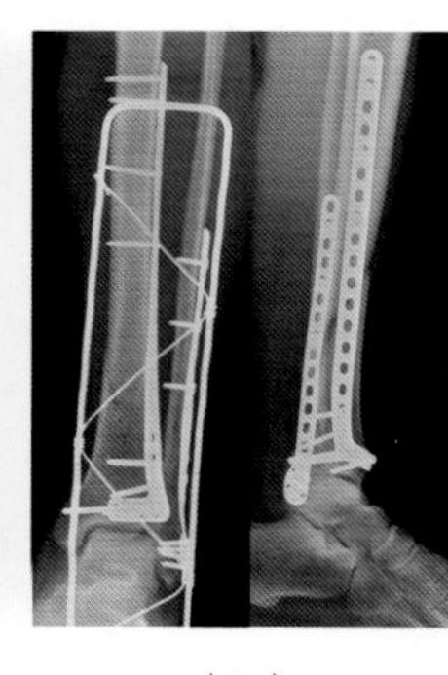

（b）

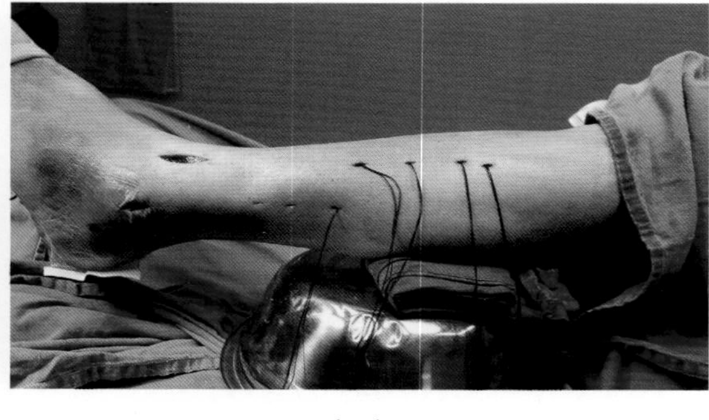

（c）

图 10-1-10　左胫腓骨下段骨折 MIPPO 治疗示例

注：（a）术前正、侧位 DR 片；（b）术后正、侧位 DR 片；（c）术毕切口照片；经皮置入螺钉过程中，可采用能抽除的丝线协助把持螺钉，避免螺钉从改刀上脱落。

第二节　胫骨中上段骨折的 MIPPO 技术

胫骨中上段骨折的 MIPPO 治疗：以软组织覆盖较浅表的区域（一般在胫骨内外侧平台、胫骨内侧）为入路，经皮插入钢板，闭合复位骨干部骨折，再经皮完成螺钉置入。

一、患者选择

（1）适应证：①主要用于胫骨上段、中上段或多段骨折。②虽波及胫骨平台但局部骨位较好，且可以和骨干骨折一并使用钢板螺钉内固定者。③存在使用胫骨髓内钉禁忌（如入钉处皮肤条件差、髓腔异形或窄小、骨折粉碎导针难以穿经髓腔、合并明显的呼吸功能损伤，或有较高脂肪栓塞风险、髓内钉锁定效果差等因素）的胫骨骨折病例。

（2）禁忌证：除普通内固定手术之禁忌证外，骨折线波及范围超过钢板有效工作距离且需要使用髓内钉治疗者、钢板插入入路皮肤条件差或切口无法低张力缝合者、无足够长度的钢板可使用者等均不能行 MIPPO 治疗。

二、内固定材料选择

1. 钢板类型

包括胫骨近端内侧、外侧钢板（如胫骨近端关节周围钢板、GOLF 钢板等），以及可作为辅助内固定使用的重建钢板、管型钢板、DCP 直钢板等。根据螺钉固定方式及钉孔类型，又可分为普通型（DCP 型）和锁定钢板。

2. 钢板长度

① MIPPO 技术要求主钢板（胫骨近端钢板）长度至少应超过主折线远端 4 孔（一般置入 3 枚有效螺钉即可）。②一般建议承担主要骨折应力的主力钢板末端距主要骨折线远端≥ 8 cm。③若达不到上述距离要求的，则建议在主力钢板对侧经皮增加辅助钢板，使钢板在骨折的每一侧力争有 3 ~ 4 孔（有效螺钉不少于 2 枚），以保障其承担的支撑或辅助应力中和的力学作用。

3. 螺钉因素

（1）复位螺钉：根据 DR 片（以显示伤后复位或手术前的 DR 片为佳）中显示的剥离三角区位置确定首枚复位螺钉的位置。通常使用一枚自攻皮质骨螺钉即可，用于骨质较破碎或疏松的病例时可酌情增加 1 ~ 2 枚，或选择松质骨螺钉。

（2）螺钉长度：①骨折远、近端的 1 ~ 2 枚复位螺钉为了复位骨折或使钢板帖服于骨质表面，该螺钉的长度一般需要长于标准长度，以产生足够的拉力；若超出较多的，可以在完成所有螺钉稳定骨位后，予以更换或直接取出。②主力钢板的多数螺钉均建议选择长度满足双皮质固定需求的类型，置入胫骨平台处的螺钉的长度通常为 60 ~ 85 mm，而胫骨中上段处的螺钉长度则通常为 24 ~ 40 mm，具体需依患者体型、性别及置钉的位置或方向而定，有条件的可以测深尺测量数据为标准。③辅助钢板（尤其放置在胫骨中、上段内侧者）的螺钉一般可进行单皮质固定，用主力钢板预留螺钉置入的空间，同时减少双侧骨皮质钻孔对骨质强度的破坏；骨质较差者可部分选择双皮质固定。

（3）螺钉类型：普通螺钉（自攻型为佳）或锁定螺钉。

（4）螺钉数量：螺钉数量是指具有有效固定作用或把持力的螺钉数目。①根据胫骨近端骨折粉碎程度及骨质条件的差别，主力钢板近端一般使用螺钉 5 ~ 7 枚，胫骨干区使用皮质骨螺钉 3 ~ 4 枚，若使用锁定螺钉可相应各减少 1 ~ 2 枚。②为精确复位内固定关节面，或经皮固定胫骨结节等独立的骨块，可在胫骨平台钢板外的区域，另置入 1 ~ 2 枚骨螺钉。③辅助钢板远、近端以产生足够的把持力为目的，每端使用螺钉 2 ~ 3 枚即可。

4.MIPPO 技术辅助工具

（1）锁定钢板远端螺钉瞄准臂及其套筒：瞄准臂的使用，可能会增加使用 MIPPO 技术时近端切口的长度；而使用套筒钻孔置钉时需要的经皮切口长度大于使用导钻时。

（2）电钻套袖：略。

（3）测深尺：略。

（4）线：适用于小腿粗大、为预防螺钉自改刀脱落等情形，而不作为常规使用。

三、手术步骤

1. 体位

麻醉后患者仰卧于手术平床，使小腿放置在 C 臂透视范围内，在同侧大腿根部预置止血带。

2. 消毒

胫骨上段骨折的消毒范围通常至少为患肢止血带与跟骨之间的区域；而胫骨中段附近骨折的消毒范围是患肢止血带以远的全部区域。

3. 微创置入钢板

（1）入路：使用主力钢板进行治疗时，需在胫骨近端内或外侧做 4 ～ 5 cm 浅 S 形切口，纵行剖开并分离髂胫束，显露胫骨内或外侧平台皮质（剥离胫骨前肌起点以显露胫骨外侧平台尤其 Gerdy's 结节处骨质），用剥离子或窄骨刀剥离至骨折远端，建立骨膜外的软组织通道；使用辅助钢板进行治疗时，则需在目标范围内避开主要血管神经，在胫骨前嵴、内侧或内后嵴等骨质坚强处切开 2 cm 左右纵切口。

（2）插板：沿以上软组织通道，顺胫骨"前弓"弧度，中途在经皮中弯钳的辅助引导下，将钢板插入合适的位置。需避免钢板远端插入错误方向，否则会形成软组织假道，假道形成后会导致调整钢板位置变得困难，或容易卡压各类软组织。

4. 微创置入螺钉

（1）切口：在胫骨干区以尖刀切开分散的数个经皮小切口，在软组织弹性较好且钉孔间距较近的情况下，一个小于 1 cm 的切口可供 1 ～ 2 枚非锁定的螺钉操作使用（不一定平行置钉）。

（2）置钉：在套袖保护下经皮钻孔，结合术前测量距离、"落空感"估计长度或微创测深尺测量深度等多种方式，选择适宜长度的螺钉并拧入。使用锁定螺钉进行治疗时，需在锁定套筒的引导下，完成钻孔及螺钉拧入。使用辅助钢板进行治疗时，一般应在松质骨区域置入 3 cm 松质骨螺钉，在皮质骨区域置入 2 cm 自攻皮质骨螺钉即可。

（3）预防滑丝：①需预先选择磨损不明显的改刀及未使用过的螺钉。②对较长的螺钉，可用电动改刀低速拧入绝大部分螺纹，剩余部分螺纹以手力匀速拧入，以确认螺钉把持力大小。③必要时需及时 C 臂透视，避免过度拧紧螺钉，从而减少滑丝的出现。

5.MIPPO 术中 C 臂透视目的

①必要时在切开前透视钢板与骨骼的长度关系。②骨位及内固定物位置的动态观察。③隐匿性损伤或金属残留物的排查。

四、典型病例

（一）胫骨上段骨折

理论上可以经由胫骨带锁髓内钉治疗，但是由于该部位的髓腔较宽大，胫骨髓内钉治疗的稳定性有一定局限，髌上入路的髓内钉对膝关节的干扰较大，因此对该部位钢板结合 MIPPO 治疗是一个良好的选择。

1. 外侧钢板治疗

采用胫骨近端外侧切口，因一般无须显露外侧半月板或股骨外髁，该切口比标准胫骨外侧平台骨折切口小，以满足外侧钢板的插入、近端螺钉的置入为度。

（1）单外侧钢板：适用于骨折较简单，无严重骨质疏松且预期骨折愈合延迟可能性小的病例。

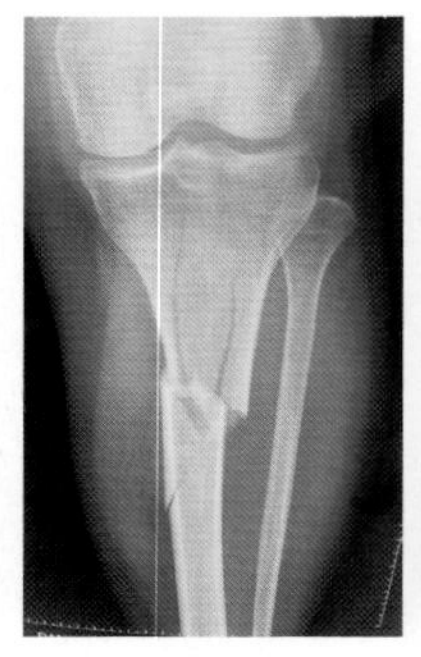
（a）

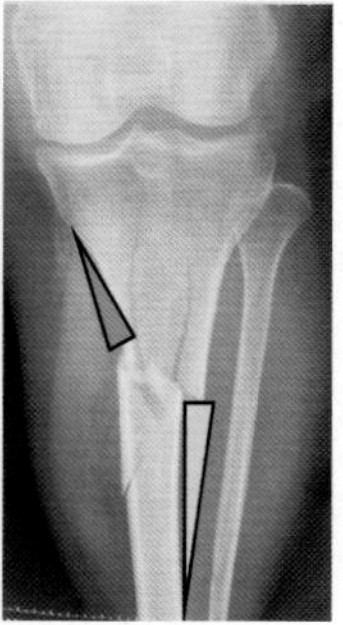
（b）

图 10-2-1　左胫骨上段骨折术前正位 DR 片及其剥离三角区

注：（a）术前正位 DR 片；（b）剥离三角区，其中黄色、绿色分别为外、内侧剥离三角区。

【病例】患者，女，57 岁。

诊断：左胫骨上段骨折。

阅片分析：胫骨上段骨折线虽波及胫骨近端，但因关节面平整，治疗方法可按关节外骨折。术前 DR 片显示该骨折的剥离三角区位于远折端外侧及近折端内侧，由于术前选择顺行外侧钢板螺钉内固定，因此远折端的外侧区域是“黄金螺钉”的置入位置。见图 10–2–1。

手术步骤：①在助手牵引的辅助下，主刀置入自攻皮质骨螺钉作为“黄金螺钉”，拧紧，以复位胫骨干骨折。②维持手力牵引，在近折端置入1枚松质骨螺钉，初步稳定骨位。③适度保持牵引力，在远、近折端置入余下螺钉。术中分步骤间断C臂透视。见图10–2–2。

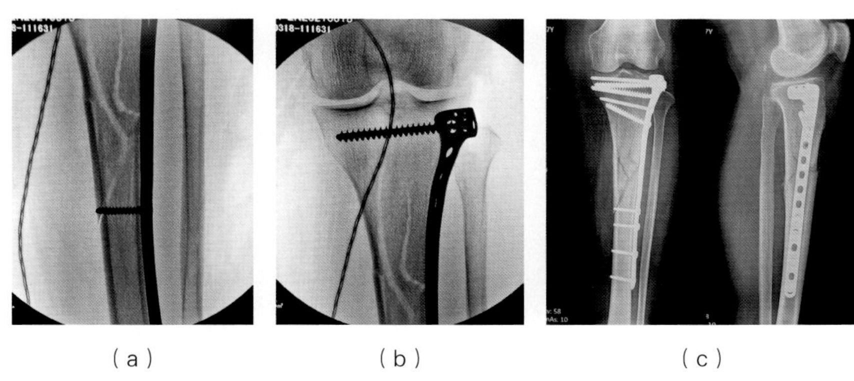

（a）　　　　（b）　　　　（c）

图 10–2–2　左胫骨上段骨折闭合复位内固定病例

注：（a）术中“黄金螺钉”置入后骨折即初步复位骨折；（b）近端置入 1 枚长松质骨螺钉对复位后骨位加以固定；（c）术后正、侧位 DR 片。

（2）外 – 内钢板：适用于骨折原始移位较大、骨折较粉碎，或骨质疏松明显、预期骨折愈合延迟可能性大且早期康复有一定风险的骨折病例。

【病例】患者，男，48 岁。

诊断：右胫骨上段粉碎骨折，右胫骨外侧平台骨折。

阅片分析：折线虽波及胫骨近端，但关节面塌陷不严重，而胫骨上段骨折粉碎且分离明显，因此主要的治疗方法仍以关节外骨折为中心。术前 DR 片显示该骨折的剥离三角区位于远折端外侧及近折端内侧，由于骨折的主力钢板放置在外侧，且胫骨干（内侧）的骨质条件利于螺钉的把持，因此确定远折端外侧为“黄金螺钉”的置入位置，见图 10–2–3。

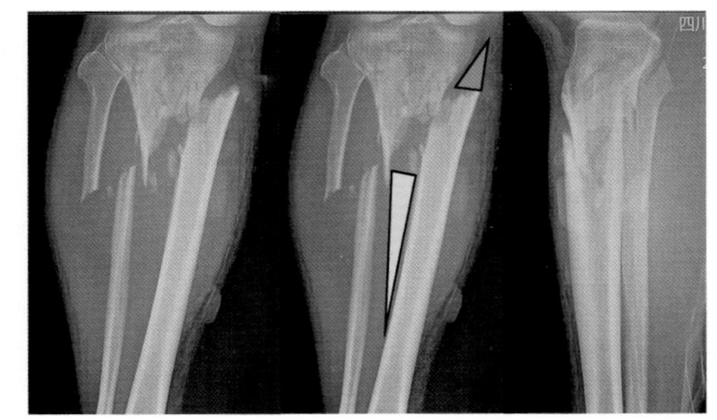

图 10–2–3　右胫骨外侧平台 + 右胫骨上段粉碎骨折病例术前正、侧位 DR 片

注：其中黄色、绿色区域分别代表外侧、内侧剥离三角区。

术前思路：该病例患肢术前膝部及小腿广布张力性血性水疱，皮肤挫伤明显，有较高的切口并发症，如坏死、感染等风险，因此采用择期（伤后 10 天左右）微创手术治疗。

治疗计划：①对术前 DR 片分析可知，该病例骨折移位主要位于胫骨上段的正位，侧位上的骨位较好，且无旋转等移位，总体上属于“单平面”的骨折移位，因而纠正骨折在正位上的骨位是治疗的重点及切入点。②同时由于骨折移位明显，存在骨膜、肌肉等软组织广泛的剥离，有较高的骨折延迟愈合、不愈合、感染等风险，因而需要使用双钢板以 MIPPO 技术治疗该胫骨干骨折。③在骨干骨折治疗的过程中，兼顾胫骨外侧平台骨折的治疗。

手术步骤：①术中助手采用中立位手力牵引肢体，将塌陷的外侧平台复位后用克氏针临时固定，插入主力（外侧）钢板，以经皮“黄金螺钉”技术，用胫骨远折端外侧的一枚拉力螺钉即复位了胫骨骨折的绝大部分移位。由于该例患者的剥离三角区宽度较大，因此“黄金螺钉”的长度也相应增加。②在完成外、内支撑固定的过程中，逐渐恢复了胫骨正常的张力分布，重建了胫骨的解剖形态。③使用改良 TARPO 技术完成了有限切口复位、固定外侧平台骨折等操作，并经皮置入其余中和螺钉以维持、加强骨位。④将“黄金螺钉”更换为长度适宜的螺钉。见图 10-2-4。

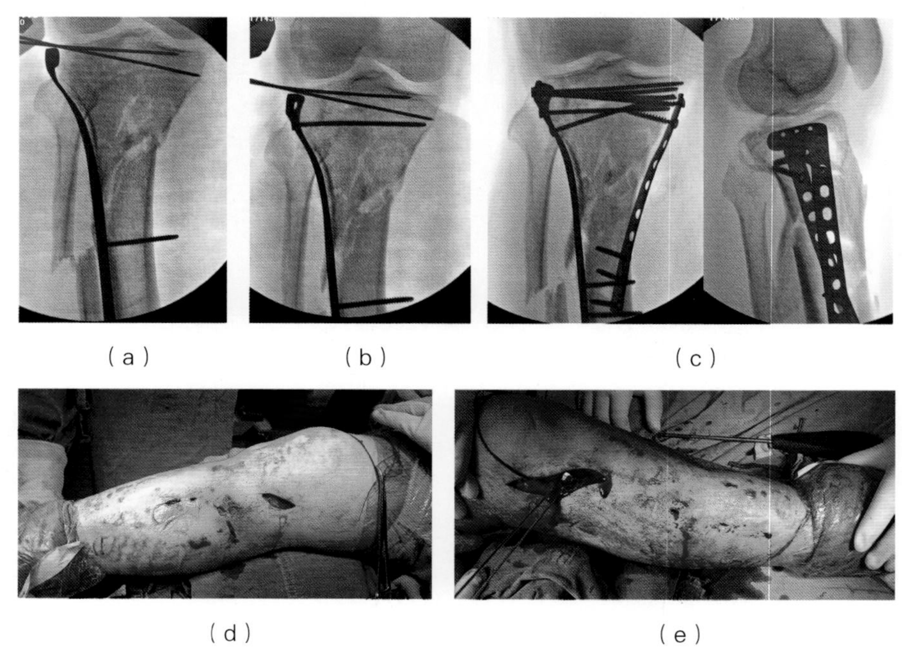

（a）（b）（c）

（d）（e）

图 10-2-4　右胫骨上段粉碎骨折＋右胫骨外侧平台骨折微创治疗示例（“黄金螺钉”技术＋改良 TARPO 技术）

注：（a）外侧平台初步复位克氏针临时固定后以“黄金螺钉”置入后 C 臂正位片；（b）近端置入螺钉后骨位初步稳定之 C 臂正位片；（c）基本完成内固定的 C 臂正、侧位片；（d）术中完成内固定操作后伤肢的内侧微创切口照片；（e）术中完成内固定操作后伤肢的外侧微创切口照片；已将“黄金螺钉”更换为较短的螺钉。

2. 内侧钢板治疗

一般胫骨上段的主力钢板主要是外侧钢板，特殊情况下，如外侧伤肢皮肤发生广泛性坏死，及时 MIPPO 治疗也无法选择外侧入路时，可考虑内侧钢板的 MIPPO 治疗。见图 10-2-5。

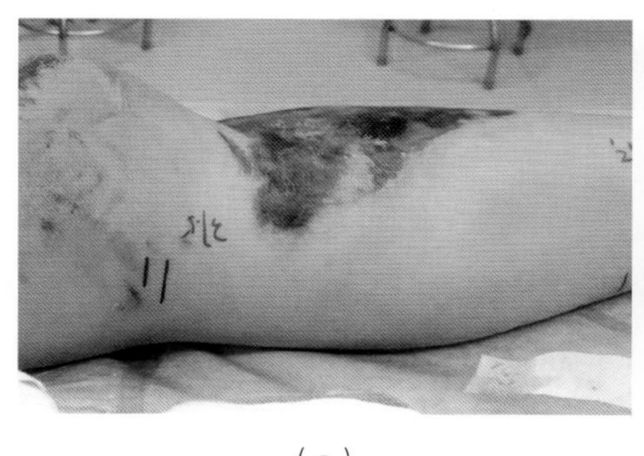

（a）

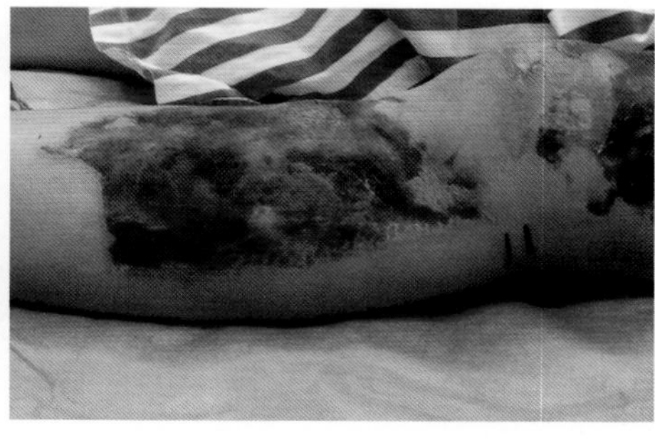

（b）

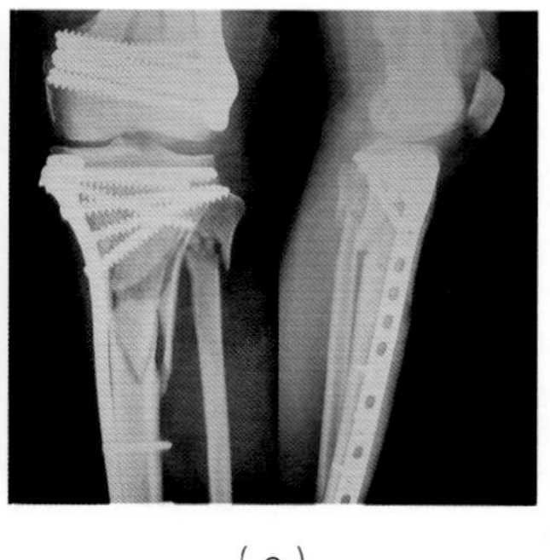

（c）

图 10-2-5　左胫骨上段骨折内侧钢板 MIPPO 治疗示例

注：（a）左小腿术前内侧皮肤照片；（b）左小腿术前外侧皮肤照片；（c）左胫骨上段 MIPPO 术后正、侧位 DR 片。

（二）胫骨中上段骨折

成人单纯性胫骨中上段骨干骨折一般属于带锁髓内钉的治疗范畴。钢板治疗主要用以治疗合并胫骨平台骨折，或有其他髓内钉使用禁忌证的胫骨中上段骨折病例。延长型的外侧平台可以使用主力钢板治疗骨干骨折，必要时可附加内侧钢板增加稳定性，以促进骨折的愈合。

【病例】患者，女，56 岁。

诊断：左胫骨中上段骨折，左胫骨外侧平台骨折。

阅片分析：该患者胫骨外侧平台骨折塌陷较轻，胫骨中段骨折的剥离三角区位于近折端外侧及远折端内侧，见图 10-2-6。

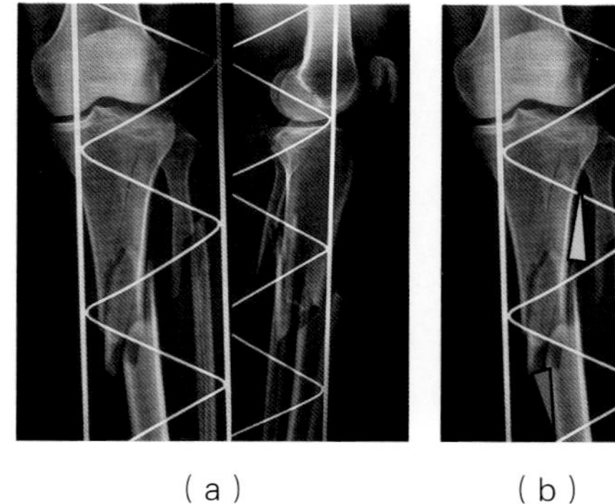

（a）　（b）

图 10-2-6　左胫骨中上段骨折合并外侧平台骨折病例术前正、侧位 DR 片

注：（a）胫骨术前正、侧位片；（b）正位上的剥离三角区。

治疗方案：将外侧设为主力钢板侧，可以同时兼顾胫骨外侧平台及骨干骨折的治疗；胫骨干骨折粉碎且分离较明显，有延迟愈合的风险，因而选用双钢板固定。

手术步骤：①对胫骨外侧平台骨折的治疗以有限 TARPO 入路复位平台骨折并用克氏针进行临时固定，插入延长型胫骨外侧钢板，在近折端外侧置入“黄金螺钉”，初步复位骨干骨折。②在远折端外侧置入螺钉，初步固定骨干骨位。③固定胫骨平台骨折部螺钉。④经皮插入内侧重建钢板，以先远后近的顺序置入螺钉。⑤置入余下螺钉。见图 10-2-7。

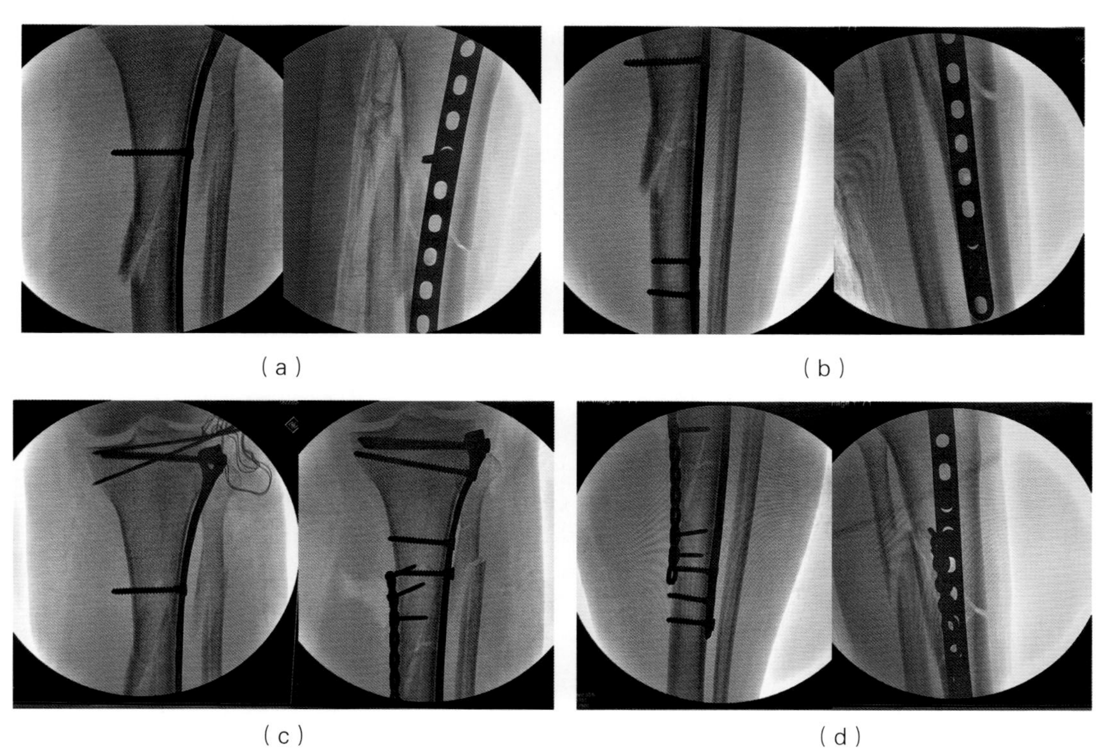

（a）　（b）

（c）　（d）

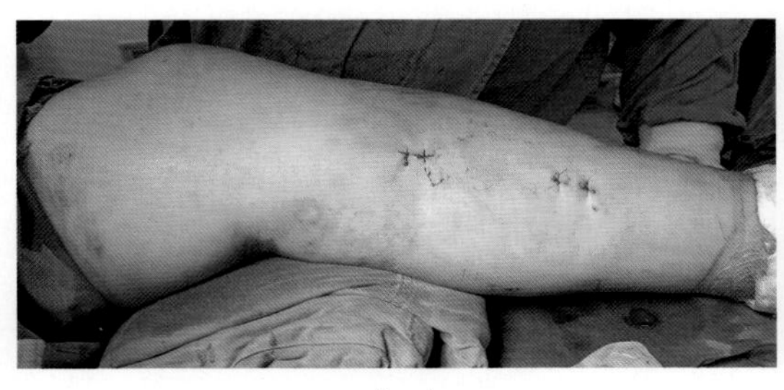

（e）

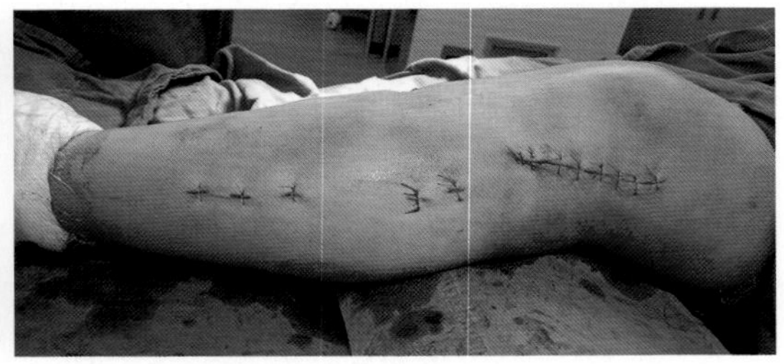

（f）

图 10-2-7　左胫骨中上段合并外侧平台骨折的 MIPPO 治疗病例

注：(a)骨干骨折近折端“黄金螺钉”初步复位骨折的 C 臂正、侧位片；(b)远折端螺钉初步稳定骨折的 C 臂正、侧位片；（c）复位固定胫骨平台骨折正位；（d）内侧加强复位骨干骨折的 C 臂正、侧位片；（e）术中左膝、小腿内侧切口照片；（f）术中左膝、小腿外侧切口照片。

（三）胫骨中、上段粉碎（多段）骨折

【病例】患者，男，42 岁。

诊断：左胫骨中、上段粉碎（多段）骨折。

治疗思路：该例患者骨折已靠近胫骨平台，即使采用髌上入路的胫骨髓内钉，亦恐近端锁钉数量少，且对骨折的固定作用有限；适合采用胫骨 LISS 系统 MIPPO 技术进行治疗。虽然该患者左肢呈多段、粉碎骨折，但术中在手力牵引下能够使之基本复位，因而直接以远、近端为复位参照，直接锁定固定即可；又因 LISS 系统较坚强，可以仅行外侧钢板内固定。见图 10-2-8。

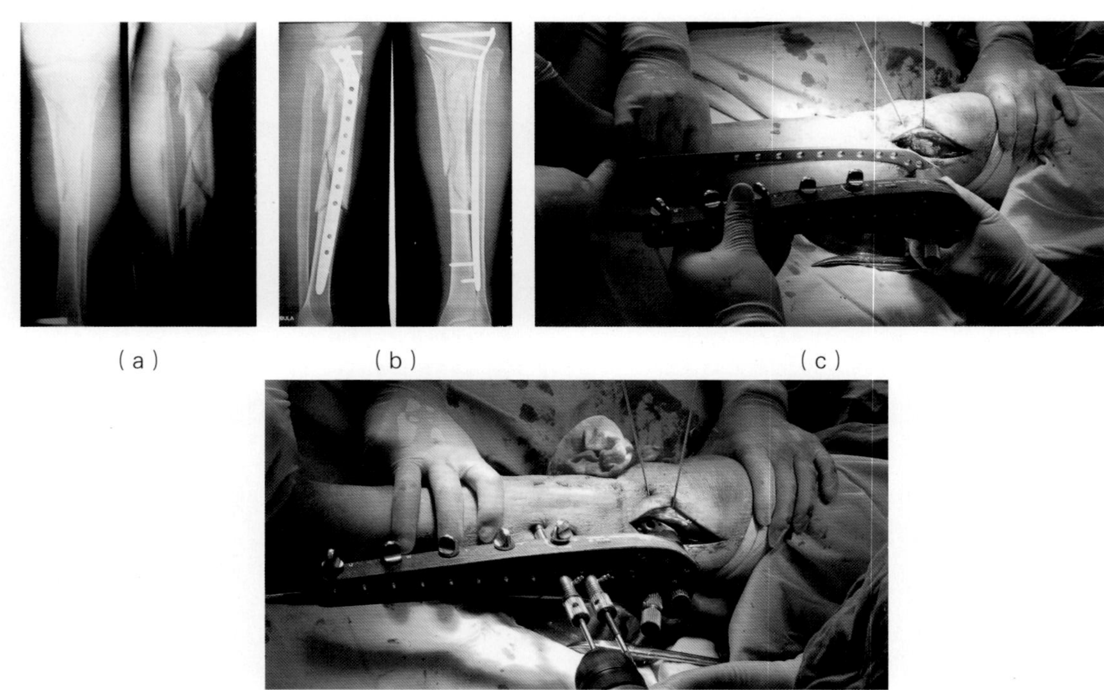

（a）　（b）　（c）

（d）

图 10-2-8　左胫骨中、上段粉碎（多段）骨折 MIPPO 治疗病例

注：（a）术前 DR 片；（b）术后 DR 片；（c）插入 LISS 钢板前大体位置比较；（d）插入 LISS 钢板后经皮锁定操作照片。

（徐强）

第十一章　胫骨平台骨折的微创治疗

第一节　胫骨平台骨折微创手术的要点及展望

胫骨平台骨折是常见的关节周围骨折，除少部分骨折移位较轻的病例以外，通常切开复位内固定术是其主要的治疗方案。随着骨科技术的发展，微创手术的理念得到重视，尤其在骨干区域骨折的治疗方面，闭合复位、经皮内固定（髓内或髓外）技术更是逐渐成为成熟的治疗方式，其治疗理念也逐步扩散到关节周围骨折。20 多年以来，随着器械、技术、理念、经验的积累，胫骨平台的手术技术也出现了微创化的趋势。笔者通过文献检索，将胫骨平台骨折微创技术粗分为闭合式微创和切开式微创两类，以此分类为线索，综述胫骨平台骨折微创技术的要点及其展望如下。

一、闭合式微创

主要指闭合复位骨折、经皮内固定的手术治疗方式。

1. 适用指征

①单纯性外侧平台整体性塌陷病例，即 Schatzker Ⅲ型骨折部分病例。②骨折移位不明显或能够通过各种牵引、钳夹、撬拨等闭合方式复位的外侧、内侧乃至内外双侧胫骨平台骨折，包括 Schatzker Ⅰ、Ⅳ、Ⅴ、Ⅵ型骨折部分病例。③可经皮复位关节面骨折的病例，如 Schatzker Ⅱ型骨折部分病例。当然多数作者报道的病例仍主要为低能量受伤的部分 Schatzker Ⅰ ~ Ⅲ型病例。

2. 闭合复位

1）关节面塌陷骨折：复位技术包括以下 2 种。

（1）顶棒（bone tamp）复位法：在术中 C 臂透视的监控下即可完成。顶棒的骨窗分布如下（见图 11-1-1）：外侧平台塌陷骨折切开手术时，在骨膜下剥离胫骨前肌起点后，开窗部位常选位于骨质压缩区远端 3 cm 附近的前外侧骨皮质（骨窗 A）。采用微创手术进行治疗时，为避免损伤胫前组织，较少采用骨窗 A，而是根据骨折塌陷的位置不同，选用不同的开窗部位。如对外后侧塌陷病例的治疗，可采用经胫前隧道顶棒复位技术从前向后复位（骨窗 B）；对外侧局限性塌陷病例的治疗，可就近在骨折的外侧骨皮质开窗复位（骨窗 C），或于关节平面下 3 ~ 5 cm 胫骨结节外下方做一长约 2 cm 的直切口，采用空心钻钻骨（骨窗 D）；对外侧主要负重区塌陷病例的治疗，则采用经内侧干骺区（骨窗 E）隧道顶棒复位技术从内下向外上方进行复位。

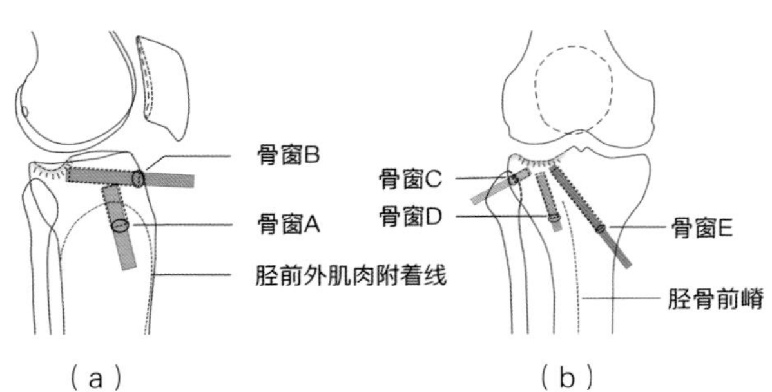

图 11–1–1　胫骨外侧平台塌陷骨折常见的骨窗位置

注：（a）膝关节侧面观；（b）膝关节正面观。

（2）经皮球囊复位法：该法治疗平台塌陷骨折是球囊经典适应证（椎体成形术）的拓展之一。对于外侧平台塌陷骨折，球囊置入的入口轴一般垂直放置于胫骨平台的外侧骨皮质，以利于对膨大时的球囊产生支撑作用，并且距离平台最大塌陷的直线距离约 0.5 cm。需要注意球囊膨大产生的支撑力不具备方向上的特定性，为预防球囊的横向膨大造成骨质的劈裂或原有劈裂骨质移位，一般需使用复位钳钳夹内、外侧平台。

2）平台劈裂骨折：复位技术包括以下几种。

（1）持骨钳（bone holding forceps）复位法：用于纠正骨块的横向分离，也可预防 Schatzker Ⅲ型等塌陷骨折复位时外侧骨皮质的破裂或分离，如果施加扭转的力量，还能纠正少量的纵向移位。骨盆复位钳可代替普通的持骨钳，以增强钳夹力度，并减少对骨皮质的破坏。

（2）操纵杆（joystick）复位法：通过撬拨经皮置入移位骨块的克氏针、斯氏针等，可以纠正多个维度的骨折移位，尤其方便控制胫骨平台的后倾角，缺点是骨折复位后的稳定性差，需要配合持骨钳或克氏针等进行跨骨折临时固定以增加稳定性。

（3）骨钩（bone hook）复位法：经皮小切口在骨块皮质上钻孔后，骨钩勾住骨块向近端牵引，配合助手徒手握住足踝部向远端对向牵引，用以纠正骨块的纵向移位及部分倾角。

（4）韧带整复术（ligamentotaxis）复位：该技术通过外固定支架、牵引架、撑开器、助手徒手牵引等方法，利于用骨块附着韧带的张力初步纠正下肢力线，调整局部骨块的大致解剖结构。

3. 闭合复位监控

（1）C 臂透视下监控：略。

（2）膝关节镜下监控：略。

4. 经皮骨折内固定技术

（1）经皮螺钉技术：用空心或实心螺钉，尽可能穿透对侧骨皮质，单独使用该固定方法，2 枚同水平面的平行螺钉主要治疗部分 Schatzker Ⅰ ~ Ⅲ型骨折。

（2）经皮钢板插入技术：对于多数胫骨平台骨折而言，无论骨折移位多少，一旦考虑采用手术治疗，为对抗膝周的静力性或动力性负荷，钢板螺钉的组合使用无疑才是可靠的选择。切口方面，近端切口以钢板的宽度为参考，远端则为数个经皮小切口，满足锁定螺钉套筒或皮质螺钉钻孔的导钻即可。

（3）外固定技术：根据情况可选择使用空心螺钉配合不超膝或超膝的外固定架来治疗胫骨平台骨折。对关节面塌陷病例的治疗，局部仍需要切开复位。

（4）骨水泥：不仅是骨折压缩复位后缺损的填充材料，也可以作为塌陷骨折唯一的内固定方式，或和螺钉、钢板 – 螺钉等内固定方式配合使用。

二、切开式微创

切开式微创泛指比经典的骨折切开复位、内固定手术创伤小的手术方式，具体包括关节部充分切开复位固定、骨干部经皮固定的 TARPO 技术，以及关节部有限切开、局部闭合，骨干部经皮固定的改良式 TARPO 技术。

1. 指征

广义的微创手术治疗指征可以涵盖绝大多数胫骨平台骨折病例，尤其是难以应用闭合式微创技术的病例。

2. 有限切开复位

关节面骨折有限切开，干骺部骨折尽量闭合复位。具体技巧如下。

（1）整体规划："逆受伤机制"确定术中伤膝体位变化及骨折复位细节操作的顺序。

（2）复位模板：以股骨髁关节面及其半月板为模板复位塌陷等移位关节面。

（3）有效显露关节面骨块：如借助小 Homman 拉钩，灵活使用前述闭合复位技术，助手变换患膝的牵引体位等，完成术区"有效"而非"充分"的显露。

（4）经皮辅助复位：指减少手术中临时性的辅助工具（如拉钩、克氏针、顶棒、复位钳等）对切口的占用，必要时经皮使用。

（5）组合切口：对复杂骨折的治疗可选用多个与对应骨折块就近的小切口或经皮切口，以大大减少软组织被剥离的面积。

（6）闭合复位干骺部骨折：运用骨钩牵引平台骨块复位、骨钩牵引骨折 – 钢板复合体复位或助手徒手牵引等方式完成。

（7）内固定物的渐进式复位作用：包括支撑钢板可以发挥"箍桶效应"，纠正增宽的胫骨平台骨折移位，拉力螺钉单独可调整骨块位置，防滑钢板可复位重叠移位等小技巧。

3. 微创内固定

（1）精确计划：受伤机制分型（十字分型）指导下的内固定力学分析（膝部位置，骨折复位的方式及切口，内固定物的种类、数量、放置位置、放置顺序）。

（2）近端螺钉小切口置钉：借助小 Homman 拉钩，灵活调整患膝的牵引体位，完成螺钉的置入。有文献报道，定位器可辅助增加置钉的准确性。

（3）经皮置入远端螺钉：钢板经皮插入骨干部后，在瞄准臂套筒或备用钢板钉孔位置的指引下，经皮小切口置入远端螺钉，以自攻螺钉为佳，可省去攻丝步骤，熟练者甚至无须测深。

（4）有效内固定：坚持"有效 – 足量"而非一味强调"坚强 – 超量"的内固定原则，以满足术后早期功能安全训练为标准，并根据骨折粉碎程度、骨质、肢体长度等因素确定钢板的长度与种类。

（5）慎用后路技术：从生物力学上讲，后路技术对胫骨平台后份骨折的固定更为坚强，但其代价是切口及其深部显露较大，且不利于后期内固定物的取出及远期膝部功能的恢复。

（6）内固定效果评估：ABC 原则 [alignment（力线），bone（骨），cartilage（软骨）] 提示了重要性从高到低的治疗目的，以此来评估复位内固定效果，尤适用于骨折粉碎严重，无法达到解剖复位内固定的病例。

4. 其他辅助微创技术

3D 打印有利于对患者讲解、规划治疗方案及实操练习，但对微创手术的指导作用有限。机器人技术的实质是一种基于 CAD 技术下的辅助内固定技术。

5. 重视分型方法的指导作用

根据受伤机制制定的分型，如十字分型对胫骨平台骨折的微创化有深入的指导意义。可以指导制订手术的范围、手术切口的位置、内固定种类的选择（具体选择拉力、支撑、加压或是中和作用的材料）、复位的方式以及内固定的顺序等。唯有精确、合理的术前设计才可以从开始阶段即保障切开式微创的规划。

三、微创相关的其他因素

1. 康复技术

微创治疗尤其是闭合微创的胫骨平台骨折病例的治疗，其具体的康复方式需结合不同患者的骨质条件、骨折粉碎程度、术中被动活动膝关节测试及其内固定物稳定性结果、骨折愈合进度、有无其他合并伤、有无影响骨折愈合的基础疾病等情况动态而定，必要时可能会调整康复方式及其强度、进度。

2. 术后并发症

微创技术的切口并发症发生较少，但仍有概率出现内固定松动、内固定失效、皮肤刺激征、切口感染、骨关节感染、膝关节粘连、创伤性关节炎等并发症。同时也要注意微创技术存在对重要结构损伤的可能性，如胫前动脉等。

3. 内固定物的微创取出

为了微创取出内固定物，需做好以下两点。

（1）内固定术的前瞻性：内固定的选择要有利于后期的微创取出。选择宽度较小的钢板，需要的取出切口也会相应减小；螺钉置入时要精细、精准操作，严防滑丝甚至断钉，对于已滑丝的螺钉，建议在微创的前提下及时取出更换；相对而言，不锈钢材质的螺钉较钛合金材料的螺钉更不易滑丝；解剖钢板螺钉比锁定钢板的锁定螺钉更不易滑丝；内固定物在骨折充分愈合后需要及时取出，以免骨痂过度生长造成微创取出操作困难。除骨水泥、沉头螺钉外，不同骨折内固定物的取出方式有所不同。闭合式微创一般经原切口取出，而切开式微创由于大多数胫骨平台骨折常采用钢板螺钉系统，因此其内固定物取出的“极限目标”就是后期内固定物取出的最小切口，即内固定物的最大宽度。

（2）内固定物取出要点：结合内固定物取出的术前影像学资料及内固定手术术中情况预判切口位置及长度，在具体的取出术操作中，建议使用下肢止血带，在解剖安全的部位使用直接锐性纵切开内固定处的皮肤瘢痕及其深部瘢痕，经皮使用剥离子、小号血管钳清理钢板及螺钉钉尾的瘢痕，使用无明显磨损的改刀精确对合方向后用力拧出螺钉，清理钢板周围瘢痕，经皮抽出钢板。

四、展望

由于胫骨平台骨折种类的复杂性，目前其手术治疗的主流仍然是切开复位内固定技术。究其原因，与胫骨平台骨折手术本身技术复杂，闭合式微创手术治疗对技术条件、能力的要求更高，需要依赖特定的辅助复位或内固定工具，闭合微创复位的难度往往大于切开复位内固定的操作难度等因素有关。今后的突破点在于需要针对不同受伤机制、不同移位方式的胫骨平台骨折逐一开展特定的微创技术探索，这样才能制订出能被创伤骨科医师广泛接受的微创技术。

第二节　基于受伤机制的胫骨平台骨折十字分型

不同胫骨平台骨折的形态差异较大，在手术决策中所谓“个体化”的特征较明显，这就为 MIPPO 技术的讨论增加了困难。而绝大多数胫骨平台骨折病例可以根据其受伤机制逆向决定具体的手术治疗方案，因此，基于受伤机制的十字分型可以指导胫骨平台骨折的手术。相同的受伤机制属于同一骨折类型，适合类似的治疗方案。治疗方案的一致，是讨论具体 MIPPO 技术的理论基础。2020 年四川省骨科医院徐强在其主编的专著《胫骨平台骨折的分型原理及临床应用》中，具体讨论了十字分型，现转述其核心理论如下：

一、十字平面与受伤机制

2013 年徐强在论文中指出：将冠状位及矢状位平面共同作为一个整体的空间维度（十字平面）来评价胫骨平台骨折影像学形态，更能立体而直观地反映膝关节在 3D 空间上（甚至能帮助理解横断面、斜面、曲面）复杂的损伤机制。因为采用了十字交叉的两个面（矢状面、冠状面）作为胫骨平台骨折分类研究的空间维度，因此徐强将该分型命名为“十字分型”（Cross type，取作者姓名及徐的声母，或称徐强分型、X 分型）。见图 11-2-1。

需要在一开始就提醒诸位的是，在本分型中，“十字”空间维度主要用于膝关节受伤暴力的方向描述，见图 11-2-2，而非胫骨平台上具体的部位（柱、象限）。

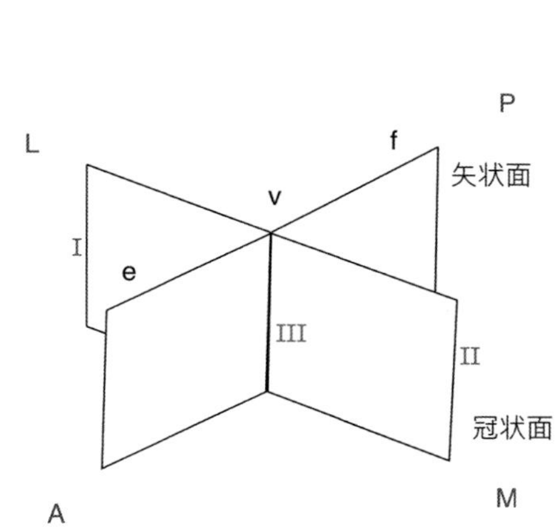

图 11-2-1　垂直交叉的十字双平面示意图

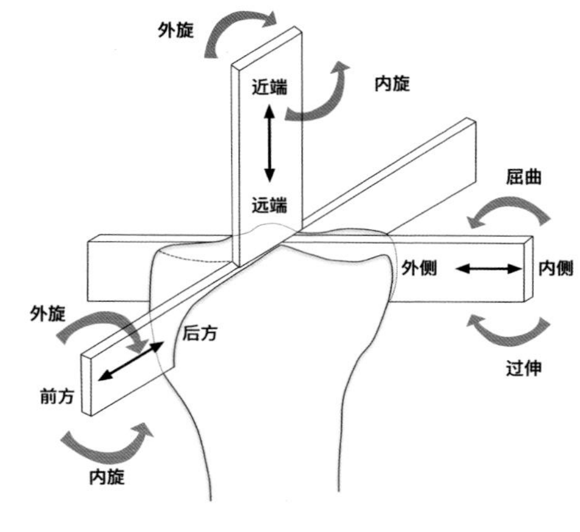

图 11-2-2　胫骨平台常见的受力平面

注：仿绘自 W.Norman Scott 主编的 THE KNEE,1994,Vol.1 :17。

二、十字平面上的膝关节受伤暴力

1. 主要暴力

十字平面上膝关节受伤的主要暴力为平行或垂直于十字平面的暴力。对于膝关节而言，冠状面上内翻、外翻、垂直是力量传递的三种方向，矢状面上存在着伸直、屈曲、垂直等三种力量传递方向。

因为膝关节承受的外力与其关节位置、运动方向息息相关，绝大部分外力的方向与膝关节受伤变形的效果一致，所以，这个方向往往也与患者受伤病史中反映的外力对膝关节着力部位及膝关节自身的姿势相关。

2. 其他暴力

除以上平行或垂直于十字平面的暴力外，少数情况下另有非平行、非垂直方向上的暴力。

（1）曲面暴力：撕脱性外力导致的胫骨平台边缘骨折，如波及胫骨平台的胫骨结节撕脱骨折、Segond 骨折。造成这些骨折的一般为牵张外力，其运行路径为膝关节在旋转暴力下运动中的曲面。

（2）斜面暴力：在胫骨平台骨折中，存在于冠状面上的主要骨折移位路径由斜行剪切力（Shear）造成；在矢状面上，同主要暴力一样，存在着伸直、屈曲、垂直等力量传递的三个方向（剪切型）。

（3）直接暴力：巨大直接暴力会造成膝关节胫骨平台整体的损伤，破坏胫骨平台的主要解剖结构及其稳定性，其方向具有随意性。

在十字平面上，把以上所有暴力方向的主要排列组合，其对应关系如下表 11-2-1。十字分型中各型命名的基本思路：先描述冠状面，再描述矢状面，将每个暴力的方向组合的类型作为胫骨平台骨折分型的主要类型，如冠状面机制中的外翻（Ⅰ）组合矢状面机制中的伸直（e），构成了外翻–伸直型（Ⅰe）型等等。见表 11-2-1。

表 11-2-1 十字双平面上的胫骨平台主要外力方向组合示意表

项目			矢状面机制		
			平行		
			伸直 extension	屈曲 flexion	中立 verticality
冠状面机制	平行	外翻 Ⅰ	Ⅰe	Ⅰf	Ⅰv
		内翻 Ⅱ	Ⅱe	Ⅱf	Ⅱv
		中立 Ⅲ	Ⅲe	Ⅲf	Ⅲv
	斜行	剪切 S	Se	Sf	Sv

注：中立外力方向位于冠状面和矢状面相交的直线上

三、十字分型与 Schatzker 分型的对应关系

根据笔者逾 2 000 例胫骨平台骨折病例的分型经验，十字分型可分为 3×4+2=14，共计 6 类、14 型。见表 11-2-2。

表 11-2-2　十字分型与 Schatzker 分型的对应关系表

十字分型		损伤机制	骨质损伤范围	Schatzker 分型
Ⅰ	e	外翻及过伸	外侧平台，前份为重	Ⅰ～Ⅲ型
	f	外翻及屈曲	外侧平台，后份为重	
	v	外翻	外侧平台外侧负重区为主	

十字分型		损伤机制	骨质损伤范围	Schatzker 分型
Ⅱ	e	内翻及过伸	内侧平台前份	Ⅳ型
	f	内翻及屈曲	内侧平台后份	
	v	内翻	内侧平台	
Ⅲ	e	过伸	内外侧平台前份	Ⅴ型
	f	屈曲	内外侧平台后份	
	v	垂直暴力	内外侧平台负重区	Ⅴ～Ⅵ型
S	e	剪切－过伸	外前平台斜向内侧干骺区	部分Ⅳ、Ⅴ、Ⅵ型
	f	剪切－屈曲	外后平台斜向内侧干骺区	
	v	剪切－中立	外侧平台斜向内侧干骺区	
V		矢量直接暴力	内外侧平台、干骺区	Ⅵ型
R		旋转暴力	平台关节囊附着区	无对应分型

注：膝关节外力方向与胫骨平台损伤类型、损伤范围、胫骨平台损伤类型间的关系。

四、十字分型骨折类型与平台“柱”或“象限”的区别

（1）十字分型代表的是不同空间面上的暴力类型，不单一对应“柱”或“象限”。如：过伸性损伤必然有胫骨平台前份的损伤，根据程度的加重，可以波及前、中份，甚至前、中、后份。平台“柱”或“象限”更像是某些十字分型的损伤分度因素。当然，两种分型间还是存在一定的联系：比如过伸暴力下，一般胫骨平台骨折至少合并前“柱”的损伤；而屈曲暴力下，胫骨平台至少合并后“柱”的损伤。

（2）十字分型诊断中，更多强调的是骨折移位最明显的区域，抑或是意味着损伤最早启动的区域。见图 11-2-3、图 11-2-4、图 11-2-5、图 11-2-6。

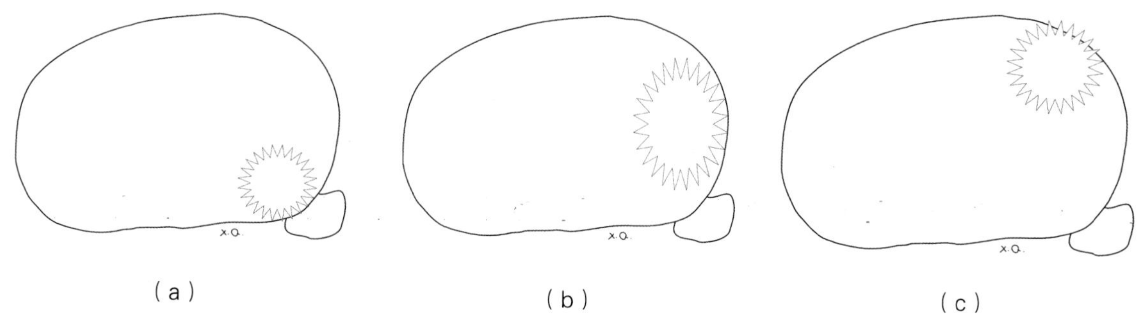

图 11-2-3　Ⅰ型胫骨平台骨折亚型示意图

注：(a) 代表 f 三个亚型损伤最明显的区域；(b) 代表 v 三个亚型损伤最明显的区域；(c) 代表 e 三个亚型损伤最明显的区域。

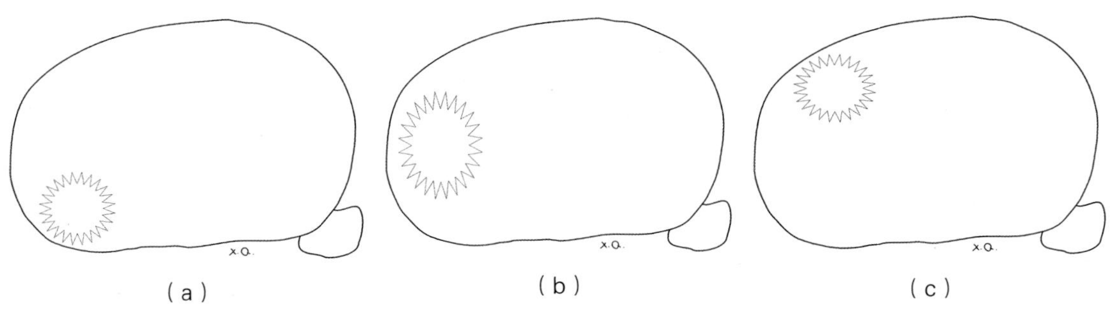

（a）　　（b）　　（c）

图 11-2-4　Ⅱ型胫骨平台骨折亚型示意图

注：（a）代表 f 三个亚型损伤最明显的区域；（b）代表 v 三个亚型损伤最明显的区域；（c）代表 e 三个亚型损伤最明显的区域。

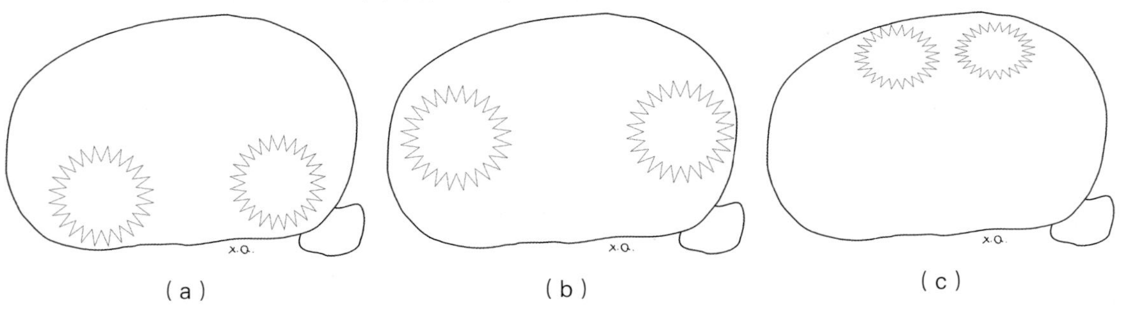

（a）　　（b）　　（c）

图 11-2-5　Ⅲ型胫骨平台骨折亚型示意图

注：（a）代表 f 三个亚型损伤最明显的区域；（b）代表 v 三个亚型损伤最明显的区域；（c）代表 e 三个亚型损伤最明显的区域。

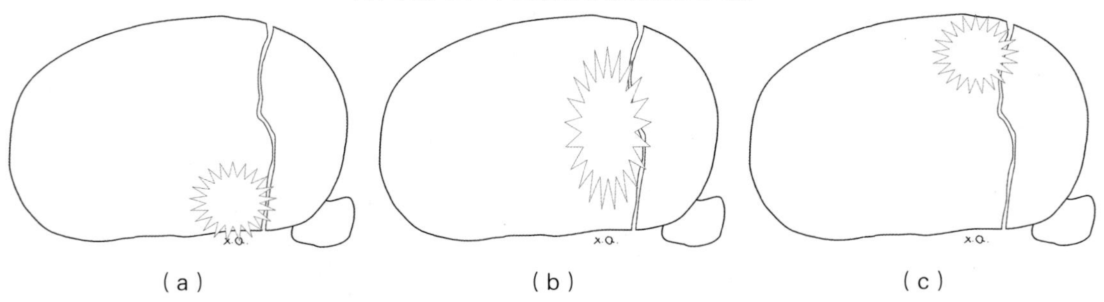

（a）　　（b）　　（c）

图 11-2-6　S 型胫骨平台骨折亚型示意图

注：（a）代表 f 三个亚型损伤最明显的区域；（b）代表 v 三个亚型损伤最明显的区域；（c）代表 e 三个亚型损伤最明显的区域。

（3）比之“象限”或“柱”，十字分型更关心受伤后膝关节的稳定性的改变，因为膝关节稳定性的好坏决定治疗方案的拟订及其预后。

①十字分型Ⅰ～Ⅲ型各型骨折之膝关节稳定性损伤分度标准，见图 11-2-7、图 11-2-8。

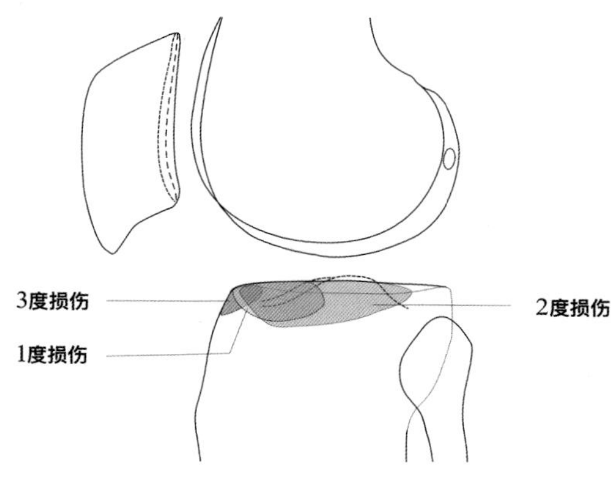

图 11-2-7　十字分型Ⅰ～Ⅲ型胫骨平台骨折中 e、f 型膝关节稳定性损伤分度原则示意图

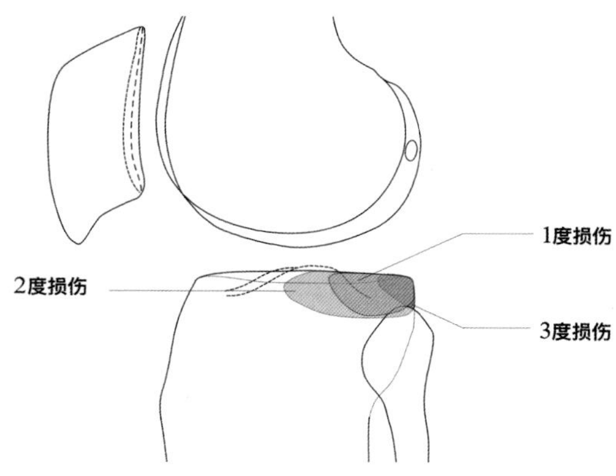

图 11-2-8　十字分型Ⅰ～Ⅲ型胫骨平台骨折中 f 型膝关节稳定性损伤分度原则示意图

1 度损伤为除胫骨平台骨折外，一般无膝周其他撕脱骨折、压缩骨折或明显的膝周韧带损伤，而其胫骨平台骨折的移位程度较小；2 度损伤为胫骨平台骨折范围，其移位程度较 1 度大，一般合并有一处膝周其他撕脱骨折、压缩骨折或明显的膝周韧带损伤；3 度损伤为胫骨平台骨折范围反而较前两度小，但其相对的移位程度较大，一般合并有一到两处甚至更多的膝周其他撕脱骨折、压缩骨折或明显的膝周韧带损伤。

②十字分型 S 型（剪切型）骨折膝关节稳定性损伤分度标准，见图 11-2-9。

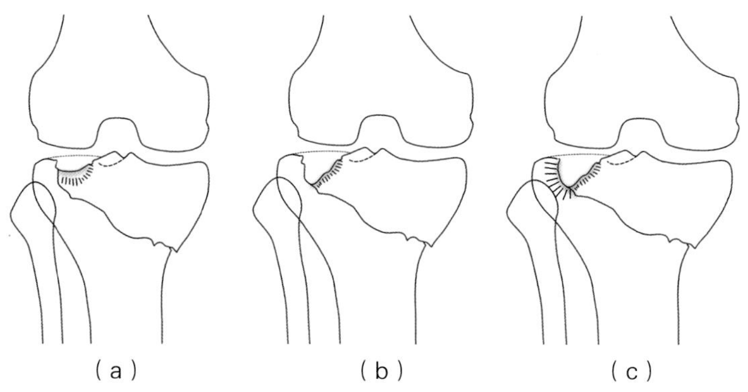

图 11-2-9　十字分型 S 型骨折膝关节稳定性损伤分度示意图

注：(a) 1 度损伤；(b) 2 度损伤；(c) 3 度损伤。

1 度损伤为胫骨外侧平台内份骨折移位较小，胫骨外侧平台外份的脱位程度较小，一般无膝周其他撕脱骨折、压缩骨折或明显的膝周韧带损伤；2 度损伤为胫骨外侧平台内份骨折移位较大，胫骨外侧平台外份的脱位程度较大，可能伴发膝周其他撕脱骨折、压缩骨折或明显的膝周韧带损伤；3 度损伤为胫骨外侧平台内份骨折移位明显，胫骨外侧平台外份的脱位程度明显，且外份本身伴随压缩骨折，一般伴发有膝周其他撕脱骨折、压缩骨折或明显的膝周韧带损伤。

在一定程度上，很多骨科医师认为胫骨平台骨折范围越大，代表骨折越严重，可能膝关节的稳定性也差；然而膝关节稳定性最差的病例，往往却是胫骨平台骨折范围很小的一些病例。

十字分型中的基本类型可以帮助医师确定核心的手术治疗方法，而膝关节稳定性损伤的分度则可以提示具体的治疗范围及程度。

（徐强）

第三节　分型指导下的胫骨平台骨折 MIPPO 技术

胫骨平台骨折为关节内骨折，手术治疗的主要目的为恢复关节面的高度及平整度，从而恢复下肢力线及膝关节的稳定性。该类骨折微创治疗的主要目的：在满足关节内骨折复位及固定的前提下，尽可能进行微创有限切开治疗，以减少骨折周围血供及软组织的破坏，为骨折早期愈合、减少关节周围瘢痕形成及良好的功能康复创造条件。

一、骨折的类型及对应的内固定物选择

一般参考 Schatzker 分型及川骨十字分型来分析。手术治疗胫骨平台骨折需要根据骨折的分型，选择适宜的内固定方式及材料。

（1）Schatzker 分型：是 20 世纪 70 年代以来国际通用的胫骨平台分型方法，主要以 X 线片正位为分型依据。

（2）川骨十字分型：是 2017 年以来四川省骨科医院下肢科普遍采用的分型方法，其主要分型依据为患者受伤机制及其影像学资料。

（3）内固定物选择：① Schatzker Ⅰ 型可以采用拉力螺钉或钢板固定。② Schatzker Ⅱ ~ Ⅲ 型及川骨十字分型 I 类采用外侧钢板固定。③ Schatzker Ⅳ型及川骨十字分型Ⅱ类采用内侧钢板固定。④ Schatzker Ⅴ ~ Ⅵ型及川骨十字分型 Ⅲ类采用内外侧联合钢板固定。⑤川骨十字分型 R 型进行局部钢板或螺钉的固定。⑥ S 型主要采用内侧钢板固定，必要时选择双侧。术前完整的膝关节 CT 三维成像评估相当重要，关节面压缩塌陷需根据情况予以植骨，骨折粉碎程度严重及骨质疏松明显的需采用锁定钢板进行系统固定。

二、Schatzker 分型指导下的术中操作

1.Schatzker Ⅰ型

该类骨折十分少见，一般见于直接暴力，骨折仅仅是单纯的劈裂，不伴有关节面的压缩。手术切口选择常规的前外侧切口，需打开关节囊，清理平台外侧壁折端间的软组织，显露外侧平台关节面，插入较短的钢板，经皮置入螺钉。为骨质较好的患者治疗时，也可再打入2 ~ 3枚松质骨拉力螺钉以固定骨折。

2.Schatzker Ⅱ型

该类骨折非常常见，不仅有外侧壁的劈裂，还合并关节面的压缩及塌陷。手术的主要目的是纠正关节面的压缩、塌陷，恢复胫骨平台的高度、宽度及关节面平整度。仍然采用前外侧切口，此类骨折要注意是否合并外侧半月板边缘撕裂，术中需缝合撕裂外侧半月板，常见的复位方式有“开窗”及“翻书”两种。

（1）“开窗”技术。适应证：①单纯的局部压缩，关节面软骨较为完整，比如川骨十字分型 Ⅰe、Ⅳ、 Ⅰf 型。②塌陷明显，范围较大，关节面破碎，但骨折块为少数 2 ~ 3 个较大骨折块，比如川骨十字分型 Ⅰf 型。③压缩塌陷区域偏后，后外侧壁破裂，后外侧无支撑结构，比如川骨十字分型 Ⅰf 型。④塌陷明显，关节面碎骨快较多而小，但关节面软骨相对连接，往往合并骨质疏松，可见于上述各个亚型。

“开窗”的方式：选择塌陷骨折块的远侧，以便于撬拨复位。复位时助手对患肢行内翻位牵引，

术者先用骨刀插进塌陷骨折块深面（深度要超过塌陷骨折块的内侧边缘），然后向上撬拨复位（若塌陷区域较大，可先后逐步复位，尽可能整体抬起大部分），然后继续用骨刀或者顶棒复位，以达到理想高度，接下来用 2 ~ 3 枚 2.0 克氏针进行临时固定，以维持复位高度。适当植骨后，向远端插入外侧 L 型解剖钢板，确定钢板放置位置后，先后于近端及远端打入螺钉。在贴于椭圆孔的近侧打入远端螺钉，可利用滑动加压原理，使钢板上移，从而带动近端螺钉将平台高度维持。最后再依次反复收紧近端螺钉，以对骨折进行加压，同时可恢复外侧平台的宽度。在复位时应先使用骨刀撬拨，目的是减少复位过程中继发的松质骨压缩性骨量丢失，从而减少植骨量。

（2）“翻书”技术。适应证：①塌陷骨折中，外侧壁骨折移位较明显，与之一体的关节面软骨较窄，一般宽度小于 1 cm，可见于川骨十字分型 Ⅰe、Ⅳ型。②塌陷骨折，其骨折内侧区域即髁间嵴外侧斜坡处塌陷较明显，可见于川骨十字分型 Ⅰe、Ⅳ、 Ⅰf 型。

“翻书”的优势在于，可在直视下复位术野深部的骨折，使其达到满意复位，并有效精准植骨，避免了“开窗”的盲区；接着打入 1.5 mm 克氏针用以固定已复位骨折块，穿出对侧，然后再复位外侧壁压缩的关节面骨折，回扣外侧壁骨块，将克氏针经外侧壁回穿，可经外侧壁骨折块再向内打入 1 ~ 2 枚克氏针，临时固定平台骨折。最后以上述同样的方式放置钢板，并以螺钉固定。

3.Schatzker Ⅲ型

通过 CT 证实，该类骨折也非常少见，仅仅有外侧平台的压缩，可见于轻度的外翻暴力，往往骨折只有局部轻度压缩；还可见于骨质疏松严重的患者，由于骨质疏松，暴力能量在平台松质骨内就完成了释放，不会波及外侧壁皮质骨。此类骨折的复位方式及具体复位固定过程参照“开窗”术式。

4.Schatzker Ⅳ型

该类骨折主要是受内翻暴力所致，主要是干骺端骨折，关节面少有波及，可见于川骨十字分型Ⅱ类，手术入路当选内侧切口，需注意保护鹅足腱及内侧副韧带。手术时助手对患肢进行适当外翻牵引，术者可于骨折处打入 2 枚斯氏针，用 joystick 技术复位骨折，并以克氏针临时固定，透视下见骨位满意后，向远端插入内侧解剖钢板，远、近端分别以螺钉固定，可不需要显露骨折端。若上述方法复位困难，有可能是鹅足腱卡压于骨折端，需显露骨折端，解锁折端间软组织后才能复位。若合并关节内骨折，需打开内侧关节囊，复位固定关节内骨折。

5.Schatzker Ⅴ、Ⅵ型

这两型骨折均为高能量损伤，常常合并有半月板及韧带损伤，部分剪切型暴力还导致膝关节半脱位，可见于川骨十字分型Ⅲe、Ⅲv、Ⅲf 及 S 型。术前的 CT 及 MRI 检查非常必要，应做好充分的术前准备，且在软组织条件允许后再行手术治疗。上述两型骨折的治疗较为复杂，笔者按川骨十字分型的亚型来分别讲述，需要强调的是，双侧胫骨平台骨折的内侧复位非常重要，因为内侧平台是外侧复位的参考标志和内固定基准。

三、复杂胫骨平台骨折在川骨十字分型指导下的术中操作

1. 川骨十字分型Ⅲe 型

此型为累及双侧胫骨平台的过伸型暴力损伤，需手术复位以恢复其后倾角，从而纠正膝关节的过伸不稳定状态。手术先经内侧切口显露内侧关节内及干骺部骨折，根据骨折复位标志，初步复位临时固定后处理关节内骨折。这一类型骨折多为内侧平台整体前倾造成，多伴有前 1/3 的压缩、前侧皮质劈裂，附带很窄的关节面软骨。复位时可采取前侧“翻书”，先行整体撬拨复位以恢复内侧平台的后倾

角，再用顶棒复位前侧压缩塌陷骨折，复位满意后用克氏针临时固定，并于骨折区域基底部植骨支撑，回扣前侧皮质骨，并以钢板及螺钉固定。如果骨块较大，骨质情况较好，可用 1 ～ 2 块 1/3 管状钢板；如果骨块不大，骨折情况不佳，可选用普通小 T 型钢板固定支撑；如果骨质疏松明显，骨块较碎，则需内侧锁定钢板进行系统固定。

内侧平台的复位需要尽可能先完成关节内骨折解剖复位，使关节外恢复其正常的力线，这样，内侧平台才能作为外侧平台复位时的解剖标志参考，作为外侧螺钉固定的着力点。

2. 川骨十字分型Ⅲf 型

此型为累及双侧胫骨平台的屈曲型暴力损伤，同样需手术复位以恢复其后倾角，从而纠正膝关节的屈曲不稳定状态。这类骨折往往是内后侧骨折块整体劈裂、后移，同时向远端移位造成的，内侧平台关节面呈台阶样骨折移位。复位时可于骨折块打入 1 枚斯氏针，将膝关节置于微屈位，便于斯氏针撬拨结合干骺部的骨膜剥离器顶压或撬拨复位，关节面骨折复位后用点状复位钳钳夹维持，并用克氏针临时固定，紧贴关节面软骨下方由前向后打入 1 枚螺钉以固定关节内骨折部分，再在平台内后方上 1 块 1/3 管状钢板或普通小 T 型钢板固定支撑，骨质疏松明显者可采用锁定钢板系统固定。外侧平台的手术步骤可参考 Schatzker Ⅱ型骨折的处理。

3. 川骨十字分型Ⅲv 型

此型为累及双侧胫骨平台的垂直型暴力损伤，平台关节面有骨折，大体骨位较好，但胫骨平台的整体高度丢失，干骺部骨折较碎，有时会波及胫骨上段，可伴有胫骨结节区域骨折。需手术复位以恢复其胫骨平台高度及伸膝装置完整性。同样先经内侧切口显露内侧干骺部及胫骨上段骨折，依次复位干骺部骨折及胫骨上段骨折，以 1/3 管状钢板或普通小 T 型钢板固定支撑，若长度不够，可用重建钢板或内侧锁定钢板；若关节内骨折移位，需同时打开关节囊复位固定。尽可能在力线上达到解剖复位，后面在复位外侧平台时才会有参考标志，不至于使膝周韧带处于松弛状态；若合并胫骨结节骨折，即使骨折无明显移位，也需要固定，一般笔者在骨折上方经皮向远端插入一块 1/3 管状钢板，远、近端以螺钉固定，以避免术后功能锻炼时骨折移位或伸膝装置断裂。

4. 川骨十字分型 S 型

此型为累及双侧胫骨平台的剪切型暴力损伤，常常合并膝关节半脱位。内侧平台关节面完整，干骺部骨折移位较明显，伴有部分鹅足腱撕裂，卡压于干骺部骨折间；外侧平台的外侧大部分关节面完整，但其中份及内侧份位于髁间嵴斜坡处的关节面骨折塌陷明显，骨块较多而碎，部分关节面软骨剥脱游离，外侧半月板常卡压于骨折间，可伴有半月板体部碾锉样甚至脱位样损伤。该类型骨折伴膝关节半脱位，复位内侧平台前需复位外侧塌陷的骨块，探查修补卡压的外侧半月板。复位内侧平台骨折后，以 1/3 管状钢板或普通小 T 型钢板固定支撑。复位外侧平台骨折才能完全纠正膝关节半脱位，但该类型的外侧平台大部分外侧关节面完整，平台整个外侧柱也是完整的，若采取“开窗”技术复位，术中视野极差，属于盲复状态；若采取“翻书”技术，在外侧壁完整的情况下也无法完成。所以可采取外侧平台截骨技术，将外侧平台外侧做矩形或扇形经关节面及外侧壁截骨，抽出截骨块，就可以显露深面塌陷的骨折块，同时卡压的外侧半月板也就可以复位并缝合于关节囊上。直视下依次复位塌陷的关节面骨折块，骨折的复位标志参考周围完整的关节面，分别用 1.5 mm 克氏针穿向对侧临时固定，于关节面骨折块下方植骨支撑，再回扣截骨块，回穿克氏针，最后向远端插入一外侧解剖钢板，远、近端以螺钉固定，近端螺钉需加压处理，以恢复平台宽度，有些无法固定的关节面小骨块，可以通过骨折间的相互加压达到相对稳定；较小、难以内固定的游离软骨，为避免形成游离体，只能予以取出。

（陈星宇，学术指导：徐强）

第四节　胫骨平台骨折微创手术的技术与示例

一、胫骨平台骨折 MIPPO 手术治疗的目标

四川省骨科医院下肢科的治疗规范遵循 ABC 原则。具体原理如下。

1.A（alignment，力线）

A 原则指通过手术治疗，获得良好的力线。为重建稳定的胫骨平台内、外侧平台力线，具体需达到以下几点。

（1）整块（关节面未塌陷）的平台骨折病例：需将平台稳定固定在相对于胫骨干长轴正常的夹角的位置；如胫骨近端内侧角（胫骨解剖轴线与胫骨平台内侧角和外侧角之间线的夹角，MPTA）就是评价内侧平台膝正位上复位内固定效果的基本参数，术中需要将此参数恢复到伤前水平，必要时可以健侧为参考。见图 11–4–1。

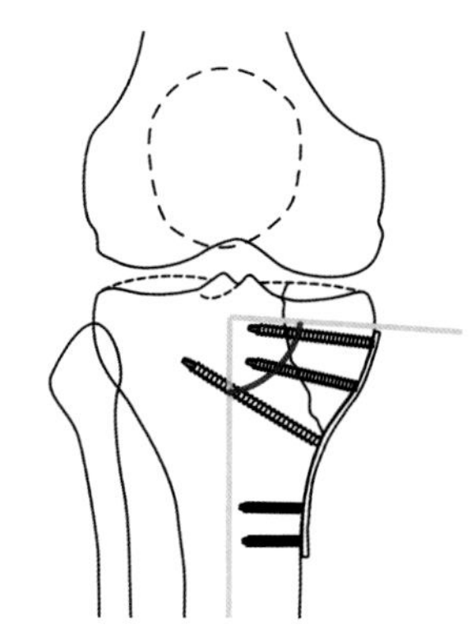

图 11–4–1　评估胫骨内侧平台骨折（正位）骨位的重要指标 MPTA 示意图

（2）塌陷胫骨平台骨折病例：需把平台关节面复位到正常位置，骨质疏松明显或骨折重度粉碎的患者，还需适当过度复位，以适应术后的功能训练。复位后以钢板将平台的骨壁加压支撑，以排钉技术将关节软骨下骨加以托举。见图 11–4–2。对关节软骨下骨不同的固定方式见图 11–4–3，其中“竹筏”技术用于较破碎且薄的骨块，而“贯通”固定用于厚度较大的骨块。

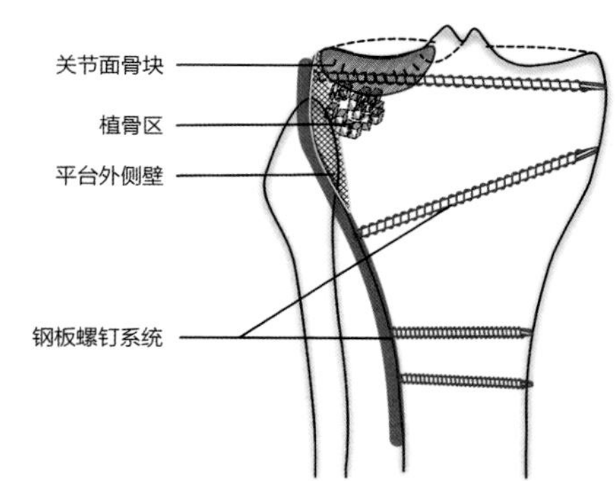

图 11–4–2　恢复平台宽度重要性的示意图

临床意义：平台非脱位性增宽常常伴随着骨壁的损伤，修复骨壁的作用有：①配合内固定增加对关节面骨块的支撑。②改善局部血液循环。③减少不必要的植骨量。对塌陷性骨折，不能忽略胫骨平台的宽度矫正，而单纯进行胫骨平台高度的治疗，否则手术将是困难的，且其疗效也要受到不利影响。

螺钉的精准置入技术：可以克氏针为参考，或在瞄准臂的引导下实现精准置钉。见图 11–4–4。

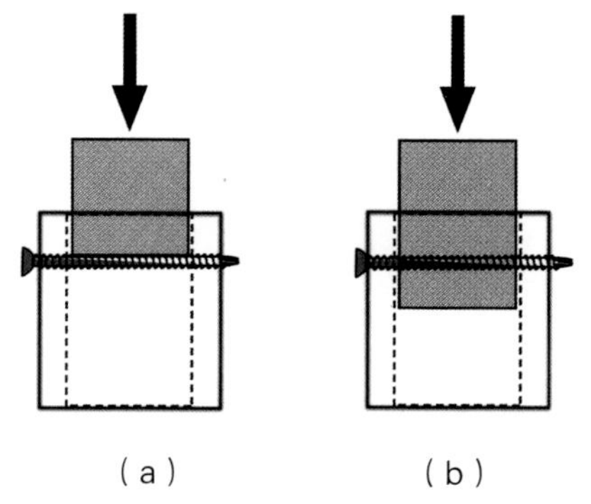

（a）　　（b）

图 11–4–3　螺钉对关节软骨下骨的不同支撑对抗关节压力机制的示意图

注：（a）“竹筏”技术支撑固定；（b）“贯通”技术固定。

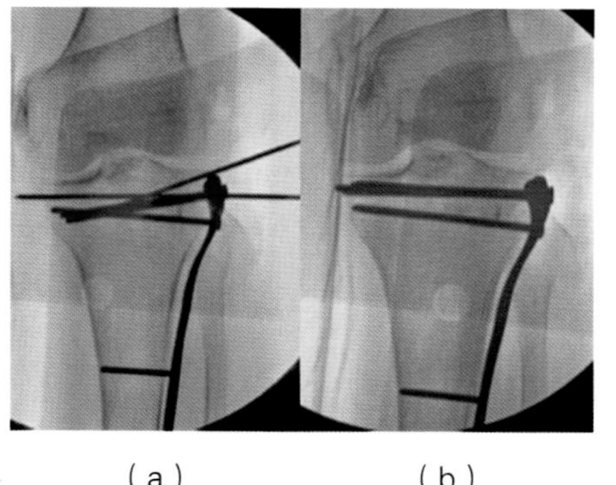

（a）　　（b）

图 11–4–4　克氏针参考在螺钉精准置入中的应用示例

注：（a）克氏针平行与关节面置入；（b）平行于克氏针精确置入软骨下骨的螺钉。

（3）合并同侧胫骨上段骨折的胫骨平台骨折病例：需要以胫骨中段正常的骨干力线及健侧力线为参考来同步进行力线的重建。

（4）后倾角的恢复：侧位上的主要力线指标是后倾角。内外侧平台需分别矫正其后倾角。

2.B（bone，骨）

B原则指控制骨折区域切口的大小，尽可能保留局部骨质的血液供应，闭合复位骨折并稳定骨折，有限的植骨采用同种异体骨小块，较大的植骨采用自体髂骨骨小块，内固定有效的情况下不建议紧密植骨，以利于植骨块内血液循环的建立。在完成内固定后及时对患者进行膝关节稳定性的检查，并指导其术后的康复方式及进度。

3.C（cartilage，软骨）

虽然关节骨折的力线、骨性稳定性最为重要，但也要尽量恢复关节面局部软骨的平整度。保留、复位并内固定稳定的软骨，去除较小、难以固定的软骨碎片，同时重视骨折区所对应半月板损伤的修补。

临床意义：特殊情况下，如对十字分型中S型骨折明显移位病例的治疗，当外侧半月板卡锁在骨折块间隙中时，半月板的探查、复位、缝合等操作需要在所有骨折复位、内固定操作之前进行。

二、胫骨平台骨折的MIPPO治疗技术概述

1. 基本原理

（1）根据受伤机制及DR片正确诊断、分型。

（2）通过软组织覆盖较浅表的区域（胫骨外侧平台、胫骨内侧）入路，尽量闭合复位或有限切开复位骨折。

（3）微创置入钢板，经皮完成螺钉置入。

2. 患者选择

（1）适应证：微创的技术可以应用到所有需要手术治疗的胫骨平台骨折病例。

（2）禁忌证：胫骨近端存在需要彻底清理的感染或肿瘤性病灶的胫骨平台骨折病例，以及存在其他内固定手术禁忌的患者。

3. 内固定材料选择

（1）钢板因素：①钢板类型。包括胫骨近端内侧、外侧钢板，以及可作为辅助使用的重建钢板、管型钢板、DCP直钢板等。根据螺钉及钉孔类型，可分为普通型（DCP型）和锁定钢板。②钢板长度。MIPPO技术要求胫骨近端钢板长度至少长于主折线远端到膝关节面的距离；一般建议承担主要骨折应力的主力钢板末端需距主要骨折线远端≥10 cm；若达不到上述距离的，则建议在主力钢板对侧经皮增加辅助钢板，钢板在骨折的每一侧力争有3 ~ 4孔为宜，以保障其承担的buttress或辅助应力中和的力学作用。

（2）螺钉因素：①复位螺钉。根据剥离三角区的位置确定首枚复位螺钉的位置，骨折远、近端的首枚或次枚复位螺钉为了复位骨折或使钢板帖服于骨质表面，螺钉长度一般需长于标准长度，以产生足够的拉力；超出较多的，可以在完成所有螺钉固定后，予以更换或取出。②螺钉长度。建议主力钢板的多数螺钉长度均满足双皮质固定的需求，置入胫骨平台处的螺钉的长度通常为60 ~ 85 mm，而胫骨中上段处的螺钉长度则通常为24 ~ 40 mm，依患者体型、性别及置钉具体的位置或方向而定；辅助钢板（尤其放置在胫骨中、上段内侧者）的螺钉一般可单皮质固定，以给主力钢板预留螺钉置入的空间，同时减少双骨皮质钻孔对骨质强度的破坏。③螺钉类型。普通螺钉或锁定螺钉。④螺钉数量。根据胫骨近端骨折粉碎程度及骨质条件的差别，主力钢板近端一般使用螺钉5 ~ 7枚，胫骨干区使用皮质骨螺钉3 ~ 4枚，或锁定螺钉可相应各减少1 ~ 2枚；为精确复位内固定关节面，或经皮固定胫骨结节

等独立的骨块，可在胫骨平台钢板外的区域，另置入 1 ~ 2 枚骨螺钉；辅助钢板远、近端的螺钉以产生足够的把持力为目的，每端使用螺钉 2 ~ 3 枚即可。

（3）MIPPO 技术辅助工具：①锁定钢板远端螺钉瞄准臂及其套筒，可影响 MIPPO 技术近端切口的长度。②电钻套袖。③测深尺，微创手术的专用测深尺见图 11-4-5。④线，一般小腿不甚粗大的情况下，可不使用线辅助固定经皮置入的螺钉。

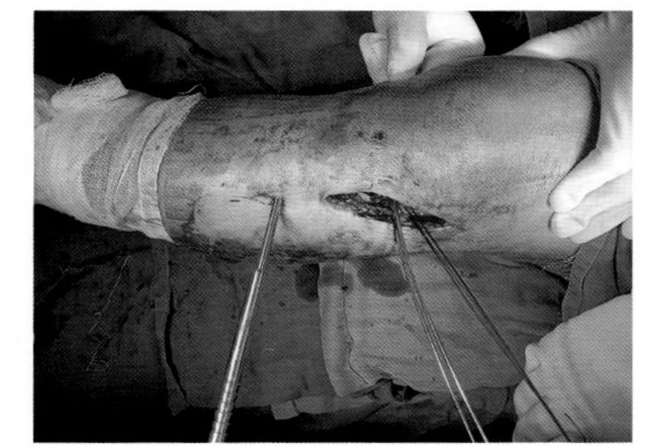

图 11-4-5　胫骨平台骨折微创测深尺（左）的应用

4. 手术步骤

（1）术前准备：麻醉后患者仰卧于手术平床，在同侧大腿根部预置止血带。将止血带至踝关节以远的范围进行消毒。

（2）微创置入钢板：①主力钢板在胫骨近端内、外侧做 4 ~ 5 cm 浅 S 形切口，切开显露至胫骨皮质，剥离子或窄骨刀剥离骨折远端骨膜外软组织隧道；辅助钢板则在目标位置避开主要血管神经随意切开 2 cm 左右纵切口。②沿以上隧道，顺胫骨“前弓”弧度，在中途经皮中弯钳的辅助下，将钢板逐步插入合适的位置，避免钢板误入软组织假道或不慎卡压各类软组织。

（3）微创置入螺钉：①剥离三角区分析，确定螺钉置入位置及其顺行，在胫骨干区以数个经皮小切口进行操作。见图 11-4-6、图 11-4-7。②在使用主力钢板进行治疗时，需在套袖保护下经皮钻孔，同本章第一节所述，结合术前测量距离、“落空感”估计长度或微创测深尺测量深度等多种方式，选择适宜长度的螺钉并拧入；使用锁定螺钉进行治疗时，则需在锁定套筒的引导下，完成钻孔及螺钉拧入；使用辅助钢板进行治疗时，一般则选择在松质骨区域置入 3 cm 松质骨螺钉，在皮质骨区域置入 2 cm 自攻皮质骨螺钉即可。③可采用电动改刀低速拧入绝大部分螺纹，剩余部分螺纹以手力匀速拧入。

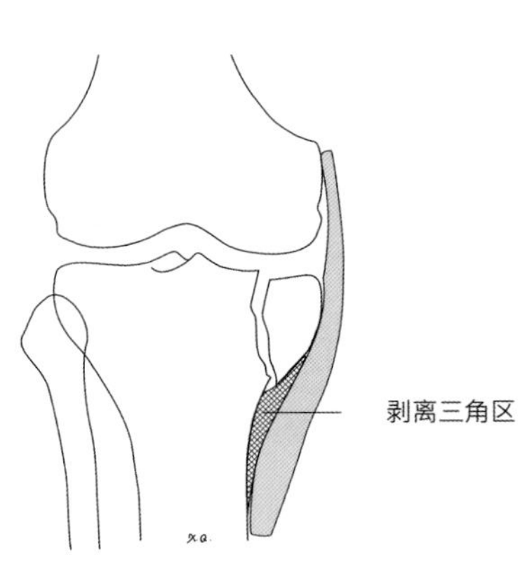

图 11-4-6　胫骨平台劈裂 - 移位骨折病例中的剥离三角区示意图

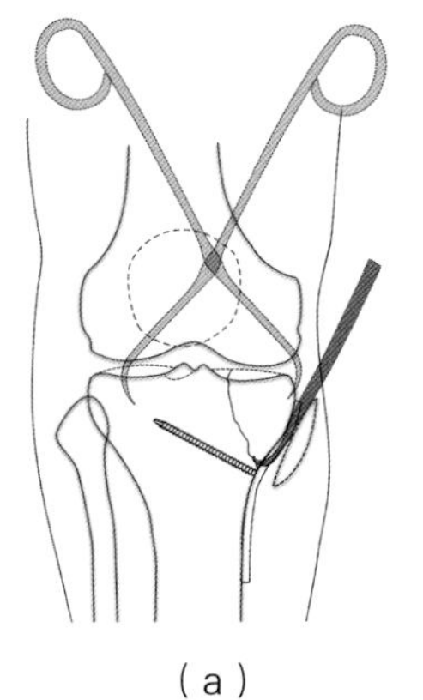

（a）

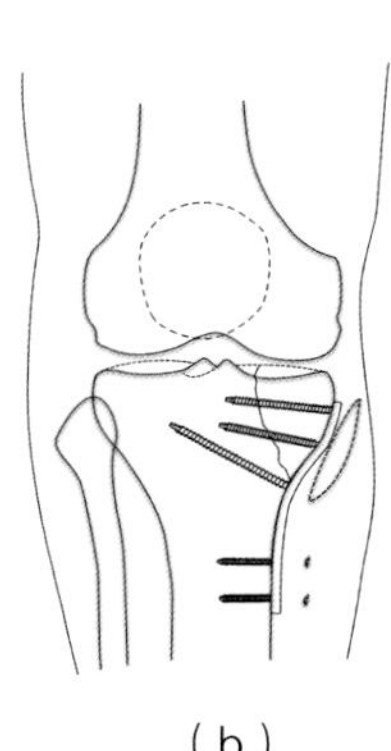

（b）

图 11-4-7　胫骨平台劈裂 - 移位骨折的微创（TARPO）固定技术

注：（a）“黄金螺钉”配合小 Hoffman 拉钩及点状复位钳复位初步骨折；（b）完成钢板螺钉内固定骨折及其切口。

（4）胫骨近端钢板 MIPPO 操作过程中的 C 臂监控。

三、胫骨平台骨折的 MIPPO 病例

1. 川骨十字分型 I 型（外翻型）

（1）e 亚型（过伸）：即以胫骨平台外前侧塌陷为主的损伤。

【病例 1】患者，女，59 岁。

诊断：右胫骨外前侧平台骨折。

治疗方案：平台前外侧入路切开，开骨窗复位，同种异体骨植骨后钢板螺钉内固定。因该例骨折塌陷程度较轻，骨皮质损伤范围局限，故采用小 T 型钢板普通螺钉固定即可。见图 11-4-8。

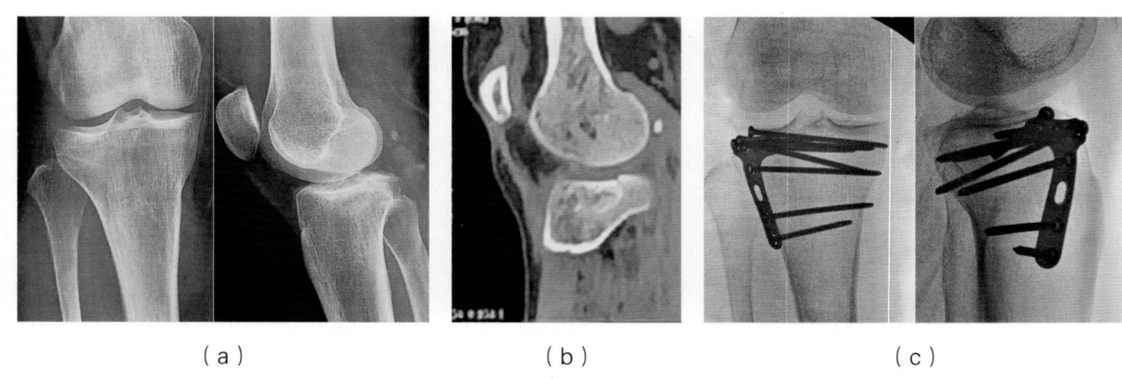

(a)　(b)　(c)

图 11-4-8　小 T 型钢板治疗 Ie 型右胫骨外前侧平台骨折病例

注：(a) 术前正、侧位 DR 片；(b) CT 片；(c) 术中 C 臂正、侧位照片。

【病例 2】患者，女，48 岁。

诊断：左胫骨外前侧平台粉碎骨折。

治疗方案：因该例骨折塌陷较严重，骨壁损伤较严重，故在上例方法基础上采用长的解剖钢板以 TARPO 技术微创支撑固定骨折。见图 11-4-9。

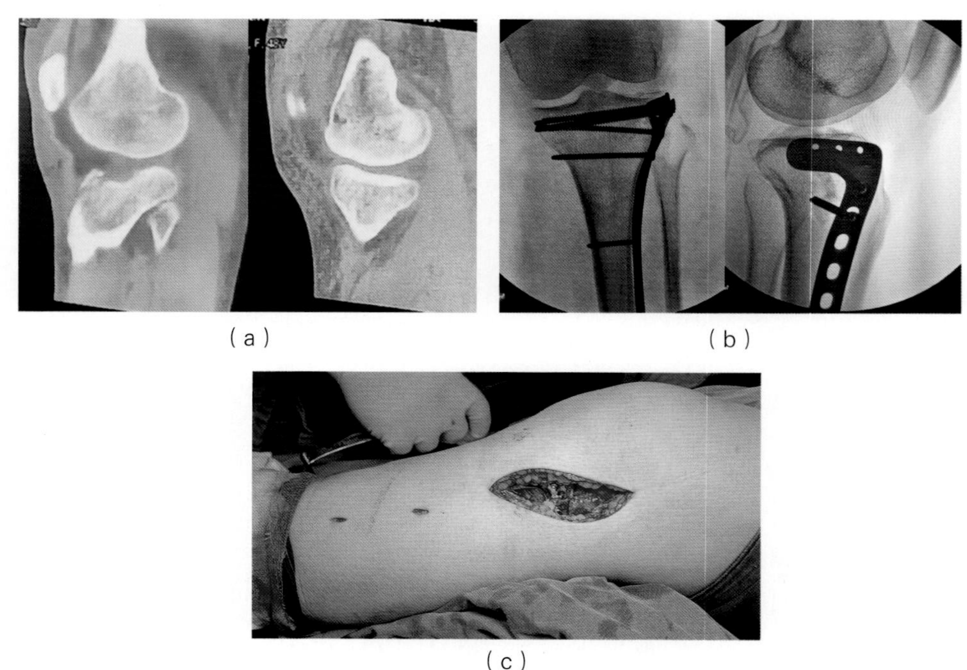

(a)　(b)

(c)

图 11-4-9　左胫骨外前侧平台粉碎骨折的治疗

注：(a) 术前 CT 外侧、内侧平台矢状位片；(b) 术中 C 臂正、侧位照片；(c) 术中切口照片。

（2）v 亚型（中立）：即外侧平台整体性的塌陷或劈裂骨折。

【病例】患者，男，33 岁。

诊断：左胫骨外侧平台骨折。

治疗方案：平台外侧入路切开，开骨窗复位塌陷骨折，同种异体骨植骨后，复位劈裂脱位的外侧平台，克氏针临时固定后钢板螺钉内固定。因需恢复外侧平台的支撑性，采用解剖钢板以TARPO技术治疗，“桥接”的固定方式既保障了远端螺钉的把持力，又减少了螺钉对胫骨前肌起点部分的损伤。见图11-4-10。

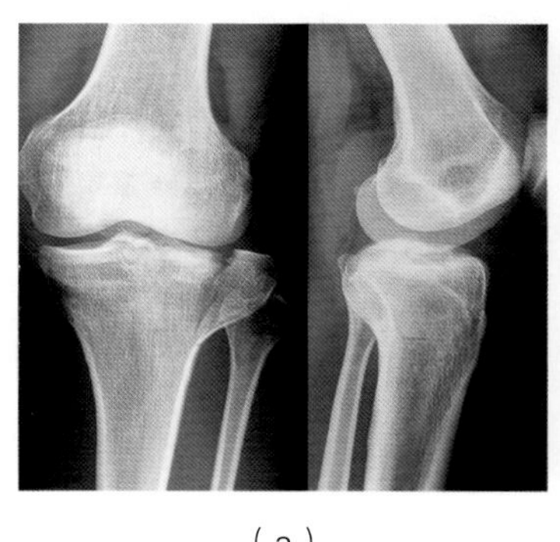

（a）

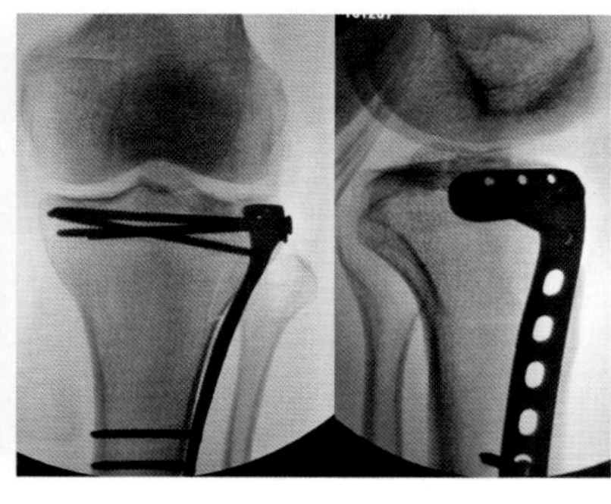

（b）

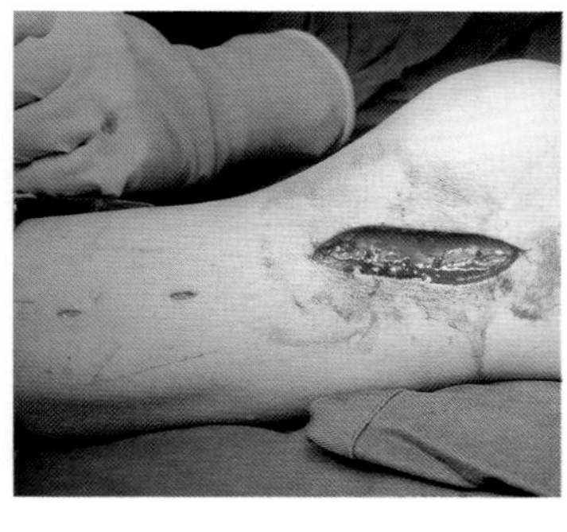

（c）

图 11-4-10　左胫骨外侧平台骨折的治疗

注：（a）术前 DR；（b）术中 C 臂正、侧位片；（c）术毕切口照片。

（3）f 亚型（屈曲）：即以外侧平台后侧为主的塌陷或劈裂骨折。

【病例 1】患者，女，52 岁，

诊断：左胫骨外后侧平台骨折。

治疗方案：因该例患者塌陷较严重造成骨折劈裂较远，故采用较长的解剖钢板以 TARPO 技术进行治疗。见图 11-4-11。

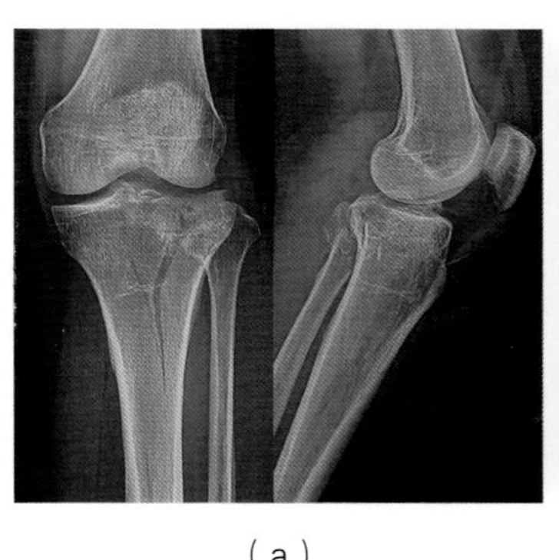

（a）

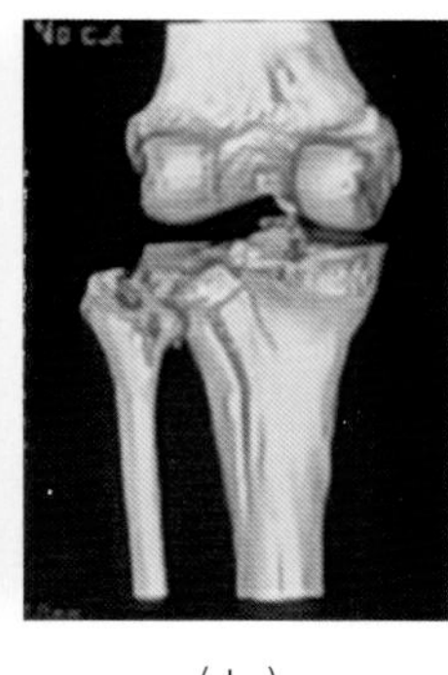

（b）

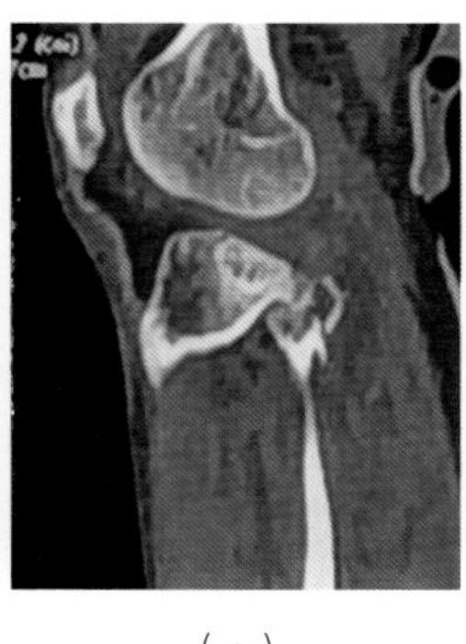

（c）

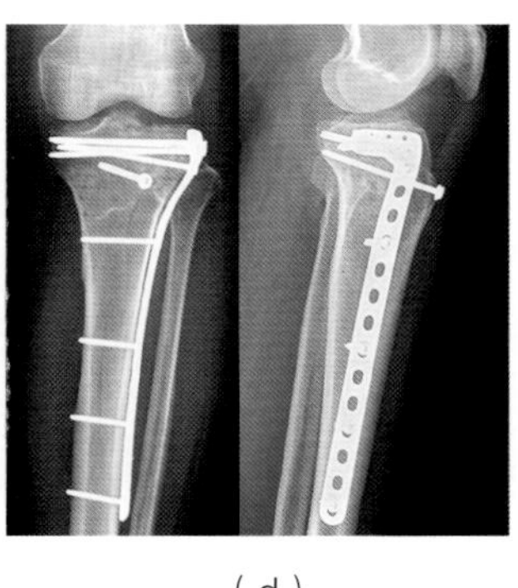

（d）

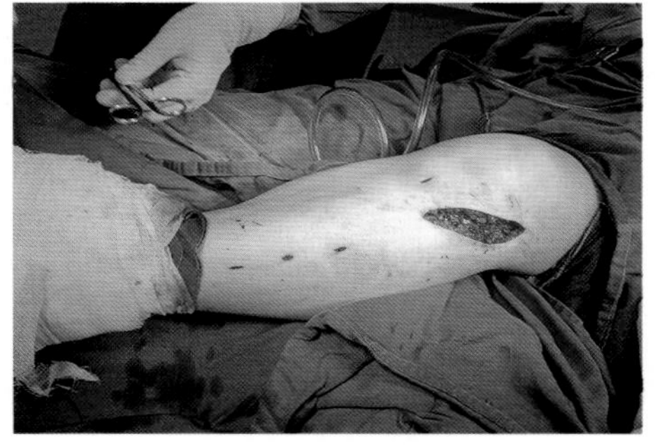

（e）

图 11-4-11　左胫骨外后侧平台骨折病例诊疗影像

注：（a）术前正、侧位DR片；（b）术前CT后面观；（c）外侧平台矢状面观；（d）术中C臂正、侧位片；（e）术毕切口照片。

【病例 2】患者，女，56 岁。

诊断：左胫骨外后侧平台骨折。

治疗方案：因该例患者塌陷较严重造成骨折劈裂较远，故采用较长的解剖钢板以 TARPO 技术进行治疗。见图 11-4-12。

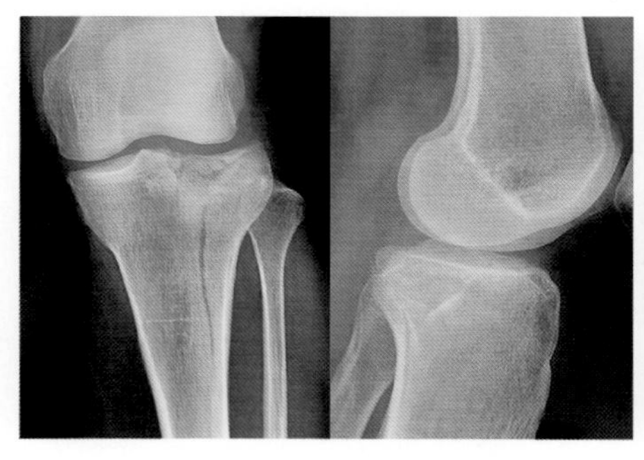

（a）

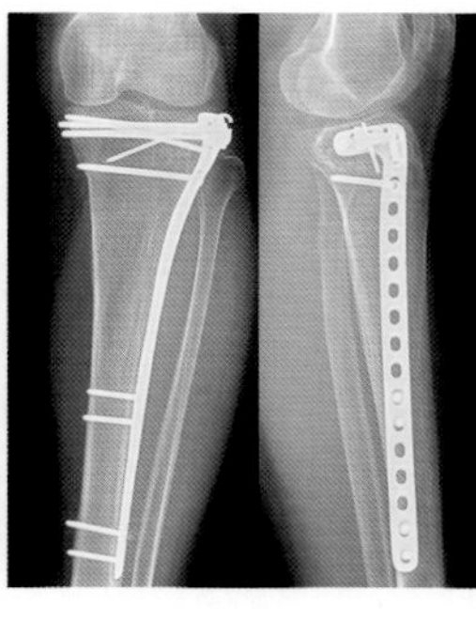

（b）

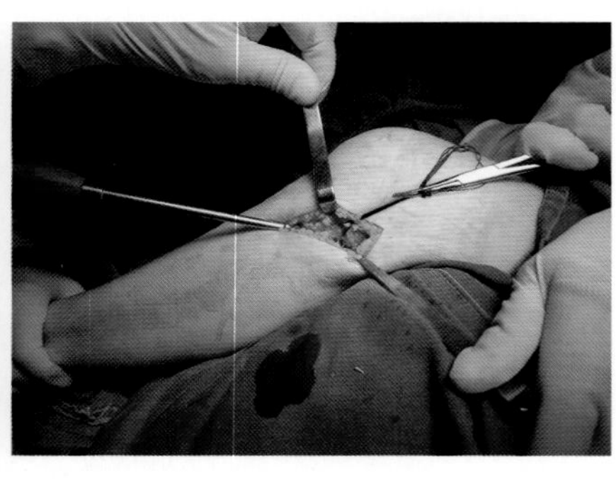

（c）

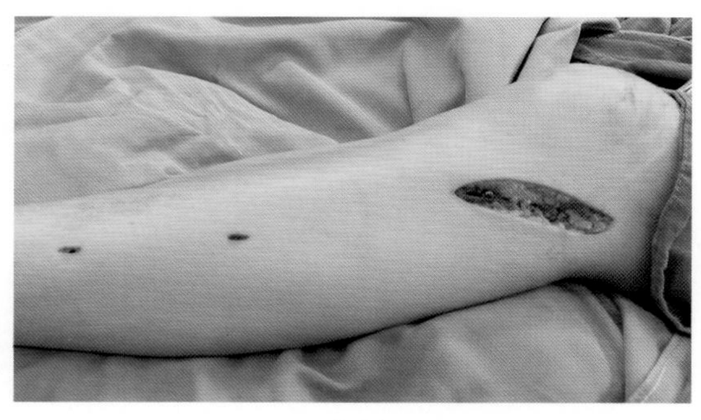

（d）

图 11-4-12　左胫骨外后侧平台骨折病例诊疗影像

注：（a）术前正、侧位DR片；（b）术后正、侧位DR片；（c）术中在小Hoffman拉钩等工具辅助下有限切口完成关节面复位、植骨；（d）术毕切口照片。

2. 川骨十字分型 Ⅱ 型（内翻型）

（1）e 亚型（过伸）：即以内侧平台前侧为主的塌陷或劈裂骨折。

【病例】患者，男，51 岁。

诊断：右胫骨内前侧平台骨折。

治疗方案：平台内前侧入路切开，牵开内侧半月板，塌陷骨块整体撬拨复位，克氏针临时固定，以同种异体骨植骨，钢板螺钉内固定。由于关节面塌陷明显，故采用解剖型 T 型钢板普通螺钉 TARPO 技术固定。见图 11-4-13。

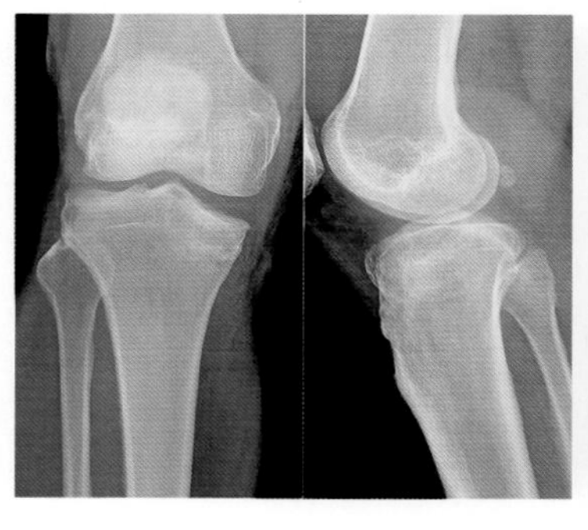

（a）

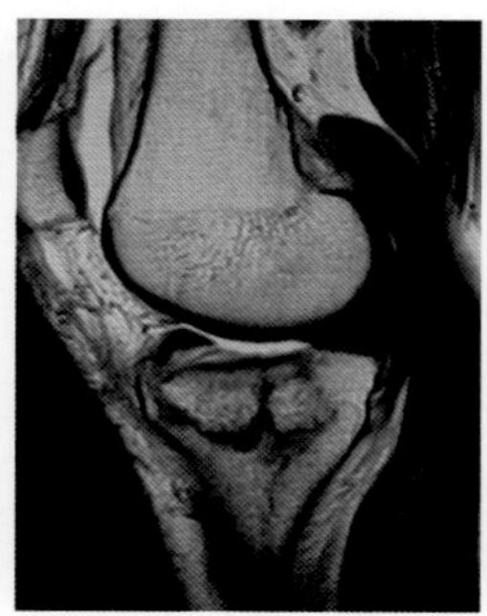

（b）

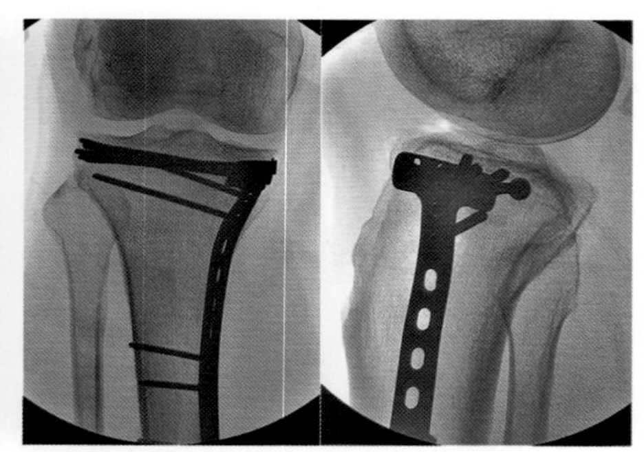

（c）

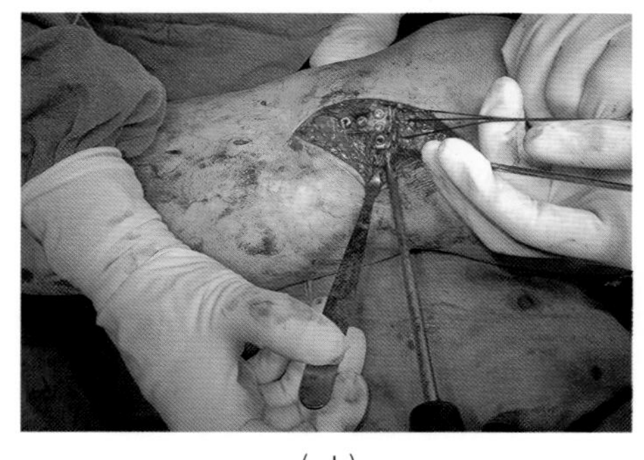

(d)

图 11-4-13　右胫骨内前侧平台骨折病例诊疗影像

注：(a)术前正、侧位 DR 片；(b)术前 MRI 片；(c)术毕 C 臂正、侧位片；(d)术中切口照片显示小 Hoffman 拉钩辅助下以有限切口完成关节部内固定操作。

(2)v 亚型(中立)：即内侧平台整体的塌陷或劈裂骨折。

【病例】患者，女，71 岁。

诊断：右胫骨内侧平台骨折。

治疗方案：关节部骨折复位后克氏针临时固定，T 型钢板 TARPO 技术内固定。见图 11-4-14。

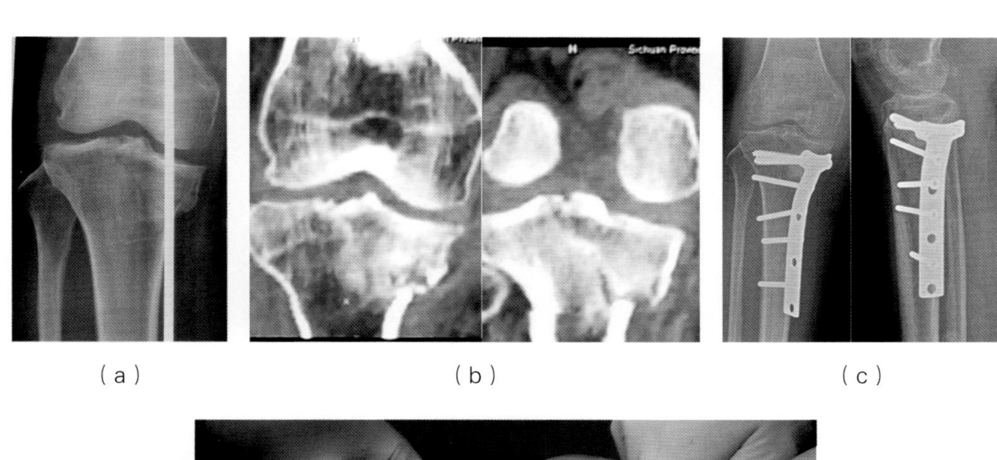

(a)　(b)　(c)

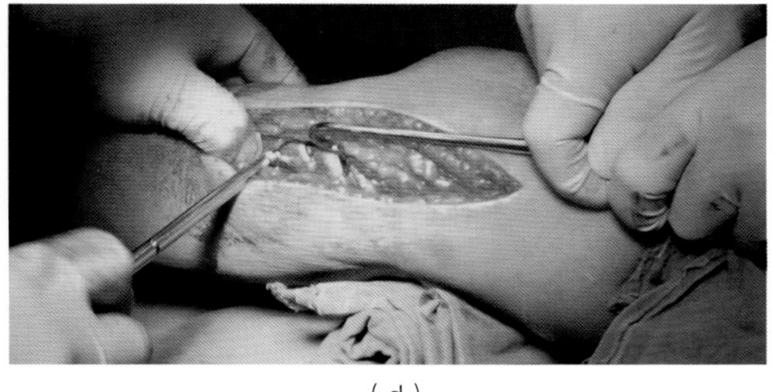

(d)

图 11-4-14　右胫骨内侧平台骨折的治疗病例诊疗影像

注：(a)术前正位 DR 片；(b)术前 CT 片；(c)术后正、侧位 DR 片；(d)术中骨钩辅助关节部复位。

(3)f 亚型(屈曲)：即以内侧平台后侧为主的塌陷或劈裂骨折。

【病例】患者，男，45 岁。

诊断：右胫骨内后侧平台粉碎骨折。

治疗方案：牵开内侧半月板，关节部切开复位，克氏针初步内固定，内后侧 T 型钢板 TARPO 技术支撑固定，远端数枚螺钉经皮技术置入。见图 11-4-15。

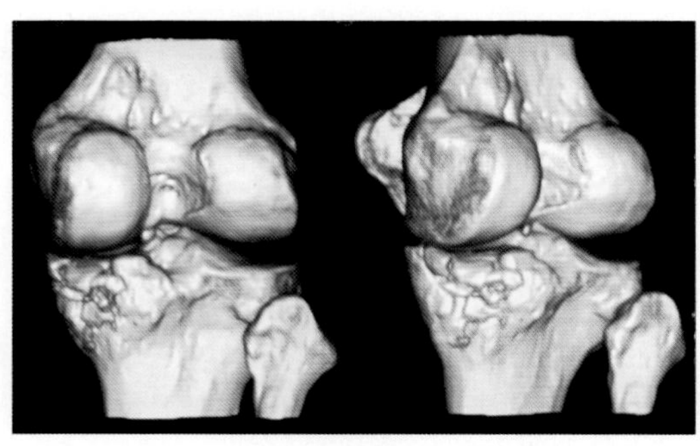
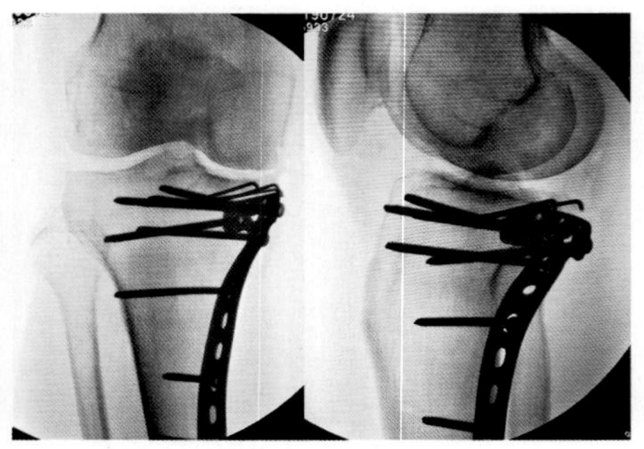

（a）　　（b）

图 11-4-15　右胫骨内后侧平台粉碎骨折的治疗病例诊疗影像

注：（a）术前 CT；（b）术中 C 臂正、侧位片。

3. 川骨十字分型Ⅲ型（中立型）

（1）e 亚型（过伸）：即以内外侧平台前份为主的塌陷或劈裂骨折。

【病例】患者，女，55 岁。

诊断：左胫骨内外侧平台前份粉碎骨折。

治疗方案：首先进行内侧平台整体复位，恢复正常的内侧后倾角，前、后侧均采用1/3管型钢板内固定，然后经皮置入远端螺钉；对外侧平台骨折切开复位、植骨后，采用解剖钢板以TARPO技术进行治疗。见11-4-16。

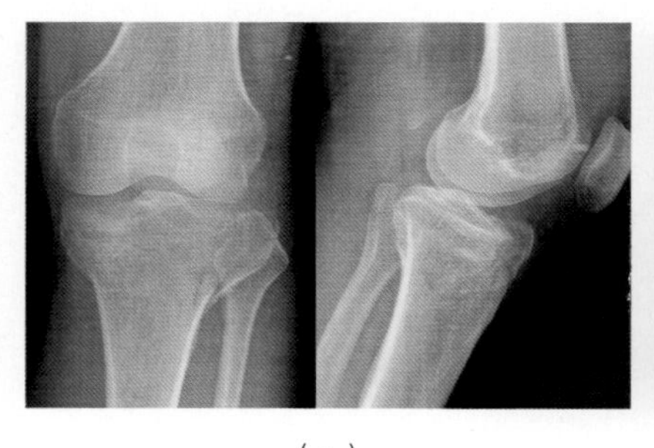
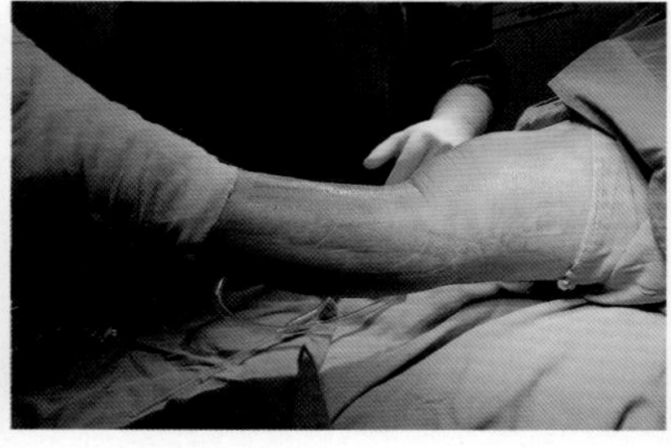
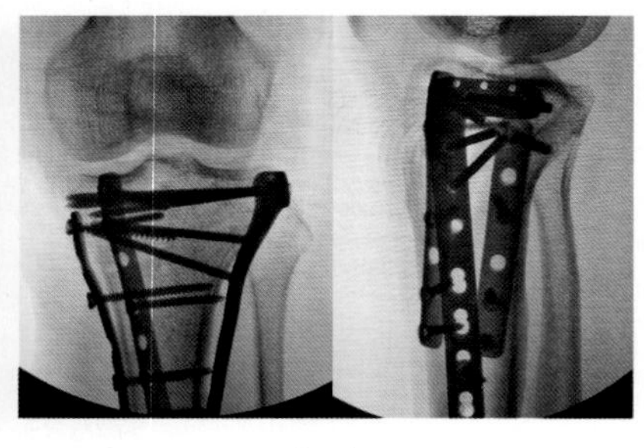

（a）　　（b）　　（c）

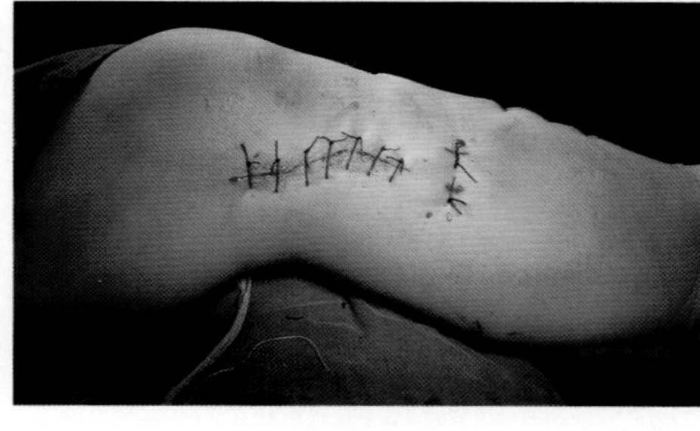
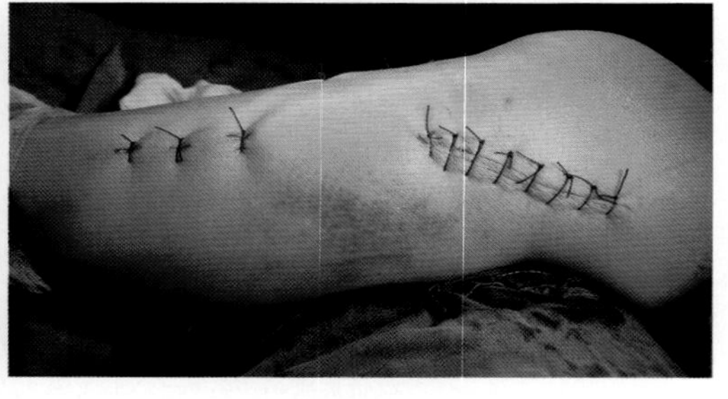

（d）　　（e）

图 11-4-16　左胫骨内外侧平台前份粉碎骨折微创治疗示例

注：（a）术前正、侧位 DR 片；（b）患肢在麻醉后的过伸畸形；（c）术中 C 臂正、侧位片；（d）术毕内侧微创切口照片；（e）术毕外侧微创切口照片。

（2）v 亚型（中立）：即内外侧平台整体的塌陷或劈裂骨折。

【病例 1】患者，男，47 岁。

诊断：左胫骨平台粉碎骨折。

治疗方案：内侧平台骨折以牵引技术闭合复位，经皮1/3管型钢板内固定；外侧平台骨折复位、植骨，采用解剖钢板以TARPO技术微创进行治疗。见图11-4-17。

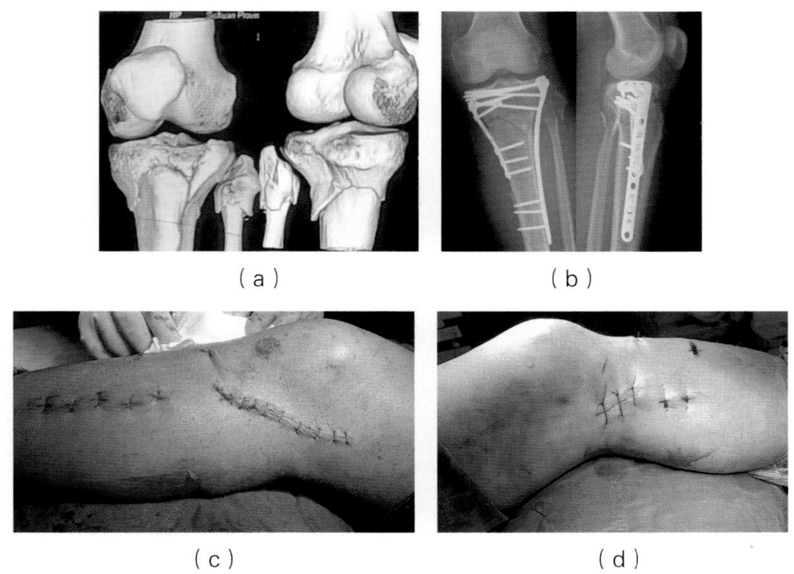

（a）　（b）

（c）　（d）

图 11-4-17　左胫骨平台粉碎骨折微创治疗示例

注：（a）术前 CT 前、后位片；（b）术中 C 臂正、侧位片；

（c）术毕外侧切口照片；（d）术毕内侧切口照片。

【病例 2】患者，女，35 岁。

诊断：左胫骨平台粉碎骨折，左胫骨结节骨折。

治疗方案：内侧平台骨折以牵引技术闭合复位，经皮1/3管型钢板内固定；外侧平台骨折复位、植骨，采用解剖钢板以TARPO技术进行微创治疗；胫骨结节骨折闭合复位，经皮1/3管型钢板内固定。见图11-4-18。

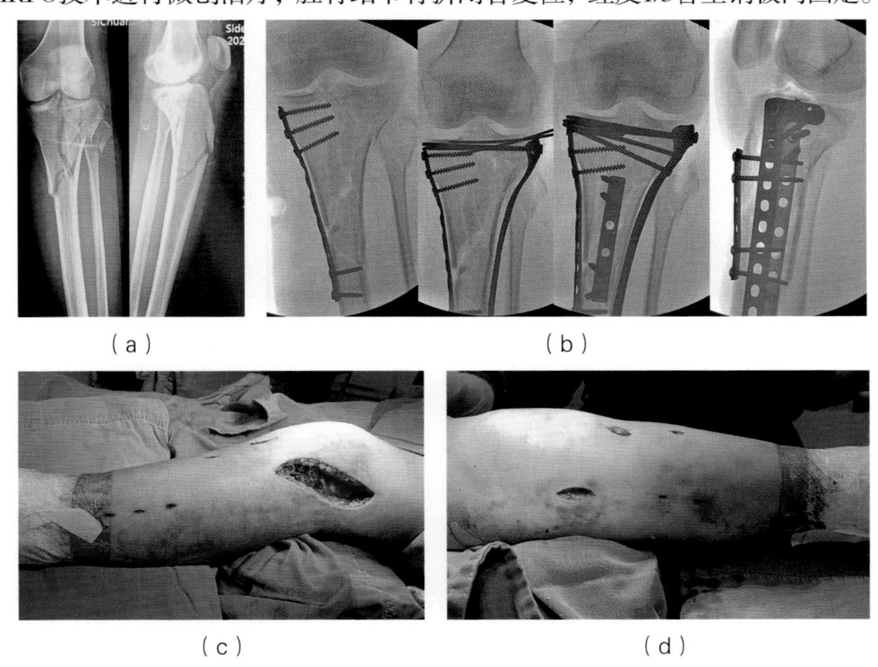

（a）　（b）

（c）　（d）

图 11-4-18　左胫骨平台粉碎骨折 + 左胫骨结节骨折微创治疗示例

注：（a）术前正、侧位DR片；（b）术中C臂照片；

（c）术毕外侧切口照片；（d）术毕内侧切口照片。

（3）f 亚型（屈曲）：即以内外侧平台后份为主的塌陷或劈裂骨折。

【病例 1】患者，女，50 岁。

诊断：左胫骨内外侧平台后份粉碎骨折。

治疗方案：该例患者内侧平台关节面无明显移位，故用多枚经皮螺钉及外侧平台螺钉以“Jail 原理”交叉固定，外侧平台以 TARPO 技术进行复位内固定。见图 11-4-19。

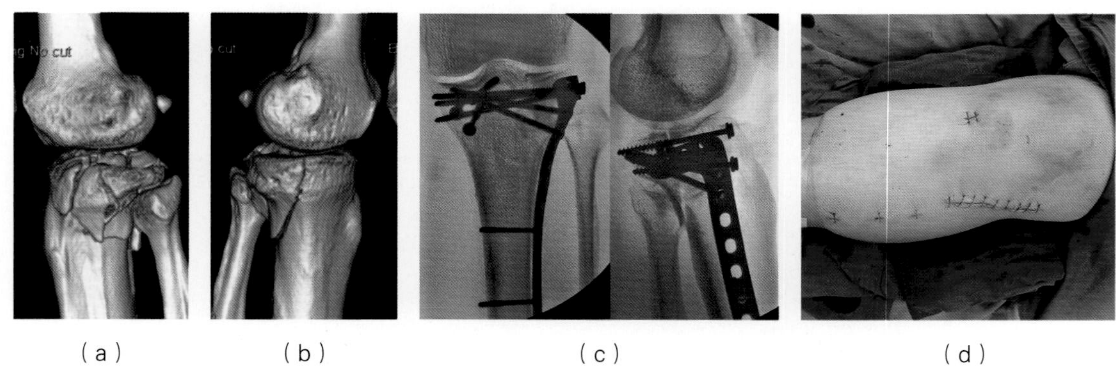

（a）（b）（c）（d）

图 11-4-19　左胫骨内外侧平台后份粉碎骨折微创治疗示例

注：（a）术前外侧平台 CT 片；（b）术前内侧平台 CT 片；（c）术中 C 臂正、侧位片；（d）术毕切口照片。

【病例 2】患者，男，34 岁。

诊断：左胫骨平台粉碎骨折。

治疗方案：内外侧平台骨折分别采用 1/3 管型钢板及外侧解剖钢板以 TARPO 技术进行治疗。见 11-4-20。

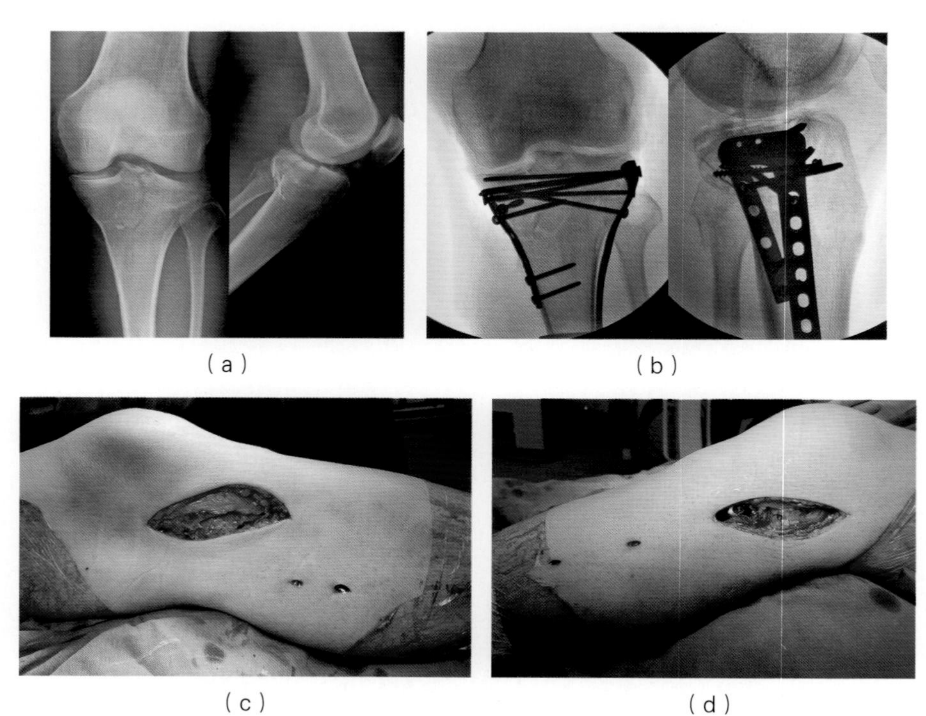

（a）（b）（c）（d）

图 11-4-20　左胫骨平台粉碎骨折微创治疗示例

注：（a）术前 DR 片；（b）术中 C 臂正、侧位片；（c）术毕内侧切口照片；（d）术毕外侧切口照片。

4. 川骨十字分型 S 型（剪切型）

（1）e 亚型（过伸）：即由外向内剪切损伤伴过伸移位的平台骨折。

【病例】患者，男，47 岁。

诊断：右胫骨平台粉碎骨折伴脱位，右膝外侧半月板损伤。

治疗方案：首先探查修补外侧半月板，初步复位塌陷的外侧平台骨折，再以 TARPO 技术复位、内固定内、外侧平台骨折。见图 11-4-21。

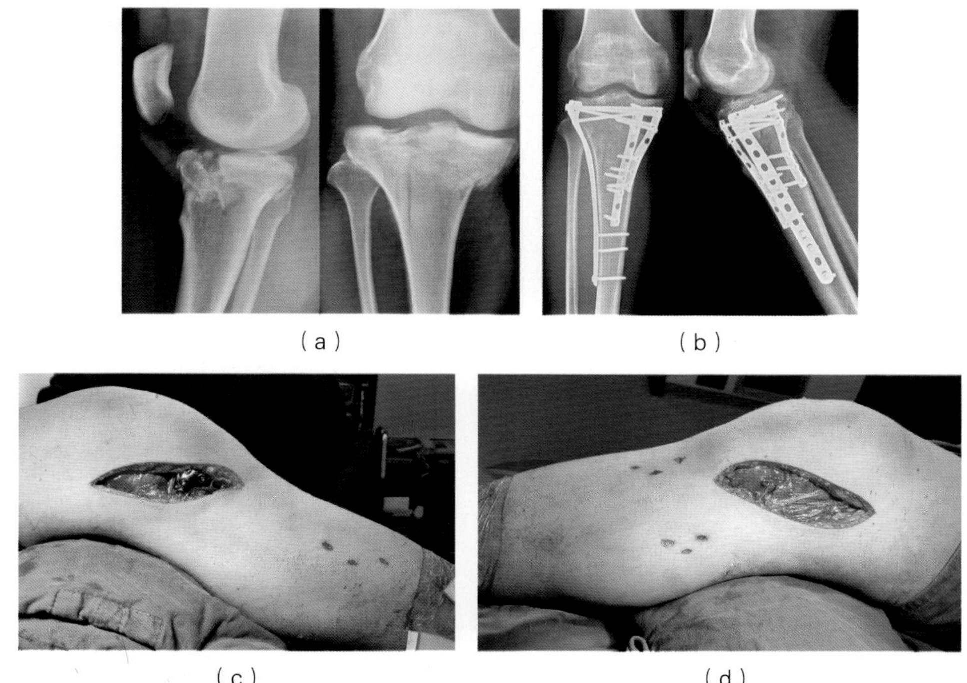

（a） （b）

（c） （d）

图 11-4-21 右胫骨平台粉碎骨折伴脱位 + 右膝外侧半月板损伤的微创治疗示例

注：（a）术前正、侧位 DR 片；（b）术后正、侧位 DR 片；（c）术中外侧切口照片；（d）术中内侧切口照片。

（2）v 亚型（中立）：即由外向内剪切损伤伴中立位移位的平台骨折。

【病例】患者，男，39 岁。

诊断：左胫骨平台粉碎骨折伴脱位，左膝外侧半月板损伤。

治疗方案：外侧半月板探查、缝合，外侧平台骨折初步复位，内侧平台骨折有限切开 MIPPO，外侧平台 TARPO 技术。见图 11-4-22。

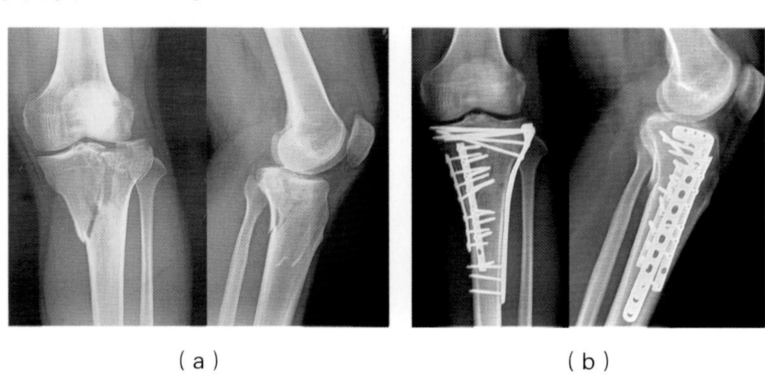

（a） （b）

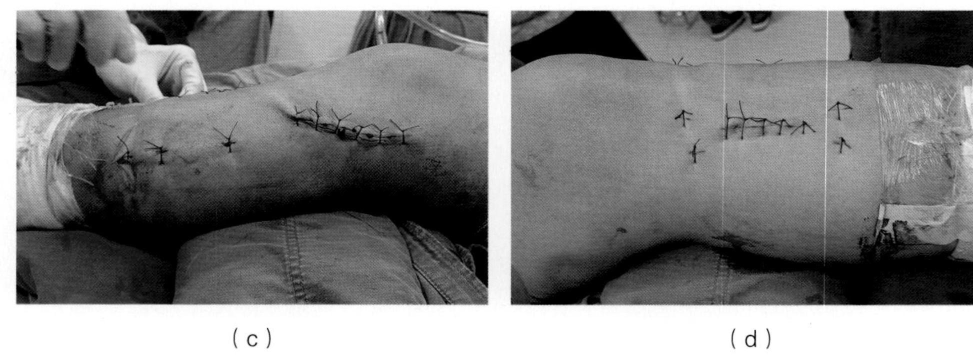

（c）　　（d）

图 11-4-22　左胫骨平台粉碎骨折伴脱位 + 左膝半月板损伤的微创治疗示例

注：（a）术前正、侧位 DR 片，（b）术后正、侧位 DR 片；（c）术毕外侧微创切口照片、（d）术毕内侧微创切口照片。

（3）f 亚型（屈曲）：即由外向内剪切损伤伴屈曲移位的平台骨折。

【病例】患者，女，53 岁。

诊断：左胫骨平台粉碎骨折伴脱位，左膝外侧半月板损伤，左小腿张力性水疱形成。

治疗方案：首先探查修补外侧半月板，初步复位外侧塌陷骨折并纠正胫股关节脱位，避开术区皮肤软组织水疱区域，牵引复位、经皮内固定内侧平台骨折，采用 TARPO 技术治疗外侧平台骨折。见图 11-4-23。

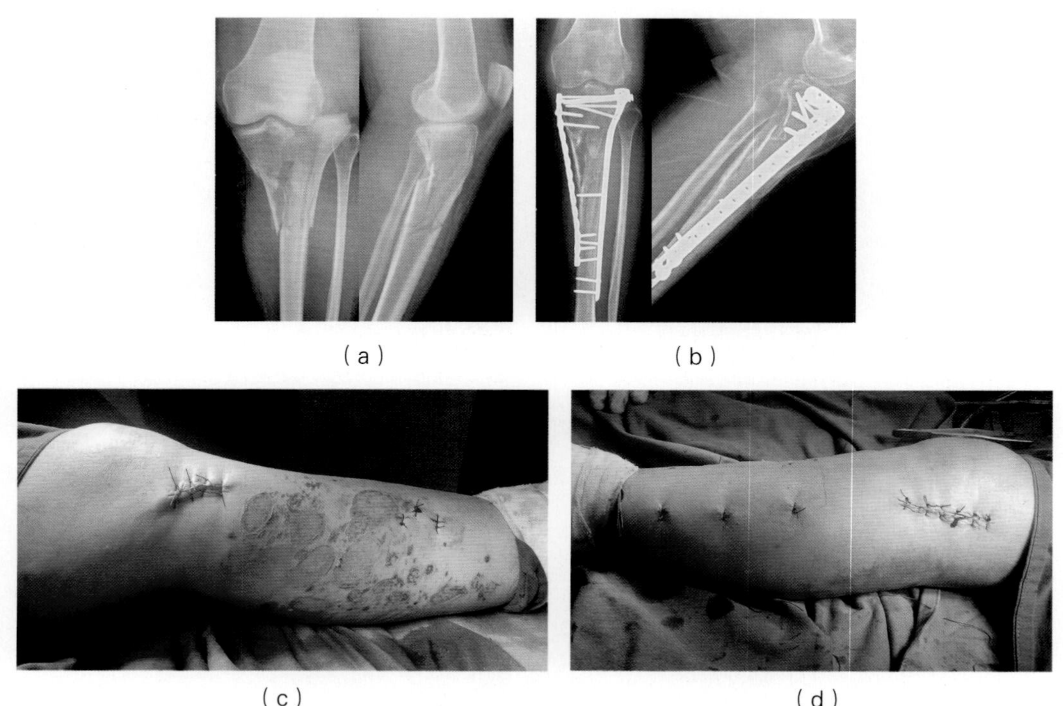

图 11-4-23　左胫骨平台粉碎骨折伴脱位 + 左膝外侧半月板损伤 + 左小腿张力性水疱形成微创治疗示例

注：（a）术区正、侧位DR片；（b）术后7月正、侧位DR片；（c）左膝小腿内侧切口照片；（d）左膝小腿外侧切口照片。

长斜形骨折治疗中的内固定张力问题：在剪切型骨折治疗中，可能需要处理长斜形的骨折。由于骨骼属于黏弹性的物体，且骨骼各处往往承受不同的应力负荷，因此骨折后各折块均会出现一定的形变，对于较长的骨折线，需要通过两端的协调操作，共同调节骨位，方可精确恢复骨的解剖结构。见图 11-4-24。

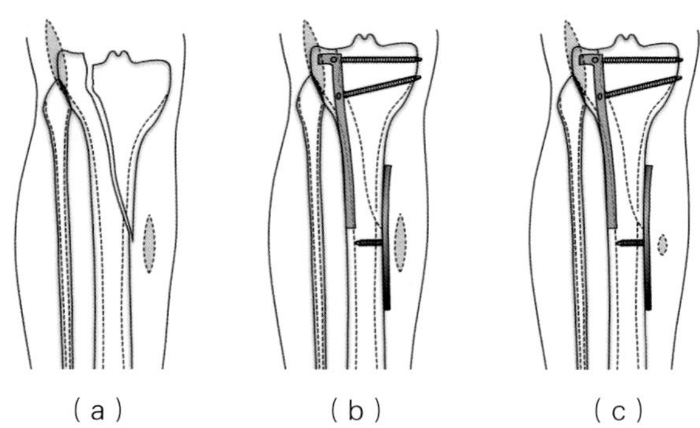

图 11-4-24　关节部长斜形骨折（以右胫骨平台骨折十字分型 S 型为例）的微创治疗示意图

注：(a)在长斜形骨折两端分别切开复位切口；(b)骨干部有限切开复位后，关节部骨折切开复位内固定；(c)骨干部闭合复位内固定后，关节部骨折切开复位内固定。

5. 川骨十字分型 V 型（矢量直接暴力型）

川骨十字分型 V 型（矢量直接暴力型）在牵引下行 MIPPO 治疗。

6. 川骨十字分型 R 型（撕脱型）

川骨十字分型 R 型（撕脱型）的治疗参考第十三章第二节“合并于胫骨平台骨折的胫骨结节骨折 MIPO 治疗”。

7. 胫骨平台合并其他损伤的微创治疗

1）合并胫骨干骨折的胫骨平台骨折

（1）受伤机制分类：类型一，胫骨平台骨折直接导致胫骨干骨折，后者常为螺旋形，且与胫骨平台骨折相连续。类型二，患者在受伤出现胫骨平台骨折后，遭受二次暴力造成胫骨干骨折，后者常为横形或短楔形粉碎骨折，一般与胫骨平台骨折不连续。

（2）内固定方式分类

钢板联合髓内钉微创治疗如下。

【病例 1】患者，女性，26 岁。

诊断：左胫骨平台骨折、ACL 止点骨折、左胫骨干骨折、左外踝骨折。为类型一损伤。

治疗步骤：先按单纯性胫骨干骨折闭合复位髓内钉内固定治疗，近端主钉、锁钉位置避免影响随后胫骨平台外侧钢板及螺钉的置入；再用 TARPO 技术复位塌陷的胫骨外侧平台骨折，植骨后解剖钢板螺钉内固定，须避免螺钉与髓内钉系统干扰；胫骨平台骨折复位内固定后 ACL 止点骨折骨位较好，非手术治疗；经皮克氏针张力带内固定外踝横形骨折。见图 11-4-25。

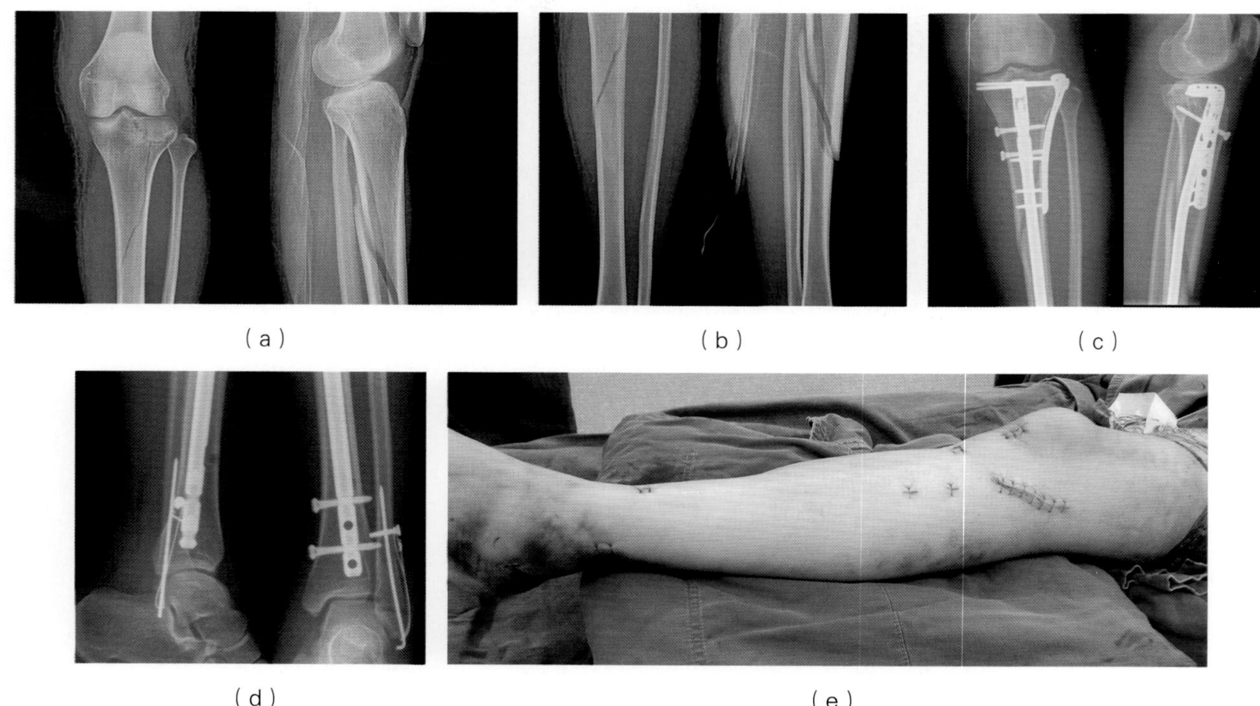

（a）（b）（c）（d）（e）

图 11-4-25 左下肢多发骨折（类型一）的微创治疗示例

注：（a）术前胫骨中上段正、侧位片；（b）术前胫骨中下段正、侧位 DR 片；（c）术后胫骨中上段正、侧位 DR 片；（d）术后胫骨下段正、侧位 DR 片；（e）左下肢微创切口照片。

【病例 2】女性，35 岁。

诊断：左胫骨平台骨折、后交叉韧带（PCL）止点骨折、左胫骨干骨折。为类型二损伤。

治疗步骤：先按单纯性胫骨干骨折闭合复位髓内钉内固定治疗；采用 TARPO 技术复位塌陷的胫骨外侧平台骨折，植骨后解剖钢板螺钉内固定，同时预留 PCL 止点内固定骨质空间；复位 PCL 止点骨折，以迷你钢板及单皮质螺钉进行固定。见图 11-4-26。

长桥接钢板 MIPPO 治疗如下。

【病例 1】患者，女性，56 岁。

诊断：左胫骨平台骨折，左胫腓骨上段骨折。

治疗方案：外侧主力钢板 MIPPO+ 内侧辅助钢板 MIPPO。见图 11-4-27。

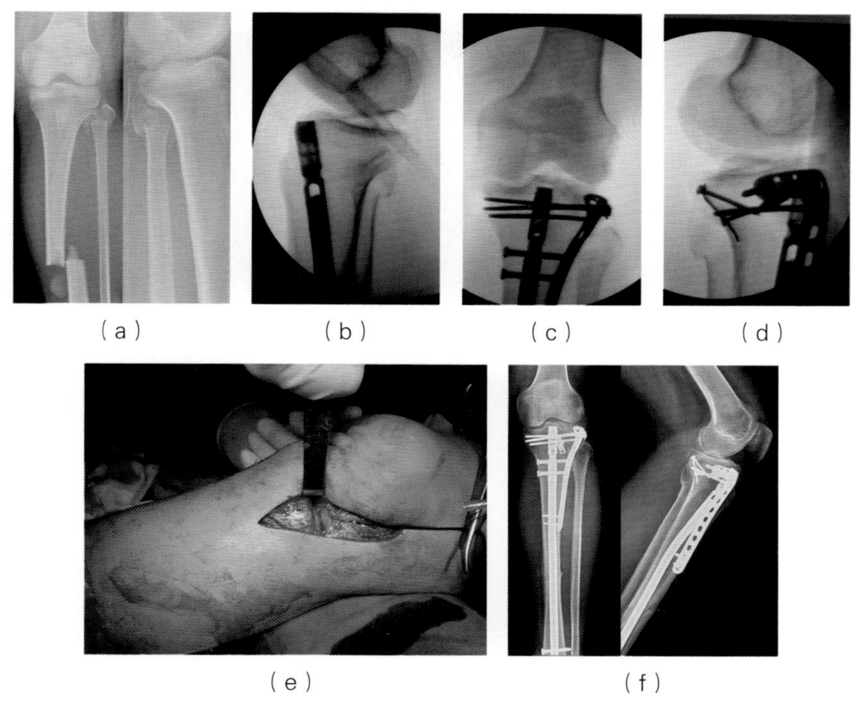

图 11-4-26 左下肢多发骨折（类型二）微创治疗示例

注：（a）术前胫腓骨中上段正、侧位 DR 片；（b）髓内钉内固定术；（c）钢板内固定术；（d）迷你钢板内固定术；（e）髓内钉内固定后 TARPO 技术治疗平台骨折；（f）内固定术后 1+ 年正、侧位 DR 片。

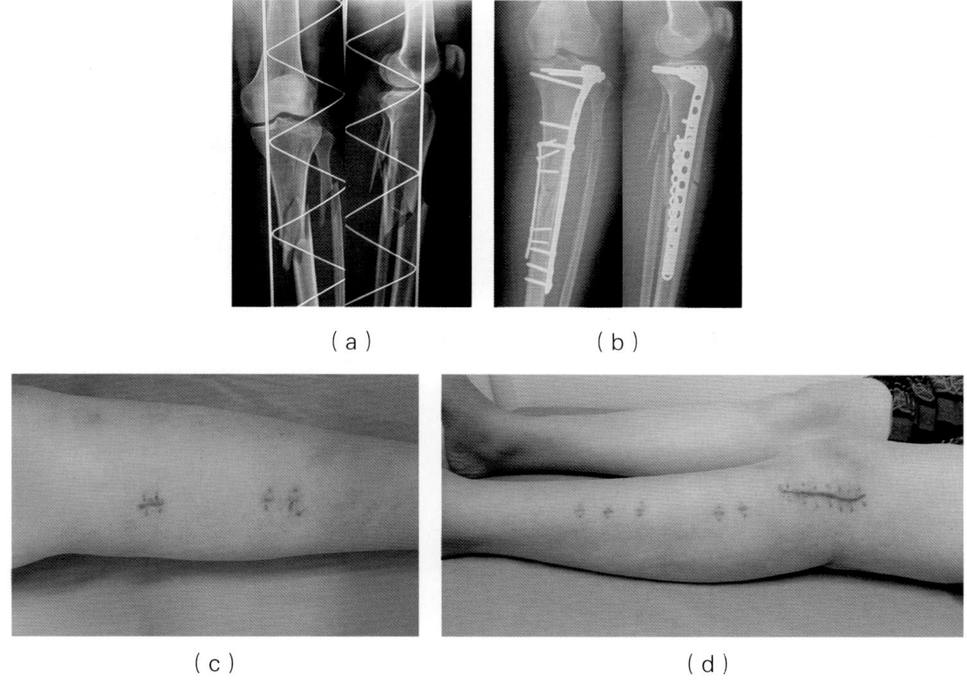

图 11-4-27 左胫骨平台骨折 + 左胫腓骨上段骨折的微创治疗示例

注：（a）术前正、侧位DR片；（b）术后正、侧位DR片；（c）小腿内侧切口照片；（d）小腿外侧切口照片。

【病例 2】患者，女，48 岁。

诊断：右胫骨平台骨折，右胫腓骨上段骨折。

治疗方案：外侧主力钢板 MIPPO+ 内侧平台管型钢板 MIPPO。见图 11-4-28。

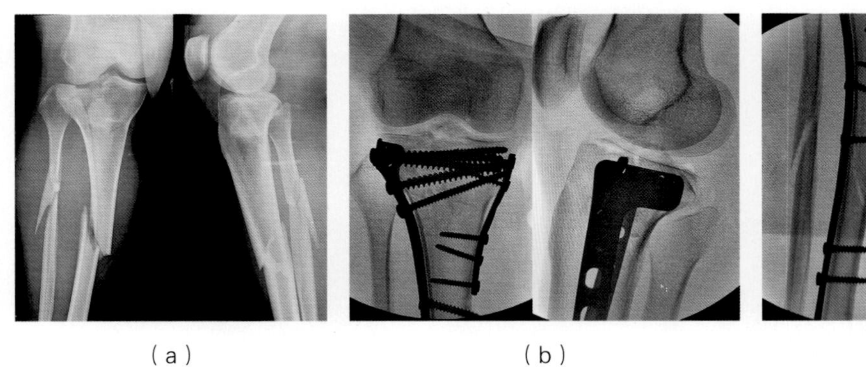

(a)　(b)

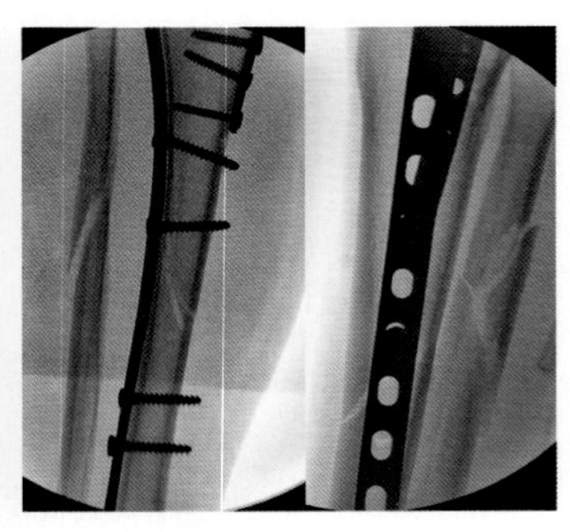

(c)

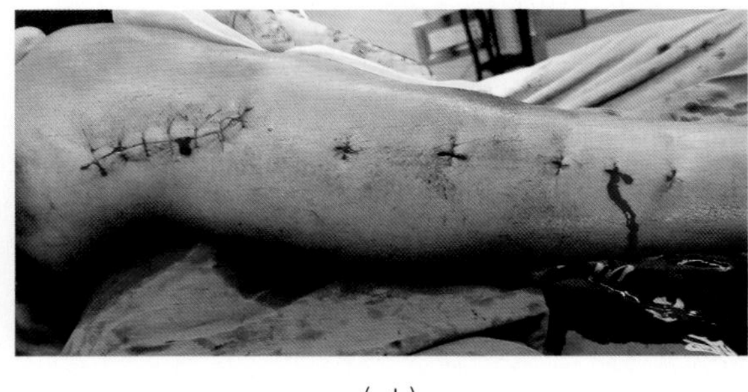

(d)

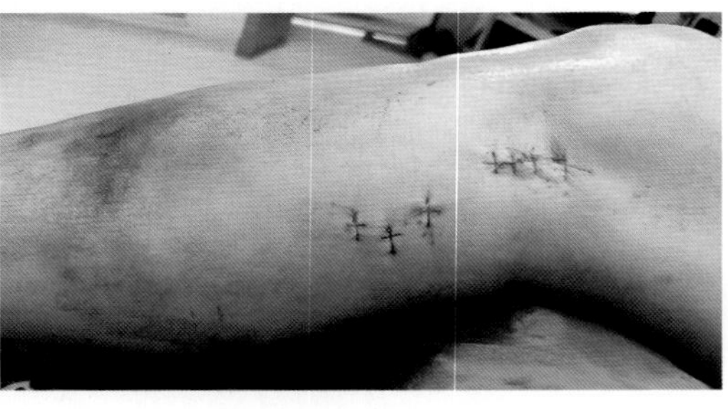

(e)

图 11-4-28　右胫骨平台骨折 + 右胫腓骨上段骨折的微创治疗示例

注：(a) 术前正、侧位 DR 片；(b) 术毕右膝正、侧位 DR 片；(c) 术毕右胫腓骨中段正、侧位 DR 片；(d) 小腿外侧切口照片；(e) 小腿内侧切口照片。

2）合并股骨外髁骨折

【病例】患者，男，35 岁。

诊断：左胫骨平台骨折，左股骨外髁（压缩）骨折。

治疗方案：共用左膝外侧切口，外侧平台主力钢板MIPPO+股骨外髁重建钢板TARPO。见图11-4-29。

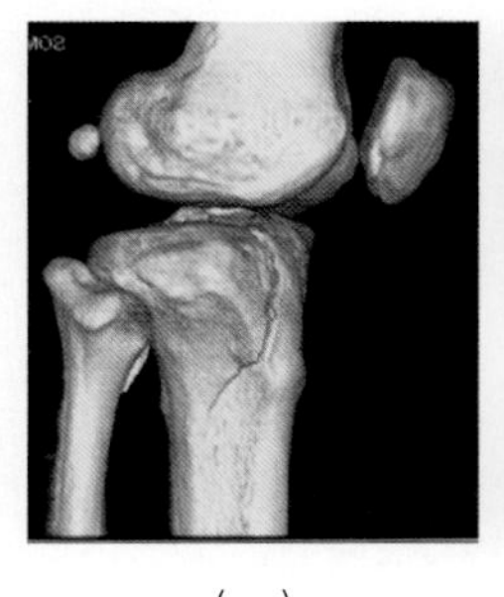

(a)

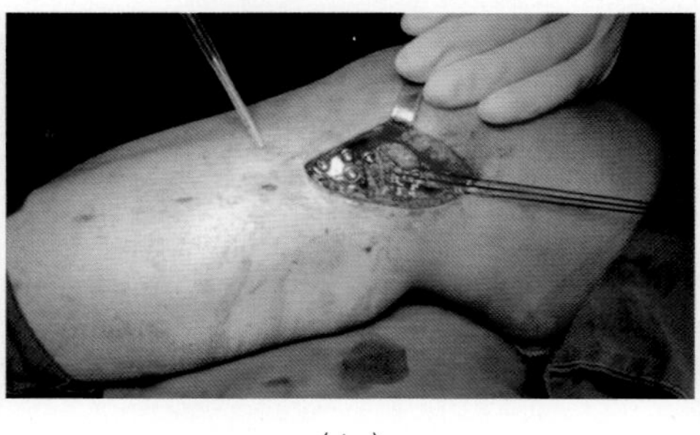

(b)

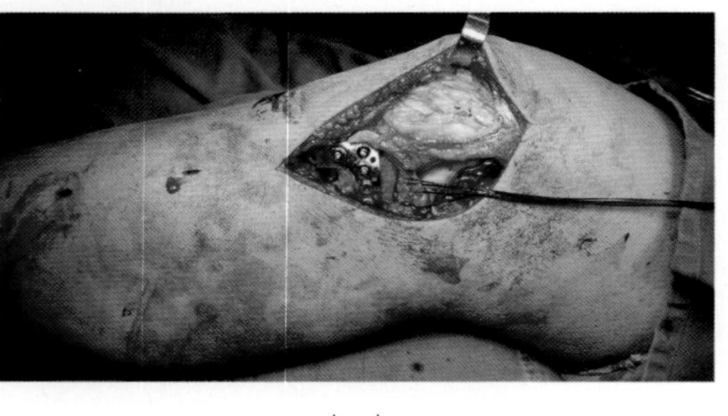

(c)

图 11-4-29　左胫骨平台骨折 + 左股骨外髁（压缩）骨折微创技术治疗示例

注：(a) 术前 CT；(b) 术中小腿外侧照片；(c) 术中膝外侧照片。

（徐强）

第十二章　髌骨骨折的微创治疗

髌骨骨折是下肢较为常见的骨折，治疗方法可分为非手术治疗及手术治疗，手术术式较多，多为切开复位内固定技术，且其手术器械使用种类繁多。虽然临床报道不同的切开方法均能取得良好的效果，但在临床工作中仍能发现一定比例的并发症，如感染、内固定松动、内固定失效、内固定刺激征、骨折不愈合、创伤性关节炎、关节粘连等。随着医学的进步及患者对皮肤美容的重视，有骨科医师开始尝试采用微创术式来减少手术相关并发症，同时缩小切口瘢痕以达到美容效果。笔者对国内外髌骨骨折治疗文献进行了回顾，并结合个人临床经验，将髌骨的微创相关技术分述如下。

第一节　髌骨骨折的微创手术治疗现状

主要从骨折复位、内固定、C 臂透视技术、术后并发症及技术展望等几方面展开讨论。

一、微创复位技术

1. 直接钳夹法

适用于主折块在纵轴或横轴方向上分离移位小于 10 mm，且次要骨折移位不明显者；若对分离过于明显的折块进行经皮钳夹复位，难免存在骨折前皮质骨膜等软组织嵌顿，容易导致复位困难或骨折的延迟愈合。一般采用较细的点状复位钳或较大的巾钳经皮操作。

（1）单钳复位法：适用于骨折移位不远，股四头肌肌张力较小或经皮钳夹容易复位的骨折病例。钳夹后以手指或经皮髌骨前皮质表面的克氏针初步验证复位效果，并以 C 臂多角度证实，见图 12–1–1。

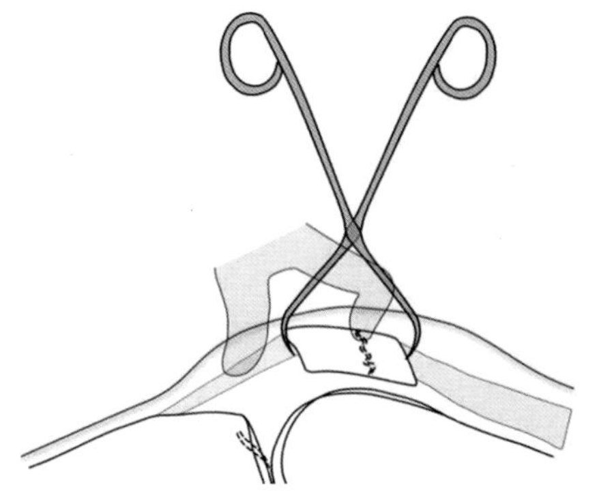

图 12–1–1　单钳复位法经皮复位髌骨骨折示意图

（2）双钳复位法：适用于骨折分离较远或股四头肌肌张力较大的病例。具体方法为徒手扪住髌骨以稳定骨块，用两把点状复位钳分别经皮钳夹远、近端骨折块，缩小折块间移位间隙，以手感初步评估髌骨前皮质的平整度或连续性，也可结合克氏针的撬拨（克氏针往往临时固定在近折端，以对抗股四头肌腱对近折端向头端的旋转移位）对骨折移位进行修正微调。术中需要多次采用 C 臂进行多角度透视的方法，证实折块分离得以纠正且无明显旋转移位后即完成骨折闭合复位，见图 12-1-2。

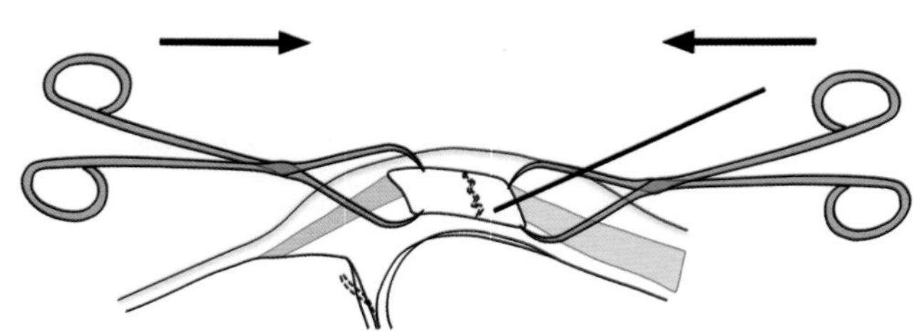

图 12-1-2　双钳复位法经皮复位髌骨骨折示意图

（3）先分后合法：适用于远、近折块无明显分离，但呈台阶样前后移位，需先适当加大长轴方向分离、纠正台阶样移位后再予沿长轴方向加压的骨折病例，该类示例（患者，女，58 岁，左髌骨骨折）见图 12-1-3。

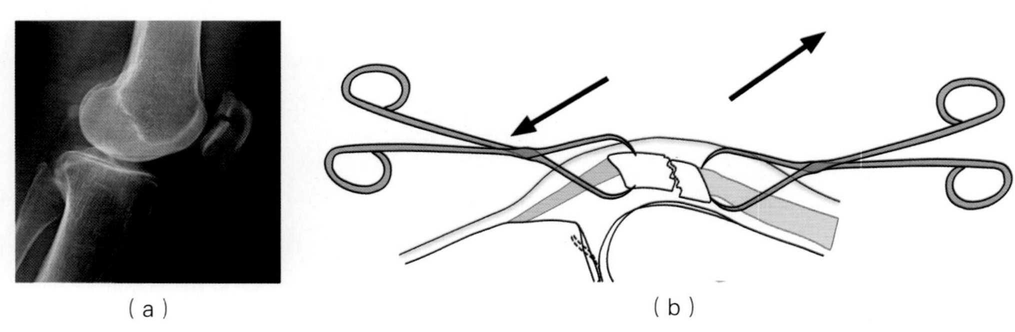

（a）　　　　　　　　　　（b）

图 12-1-3　先分后合法复位左髌骨台阶样移位骨折病例示例

注：（a）术前侧位 DR 片；（b）闭合复位示意图。

操作要点：①术中为方便克氏针的置入，同时避免髌骨复位张力过大，建议复位钳的复位操作在膝屈曲角度 15° ~ 25° 进行。②髌骨下极骨折的远折端虽然骨块较小且常破碎，但因该部分非关节面的直接组成结构，即使在切开手术中，其复位的要求也可以比关节面处的骨折稍低一些，基本的复位要求是恢复髌腱的起点稳定性，利于该起点的后期骨性愈合。因而对该类骨折，经皮闭合复位骨折的困难并不如想象中那么大。

2. 关节镜辅助钳夹法

详见第二十七章第五节“膝关节镜在髌骨骨折微创治疗中的应用”。

3. 有限切开法

适用于伤后肿胀不明显且髌前皮肤松弛度较大的患者。

采用普通切口约 1/3、1/4 长度的切口，通过对皮肤的左右、远近移动实现对骨折的直接复位后，经皮钳夹骨折，置入克氏针，拆除复位钳后再借助皮肤在切口近、远端的移动性，依次完成剩余的内固定操作。该方法属于骨折的小切口开放复位（mini open）而非闭合复位，优点在于方便处理嵌顿的骨膜等软组织、直视下复位可以减少 C 臂透视次数，但因其直接暴露折端，可能会破坏一定的折端血液循环，因而不属于严格意义上的经皮复位内固定技术。见图 12-1-4。

注意：髌骨骨折闭合复位操作的失败，是造成术中转为切开复位内固定手术的主要原因；同时需要注意反复的操作可能造成骨折的医源性复杂化，因此应在术前进行良好的医患沟通。

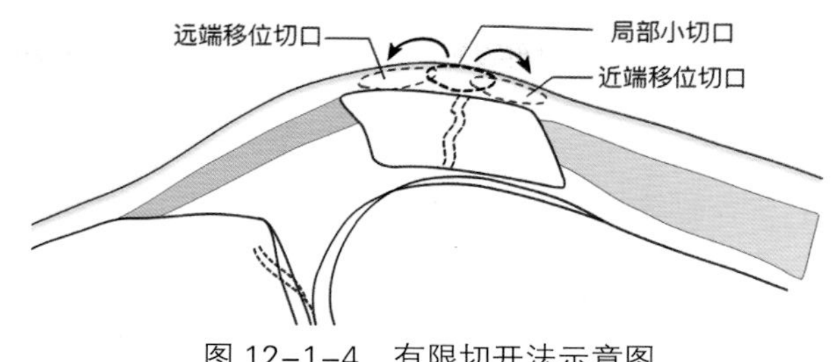

图 12-1-4 有限切开法示意图

二、微创内固定技术

1. 微创克氏针张力带技术

为满足伸膝装置在术后能够早期、充分进行功能训练的力学需要，克氏针张力带治疗方法仍然是最为普及的、经典的髌骨骨折手术治疗方法。微创使用该内固定方法的术式已见诸报道，根据具体固定方式，分为单张力带和多张力带。均包括以下技术。

（1）经皮置入克氏针 2 ～ 3 枚（根据笔者经验，可以在导钻保护下经由小切口钻入 2.0 mm 或 2.5 mm 的克氏针，既避免克氏针在钻动中对皮肤的灼伤，又减少对肌腱等组织缠绕的损伤）。见图 12-1-5。

（2）在血管钳、脊椎麻醉穿刺针或皮下关节镜的引导下完成钢丝（通常为 1.0 mm）的经皮导入及在克氏针远、近端的放置，根据需要经股四头肌腱或髌腱放置钢丝，或在上述肌腱前方放置。

（3）经骨折近或远端一侧的小切口完成对钢丝的收紧绕结等处理，该切口一般为 10 ～ 20 mm，其长度主要取决于术中平行克氏针的间距大小、钢丝结数量和位置、患肢肥胖程度及术区软组织弹性条件。

（4）借助上述小切口完成克氏针的折弯、剪断、埋头等处理。替代钢丝的柔性材料，如钢缆、肌腱线，其张力带微创内固定技术基本同上。

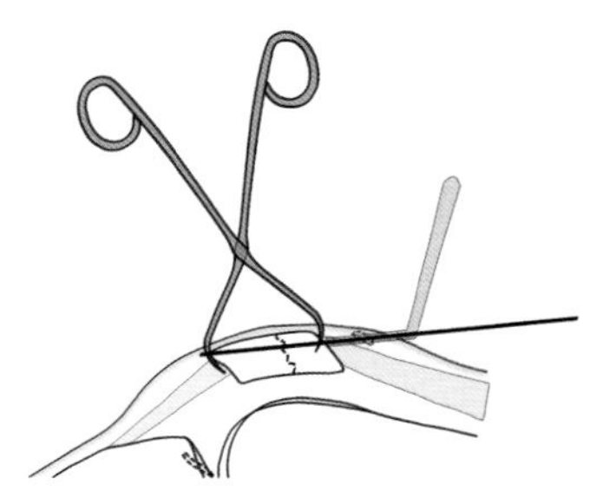

图 12-1-5 导钻保护下经皮钻入克氏针示意图

2. 经皮微创 Pryford 技术

该技术是一类特殊的经皮环扎钢丝张力带技术，一般采用 5 ～ 10 mm 的切口及数个经皮刺孔完成操作。

步骤：通过脊椎麻醉穿刺针微创操作完成钢丝对股四头肌腱末端、髌腱起端的导入，通过钢丝在髌骨前皮质上的收紧、绕结，完成对骨折块的加压，并通过直接固定股四头肌腱和髌腱，直接传递肌力，同时完成对屈膝过程骨块分离趋势的抗张力固定。见图 12-1-6。

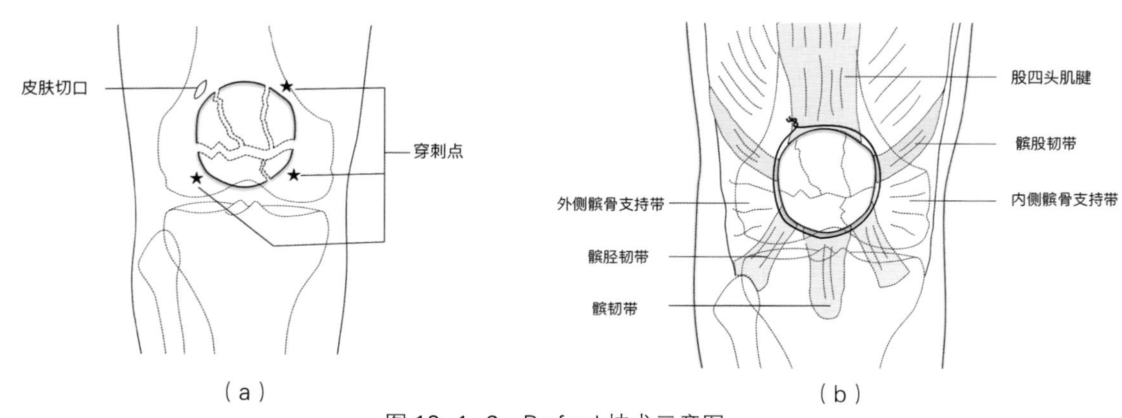

图 12-1-6 Pryford 技术示意图

注：（a）皮肤微创切口及钢丝穿刺点；（b）环形钢丝固定后的骨折复位作用。

作用：①复位作用，尤其利于髌周软组织附着较好的粉碎骨折。②减张作用，该技术与固定到胫骨结节的减张钢丝相比较，实际上是非跨关节的减张钢丝。

临床应用：①可以单独应用于部分病例的治疗。②更多的情况下配合使用非张力带克氏针（用以对骨块的横向移位约束固定）。③为普通克氏针张力带提供粉碎骨折的复位作用/减张作用（使屈膝过程中克氏针张力带承受的张力有所减少）。

3. 螺钉内固定技术

螺钉分为微创无头加压钉、普通空心钉、全螺纹皮质骨螺钉、全螺纹拉力骨螺钉、骨片钉、可吸收螺钉等不同类型。根据螺钉是否空心，可大致分为以下 2 种。

（1）空心内固定技术：涉及上述前三种材料及空心的可吸收螺钉，技术方式为完成点状复位钳等工具的临时固定后，首次以相关配套直径的克氏针经小切口钻入，视骨质情况开展下一步治疗，必要时用空心钻钻孔后，在克氏针引导下拧入相关螺钉。

（2）实心内固定技术：涉及全螺纹拉力骨螺钉、骨片钉及实心可吸收螺钉，技术方式为在临时固定的基础上，导钻保护下完成常规钻孔、测深、拧入螺钉等操作，由于髌骨周围腱性组织较丰厚，因而没有克氏针的经皮引导时，螺钉的拧入可能存在一定的困难，与之前技术相比，该方法反而要求更多的手术经验。

4. 螺钉张力带技术

由于单用螺钉的抗张能力较差，临床中多见在螺钉尤其是空心螺钉的基础上，用血管钳、脊椎麻醉穿刺针或皮下关节镜经皮导入钢丝等柔性材料，通过加压收紧、绕结等步骤完成张力带的操作。该方法能部分克服单用螺钉等材料造成的内固定强度不足的缺点。可以是单枚螺钉使用独立的钢丝张力带，也可以是 2 ~ 3 枚螺钉使用共同的张力带，但需要重视螺钉钉尖对钢丝等材料可能的切割作用。带线缆钉（Cable pin）是集螺钉及张力带技术于一体的特殊内固定材料，闭合复位骨折、经皮拧入螺钉后，可以通过经皮张力带技术来实现微创内固定。

5. 外固定技术

有文献报道可利用数个钳夹式弹力外固定器、环形外固定器、髌骨爪等器械完成经皮的髌骨外固定。但由于外固定器本身固有的缺点，以及对早期功能训练的限制，该技术难以广泛推广。

6. 经皮缝合技术

经皮缝合技术即采用丝线材料经皮完成骨折的内固定。由于强度的局限，丝线起到的作用仅是骨折复位的简单维持，因此无法抵抗膝关节功能训练，从这个意义上讲，该技术更类似一种特殊的保守治疗方式。

近年来带线锚钉的使用逐渐普及，其可通过经皮过线、打结技术完成微创治疗，且固定稳定性比缝线显著增加，并能承受一定强度的早期功能训练。

回顾文献，髌骨骨折的手术治疗材料还包括髌骨专用钢板、普通微型钢板、钛网等，但目前上述材料均采用切开复位内固定技术，尚未有微创治疗的临床报道。

三、术中 C 臂的透视技术

髌骨骨折的 MIPO 治疗依赖于术中 C 臂的影像辅助，除常规的髌骨正位以外，术中髌骨的侧位相更为重要，但需注意侧位透视过程中髌骨的体位会造成影像的不同。这是因为通常髌骨在横断面上存在着“中间嵴”和“内、外缘”，这 3 条线在侧位上的投影关系与下肢的旋转相关。见图 12–1–7。反之，利用这一原理，可以评估上述髌骨 3 条关节线的复位治疗，从而为非直视、非触摸的闭合复位提供依据。

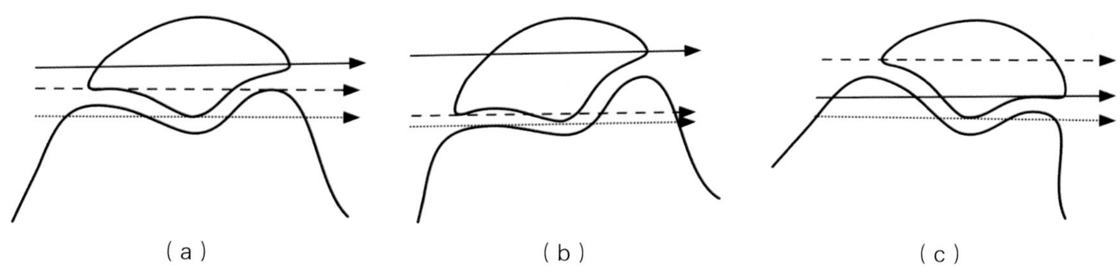

图 12-1-7 下肢不同的旋转影响右侧髌骨三条关节线的相对位置关系示意图

注：(a) 中立位；(b) 外旋位；(c) 内旋位；图中实线箭头代表内缘的投影，段虚线代表外缘投影，点虚线代表中间嵴的投影。

四、微创技术的并发症及技术展望

虽然微创技术的切口感染的概率相对较低，但仍有报道可能出现内固定松动、内固定失效、皮肤刺激征、骨关节感染、膝关节粘连、创伤性关节炎及可吸收螺钉吸收过程中无菌性炎症等髌骨骨折术后的常见并发症。

目前髌骨骨折手术治疗的主流还是切开复位内固定技术，究其原因，与髌骨骨折微创手术治疗技术的适应证范围较狭窄，可能需要依赖特定的复位或内固定工具，微创闭合复位的难度往往大于微创内固定的操作难度，对术者有较高的操作技术要求等因素有关。且需要术者团队术后与患者良好的沟通及开展康复指导工作，直至内固定材料的微创取出，如此善始善终，方为微创技术的完整体现。今后需要突破的主要难点仍然在于髌骨骨折的闭合复位技术，借助新型瞄准、引导器械的微创使用可能有助于以后更容易、更精准地实现微创内固定技术。

第二节 克氏针张力带钢丝 MIPO 治疗髌骨骨折

一、患者的选择

（1）适应证：①简单骨折，如横形髌骨骨折。②骨折虽粉碎，远、近端可视作两个独立的大骨块。③横形骨折移位在数毫米以内，折端预计没有明显的骨膜等软组织嵌顿。

（2）禁忌证：①陈旧性髌骨骨折。②纵向髌骨骨折。③骨折移位严重者。④合并关节游离体。

二、比较成熟的克氏针张力带 MIPO 手术基本步骤

（1）麻醉后患者取仰卧位，在患肢大腿根部预上止血带，驱血后将止血带充气。

（2）腘窝部垫以布卷使膝关节保持屈曲 30°，以尖端锋利的长柄点状复位钳经皮闭合复位骨折，需注意该复位钳尖端在髌骨远、近端的持力点位置，避免复位钳加压导致骨折骨位反而变差，或造成

骨块粉碎。使用 C 臂透视证实正、侧位上的髌骨骨折骨位得以纠正，根据骨位决定是否采用 MIPO 技术治疗髌骨骨折。

（3）距离髌骨上下极各2 ~ 3 cm处做一个1 cm以内的切口，以远端逆行或近端顺行置入2 枚2.0 mm 克氏针，由于切口的限制，2 枚克氏针的间距以不超过1 cm为度。同时以导钻套筒及剥离子等辅助克氏针，防止对入钉及出钉部位的肌腱等组织产生缠绕损伤。

（4）经以上小切口，以中弯钳通过皮下隧道置入 1.0 mm 的钢丝，完成对克氏针的“8”或“0”字形环绕，并在近端切口处通过对钢丝的拧紧，完成对折端的加压。

（5）在近端小切口剪断钢丝结埋于髌骨上极周围，并将克氏针近端折弯、剪断，残端埋入股四头肌腱末端；在远端小切口适当位置以侧方剪剪断克氏针远端。

（6）撤去复位钳，充分被动活动患膝后，以 C 臂透视验证髌骨骨位及其内固定位置有无改变。

三、髌骨骨折克氏针张力带 MIPO 技术的临床病例及该技术的进步历程

通过十多年的探索与总结，在四川省骨科医院的克氏针张力带 MIPO 技术经历了以下三个发展阶段。

1. 五口法

该方法系较早期的微创方法，主要用于髌前皮肤条件较差的病例。其较传统的 ORIF 克氏针张力带手术减少了对骨折区及髌前钢丝走行区的暴露，对折端的血液供应进行了保护；并将 2 枚克氏针的远、近端及钢丝打结等处总共切开 5 个 1 cm 以内的切口进行相应操作。

【病例】该患者膝前软组织条件差，骨折切开复位风险较大，同时其髌骨骨折系相对完整的两大骨块，因此考虑采用 MIPO 技术。见图 12-2-1。

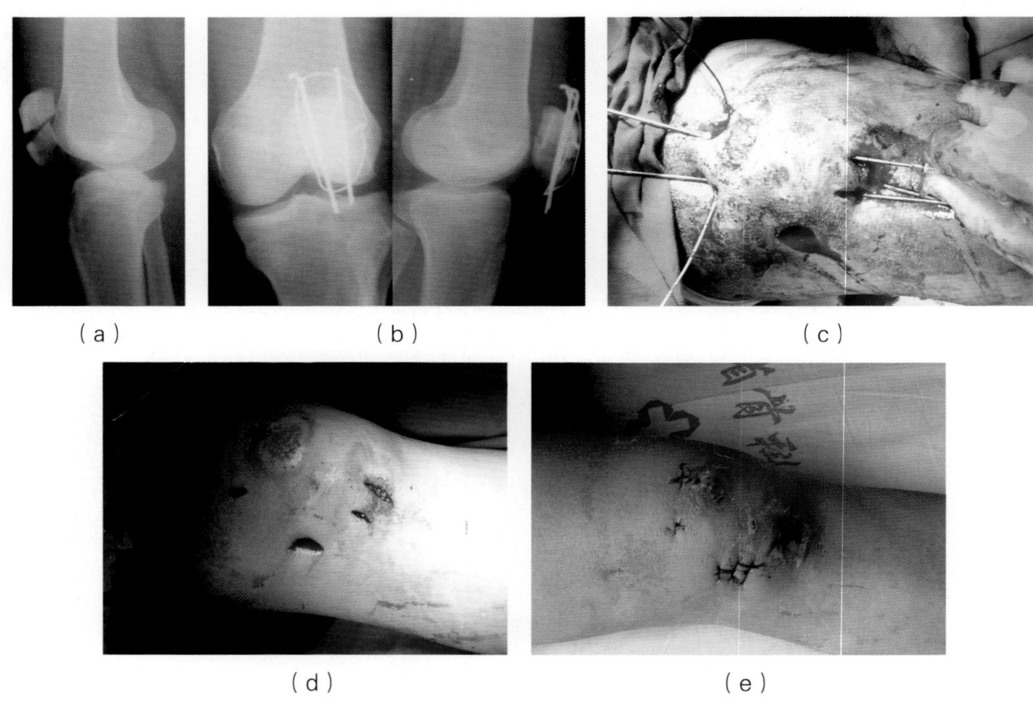

（a）（b）（c）

（d）（e）

图 12-2-1　早期髌骨骨折微创克氏针张力带（五口法）诊疗病例照片

注：（a）术前侧位 DR 片；（b）术后正、侧位 DR 片；（c）术中操作照片；（d）内固定完毕切口及膝前擦伤照片；（e）术后切口及皮肤擦伤照片。

其手术步骤可归纳为：①使用经皮点状复位钳复位骨折，用 C 臂至少透视膝关节正位一次、膝关节侧位三次（分别透视髌骨中间嵴，髌骨的内、外两缘）。②切开前述五个小切口，用血管钳经皮下探及前皮质是否平整。③经小切口钻入（出）2 枚克氏针，钝性分离髌前的皮下间隙，经皮导入钢丝。④钢丝收紧并打结，C 臂透视显示骨位良好。⑤修整克氏针及钢丝，查体示被动活动膝关节未见异常，C 臂透视骨位及内固定位置好。

2. 二口法

在掌握五口法的基础上，笔者实践了二口法。该方法系中期的微创方法，其比早期微创克氏针张力带手术减少了三个切口，即分别将两个入针口、两个出针口合二为一，并把钢丝打结调整到近端小切口一并进行。见图 12-2-2。

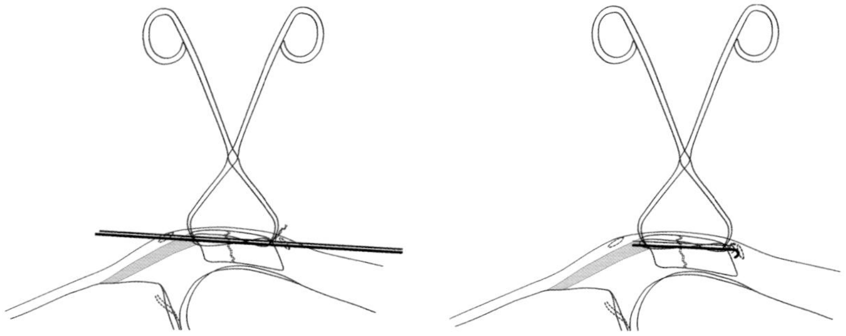

（a）　　（b）

图 12-2-2　微创复位、经皮克氏针张力钢丝内固定术示意图

注：（a）克氏针经皮钻入及钢丝经皮打结；（b）克氏针及钢丝的剪断埋入处理。

【病例】患者，男，58 岁。该病例髌骨骨块主要由两块构成，有 MIPO 治疗的基础。见图 12-2-3。

其手术步骤可归纳为：①切开髌骨上下极纵行约 1 cm 的切口各一个，经皮以小血管钳探查，将嵌入折端的骨膜组织挑开，以免影响骨折复位。②使用点状复位钳经皮复位骨折，采用血管钳、C 臂验证。③经皮置入克氏针、钢丝，并予钢丝打结，C 臂证实后，修整内固定。④查体。被动活动膝关节无误，C 臂再次透视。

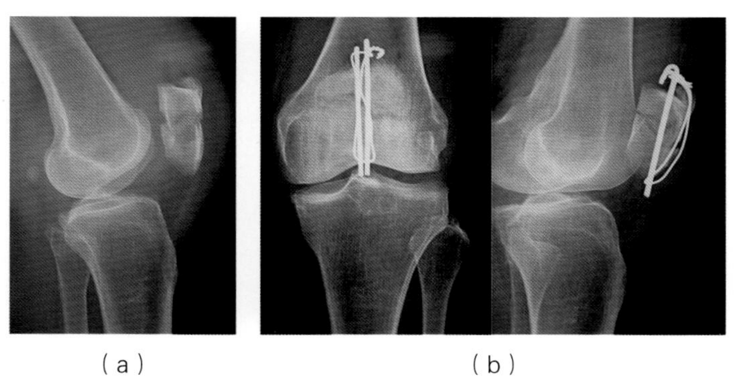

（a）　　（b）

图 12-2-3　髌骨克氏针张力带微创内固定术（二口法）示例

注：（a）术前侧位 DR 片；（b）术后正、侧位 DR 片。

3. 单口法

通过二口法手术经验的积累，笔者研究了单口法。该方法系近期的微创方法，其比中期微创克氏针张力带手术减少了一个切口，即省去了远端切口。

比之二口法，单口法手术技术的核心要点为：①克氏针顺行钻入后，仅到达髌下的皮下组织，不得穿出皮肤。②远端钢丝的导入通过空心导针置入，或经近端切口皮下间隙套入。③克氏针远端长度通过将克氏针近端退出适当长度来调整。

临床实践有以下几类病例可以采用单口法。

（1）髌骨关节部（体、底部）分离骨折：适用于简单两部分横形骨折，且除主要骨折外，髌骨关节面处无其他明显移位骨折者。难点在于经皮清理嵌入折端的软组织以及精确闭合复位骨折。

【病例】患者，女，43 岁。该病例髌骨骨折虽分离明显，但其骨块主要由两块构成，有 MIPO 治疗的条件。见图 12-2-4。其手术步骤可归纳为：①经皮清理嵌顿组织，点状复位钳闭合复位骨折并验证之。②克氏针经小切口钻入，腰穿针引导钢丝导入，经皮打结。③修整内固定物长度及位置。

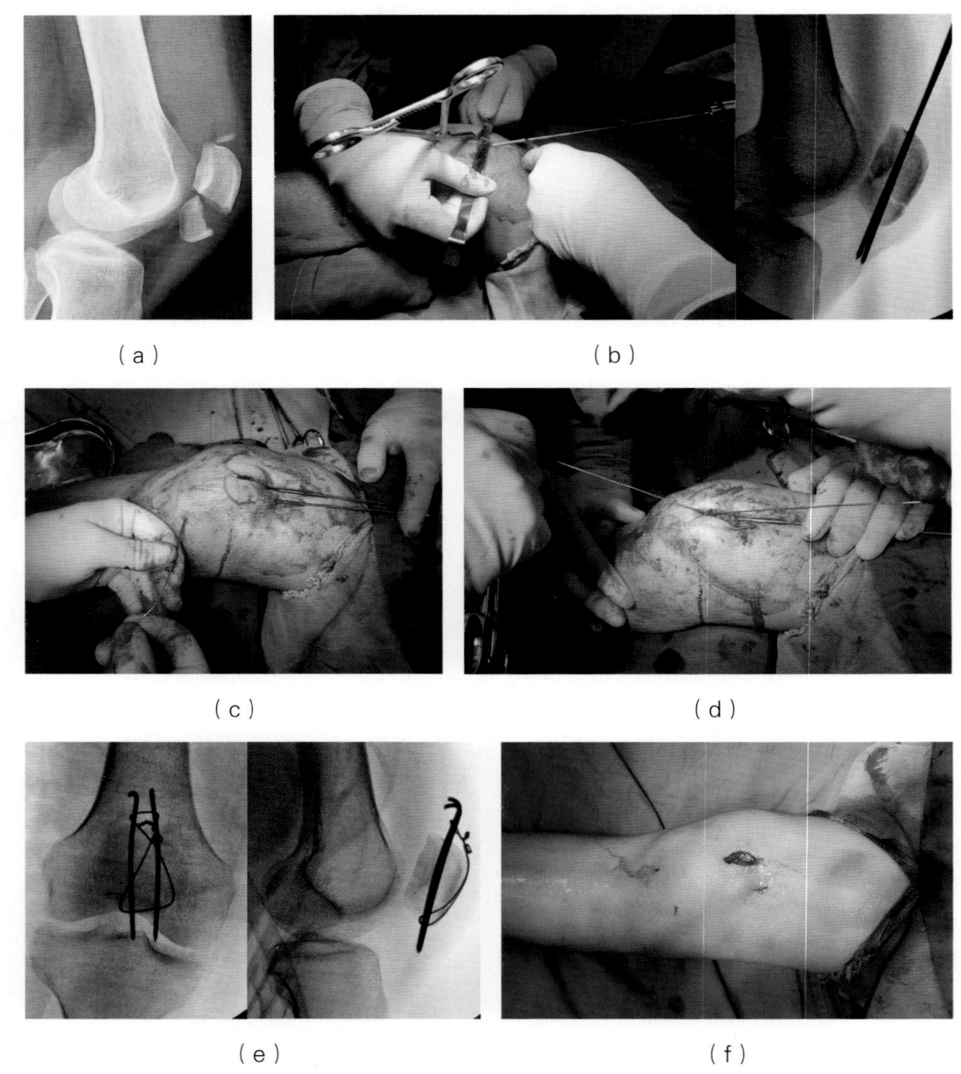

图 12-2-4　右髌骨体骨折微创克氏针钢丝内固定示例

注：（a）术前侧位 DR 片；（b）术中经皮复位钻入克氏针照片及 C 臂照；（c）腰穿针经皮导入钢丝照片；（d）钢丝于近端微创切口收紧打结照片；（e）内固定完成后 C 臂正、侧位片；（f）术毕膝前皮肤照片。

（2）髌骨下极骨折：适用于远折端能够以克氏针张力带固定的髌骨下极骨折，无论骨折分离是否明显。由于髌骨下极未损伤关节面，手术治疗以恢复髌腱的起点稳定性为主要目的，因此，相对于关节部骨折，髌骨下极骨折的 MIPO 治疗在闭合复位骨折方面更为容易。难点在于克氏针需经皮钻入髌尖骨质较稳定的区域。

【**病例**】患者，女，56 岁。该病例髌骨骨折虽分离明显，但其骨块主要由两块构成，有 MIPO 治疗的条件。见图 12-2-5。其手术步骤与上一病例的不同点为：该病例钢丝的置入采用的是“套入法”，即钢丝呈“U”形经皮下间隙套入克氏针远端，再尽力向近端回收，至靠近髌骨下极。该方法属于髌腱外的钢丝固定法，钢丝的稳定性取决于克氏针的稳定性。但当髌骨下极骨质较粉碎或明显疏松时，则需采用“腰穿针引导法”，将钢丝通过靠近髌尖的髌腱纤维中心，可以通过钢丝对髌周软组织的牵拉或环扎来稳定骨折。

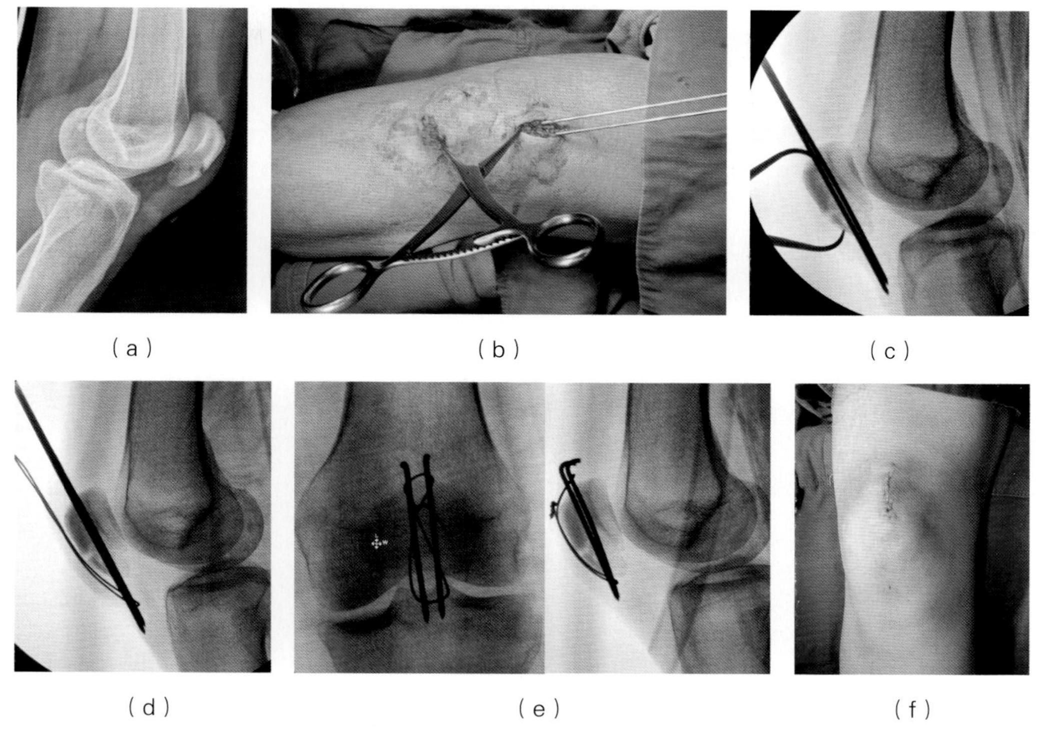

(a)　(b)　(c)

(d)　(e)　(f)

图 12-2-5　左髌骨下极骨折病例微创克氏针张力带治疗示例

注：(a)术前侧位 DR 片；(b)术中经皮复位钻入克氏针照片；(c)经皮点状复位钳复位、钻入克氏针的 C 臂照片；(d)经皮下将钢丝圈套入克氏针尖部；(e)内固定完成后的 C 臂正、侧位片；(f)术后微创切口照片。

(3)髌骨下极 - 体分离骨折：该类骨折波及关节面少，且较易复位；内固定操作也比单纯髌骨下极骨折容易。

【病例】患者，男，58 岁。该病例骨折可视作两部分的简单骨折，有 MIPO 治疗的基础。并且合并胫骨平台外侧骨折，微创治疗髌骨骨折利于减少膝部切口并发症。见图 12-2-6。

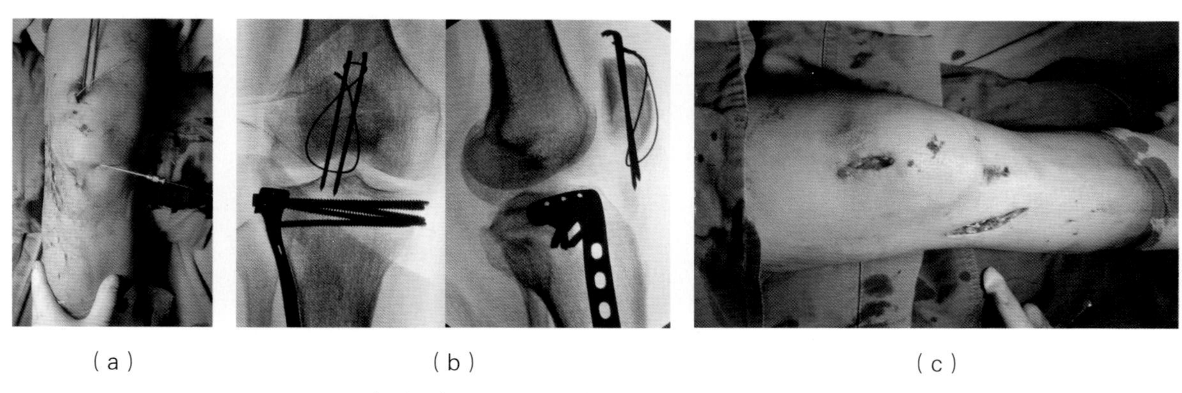

(a)　(b)　(c)

图 12-2-6　合并同侧胫骨平台外侧骨折的髌骨骨折病例微创治疗示例

注：(a)腰穿针导入钢丝照片；(b)内固定完毕术中 C 臂正、侧位片；(c)髌骨微创切口及胫骨平台前外有限切口照片。

（4）髌骨体分离不甚明显的骨折：如果该类骨折的患者在随访中被发现骨折不稳定，同时患者放弃绝对外固定，要求早期加大功能训练者，沟通后可行 MIPO 治疗，以达到早期的充分功能训练。

【病例】患者，女，61 岁。保守治疗 2 周后骨折有一定移位，要求早期充分膝关节功能训练，膝前有擦伤因而采用 MIPO 治疗。见图 12-2-7。

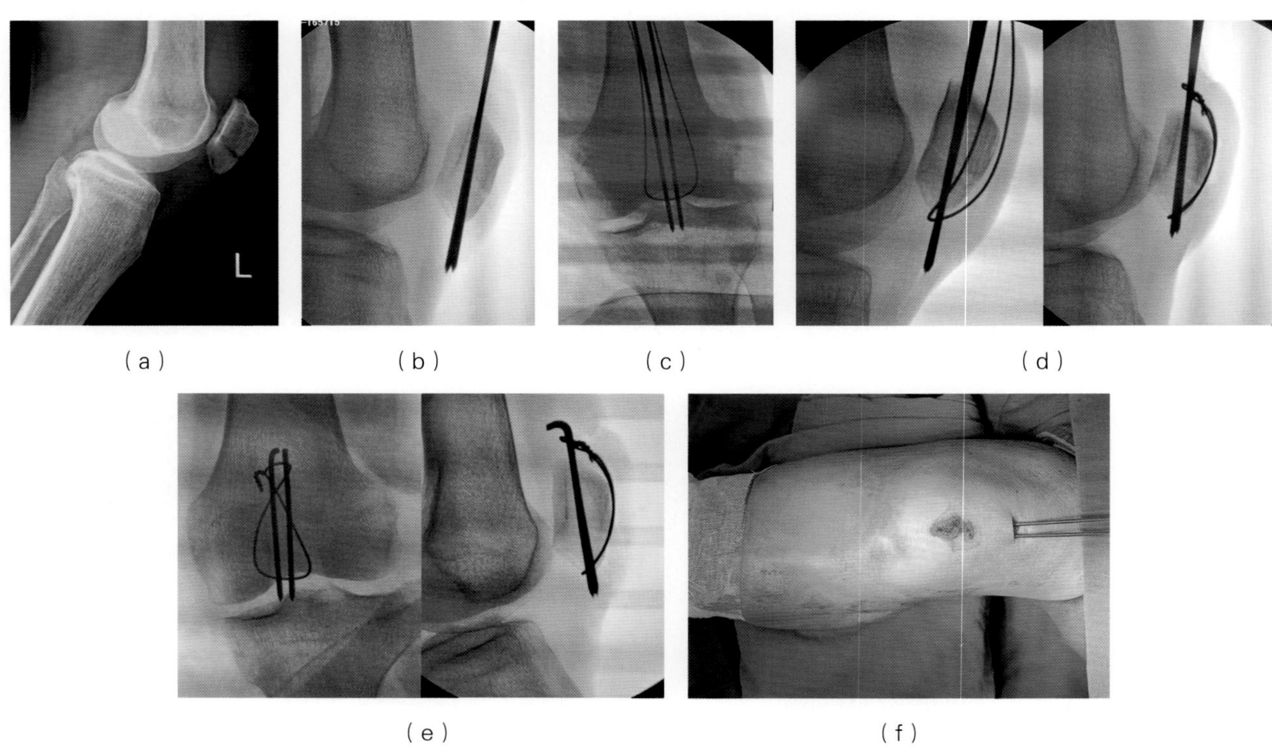

图 12-2-7　髌骨体分离不甚明显的骨折 MIPO 治疗示例

注：（a）术前侧位 DR 片；（b）术中钻入克氏针；（c）腰穿针导入钢丝；（d）调整克氏针远端、钢丝打结的 C 臂照片；（e）内固定结束时正、侧位片；（f）术中切口照片。

四、髌骨克氏针张力带微创法的优缺点

1. 优点

（1）为髌前大面积浅度擦伤的髌骨骨折患者手术提供了一个替代方案。

（2）后期的内固定的拆除更加简单、微创，往往一个 1 cm 的小切口即可完成。

（3）比切开复位内固定方式可更早进行手术。

2. 缺点

（1）该 MIPO 方法的适应证相对有限，尤其难以治疗压缩骨折、冠状面分层骨折。

（2）克氏针的间距一般在 1 cm 左右，最大 1.5 cm，较窄的间距降低了内固定物对抗髌骨骨折旋转移位的作用，因而需要置针位置尽可能在髌骨的中份；笔者曾尝试将克氏针直接经皮钻入、钻出，再在后面的步骤中利用居中的小切口进行相应操作，可以增加克氏针间距离至 2 cm，但操作更加烦琐费时。

（3）操作中需尽量避免对钢丝的弯折，否则不仅会增加后期功能训练时的骨折分离、内固定松动

概率，也会增加钢丝的断裂风险。

（4）受 30° 屈膝位及小切口的限制、部分患者肢体较肥胖的影响，相对于钢丝末端位置，克氏针针尾可能残留较长的距离，有时会影响早期的膝关节活动。

（5）对髌骨骨折的复位不甚直接，可能会残留一定移位，如果结合膝关节镜的术中观察，可以降低这一风险，如没有关节镜的帮助，对于骨折分离较远的患者，因软组织的嵌顿，更容易出现骨折的迟缓愈合，甚至不愈合。

第三节　髌骨骨折的其他 MIPO 治疗技术

一、髌骨骨折的螺钉 MIPO 内固定方式

1. 纵向骨折

髌骨纵向骨折是一类容易漏诊的髌骨骨折类型。一般骨折块较完整，经皮点状复位钳复位后，可以 1 ~ 2 枚螺钉经皮固定。

【**病例 1**】患者，男，42 岁。左髌骨矢状面骨折，骨折移位较小。见图 12-3-1。

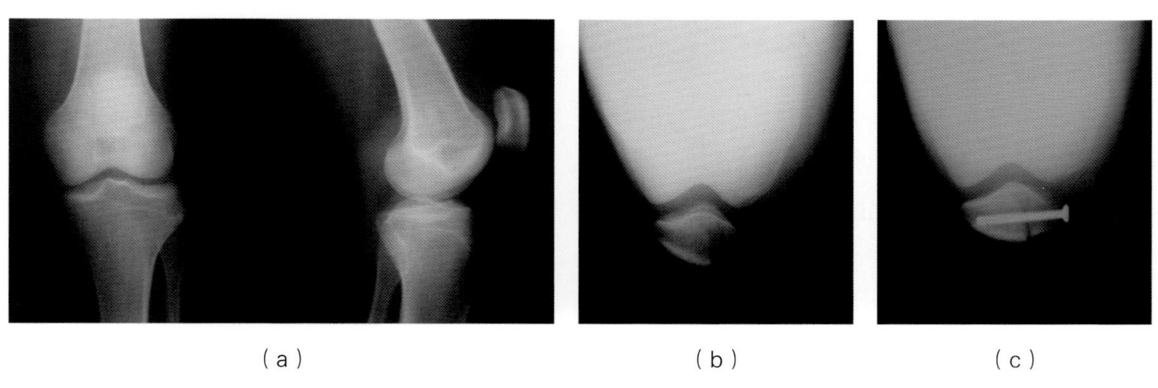

（a）　（b）　（c）

图 12-3-1　左髌骨矢状面骨折经皮螺钉固定病例

注：（a）术前正、侧位 DR 片；（b）术前轴位片；（c）术后轴位片。

【**病例 2**】患者，男，30 岁。左髌骨纵向骨折。以经皮螺钉固定，见图 12-3-2。

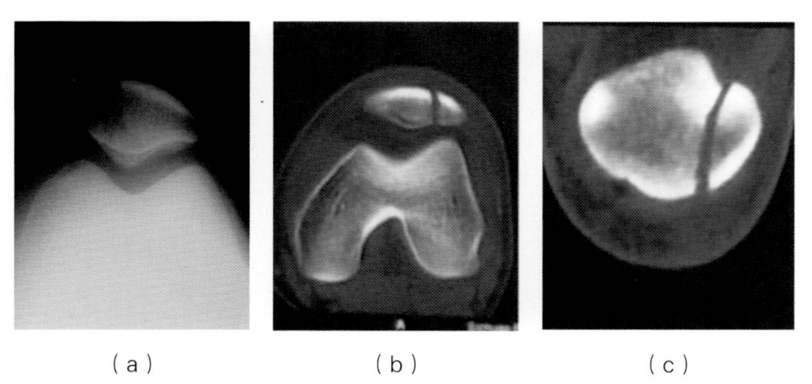

（a）　（b）　（c）

(d)

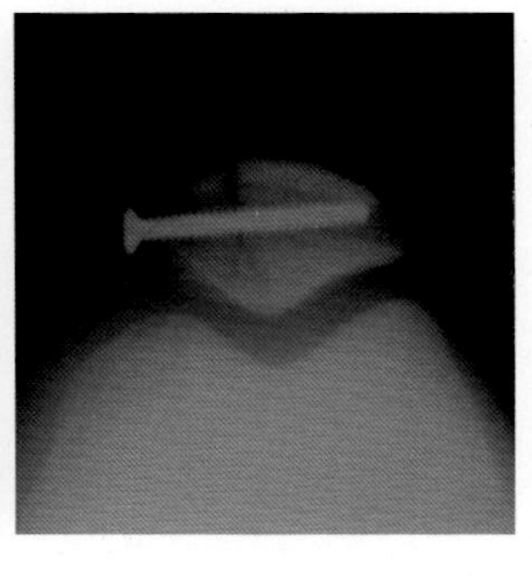
(e)

图 12-3-2　髌骨纵向骨折诊疗示例
注：(a)术前 DR 轴向片；(b)CT 水平位片；(c)CT 冠状位片；(d)术中 C 臂髌骨切线位片；(e)术后 DR 髌骨切线位片。

纵向骨折的治疗难点：

（1）髌骨边缘较薄，点状复位钳固定、内固定操作可能不稳定。

（2）钻孔及螺钉方向需尽可能垂直于骨折面，否则可能导致骨折移位；又不能波及关节面，否则可能导致局部撞击征。

（3）术中评估髌骨骨位及内固定效果的 C 臂除了常规的正、侧位以外，还需要轴位投照，且该投照最好选择不同的投照角度，或不同的屈膝角度，两个以上不同角度投照 C 臂照片上骨位较好的方可说明骨位闭合复位良好。

2. 横行骨折

对部分髌骨体骨折病例而言，骨折闭合复位后，以经皮螺钉（尤其空心螺钉）固定是一个方便的选择，内固定操作较为简单，需要注意一般需置入 2 枚螺钉以上，且逆行螺钉的固定强度常常强于顺行螺钉，但均显著差于张力带系统，术后的康复训练需格外小心，见图 12-3-3。而锚钉则可以用于髌尖或髌底骨折块较小的撕脱骨折。

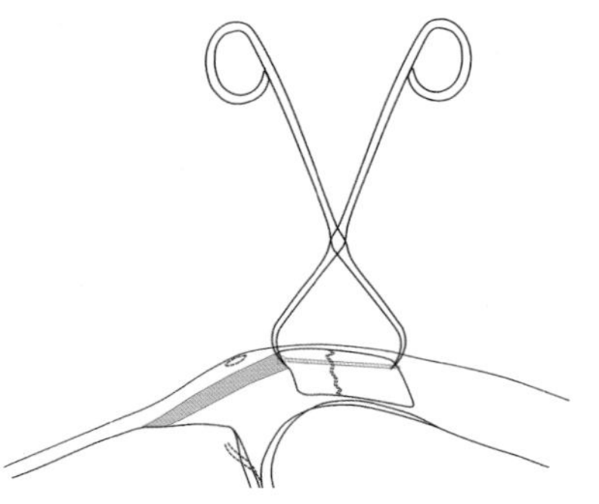
图 12-3-3　骨折闭合复位后逆行螺钉固定骨折示意图

二、髌骨骨折的骨片钉 MIPO 治疗

骨片钉是一类固定强度较螺钉更弱的内固定方式，但其优点是内固定操作较方便，也容易实现 MIPO 内固定。同样需注意术后康复的进度及其安全。

【病例】患者，男，45 岁。左髌骨骨折。骨折闭合复位、经皮骨片钉固定，见图 12-3-4。

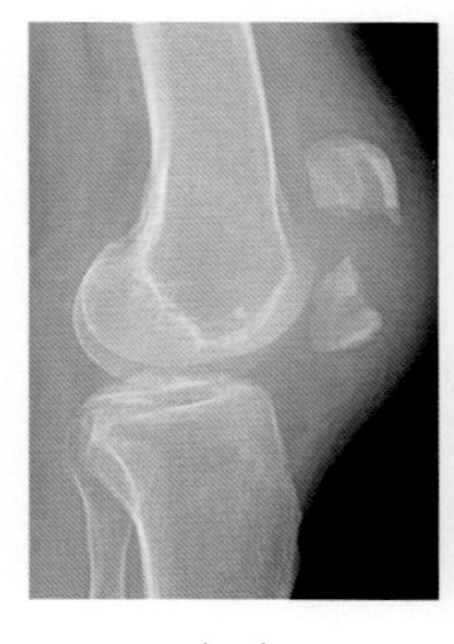
(a)

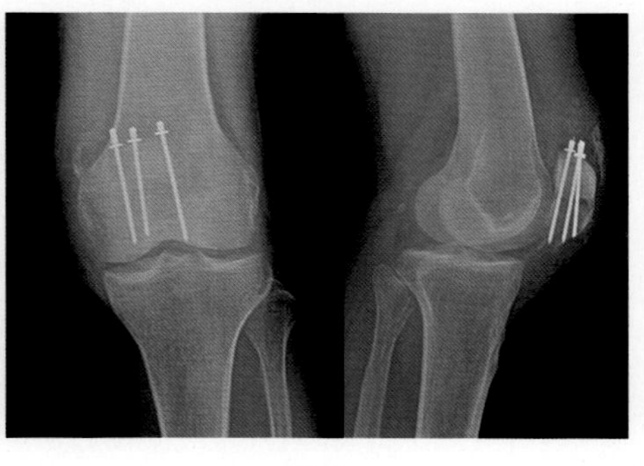
(b)

图 12-3-4　骨片钉治疗左髌骨骨折诊疗示例
注：(a)术前侧位 DR 片；(b)术后正、侧位 DR 片。

三、髌骨骨折的减张钢丝 MIPO 固定技术

减张钢丝 MIPO 固定技术是满足粉碎髌骨骨折能够术后正侧功能训练而又不影响内固定稳定性的一类辅助的内固定方式。其具体临床指征如下：

（1）髌骨下极骨折，尤其是髌骨下极较小或局部骨质粉碎严重、骨质疏松明显者。

（2）骨质疏松患者，尤其是翻修病例。

为维持髌腱起点的稳定性，满足患膝关节早期屈伸锻炼的需求，常常需要进行减张钢丝的置入。该操作可以切开进行，但会导致髌腱前方的剥离，切口风险较大；也可以在胫骨结节附近经皮置入，可以避免髌腱部分皮肤的切开。见图 12-3-5。

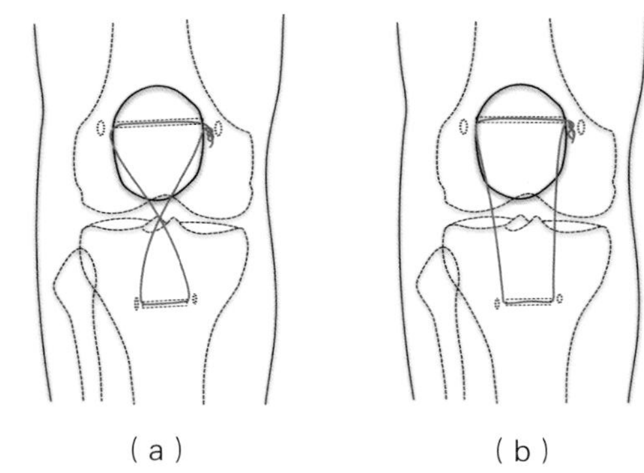

（a）　　（b）

图 12-3-5　伸膝装置减张钢丝常用捆扎方法

注：（a）"8"字形捆扎法；（b）"0"字形捆扎法。

根据钢丝在胫骨结节附近的"生根"方式，可分为以下 3 种形式。

1. 螺钉固定式

（1）单实心螺钉固定法：既可把钢丝连续固定在螺钉的两头（见图 12-3-6），又可以将钢丝分别固定在螺钉两头（见图 12-3-7）。

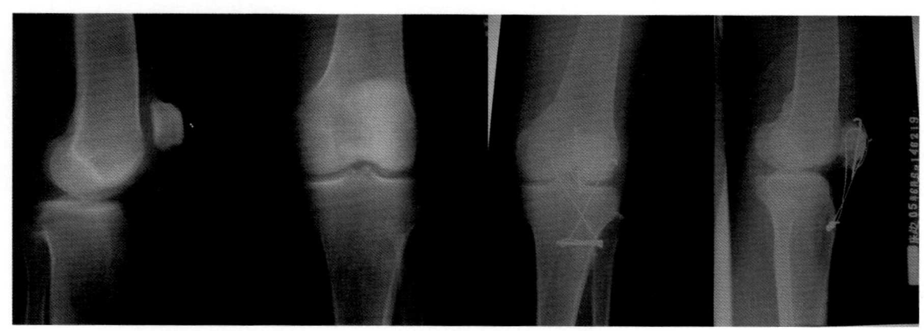

图 12-3-6　左髌尖撕脱骨折

注：采用克氏针张力带固定+经皮减张钢丝内固定，既恢复了伸膝装置的完整，又避免了对髌腱的直接暴露、损伤。

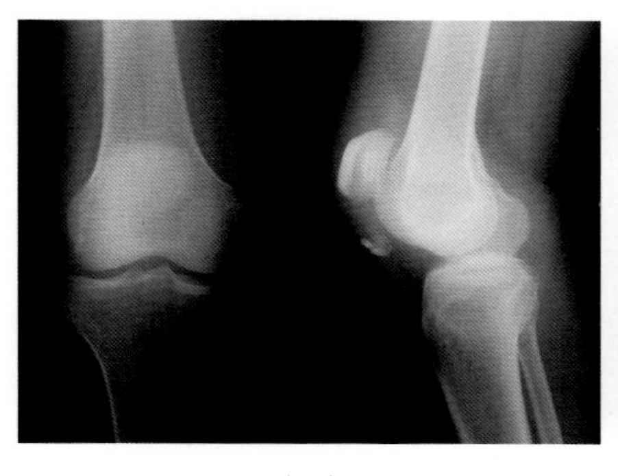

（a）

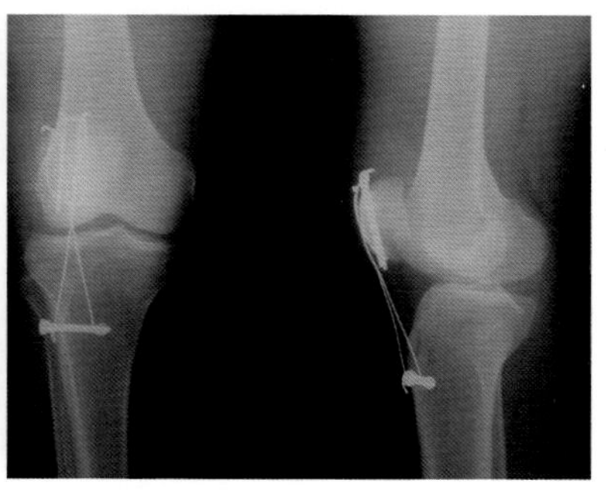

（b）

图 12-3-7　新鲜髌骨下极骨折手术病例

注：（a）术前正、侧位 DR 片；（b）术后正、侧位 DR 片。

（2）双实心螺钉固定法：把钢丝分别固定在不同螺钉的颈部。见图 12-3-8、图 12-3-9。

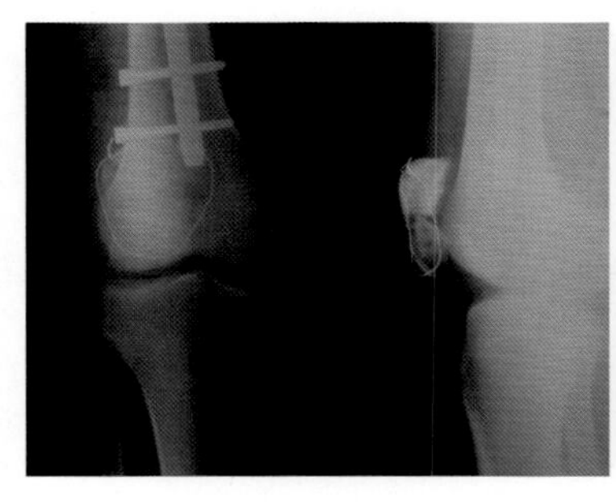

（a）

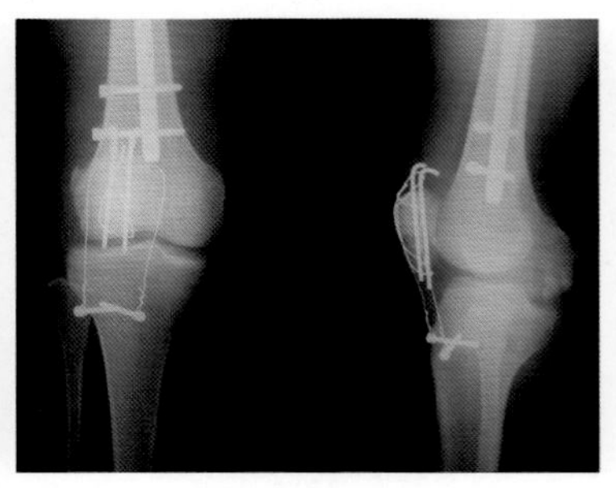

（b）

图 12-3-8　髌骨骨折术后翻修手术病例

注：（a）翻修术前 DR 片；（b）翻修术后 DR 片。

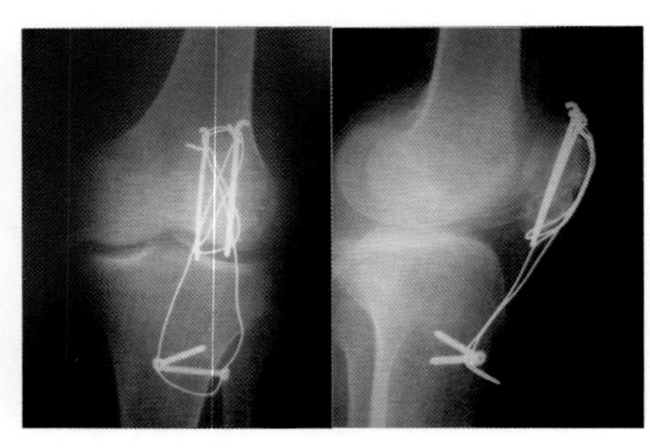

图 12-3-9　减张钢丝跨胫骨结节法

2. 骨孔固定式

骨孔固定式是比较简单的方式，但需避免钢丝对骨质的切割作用。见图 12-3-10、图 12-3-11。

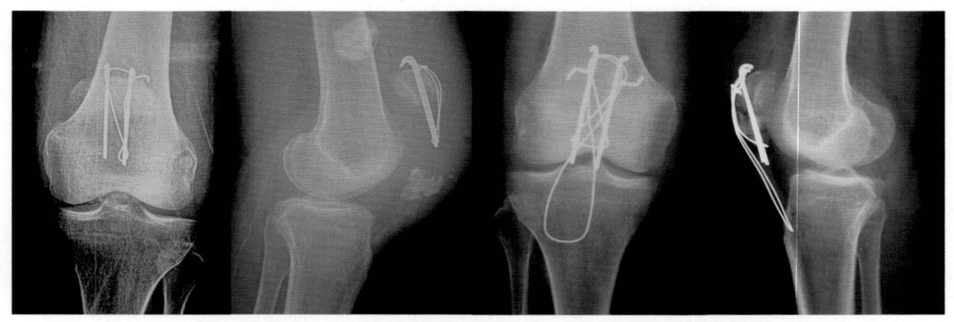

图 12-3-10　髌骨骨折减张微创内固定术

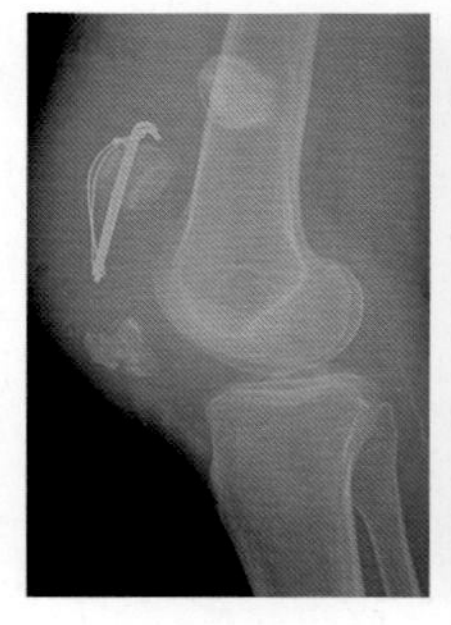

（a）

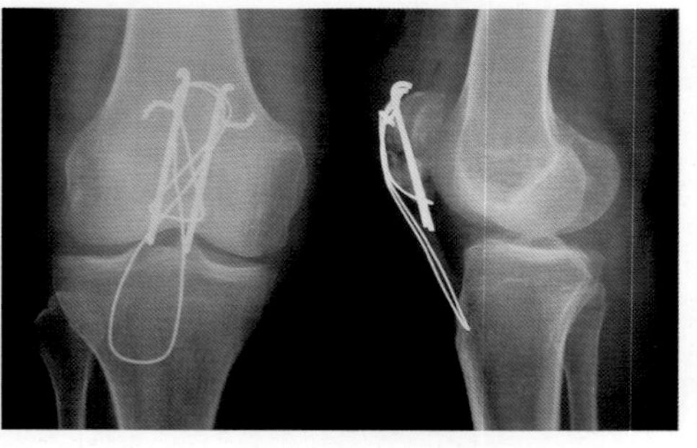

（b）

图 12-3-11　髌骨下极骨折术后再骨折翻修病例

注：（a）翻修术前侧位；（b）翻修术后正、侧位。

3. 空心螺钉固定式

空心螺钉固定式即在胫骨结节处置入长度较短的空心螺钉，把钢丝穿入螺钉的空心中固定的方式。优点是避免了钢丝对胫骨结节的切割，但需注意螺钉尖部对钢丝的摩擦。

（徐强）

第十三章 胫骨结节的 MIPO 治疗

胫骨结节位于伸膝装置的末端，是髌腱末端的骨性附着点。该结构的解剖完整性或骨折内固定术后的稳定性，是膝关节能够充分功能训练的重要前提。通常胫骨结节骨折可分为单纯性、合并性两大类。

第一节 单纯胫骨结节骨折的微创治疗

一、单纯性胫骨结节骨折的分类

单纯性胫骨结节骨折即以胫骨结节为主要受伤部位的骨折。根据患者的损伤机制及其年龄，可分为以下 2 种类型。

1. 撕脱骨折

（1）青少年型：为胫骨结节骨折中常见类型，占人体骨骺损伤的 0.4% ~ 2.7%。常发生在青少年骨骺发育成熟期，且以体重偏大的男性为主，多在体育活动中由于股四头肌的剧烈收缩所致。分型见图 13-1-1。

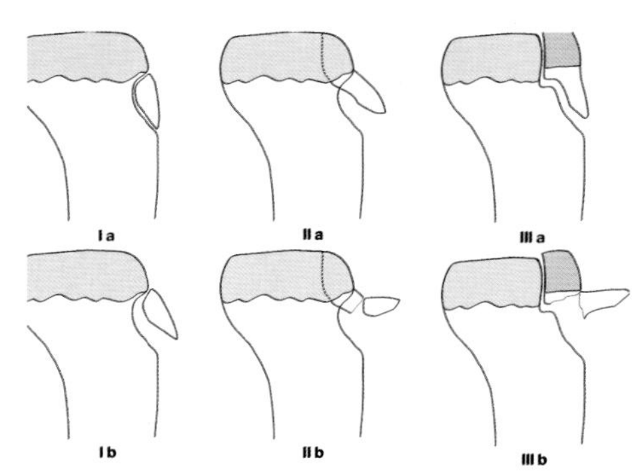

图 13-1-1 胫骨结节（青少年型）撕脱骨折的 Watson-Jones 及 Ogden 分型

注：自左至右三列分别为Watson-Jones分型的三型，Ⅰ型为未经过胫骨近端骺板的胫骨结节骨折；Ⅱ型为经过胫骨近端骺板，尚未达关节面的胫骨结节骨折；Ⅲ型为经胫骨近端骺板达关节面的胫骨结节骨折；Ogden将每型根据其移位和粉碎程度分成a和b两型。

（2）成人型：发生率较青少年型低，可见于胫骨平台骨折十字分型的 R 型，属于胫骨结节骨折线波及胫骨平台，而又不合并其他胫骨平台骨折的类型，形态上为 Watson-Jones 分型的Ⅲ型骨折，或 Ogden 分型的Ⅲ a、Ⅲ b 型。

（3）老年型：由于老年患者骨质疏松，可在摔倒等致伤因素作用下导致骨折，常为 Watson-Jones 分型的Ⅰ型骨折。

2. 直接暴力性骨折

由胫骨结节部位受到直接暴力导致，较为少见，常伴局部软组织损伤，多为开放性。

二、青少年型撕脱骨折的受伤机制

1. 病因

该类骨折一般由股四头肌腱剧烈收缩造成。多为运动损伤所致，常见于：①起跳。②落地时单足着地。③主动伸膝时受到暴力阻挡。④被动屈膝等运动。

2. 损伤的生物力学

骨折形态和损伤时膝关节的屈曲角度有关，相关原理见图 13–1–2。

（1）屈膝30° 位受伤：暴力方向是前上方，仅作用于胫骨结节前部，引起Watson–Jones分型Ⅰ型损伤。

（2）屈膝大角度位受伤：胫骨结节受力方向后移，胫骨结节及胫骨近端骨骺均受力，造成二者同时骨折，出现 Watson–Jones Ⅱ及Ⅲ型骨折。后者多于跳高后单足落地不当或膝过屈位起跳时发生。

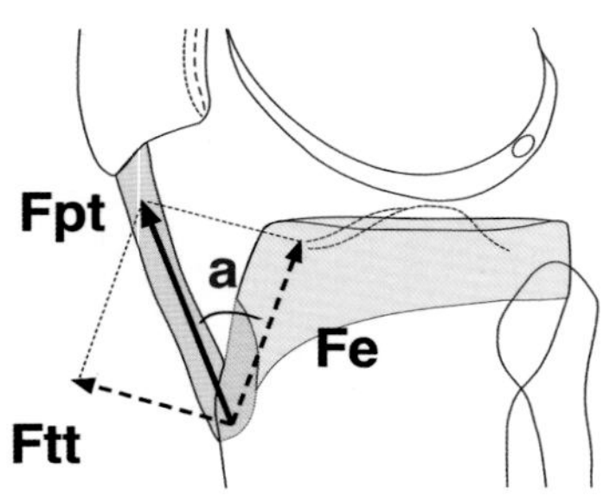

图 13–1–2　胫骨结节撕脱骨折类型与膝关节屈曲关节示意图

注：Fe 为垂直于骨骺（epiphysis）的分力，Fpt 为髌腱（patellar tendon）对胫骨结节的张力，Ftt 为垂直于胫骨结节（tibial tuberosity）的分力，且随着屈膝加大时角度 a 的减小，Fe 加大，越可能造成胫骨近端骨骺的损伤。

三、胫骨结节骨折的诊疗

1. 手术指征

有明显移位的胫骨结节骨折患者均需进行手术治疗；骨折块对皮肤局部顶压明显的病例或小腿前间室有可能出现骨筋膜室综合征的病例，需要行急诊手术。考虑到伸膝装置对膝关节锻炼的关键作用，非手术治疗的应用仅限于骨折无明显移位且预计骨折愈合迅速的骨折病例。

2. 治疗目的

①恢复伸膝装置的连续性，以满足膝关节主、被动功能训练。②解除骨膜等软组织嵌入骨折缝隙而影响骨折复位及愈合。③恢复胫骨平台关节面的平整。

3.ORIF 治疗思路

（1）入路：对本类型骨折的治疗，通常采用外侧胫骨结节旁纵切口，全厚切开至深筋膜显露骨折的方式。

（2）切开复位：精确复位关节内、外骨折面，以克氏针临时固定。

（3）内固定：对明显移位的骨折以 1/3 管型钢板螺钉进行内固定，坚强的内固定一般足以保障膝关节功能训练，因此鼓励患者早期进行功能训练。由于该骨折部分在膝关节活动中面临巨大的张力，故一般不单用空心螺钉或锚钉进行内固定，因为两者均不能满足早期、充分的功能训练。

（4）内固定物取出：后期视骨折愈合情况、患者年龄而定，钢板多在术后半年到一年取出，年轻患者的近端骨骺区螺钉适宜在术后 2 月拆除。见图 13–1–3。

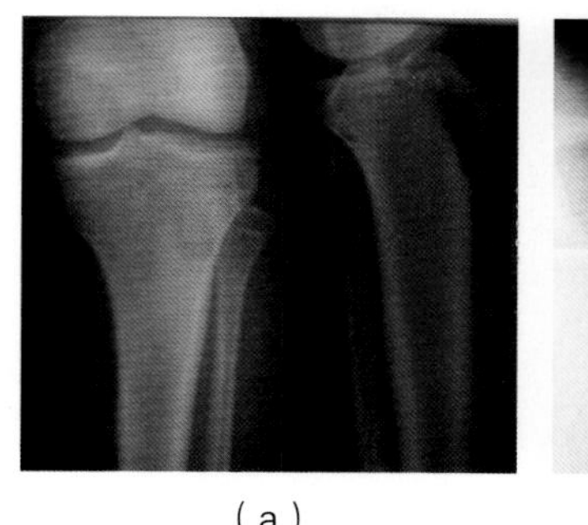
（a）
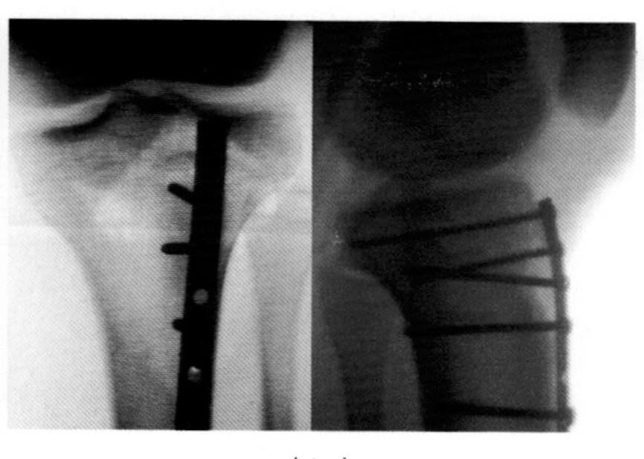
（b）
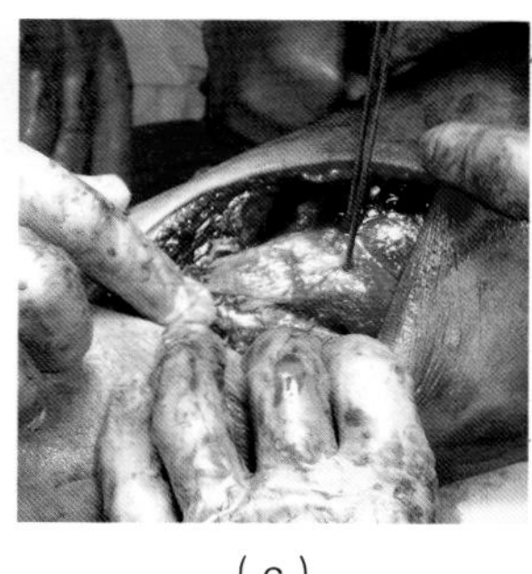
（c）

图 13-1-3　胫骨结节撕脱骨折（Ogden 分型的Ⅲa），即平台骨折 R 型的 ORIF 示例

注：（a）术前正、侧位 DR 片；（b）术后正、侧位 DR 片；（c）术中切口照片。

四、胫骨结节撕脱骨折的并发症

（1）早期并发症：包括骨筋膜室综合征、半月板损伤和感染。对于术前小腿组织张力较高的病例，术中需要行部分筋膜间室的切开减压；对于明确的骨筋膜室综合征病例，术中需常规进行筋膜间室切开减压。

（2）晚期并发症：包括膝反屈、膝屈曲受限、高位髌骨骨折、低位髌骨骨折及再骨折。若发生骨折时患者年龄较大且骨骺接近闭合，便很少影响骨骺生长，通常不会引起下肢不等长。

第二节　合并于胫骨平台骨折的胫骨结节骨折 MIPO 治疗

胫骨结节损伤也常见于成年人较为复杂的胫骨平台骨折病例。该类胫骨结节骨折较前述类型的损伤机制更加复杂，一般在胫骨平台骨折形成中同步出现，且骨折形态多样。

一、按受伤机制分型

1. 主动撕脱型

（1）机制：常在胫骨近端出现骨折的同时，由于膝关节屈曲、扭转等多种机制，股四头肌收缩引起髌腱的张力增加而造成胫骨结节及其周围皮质撕脱；骨折常有近心端移位。

（2）形态：较之青少年型的撕脱骨折，该骨折块皮质常常与胫骨结节的边界不重合，骨折边缘较锐利，可波及或不波及膝关节面，且骨折线并不严格按骨骺闭合线走行。

2. 被动骨折型

当胫骨平台受直接暴力或高坠伤等造成严重粉碎骨折时，因为胫骨结节周围的骨质受髌腱、骨膜等坚韧的软组织附着，且骨质强度较周围骨质强，在暴力打击下骨折线会沿强度不同的骨质边界走行，见图 13-2-1。若暴力再大时，胫骨结

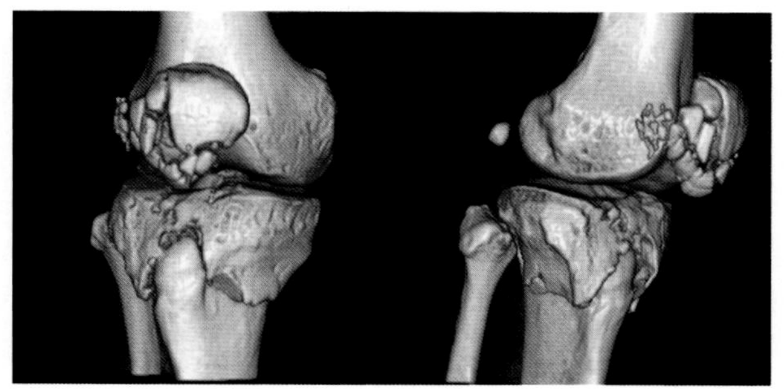

图 13-2-1　胫骨结节被动形成骨折的示例

注：中等暴力致伤的胫骨平台Ⅲv 型，其骨折显示胫骨结节骨块周围大部骨折，仅余远端连接，提示该区域骨质强度不同于胫骨平台关节面；若暴力再大时便完全分离成骨折。

节即从周围骨质上被完全分离下来。比之主动撕脱骨折，通常该类骨折的分离较少，骨位较好。

二、手术治疗

1. 手术指征

同时满足以下条件时需行手术治疗：①胫骨结节的完全骨折。②骨折有移位。③不能满足膝关节功能训练（主动伸膝、被动屈膝等）的需要。而轻微且在膝关节屈曲活动下无移位者可不手术。

2. 治疗目的

该类型骨折多不直接波及膝关节面，因而其治疗的主要目的是重建髌韧带“骨—韧带—骨”结构的连续性，保证早期膝关节的功能训练。绝大多数胫骨平台骨折合并胫骨结节骨折需要专门的复位内固定，以满足膝关节功能训练的需要。

3. 内固定

当仅需重建髌腱止点时，一般均不建议采用独立胫骨结节前纵切口，或过度延长、剥离内或外侧平台切口，应尽量采用经皮或有限切开技术，以减少术后切口并发症。常见内固定方式如下，见图13–2–2。

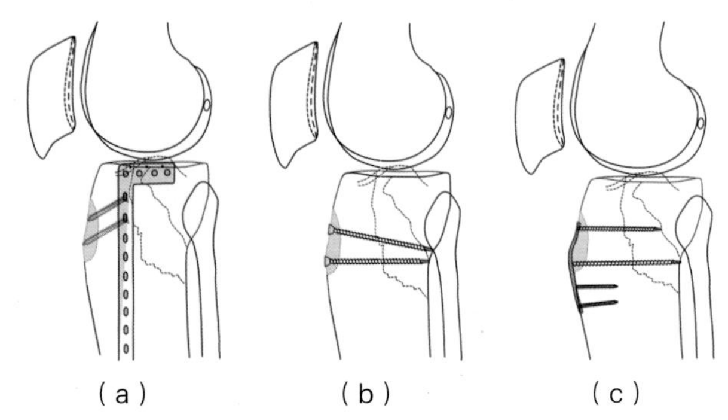

图 13–2–2　合并胫骨平台骨折的胫骨结节骨折常见的三种固定方式示意图

注：(a) 经平台钢板螺钉内固定法；(b) 单纯螺钉内固定法；(c) 1/3 管型钢板螺钉内固定法。

（1）经平台钢板螺钉内固定：适用于折块前后径较大、骨质较好且骨折邻近胫骨平台钢板偏前放置的病例。微创方式：一般经外侧钢板或内前侧钢板骨折闭合复位、临时固定后，采用 2 枚及以上的皮质骨螺钉固定骨折。

（2）单纯螺钉内固定骨折：适用于无明显骨折移位、移位轻微骨折、骨质较好或折块较宽大的病例。微创方式：骨折闭合复位、临时固定后，经皮采用 2 枚（或以上）较长的螺钉固定骨折。

（3）1/3 管型钢板螺钉内固定骨折：钢板可以起到垫片、张力带的作用。适用于胫骨结节骨折移位明显、骨质差，或骨折较粉碎但骨块较大的病例。微创方式：骨折闭合复位后采用经皮插入钢板并以螺钉固定，属于比较坚固的手术方法。

三、术后康复

1. 经皮 1/3 管型钢板螺钉固定

由于该内固定技术保障了可靠的稳定性，膝关节充分的屈曲锻炼可以早期进行；由于主动直腿抬高对骨折区存在更大的应力，一般建议在内固定术 4 周后进行。

2. 单纯螺钉或经钢板的螺钉固定

该类内固定方式需要在术中反复检测内固定的牢固程度，若不可靠，明显的屈膝建议在术后 2 ~ 4 周进行；若把持力较好，可在早期少量进行 0° ~ 30° 的被动屈膝训练；直腿抬高则建议在术后 5 ~ 6 周且胫骨结节骨折初步愈合后进行。康复开始后需定期复查 DR 片，若有骨折分离加大的征象，需要降低康复进度，甚至行加强内固定治疗。

第三节　胫骨结节骨折 MIPO 治疗的临床示例

一、单纯性胫骨结节骨折或截骨

1. 骨折闭合复位、螺钉微创固定

【病例】患者，男，16 岁。体育课受伤。

诊断：左胫骨结节撕脱骨折。

治疗思路：入院检查 X 线片示骨折移位明显，经手法复位后骨折移位程度明显降低，平台部关节面亦复位较好，有微创治疗的可能性；经与患者家属沟通后采用骨折闭合复位、经皮螺钉内固定术。见图 13-3-1。注意：如果闭合复位后骨折间隙仍较宽，则应考虑骨膜等软组织嵌顿可能，需行 ORIF。

康复：术后维持钢托外固定，早期进行少量低幅度膝关节功能训练，1 月后逐步常规训练。

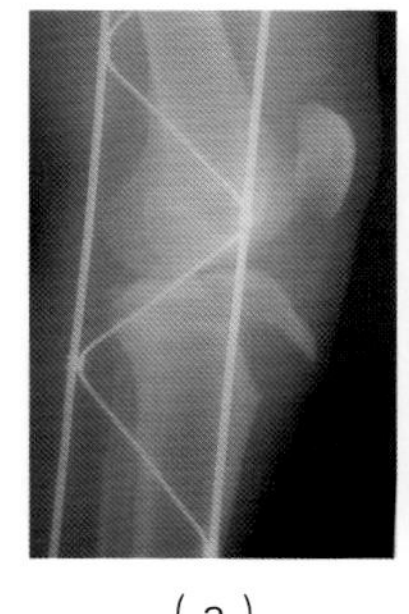
（a）

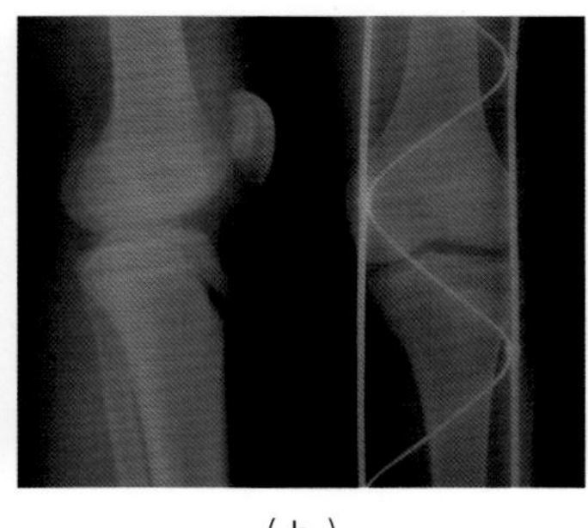
（b）

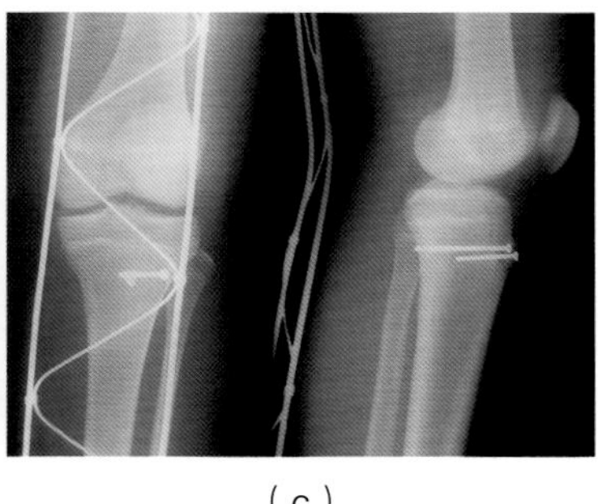
（c）

图 13-3-1　左胫骨结节撕脱骨折的螺钉微创治疗技术示例

注：（a）入院 X 线侧位片；（b）手法复位后 X 线正、侧位片；（c）术后 X 线正、侧位片。

2. 有限切开复位、1/3 管型钢板经皮内固定

【病例】患者，男，19 岁。

诊断：左髌骨外伤性脱位，高位髌骨。

治疗思路：髌股关节脱位后经手法复位仍存在半脱位，完善术前检查，采用髌旁外侧支持带松解、内侧支持带紧缩缝合及胫骨结节（内下方）转位术，该转位术中胫骨结节截骨相当于撕脱骨折，通过有限切口转位骨块后，经皮 1/3 管型钢板螺钉固定。见图 13-3-2。

康复：因该内固定稳定程度较高，术后早期即充分功能训练。

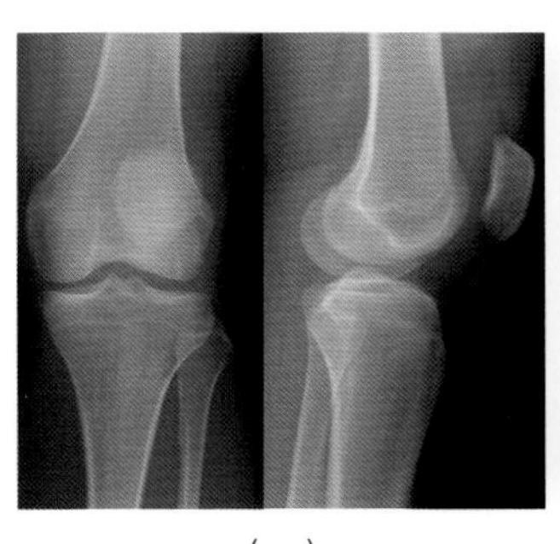
（a）

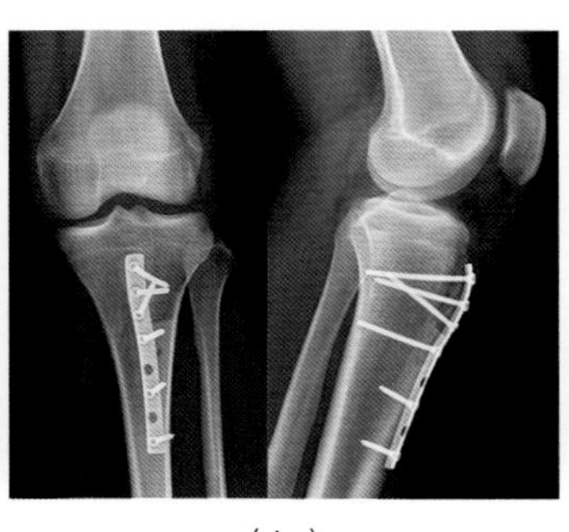
（b）

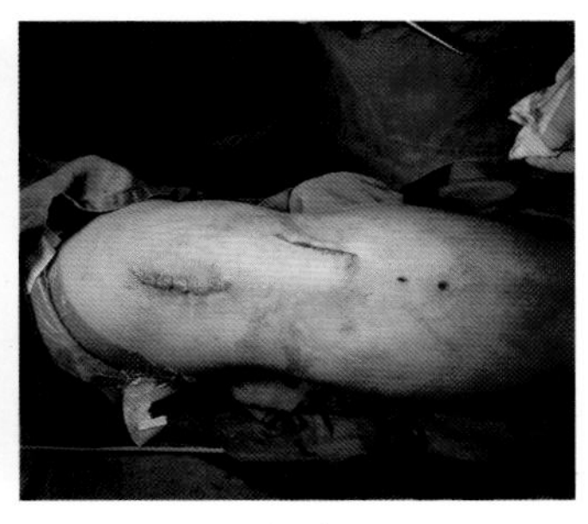
（c）

图 13-3-2　髌骨脱位术中胫骨结节 1/3 管型钢板微创内固定示例

注：（a）术前正、侧位 DR 片；（b）术后正、侧位 DR 片；（c）术毕切口照片。

注意：对有软组织明显嵌顿的胫骨结节骨折病例，同样可以采用有限切口清理折端、骨折复位、1/3 管型钢板部分微创内固定。见图 13-3-3。

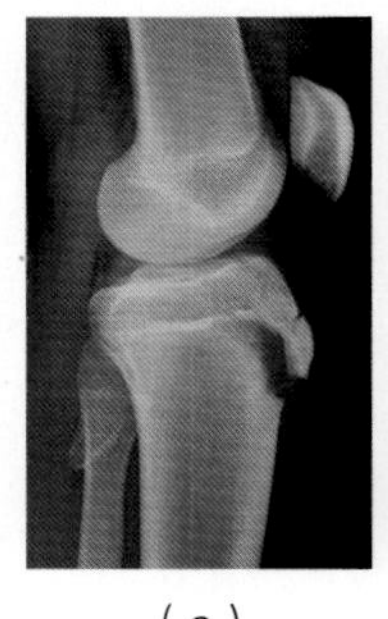
（a）

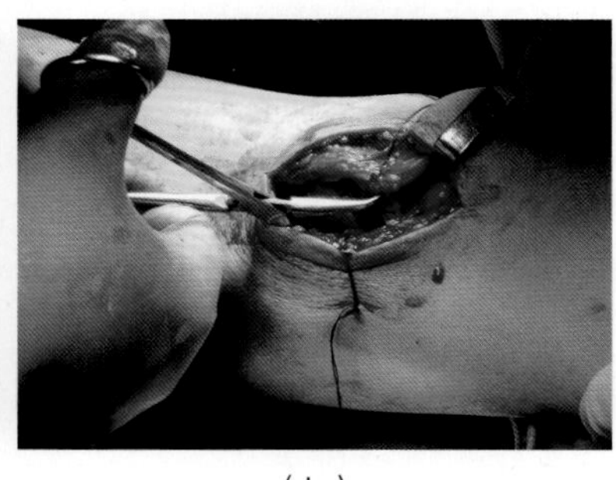
（b）

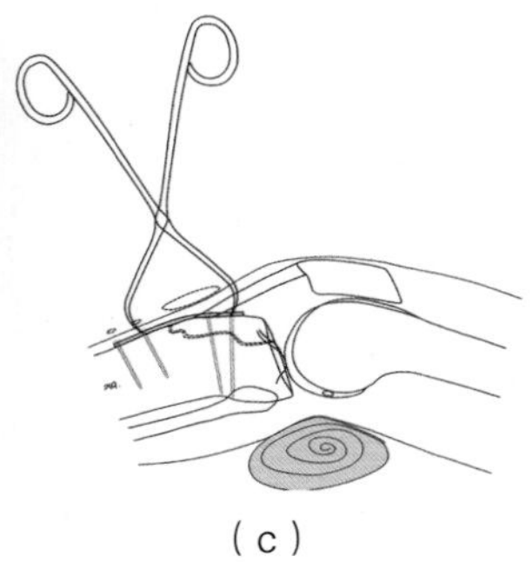
（c）

图 13-3-3　胫骨结节骨折有限切开复位内固定示例
注：（a）术前侧位 DR 片；（b）术中切开复位照片；（c）有限切口复位内固定侧位示意图。

二、合并胫骨平台骨折的胫骨结节骨折

1. 经皮螺钉与管型钢板混合微创治疗

【病例 1】患者，男，53 岁。

诊断：左胫骨平台粉碎骨折，左胫骨结节（连同上 1/3 胫骨前嵴）骨折。

治疗思路：该例胫骨平台骨折是十字分型Ⅲf 型（膝稳定性损伤 2 度），该胫骨结节骨折是在胫骨平台后侧平台垮塌过程中产生的，骨折波及整个上 1/3 胫骨前嵴，骨折线较锐利，未直接波及胫骨平台关节面，经皮复位后，该骨块无明显上移或下移，有微创治疗指征。

微创手术：采用经皮复位，经皮以数枚螺钉初步固定，胫骨平台内侧插入 1/3 管型钢板，远端以经皮螺钉内固定。术中被动屈膝活动，胫骨结节骨折块稳定、无松动。见图 13-3-4。

康复：可进行早期充分功能训练。

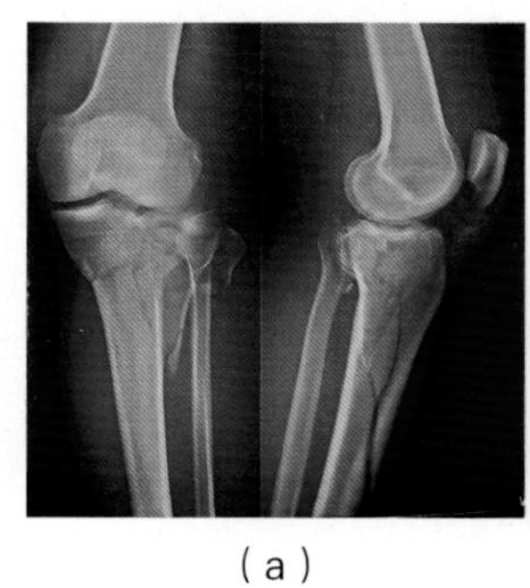
（a）

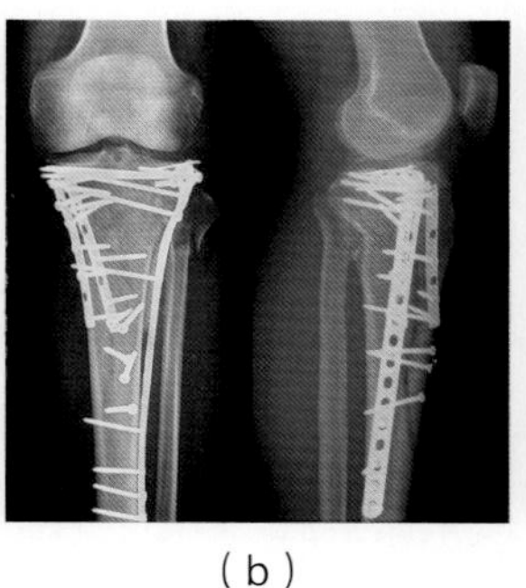
（b）

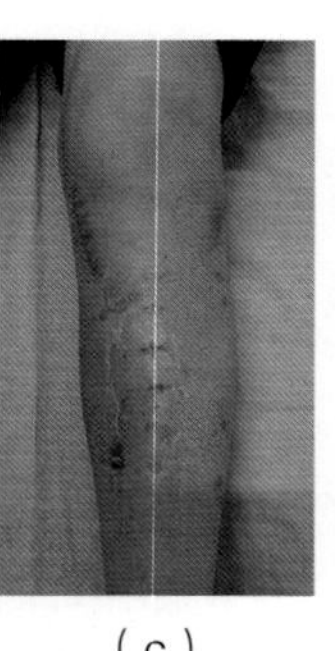
（c）

图 13-3-4　左胫骨平台粉碎骨折合并左胫骨结节骨折 MIPO 治疗示例
注：（a）术前正、侧位 DR 片；（b）术后 1 月正、侧位 DR 片；（c）切口瘢痕照片。

【病例 2】患者，男，47 岁。

诊断：左胫骨平台粉碎骨折，左胫骨结节骨折。

治疗思路：该例胫骨平台骨折是十字分型Ⅲv 型（膝稳定性损伤 1 度），该胫骨结节骨折范围较大，波及部分胫骨前嵴，骨折线较锐利，该骨块移位不明显，有微创治疗指征。

微创手术：采用经皮复位技术，于胫骨结节骨折块下份经皮插入 1/3 管型钢板，闭合复位后螺钉内固定，上份以经皮螺钉内固定。术中对患者进行被动屈膝活动，显示胫骨结节骨折块稳定、无松动。见图 13-3-5。

康复：可进行早期充分功能训练。

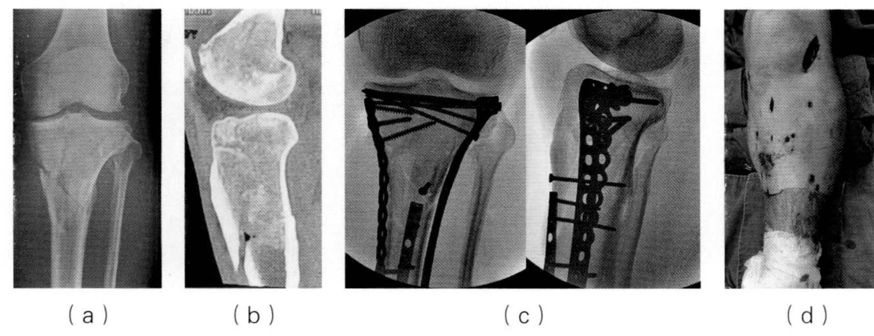

（a）　（b）　（c）　（d）

图 13-3-5　左胫骨平台粉碎骨折合并左胫骨结节骨折 MIPO 治疗示例

注：（a）术前 DR 片；（b）术前 CT 片；（c）术中 C 臂正、侧位片；（d）术毕经皮复位内固定之切口照片。

2. 管型钢板微创治疗

【病例】患者，男，46 岁。

诊断：左胫骨平台粉碎骨折，左胫骨结节骨折。

治疗思路：该例胫骨平台骨折是十字分型Ⅲv 型（膝稳定性损伤 1 度），该胫骨结节骨折是在干骺部嵌插入胫骨平台过程中产生的，骨折线较锐利，且其深面亦为干骺部骨折线，复位胫骨平台骨折后，该骨块虽有前屈移位，但无明显上移，有微创治疗指征。

微创手术：单纯螺钉固定不稳定。采用经皮复位技术，经皮插入 1/3 管型钢板，闭合复位后行螺钉内固定。术中对患者进行被动屈膝活动，显示胫骨结节骨折块稳定、无松动。见图 13-3-6。

康复：可进行早期充分功能训练。

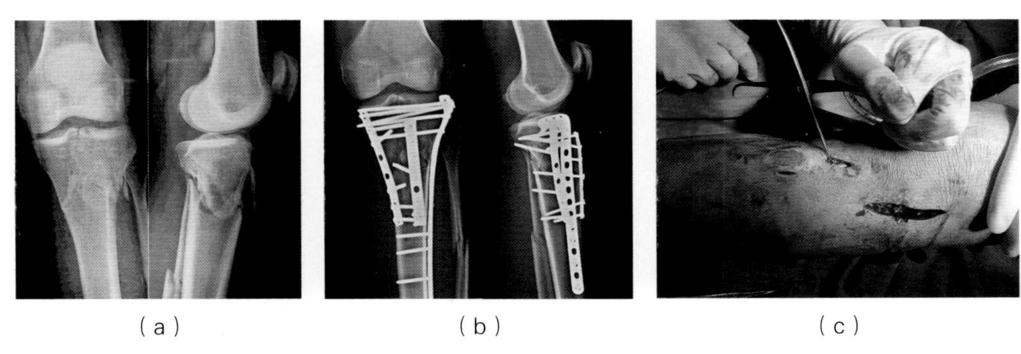

（a）　（b）　（c）

图 13-3-6　在胫骨平台粉碎骨折合并左胫骨结节骨折 MIPPO 治疗示例

注：（a）术前 DR 片；（b）术后 DR 片；（c）术中以点状复位钳闭合复位照片。

3. 张力带钢丝微创治疗

【病例】患者，男，45 岁。

诊断：右胫骨平台粉碎骨折，右胫骨结节粉碎骨折。

治疗思路：结合受伤机制及影像学资料，该胫骨结节骨折属于周围骨质破坏后“次生”的骨折，骨折块较小，同时由于胫骨平台骨折本身造成了膝部严重的皮肤水疱，因而采用张力带钢丝经皮固定治疗。见图 13-3-7。

康复：采用渐近性功能训练，避免内固定失效，定期复查 DR 片至骨折基本愈合。

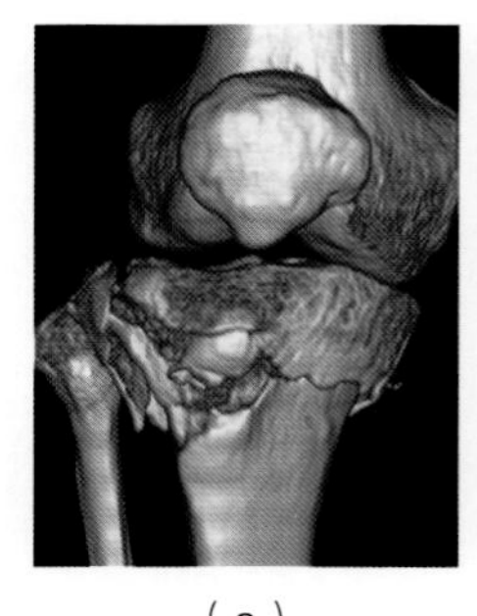

（a）

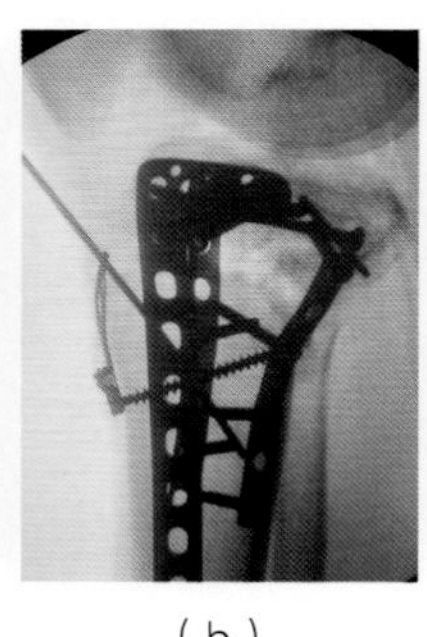

（b）

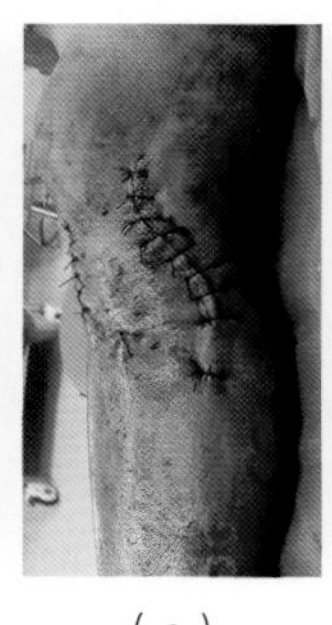

（c）

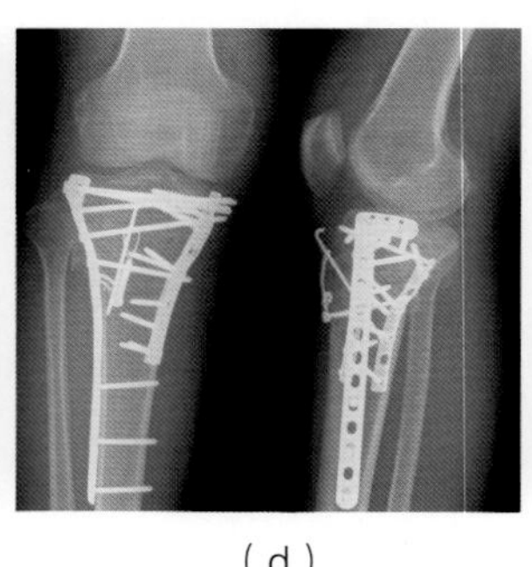

（d）

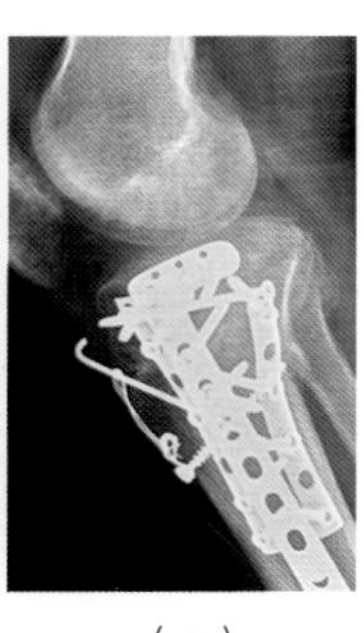

（e）

图 13-3-7　右胫骨平台粉碎骨折合并右胫骨结节粉碎骨折张力带钢丝微创治疗示例

注：（a）术前CT片；（b）术中侧位C臂片；（c）术毕切口；（d）术后正侧位DR片；（e）术后3月侧位DR片。

4. 经皮减张钢丝的微创应用

经皮减张钢丝可用于部分伸膝装置损伤的病例。

（1）胫骨结节粉碎骨折：如果胫骨结节骨折严重粉碎，且难以采用前述内固定方式固定，可通过经皮减张钢丝悬吊、限制髌骨位置，以利于胫骨结节粉碎骨块在低张力情况下愈合，从而达到了间接内固定胫骨结节骨折、恢复伸膝装置完整性的目的。见图 13-3-8。

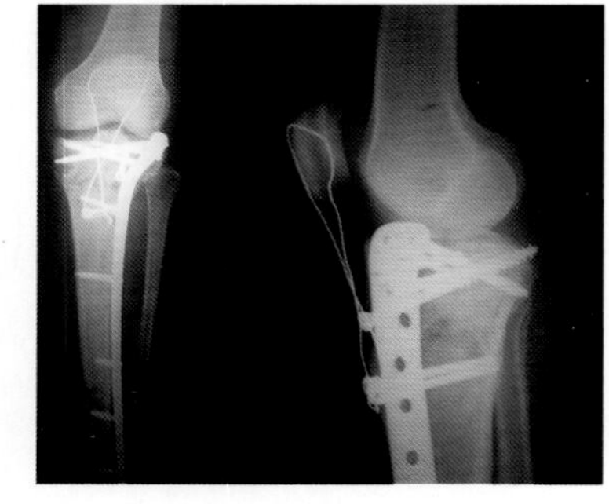

图 13-3-8　胫骨结节粉碎骨折经皮减张钢丝治疗示例（术后 X 线片正、侧位片）

（2）髌腱断裂或髌骨下极骨折：示例如下。

【病例】患者，男，40 岁。

诊断：左髌腱断裂，双膝高位髌骨。

治疗思路：该患者髌腱属于体部断裂，需要对髌腱进行切开修补；为了满足膝关节功能训练的基本需要，需要以减张系统进行加强固定。其中，可以采用经皮减张钢丝固定，术中常常以腰穿针引导钢丝的经皮穿行。见图 13-3-9。

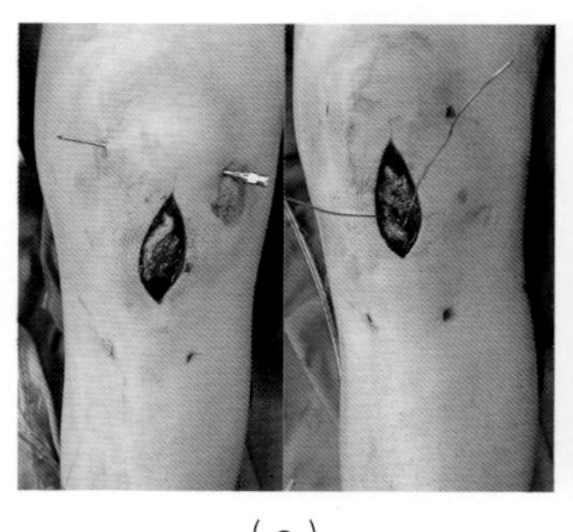

（a）

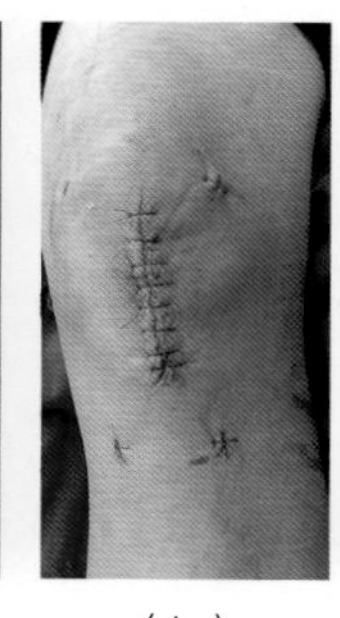

（b）

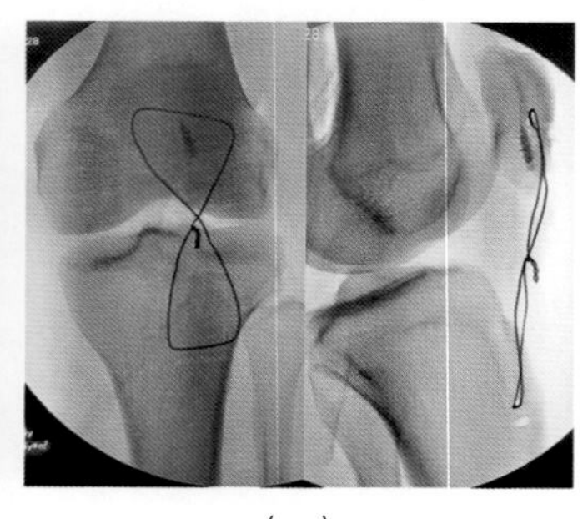

（c）

图 13-3-9　经皮减张钢丝在髌腱断裂中的应用示例

注：（a）经皮导入减张钢丝的照片；（b）术毕切口照片；（c）术毕C臂正、侧位片。

（徐强）

第三篇

腓骨骨折与足踝部的微创治疗

腓骨骨折常常是踝部损伤相关的合并损伤，因此纳入同一篇进行解读。

第十四章　腓骨骨折的微创治疗

在 20 世纪，骨科医生通常认为腓骨是较次要的骨骼：①腓骨中下段常常作为自体植骨的来源，或作为带血管蒂的骨瓣来治疗骨折不愈合，也有学者主张切掉部分腓骨上段节段以通过外侧平台的轻度塌陷来减轻膝内侧单间室关节炎的症状。②腓骨中上段及腓骨小头压缩性骨折和骨位较好的腓骨小头撕脱骨折可采取非手术治疗，单发的、骨位较好或长度丢失少的腓骨下段骨折一般也采用保守治疗。

近年来，大多数骨科医生也逐渐认识到保持腓骨完整的重要性，并归纳出腓骨骨折的手术指征，即如果腓骨骨折影响了踝、膝关节的稳定性，就需要考虑进行骨折复位内固定手术。手术适应证如下：

（1）移位明显的腓骨小头撕脱骨折（对该类骨折的治疗代表着对膝关节后外侧复合体的修复）。

（2）重叠移位明显的腓骨下段骨折，尤其合并下胫腓联合损伤者（该类骨折的治疗有利于重建踝关节的正常骨性稳定）。

（3）明显移位的外踝骨折等（关节部骨折的治疗往往需要尽可能解剖复位）。

（4）外踝部明显移位的撕脱骨折（其治疗有利于重建踝关节的软组织平衡），该部分内容在第二十七章第一节微创（镜下）距腓前韧带修复技术中讲解。

腓骨骨折手术治疗传统均采用切开复位内固定的手术方式。近年来四川省骨科医院的医生为多例腓骨下段或外踝骨折患者开展了微创手术治疗，并进行了相关临床总结。现将治疗经验按所采用内固定方式的区别，分述如下。

第一节　腓骨骨折 MIPPO 治疗的理论基础

一、病例选择（以成人骨折为例）

1. 适应证

腓骨骨折 MIPPO 治疗的适应证综合以下方面的特点。

（1）骨折类型：作为踝部损伤一部分的外踝骨折、腓骨下段骨折或波及腓骨下段的外踝骨折，移位明显的单纯性腓骨下段骨折。

（2）骨折形态：长斜形骨折、短斜形骨折、粉碎骨折，或重叠＜ 3 mm 的横形骨折等，均为适于牵引或骨钩牵拉等措施闭合复位的骨折。

（3）解剖条件：局部软组织条件不允许广泛切开操作，或存在腓骨髓内固定的禁忌时。

2. 禁忌证

除普通骨折病例内固定手术的禁忌证外，以下情形均不建议采用 MIPPO 技术。

（1）外踝皮肤菲薄，容易造成钢板外露者，需慎重选择钢板螺钉内固定。

（2）陈旧性骨折，短缩明显、难以牵引复位的腓骨下段横形骨折，需要行切开复位内固定术。

（3）折端软组织嵌顿明显或骨折重度粉碎需植骨者。

（4）骨折线范围超过腓骨干中下 1/3 者，因该段腓骨骨折对踝关节影响小，且亦无足够的钢板长度。

（5）术者无 MIPPO 手术经验者。

二、内固定材料选择

1. 钢板类型

较长的腓骨远端解剖钢板、锁定钢板、1/3 管型钢板、重建钢板均可用以施行 MIPPO 技术。各类材料在 MIPPO 技术中的应用特点如下。

（1）解剖钢板及锁定钢板：在正、侧位上对大多数患者的腓骨远端均有较好的帖服性，也适用于腓骨下段骨折病例，见图 14–1–1。

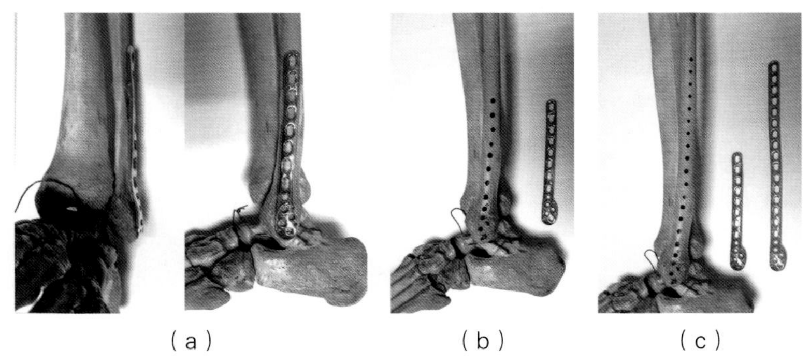

（a）　（b）　（c）

图 14–1–1 腓骨解剖钢板及其与腓骨标本形态的匹配照片

注：（a）腓骨解剖钢板与腓骨匹配的正、侧位观；（b）侧位钢板钉孔位在腓骨侧位上的分布；（c）长腓骨解剖钢板及其钢板钉孔在腓骨侧位上的分布。

（2）1/3 管型钢板：该材料较薄，且弹性适中，拧紧后与腓骨有较好的帖服性，对皮肤刺激较小，尤其适合治疗较小骨骼的患者；但也正因为其较薄，经皮徒手置钉操作时需要仔细确认钢板钉孔的位置以避免误钻孔，其负载强度有限，需小心钢板在固定过程中受螺钉拉力而产生过度的形变或造成骨折移位。

（3）重建钢板：该材料较坚强，不易出现明显形变，适用于需要稳定支撑的腓骨骨折，但其高强度也导致其帖服性差，需要在术前进行精确的塑形；且因其厚度较大，对外踝部皮肤刺激较明显；其前后缘的凹凸设计也是可能导致经皮操作时误钻孔的一个陷阱。

2. 钢板长度

为达到减少应力集中、满足分散置钉的目的，一般建议在腓骨骨折远、近折段钢板上至少预留 3 个可供螺钉置入操作的钉孔。

3. 螺钉

因腓骨干的直径通常较小，一般在 10~20 mm，所以置钉操作需遵循以下原则。

（1）如无特殊情况，置钉完成后不建议更换螺钉，以免钉孔变大，浪费钉孔位置，甚至加大应力性骨折的风险。

（2）已有良好复位效果的“黄金螺钉”可较理想长度稍长 2~4 mm，一般无须更换。

（3）确需取出螺钉的，建议更换钉孔位置重新置钉。

螺钉使用过程中具体需要考虑的因素如下。

（1）微创螺钉的复位作用：①在近折端的首枚复位螺钉主要用以缩小剥离三角区，可在冠状位上初步复位骨折，同时能维持复位后的腓骨长度。②骨折远端的首枚或次枚复位螺钉的目的是把外踝或腓骨下段与钢板建立为远折端—钢板复合体，初步定位钢板位置，并利于牵引操作以恢复骨骼长度。③由于外踝部螺钉系单皮质固定，且骨皮质薄、局部松质骨少，螺钉把持力较小，在牵引复位或复位螺钉复位过程中，可能造成外踝部最早置入螺钉的松动。

（2）螺钉的长度：在经皮测深困难或无法精确（如钢板与骨间隙较大、皮肤与钢板距离较远、无微创测深尺等）的情况下，术前需进行电脑测量，并熟知不同部位的螺钉长度，便于微创置钉操作。①外踝关节部螺钉长度以不穿透内侧骨皮质为要求。②骨干处首枚螺钉长度可稍长于标准长度 2 ~ 4 mm，以产生足够拉力使钢板与骨帖服。③其余骨干部螺钉长度均建议满足双皮质固定的需求即可，成年人一般选择 12 ~ 16 mm，少部分骨骼宽大的患者需选择 20 mm 左右的螺钉。④对下胫腓联合损伤的病例，常常需要在钢板距胫骨远端关节面 4 ~ 5 cm（特殊情况下可以低于或高于该距离）的位置预留钉孔，以便于置入下胫腓联合螺钉。该螺钉长度需满足三皮质，甚至四皮质固定的需要，长度 30 ~ 45 mm，部分患者可以达到 50 mm 以上。见图 14–1–2。

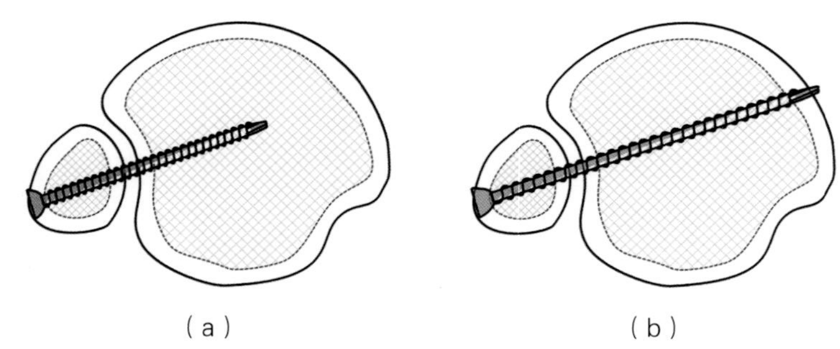

图 14–1–2　下胫腓联合螺钉的固定方式示意图

注：（a）三皮质固定法；（b）四皮质固定法。

（3）螺钉类型：根据钢板类型可分为非锁定螺钉或锁定螺钉，前者的优点是复位骨折的作用强，后者利于稳定、维持骨位；根据非锁定螺钉所固定部位骨质条件的不同，通常于骨干区使用皮质骨螺钉（自攻螺钉为佳），于外踝部使用松质骨螺钉。

（4）螺钉数量：根据腓骨远端骨折粉碎程度及骨质条件，骨干区一般使用螺钉 3 枚，外踝部使用松质骨螺钉 3 ~ 5 枚，如采用锁定螺钉治疗，每端可少至 2 ~ 3 枚。

4.MIPPO 技术辅助工具

（1）锁定钢板远端螺钉瞄准臂及其套筒：其直径大小可影响 MIPPO 技术远端切口的长度。

（2）电钻套袖：建议选择较长、直径较小且没有锯齿的套袖。

（3）测深尺：腓骨测深尺应尽可能选用较细的微创测深尺以经皮使用。

（4）线：适用于腓骨干区小腿粗大、经皮置入螺钉容易从改刀上掉落的情况。可采用可吸收线或丝线，前者需在拧钉后贴钉帽剪断，后者应在将完成螺钉拧入时尽量取出。MIPPO操作熟练后可不需要线的辅助。

三、手术步骤

1. 体位

麻醉后患者仰卧于手术平床，在其同侧大腿根部预置止血带。

2. 消毒、铺巾

在止血带以远的肢体范围内消毒，并将足部以手术薄膜覆盖。

3. 微创置入钢板的技巧

（1）钢板隧道的建立：将选定长度的钢板按在腓骨上的投影位置，放置于术区皮肤表面，在腓骨远端（外踝）外侧做 2 ~ 3 cm 长纵向切口，切开显露至骨膜表面，以剥离子或窄骨刀贴腓骨外侧剥离出骨膜外的软组织隧道；同时在骨干预计置钉处，切开 2 ~ 3 个近端经皮小切口。

（2）插入钢板：沿以上隧道，顺腓骨弧度，在中途经皮小弯钳的辅助下，引导钢板近端逆行插入腓骨干合适位置，避免钢板误入软组织假道，或不慎卡压腓骨肌肉或肌腱；将钢板放置在外踝外侧中份，置入一枚螺钉建立内固定复合体，可以初步稳定钢板位置，并从经皮小切口用小弯钳探查可初步确认钢板是否在腓骨干侧位的居中位置。

（3）牵引远折端：因外踝部凸出且较浅表，也可以采用经皮小点状复位钳前后钳夹外踝或采用骨钩牵引钢板的方法来闭合复位骨折，小血管钳近端经皮调整钢板的位置。见图 14–1–3。

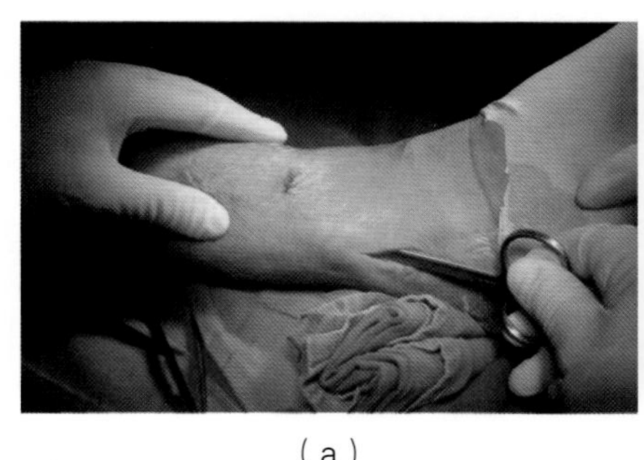
（a）

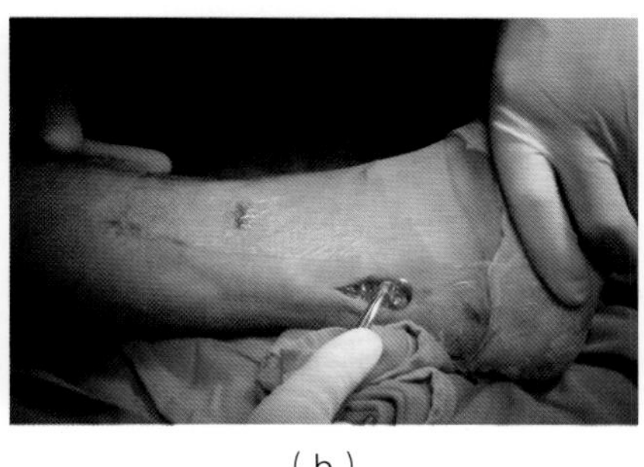
（b）

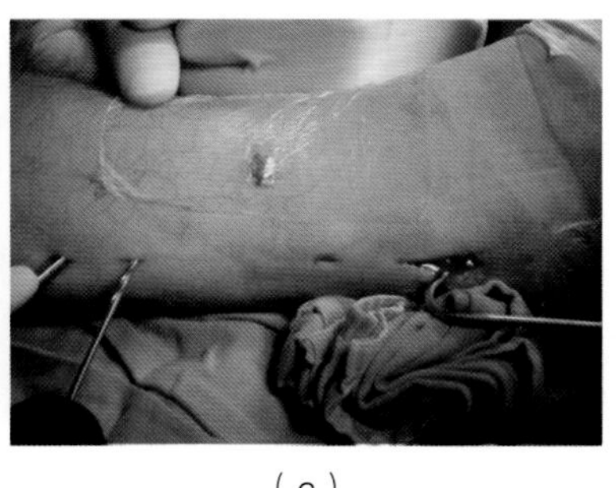
（c）

图 14–1–3 微创置入腓骨远端钢板操作示例

注：(a) 切开外踝切口并皮下剥离隧道；(b) 逆行插入钢板；(c) 骨钩闭合复位骨折的同时经皮固定螺钉等操作。

4. 微创置入螺钉

（1）在腓骨干区外侧纵向分布的数个小切口处进行经皮操作。

（2）在腓骨干区域螺钉置入时，应在套袖保护下经皮钻孔，同本章第一节所述，结合术前测量距离、“落空感”估计长度或微创测深尺测量深度等多种方式，选择适宜长度的螺钉并拧入。在使用锁定螺钉进行治疗时，则应在锁定套筒的引导下，完成钻孔及螺钉拧入。

（3）由于腓骨直径较小，一般采用改刀手动拧入，若用电动改刀，则要低速拧入大部分螺纹，剩余少部分螺纹以手力匀速拧入，并感知其固定效果。

（4）在腓骨干处微创钻孔时，建议选择较锋利的钻头低速操作，若钻入 3 ~ 4 mm 仍未出现“落空感”，暂勿继续钻孔，需确认钢板与骨干的相对位置，并验证钻孔位置及其方向，必要时调整钢板位置后再行操作，尽量更换螺钉钻孔位置，以预防腓骨骨折。

5.MIPPO 操作过程中腓骨侧位骨位的调整

腓骨骨折正位骨位的调整主要是通过牵引下结合“黄金螺钉”技术来进行的。而侧位上的腓骨骨折骨位调整的目的主要是解决成角畸形，这个调整过程通常在 C 臂间断透视下进行，见图 14–1–4。

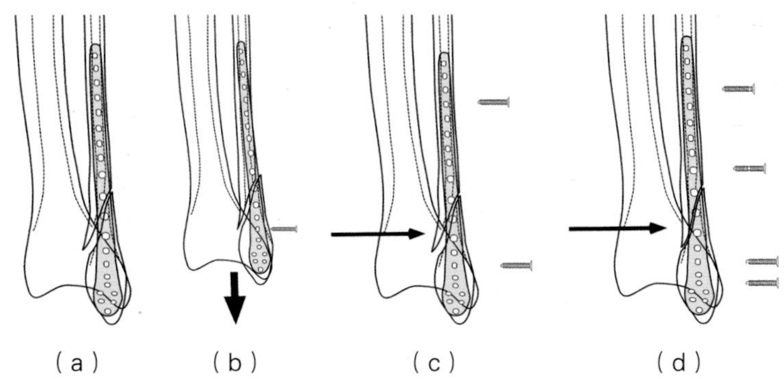

图 14-1-4 腓骨远端斜形骨折外侧钢板经皮复位内固定置入螺钉的步骤顺序示意图

注：(a) 经皮插入钢板；(b) 远端置入复位螺钉形成“远折端—钢板”复合体；(c) 近端复位螺钉的固定同时矫正腓骨长度；(d) 远、近端骨位的稳定同时矫正腓骨骨折成角畸形。

四、腓骨 MIPPO 技术可能损伤的软组织解剖结构

（1）腓浅神经：尤其在小腿中、下 1/3 交界处穿筋膜浅出位皮支处，需通过体外定位以避免在该处做切口，确实需要的需避免切口过深，用小弯钳钝性分离至腓骨皮质，内固定操作中采用套筒以避免钻头、螺钉对神经的搅扎损伤。

（2）腓骨肌腱：紧贴于外踝的后侧，需避免螺钉对该结构的损伤，以及钢板对其的压迫。

（3）腓骨短肌：该肌肉起点附着区域是较长的腓骨解剖板骨膜外剥离的区域，应尽可能采用贴骨钝性分离，同时经皮螺钉操作以避免对其产生损伤。

（4）腓肠神经及小隐静脉：两结构通常伴行于外踝与跟腱之间，需控制手术入路、螺钉、电钻工作范围，用点状复位钳贴外踝操作可以尽量避免其损伤。

第二节 MIPPO 技术治疗腓骨骨折的经典病例

一、腓骨下段骨折病例

1. 解剖钢板 MIPPO

【病例】患者，女，17 岁。

诊断：左胫腓骨下段粉碎骨折。

治疗方案：胫骨骨折采用闭合复位髓内钉微创内固定术，腓骨采用解剖钢板 MIPPO 治疗。其中腓骨骨折的剥离三角区在近折端的外侧，因此靠近腓骨折端外侧的近端螺钉即复位的“黄金螺钉”。见图 14-2-1。

2. 1/3 管型钢板 MIPPO 治疗

【病例 1】患者，男，45 岁。

诊断：右胫腓骨下段粉碎骨折。

治疗思路：胫骨骨折采用闭合复位内侧钢板微创内固定术，腓骨骨折采用 MIPPO 治疗。见图 14-2-2。

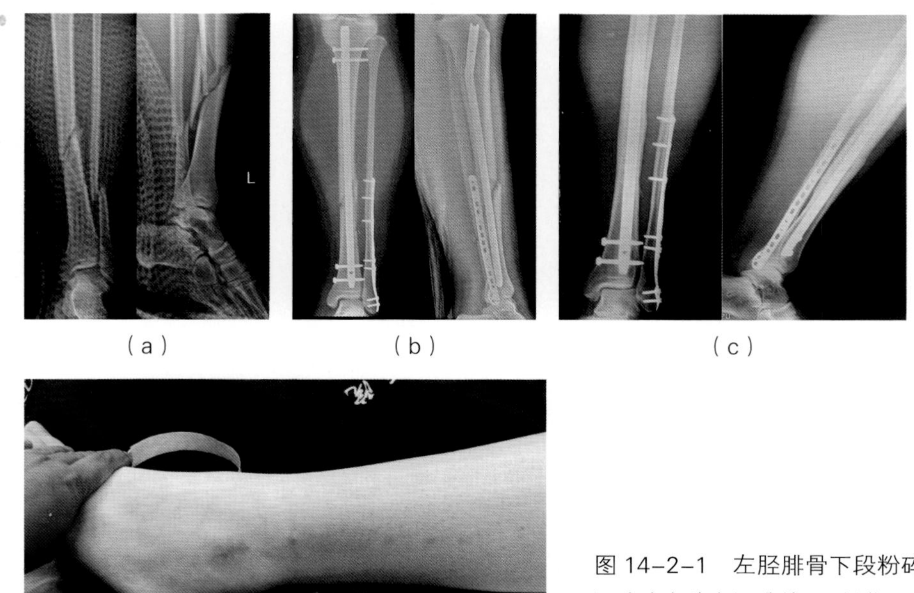

图 14-2-1　左胫腓骨下段粉碎骨折 MIPPO 治疗病例

注：(a)术前左胫腓骨正、侧位 DR 片；(b)术后左胫腓骨正、侧位 DR 片；(c)腓骨骨折愈合后的 DR 片；(d)内固定物取出前的腓侧微创切口瘢痕照片。

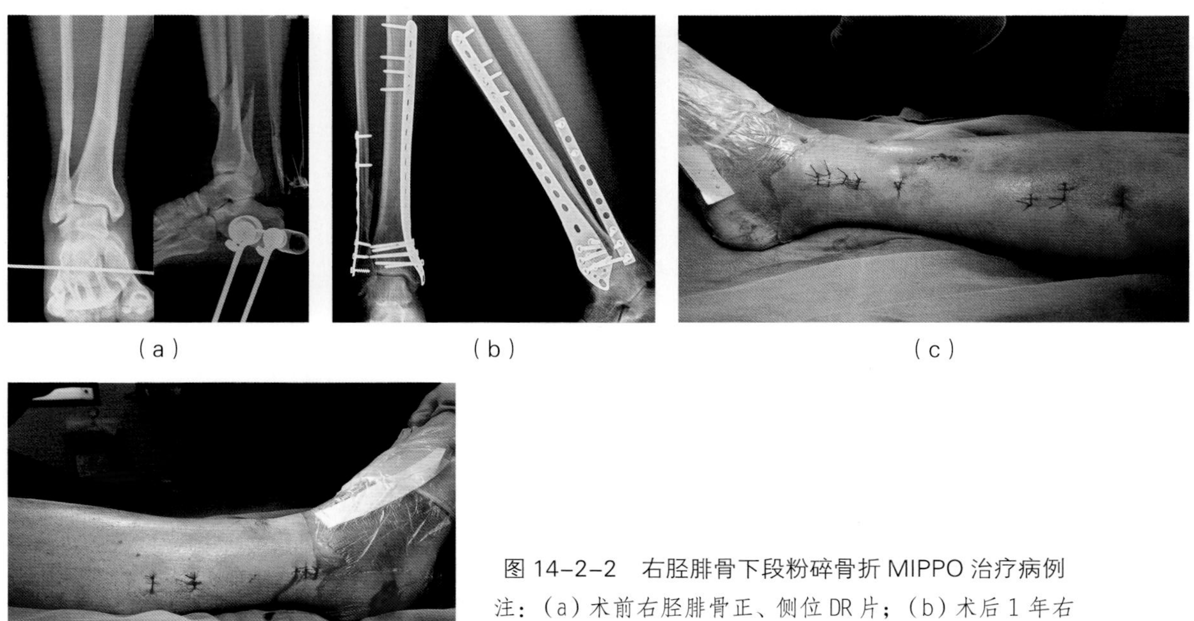

图 14-2-2　右胫腓骨下段粉碎骨折 MIPPO 治疗病例

注：(a)术前右胫腓骨正、侧位 DR 片；(b)术后 1 年右胫腓骨正、侧位 DR 片；(c)右小腿内侧缝合后的切口照片；(d)右小腿外侧缝合后的切口照片。

【病例 2】患者，男，33 岁。

诊断：左胫腓骨下段粉碎骨折。

治疗思路：首先对胫骨骨折采用闭合复位内侧钢板微创内固定术，再对腓骨骨折采用 MIPPO 治疗。见图 14–2–3。

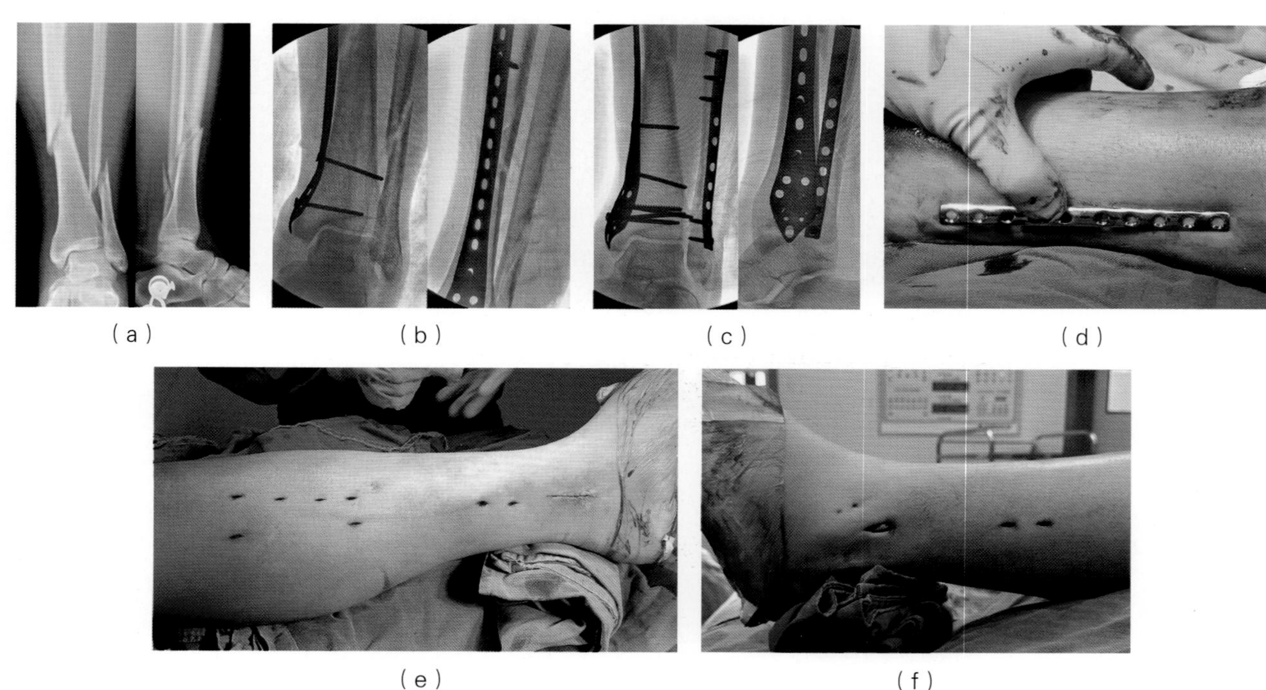

（a）　（b）　（c）　（d）

（e）　（f）

图 14–2–3　左胫腓骨下段粉碎骨折 MIPPO 治疗病例

注：（a）术前正、侧位 DR 片；（b）术中胫骨骨折初步内固定后，腓骨骨折初步复位的 C 臂照片；（c）腓骨骨折内固定后 C 臂照片；（d）术中外侧钢板体表定位；（e）左小腿内侧微创切口照片；（f）左小腿外侧微创切口照片。

二、外踝骨折病例

1. 解剖钢板 MIPPO

【病例】患者，女，38 岁。

诊断：右胫骨中下段骨折，外后踝骨折。

治疗思路：胫骨骨折采用闭合复位前外侧钢板微创内固定术，外踝骨折采用 MIPPO 治疗。因折端位于钢板插入的切口处，所以并非完全的闭合复位。见图 14–2–4。

2.1/3 管型钢板 MIPPO

【病例】患者，女，54 岁。

诊断：右胫骨中下段骨折，外踝、后踝骨折。

治疗思路：胫骨骨折采用闭合复位前内侧钢板微创内固定术，腓骨采用 MIPPO 治疗。见图 14–2–5。

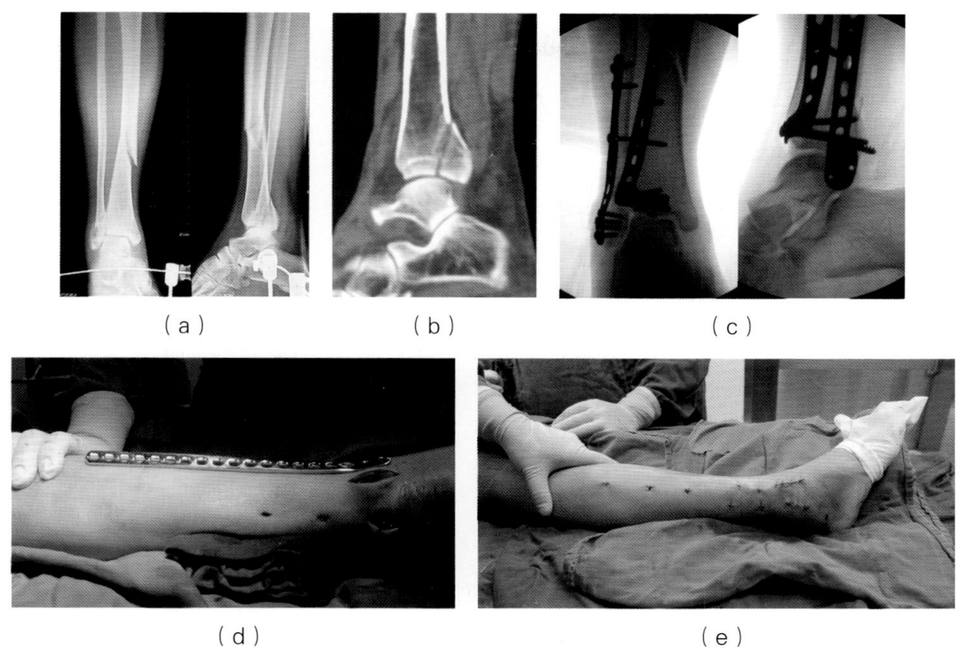

图 14-2-4 右胫骨中下段骨折 + 外后踝骨折微创治疗病例

注：（a）术前右胫腓骨正、侧位 DR 片；（b）踝部 CT 片；（c）术中踝关节 C 臂的正、侧位片；（d）胫骨钢板与小腿切口对比照片；（e）缝合后的右小腿外侧切口照片。

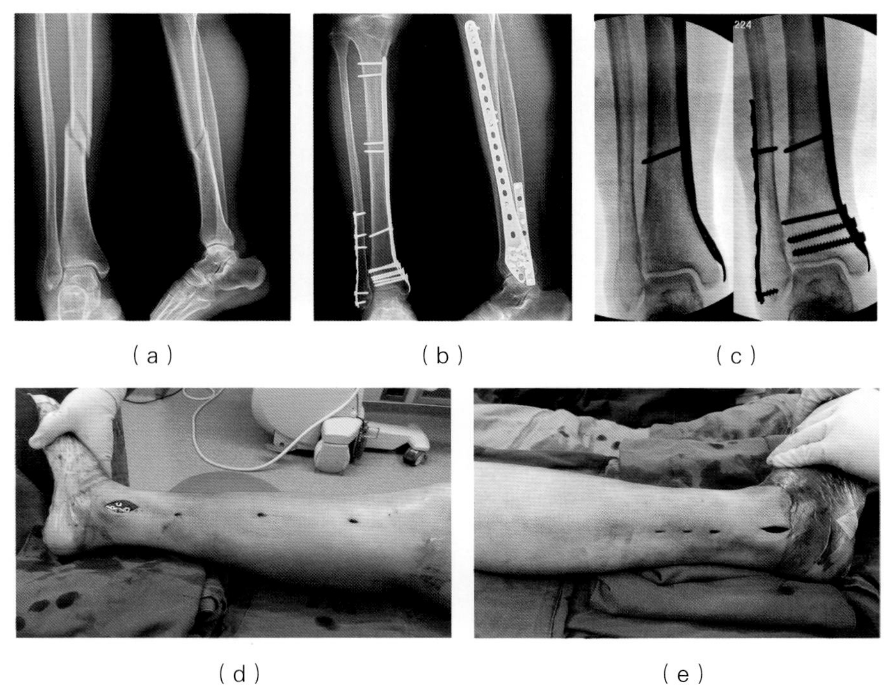

图 14-2-5 右胫骨中下段骨折 + 外踝、后踝骨折微创治疗病例

注：（a）右胫腓骨术前正、侧位 DR 片；（b）右胫腓骨术后正、侧位 DR 片；（c）术中“黄金螺钉”技术复位胫骨骨折，外踝、后踝骨折术中的 C 臂照片；（d）右小腿内侧切口照片；（e）右小腿外侧切口照片。

三、腓骨骨折 MIPPO 技术小结

（1）解剖型钢板在腓骨远端往往只有“唯一”合适的位置。
（2）术中需综合控制腓骨骨折的各种移位。
（3）避免嵌插或压迫肌筋膜。
（4）尽量保护腓浅神经等重要解剖结构。
（5）避免腓骨近端发生医源性骨折。
（6）有一定学习曲线，熟练的术者可以降低 MIPPO 术中转为切开操作的可能性。

第三节　腓骨骨折的髓内微创治疗

一、病例选择

以成人骨折为例。

1. 适应证

腓骨骨折的髓内微创治疗的适应证综合以下方面的特点。

（1）骨折类型：作为踝部损伤一部分的外踝骨折、腓骨下段骨折或波及腓骨下段的外踝骨折，移位明显的单纯性腓骨下段骨折。

（2）骨折形态：短斜形骨折、重叠＜ 3 mm 的横形骨折等，均为适于牵引或骨钩牵拉等措施下闭合复位的骨折。

（3）解剖条件：外踝尖部皮肤正常，腓骨髓腔直径需大于克氏针等内置物直径。

2. 禁忌证

除普通内固定手术之禁忌证外，以下情形均不建议采用髓内针 / 钉微创技术。

（1）髓内固定妨碍下胫腓联合螺钉置入者。

（2）长斜形骨折不利于髓内固定、难以纠正腓骨长度者；陈旧性骨折，短缩明显、难以牵引复位的腓骨下段横形骨折，需要通过切开复位内固定术者。

（3）折端软组织嵌顿明显或骨折重度粉碎需植骨者。

（4）骨折线波及范围超过髓内内固定长度者。

（5）折端粉碎、移位明显无法探及髓腔者，髓腔狭窄或髓腔封闭者。

（6）术者无微创手术经验者。

二、内固定材料选择

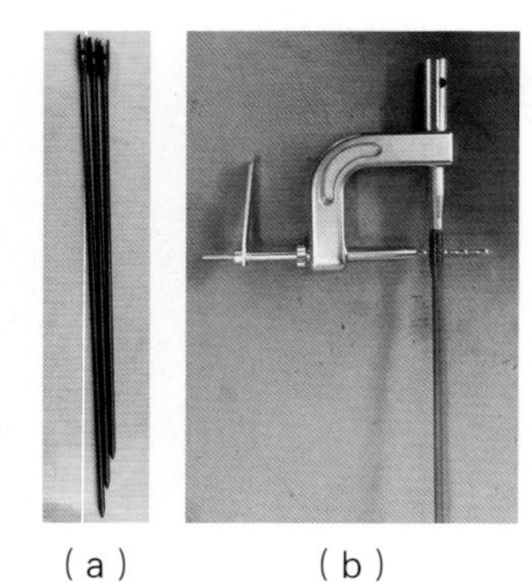

（a）　　　　（b）

图 14–3–1　腓骨髓内钉照片

注：（a）不同长度主钉；（b）连接远端瞄准臂的髓内钉。

1. 髓内针 / 钉类型

可以分为带锁型与非带锁型两种类型。前者适用于骨骼粗大，有使用钢板禁忌的病例，见图 14–3–1；后者包括弹性钉、克氏针、斯氏针等。

2. 髓内针 / 钉长度

（1）外踝骨折：髓内针 / 钉长度为腓骨的 1/4 ～ 1/3。

（2）腓骨下段：髓内针 / 钉长度为腓骨长度的 1/3 ～ 1/2。

（3）多段或靠近中段的腓骨骨折：选用全长（一般 230 mm、250 mm）的克氏针 / 斯氏针，或长至腓骨上段 / 腓骨颈水平的弹性钉。

3. 髓内针 / 钉直径

一般较腓骨髓腔峡部稍细。

三、手术步骤

1. 体位

麻醉后患者仰卧于手术平床，在其同侧大腿根部预置止血带。

2. 消毒及铺巾

在止血带以远的肢体范围内消毒，并将足部以手术薄膜覆盖。

3. 微创置入髓内针 / 钉的方位

微创置入髓内针 / 钉的方位见图 14–3–2。

（1）腓骨尖外侧：入针 / 钉较容易，对外踝韧带影响小；但易刺激皮肤，入针 / 钉路径较弯曲，入针 / 钉阻力较大，难以选择较粗的髓内钉，固定稳定性较差。

（2）腓骨尖内侧：入钉较困难，对外踝韧带有一定影响，针 / 钉末端处理较困难，对踝外翻活动有一定影响；路径较直，基本在腓骨髓腔的远端延长线上，可选择较粗的髓内针 / 钉，固定效果较好。

（3）腓骨尖：优缺点均居于前两种方法之间。

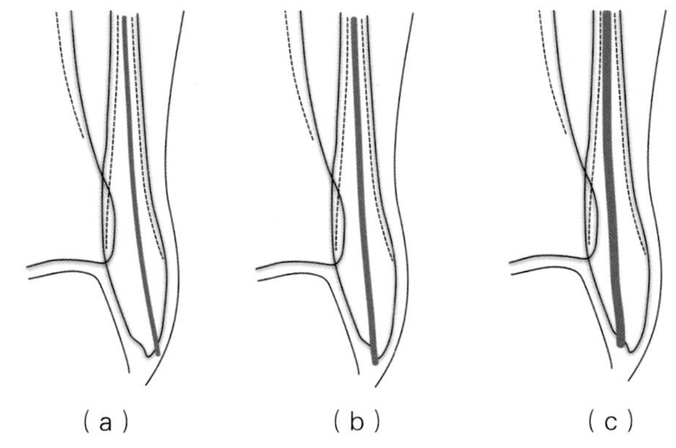

图 14–3–2　腓骨髓内针 / 钉入针 / 钉部位示意图

注：（a）腓骨尖外侧入针 / 钉；（b）腓骨尖入针 / 钉；（c）腓骨尖内侧入针 / 钉。

四、代表性临床病例

1. 合并胫骨下段骨折内侧钢板 MIPPO 治疗

【病例】患者，女，54 岁。

诊断：左胫腓骨下段粉碎骨折。

治疗方案：首先对左胫骨骨折采用胫骨内侧解剖钢板 MIPPO 治疗，初步矫正腓骨骨折骨位，再通过手力牵引闭合复位腓骨骨折，经皮克氏针完成最终复位及内固定。见图 14–3–3。

2. 合并胫骨下段骨折外侧钢板 MIPPO 治疗

【病例】患者，女，34 岁。

诊断：左胫腓骨下段粉碎骨折。

治疗方案：首先对左胫骨骨折采用胫骨外侧解剖钢板 MIPPO 治疗，初步矫正腓骨骨折骨位，再通过手力牵引闭合复位腓骨骨折，经皮克氏针完成最终复位及内固定。见图 14-3-4。

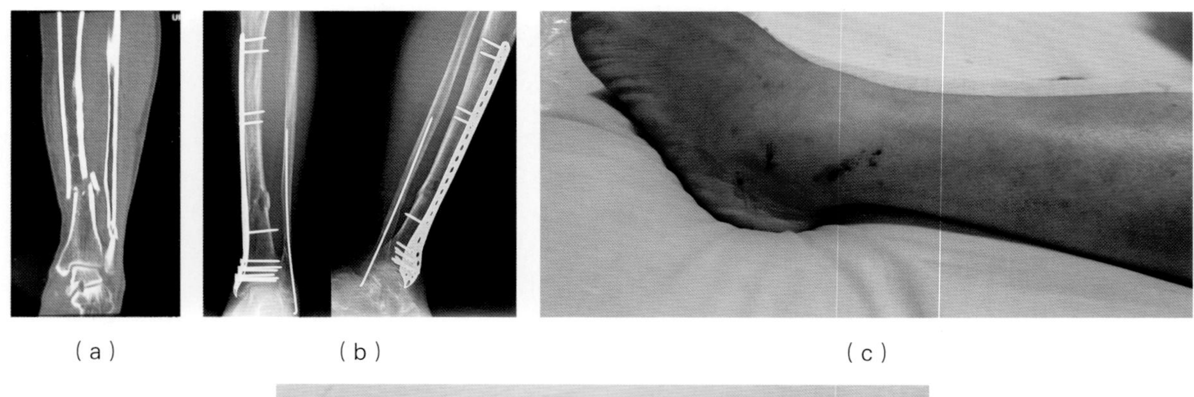

（a）（b）（c）

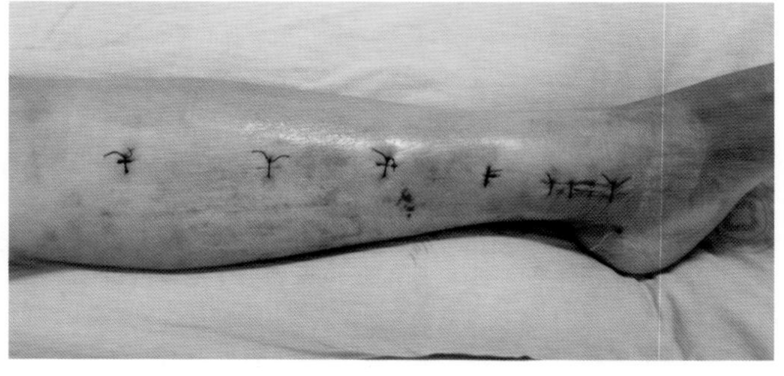

（d）

图 14-3-3 左胫腓骨下段粉碎骨折 MIPPO 治疗病例

注：（a）术前 CT 片；（b）术后 3 月正、侧位片；（c）术后小腿外侧切口照片；（d）术后小腿内侧切口照片。

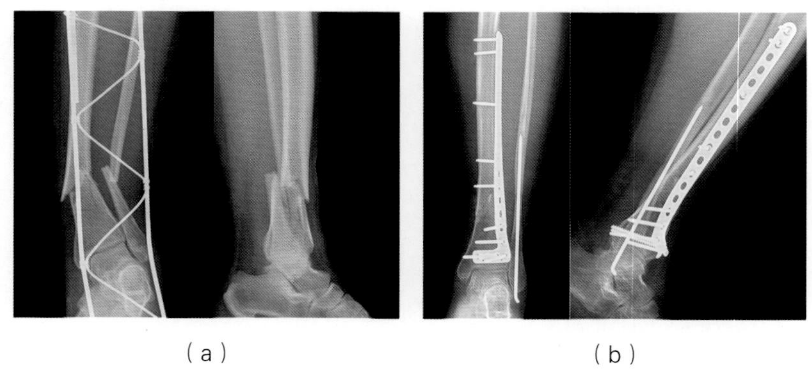

（a）（b）

图 14-3-4 左胫腓骨下段粉碎骨折 MIPPO 治疗示例

注：（a）术前正、侧位 DR 片；（b）术后 6 月正、侧位 DR 片。

（徐强）

第十五章　踝部损伤的 MIPO 治疗

踝部损伤常常包括踝部骨折、跟腱断裂、踝部韧带损伤等疾病。分述微创治疗技术如下。

第一节　踝部损伤 MIPO 治疗的影像学基础

踝部骨折属于关节骨折，踝部韧带损伤也牵涉到踝部的骨性位置关系。为在术中非直视的情况下判断骨位，该部位损伤的 MIPO 治疗更依赖于正常踝部的影像解剖学。

一、踝部正位

1. 骨折分型

踝部骨折有不同的分型，分型依据主要是踝关节正位上的骨位变化，常见的有 Danis–Weber 分型、Langer–Hansen 分型等。上述分型为踝部骨折 MIPO 治疗提供了手术顺序、治疗原则上的指南。

2. 胫腓线

是踝穴在正位上的连续线，包括胫骨远端关节线及腓骨远端关节线，是判断踝穴结构是否正常的重要影像解剖参考。出现胫腓线中断或变形的几种骨折情况见图 15–1–1。

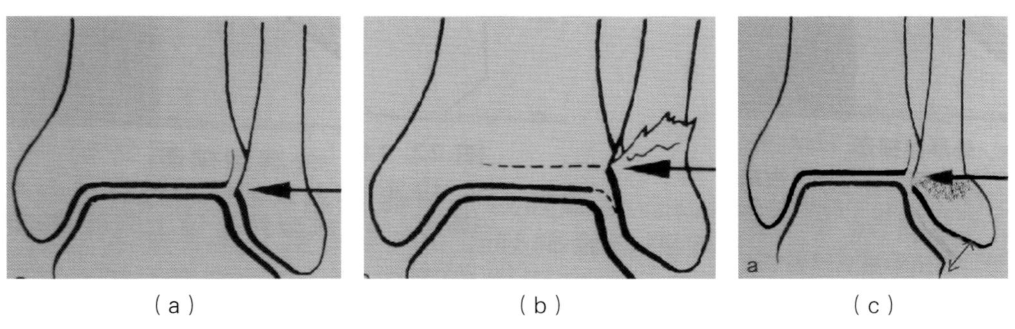

（a）　（b）　（c）

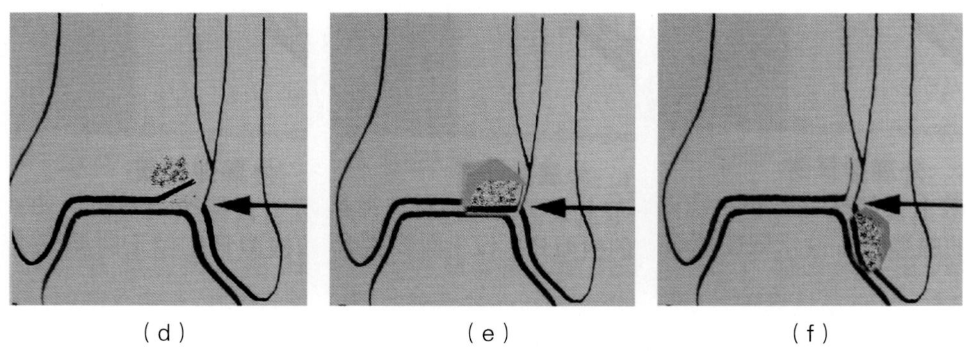

图 15-1-1　踝穴正位上正常胫腓线及异常胫腓线的示意图

注：(a) 正侧连续的胫腓线；(b) 外踝短缩骨折；(c) 外踝外翻骨折；(d) 胫骨远端外侧压缩；(e) Chaput 骨折移位；(f) 外踝前份撕脱骨折。

3. Shenton' 线，Dime sign

(1) 踝部的 Shenton' 线：指踝部正位上下胫腓联合、距腓关节部骨皮质的对应关系，可用以分析踝关节外侧的解剖结构变化，见图 15-1-2。

(2) Dime sign：指踝部正位上距骨外侧与腓骨远端的连续线是圆形的一部分，可用以评估腓骨在长轴方向上的位置或距骨的损伤，见图 15-1-2。

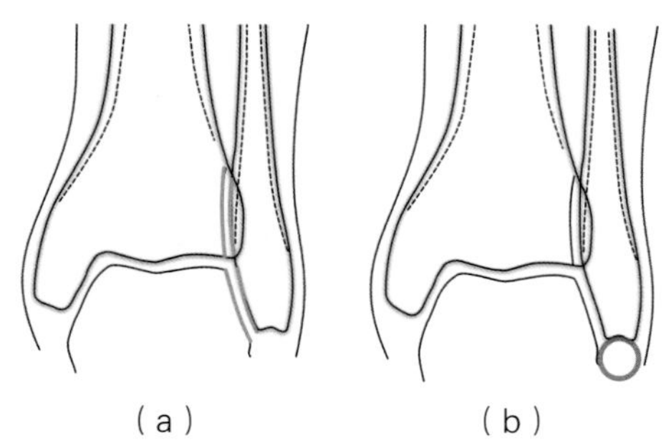

图 15-1-2　踝关节正位片上的重要骨位标志示意图

注：(a) shenton' 线；(b) Dime sign。

4. 不同旋转位置下的踝关节正位

踝部在正位上的旋转可以通过外踝、内踝、距骨、下胫腓联合及踝穴间隙的形态特征进行评估，比较简单直观的是通过外踝形态的变化。见图 15-1-3。

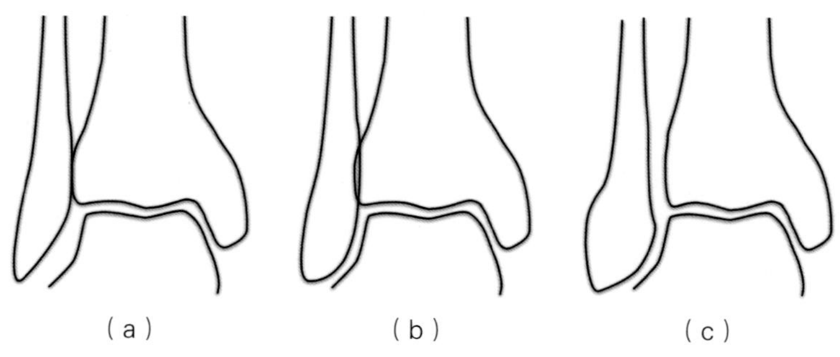

图 15-1-3　踝部在不同旋转角度下的正位影像示意图

注：(a) 外旋位下的外踝形态；(b) 解剖位下的外踝形态；(c) 内旋位下的外踝形态。

二、踝部侧位

踝部侧位的重要参考线见图 15-1-4。

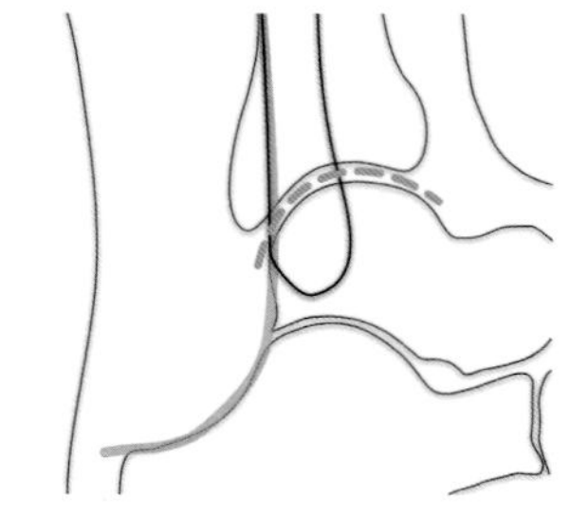

图 15-1-4　踝部侧位的重要参考线

三、踝部水平位

（1）下胫腓联合损伤：主要骨折或韧带损伤导致的胫腓远端关节关系的破坏。

（2）胫骨远端关节面的压缩：通常胫骨远端关节面压缩是 Pilon 骨折的主要特征，但少部分踝部骨折病例也可能出现一定范围的骨质压缩，胫骨远端关节面的具体压缩部位常与踝部骨折病例的 Langer-Hansen 分型相关。具体对应关系见图 15-1-5：①旋后内收型——内侧。②旋前外展型——外侧。③旋前外旋型——前外侧。④旋后外旋型——后外侧。

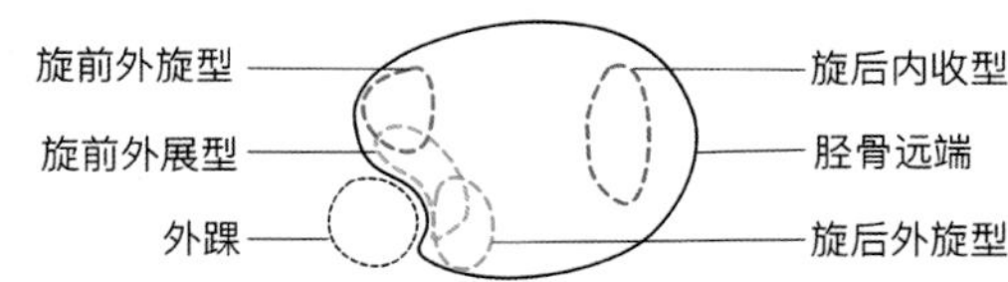

图 15-1-5　不同 Langer-Hansen 分型踝部骨折可能压缩的胫骨远端区域示意图

第二节　踝部骨折的 MIPO 技术

踝部骨折根据不同的受伤机制有着不同的分型，表现为不同骨折的组合及相同部位骨折的不同形态。为临床描述方便，将踝部骨折 MIPO 技术依据损伤部位分类讨论如下。

一、内踝骨折的 MIPO 治疗

1. 横形骨折

该类骨折一般属于撕脱骨折，常在 Danis-Weber 分型 B、C 型的病例中出现。

（1）闭合复位方法。适用于骨折移位小于 4 mm 的病例。①点状复位钳法：使复位钳夹方向垂直于骨折面，将近侧尖部放于提前转好的骨孔，远端尖部放在内踝远端，注意不要干扰内固定操作或克氏针临时固定。②剥离子、顶棒折端或导钻加压法：在加压的同时快速进行内固定操作或克氏针临时固定。见图 15-2-1，图 15-2-2。

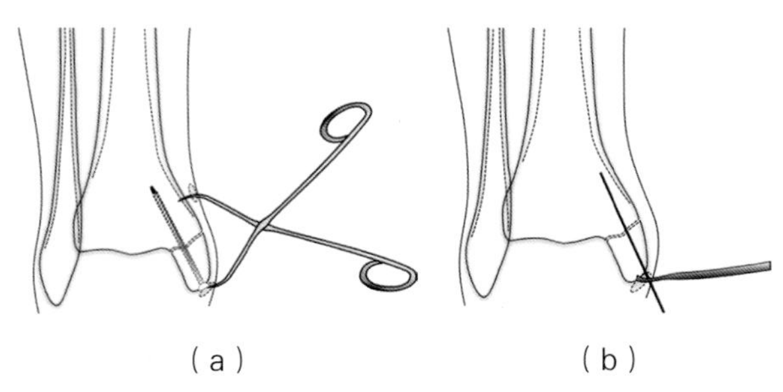

图 15-2-1　内踝横形骨折辅助复位方式示意图

注：(a) 点状复位钳法；(b) 剥离子、顶棒折端加压法。

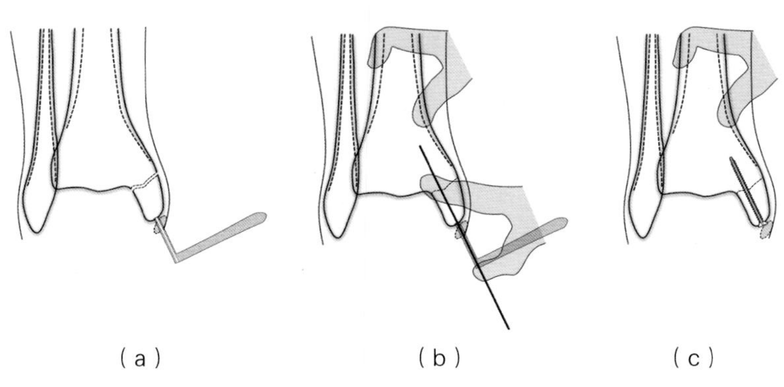

图 15-2-2　导钻加压法治疗内踝骨折示意图

注：(a) 经内踝尖小切口置入导钻；(b) 导钻垂直于骨折面加压骨折，引导克氏针钻入临时固定；(c) 钻孔拧入螺钉固定内踝骨折。

临床注意：内踝横形骨折有软组织嵌顿的风险。①骨折移位不明显时，直接闭合复位即可。②若分离较远，常常存在骨折端骨膜等软组织的脱套、嵌顿，因而当骨折闭合复位后发现仍存在较宽的间隙时，需要经皮挑开嵌顿组织（必要时局部有限切开），否则易导致骨折复位不良，继发骨折迟缓愈合甚至不愈合。

（2）微创内固定方法。①螺钉固定法：具体可以采用单枚、双枚螺钉，或用螺钉辅以防旋克氏针；②经皮张力带钢丝：可采用克氏针或螺钉张力带，该固定方法尤其适用于骨块较小或骨质疏松的病例；③经皮管型钢板内固定：适用于骨块较大，或骨折较粉碎、不能承受内踝长轴方向上加压固定方法的病例，见图 15–2–3。

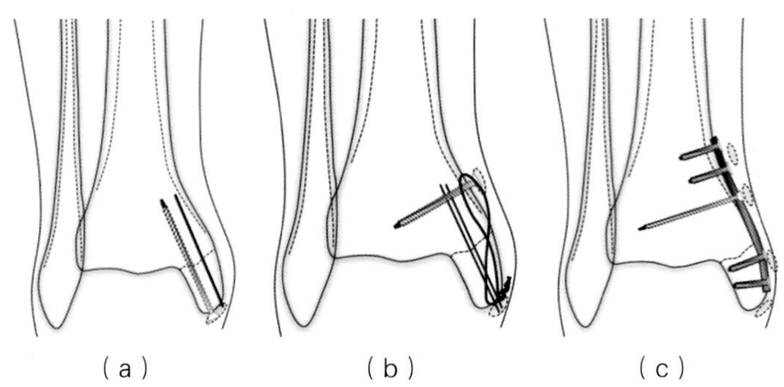

图 15–2–3　内踝横形骨折经皮 / 微创内固定方式示意图

注：（a）螺钉 – 克氏针内固定；（b）克氏针张力带钢丝内固定；（c）1/3 管型钢板螺钉内固定。

2. 内踝纵向骨折

该类骨折一般属于踝内翻挤压所致的剪切骨折，常在 Danis–Weber 分型 A 型病例出现。

（1）闭合复位方法：经皮小点状复位钳复位骨块的上移；横向加压技术基本同横形骨折，加压方向需垂直于骨折面。

临床注意：内踝纵向骨折可能合并内侧穹隆部的骨质压缩，见图 15–2–4。①当内踝骨折移位不明显时，往往可直接闭合复位。②分离较远时，可能合并内侧穹隆部骨质压缩。当该压缩骨折较明显时，需要经皮克氏针作为小顶棒复位，失败时则需要局部有限切开复位，甚至植骨。否则会导致局部关节面的不平整以及关节失稳等问题。

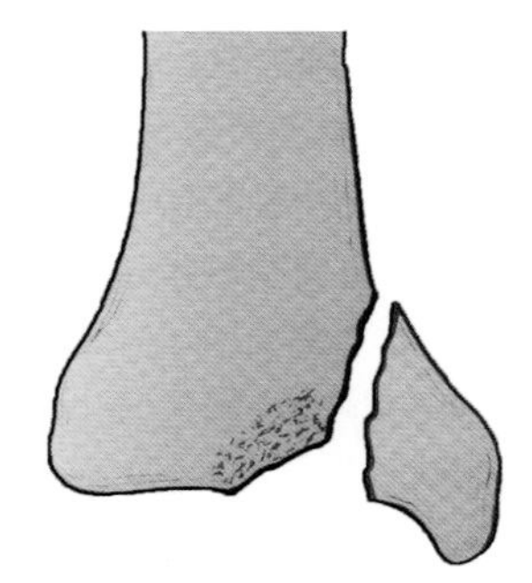

图 15–2–4　内踝纵向剪切骨折常伴随内侧穹隆部压缩示意图

（2）微创内固定方法：①经皮螺钉内固定法。适用于骨质较好、非粉碎的病例，常需要 2 ~ 3 枚加压螺钉固定，注意需垂直于骨折面加压固定，否则螺钉加压后容易引起骨折移位。②经皮钢板螺钉内固定。适用于骨质疏松或骨质较粉碎的病例。不仅可以更好地抵抗踝关节活动时距骨对该类内踝骨折产生的移位应力，还有利于螺钉对骨折的均匀加压，充分发挥内固定物防滑、支撑的作用，从而利于患踝早期、充分的功能训练。见图 15–2–5。

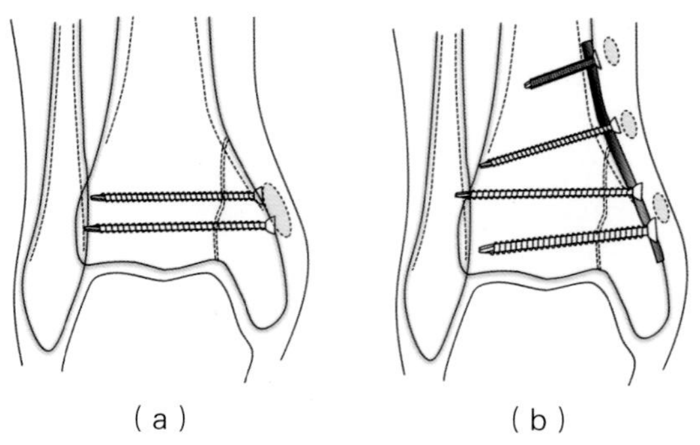

图 15–2–5　非压缩性 A 型踝关节骨折的微创治疗示意图

注：（a）经皮螺钉内固定治疗；（b）经皮钢板螺钉内固定治疗及其切口位置。

临床注意：一般该型内踝骨折往往会向近端移位，所以其“黄金螺钉”一般在靠近近折端的部位，且钢板适当塑形即可，过于“完美”的塑形反而会导致内固定物张力的缺乏，影响复位及内固定效果。见图 15-2-6。

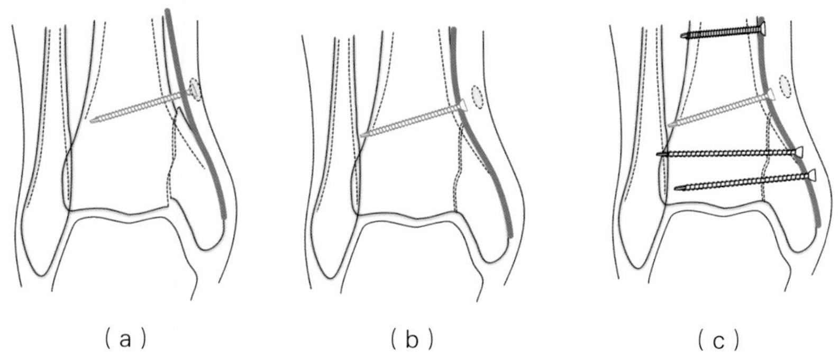

（a）　　（b）　　（c）

图 15-2-6　“黄金螺钉”在内踝纵向骨折的应用示意图

注：（a）钢板插入后可将“黄金螺钉”置入内侧剥离三角区；（b）拧紧“黄金螺钉”后骨折得到较好复位同时钢板更贴附于内侧皮质；（c）经皮拧入其他螺钉进一步复位、固定骨折。

二、外踝骨折的 MIPO 治疗

1. 外踝斜形骨折、腓骨在下胫腓联合平面以上的骨折

详见第十四章第一节“腓骨骨折 MIPPO 治疗的理论基础”。

2. 腓骨在下胫腓联合以下骨折

通常为踝外侧韧带牵拉导致的撕脱骨折，常在 Danis- Weber 分型 A 型病例中出现。一般为横形或斜片状。与内踝的横形撕脱骨折类似，当横形骨折分离较远时，需考虑脱套的骨膜等软组织是否嵌顿于折端，避免对骨折闭合复位及其愈合产生不利影响。

（1）闭合复位方法：通常以小点状复位钳经皮复位，加压方向同样需垂直于骨折面。

（2）微创内固定方法：见图 15-2-7。①经皮克氏针张力带法。可以良好对抗外踝骨折的分离趋势，尤其适用于骨质疏松或螺钉固定困难的病例。②经皮螺钉内固定法。适用于骨骼较宽大、骨质较好且骨块较简单的病例。③经皮锚钉内固定法。适用于较小或破碎的外踝尖撕脱骨折，骨折治疗的主要目的是重建韧带的骨性起点。④经皮 Mini 管型钢板内固定法。适应于远折端较宽大但骨皮质粉碎缺乏支撑、无法采用加压治疗的病例，利于重建腓骨的外侧皮质的完整性。

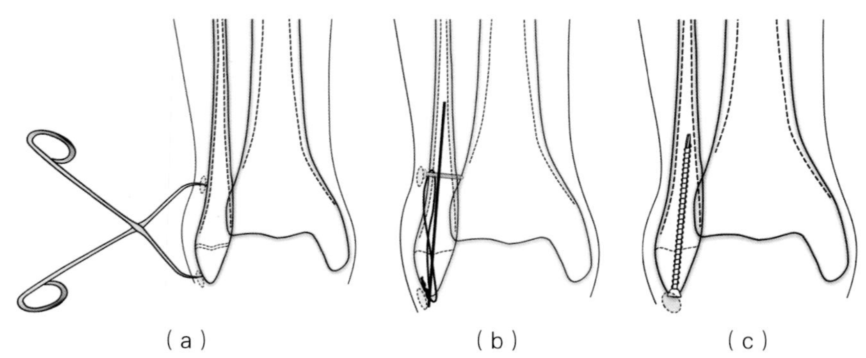

（a）　　（b）　　（c）

图 15-2-7　外踝横形骨折经皮微创内固定示意图

注：（a）点状复位钳临时复位固定；（b）经皮张力带钢丝内固定；（c）经皮螺钉内固定。

三、后踝骨折的 MIPO 治疗

后踝骨折闭合复位的原理，见图 15-2-8。

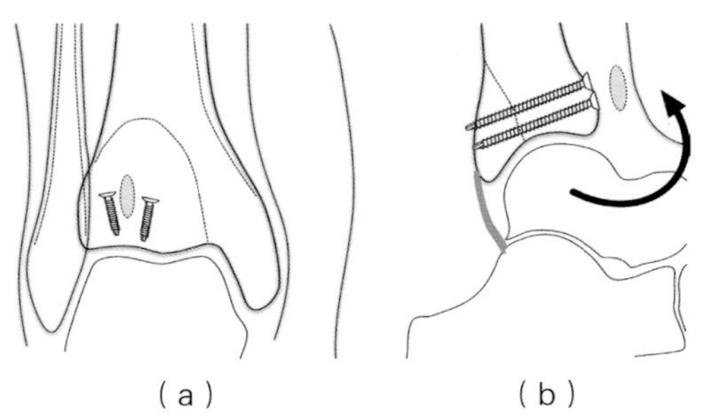

（a）　（b）

图 15-2-8　后踝骨折的微创治疗示意图

注：（a）经皮复位螺钉内固定后踝骨折的正位及其切口位置；（b）经皮复位螺钉内固定后踝骨折的侧位及其切口位置。

四、下胫腓联合损伤的 MIPO 治疗

广义的下胫腓联合损伤包括下胫腓联合韧带损伤及其骨性附着点撕脱骨折两部分，当后者移位不明显时，临床治疗同前者；当后者移位较明显，且又闭合复位失败时，需要对其进行切开复位内固定治疗。见图 15-2-9。

MIPO 治疗方法：经皮复位、经皮螺钉固定，或采用经皮 button 技术内固定。

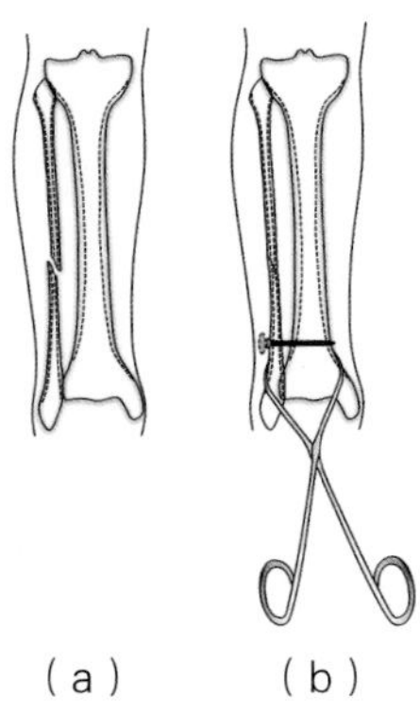

（a）　（b）

图 15-2-9　C 型踝关节骨折的微创治疗示意图

注：（a）腓骨中段骨折合并下胫腓联合损伤；（b）点状复位钳复位下经皮螺钉内固定稳定腓骨骨折、下胫腓联合及其切口位置。

五、踝部骨折 MIPO 治疗的临床示例

【病例 1】患者，男，30 岁。

诊断：右内外踝骨折（Danis-Weber 分型：A 型）。

治疗方案：首先闭合复位、经皮张力带钢丝内固定外踝骨折，再经皮复位内侧穹隆压缩骨折，闭合复位内踝骨折后以 2 枚螺钉固定。见图 15-2-10。

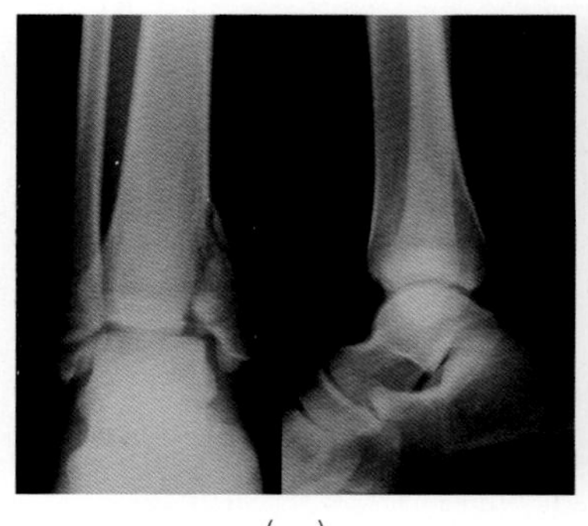

（a）

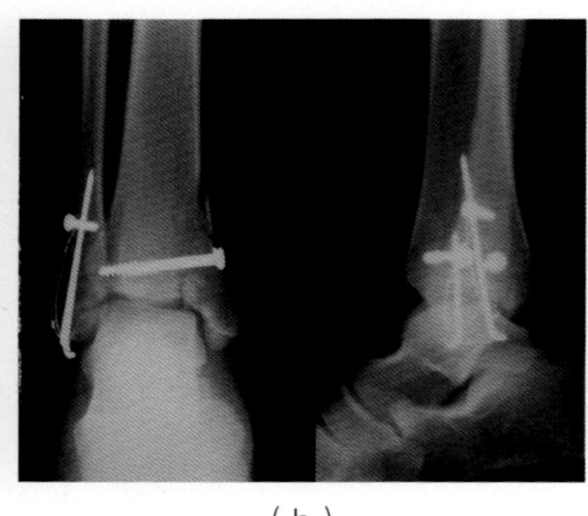

（b）

图 15-2-10　右内外踝骨折（Danis-Weber 分型：A 型）MIPO 治疗示例

注：（a）术前正、侧位 DR 片；（b）术后正、侧位 DR 片。

【病例 2】患者，男，19 岁。

诊断：右外踝骨折，同时合并同侧胫骨中下段骨折。

治疗方案：首先经皮复位内固定胫骨中下段骨折，再有限切开、经皮克氏针钢丝张力带内固定。见图 15-2-11。

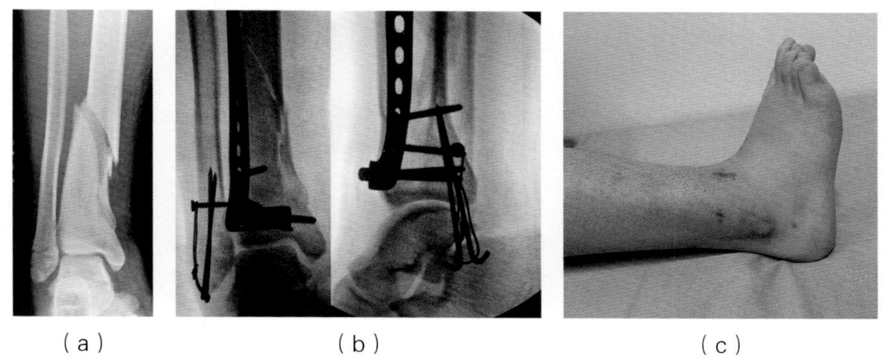

（a）（b）（c）

图 15-2-11 右外踝经皮克氏针钢丝张力带内固定 + 胫骨前外侧钢板 MIPO 治疗病例资料

注：（a）术前正位DR片；（b）术中C臂正、侧位片；（c）术后踝部切口瘢痕照片。

【病例 3】患者，男，49 岁。

诊断：右胫骨多发开放性粉碎骨折，右外踝及腓骨中下段骨折。

治疗方案：清创术，右胫骨骨折 MIPPO 治疗，右腓骨下段及外踝骨折以克氏针闭合复位，并用钢丝张力带内固定之。见图 15-2-12。

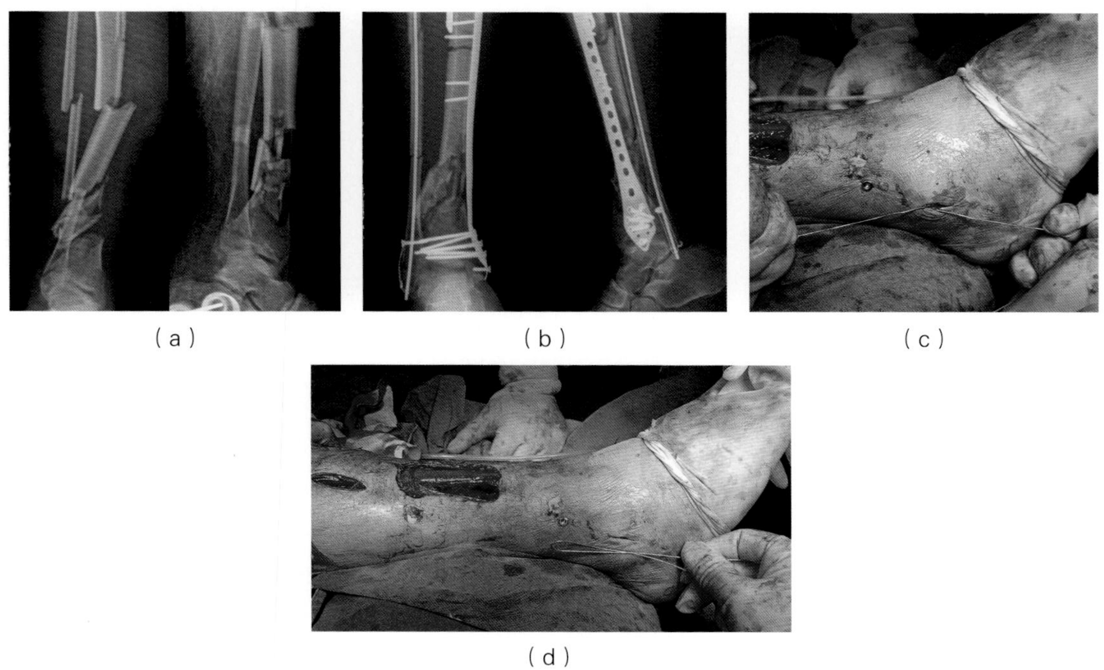

（a）（b）（c）（d）

图 15-2-12 经皮外踝骨折钢丝张力带微创内固定病例

注：（a）术前正、侧位 DR 片；（b）术后正、侧位 DR 片；（c）术中经皮张力带钢丝固定操作照片。（d）术中“8”钢丝体表照片；

【病例 4】患者，男性，25 岁。

诊断：右三踝骨折（Danis-Weber 分型：B 型）。

治疗方案：内踝采用小切口 ORIF，外踝骨折及下胫腓联合治疗采用 MIPO 技术，后踝骨折较小且骨位较好不予特殊处理。见图 15-2-13。

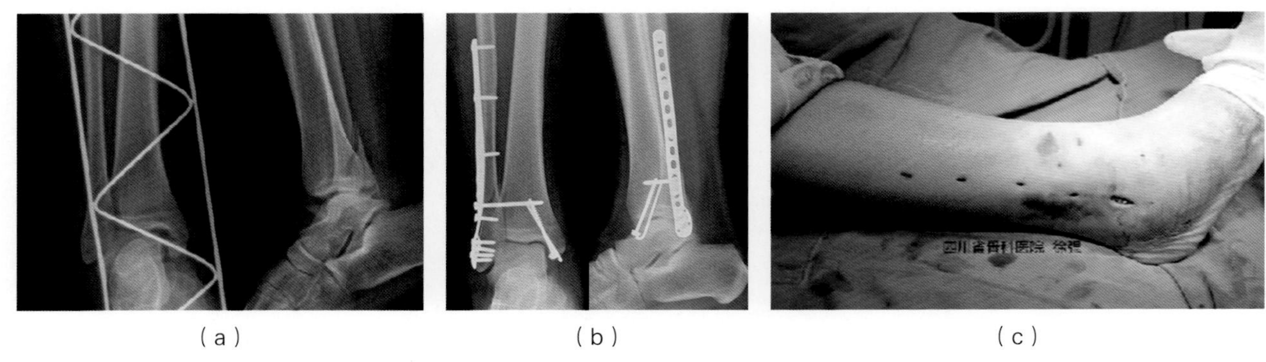

（a）（b）（c）

图 15-2-13　右三踝骨折（Danis-Weber 分型：B 型）MIPO 治疗示例

注：（a）术前正、侧位 DR 片；（b）术后正、侧位 DR 片；（c）术毕外侧切口照片。

【病例 5】患者，男性，29 岁。

诊断：右三踝骨折（Danis-Weber 分型：C 型）。

治疗方案：内踝采用小切口 ORIF，腓骨下段骨折及下胫腓联合治疗采用 MIPO 技术，后踝骨位较好不予特殊处理。见图 15-2-14。

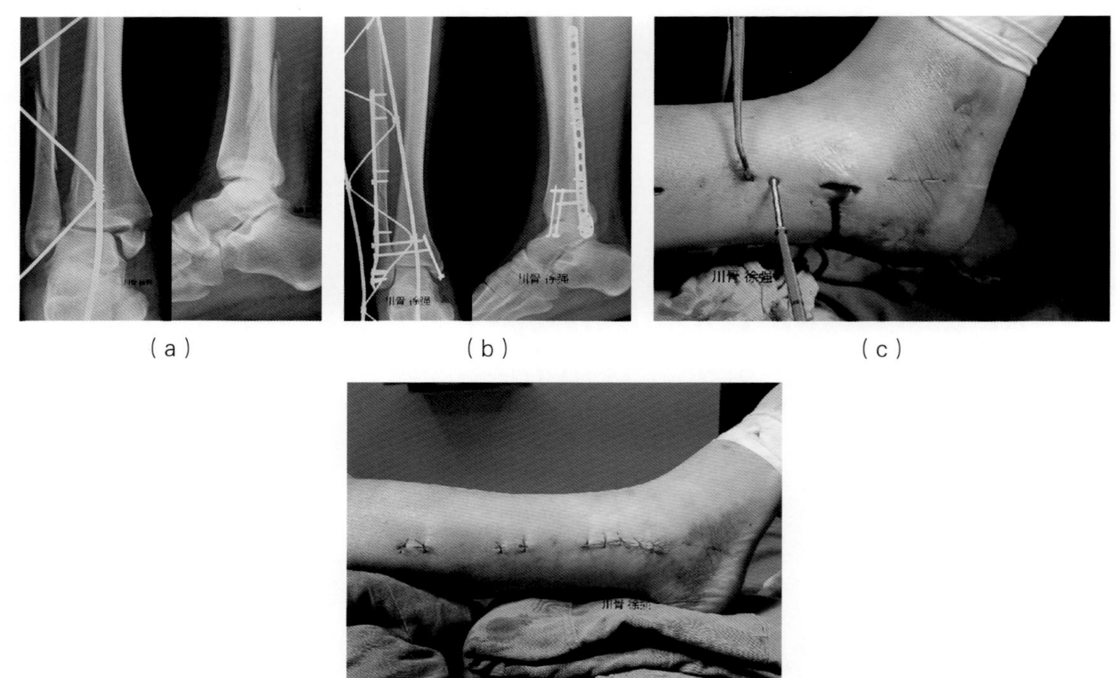

（a）（b）（c）

（d）

图 15-2-14　右三踝骨折（Danis-Weber 分型：C 型）MIPO 治疗示例

注：（a）术前正、侧位 DR 片；（b）术后正、侧位 DR 片；（c）术中点状复位钳经皮复位下胫腓联合分离并经皮置入下胫腓联合螺钉操作照片；（d）术毕外侧 MIPO 切口照片。

【病例 6】患者，男性，31 岁。

诊断：左三踝骨折（Danis–Weber 分型：C 型），左胫骨远端 Chaput 骨折。

治疗方案：内踝及 Chaput 骨折分别采用有限切口 ORIF，腓骨下段骨折及下胫腓联手损伤采用 MIPO/ 经皮复位内固定。见图 15–2–15。

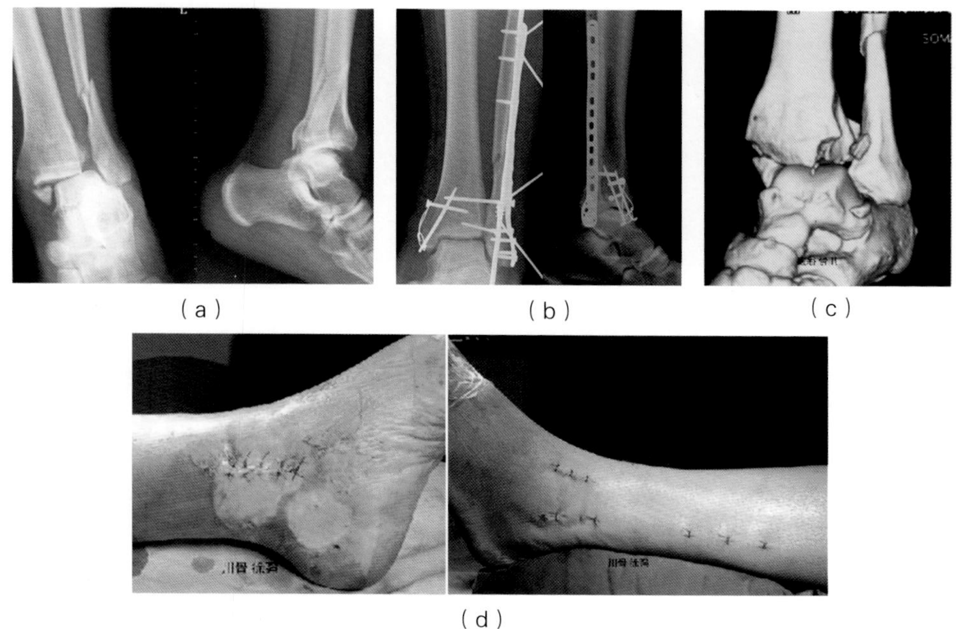

图 15–2–15　左三踝骨折（Danis–Weber 分型：C 型）MIPO 治疗示例

注：(a) 术前正、侧位 DR 片；(b) 术后正、侧位 DR 片；(c) 术前 CT 重建照片；(d) 术毕内、外侧踝部 MIPO 切口照片。

【病例 7】患者，女，55 岁。

诊断：右外踝、后踝骨折（Danis–Weber 分型：B 型）。

治疗方案：后踝采用经皮复位内固定，右外踝骨折采用 MIPO 技术治疗，术中见踝穴位置好，下胫腓联合稳定，未予特殊处理；术中将 1/3 管型钢板远端予以扭转塑形，使钢板远端对骨折产生“防滑”作用，而近端可基本放置在腓骨下段外侧。见图 15–2–16。

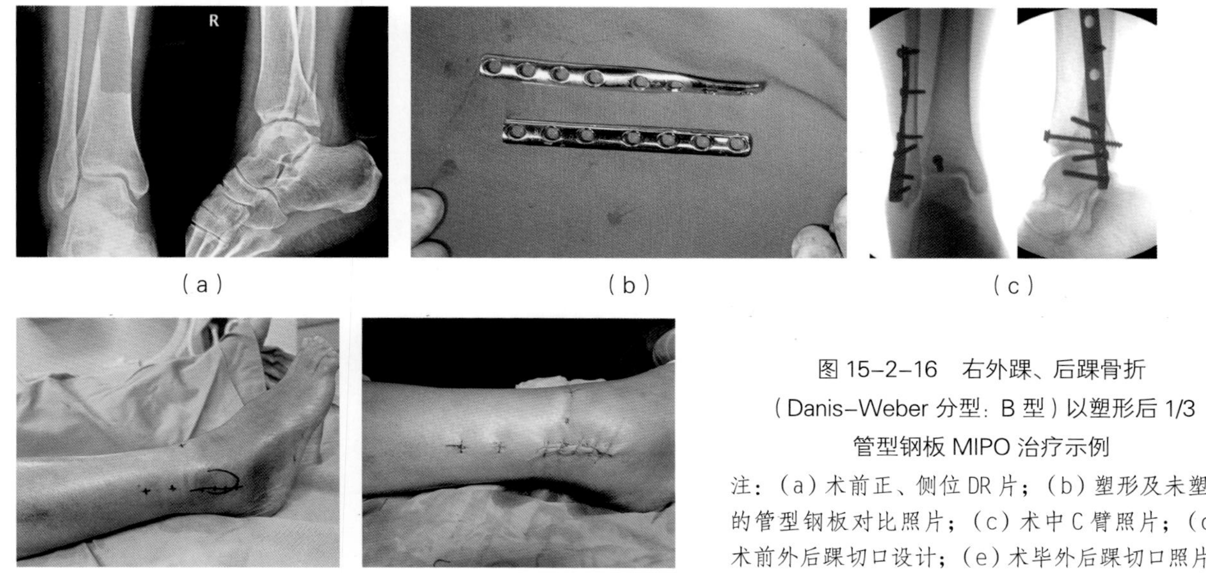

图 15–2–16　右外踝、后踝骨折（Danis–Weber 分型：B 型）以塑形后 1/3 管型钢板 MIPO 治疗示例

注：(a) 术前正、侧位 DR 片；(b) 塑形及未塑形的管型钢板对比照片；(c) 术中 C 臂照片；(d) 术前外后踝切口设计；(e) 术毕外后踝切口照片。

【病例 8】患者，男，44 岁。

诊断：右三踝骨折（Danis-Weber 分型：B 型）。

治疗方案：内踝采用小切口 ORIF，外踝骨折及下胫腓联合治疗采用 MIPO 技术，后踝骨位较好不予特殊处理。见图 15-2-17。

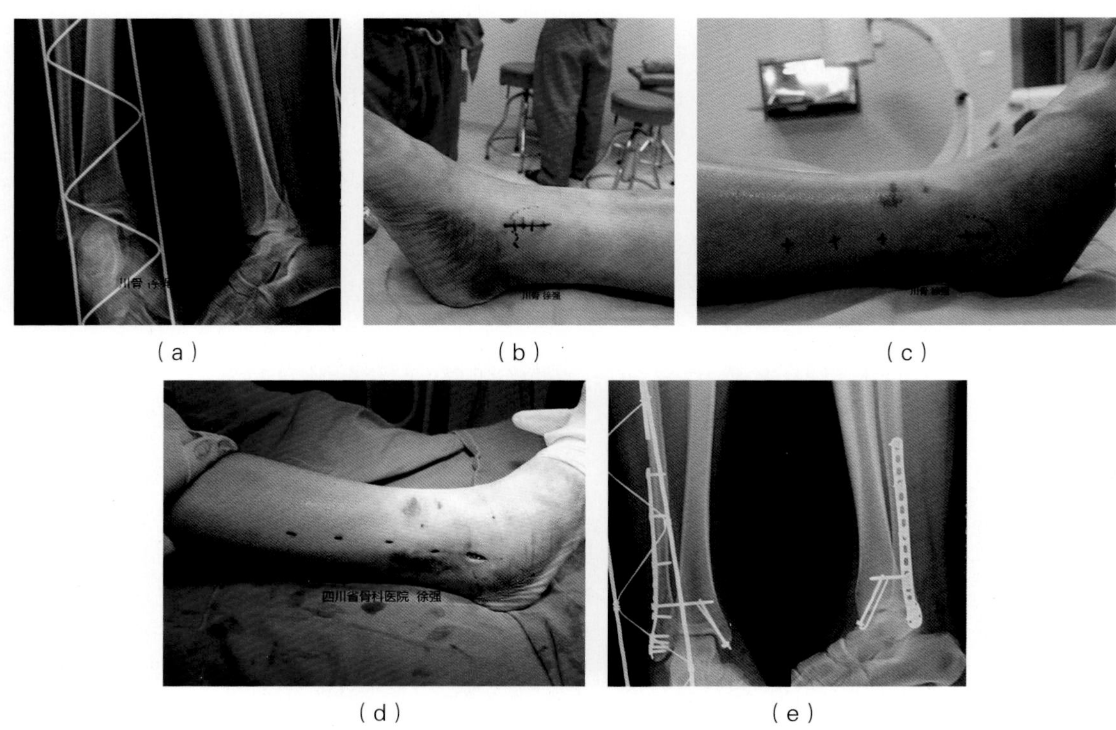

图 15-2-17　右三踝骨折（Danis-Weber 分型：B 型）MIPO 治疗示例

注：（a）术前正、侧位DR片；（b）术前内侧切口设计；（c）术前外侧切口设计；（d）术毕外踝切口照片；（e）术后正、侧位DR片。

【病例 9】患者，男，32 岁。

诊断：右内踝、腓骨上段骨折伴下胫腓联合损伤（Danis-Weber 分型：C 型）。

治疗方案：内踝采用小切口 ORIF，下胫腓联合损伤治疗采用 MIPO 技术经皮复位、内固定治疗，后踝骨位及腓骨上段骨折骨位较好均不予特殊处理。见图 15-2-18。

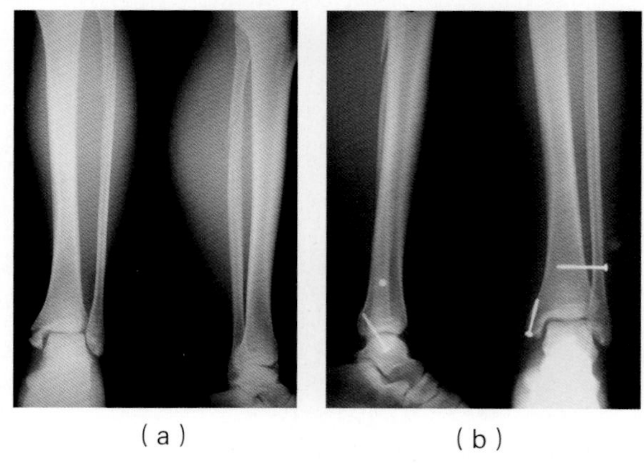

图 15-2-18　右内踝、腓骨上段骨折伴下胫腓联合损伤（Danis-Weber 分型：C 型）的 MIPO 治疗示例

注：（a）术前正、侧位 DR 片；（b）术后正、侧位 DR 片。

第三节　跟腱断裂的微创治疗

一、跟腱断裂的体征

跟腱断裂的体征不仅用以诊断跟腱断裂，而且利于在微创手术中判断治疗的效果。

（1）视诊：俯卧位下正常的跟腱一般处于轻度跖屈位，而患踝表现为中立位，见图 15-3-1。偏瘦患者的健侧可以发现跟腱连续的绷紧形态，而断裂侧可以发现轻度的凹陷（肥胖者可通过触诊扪及）。

（2）Thompson 征：用以证实小腿三头肌到跟骨的连续性，是跟腱新鲜断裂的重要诊断依据，也用于术毕对手术效果的评估。

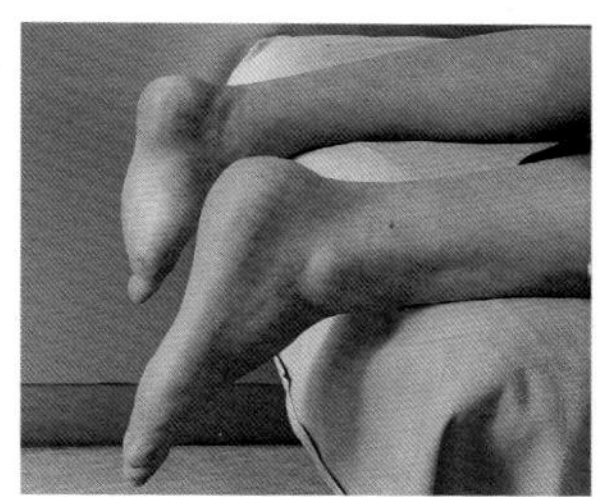

图 15-3-1　跟腱断裂患侧（左侧）踝中立位照片

二、Mayo 法微创治疗跟腱断裂

1. 容易损伤的邻近重要解剖结构

Mayo 法微创治疗跟腱断裂容易损伤的邻近重要解剖结构有腓肠神经及小隐静脉。对该解剖结构的投影定位附近的切口予以仅切开真皮、深层组织钝性分离、避免缝合时误穿等措施，对临近重要解剖结构加以保护。

2. 操作步骤

Mayo 法微创治疗跟腱断裂操作步骤见图 15-3-2、图 15-3-3。

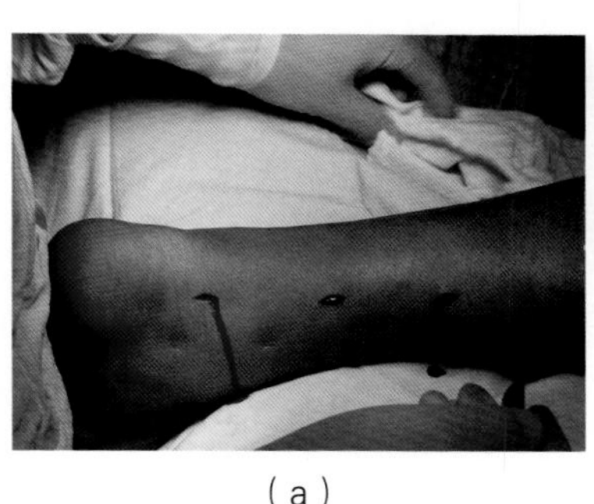

（a）

（b）

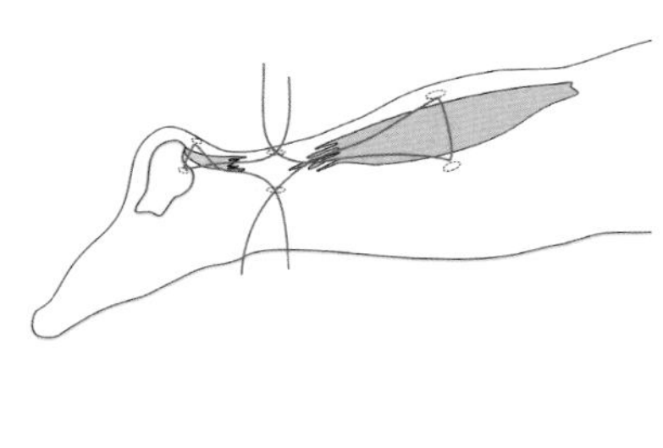

（c）

图 15-3-2　跟腱经皮减张缝合法

注：（a）右下肢外侧三个经皮切口；（b）腰穿针引导下经皮“8”字形缝合照片；（c）Mayo 微创缝合法示意图。

（1）患者取俯卧位，双踝前预置硅胶垫保持踝关节适当跖屈，前足不受压，必要时双下肢消毒，以利术中对比查体。

（2）手术刀刺破皮肤，深及真皮（避免损伤真皮深面重要结构），通常于近断端、断端、远断端等三个平面的内外两侧各刺一小口。

（3）腰穿针刺破深筋膜层，引导两根肌腱缝线分别以“8”字形穿过近、远断端，并且分别验证其对近、远断端牵拉的稳定性。

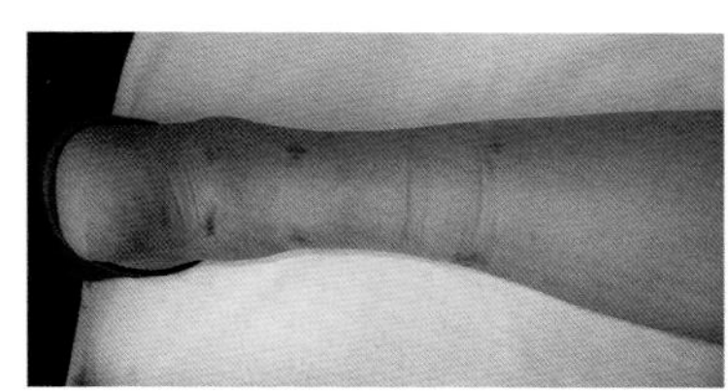

图 15-3-3　Mayo 法随访患者伤区的切口瘢痕照片

（4）保持患足在正常的跖屈程度，无内或外翻，收紧近、远端缝线，在跟腱断端的内、外侧打结，将患足固定在健侧的休息位，检查 Thompson’征为阴性。

（5）被动屈伸活动患足，证实缝线固定可靠，且患足跖屈程度无改变，Thompson’征仍为阴性，常规缝合，保持患侧踝关节跖屈位并予托板外固定。

3. 特殊情况下的 Mayo 法

（1）跟腱断裂位置过低：该类病例跟腱远端较短，难以“8”字形缝合，可在跟骨上钻孔，导入缝线，再从跟腱断端穿出，见图 15-3-4。

（2）跟腱近断端纤维薄弱：该类病例跟腱近断端纤维结构疏松，对缝线的把持力有限，易引起减张缝合结构的松动甚至崩溃，造成手术失败；可采用连续经皮“8”字形缝合，确保缝线在近端的把持力，见图 15-3-5。

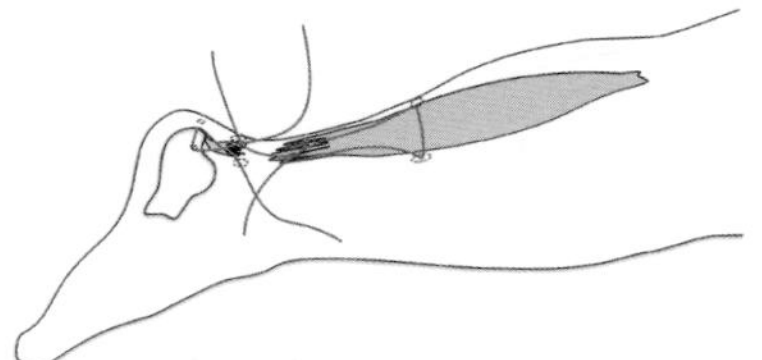

图 15-3-4　跟腱断裂位置过低病例的 Mayo 法示意图

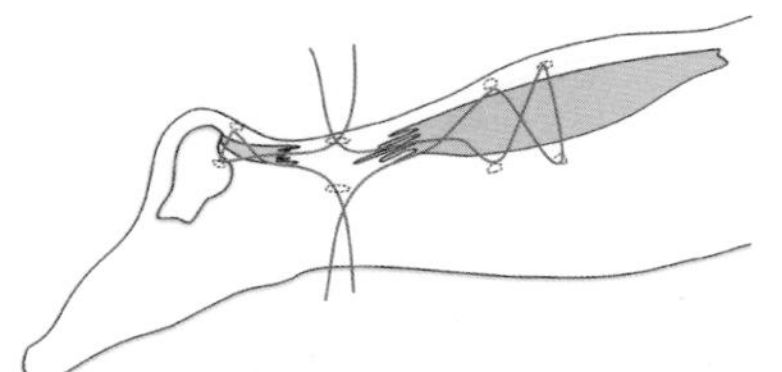

图 15-3-5　跟腱近断端纤维薄弱病例的 Mayo 法示意图

三、有限切开 +Mayo 法的混合型微创术式

1. 操作步骤

有限切开 +Mayo 法的混合型微创术式操作步骤见图 15-3-6。

（1）患者取俯卧位，驱血后止血带充气。

（2）用手术刀刺破患者皮肤，深及真皮，通常于近断端、远断端的内外两侧，及断端外侧各刺一小口。

（3）在断端内侧做一长 3 ~ 4 cm 的切口，显露并整理“复位”断端，并缝合修复腱围组织，腰穿针刺破深筋膜层，引导两根肌腱缝线分别以“8”字形穿过近、远断端。

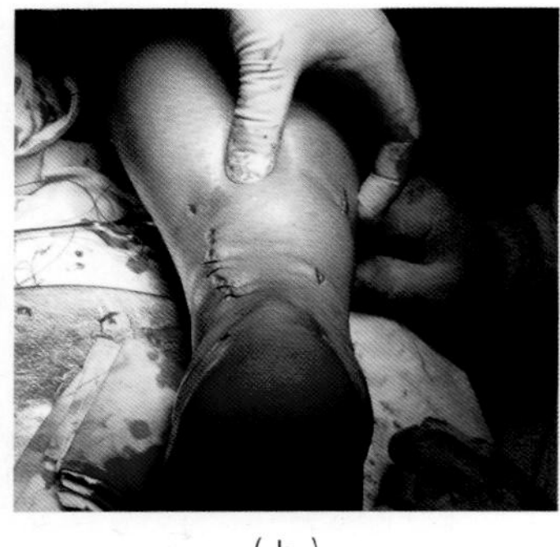

（a）（b）

图 15-3-6　跟腱局部有限切开 – 经皮减张法

注：（a）手术示意图，虚线代表跟腱纤维可吸收缝合线，粗实线代表不吸收的减张缝合线；（b）术毕切口照片。

（4）保持患足在正常的跖屈程度，收紧近、远断端缝线，在跟腱断端的内、外侧打结，将患足固定在健侧的休息位，将缝合线结埋于缝合后的腱围深面。

（5）被动屈伸活动患足，证实缝线固定可靠后，常规缝合，对患侧踝关节予以托板外固定。

（徐强）

第十六章　Pilon 骨折的 MIPPO 治疗

目前 Pilon 骨折的手术方式包括切开复位内固定（ORIF）、外固定架固定（Ex–Fix）、有限内固定结合外固定架固定（LORIF+Ex）、微创经皮钢板内固定术（MIPPO）等，具体方式的选择常由骨折伤情及踝部软组织条件所决定。切开复位内固定通常作为 Pilon 骨折手术治疗的首选方案，有利于精确复位关节面骨折；但该技术有较高的术后并发症风险（如切口坏死、感染、骨折不愈合等），因此近年来运用 MIPPO 技术治疗 Pilon 骨折的临床研究逐渐增加。笔者现将该技术的理论与临床示例分述如下。

第一节　MIPPO 技术治疗 Pilon 骨折的入路

一、入路位置的选择

因为踝部主要神经、血管、肌腱等重要结构均为从近及远的平行分布，结构层次没有明显的交叉，所以胫腓骨远端手术入路的选择相对自由，并无绝对的解剖禁区，可根据骨折复位、内固定等操作的需求进行灵活选择。MIPPO 入路位置的选择原则如下：

1. 就近显露

尽可能直接显露折区，以减轻拉钩对软组织牵拉或压迫。一般通过内侧入路显露胫骨内侧，前侧、前外、前内入路显露胫骨前侧，后外、内后入路显露胫骨后侧，外侧、外后入路显露腓骨远端，联合入路可兼顾胫腓骨远端及下胫腓联合区域。见图 16–1–1。

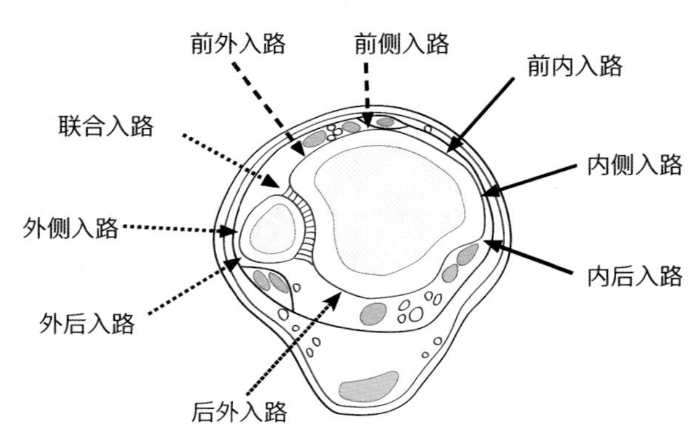

图 16–1–1　Pilon 骨折的手术入路（踝上横断面）示意图

2. 重点显露

需根据骨折受伤机制、骨折移位形态，并参考骨牵引后的骨折复位情况，对关键骨折区域而非所有骨折块进行显露及内固定。

（1）除部分后柱骨折可以通过前侧入路完成间接的闭合复位、内固定外，还可根据“四柱理论”原理选择对应、就近的手术入路，详见表 16–1–1。

（2）据相关文献报道，可根据胫骨远端靠近踝关节面附近的 CT 平扫显示主要的骨折线和骨折移位情况来决定手术入路，如内踝骨块影响到踝管，die–punch 骨块位置偏外时，应选择内后入路合并前外入路；内踝骨块未波及踝管，die–punch 骨块位置偏内时，应使用外后入路联合前外入路。

（3）较大或影响关节稳定性的后踝部骨折，其直接手术治疗对 Pilon 骨折的踝关节稳定性较为重要，建议采用后内或后外方的有限切口对后踝部骨折进行直接复位、坚强内固定。

表 16–1–1　“四柱理论”对应的手术入路表

	前柱	后柱	内柱	外柱	多柱
对应入路	前正中	前侧	内侧	前外	多个入路
		内后	前内	后外	

3. 选择性显露

不同入路出现切口并发症的概率各异，比如内侧入路虽利于手术操作，但比其他入路更易出现皮肤并发症，需要微创使用或少用。有限切开的前外入路常可作为微创治疗的主要切口，其优势为：

（1）前外入路比内侧入路组织厚，血液循环丰富，不易出现切口坏死，感染率较低。

（2）前外入路对 Gustilo Ⅰ型和Ⅱ型开放性 Pilon 骨折（开放骨折伤口多见于内侧）的治疗更为重要，可以减少伤口附近内固定的置入，降低其皮肤坏死、感染概率。

（3）前外入路常常可联合内侧微创入路治疗 AO–C 型 Pilon 骨折。

以上观点均从不同角度体现了骨科医师对运用内侧入路治疗 Pilon 骨折的慎重态度。

二、切口长度

MIPPO 切口根据其长度大小，可分为经皮切口和有限切口两类。

1. 经皮切口

经皮切口主要限于内、外侧、前侧入路的骨干区域，也即 TARPO 技术在胫腓骨骨干区的经皮切口。由于经皮置入锁定螺钉、经皮徒手置入皮质骨螺钉内固定等操作技术的进步，一般每个经皮切口长度＜ 1 cm，以满足螺钉的置入达到对钢板的帖服、支撑固定目的为限，通常出现皮肤坏死的概率极低。

2. 有限切口

有限切口主要位于踝周，用以满足关节部骨折的微创复位、钢板插入以及螺钉内固定等操作的需要。需注意：

（1）高能量 Pilon 骨折病例，由于皮肤存在挫伤，无论切口大小，本身极容易出现皮肤并发症。

（2）MIPPO 技术的核心是骨折区域的闭合复位或有限切开复位，强调不切开或少切开折端软组织，其切口的长度需要足够满足术中显露、复位、内固定等操作需要，同时注意减少牵拉、压迫等钝性损伤，否则即使切口较短也容易出现皮肤坏死等并发症。

三、入路数量及其间距

1. 入路数量

与踝部骨折类似，在踝部周径内，MIPPO 治疗 Pilon 骨折的入路数量可多至 4 个，但前提是每个入路的切口长度较短。理论上讲一定长度切口的数量越多，发生切口相关并发症的可能性会越大；但切口过长，本身也容易导致皮肤坏死。有文献报道，即使仅采用双入路，甚至单入路，如果单一切口过长，皮缘坏死病例仍可达到 1/10 左右。

2. 入路间距

7 cm 是通用的踝部切口安全间距，但临床上发现该部位的安全间距是与切口长度正相关的变量。在控制切口长度、减少分层剥离、轻柔牵拉等保护“桥式皮瓣”血供的前提下，邻近切口间距可不受 7 cm 的限制。据相关文献报道，通过全厚切开及轻柔牵引等操作，Pilon 骨折手术中 83% 的切口间距均可小于 7 cm，而不增加切口并发症发生风险。

3. 长度 – 间距比

长度–间距比即切口长度与其邻近切口间距的比值。根据桥型皮瓣的设计原理，两个平行切口的长度–间距比是预测MIPPO手术中皮肤坏死概率的独立危险因素。该比值越小，切口坏死概率越小。其原因可能为单一切口的剥离面积远大于多个小切口（总长度与单一切口相同者）的剥离面积之和，因此后者皮肤坏死风险反而更低一些。示意图见图16–1–2。

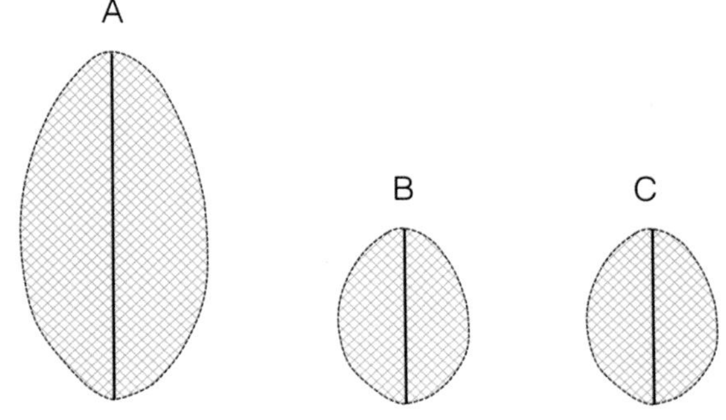

图 16–1–2　A 切口软组织剥离面积明显大于 B、C 两小切口（总长等于 A 切口）剥离面积之和

第二节　Pilon 骨折的微创复位技术

一、胫骨远端微创复位

大多数干骺部骨折在长轴方向牵引下，无须暴露折端即可获得初步的复位（力线、长度、旋转等方面），微创复位的难度主要在于胫骨远端关节部的精确复位。关节部骨折的微创复位策略如下。

1. 优先处理压缩骨折

当合并 Die–punch 骨块、关节面折叠压缩骨块时，如同跟骨骨折、胫骨平台骨折的“易拉罐”效应，只有首先纠正胫骨远端的纵向“长度”，才能通过其他牵引、撬拨技术等恢复胫骨远端横向或纵向上的“宽度”。

2. 经皮撬拨复位

C 臂监控下运用 Kapandji K–wire 技术、Joy stick 技术可逐步经皮闭合复位向近端塌陷的关节面骨块，Pilon 骨折复位标志通常是牵引下恢复到解剖位置的距骨体关节面。

3. 术中牵引复位

一般采用徒手牵引、跟骨牵引或牵引架牵引等方式进行复位。当未合并 Die–punch 骨块、关节面折叠压缩骨块时，纵向牵引，配合逆受伤机制的内外翻、跖屈背伸、旋转等闭合复位机制，可以获得初步的闭合复位。应用消毒后的踝关节牵引器，连接到桌边的牵引装置可对 Pilon 骨折进行术中持续的非侵袭性牵引复位。外固定架作为一种牵引固定方式，虽然可作为某些较简单的 Pilon 骨折的终末治疗，但更多的是作为骨折钢板螺钉内固定术前的临时处理，或者用于 Pilon 骨折分期手术。Pilon 骨折在一期急诊行胫骨骨折超踝铰链式外固定架固定术及腓骨 ORIF，待皮肤条件允许后在二期行外固定架拆除，行胫骨骨折钢板螺钉内固定术，优点是可以在二期手术前进行一定的踝部功能训练。但总体来说外固定架的临时使用提高了患者经济负担，增加了麻醉风险及手术损伤，易出现踝关节粘连、钉道感染等问题，不建议广泛使用。

4. 关节外复位内固定

通过关节外区域的有限切开复位技术，间接闭合复位较大的纵性关节面骨块，并恢复该部位正常的胫骨长度及旋转。

5. 内固定物的复位作用

如运用支撑钢板对骨皮质挤压实现一定的复位作用，或可通过螺钉对骨块的拉力复位作用，来闭合复位后踝等骨折块。

6. 植骨的复位作用

对压缩后较薄的软骨下骨块，很难进行内固定以稳定其骨位，可通过主体骨折框架复位后局部的植骨填充进行关节面骨折支撑，起到辅助的复位作用。

7. 关节镜监控复位

由于踝关节腔狭小、弯曲，踝关节镜的监控作用不如膝关节镜。有文献报道，踝关节镜辅助闭合复位技术（经皮克氏针撬拨复位、小切口开窗复位植骨）能够成功内固定治疗较简单的 Pilon 骨折。但关节镜很难对后踝处骨折线进行直接监控，且关节灌注液外渗有发生筋膜间室综合征、切口坏死的风险。

二、腓骨骨折微创复位

腓骨中段以下的骨折包括外踝骨折的治疗是 Pilon 骨折治疗的重要组成部分，其治疗决策有如下要点。

1. 灵活性

Pilon 骨折如果合并腓骨（中段以下）骨折，需要在术前、术中对是否复位腓骨骨折有所思考和计划。

（1）外踝长度（The length of lateral malleolus，LLM）是 Pilon 骨折复位的可靠指标，也是对患者疗效预估的重要因素之一。

（2）严重的 Pilon 骨折，不（先）处理腓骨骨折反而有利于适应胫骨的轻度短缩，并增加其骨块的接触，降低骨缺损的空间，降低后期可能的延迟愈合或不愈合。

（3）腓骨骨折的固定与否似乎不影响 Pilon 骨折后期的力线，只有当存在下胫腓联合损伤时，腓骨骨折的固定才是必要的。

2. 治疗顺序

合并腓骨中下段或外踝骨折的胫骨远端骨折，常常需要先复位内固定腓骨骨折，这也是分期治疗 Pilon 骨折时一期治疗的重要内容。但对部分 Pilon 骨折而言（如腓骨严重粉碎的病例），如果胫骨长度的恢复较容易、较精确，则建议首先微创复位、初步内固定胫骨骨折，以胫骨长度为参考，继而实现微创复位内固定腓骨骨折治疗。

3. 腓骨骨折微创复位技术

（1）自外踝尖上做纵向 1.5 ～ 2 cm 切口后，通过牵引、钢板螺钉支撑等技术成功闭合复位腓骨中下段骨折。

（2）髓内针治疗腓骨远端骨折，借助牵引及 C 臂监控，大部分可实现闭合复位。

（3）也可运用下胫腓联合螺钉技术使胫腓骨远端骨折互相得到间接复位。

第三节　Pilon 骨折的微创内固定技术

一、胫骨远端骨折内固定

通常 Pilon 骨折内固定的主要思路可归纳为："将一个 C 型骨折转化为 A 型骨折"或者"逐步将多柱骨折转化为单柱骨折"。MIPPO 治疗的内固定要点如下。

（1）钢板形态：优选帖服性好且切迹较低者，有利于减少钢板对软组织的刺激，也可作为复位模板，对 Pilon 骨折的干骺部移位起到一定的间接复位作用。

（2）锁定螺钉：利于在有限大小的骨块上产生有效的把持力，减少置入螺钉的数量。

（3）有效固定：在术后伤肢不要求负重的康复理念前提下，并非所有受累的柱均需直接、坚强的内固定；同样在满足术后康复基本要求下，逆受伤机制可以合理减少内固定物的使用量，相应减少了手术入路及其操作，便于微创内固定目的之实现。

（4）解剖钢板的优势：除了骨质严重疏松、干骺端粉碎明显的骨折，没有证据证实锁定钢板系统明显优于解剖钢板；解剖钢板的切迹较低，切口相关的风险较低。

二、腓骨骨折内固定

在手术时间、手术技术允许的范围内，应尽可能对腓骨骨折进行微创治疗，具体方式分髓外和髓内两大类。前者指经皮钢板内固定治疗外踝骨折，后者包括应用 Acumed 腓骨髓内钉或直径 2.5 mm 的弹性髓内钉进行微创内固定腓骨骨折治疗。

三、有效而有限的内固定

MIPPO 治疗要求以满足术后功能训练为目的确定内固定范围，根据受伤机制指导"有效而有限"的内固定，而非"直接、坚强"内固定所有损伤的"柱"。见图 16-3-1。生物力学测试证实，可参考腓骨骨折的有无及其形态来分析 Pilon 骨折受伤机制。

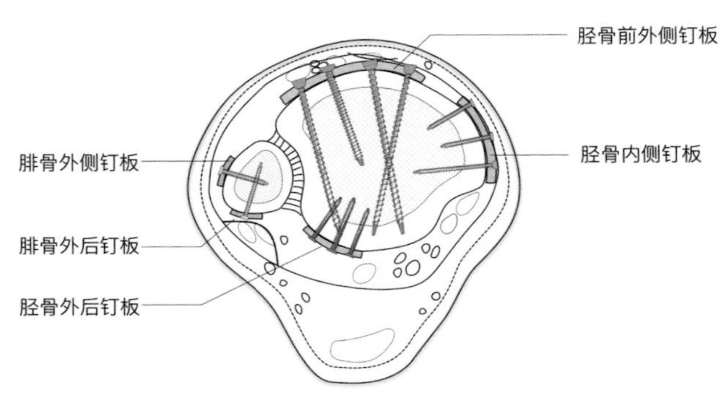

图 16-3-1　常见的胫腓骨远端钢板螺钉放置方位示意图

（1）对外翻暴力导致腓骨粉碎骨折的 Pilon 而言，钢板放置在胫骨外侧对内固定的稳定性更为重要。

（2）对内翻暴力导致腓骨横形骨折的 Pilon 骨折而言，钢板放置在胫骨内侧，在力学上更稳定。

一般而言建议将胫骨钢板放置在损伤的压力侧，而非张力侧；对胫骨行内固定治疗后，不仅能对抗胫骨骨折的移位应力，而且对腓骨骨折的骨位维持有所帮助。

四、MIPPO 治疗 Pilon 骨折的决策流程图

MIPPO 治疗 Pilon 骨折的决策流程图见图 16–3–2。

五、小结

随着高坠伤、交通伤等病例的增加，Pilon 骨折逐渐成为一类常见的关节周围骨折。由于踝关节置换术远不如髋、膝关节置换术成熟，踝关节融合术也会明显降低下肢功能，因此在控制手术并发症前提下，提高 Pilon 骨折复位固定（尤其 MIPPO 技术）疗效的临床努力显得尤为重要。Pilon 骨折的 MIPPO 技术策略可归纳如下：

（1）选择就近、“长度 – 间距比”小的切口，降低切口相关并发症。

（2）逆受伤机制确定微创复位策略，在 C 臂、关节镜的实时监测下，提升关节面闭合复位质量。

（3）选择“有效而有限”而非“直接坚强”的内固定方式。

（4）合理使用腓骨骨折微创治疗技术。

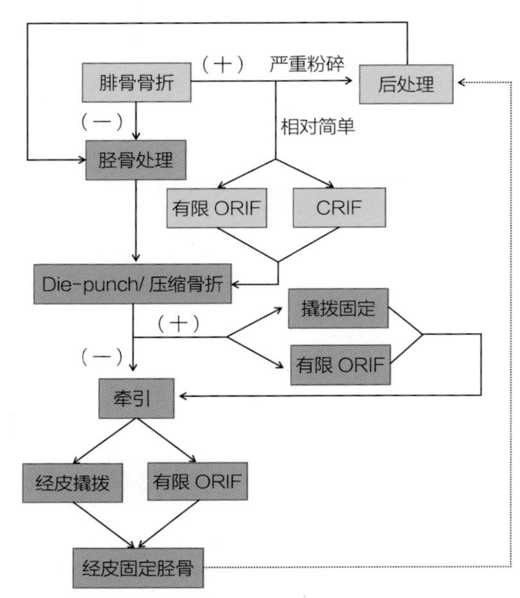

图 16–3–2　MIPPO 治疗 Pilon 骨折的决策流程图

第四节　Pilon 骨折微创手术临床示例

根据手术中关节部骨折复位的常见方法，将 Pilon 骨折微创手术分为以下几类。

一、牵引闭合复位、微创内固定

【病例】患者，男，44 岁。

诊断：左胫腓骨远端粉碎骨折。

治疗思路：患者左胫腓骨远端骨折较粉碎，且局限在关节面周围，预计切开复位难度较大。术前行跟骨牵引，复查床旁 DR 片提示胫腓骨远端骨折骨位绝大部分纠正，据此考虑术中闭合或有限切开复位。

手术方式：患者取漂浮体位，首先在患者仰卧位、助手牵引下依次对外踝、胫骨内踝部骨折进行 MIPPO 治疗；其次在患者侧卧位下以外后入路完成后踝切开内固定；最后在患者仰卧位下以前方有限切口完成“前踝”部骨折内固定。见图 16–4–1。

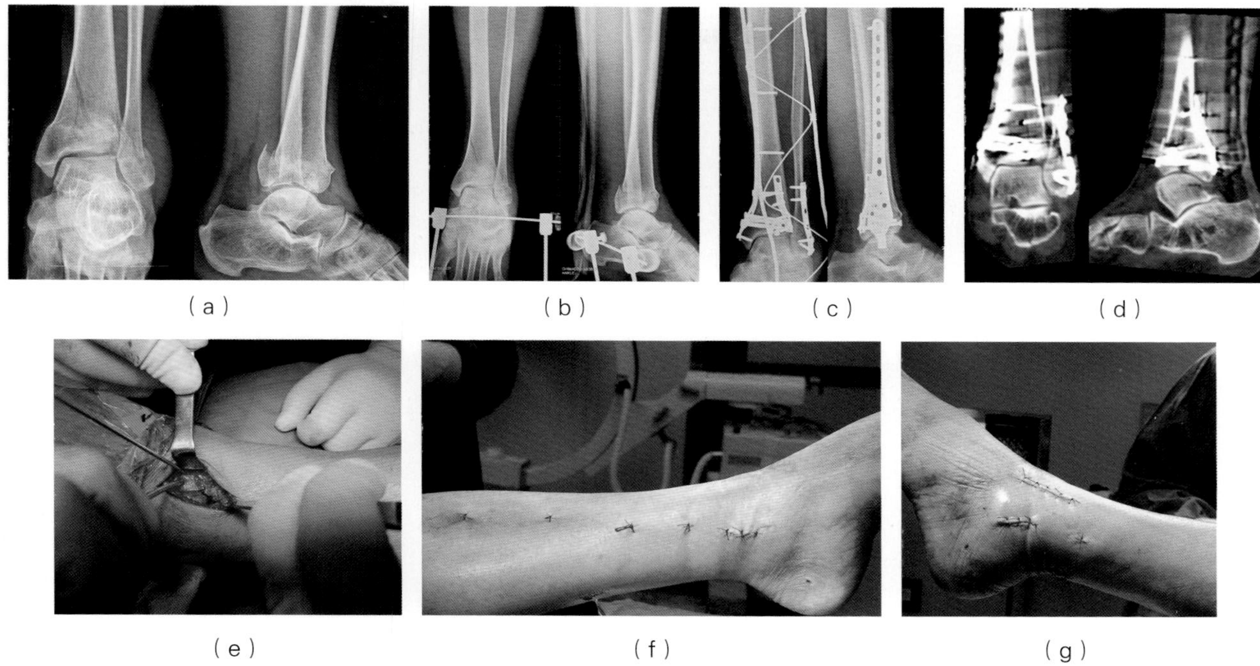

（a）（b）（c）（d）（e）（f）（g）

图 16-4-1　牵引技术在 Pilon 骨折 MIPPO 治疗中的应用示例

注：（a）伤后正、侧位 DR 片；（b）跟骨牵引后正、侧位 DR 片；（c）术后正、侧位 DR 片；（d）踝关节 CT 冠状位、矢状位片；（e）前外入路；（f）术毕内侧切口照片；（g）术毕外侧切口照片。

二、牵引基础上内固定物渐进复位固定

【病例】患者，女，61 岁。

诊断：左胫腓骨远端粉碎骨折。

治疗思路：患者胫骨远端骨折虽粉碎，但关节面骨折相对简单，术前行跟骨牵引，床旁复查 DR 片见胫腓骨远端骨折骨位已得到大部分纠正，据此考虑术中牵引下初步复位，内固定物进一步修正骨位。

手术方式：将患者取仰卧位，在助手牵引下完成对腓骨下段骨折的有限切开内固定，恢复肢体的基本长度及力线；于前外入路插入胫骨远端外侧钢板，复位内固定关节外骨折；以螺钉精确复位关节面骨折并固定之。见图 16-4-2。

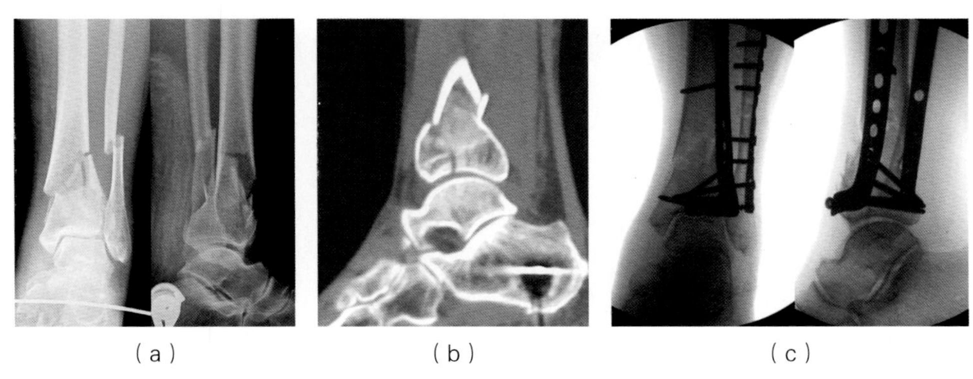

（a）（b）（c）

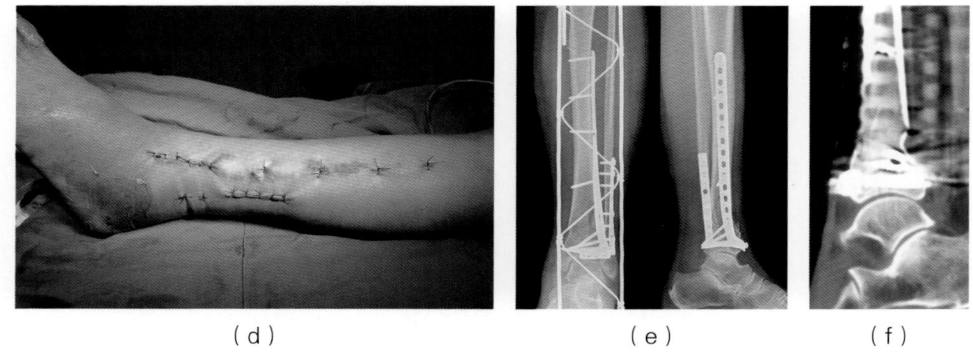

（d）　（e）　（f）

图 16-4-2　牵引后内固定辅助在 Pilon 骨折微创复位中的应用示例

注：（a）伤后正、侧位 DR 片；（b）CT 矢状位片；（c）术中踝部 C 臂正、侧位片；（d）术毕切口照片；（e）术后正、侧位 DR 片；（f）术后 CT 矢状位片。

三、关节面有限切开复位内固定（TARPO 技术）

【病例】患者，男，24 岁。

诊断：右胫腓骨远端粉碎骨折。

治疗思路：对于患者的胫骨远端骨折，术前行跟骨牵引，复查影像学骨位未精确复位；考虑先进行腓骨 MIPPO 治疗，同时确定胫骨复位标准，胫骨关节面骨折以有限切开复位，并在术中持续牵引下稳定骨位，以渐进式的内固定物置入，进一步修正骨位。

手术方式：将患者取仰卧位，在助手牵引下完成对腓骨下段骨折的 MIPPO 治疗，恢复肢体的基本长度及力线；前外入路直接复位、临时固定骨折，插入胫骨远端外侧钢板，渐进复位内固定关节外骨折；以螺钉精确复位关节面骨折并固定之。见图 16-4-3。

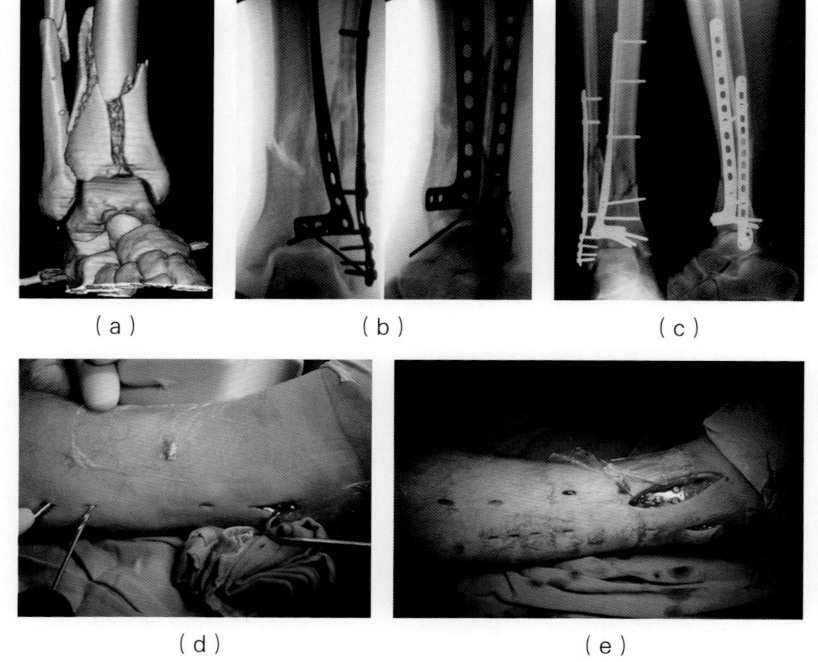

（a）　（b）　（c）

（d）　（e）

图 16-4-3　TARPO 技术在 Pilon 骨折微创治疗中的应用示例

注：（a）伤后CT三维重建片；（b）术中踝部C臂正、侧位片；（c）术后正、侧位DR片；（d）术中MIPPO技术治疗腓骨骨折；（e）术毕切口照片。

（巫宗德，徐强）

第十七章　足部骨科的 MIPO 治疗

第一节　跟骨骨折的经皮治疗

一、跟骨结节撕脱骨折

该类骨折受伤机制类似，骨折块大小不一，可能波及后关节面，一般无明显关节部骨质压缩，因而无须显露后关节面；该骨折受到跟腱的牵拉，往往可出现向后、向上的明显移位，部分病例会造成局部皮肤的压迫，需要行急诊手术治疗。

1. 螺钉微创内固定技术

根据骨折块大小、骨质条件的不同，往往需要多枚螺钉，采用垂直于骨折面的方向置钉，或结合垂直于跟腱方向置钉的治疗方法，以满足对骨折面加压固定的同时，尽可能大地对抗小腿三头肌通过跟腱对骨块螺钉的“拔钉”作用。见图 17–1–1。

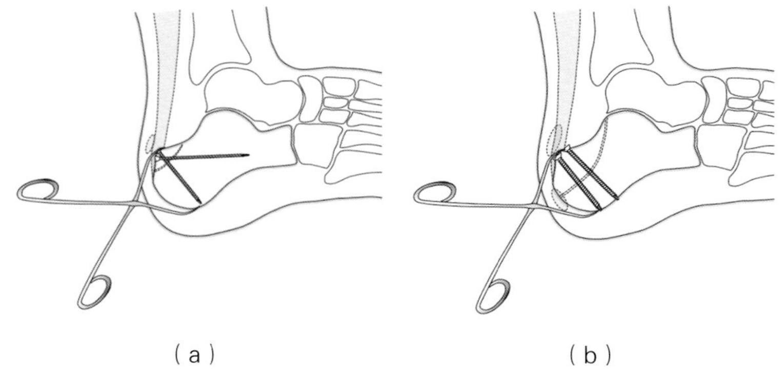

图 17–1–1　跟骨“鸟嘴”样骨折经皮复位点状复位钳临时固定螺钉内固定术示意图

注：（a）较小的跟骨结节骨折及成角分布的螺钉进行内固定及其切口；（b）较大的跟骨结节骨折及平行分布的螺钉进行内固定及其切口。

（1）跟腱的跟骨止点撕脱骨折

【病例】患者，男，62 岁。

诊断：右跟腱的跟骨止点撕脱骨折。

治疗思路：该类跟骨撕脱骨折骨块较小，受小腿三头肌的牵拉作用，回缩移位明显。和腕部肌腱切割伤的探查类似，需要在患踝跖屈位下，经撕脱骨折部位的小切口，以中弯钳或卵圆钳向近端逆行牵出回缩骨块及其附着的跟腱末端，骨折复位后以克氏针临时固定，再采用螺钉固定跟腱末端及其止点骨块，术后维持踝关节轻度跖屈位外固定；注意需避免长时间外固定以免跟腱挛缩、踝关节粘连，同时避免过度康复导致螺钉松动。见图 17–1–2。

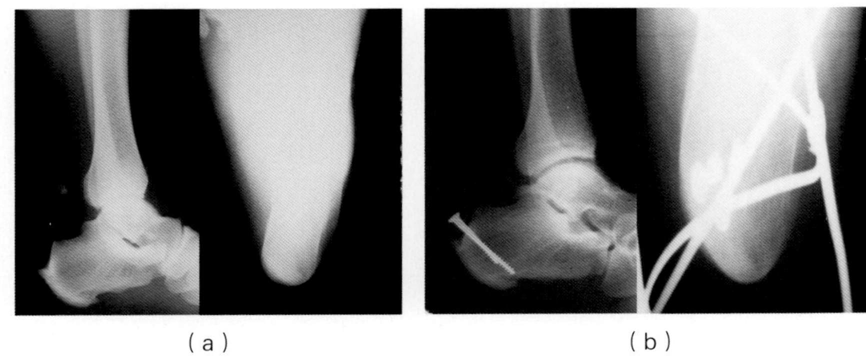

（a）　　（b）

图 17–1–2　右跟腱的跟骨止点撕脱骨折微创治疗示例

注：（a）术前跟骨侧轴位DR片；（b）术后跟骨侧轴位DR片。

（2）跟骨“鸟嘴”样骨折

【病例】患者，男，46 岁。

诊断：右跟骨“鸟嘴”样骨折。

治疗思路：该病例骨折虽靠近跟骨后关节面，但关节部骨质完好，貌似分离骨折块间的“铰链”，因此采用点状复位钳经皮“关书”样经皮复位骨折，再以成角分布的螺钉经皮固定，通过有限切口以“门”形钉板固定。见图 17–1–3。

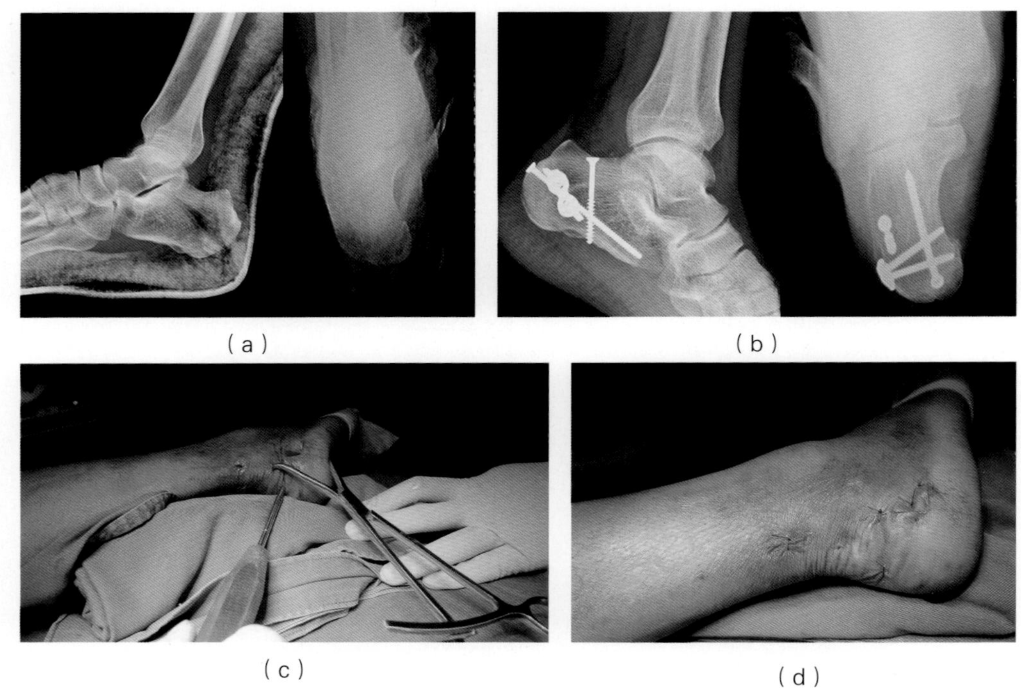

（a）　　（b）

（c）　　（d）

图 17–1–3　右跟骨“鸟嘴”样骨折微创治疗示例

注：（a）术前跟骨侧轴位片；（b）术后跟骨侧轴位片；（c）术中经皮复位内固定；（d）术毕局部切口照片。

2. 克氏针 / 斯氏针微创内固定技术

对于较大的跟骨撕脱骨折，也可以通过较粗的钢针进行 MIPO 治疗。其复位、内固定示意图见图 17–1–4。

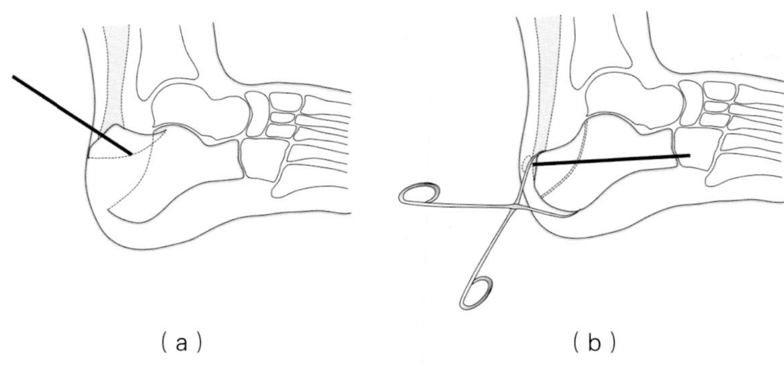

图 17–1–4　斯氏针经皮撬拨复位、内固定治疗跟骨“鸟嘴”样骨折示意图

注：（a）斯氏针经皮撬拨骨折块；（b）点状复位钳经皮辅助复位后斯氏针固定到跟骨前结节，甚至跨过跟骰关节固定到骰骨或载距突附近的骨质。

3. 锚钉治疗技术

对于撕脱骨块极小，或骨折粉碎、骨质重度疏松、跟腱止点组织强度不足等原因造成难以用螺钉等方式牢固固定的，可通过锚钉固定 MIPO 治疗该骨折。

【病例】患者，女，69 岁。

诊断：左跟骨撕脱骨折。

治疗思路：因撕脱骨块难以进行螺钉等内固定，因此在患肢极度跖屈位下，经小切口以血管钳将跟腱抽出，把锚钉固定到跟骨体部，编织缝合以固定跟腱下段，从而间接复位骨折。为预防锚钉拔出，建议将金属锚钉垂直于跟腱方向置入，术后维持一定时间的跖屈位外固定。见图 17–1–5。

4. 跟骨后结节骨折 MIPO 治疗

跟骨后结节骨折是跖腱膜起点的撕脱骨折，移位不明显时，可以采用早期局部制动等保守治疗；移位明显时，可试行 MIPO 治疗，即经小切口复位骨折，以经皮螺钉 1 ～ 2 枚内固定之。见图 17–1–6。

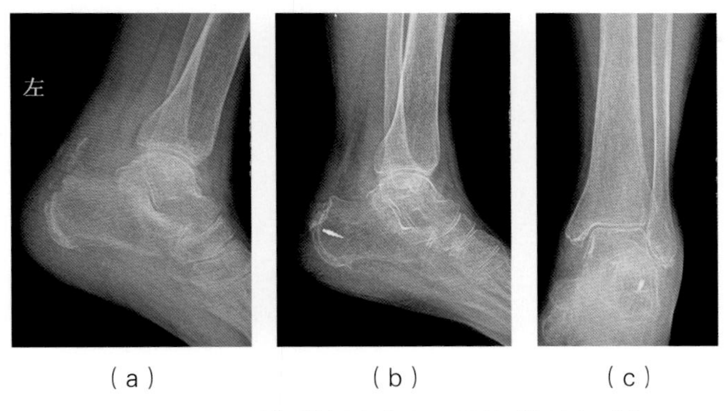

图 17–1–5　锚钉微创治疗左跟骨撕脱骨折示例

注：（a）术前跟部侧位 DR 片；（b）术后跟部侧位；（c）术后踝部正位 DR 片。

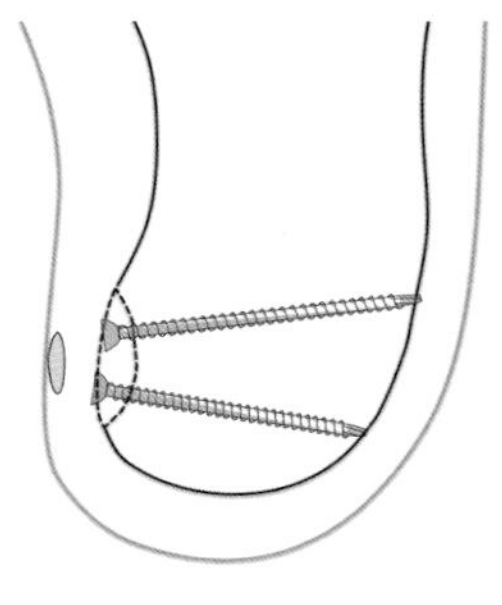

图 17–1–6　跟骨后结节骨折经皮内固定示意图

二、波及后关节面的跟骨骨折

1. 骨质较坚强患者示例

【病例】患者，男，24 岁。

诊断：双跟骨骨折。

治疗思路：均采用经皮技术微创治疗。以左跟骨治疗过程为例，经皮的撬拨、牵引是主要的复位方法，用 3 枚螺钉，1 枚垂直于主要骨折面，另外 2 枚维持跟骨的长轴形态，并垂直于跟腱走行方向以利

于对抗小腿三头肌的拔出力量。见图 17–1–7。

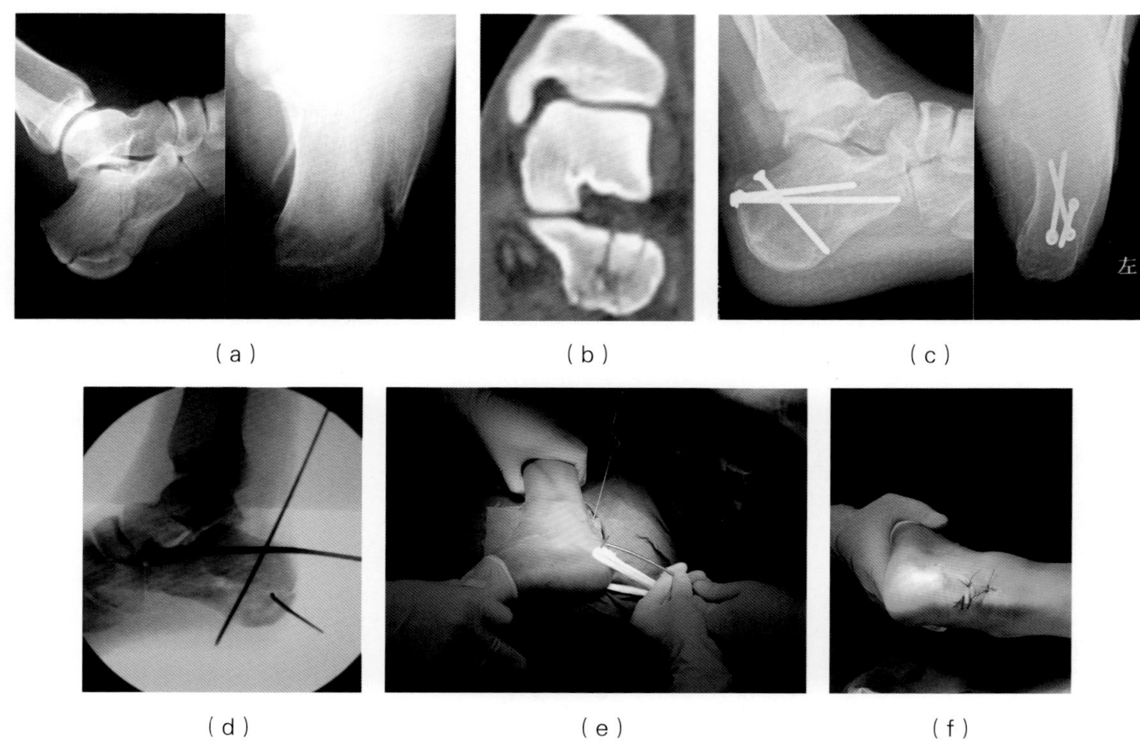

(a) (b) (c) (d) (e) (f)

图 17–1–7　经皮内固定术治疗双跟骨骨折示例

注：(a) 术前左跟骨侧、轴位 DR 片；(b) CT 冠状位片；(c) 术后左跟骨侧、轴位 DR 片；(d) 闭合复位骨折的 C 臂侧位片；(e) 闭合复位骨折手术操作照片；(f) 术毕时的切口照片。

2. 骨质较疏松患者示例

【病例】患者，男，46 岁。

诊断：左跟骨粉碎骨折。

治疗思路：基本治疗方法同上。3 枚螺钉的基本作用亦同前例，因该患者骨质较疏松，对其采用了 2 枚自后向前的全螺纹螺钉支撑固定，分别均紧贴内、外侧骨皮质，更有利于维持跟骨的空间结构。见图 17–1–8。

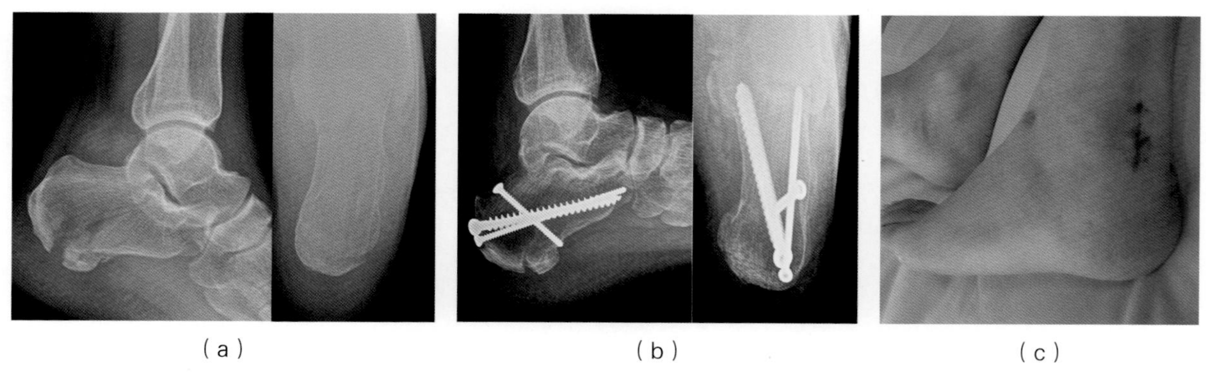

(a) (b) (c)

图 17–1–8　经皮技术治疗左跟骨粉碎骨折示例

注：(a) 术前侧、轴位 DR 片；(b) 术后侧、轴位 DR 片；(c) 切口照片。

3. 跟骨骨骺未完全闭合示例

【病例】患者，男，15 岁。

诊断：右跟骨粉碎骨折。

治疗思路：于跟骨外侧跟腱止点前小切口在非直视下复位后侧关节面，经皮钻入垂直于骨折面的 2 枚螺钉，以避免损伤跟骨骨骺。见图 17–1–9。

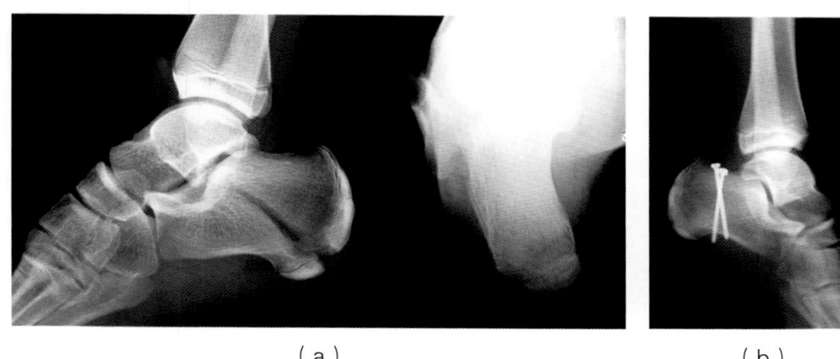

（a）　（b）

图 17–1–9　少年右跟骨粉碎骨折微创治疗示例

注：（a）术前侧、轴位DR片；（b）术后侧位DR片。

4. 关节面塌陷骨质示例

【病例】患者，男，55 岁。

诊断：右跟骨粉碎骨折。

治疗思路：于跗骨窦做小切口在有限直视下复位后侧关节面，经皮插入 1/3 管型钢板，经皮置入螺钉完成固定。见图 17–1–10。

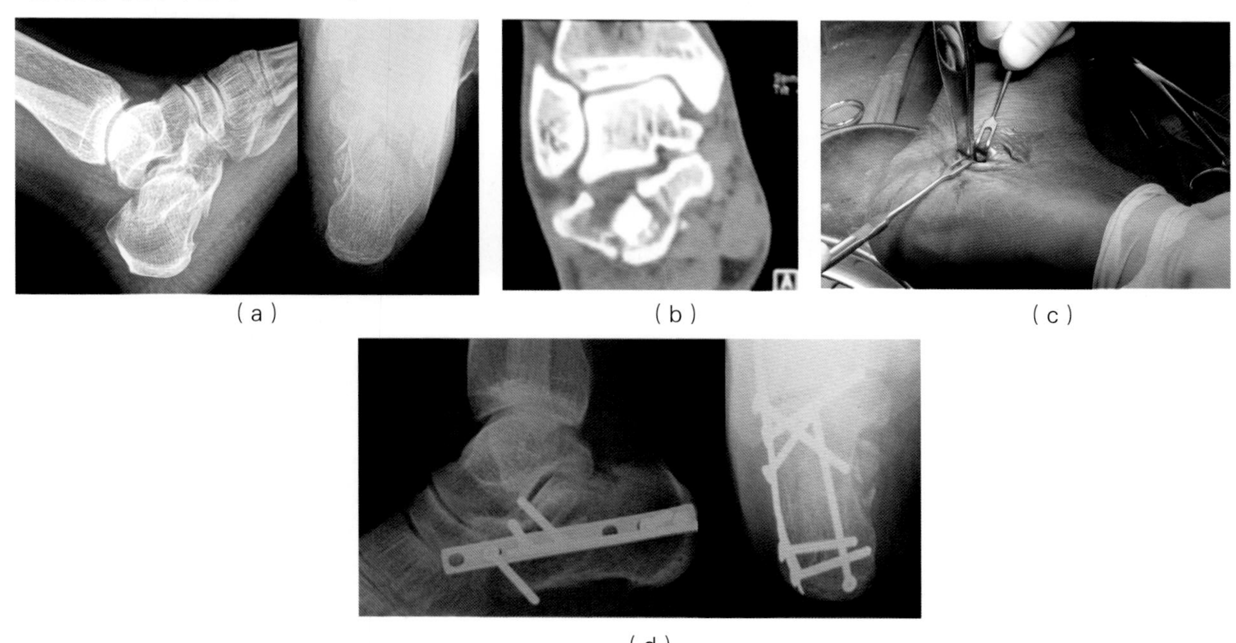

（a）　（b）　（c）

（d）

图 17–1–10　经皮跗骨窦小切口管型钢板治疗右跟骨粉碎骨折示例

注：（a）右跟骨侧轴位DR片；（b）CT冠状位片；

（c）术中微创复位骨折照片；（d）术后DR侧轴位片。

（巫宗德，徐强）

第二节　跟骨骨折的跗骨窦钢板微创治疗

一、跟骨骨折的损伤机制

跟骨骨折的损伤机制多样，其中以高坠伤最为常见，约占全部跟骨骨折的75%，由足跟着地后跟骨与距骨撞击所致。其他原因包括交通伤、挤压伤、运动伤等。跟骨骨折的不同损伤机制会导致不同的损伤类型，治疗要求也不尽相同。导致跟骨骨折的损伤暴力主要有压力、剪切力、牵拉力和直接暴力等，这些损伤暴力往往合并存在。低能量损伤暴力导致的跟骨骨折常移位不明显，而高能量时，由于跟骨的特殊解剖结构，骨折常为粉碎性。

二、跟骨的功能

跟骨在维持后足和踝关节的功能中起重要作用。跟骨的功能主要包括三个方面。

（1）静态负重：在人体静止站立时，双侧足跟承担着超过70%的人体重量；在步态周期的支撑相内且足跟触地时，足跟承重超过两倍体重。

（2）动态负重：在运动中足跟着地时的承重更大。跟骨是足弓的重要组成部分，也是唯一同时参与内、外侧纵弓的跗骨，对于维持足弓的正常解剖形态和功能具有重要作用。

（3）保护功能：为前足的血管、神经和肌腱行走提供通道和相应保护。跟骨后结节是人体最强大肌肉（比目鱼肌—腓肠肌复合体）的远端止点，在人体运动时，跟腱牵拉力通过跟骨传递至前足，可提供推进的始动力量，而在此过程中，跟骨主要作为杠杆的力臂。

三、跟骨骨折的分型

可分为关节内及关节外骨折。关节内骨折目前临床上常用的分型是以CT扫描的结果作为分类基础的Sanders分型：Ⅰ～Ⅳ型。Ⅰ型为无移位的关节内骨折；Ⅱ型：二部分骨折，根据骨折位置在A、B或C又分为Ⅱa、Ⅱb、Ⅱc骨折；Ⅲ型：三部分骨折，根据骨折位置在A、B或C又为Ⅲab、Ⅲbc、Ⅲac骨折；Ⅳ型：四部分骨折，含有所有骨折线Ⅳabc。

四、跟骨骨折的手术治疗

（1）经典切开复位内固定技术：历史上跟骨关节内移位骨折的治疗比较困难，且术后容易继发切口并发症。随着内固定技术及材料的发展，使得跟骨骨折的手术疗效得到改善。扩大的“L”型外侧入路作为常用入路，其切口并发症并不少见。见图17-2-1。

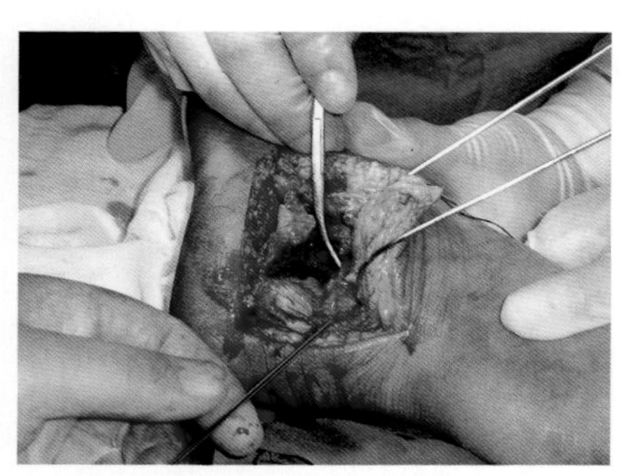

图17-2-1　标准跟骨“L”型切口照片

（2）经皮技术：见本章第一节“跟骨骨折的经皮治疗”。

（3）跗骨窦入路技术：①技术特点。居于前两种技术之间。

其剥离范围相对小且手术创伤较小，较切开技术而言，显著减少了切口并发症；同时较经皮技术而言，又可以充分显露距下关节。②适应证。首先适用于关节外跟骨骨折，其次主要是治疗 Sanders Ⅱ型及 Sanders Ⅲ ab 型的跟骨骨折，由于不需要处理载距突处的关节面，故不需要采用扩大的外侧切口，可以经皮撬拨克氏针或者螺钉固定，进行关节镜辅助下的有限切开复位内固定，或者在跗骨窦切口进行跟骨的复位及固定。

（4）关节镜辅助下的有限切开复位内固定技术：见第二十七章第二节“距跟关节镜辅助下的跟骨骨折复位内固定术”。

五、跟骨解剖及跗骨窦入路

1. 跟骨解剖

（1）骨性结构：跟骨是一个不规则的六面体，主要由松质骨构成，内部有三组骨小梁，其交汇点分别位于跟骨丘部与载距突部、跟骨前部和跟骨结节部，此三处骨质致密且皮质较厚。压力骨小梁对关节面提供支撑。骨小梁的聚集在放射学上形成了致密的骨结构，骨小梁之间的间隙称之为“中立三角区”。

（2）跟骨血运：90% 的跟骨血运是由胫后动脉发出的内、外侧跟骨动脉提供的。剩余 10% 的血供来自跗骨窦动脉。内、外侧跟骨动脉与腓动脉及胫前动脉共同吻合成踝关节周围血管网。跟骨前结节接受来自足背动脉及内、外侧跖动脉的血供。

2. 跗骨窦入路

在跟部外侧面做了一个5 ~ 6 cm长的切口，见图17-2-2。它从跟骰关节的前外侧角开始，向后延伸几乎成一条直线，脚与踝关节成90° 角，并在跟腱前方1 ~ 2 cm处结束。通过锐性的解剖，这个切口一直延伸到腓骨肌腱鞘。一旦腓肠神经和小隐静脉被识别并保护，腓骨鞘沿着其前缘打开，在那里它与下伸肌支持带相交，以暴露跗骨窦的前外侧边缘。将远侧趾短伸肌部分剥离到足以暴露跟骰关节的程度。保留完整的颈韧带，解剖跗骨窦至露出跟骨后关节面前部所需的程度。

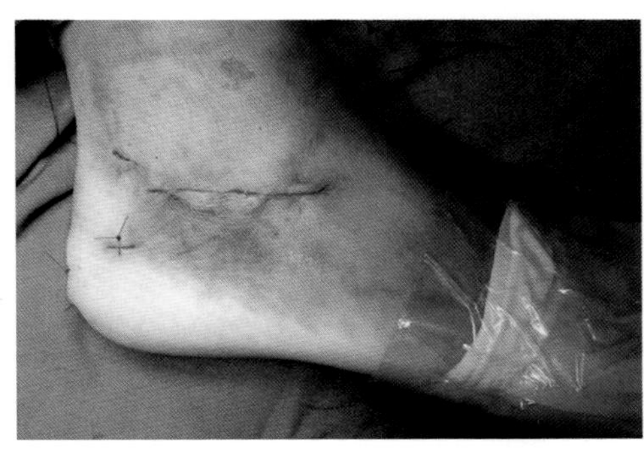

图 17-2-2　跗骨窦切口位置图

六、跗骨窦入路技术的手术操作

1. 手术方案

跟骨骨折的微创手术方法取决于骨折类型，因此，个性化手术方案的设计至关重要。通过术前跟骨三维 CT 成像，外科医生可以获得关于骨折的详细信息，并计划一个能产生满意固定效果的手术设计。跟骨骨折很复杂，没有一种单一的治疗方案可以适用于所有类型的跟骨骨折。

（1）伤情评估及复位计划：对于跟骨骨折的微创手术治疗，首先要通过三维 CT 了解主要的骨折块，尤其是跟骨骨折的跟骨前结节、柱托区及跟骨后结节等骨块，以制订骨折复位的策略。

（2）内固定力学计划：跟骨微创手术与开放手术一样，同样需依据三点固定原则，在跟骨矢状面贴内侧骨皮质经皮置入空心钉，螺钉尾端指向载距突，增加内侧稳定性。对于关节外的跟骨后侧舌状骨折可以使用复位钳钳夹骨折断端，然后使用 2 枚 4.5 mm 的空心钉进行加压固定；对关节面压缩性跟骨骨折的治疗，必须注意恢复跟骨的高度、长度、跟骨力线及关节面的平整。

2. 手术操作

（1）术前准备：患者侧卧于可透视床上。健侧腿部下方需要妥善垫好，保护骨性突起，并防止损伤腓总神经及腓浅神经，使用大腿止血带。

（2）闭合牵引复位：对于跗骨窦入路病例的治疗，应由跟骨外侧植入一根 3.5 mm 克氏针轴向牵拉跟骨结节，以纠正跟骨的内翻及短缩畸形［如图 17–2–3（a）]，再垂直于跟骨后结节区域横向置入 1 枚 3.5 mm 螺纹克氏针，牵拉上抬克氏针恢复跟骨长度及高度［如图 17–2–3（b）]，恢复距下关节面的平整，用克氏针临时固定。

（3）微创内固定：C 臂透视显示骨位良好后植入空心钉以固定，同时放置微创钢板于外侧壁，用骨膜剥离器挤压外侧壁使其保持完整。从外侧骨块向内侧骨块打入 1 ~ 2 枚克氏针，以导针由跟骨结节向载距突进行固定，由此植入 5.0 mm 空心钉，在跟骨外侧放置微创跟骨接骨板［如图 17–2–3（c）]。对于经皮固定技术或微创技术，需要术者具备丰富的经验且对于跟骨的解剖有透彻的认识，才能达到精准的内固定。这种微创技术不适用于严重的跟骨骨折，例如 Sanders Ⅲ ac、Ⅲ bc 或者Ⅳ型骨折，也不适用于后关节面严重塌陷的Ⅱ型骨折。距下关节镜技术有助于评估骨折的复位情况，在关节镜下进行螺钉的植入，可以达到关节面的基准复位效果。见图 17–2–3。

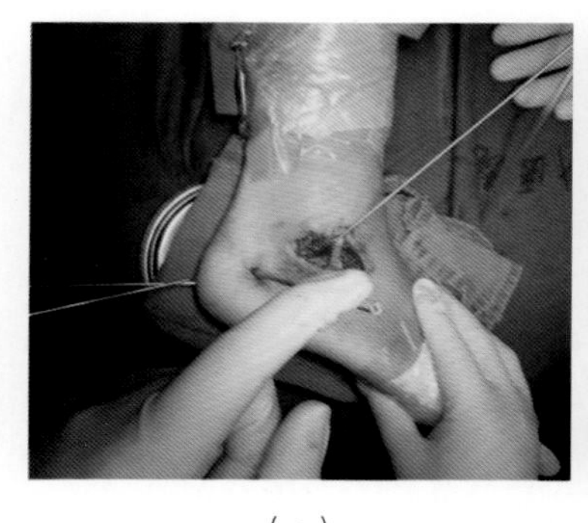
（a）

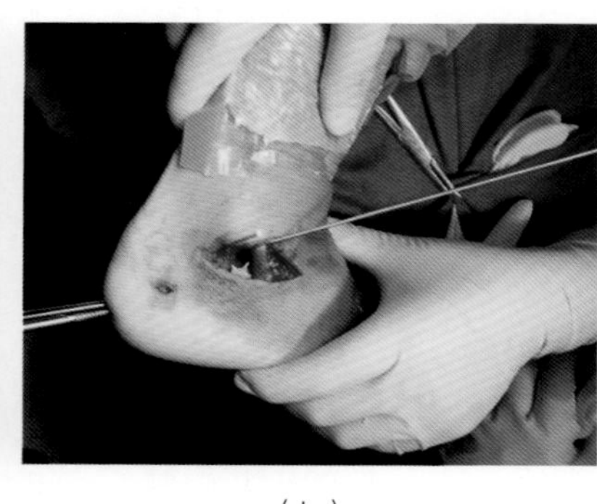
（b）

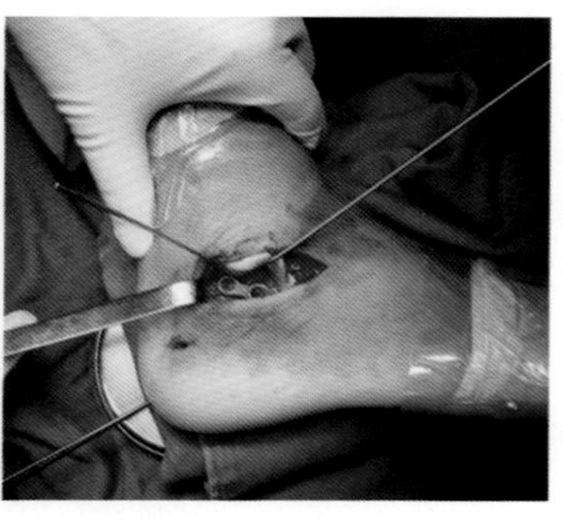
（c）

图 17–2–3　跗骨窦切口微创复位过程示意图

注：（a）跟骨体牵引；（b）临时固定跟骨外形；（c）复位后关节面并置入钢板。

七、内固定方式的选择

微创的跟骨骨折治疗最终可以选择微创钢板固定、单纯空心钉固定或者单纯的克氏针固定。只要按照“三点”固定的原则来固定都可行。但是经皮复位空心螺钉固定恢复跟骨宽度的作用弱于微创治疗跗骨窦入路，笔者知道跟骨增宽导致的跟腓撞击是患者痛苦的主要原因。所以对于外侧壁膨出的患者的治疗，笔者选择微创的钢板植入以减少外侧壁膨出导致的跟腓撞击。跗骨窦入路行钢板固定的病例图片见图 17–2–4、图 17–2–5、图 17–2–6。

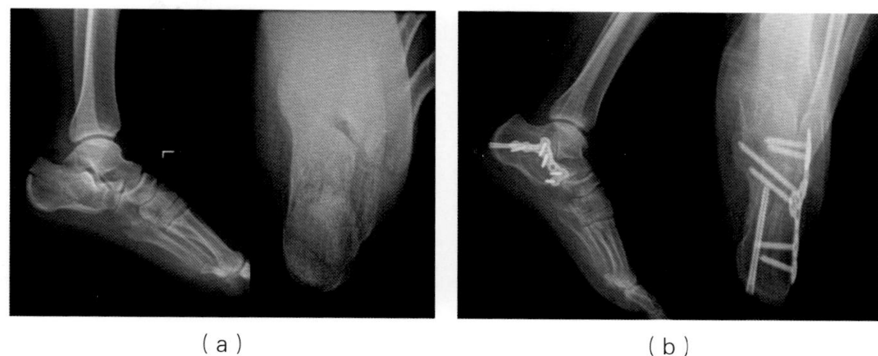

（a） （b）

图 17-2-4 跗骨窦入路行钢板固定的示例 1
注：（a）跟骨术前侧、轴位 DR 片；（b）术后侧、轴位 DR 片。

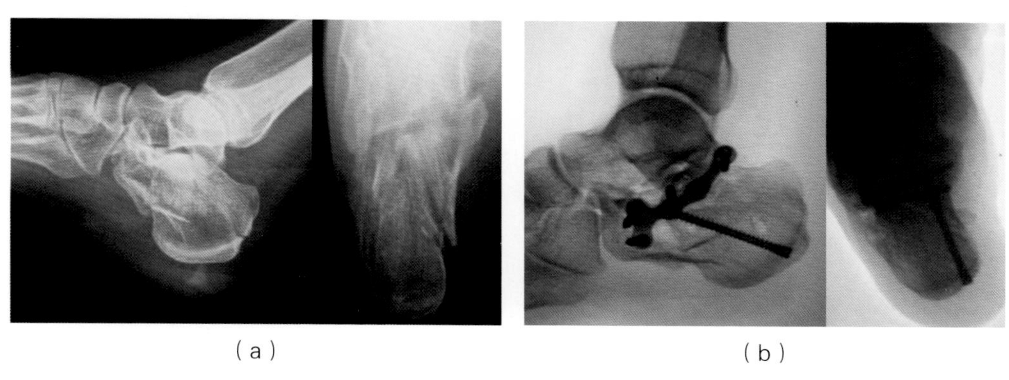

（a） （b）

图 17-2-5 跗骨窦入路行钢板固定的示例 2
注：（a）跟骨术前侧、轴位 DR 片；（b）术中 C 臂跟骨侧、轴位片。

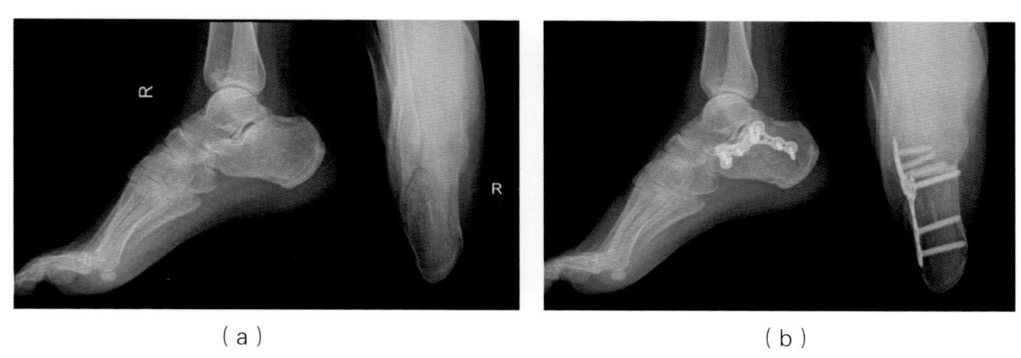

（a） （b）

图 17-2-6 跗骨窦入路行钢板固定的示例 3
注：（a）跟骨术前侧、轴位 DR 片；（b）术后侧、轴位 DR 片。

八、术后处理及康复

1. 术后处理

术后将踝关节用支具或者石膏托固定于中立位，预防跟腱挛缩。将术肢抬高（高于心脏水平），放置于泡沫垫上，以利于术后患者肢体的肿胀减轻。术后保持切口的干燥，定期更换切口敷料，3 周后拆线，定期复查 X 线片。

2. 康复

指导患者术后即刻进行足趾主动活动；第 2 天开始积极髋、膝肌力训练，踝关节背伸、跖屈活动练习（无疼痛下）；术后 3 周提高无痛状态下的关节活动度、肌力、本体感觉；术后 6 周左右开始在充气行走靴保护下逐渐负重（重心转移训练、负重步态训练、抗阻训练、下肢复合训练、平衡训练）；术后 2 ~ 3 月骨折愈合后，患肢可完全负重训练。

九、结果及结论

总的来说，与扩大的外侧入路相比，微创的跗骨窦入路出现伤口并发症的概率非常低，而内固定的效果相似。我科 30 例跗骨窦入路的微创跟骨骨折病例中，有 Sanders Ⅱ型 25 例，Sanders Ⅲ ab 型 5 例。其术后平均随访时间为 24 个月，未出现伤口并发症，无腓肠神经损伤病例，术后 Bohler 角及 Gissane 角恢复满意，18 例踝 – 后足评分系统（AOFAS）后足评分 80 ~ 90 分，12 例 90 ~ 100 分。因此，微创跗骨窦入路治疗跟骨骨折是一项安全并且有效的技术。与传统的“L”型外侧入路相比，该治疗方式对于合适类型的跟骨骨折疗效可靠，并发症少，患者满意。

（徐善强，学术指导：张宇）

第三节　其他中后足骨折 MIPO 治疗

一、距骨骨折 MIPO 治疗

距骨颈横形骨折未发生骨质明显压缩后或移位过大的情况下，可采用经皮手法牵引、克氏针撬拨复位等技术，以螺钉（空心螺钉为佳）经皮内固定骨折。根据螺钉方向有两种治疗方案。

（1）由前向后固定：在距骨头两侧经小切口斜向距骨体后侧进行钻孔，测深后交替拧入 2 枚螺钉，注意避免螺钉拧入可能造成的骨位丢失。见图 17–3–1。

（2）由后向前固定：在导钻的保护下，在跟腱旁经小切口向距骨头方向钻入克氏针，测深后拧入 2 枚空心螺钉。注意：①避免损伤距骨后侧组织结构。②避免螺钉头限制踝关节跖屈。③在 C 臂的监控下交替拧入螺钉，避免可能造成的骨位丢失。见图 17–3–2。

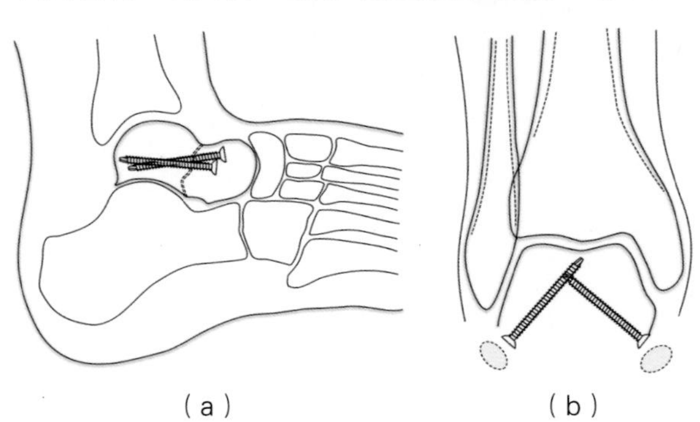

图 17–3–1　距骨颈骨折经皮由前向后内固定及其切口示意图

注：(a) 踝部侧位；(b) 踝部正位。

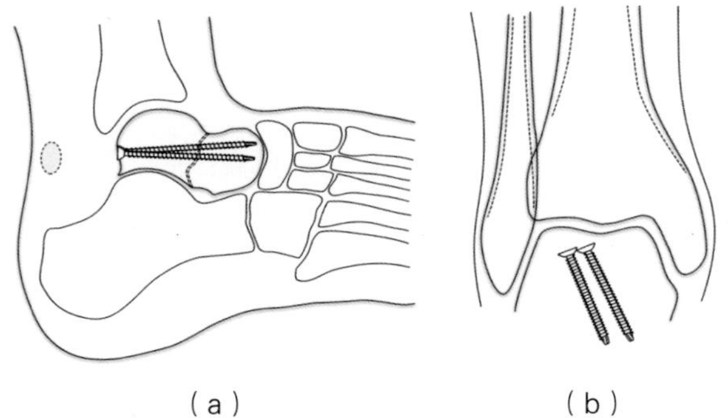

图 17–3–2　距骨颈骨折经皮由后向前内固定及其切口示意图

注：(a) 踝部侧位；(b) 踝部正位。

二、跗横关节损伤的 MIPO 治疗

1. 患者选择

跗横关节损伤的 MIPO 治疗适用于局部骨质压缩不明显、无显著骨折移位的病例，尤其是多发损伤患者、需要缩短手术时间的病例。而骨质压缩需要植骨、骨折移位明显者，陈旧骨折，关节卡锁等患者则需要 ORIF。

2. 治疗方法

根据足弓的形态、长度在闭合下牵引、手法整复骨折并临时维持之，采用多枚克氏针跨关节固定骨折完成治疗，或用克氏针临时固定后以经皮桥接钢板，跨跗横关节支撑外侧、内侧足弓或其两者。见图17–3–3。术后需恢复足的正常形态及正常的稳定性。

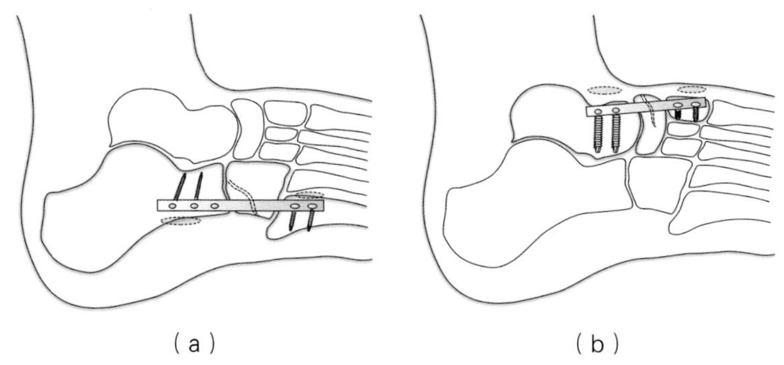

（a）　　（b）

图 17–3–3　跗横关节损伤的桥接钢板微创内固定治疗示意图

注：（a）外侧足弓损伤的微创治疗及其切口；（b）内侧足弓损伤的微创治疗及其切口。

3. 临床示例

【病例 1】患者，男，45 岁。

诊断：左足舟骨粉碎骨折伴距舟关节脱位。

治疗方法：麻醉下两助手对向牵引前足和踝部，经皮撬拨复位距舟关节脱位，整理复位舟骨骨折并手法维持骨位，用 2 枚克氏针经皮固定距舟关节，并将舟骨体部以横行螺钉加压固定。见图 17–3–4。

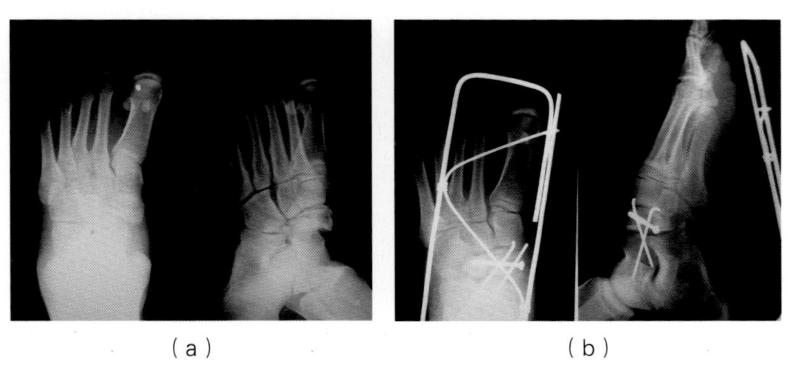

（a）　　（b）

图 17–3–4　左足舟骨粉碎骨折伴距舟关节脱位经皮治疗示例

注：（a）术前 DR 正斜位片；（b）术后正、侧位片。

【病例 2】患者，女，20 岁。

诊断：左足跗间关节骨折、脱位，左内外踝骨折。

治疗方法：麻醉下两助手对向牵引前足和踝部，闭合复位跗间关节脱位，以 2 枚克氏针经皮固定跗间关节，术后维持钢托外固定。见图 17–3–5。

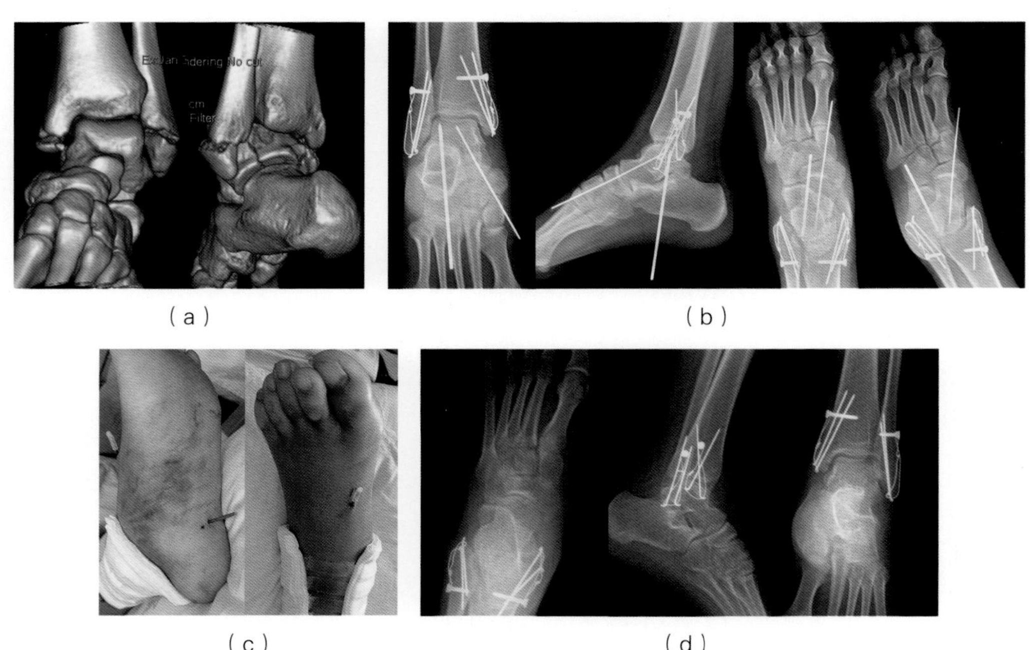

图 17-3-5　经皮克氏针治疗左足跗间关节骨折、脱位，左内踝骨折示例

注：(a) 术前 CT 片；(b) 术后 DR 片；(c) 术毕经皮克氏针照片；(d) 克氏针取出后 DR 片。

第四节　中、前足骨折的 MIPO 治疗

一、跖跗关节损伤的 MIPO 治疗

1. 经皮螺钉固定

术者用一手示指、拇指对向复位跖跗关节脱位或该关节周围撕脱骨折或基底部骨折，经皮以一枚螺钉自跖骨基底部背侧从预先磨好的切迹跨该关节钻孔，拧入皮质骨以螺钉固定。见图 17-4-1。

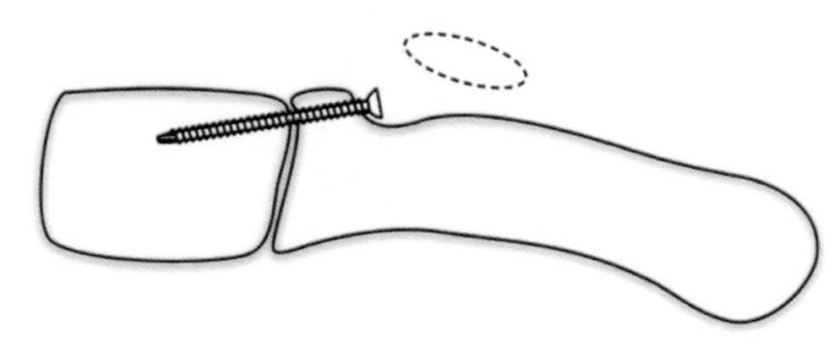

图 17-4-1　跖跗关节微创螺钉内固定及其切口示意图

注：经跖骨基底背侧人工骨切迹逆行向跗骨钻入螺钉固定跖跗关节。

2. 经皮克氏针固定

适用于稳定跖跗关节终极治疗或初步治疗。

【病例 1】患者，男，16 岁。

诊断：右足第一跖骨基底骨折伴跖跗关节脱位，第二跖骨颈骨折。

治疗方法：两助手分别牵拉足趾（第一、二）和踝部，术者用一手示指、拇指对向复位跖跗关节脱位或该关节周围撕脱骨折或基底部骨折，经皮以 2 枚克氏针跨跖跗关节固定，经皮以一枚克氏针固定第二跖骨颈骨折。见图 17-4-2。

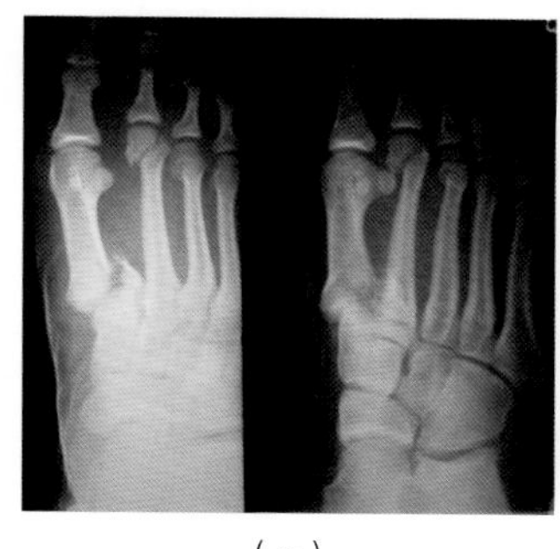
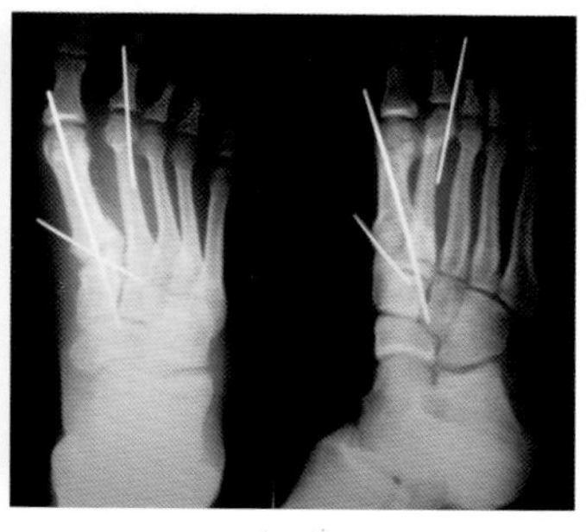

（a）　　　　　　（b）

图 17-4-2　经皮中、前足克氏针内固定术示例

注：（a）术前正、侧位 DR 片；（b）术后正、侧位 DR 片。

【病例 2】患者，男，30 岁。

诊断：右足第一、二跖骨重度粉碎骨折，第三、四趾骨骨折，右足挫伤。

治疗方法：因软组织条件较差，切开复位有较大截肢风险，故采用MIPO技术作为初期治疗。术中两助手分别牵拉足趾（第一、二）和踝部，术者用一手示指、拇指对向基本复位第一、二跖骨骨折，经皮克氏针维持骨折长轴方向的基本长度，分别经皮以一枚克氏针固定第三、四趾骨骨折。见图17-4-3。

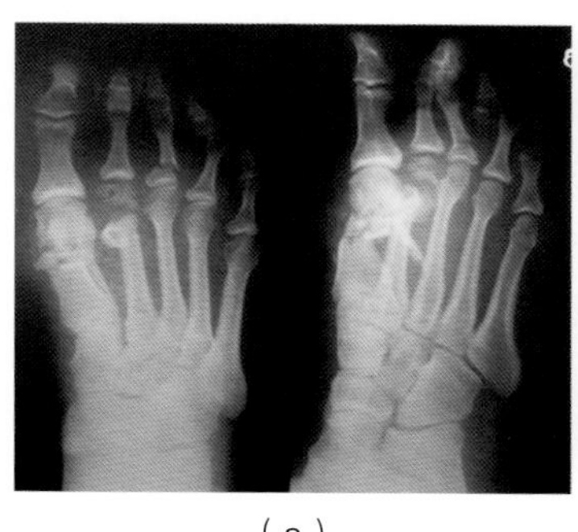
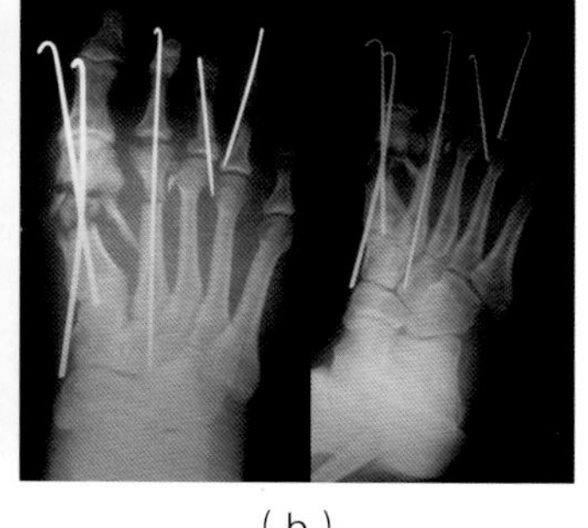

（a）　　　　　　（b）

图 17-4-3　多发前足损伤经皮中、前足克氏针内固定术示例

注：（a）术前正、侧位 DR 片；（b）术后正、侧位 DR 片。

【病例 3】患者，男，39 岁。

诊断：左足多发跖骨基底骨折伴跖跗关节脱位。

治疗方法：两助手分别牵拉足趾（第一、二）和踝部，术者用一手示指、拇指横向挤压复位跖跗关节脱位和该关节周围撕脱骨折、基底部骨折，经皮以三枚克氏针跨跖跗关节固定。见图 17-4-4。

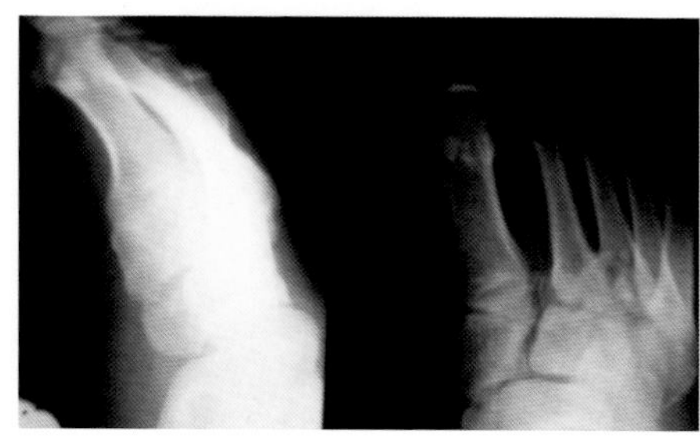
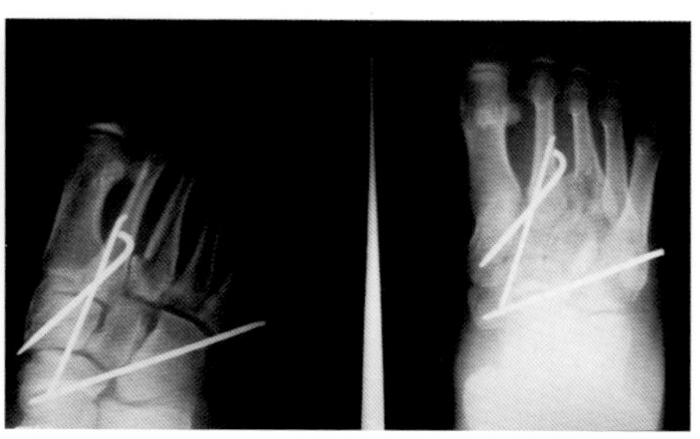

（a）　　　　　　（b）

图 17-4-4　左足多发跖骨基底骨折伴跖跗关节脱位经皮中、前足克氏针内固定术示例

注：（a）术前 DR 斜、正位片；（b）术后 DR 侧、正位片。

【病例4】患者，女，42岁。

诊断：右足跖跗关节损伤。

治疗方案：右足跖骨基底有限切开复位内固定＋内外柱经皮内固定。见图 17–4–5。

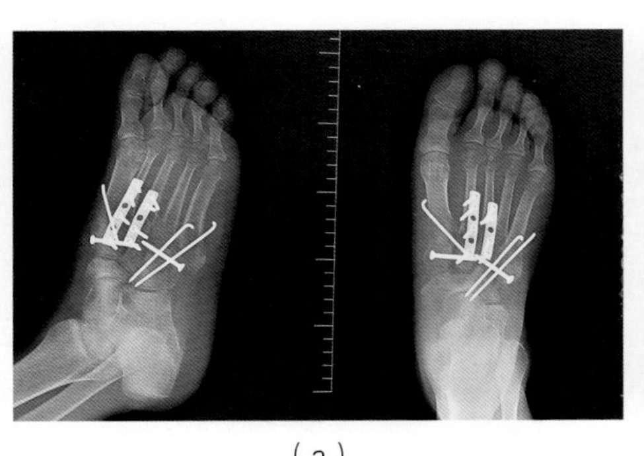

（a）

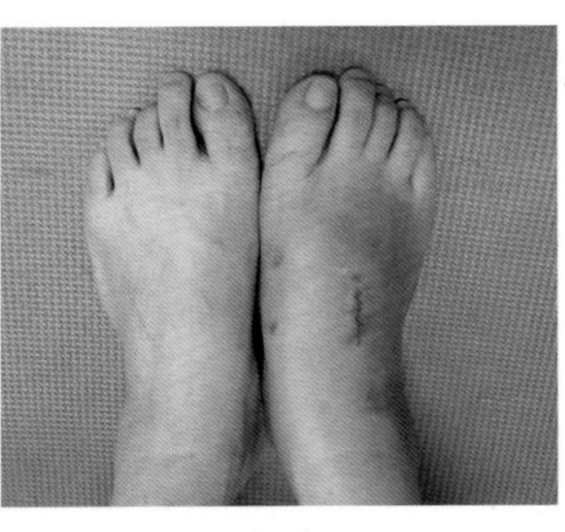

（b）

图 17–4–5　右足跖跗关节损伤经皮固定示例

（a）术毕 DR 片；（b）术后切口照片。

二、跖骨干骨折的 MIPO 治疗

通常跖骨干骨折的髓内固定治疗远比钢板螺钉系统更微创，临床上有如下几种方法：

1. 跨跖趾关节开放穿针法

加大骨折背侧成角或移位程度，经小切口显露远折端髓腔，钻入克氏针，由趾骨基底钻出，复位骨折后向近端钻回克氏针到跖骨基底，必要时可钻回到跖骨邻近的跗骨上以增加内固定的把持力。见图 17–4–6。

2. 不跨跖趾关节开放穿针法

与前一方法比，克氏针向远端钻出过程中，跖趾关节加大背伸，使克氏针从跖骨头而非趾骨基底钻出。见图 17–4–7。

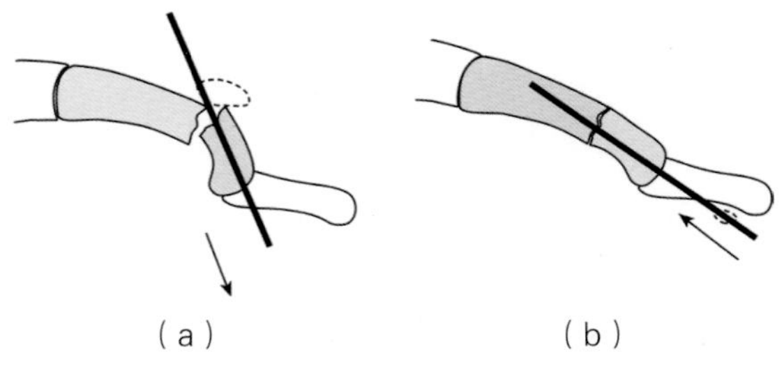

（a）　（b）

图 17–4–6　跨跖趾关节开放穿针法示意图

注：（a）经折端往远折端髓腔钻入克氏针，并由趾骨基底跖侧钻出；（b）复位骨折，并逆行将克氏针钻回到近折端髓腔。

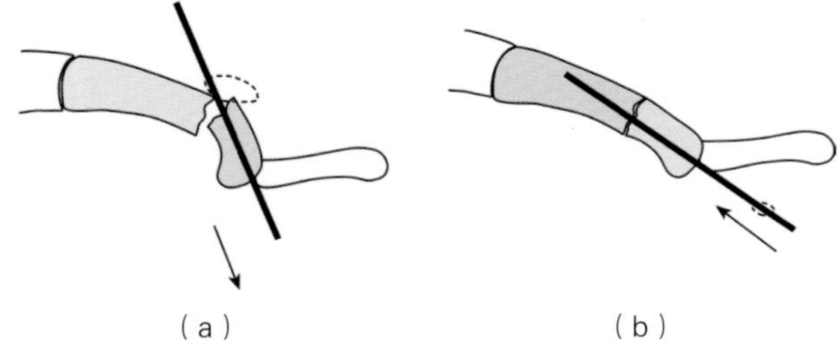

（a）　（b）

图 17–4–7　不跨跖趾关节开放穿针法示意图

注：（a）经折端往远折端髓腔钻入克氏针，由跖趾关节囊跖侧钻出；（b）复位骨折，逆行将克氏针钻入近折端髓腔。

3. 闭合穿针法

手法闭合复位骨折并临时维持之，再通过近节趾骨的跖侧基底逆行穿过跖骨头进入髓腔以固定跖骨干骨折。见图 17–4–8。

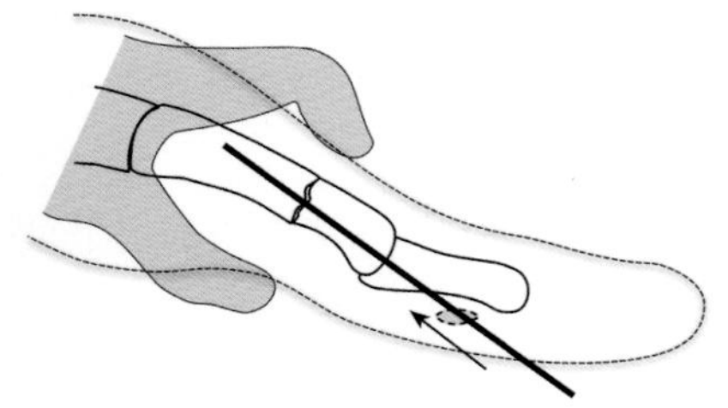

图 17–4–8　跖骨骨折手法闭合复位微创克氏针逆行内固定及其切口示意图

三、第五跖骨基底骨折的 MIPO 治疗

第五跖骨基底骨折是一类常见的足部损伤，由于容易发生骨折延迟愈合或骨折移位，其手术治疗需达到较稳定的固定效果。单纯克氏针、张力带钢丝、单纯螺钉固定是常见的微创治疗方法。见图 17–4–9。

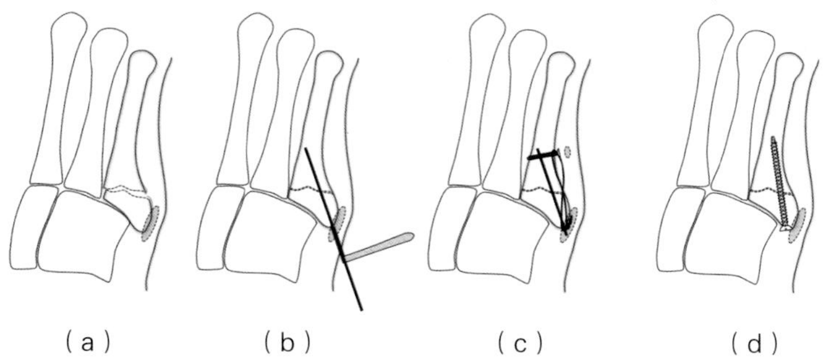

图 17–4–9　第五跖骨基底骨折的不同微创治疗方法示意图

注：(a) 骨折及其切口入路；(b) 导钻保护下经皮钻孔或克氏针固定；(c) 经皮张力带内固定及其切口；(d) 经皮螺钉内固定及其切口。

1. 克氏针固定示例

克氏针需深及第五跖骨内侧皮质，必要时可钻出少许。

【病例】：患者，男，30 岁。

诊断：右足第五跖骨近段骨折。

治疗方法：采用闭合牵引复位，经第五跖骨基底向远折端髓腔钻入 2 mm 克氏针（骨骼较大的病例也可采用斯氏针或螺钉固定）一枚。见图 17–4–10。

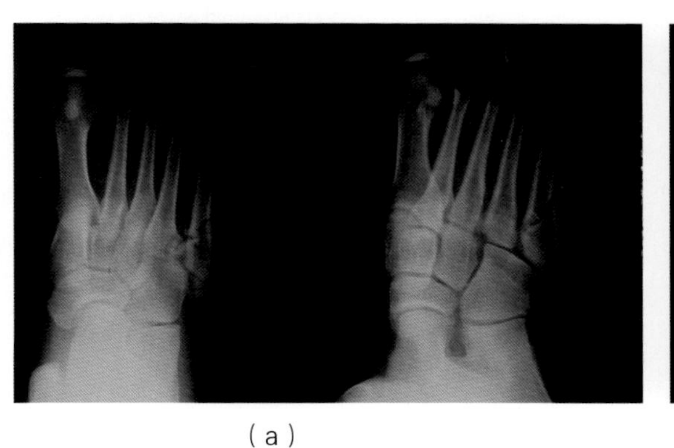
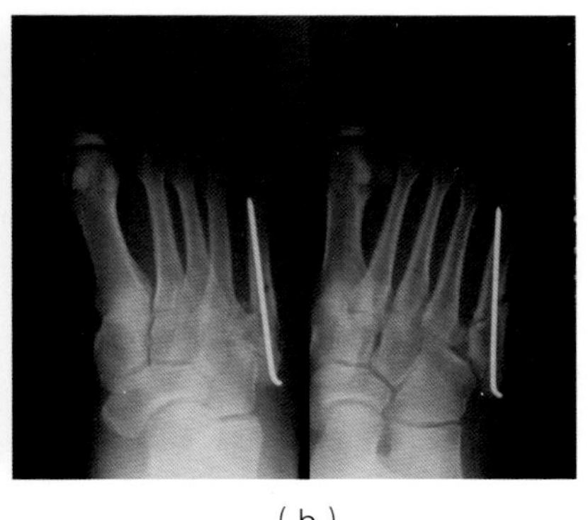

（a）　　　　　　　　　　（b）

图 17–4–10　右足第五跖骨近段骨折闭合穿针固定法示例

注：(a) 术前右足正、斜位 DR 片；(b) 术后右足正、斜位 DR 片。

2. 张力带固定示例

【病例】患者，男，30 岁。

诊断：右足第五跖骨基底骨折。

治疗方法：采用有限切口并以克氏针张力带进行内固定治疗。见图 17–4–11。

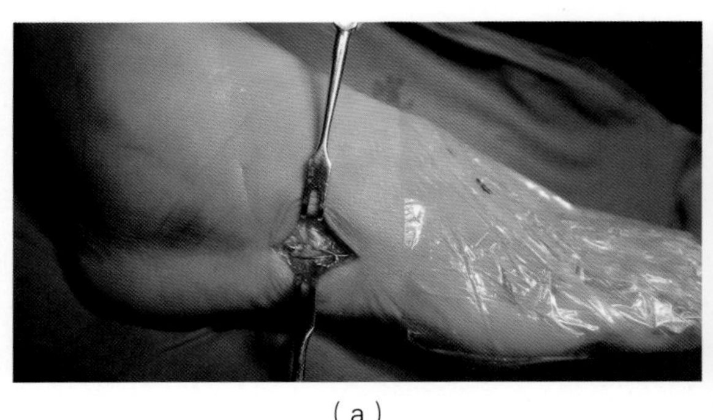
（a）

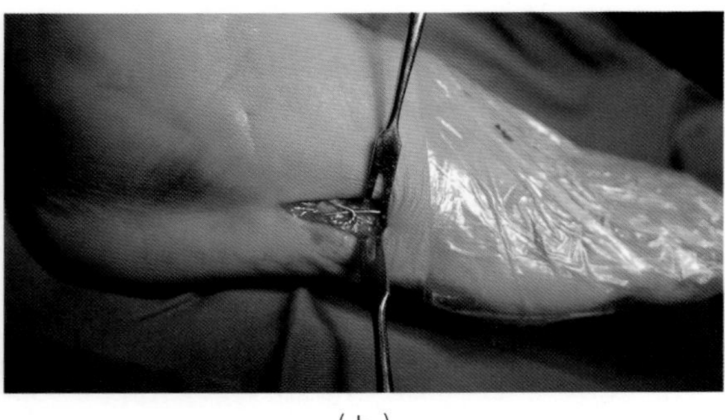
（b）

图 17–4–11　有限切口及克氏针张力带内固定治疗第五跖骨基底骨折示例
注：（a）克氏针尾部固定钢丝的切口照片；（b）螺钉固定钢丝的切口照片。

四、趾骨骨折的 MIPO 治疗

1. 趾骨体 / 干骨折

趾骨由于较短，可在手法闭合复位骨折的前提下，采用交叉克氏针固定或贯通式克氏针固定。见图 17–4–12。

2. 趾骨髁部骨折

趾骨髁部骨折移位者关节的稳定性容易被影响，可采用经皮复位，以克氏针临时固定数周，或以迷你螺钉经皮固定。见图 17–4–13。

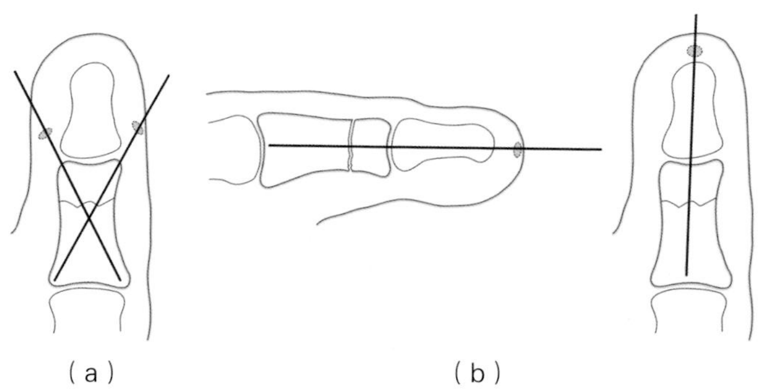
（a）　（b）

图 17–4–12　趾骨体骨折经皮内固定示意图
注：（a）交叉克氏针内固定及其切口；
（b）克氏针贯通趾间关节内固定及其切口。

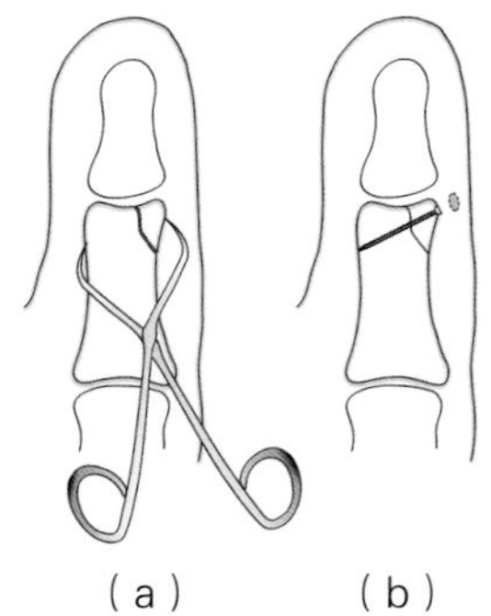
（a）　（b）

图 17–4–13　趾骨髁部骨折微创内固定示意图
注：（a）趾骨骨折经皮复位临时固定；
（b）经皮迷你螺钉内固定及其切口。

（徐强）

第五节　踇外翻畸形微创矫正的手术技巧

踇外翻：是踇趾偏离中线，向外侧倾斜大于 15°，超过生理正常角度的一种畸形。目前有创治疗踇外翻的方式有 200 多种，其中微创矫正手术因其创伤小且能治疗大部分踇外翻患者，越来越受到大家关注。

第一跖骨头周围重要解剖：见图 17-5-1。

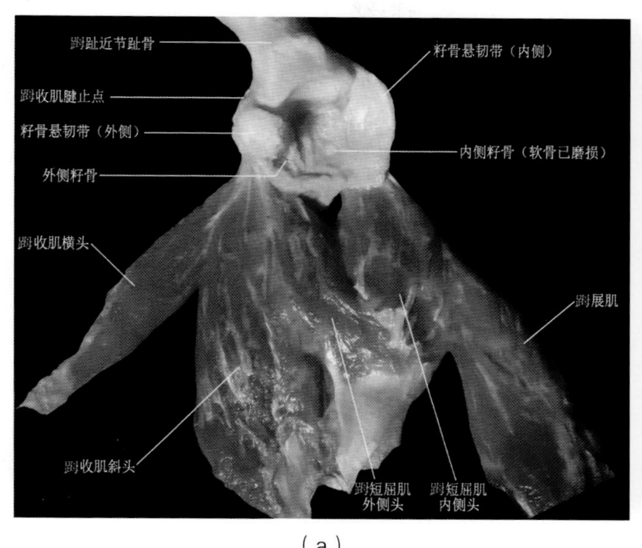

（a）

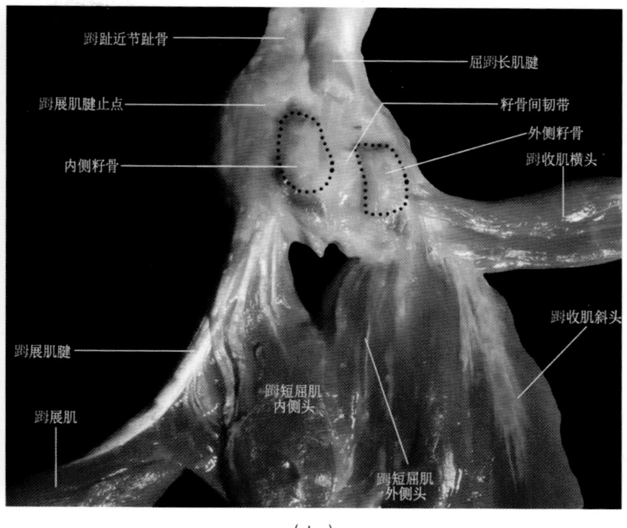

（b）

图 17-5-1　第一跖骨头周围解剖

注：（a）足背侧观；（b）足底侧观。

微创矫正术的适应证：无跖趾关节面畸形关节面相对较好，跖趾关节退行性变较轻，无创伤性关节炎，踇外翻角＜ 50°，第一、二跖间角＜ 16°，内侧跖楔关节相对稳定，第一、二跖骨长度差≤ 4.0 mm，排除外科常规禁忌证。麻醉方法：神经阻滞或者局部麻醉。主要工具见图 17-5-2。

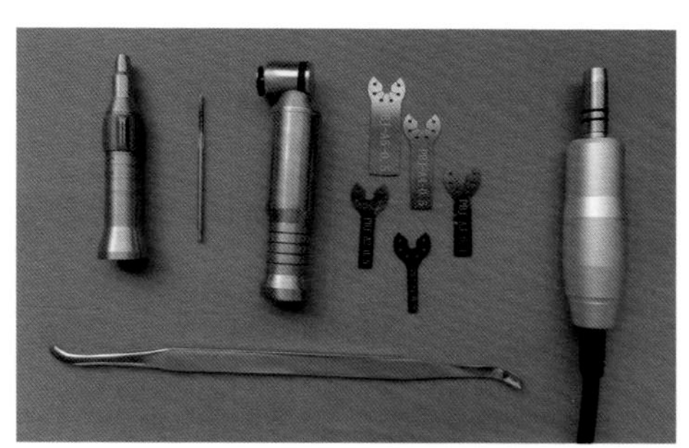

图 17-5-2　踇外翻微创矫正工具照片

（图上自左向右为：电钻接头、钻头、摆锯接头、锯片、动力接头，图下为剥离子）

微创矫正手术按步骤分述如下。

1. 第一跖趾关节内侧处理

（1）入路：用 15 号刀片于踇趾近节趾骨内侧近端（避开趾神经血管）做一垂直切口，长约 0.5 cm，分离至趾骨骨膜。

（2）松解：用迷你骨膜剥离器从切口向近端分离踇囊及跖骨头内侧。

（3）减容：用微型铣刀磨削去除跖骨头内侧的增生骨质，见图 17-5-3。

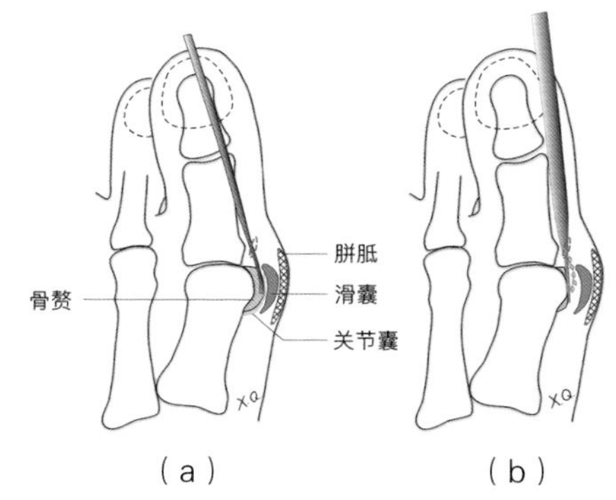

（a）　　（b）

图 17-5-3　跖趾关节内侧处理示意图

注：（a）经皮骨膜剥离器松解操作；

（b）微型铣刀减容操作。

2. 第一跖趾关节外侧处理

（1）入路：在第一、二趾蹼间做一约 0.5 cm 的纵向切口。

（2）松解：用 15 号刀片松解挛缩的外侧关节囊。

（3）复位：切除部分籽骨悬韧带及踇收肌止点，手法复位脱位的第一跖趾关节，见图 17-5-4。

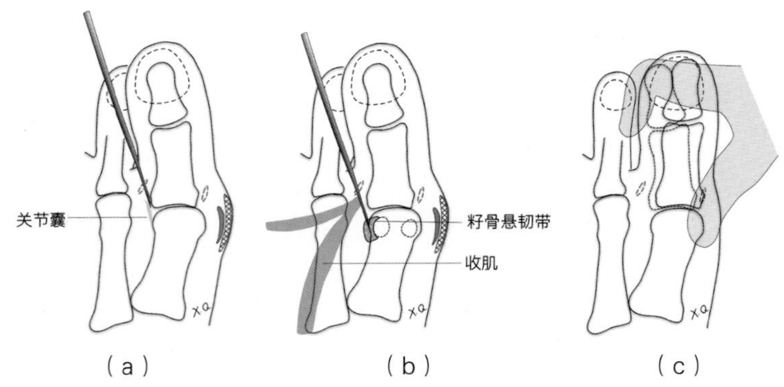

图 17-5-4　第一跖趾关节外侧处理示意图

注：（a）松解外侧关节囊，锐性松解；（b）蹑收肌及籽骨悬韧带；（c）手法复位关节。

3. 截骨

（1）截骨平面：根据第一、二跖间角选择截骨面位置，角度越大则截骨处越靠近跖骨基底。

（2）入路：于第一跖骨中远 1/3 ～ 1/2 处做一约 0.5 cm 的纵向切口直达骨膜。

（3）截骨：关键要领如下。①截骨形态。用微型摆锯或钻头（适用于第一跖骨较长者）做斜形、V 形或 W 形截骨。②避免反复截骨。以免造成第一跖骨缩短引发转移性跖骨痛。③长度控制。截骨后第一、二跖骨远端长度差小于 5 mm。④斜形截骨线的走行方向。水平面，从跖骨内侧远端向外侧近端和第一跖骨中轴线的垂线呈 15~30 度夹角，见图 17-5-5。截骨线的不同走向有利于决定第一跖骨“延长”或“短缩”移位。矢状面，从远端背侧向近端跖侧和第一跖骨轴线的垂线呈 10~15 度的夹角。V 形截骨夹角角度在 60 度以内。见图 17-5-6。

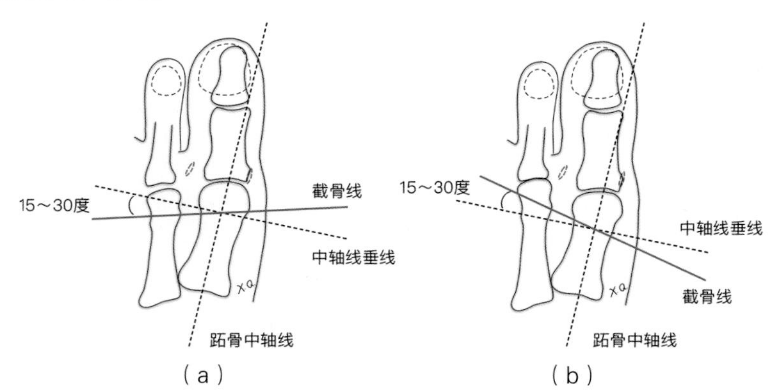

图 17-5-5　水平面截骨线示意图

注：（a）第一跖骨头位置超过第二跖骨时的截骨线；（b）第二跖骨头超过第一跖骨时的截骨线。

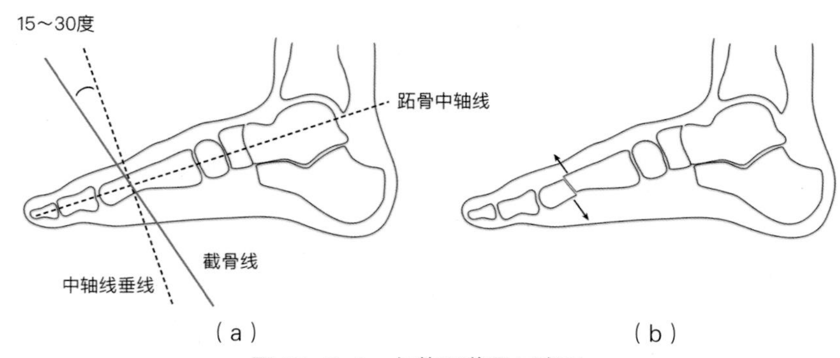

图 17-5-6　矢状面截骨示意图

注：（a）截骨线方向；（b）截骨后跖骨头的移位方向。

四、肌腱平衡

根据踇伸肌肌腱是否相对短缩及具体程度增加此步骤，具体如下。

（1）解剖松解：背伸跖趾关节后，沿趾蹼原松解踇收肌入路，以血管钳分离周围组织，血管钳分离出适当长度的踇伸肌肌腱。

（2）“Z”字延长：在近端切断踇伸肌肌腱一半后，在距其显露肌腱最远端切断踇伸肌肌腱对侧一半，牵拉跖屈踇趾使肌腱滑行适量延长，见图 17-5-7。

（3）延长标准：肌腱不绷断并能使跖趾关节屈曲 60 ～ 70 度且不过度延长以平衡对抗踇长屈肌腱力量。

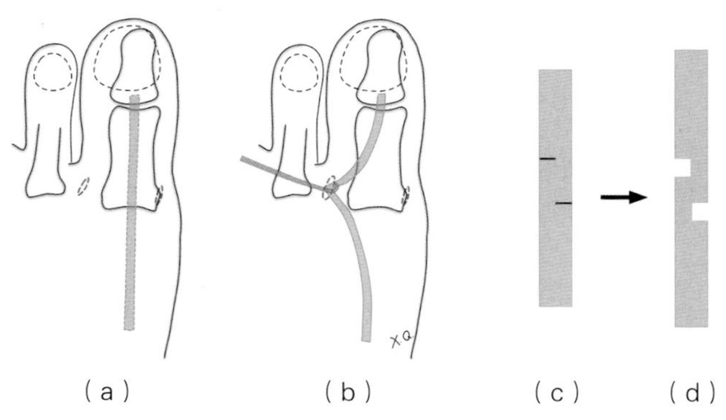

图 17-5-7　踇伸肌腱延长示意图

注：（a）踇伸肌肌腱解剖位；（b）小钩拉出该肌腱；（c）切开部分肌腱；（d）“Z”字延长肌腱。

五、跖骨头移位与固定

（1）移位：采用骨伤手法手摸心会操作。①水平面。由内向外推挤远端跖骨头，使跖骨头向外侧错位纠正第一、二跖骨间角及跖趾关节半脱位（跖骨断端截面的对位要达到 1/3 以上，长轴方向上不可重叠或分离）。②矢状面。推挤跖骨头向跖侧移位约一个骨皮质。③冠状面。视具体情况行 W 形截骨或斜形截骨时，可旋转跖骨头矫正籽骨脱位。

（2）经皮固定：牵拉复位后，以骨折固定器或大号巾钳固定骨折断端，再用经皮 1.5 mm 克氏针或螺钉进行固定（固定时尽量固定骨折近端内外皮质加远端外侧皮质），固定时注意保护关节面。注意：早期微创踇外翻矫正技术中无此步骤，长期临床发现增加此项后大大减少了因患者未正确遵医嘱休息、康复锻炼而造成骨折面和关节面丢位等并发症。

（3）术中 C 臂检查：根据踇外翻角（HVA），第一、二跖骨间角（IMA），第一、二跖骨远端长度差，近侧关节固定角（PASA）、远侧关节固有角（DASA）、趾骨间角（IPA）矫正情况，适时调整。

（4）附加手术：如对 DASA ＞ 10 度可加做踇趾 Akin 术，IPA ＞ 8 度可加做远节趾骨基底截骨术等。

六、术毕前后处理

（1）闭合切口前处理：用微型钻头磨削修整跖骨内侧骨折断面后彻底冲洗伤口，闭合趾蹼间切口。

（2）包扎固定：以无菌纱布覆盖伤口，用宽约 5 cm 绷带进行“8”字绷带外固定包扎，踇外翻矫正器或石膏外固定将踇趾固定在踇内翻位 0~5 度。

（3）术后康复：术毕嘱患者抬高患肢 2 ～ 3 天，平躺或坐位时做踝泵运动、主动拇趾屈伸运动，减少患足活动（可穿踇外翻前足无负重鞋下地简单活动）；术毕 3 ～ 21 天，主被动跖趾关节屈伸锻炼，可穿无负重鞋进行少量平地适量活动。

（4）拆除克氏针：术后 3 ~ 6 周视 X 线及专科检查拆除克氏针，并视情况行爬坡训练和跖趾关节加强训练。

七、临床病例

【病例 1】患者，女，51 岁，左足踇外翻 15 年。手术资料见图 17-5-8。

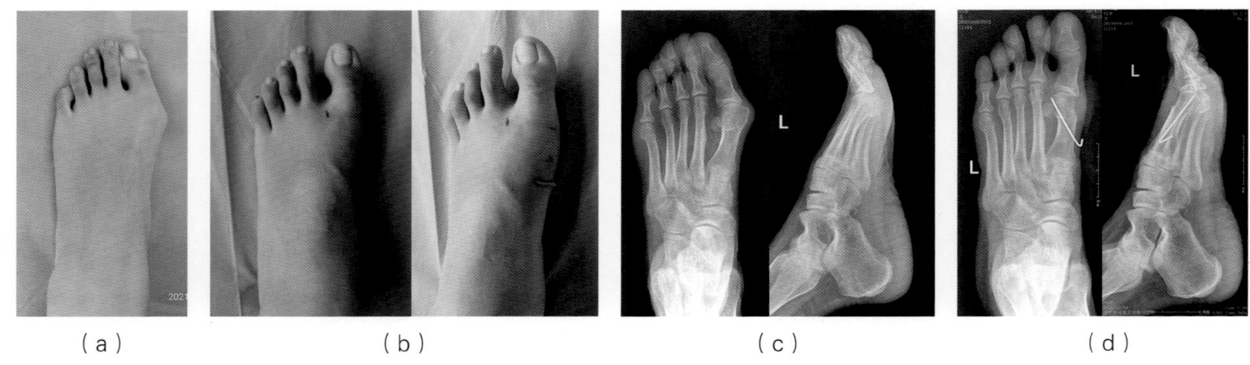

（a）（b）（c）（d）

图 17-5-8　踇外翻微创矫形手术病例 1

注：（a）术前左足正位外观照片；（b）术毕正、斜位外观照片；（c）术前左足正、侧位 DR 片；（d）术后左足正、侧位 DR 片。

【病例 2】患者，女，46 岁，右足踇外翻 8 年。手术资料见图 17-5-9。

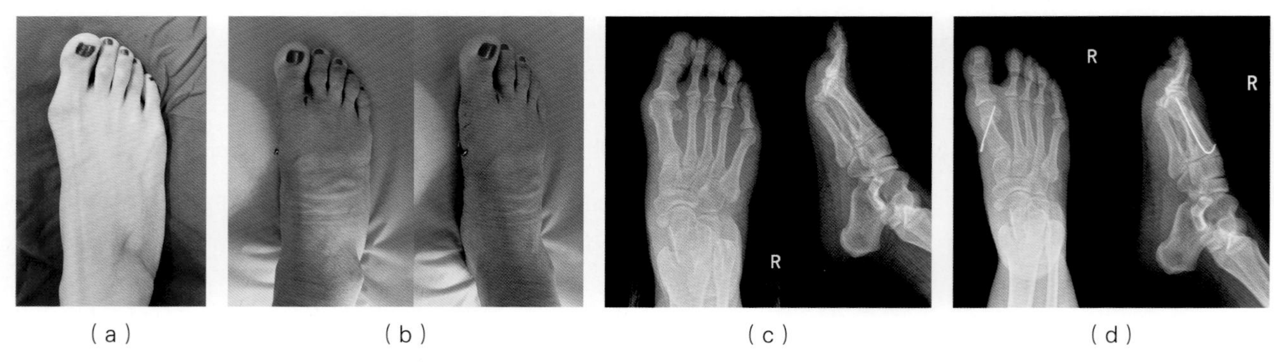

（a）（b）（c）（d）

图 17-5-9　踇外翻微创矫形手术病例 2

注：（a）术前右足正位外观照片；（b）术毕正、斜位外观照片；（c）术前右足正、侧位 DR 片；（d）术后右足正、侧位 DR 片。

小结：此术式创伤小、并发症少、复发率低、外形改善明显，患者恢复快、满意度高；但要求术者对足部解剖十分熟悉，严选适应证，有整体空间感，有一定的开放手术经验（至少约 20 例），对微型钻头及摆锯操作熟练，并拥有能根据患者具体情况恰当调整合适手术方案的能力与经验。

（闫超，章辉）

第四篇

骨盆髋臼骨折及髋、膝关节炎的微创治疗

自由下肢是 MIPO 技术运用较早、较为成熟的部位，近年来下肢肢带（即骨盆、髋臼）创伤的手术治疗在通道螺钉等技术的带动下，越来越微创化。同时，在髋、膝关节炎的治疗方面，微创也逐渐成为骨科医生探索的方向之一。

第十八章　骨盆骨折的微创治疗

第一节　骨盆骨折的基础知识

一、骨盆骨折的诊断

1. 病史

掌握患者一般情况，评估致伤能量水平。

2. 体格检查

体格检查可分初级评估和二级评估：初级评估主要是针对呼吸、循环等生命体征的评估，对于血流动力学不稳定、濒死患者应立即复苏治疗。二级评估主要是针对骨盆骨折本身的评估。应注意：

（1）下肢短缩或明显的外旋畸形，提示有不稳定性骨折。

（2）腰、臀部大量的皮下出血、肿胀、青紫，提示出血量较大。

（3）腰骶后方出现较大血肿时，提示骶髂关节脱位或骶骨骨折移位。

（4）耻骨联合触诊发现凹陷，提示耻骨联合分离。

（5）前后或侧方的骨盆挤压试验可检查骨盆环完整性，下肢抽屉实验可检查垂直稳定性。

（6）肛门指检带血提示直肠损伤。

（7）导尿困难或血尿提示尿路损伤。

（8）记录双侧 L_5、S_1 神经根功能状态，阴部神经损伤情况，若出现这些神经损伤，往往提示骨盆不稳定。

3.DR 评估

（1）骨盆前后位平片：明确骨折稳定性，初步骨折分型。

（2）骨盆的入口位片：获得 S_1 与 S_2 前方皮质重叠的影像。评估骨盆后环损伤前后移位、骨盆内旋或外旋。

（3）骨盆出口位：显示骶孔和 S_1 上缘。评估骨盆向上移位、骶骨骨折。

（4）侧位 X 线片：对骶髂螺钉植入有重要作用。

4.CT 评估

（1）骨折细微变化。

（2）显示骨折类型和合并损伤。

（3）造影帮助诊断动脉出血。

二、骨盆骨折的分型

（1）骨盆骨折的 Young–Burgess 分型：主要基于骨折的损伤机制进行分型。

（2）骨盆骨折的 Tile 分型：主要基于骨盆稳定性进行分型。

（3）骶骨骨折的 Danis 分型。

（4）稳定性骨盆骨折的空间移位分型。

三、骨盆骨折的治疗

骨盆骨折的治疗需遵循损伤控制理论。顺序：①抢救生命、液体复苏。②控制出血。③外科处理（合并伤、骨盆骨折的处理）。

（1）骨盆的容积控制：采用骨盆捆绑带、骨盆 C 型钳、骨盆外固定架等方式进行骨盆的容积控制，利于患者搬运、减少骨盆出血。

（2）控制出血：对骨盆填塞、动脉结扎、选择性栓塞等进行处理时，治疗中需尽早控制患者的血液动力学不稳定，而不是控制骨盆环断裂的骨韧带不稳定。

（3）骨盆骨折治疗的目标：如果患者一般情况平稳，或在复苏阶段中幸存下来，就可以计划进行明确的外科治疗，即重建稳定对称的骨盆环，快速动员患者尽早康复。

第二节　骨盆骨折闭合复位技术

一、基本要点

（1）时效：伤后复位越早，复位的成功率越高，伤后超过 1 周骨盆闭合复位将非常困难。

（2）逆受伤机制：需认真分析骨折的空间移位方向，逆骨折方向进行复位，如骨折内翻，则需外翻复位。外翻伴有前后旋时先纠正前后旋，内翻伴有前后旋时先纠正内翻。

（3）配套手术设备：C 臂、G 臂甚至 O 臂，可完全透视的 X 线床、木床或碳纤维床。

（4）下肢牵引：半侧骨盆上移的治疗可通过大重量股骨髁上牵引进行复位，必要时在手术室使用骨牵引床。

（5）操纵杆技术：半侧骨盆内、外翻及前后旋，可植入 LC2–Shanz，控制骨折块的移位从而获得骨盆的复位。

二、骨盆复位架

Starr 复位架：2009 年由 Starr 发明，适用于较复杂的 Tile C 型骨折，方便骨盆骨折闭合复位，是其微创治疗的重要基础。

1. 组成

（1）Starr 复位架主体：包含数枚大的半环碳纤维条和 3 枚横杠。

（2）连接部件：配备了 4 枚附着在床沿上的特制夹，各式针杆连接器，杆杆连接器以及额外的碳纤维。

（3）复位针：包括长 5.0 mm 的螺纹针以及其他 6.0 mm × 500 mm 的针。

通常将 C 臂置于健侧，伤侧框架间隙可用于置入骶髂螺钉。见图 18–2–1。

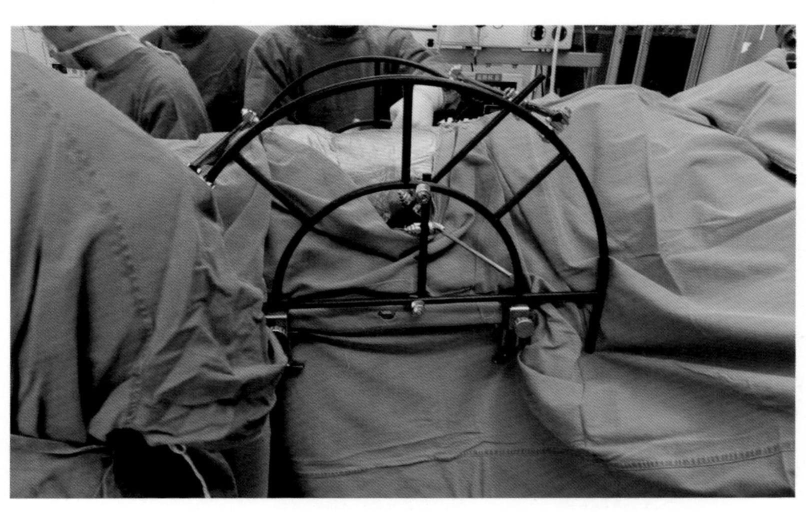

图 18–2–1　术中安装 Starr 复位架照片（凌坤 阳普山 赵彪提供）

2. 复位原则

（1）复位总体原则：逆受伤机制。

（2）复位顺序：先后环，再前环。

（3）先解锁：如对合并侧方挤压嵌插、卡压及纵向移位的后环损伤的治疗，需先将患侧骨盆向侧方牵引，解锁影响复位的后方卡压后，再纠正纵向或旋转移位；然后通过固定在复位框架上的半针牵拉、推顶及内外或前后旋转纠正骨盆的前后及内外旋转移位。

（4）局部辅助：如对骶髂关节分离者的治疗，可借助球头顶棒推顶髂骨翼外板以助其复位。

（5）临时固定骨位：复位满意后，使用夹具将其锁定在复位框架上以维持复位。

三、闭合复位步骤

（1）头侧移位：利用患侧股骨髁上骨牵引纠正，在骨盆出口位监视下复位。但需要注意的是，患侧屈髋位下的牵引会将患侧骨盆向腹侧牵拉，可以通过下压半针 2、3 来纠正。

（2）背侧移位：骨盆入口位监视下复位。患侧股骨髁上持续牵引可以纠正部分背侧移位，半针 1 的提拉作用可进一步纠正残留的背侧移位。

（3）内外或前后旋转移位：通过半针 1、2、3 的内外或前后旋转进一步纠正。

（4）矢状面移位：骶髂关节矢状面上侧方移位可通过球头顶棒经皮在骶髂关节外侧的髂骨翼外板上的向内推顶进行复位，同时骶髂螺钉的拧入可缩小残留的骶髂关节间隙。

计算机模拟示例，见图 18-2-2。健侧和患侧分别取 1 枚半针（半针 1，绿色），通过髂前下棘至髂后下棘通道置入，同时取 1 枚半针（半针 2，浅蓝色）横行通过髋臼上方置入，健侧通过固定夹将这 2 枚半针固定到 Starr 复位架上；患侧的 2 枚半针为操控手柄；部分情况下需要在患侧髂骨翼上平行于骶骨平面打入第 3 枚半针（半针 3，灰色），作为纠正患侧骨盆背侧、腹侧及前后旋转移位的操控手柄。

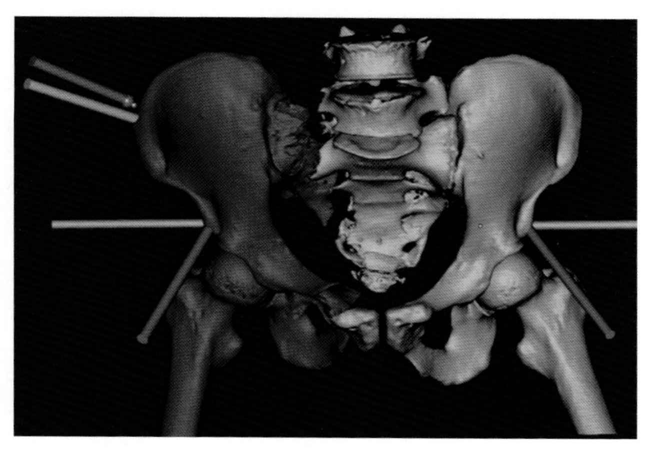

图 18-2-2　Tile C 型骨折在 Starr 复位架下辅助复位顺序示例图（凌坤 阳普山 赵彪提供）

第三节　常用骨盆骨折微创固定技术

传统开放手术切口存在手术创伤大、出血多、神经损伤以及感染等风险，随着术中影像的发展和对解剖学研究的不断深入，骨盆骨折的微创治疗变为可能。近几年 3D 打印、导航、VR 以及机器人辅助等技术的快速发展，使得骨盆骨折的微创治疗有了进一步发展。现就当下最常见的骨盆骨折经皮微创治疗技术做如下介绍。

一、经皮骨盆环外固定技术

约 100 年前，外固定技术已被用于治疗骨盆骨折，到 20 世纪 30—40 年代被广泛使用，即使到了 21 世纪仍是骨科医师处理多发伤（包括不稳定性骨盆骨折）的一种不可缺少的方法，对部分患者甚至可作为最终的治疗手段。

1. 适应证

①严重骨盆环损伤的紧急处理，用于控制出血。②提供临时稳定多发伤的早期处理，利于皮肤清洁及护理，减轻疼痛。③可以作为开书样损伤的终极治疗，满足患者坐立行走需要。④可以作为后路固定的辅助治疗。是骨科损伤控制（damage control orthopaedics，DCO）理念下的重要治疗方法。

2. 经皮置钉

经皮置钉是骨盆环外固定治疗的重要技术。解剖学特点：①仰卧位时患者的骨盆既不和手术台垂直又不和身体的纵轴垂直，真骨盆的入口平面和髂骨翼的倾斜平面与手术台大约呈 45° 。②当外旋的半骨盆未复位时，髂骨翼的倾斜平面角度会更大。③固定钉应指向髋臼近端增厚的骨性区域或成年人髂嵴，通常直径 5 mm 的外固定针强度已足够。

3. 置钉技巧

（1）髂嵴置钉：固定针的定位及数量应取决于外固定的类型，如果在髂骨上使用，一般建议第一枚针在髂前上棘后 2 ~ 3 cm 打入，第二枚固定针根据外固定架的预留位置决定。使用套筒针从髂嵴中线内侧由外向内侧 45° 打入，指向髋臼上方。一般需要预先开一个深 1 cm 左右的孔，以方便 5 mm 固定针的植入。

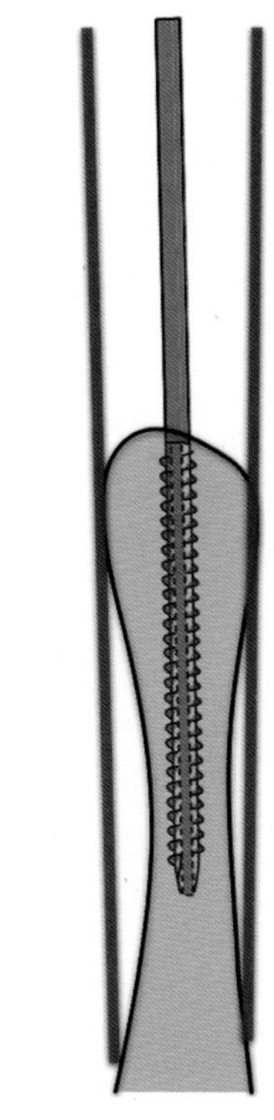

图 18-3-1　经皮髂嵴置钉位置示意图

骨盆出口位可提供固定针的进针点位置；闭孔位片是伤侧髂骨的切线位片，以明确固定针是否在髂骨的内外板内。见图 18-3-1。

（2）髂前下棘置钉：在骨盆患侧的闭孔出口位 C 臂图像上，确定套筒针的进针点，髋臼上方的泪滴代表固定针路径的安全区域。建议做横切口，皮肤切口应位于髂前下棘偏外侧。切口内软组织分离方式为纵向分离，而非横向分离，以避免股前外侧皮神经损伤。由于髋臼上方骨皮很厚，故不必使用克氏针作引导，可调整电钻方向，使其与 C 臂射线方向一致。需注意的是：泪滴的下缘为髋臼软骨的头侧，而髋关节囊头侧的止点常延伸到髂前上棘，因此建议入针点应距离髋臼顶 2 cm 以上，避免损伤髋关节囊。

髂骨翼闭孔位片可明确固定针是否在髂骨内外板间，斜位可确定针长度。见图 18-3-2。

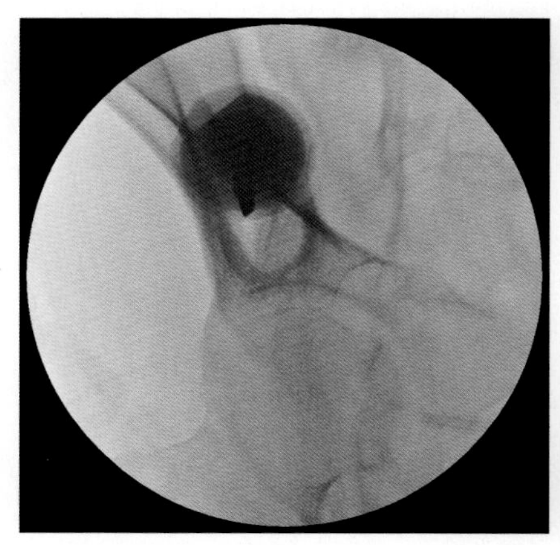

（a）

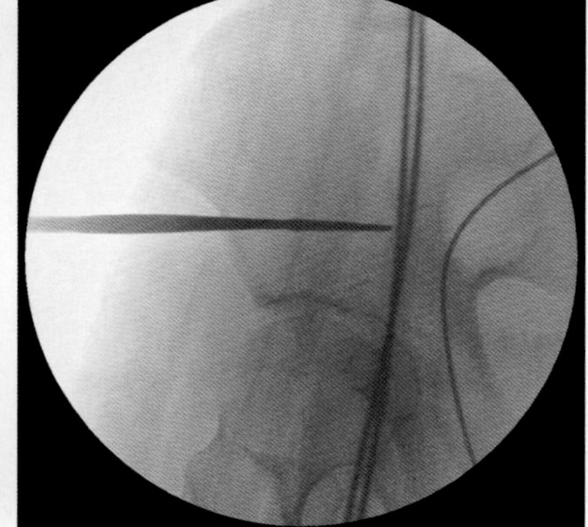

（b）

图 18-3-2　经皮髂前下棘置钉位置示意图（崔伟提供）

注：（a）克氏针的髂骨翼闭孔位；（b）克氏针的髂骨翼斜位。

4. 典型病例

【病例】患者，男，56 岁。

诊断：重物压伤致骨盆骨折（Tile C3 型）、右骶骨 Denis Ⅰ区骨折、双侧耻骨上下支骨折、双侧髋臼前柱前壁骨折、右侧腰骶干损伤、胸腹腔脏器损伤、休克。

治疗方案：按照损伤控制学理论，首先在于抗休克治疗，并积极处理存在危及生命的胸腹腔损伤，初步液体复苏后于伤后 6 h 急诊下行外固定支架治疗。骨盆骨折治疗见图 18-3-3、图 18-3-4。

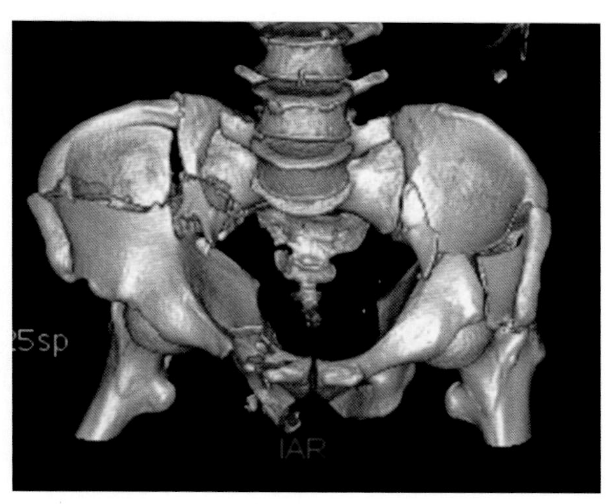

图 18-3-3　术前骨盆 CT 三维照片
（凌坤 阳普山 赵彪提供）
注：双侧耻骨上下支骨折，骨折纵向分离移位明显，提示骨盆前环不稳；
骨折同时累及双侧骶髂关节，提示后环稳定性丢失。

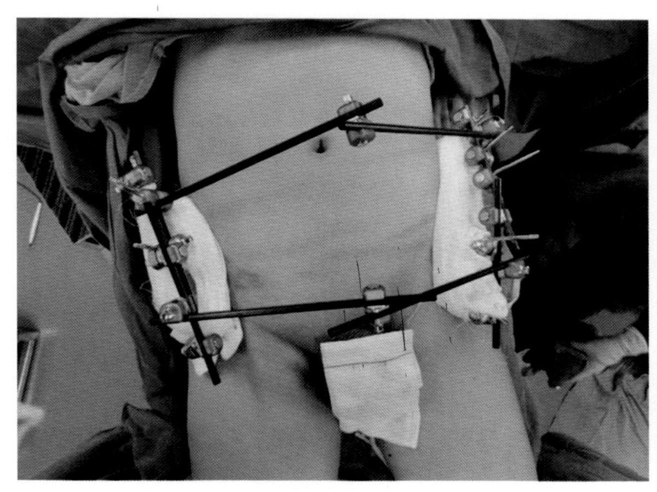

（a）

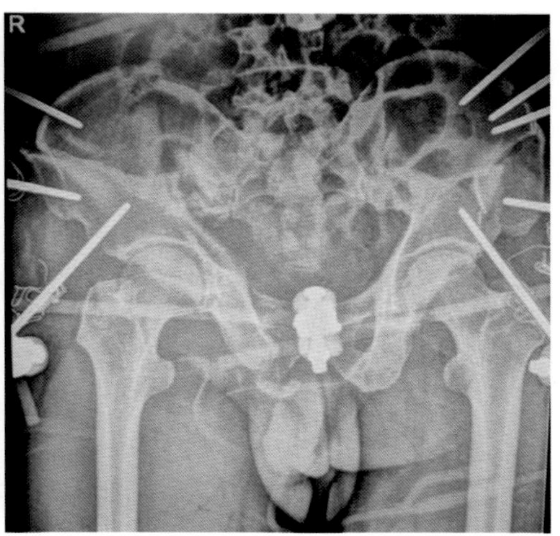

（b）

图 18-3-4　骨盆骨折外固定治疗示例（凌坤 阳普山 赵彪提供）
注：（a）术毕大体照片；（b）术后正位 DR 片。

二、经皮骶髂螺钉固定术

1987 年，Ebraheim 等报道了 3 例经骶髂关节闭合复位后，在 CT 引导下经皮植入骶髂螺钉治疗不稳定性骨盆骨折的病例，开启了骨盆经皮内固定的临床研究。目前经皮骶髂螺钉已成为治疗不稳定性骨盆后环损伤的“金标准”。骶髂关节螺钉固定是一种中心性固定，固定强度优于钢板内固定，术中出血少，术后并发症少，尤其适用于老年及创伤较重患者。CT 引导、计算机导航、骨科机器人等虽可以提高置钉的精准性，但在传统的 C 臂透视辅助下的置钉仍为最常用的方式。

1. 适应证

经皮骶髂螺钉固定术适用于骶髂关节脱位合并骶髂韧带损伤所致的骨盆不稳定者，骶管孔区或侧方骨折，可能合并有神经受损者，特别适合于骶骨纵行骨折患者。

2. 解剖学要点

S_1 骶孔的一半以上由 S_1 椎体形成，S_1 神经根管从 S_1 骶孔的下方、前方、外侧通过，如果拉力螺钉位于 S_1 椎体的下半部，需指向 S_1 神经根管的前上方，避免 S_1 神经根损伤。

S_1 椎体上方为椎间盘，后方为骶管，前方是髂内血管，S_1 侧块上方有 L_5 神经根、输尿管，侧块下方有 S_1 神经根，均需注意避免损伤。

骶骨翼斜坡：是指正常骶骨翼前上方的一向前下倾斜的平面，由近端后上向远端前下倾斜，表面走形的是腰骶干和髂血管。利用骶骨的侧位 X 线片，可通过辨认髂骨皮质重叠密度增高影（iliac cortical density，ICD）估计骶骨翼的斜坡。

临床意义：单枚骶髂螺钉的内固定治疗有一定的失败率。目前较多医师表示对损伤的骨盆后环行“两点固定”，可以更好地抵抗旋转、剪切应力。当两枚骶髂螺钉沿 S_1 椎弓根行走时，建议在骨盆正位上，将第一枚螺钉置于椎体中部靠近上终板的位置，第二枚螺钉置于椎体前下部下方。

固定骶髂关节脱位：螺钉应垂直骶髂关节面，避免螺钉斜行通过分离的骶髂关节时产生新的畸形。

固定骶骨骨折：螺钉应垂直骨折线、横行进入，使螺钉进入对侧骶骨翼。

3. 手术技巧

置入顺序如下：①螺钉通道的前方界线。在侧位上可以清楚地观察到，突出在椎弓根前方的是骶骨岬，而两侧的骶骨翼是位于骶骨岬和骶髂关节之间的凹陷。斜坡由骶骨岬上缘构成，在此走行的有 L_5 神经根、输尿管以及髂内血管。通常情况下，髂骨皮质密度线与斜坡共面，因此前方界线为 ICD 线。②螺钉通道的后方界线。S_1 神经根管和骶孔的上半由 S_1 椎弓根和椎体的下半构成，其角度指向外、下，当螺钉位于 S_1 椎体的下半部时，如果偏向椎体的后方，会损伤走在神经根管内的 S_1 神经，因此钉尖必须位于 S_1 椎体的前部。骶骨翼斜坡后方、S_1 神经根管前方的 S_1 椎弓根是螺钉置入的安全区。

（1）单枚单侧螺钉固定技术：患者仰卧，可适当垫高腰骶部以增加置钉操作空间，将 C 臂推入至合适的位置，透视骨盆出口、入口位，确定骨盆骨折复位，并确保 C 臂无旋转无阻挡，透视图像无遮挡。

在骶骨标准侧位（标准：骨盆两侧的 ICD、坐骨大切迹重叠）上找到骶 1/2 间盘设为 A 线，以椎管后壁为 B 线，两线相交在侧位的交点 C 为进针点。见图 18-3-5。在皮肤上标记入针点，做皮肤切口，插入克氏针，在侧位片上确认尖端放置在理想入针点后，使用骨锤进行稍许锤击后将克氏针固定在髂骨外侧骨面，在骨盆入口位、出口位上评估克氏针位置无异常后，置入空心螺钉。根据情况选择全螺纹螺钉或空心加压螺钉，螺钉的长度需通过术前 CT 平扫测量初步获得。

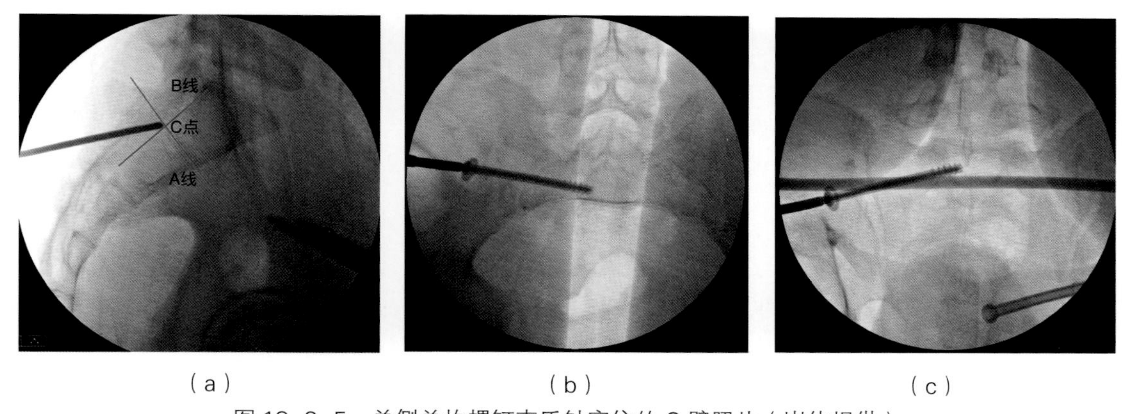

（a）　（b）　（c）

图 18-3-5　单侧单枚螺钉克氏针定位的 C 臂照片（崔伟提供）

注：（a）骶骨侧位；（b）骨盆入口位；（c）骨盆出口位。

经皮置入单侧螺钉影像示例：见图 18-3-6。

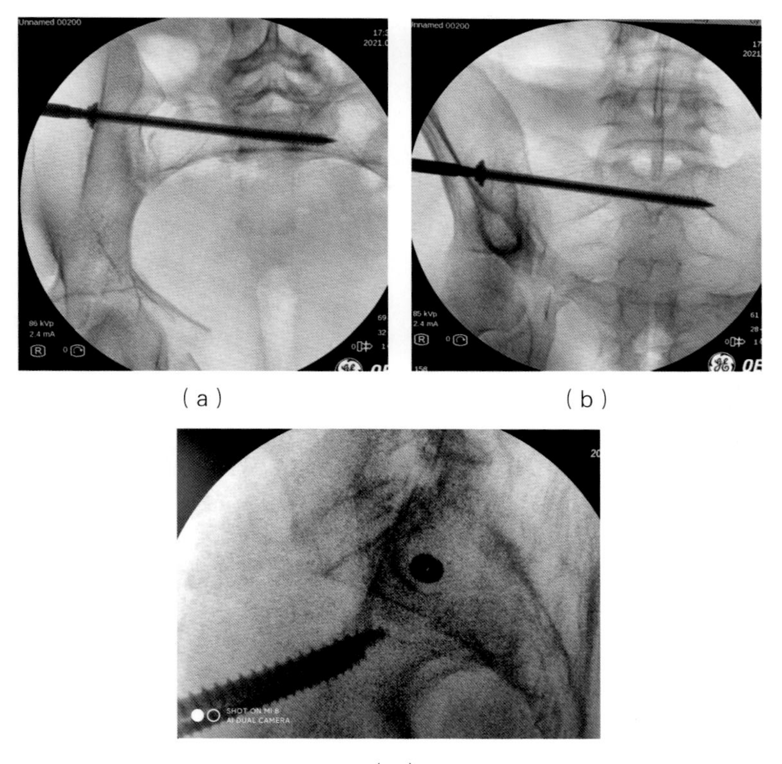

（a）　（b）

（c）

图 18-3-6　单侧单枚空心螺钉置入的 C 臂照片（凌坤 阳普山 赵彪提供）

注：（a）骨盆入口位显示 S_1 前缘；（b）骨盆出口位篇显示骶孔；（c）骶骨侧位像。

（2）穿骶骨骶髂关节固定螺钉：将空心螺钉穿过一侧髂骨翼、S_1 或 S_2 椎体，最后用螺纹固定对侧髂骨皮质。由于构成骶髂关节的髂骨部分位于 S_2 椎体平面以上，因此只有 S_1 或 S_2 椎体才能成为固定通道。

术前需要通过 CT 平扫评估是否具有安全通道后才能行本种螺钉固定。骨盆出口位上，螺钉尽量植入在椎体内低位、贴近下位骶神经孔的上缘。入口位上，应在前方预留足够空间，避免螺钉切割前方皮质。引导空心螺钉的克氏针定位照片见图 18–3–7。

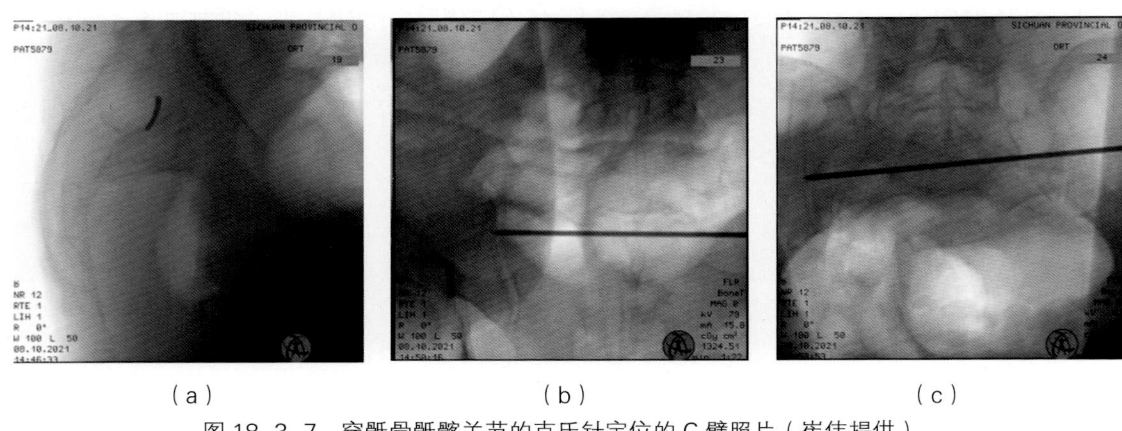

（a）（b）（c）

图 18–3–7　穿骶骨骶髂关节的克氏针定位的 C 臂照片（崔伟提供）

注：（a）骶骨侧位；（b）骨盆出口位；（c）入口位。

【病例】患者，女性，31 岁，交通事故致伤。

诊断：骨盆骨折（Tile C3 型），前环耻骨支纵向移位，后环骨折累及双侧骶髂关节

治疗方案：故需用后环骶髂螺钉同时固定双侧。外固定支架复位后，用后环骶髂螺钉联合前环耻骨联合钢板固定骨盆环。见图 18–3–8。

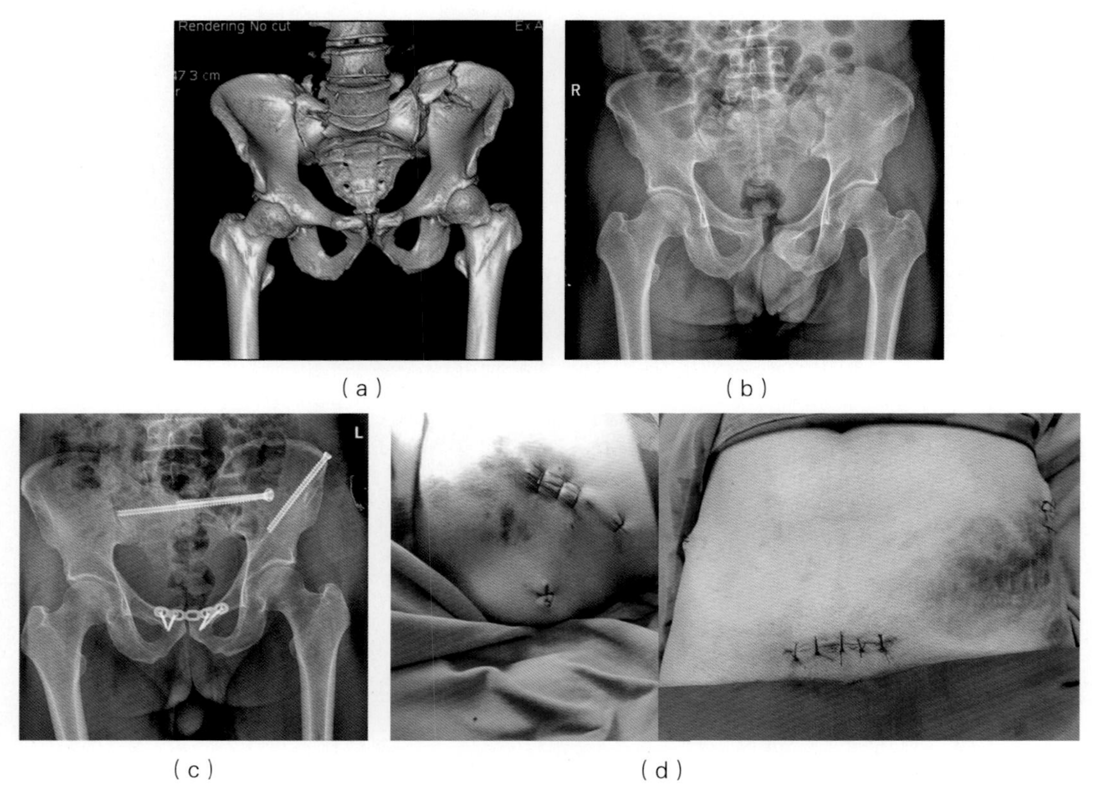

（a）（b）

（c）（d）

图 18–3–8　穿骶骨骶髂关节固定螺钉示例（凌坤 阳普山 赵彪提供）

注：（a）后环左侧骶髂关节脱位合并右侧骶骨骨折；（b）前环耻骨联合分离不稳；（c）术后正位 DR 片；（d）手术切口照片。

当患者因严重创伤、肿瘤、结核对腰骶部破坏严重无法置入骶骨螺钉，存在严重的骨盆倾斜，或涉及骶骨的长节段固定等情况时，单独固定骶骨或骨盆的固定方式往往不能满足局部稳定性重建或矫形需要，此时需将脊柱与骨盆联合固定，以增强局部稳定性，满足创伤修复、椎间融合及矫形需求。骶椎骶髂螺钉技术作为传统髂骨螺钉的替代技术于 2007 年被首次提出，该技术具有更少的组织剥离、与上位椎体的椎弓根螺钉可直对接、无须对连接棒进行特殊的预弯和使用额外的连接杆以及进钉点更深等优势，现已被广泛应用于脊柱骨盆固定中。由于解剖上的不同，S_1 螺钉置入难度及危险性较 S_2 大。

三、髋臼低位前柱螺钉

1. 髋臼低位前柱

髋臼低位前柱是指从耻骨联合延伸到髋臼上外侧皮质，基本上包括整个耻骨上支、髋臼前壁和髋臼上区域。

骨盆低位前柱根据解剖位置、螺钉通道的横截面可划分为三区，Ⅰ区为耻骨联合区，Ⅱ区居中，Ⅲ区为髋臼穹窿区。在不同的分区内，耻骨上支的剖面结构是不一样的，陈华等认为髋臼区及耻骨上支是前柱螺钉的最狭窄部位。而耻骨上支周围有“死亡之冠”、股血管、股神经等重要结构，因此安全置入通道螺钉是一项富有挑战的操作。

幸运的是，生物力学发现，耻骨髓内钉能提供力学上的良好固定，稳定性优于钢板；顺行或逆行经皮髓内钉可治疗不稳定耻骨上支骨骨折；有学者通过计算机测算了经皮逆行髋臼低位前柱螺钉的参数，建议我国男性使用 6.5 mm 螺钉，女性使用 5.5 mm 螺钉。据笔者经验，绝大部分髋臼低位前柱螺钉都可以通过逆行入路完成。经皮耻骨支髓内钉植入术不但具有类似钢板治疗的生物力学稳定性，还具有外固定架及钉棒系统创伤小、出血少、手术时间短的优点；更重要的是它属于髓内固定，稳定性可靠，有利于骨折愈合，可满足患者早期进行功能锻炼的要求，且有术后并发症相对较少、利于康复等优点。

2. 适应证

髋臼低位前柱螺钉的适应证是耻骨上支骨折。骨盆前后环骨折时，固定骨盆后环后，固定耻骨上支可使骨盆的整体稳定性进一步提高；避免导致髂内静脉受压等的产生。

3. 解剖学特点

耻骨上支的内侧和下方有闭孔动脉、神经、“死亡冠”等损伤风险，在前方和上方有股神经血管束损伤风险。逆行置钉可避免肥胖体形的影响。

4. 逆行前柱螺钉

逆行前柱螺钉手术技巧如下。

（1）通过透视得到标准骨盆出口位及耻骨体入口位像，标记 C 臂的 X 线投射角度及地面上的主机位置，以便重复操作，减少射线次数。

（2）确定导针进针点及方向：于目标骨对侧耻骨结节尾侧的阴茎根部或阴阜的稍偏外侧，经皮插入导针，透过耻骨体入口位将针尖顶在耻骨体内缘骨皮质的前端，后续根据耻骨体的方向，调整入针点在冠状面上的进针点及方向。

（3）在骨盆出口位像的监视下调整导针方向，通过锤击、钻入或二者相结合的方式使其入位；然后植入合适长度的 6.5 mm 或 7.3 mm 空心螺钉，骨性隧道狭窄时，可植入皮质骨螺钉。见图 18–3–9。

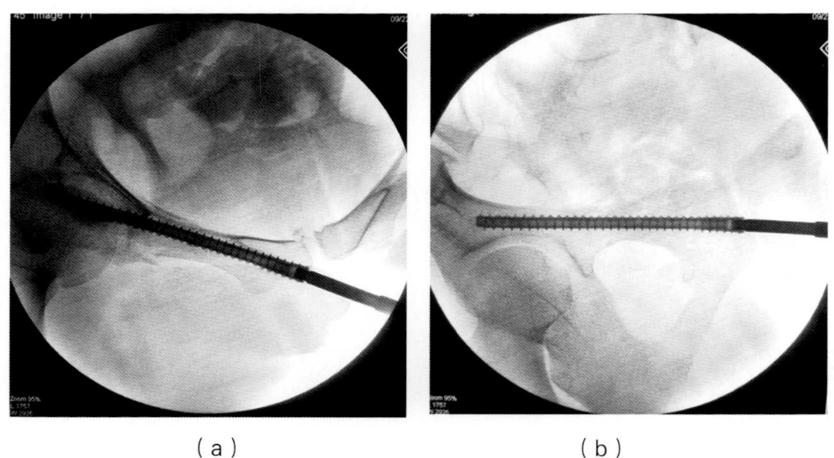

（a）　　　　　　　　　　　　（b）

图 18-3-9　耻骨上支骨折的逆行前柱螺钉示例（崔伟提供）

注：（a）耻骨体入口位；（b）闭孔出口位。

5. 顺行前柱螺钉

顺行前柱螺钉手术技巧如下。

（1）定位：在 C 臂的 X 线透视下定位双侧耻骨结节。进针点为（导针指向方向）位于髋臼上方髂骨翼外壁臀中肌隆起的部位，出针点为耻骨结节下方偏内侧的部位。

（2）入针：沿患侧耻骨支方向走行，确保导针在耻骨支髓腔内，到达骨折处时可借助导针撬拨，辅以下肢牵引骨折复位后，继续通过骨折断端约 4 cm，避免导针进入髋臼。

（3）置钉：取局部约 0.5 cm 的切口，钝性分离后沿导针拧入合适长度的直径为 6.5 mm 或 7.3 mm 的空心螺钉。

在操作过程中，C 臂的 X 线要全程在闭孔入、出口位下监测导针和螺钉进针进钉情况及骨折的复位情况。见图 18-3-10。

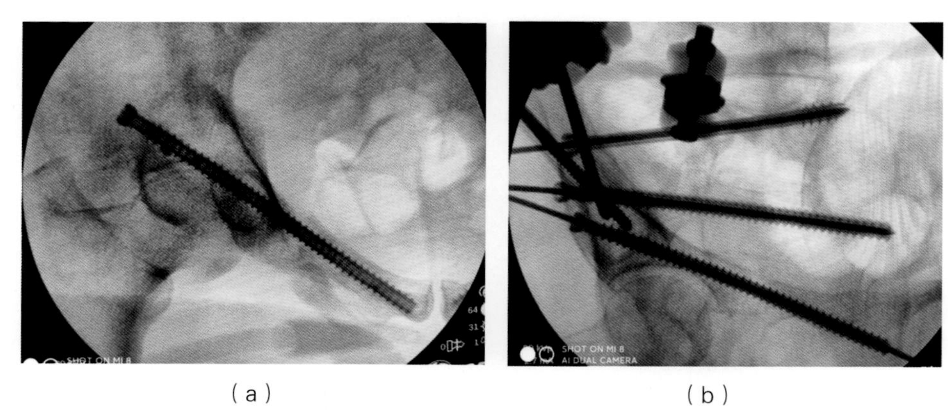

（a）　　　　　　　　　　　　（b）

图 18-3-10　耻骨上支骨折顺行前柱螺钉示例（凌坤 阳普山 赵彪提供）

注：（a）入口位显示耻骨外侧缘；（b）闭孔出口位显示耻骨上缘。

四、髋臼高位前柱通道螺钉

（1）髂前下棘拉力螺钉技术：从髂前下棘外缘进钉向坐骨大切迹骨质较厚处方向拧入螺钉，可将前柱骨折或双柱骨折的前柱骨折固定于后方的髂骨上，又名 LC–2 螺钉，操作方法与外固定架髂前下棘置钉法一致。

（2）髂嵴拉力螺钉技术：将螺钉自髂嵴的前部向后方拧入髂嵴的后部，注意螺钉尖端位置不能过低，因为髂骨中部骨的厚度较薄，螺钉尖端过低有可能穿出髂骨。

（3）髂骨前缘拉力螺钉技术：在髂前上、下棘间的髂骨前缘区域内，将螺钉自髂骨前缘向后部拧入髂骨内外板之间。

适应证：髋臼前柱高位骨折，累及髋臼顶部负重区及髂骨翼前部。

五、内置外架系统

内置外架系统（INFIX）在外固定架的基础上改进，将部分外固定架内置。2009 年，Kuttner 等首先采用了双侧髂前下棘椎弓根螺钉 + 经下腹部皮下弧形连接杆的方式治疗骨盆前环损伤。2012 年 Vaidya 等描述了这种内置的外固定架固定方式并区别于外固定支架，将其命名为 INFIX。Jonathan 等通过生物力学实验分别评价了 INFIX 固定组、外固定架固定组、钢板固定组在治疗骨盆前环骨折中的生物力学特性，实验表明在骨盆单足站立位相时，钢板固定组的刚度优于另外两组；INFIX 固定组与外固定组相比，在总体刚度及耻骨联合区均更稳定，且具有创伤小、并发症少等优势，是可以替代外固定架进行临时或最终固定骨盆的理想选择。

INFIX 治疗不稳定性骨盆前环损伤术后的并发症主要包括骨外侧皮神经损伤、股神经损伤、异位骨化、深部感染以及下肢深静脉血栓形成，其中发生率最高的是股外侧皮神经损伤，可能与股外侧皮神经和连接棒之间的距离过近、椎弓根钉尾端对局部软组织的压迫和摩擦有关。

1. 适应证

①前环损伤。②肥胖明显，外固定及其他内固定术式比较困难。③移位不严重的骨盆前环不稳定。

2. 解剖特点

手术切口内有股外侧皮神经、损伤或刺激的风险较高，发生率可达 26% ~ 32%；因皮下连接椎弓根螺钉的钛棒跨越股三角，有股神经麻痹的风险。

3. 手术技巧

皮肤切口应选择游前上棘外上 3 cm 处，约为髂前下棘的体表投影上方。沿皮纹纵向做一个 3 cm 皮肤切口，纵向分离软组织至髂前下棘，注意保护股外侧皮神经，将导针针尾向尾侧倾斜 20° 、向外侧倾斜 30° 。用螺纹钻扩出骨通道，透视方法同骨盆外架的髂前下棘置钉，以探针确认通道四壁完整。钻入直径 7.0 mm，长 60 ~ 80 mm 椎弓螺钉，为避免压迫股血管神经，螺钉尾端应尽量留于皮下，然后用预弯的钛棒经皮下隧道连接两侧的椎弓螺钉。

4. 临床示例

【病例 1】患者，男，37 岁，BMI=34kg/m^2，重物砸伤。

诊断：骨盆骨折（Tile C 型双侧耻骨支、坐骨支骨折、髋臼前柱骨折、左侧骶骨骨折）合并后尿道断裂。

治疗思路：由于患者较为肥胖，其比基尼区脂肪较为丰富，合并尿道损伤（需行膀胱造瘘术），传统置入物可能因尿道损伤致术后感染风险增加，因此术者选择微创手术方式固定患者骨盆，即通过 INFIX 技术固定骨盆前环，于骨盆后环处经皮置入骶髂螺钉。见图 18-3-11。

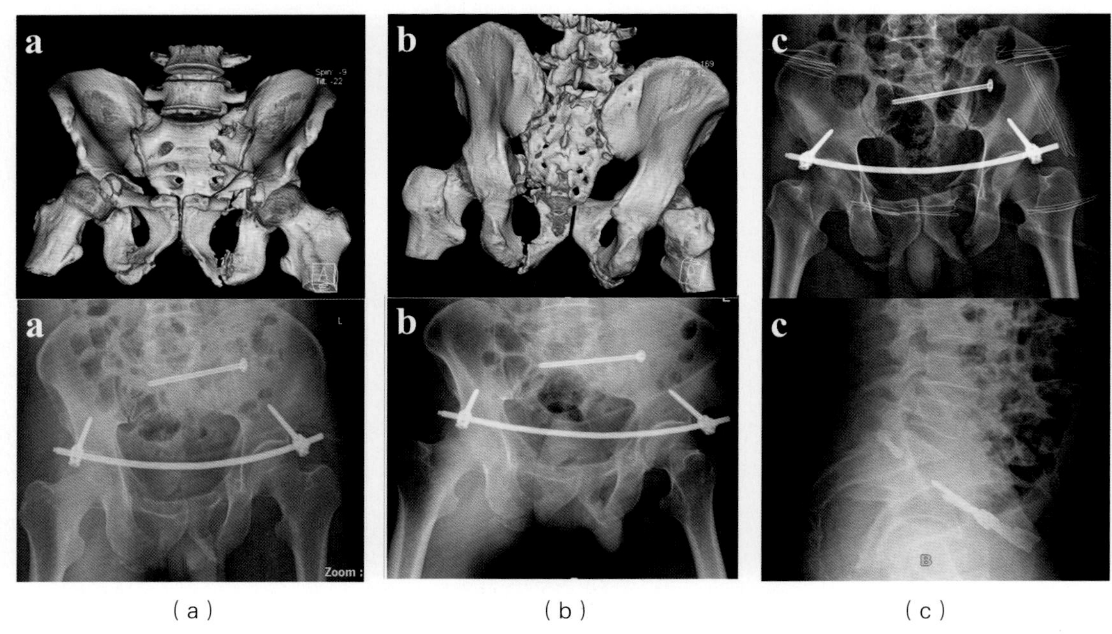

（a）　　（b）　　（c）

图 18-3-11　INFIX 治疗骨盆骨折示例（蒋科 李毓灵 向超提供）

注：（a）术前骨盆 CT 前、后面观照片；（b）术后正位 DR 片；（c）术后 3 个月 DR 片示内固定位置良好，骨折基本愈合。

【病例 2】患者，男，34 岁，BMI=34 kg/m²，重物砸伤。

诊断：骨盆骨折（双侧耻骨支、右侧骶骨骨折）。

治疗思路：由于患者为开书样骨折，左侧耻骨支分离明显，体形较为肥胖，传统切开复位切口愈合不良的风险高，且组织损伤大，因而术者选择通过 INFIX 技术固定骨盆前环，于骨盆后环处经皮置入骶髂螺钉。见图 18-3-12。

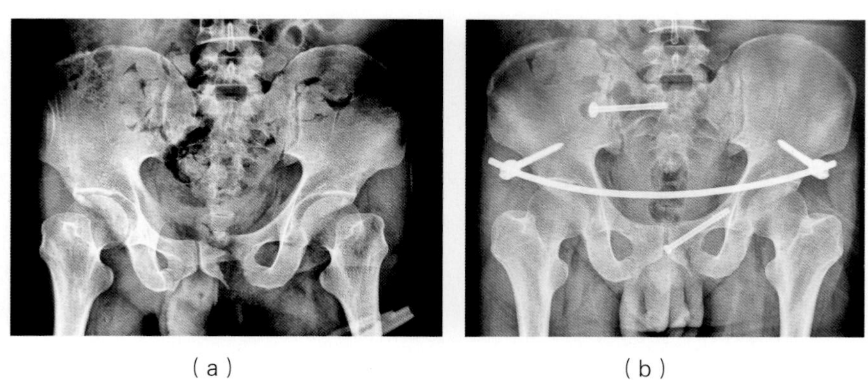

（a）　　（b）

图 18-3-12　INFIX 结合通道螺钉技术微创治疗骨盆骨折示例（崔伟提供）

注：（a）术前骨盆后面观照片；（b）术后正位 DR 片。

六、耻骨联合通道螺钉

耻骨联合分离常见于严重创伤，通道螺钉固定术较先前的坚强内固定技术，手术创伤更大，但血管损伤、脏器损伤、切口感染等风险较小。

（1）适应证：①耻骨联合分离大于 2.5 cm。②骨盆骨折中耻骨联合间隙小于 2.5 cm 但有耻骨联合损伤证据者。

（2）解剖特点：出钉点区域有足够的空间，损伤血管、神经的概率小。

（3）手术技巧：耻骨联合分离复位后通过透视确定两侧耻骨结节，并分别在其外 1 cm 处（即精索或子宫圆韧带的外侧）做约 1 cm 的直切口，并钝性分离直达耻骨结节。再用骨盆复位钳（Weber 钳）通过该通道抵达耻骨结节，钳稳后在透视下闭合并予锁紧。然后从 Weber 钳下方向对侧尽量水平穿入一枚直径 2 mm 的导针（导针一般由外上向内下倾斜约 10°，并由头侧向尾侧倾斜 5°）。此过程应重视骨盆入口位的透视。确定导针位置正确后测深，沿导针拧入 1 枚直径 6.5 mm 的短螺纹空心钉。见图 18-3-13、图 18-3-14。

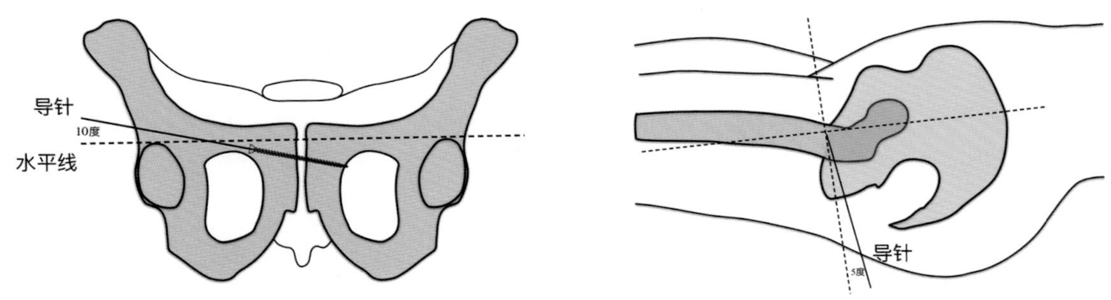

图 18-3-13　耻骨联合通道螺钉置入方向示意图

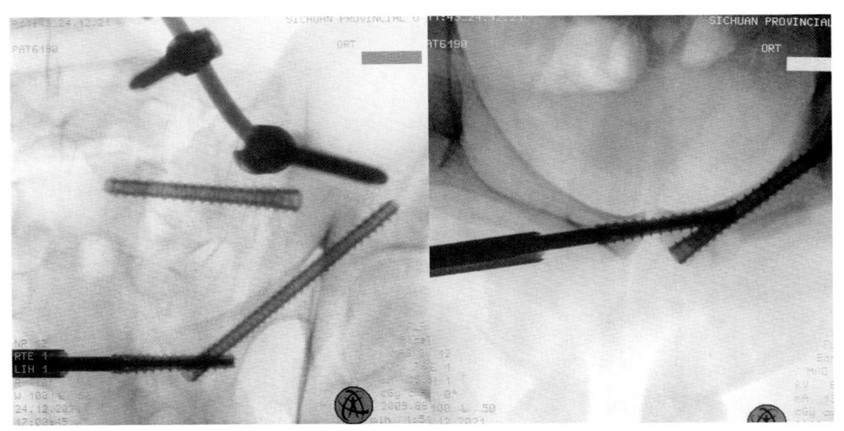

18-3-14　耻骨联合通道螺钉示例（崔伟提供）

总结

因螺钉通道均在骨性通道内，骨盆微创技术能有效避免血管、神经、内脏等损伤，减少切开所致的感染、切口愈合不良等风险，减少患者术后疼痛和住院时间，是骨盆骨折治疗的发展趋势。但目前对复杂严重的骨盆骨折患者还不宜完全使用微创治疗；同时骨盆微创治疗应建立在良好解剖学基础及丰富的开放手术经验基础上，故其学习周期较长。

（崔伟，凌坤，蒋科　学术指导：邓轩赓）

参考文献

[1] 陈华，骨盆髋臼骨折微创治疗 [M]. 2016：河南科学技术出版社 .186–187.

[2] Marvin Tile，D.H.，Fractures of the Pelvis and Acetabulum Principles and Methods of Management–Fourth Edition[M]. AO TRUMMA，2021.

[3] 高金华，郭晓山，梁清宇，基于 X 线片与 CT 的不稳定型骨盆骨折 3D 分型研究 [J]. 中华创伤骨科杂志，2013. 15（11）：961–966.

[4] Simonian P T，Chip Routt M L，Harrington R M，Biomechanical simulation of the anteroposterior compression injury of the pelvis. An understanding of instability and fixation[J]. Clinical Orthopaedics and Related Research，1994，57（5/6）：177–183.

[5] Li，Z.，Kim，J. E.，Davidson，J.S.，Etheridge，B.S.，Alonso，J.E.，& Eberhardt，A.W. Biomechanical response of the pubic symphysis in lateral pelvic impacts：a finite element study. Journal of Biomechanics[J]，Journal of Biomechanics，2007，40（12）：2758–2766.

[6] Yinger，C.G. .Biomechanical comparison of posterior pelvic ring fixation[J]. J Orthop Trauma，2003.17（7）：481–487.

[7] Kraemer W，Hearn T，Tile M，et al. The effect of thread length and location on extraction strengths of iliosacral lag screws[J]. Injury，1994. 25（1）：5–9.

[8] Kottmeier S，Floyd J，Divaris N.External Fixation of the Pelvis[J]，Injury，2017，30（12）：148–151.

[9] Ebraheim，N.A.，Johnson K L.，Percutaneous computed–tomography–stabilization of pelvic fractures：preliminary report[J]. J Orthop Trauma，1987. 1（3）：197–204.

[10] Swiontkowski，M. F.，Closed reduction and iliosacral percutaneous fixation of unstable pelvic ring fractures[J].Injury，2008. 39（8）：869–874.

[11] 蔡鸿敏，刘又文，李红军，等，S2 骶髂螺钉的置入技术 [J]. 中国骨伤，2015. 28（10）：910–914.

[12] Chen H，Tang P，Yao Y，et al.Anatomical study of anterior column screw tunnels through virtual three–dimensional models of the pelvis[J]. Eur J Orthop Surg Traumatol，2015. 25（1）：105–109.

[13] 蔡鸿敏，成传德，李红军，等 . 改良经皮逆行耻骨上支或髋臼前柱髓内螺钉置入技术治疗骨盆髋臼损伤 [J]. 中华创伤骨科杂志，2018. 20（9）：750–756.

[14] Steer R，Balendra G，Matthews J，et al.The pelvic subcutaneous cross–over internal fixator[J]. Unfallchirurg，2009. 112（7）：661–669.

[15] Vaidya R，Colen R，Vigdorchik J，et al.Treatment of unstable pelvic ring injuries with an internal anterior fixator and posterior fixation：initial clinical series[J]. J Orthop Trauma，2012. 26（1）：1–8.

[16] Vigdorchik J M，Esquivel A O，Xin J，et al. Biomechanical stability of a supra–acetabular pedicle screw Internal Fixation device（INFIX）vs External Fixation and plates for vertically unstable pelvic fractures[J]. Journal of Orthopaedic Surgery and Research，2012，7（1）：1–6.

[17] 郑明，聂娜，刘列华，等 . 骨盆前环骨折微创内固定技术研究进展 [J]. 中华创伤杂志，2021，37（6）：6–9.

第十九章　髋臼骨折的微创治疗

髋臼位置深，解剖结构复杂，该部位骨折多发生在高能量创伤人群，低能量损伤多见于骨质疏松的老年患者。此类骨折的治疗对于下肢骨科医生是一个重大挑战，如治疗不当会增加髋关节功能障碍、继发髋关节骨关节病、股骨头坏死等后遗症的发生概率。近年来髋臼骨折手术出现了有限创伤、微创化的发展趋势。

一、髋臼解剖学简述

髋臼是一个不完全的类半球面，由一个马蹄窝样关节面围绕一个髋臼窝（非关节面）构成，并由两个柱（倒“Y”形）支撑。

（1）髋臼的“两窝”：见图 19–1–1。①马蹄窝。即髋臼的关节面部分。②髋臼窝。髋臼的非关节面部分，由股骨头圆韧带占据。

（2）髋臼的“两柱”：见图 19–1–2。①前柱。由髂骨翼的前半（包括髂前上下棘）、髋臼的前半以及耻骨组成。②后柱。由坐骨（包括坐骨棘）、髋臼后半以及坐骨大切迹的密质骨组成。

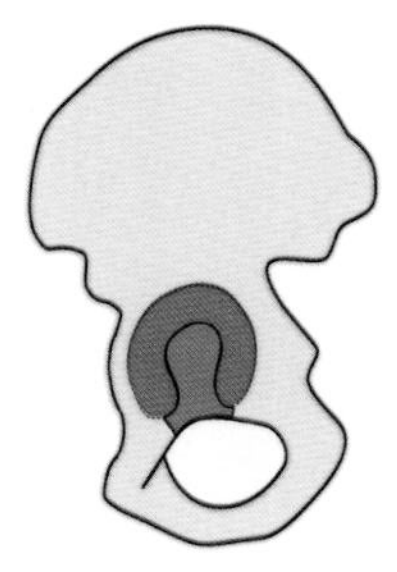

图 19–1–1　髋臼的“两窝”示意图

注：关节面部分为红色，非关节面部分为蓝色。

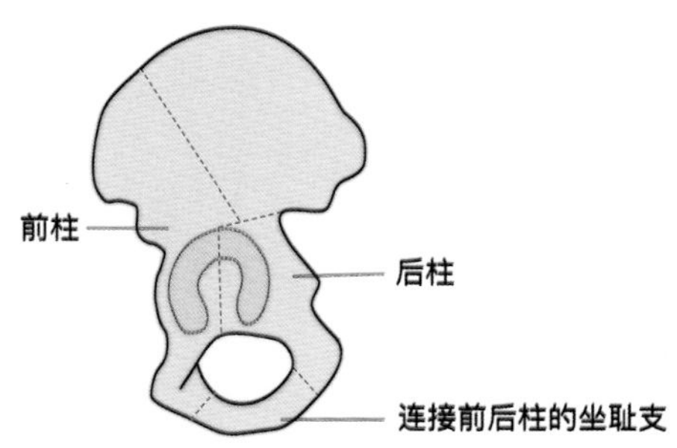

图 19–1–2　髋臼的前、后柱示意图

（3）臼顶：对接股骨头的髋臼关节面的负重部分。髋臼骨折的主要治疗目标是重建臼顶与股骨头的同心圆匹配。Matta 教授描述髋臼关节面头端 10 mm 的连续轴向 CT 断层相当于负重顶。见图 19-1-3。

（4）四边体：真骨盆外界的平整骨板，构成髋臼的内壁。

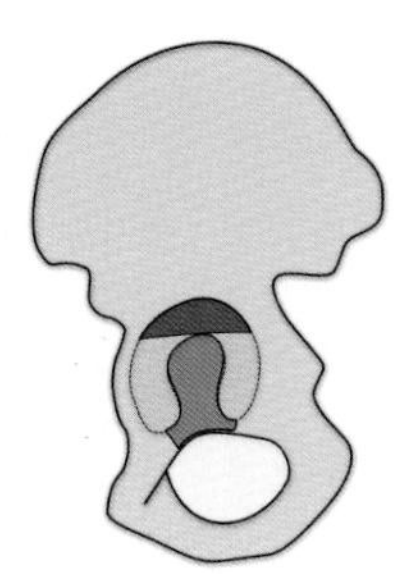

图 19-1-3 臼顶（红色）位于髋臼窝（蓝色）头端位置示意图

二、髋臼骨折的分型

目前使用最多的为髋臼骨折 Letournel-Judet 分型系统以柱为基本概念，将髋臼分为前、后两柱，在此基础上对骨折按简单及复杂进行分型。见图 19-1-4。

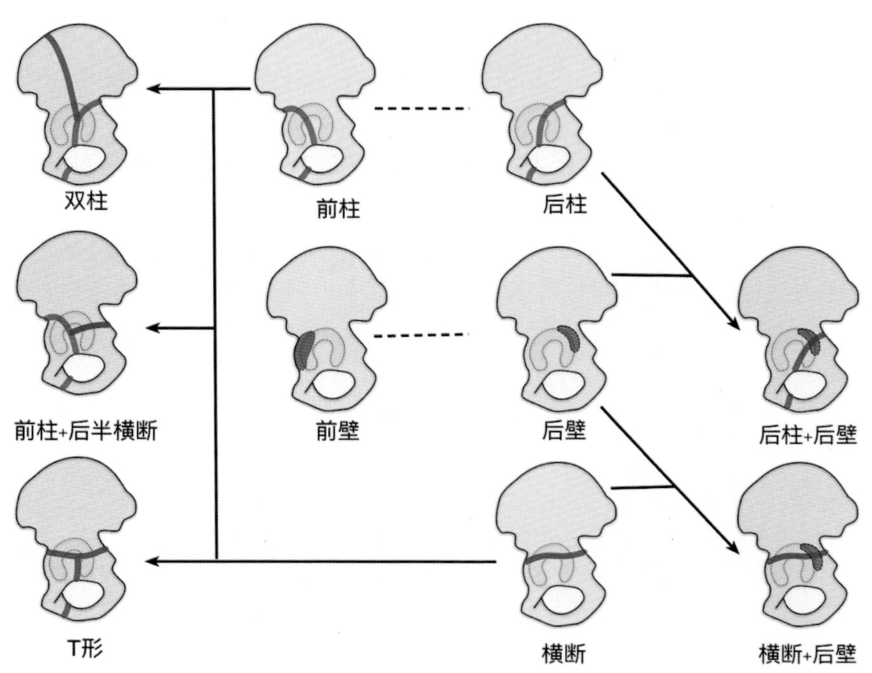

图 19-1-4 髋臼骨折的 Judet-letournel 分型

三. 髋臼骨折治疗指征

（1）非手术治疗适应证：①裂缝骨折或臼顶负重区移位＜ 2 mm 的骨折。②移位小于 3 mm 的远端横断或低位前柱骨折。③双柱骨折分离移位＜ 4 mm，且彼此间与股骨头对应关系尚好或软组织铰链使其包容状态逐渐恢复者。④骨折块＜ 25% 的后壁骨折或麻醉状态下髋关节检查提示为稳定的髋臼后壁骨折。⑤有明确手术禁忌证或合并多发伤不宜手术者。

（2）手术治疗适应证：①臼顶负重区间隙移位＞ 2 mm。②麻醉状态下髋关节检查提示为不稳定的髋臼后壁骨折。③股骨头、髋臼不匹配。

四、髋臼骨折的开放手术入路

1. 髋臼骨折切口选择原则

（1）后方类型的骨折切口选用 K–L 入路或改良 K–L 入路，包括后壁骨折、后柱骨折、后柱伴后壁骨折、横形伴后壁骨折。（图 19–1–5）。

（2）前方类型的骨折切口采用髂腹股沟入路，包括前擘骨折、前柱骨折、前柱伴后半横形骨折。

（3）各种横形和 T 形骨折切口采用哪种手术入路取决于骨折移位和旋转方向，如果骨折移位旋转方向在后方则选用改良 K–L 入路，如果在前方则选用髂腹股沟入路，必要时改用前后联合入路。

（4）对于伤后超过 2 周的复杂陈旧性骨折切口的选择，越来越多的学者倾向于采用前后联合入路而不用扩展入路。

2. 经典 K–L 入路示例

【病例】患者，男，57 岁，车祸伤。

诊断：右侧髋臼骨折累及后柱后壁。

治疗方案：伤后 3 天采用 K–L 入路固定髋臼骨折。术中保持髋关节伸直位，膝关节屈曲位。切口从髂后上棘的外下 4 ~ 6 cm 开始，沿臀大肌纤维走行到大粗隆。再经大粗隆沿股骨干轴线向下延长 15 ~ 20 cm。沿臀大肌纤维方向切开臀肌筋膜，沿股骨干轴线切开阔筋膜。钝性分离并翻开臀大肌，切开大粗隆滑囊，在股方肌表探查坐骨神经，并加以保护。在大粗隆止点处切断外旋小肌肉，注意保护股方肌。显露坐骨大切迹和小切迹后，即可完整显露髋臼后方的组织。见图 19–1–5。

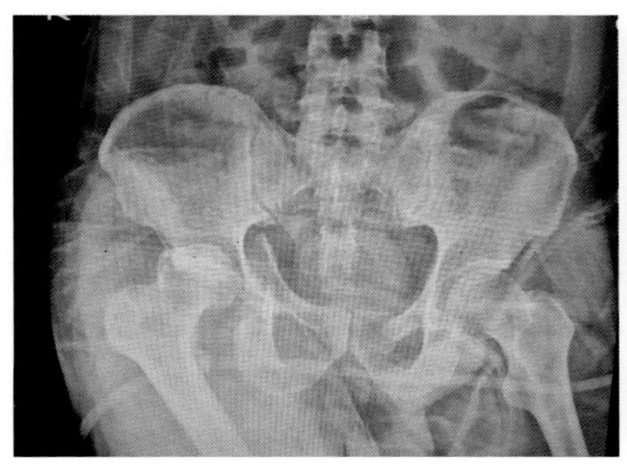
（a）

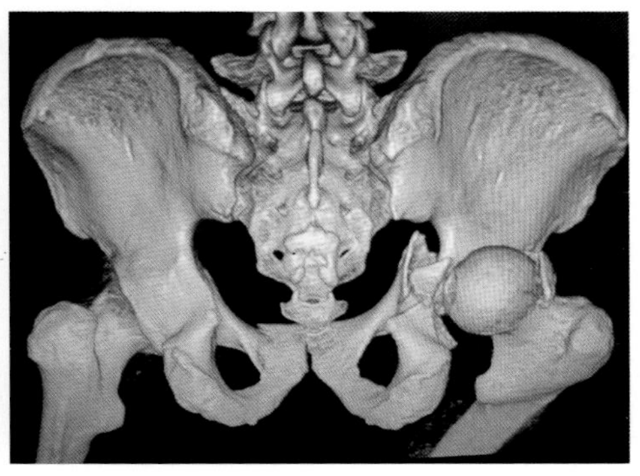
（b）

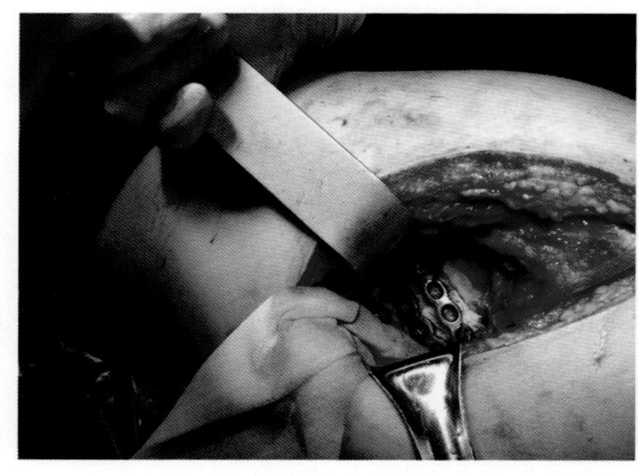

（c）

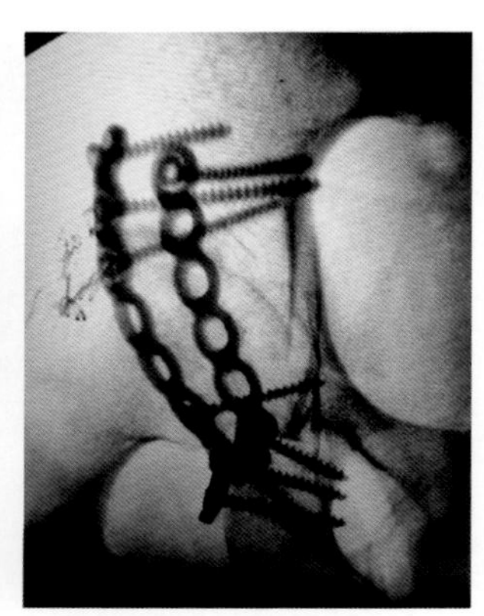

（d）

图 19-1-5　右侧髋臼骨折的经典 K-L 入路示例

注：（a）术前骨盆 DR 片；（b）术前骨盆 CT 片；（c）术中显露；（d）术中透视正位片。

3. 髋臼骨折的微创入路

（1）K-L 入路，髂腹股沟入路：在很长一段时间内是治疗髋臼双柱骨折的金标准，尽管髂腹股沟入路被称为“全天候没有死角”的入路，但是对四边体骨折的处理仍有困难。

（2）Stoppa 入路：能显露四边体，但受腹部肌肉的阻挡，髋臼前壁髂骨的显露相对困难。

（3）腹直肌外侧入路：位于髋臼和骶髂关节的正前方，其显露范围相当于 Stoppa 入路加髂腹股沟入路（IL 入路）外侧窗的显露范围。其优点在于：①腹直肌外侧入路切口显露范围可以分为五个视窗。②通过单一切口，能够直视各个视窗的神经血管，可以显示半个骨盆。③最关键的是用骨钩和点式复位钳复位后柱骨折。④前柱使用钢板固定，同时内侧使用阻挡钢板。⑤暴露困难的髂棘骨块可以使用点式复位后用空心钉固定。⑥后柱骨折可以使用空心拉力螺钉固定。

【病例】患者，男，44 岁，车祸伤。

诊断：左侧髋臼骨折累及双柱。

治疗方案：伤后 7 天采用腹直肌外侧入路的方式固定髋臼骨折。见图 19-1-6。

手术入路设计：患者取平卧位，术者以髂前上棘与脐连线的中点为切口上顶点，腹股沟韧带中点股动脉搏动处为切口下方止点，两点间连线为手术皮肤切口，长度约 10 cm，即腹直肌外侧缘的体表投影，手术中可根据骨折部位向上延长切口。

入路解剖层次：切开皮肤、皮下组织达深筋膜下，可清楚显示腹直肌前鞘、腹外斜肌、腹壁下动脉、弓状线及腹股沟韧带上方的浅环及其内的精索（或子宫圆韧带）等，沿腹直肌鞘外侧切开腹直肌前鞘至精索（或子宫圆韧带）内侧缘，将精索（或子宫圆韧带）牵向外侧，可见其下方的腹壁下动脉、弓状线，注意不要损伤腹壁下血管和精索（或子宫圆韧带）。经弓状线上方沿腹直肌鞘外侧切开腹内斜肌腱膜，经腹膜后间隙将腹膜及盆腔内组织牵向内侧，其他结构牵向外侧，显露骨盆内侧腹膜后真骨盆环结构，可清楚显露髂肌、腰大肌及其表面的髂腹股沟神经、股外侧皮神经和生殖股神经，向外侧牵开髂腰肌、髂外血管、骶丛、闭孔神经及血管牵向内侧，可显露小骨盆环、四方体内侧面、髋臼后柱的内侧面等部位；在耻骨上支内侧闭孔上方可清楚显示腹壁下动脉与闭孔动脉的交通支即“死亡冠”，切断结扎后可显露整个耻骨上支。

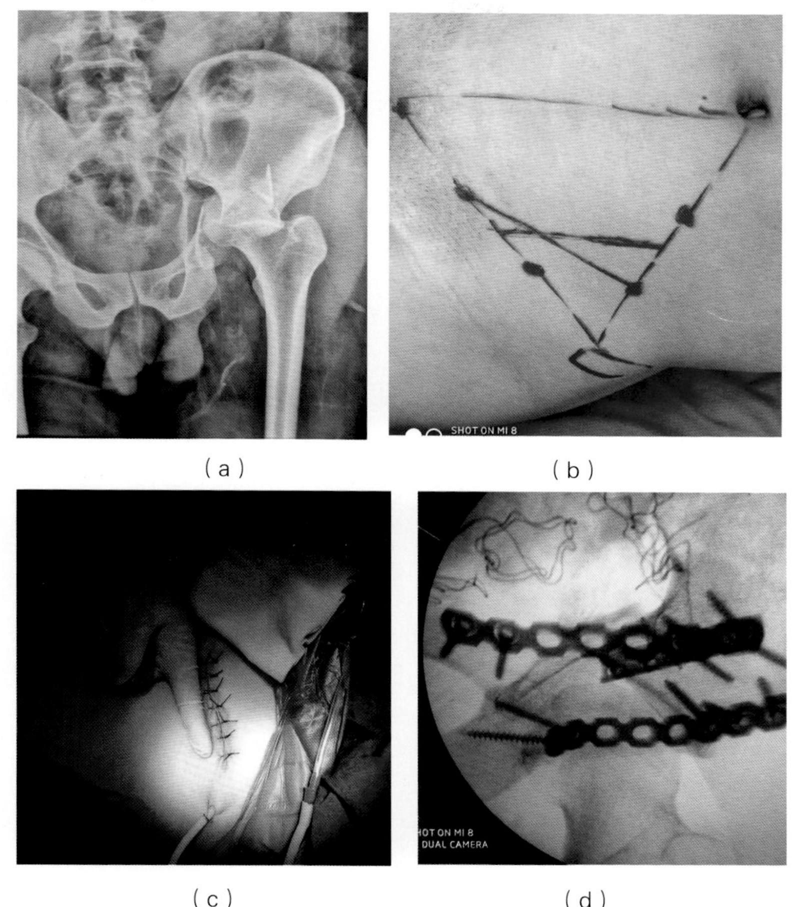

（a）　（b）

（c）　（d）

图 19-1-6　腹直肌外侧入路治疗左侧髋臼骨折示例

注：（a）术前 DR 片；（b）切口设计照片，三角形区域内为腹直肌外侧入路操作窗；（c）8 cm 切口照片；（d）术中 C 臂透视照片。

五、髋臼骨折的微创治疗

1. 髋臼前柱骨折

该骨折经皮微创固定前柱有顺行和逆行两种方式。逆行操作相对顺行简单，但对于肥胖患者的逆行操作治疗就显得困难。

（1）操作准备：患者在全麻下手术，取仰卧位。术前调整C臂的X线机得到骨盆入口位及闭孔斜位像。

（2）逆行：进针点在耻骨结节（在耻骨联合处触及患侧耻骨结节，做一个长 2 ~ 4 cm 的切口，进钉点在耻骨结节内侧 2 cm 左右）处，导针瞄准同侧髂前上棘稍后下方，经耻骨上支通过前柱骨折部位到达髋臼上缘。

（3）顺行：进针点在髋臼上缘，导针瞄准耻骨联合方向进针，通过耻骨上支到达耻骨结节附近。

（4）注意事项：术前使用计算机辅助优化螺钉的进钉点及方向，沿耻骨上支走行钻入 1 枚导针穿越骨折线；术中再次做骨盆入口位及闭孔斜位透视，以确保螺钉的正确置入；在透视引导下钻入细小的导针，位置满意后放置中空螺钉；无论哪种固定方式都必须保证导针和螺钉不能穿过骨皮质而进入盆腔和髋臼内。

【病例】患者，男，37 岁，重物压伤。

诊断：双侧耻骨骨折累及髋臼前柱，右侧骶骨骨折。

治疗思路：骨折累及右侧骶骨，倒置后环纵向不稳，术者采用外固定架闭合复位骨折后，用 S_1、S_2 骶髂螺钉固定骨盆后环。髋臼前柱骨折的治疗则选择双侧顺行前柱螺钉进行固定，同时恢复了骨盆前环稳定性，见图 19–1–7。

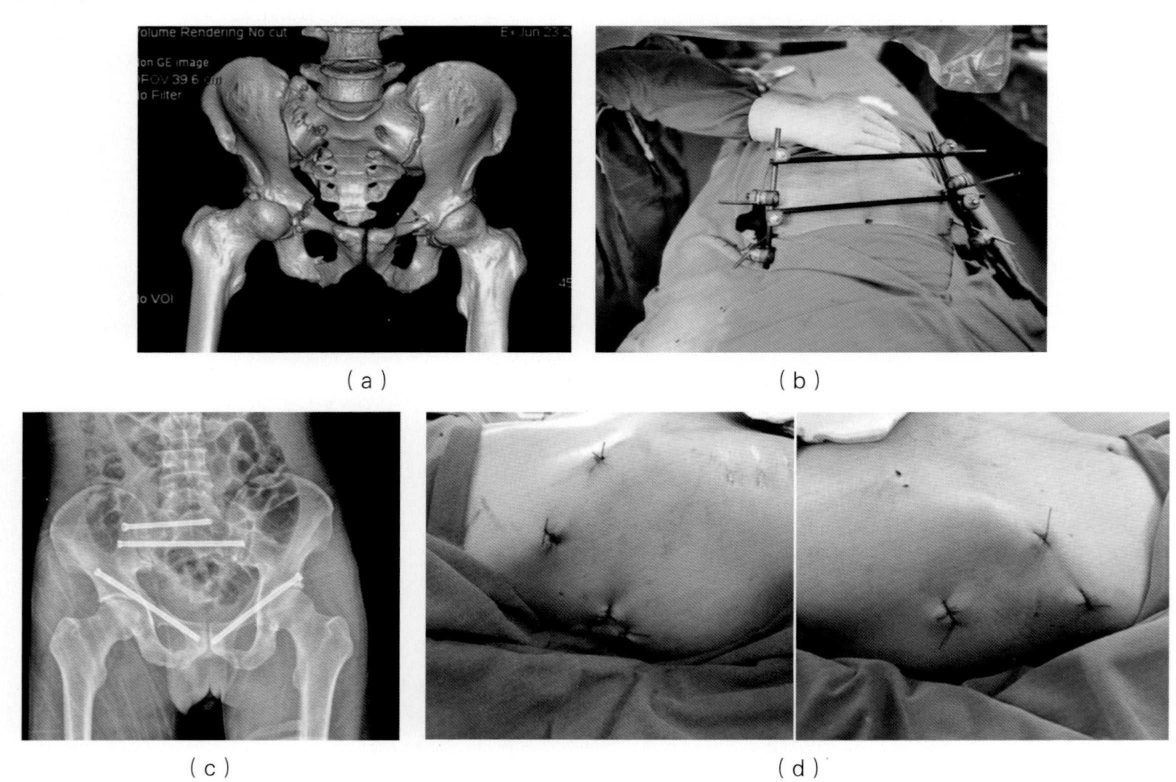

（a）（b）（c）（d）

图 19–1–7　通道螺钉治疗髋臼骨折合并骨盆骨折示例

注：（a）术前骨盆 CT；（b）术中复位用外固定架照片；（c）术后正位 DR 片；（d）术毕切口照片。

2. 髋臼后柱骨折

通常采用逆行螺钉固定技术，步骤如下。

（1）体位：患者仰卧于手术床上，取截石位将患侧髋关节和膝关节置于屈曲位，暴露坐骨结节进针点，并尽可能垫高骶尾部，为操作留下空间，便于触摸坐骨结节。

（2）经皮置入导针：以坐骨结节为进针点，使导针沿着坐骨结节和髋臼后柱中央并通过骨折线。在进针点做一个 2 cm 的切口，置入套筒，再次确认虚拟空心螺钉轴向，置入导针。

（3）拧入螺钉：透视确认导针位置后拧入空心螺钉，确保螺钉螺纹部分穿过骨折线而获得足够加压作用，最后确认空心螺钉位置良好后关闭切口。

拉力螺钉的选择至关重要的：尹维刚等研究发现，选择拉力螺钉的长度为男性（105.7 ± 6.3）mm、女性（99.1 ± 3.1）mm，如果超过此范围可能会穿过髂窝引起髂血管或腰丛及分支损伤，螺钉的最大直径以男性 8.5 mm、女性 6.5 mm 为宜。

3. 髋臼双柱骨折

有学者认为，大部分双柱骨折其实可通过单一入路而获得良好的复位和固定。单一入路既减少了手术时间和术中出血量，又可以避免联合入路进行手术时体位不利造成的骨折复位困难，临床疗效优于经联合或扩展手术入路治疗。近些年，随着科技的快速发展、复位工具的不断改进、计算机导航系统和 X 线透视监测的完善及医师对技术操作的熟练，应用单一入路尤其是髂腹股沟入路治疗双柱骨折的比例明显增加。

【病例】患者，男，35 岁，高坠伤。

诊断：右侧髋臼双柱骨折伴股骨头中心性脱位。

治疗思路：骨折累及右髋臼骨折，骨折线累及髋臼顶部关节面及髂骨翼；术者采用单一髂腹股沟入路安置解剖钢板、结合后柱螺钉、LC- Ⅱ螺钉治疗骨盆髋臼骨折。于伤后 4 d 行手术治疗。见图 19-1-8。

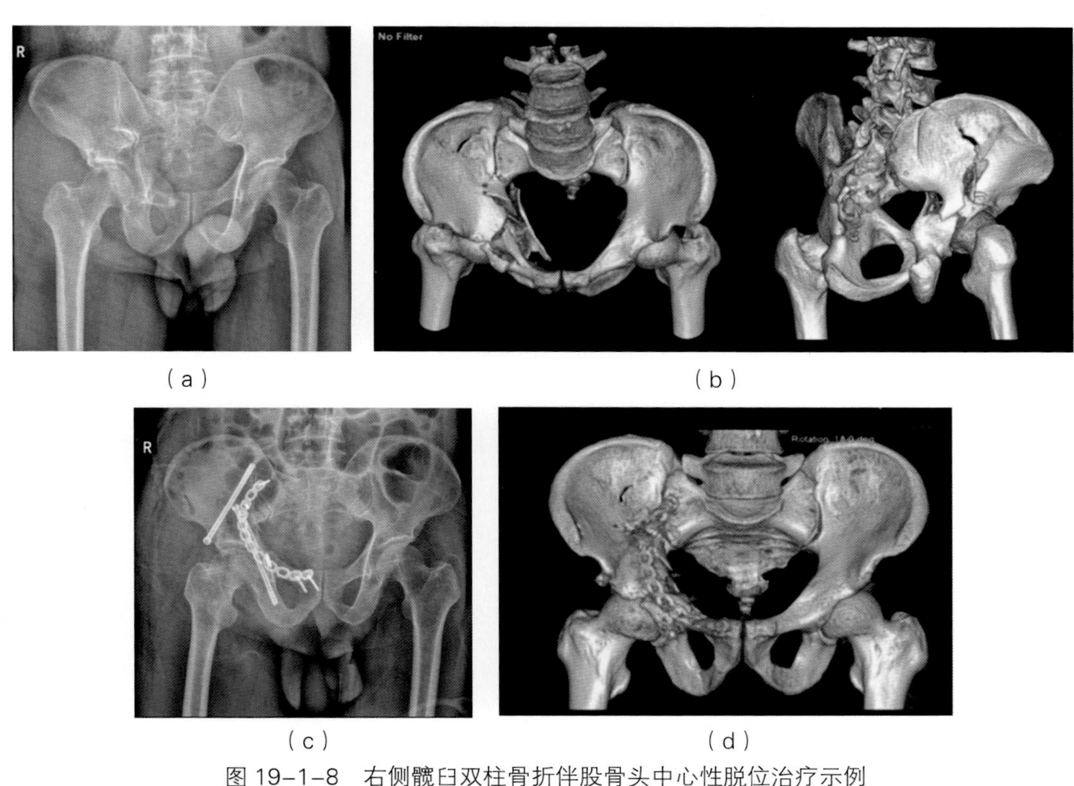

（a）　（b）　（c）　（d）

图 19-1-8　右侧髋臼双柱骨折伴股骨头中心性脱位治疗示例

注：（a）术前骨盆正位 DR 片；（b）术前骨盆 CT 片；（c）术后骨盆正位 DR 片；（d）术后 1 年骨盆 CT 片。

4. 横形骨折

能够通过闭合复位的高位骨折（臼顶上）可以用经皮内固定技术进行治疗。垂直骨折线的螺钉能使骨折间隙缩小以达到复位效果。前后位及侧位片的透视可确保螺钉位于安全区域。此外，还可通过额外的顺行或逆行螺钉加固前柱，通过逆行方法加固后柱。

（凌坤）

第二十章　股骨近端骨折的微创治疗

第一节　股骨颈骨折的基础知识

一、解剖学特点

（1）股骨颈：大部分被关节囊包裹，缺少骨膜覆盖，成骨修复能力有限，因此股骨颈骨折有较高的骨折不愈合和股骨头坏死风险；同时也是造成其闭合复位困难的原因之一。

（2）血供：大多数认为旋股内侧动脉（MFCA）是股骨头血供主要来源。MFCA 提供股骨头 82% 的血供以及股骨颈 67% 的血供。MFCA 多数起源于股深动脉，少数直接起源于股总动脉。

二、骨折分型

（1）骨折线部位分型：头下型（Subcapital）、经颈型（Transcervical）、基底型（Basocervical）等。

（2）骨折移位程度分型：Garden 分型，见图 20-1-1。

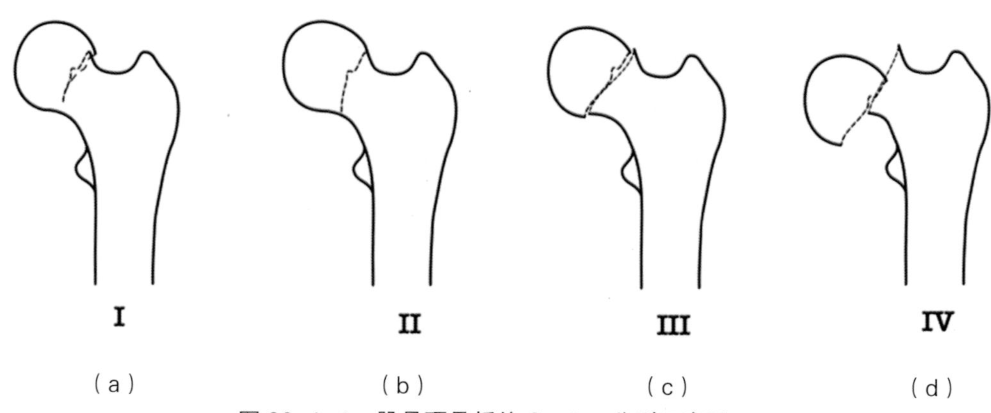

图 20-1-1　股骨颈骨折的 Garden 分型示意图

注：(a) 不完全骨折型；(b) 完全骨折无移位型；(c) 完全骨折部分移位型；(d) 骨折完全移位型。

（3）骨折线和水平线夹角型：Pauwels 分型，见图 20–1–2。该分型提示随着股骨颈垂直于骨折线度数的增加，骨折处剪切力也随之增加。

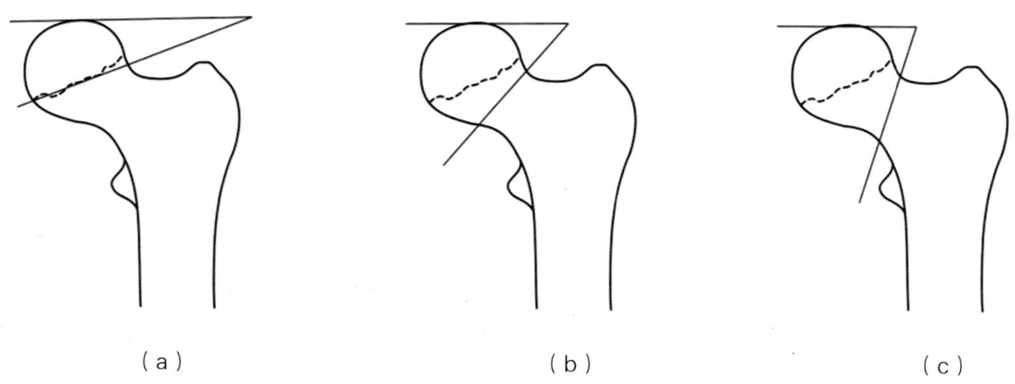

图 20–1–2　股骨颈骨折的 Pauwels 分型示意图

注：（a）Pauwels Ⅰ型，0° ~ 30°；（b）Pauwels Ⅱ型，30° ~ 50°；（c）Pauwels Ⅲ型，＞50°。

以上三种分型是目前临床上使用较多的分型，其中以 Pauwels 分型应用更广泛。

（4）改良 Pauwels 分型：采用骨折线与股骨干轴线的垂线的夹角作为分型依据，避免因体位改变造成的分型错误。

三、骨折评估

（1）病史：大多数有明确外伤史，高能量损伤的年轻患者常合并有股骨颈骨折的隐匿伤。

（2）体格检查：①移位骨折，常有髋部疼痛，活动受限，下肢外旋外展短缩畸形，但外旋程度较转子间骨折轻。②嵌插骨折，常有腹股沟区轻微疼痛，有些甚至可以行走，易漏诊。

（3）影像学检查：① X 线检查。应包括股骨全长片。② CT 检查。可判断股骨颈移位和成角。③ MRI 检查。利于发现隐匿的股骨颈骨折，判断股骨头血供以评估骨坏死风险。

四、内固定手术的指征

（1）年轻患者的移位股骨颈骨折：早期解剖复位和绝对稳定内固定有利于减少骨折不愈合及股骨头缺血坏死等风险。

（2）年龄小于 65 岁患者：首选微创闭合复位内固定，如果闭合复位效果不满意，则需切开复位。

（3）65 ~ 75 岁患者的嵌插稳定性骨折：可选择微创闭合复位内固定手术。

五、微创手术

包括骨折的微创（闭合）复位与微创置入内固定两部分，尤以前者的临床意义更为重要。

第二节　股骨颈骨折的闭合复位

一、闭合复位方法及复位评价指标

满意的复位是内固定的前提，也是微创治疗股骨颈骨折的必要条件。对于计划实施内固定手术的患者均应尝试闭合复位，应于骨折复位满意（骨折断端较大间隙及骨折近端旋转间隙 < 0.5cm，内翻角< 10° ）后再行内固定治疗。但是尝试闭合复位不能过于暴力，避免多次反复复位，闭合复位骨位不良的可进行切开复位。临床常用的为 Ledbetter 复位法。

1.Ledbetter 复位法

（1）外展位牵引并适度外旋：解锁并纠正髋内翻，恢复颈干角。骨折端嵌插错位或者股骨颈远端应位于近折端前方，可在外展牵引的同时先外旋，助手向外牵拉股骨近端，然后再内旋，恢复头颈对合关系。

（2）牵引恢复长度后逐步伸髋、内旋，并内收：恢复股骨头颈对合关系，上牵引床透视确认复位并维持复位。

2. 经皮克氏针复位法

（1）经皮置针：以一枚直径 2.5 mm 的前端带螺纹（可增加骨质把持力）的克氏针经大粗隆上方，经皮电钻打入股骨头，深度约为直径的 1/2。

（2）股骨头 – 髋臼关系复位：需注意，当骨折近端相对其本身近侧结构有移位时，则首先应复位、临时固定骨折近端。再以克氏针经皮撬拨复位股骨头位置，徒手把持或将克氏针钻入髋臼壁稳定。见图 20–2–1。

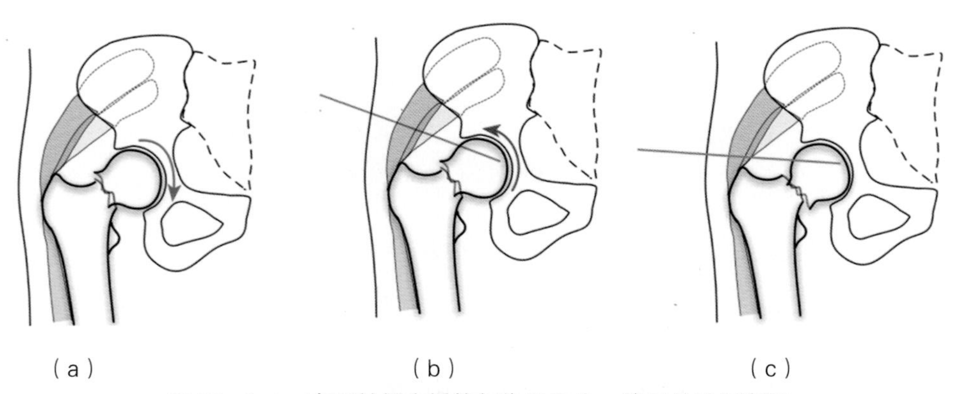

图 20–2–1　克氏针经皮撬拨复位股骨头 – 髋臼关系示意图

注：（a）复位前；（b）经皮克氏针复位方向；（c）复位后。

（3）股骨颈骨折复位：通常该骨折复位采用“子寻母”原则，即骨折远端向近端复位。通过下肢牵引架控制下肢长度、旋转、髋内外翻程度，引导骨折远端向骨折近端复位，骨位满意后经股骨颈置入克氏针，引导空心螺钉固定骨折。见图 20–2–2。

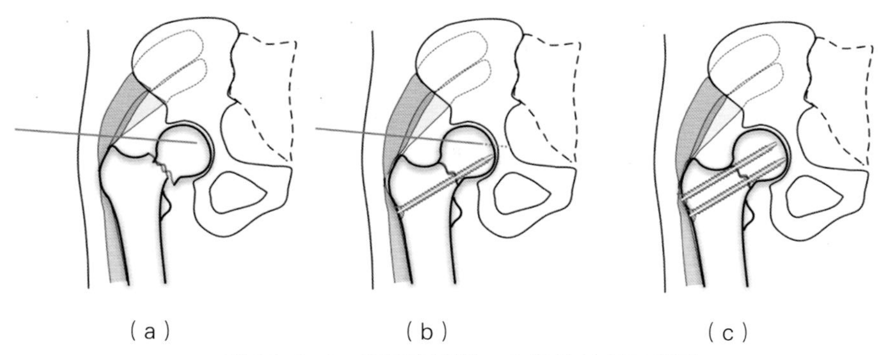

（a）　　（b）　　（c）

图 20-2-2　下肢牵引进一步复位骨折示意图

注：（a）克氏针稳定股骨头；（b）牵引复位后开始置钉固定，必要时可将克氏针钻入髋臼壁以稳定股骨头；（c）完成置钉取出克氏针。

（4）复位向前的移位：于大腿根部前方股动脉外侧约 3 cm 处经皮插入一枚克氏针，插入部位为前方移位的骨折端，便于施加压力进行复位。见图 20-2-3。

3. 股骨头、股骨干三维互动闭合复位技术

（1）股骨头置针：在腹股沟处股动脉外侧旁 2.5 ～ 3.0 cm 处确定进针点，以 2 枚直径为 2.5 mm 的克氏针经此点对准股骨头方向进针，针尖稍向外侧倾斜，到达股骨头位置后再将克氏针变为垂直方向，进入深度约为股骨头直径的一半。

（2）复位股骨头：在 C 臂监测下，术者持 2 枚克氏针将股骨头在冠状位和矢状位上复位。

（3）“子寻母”：助手用力牵引患肢，适当内或外旋，至股骨颈骨折处达到复位要求。

（4）“母子互寻”复位：可在 C 臂监控下通过股骨头、粗隆部的克氏针杠杆互动微调骨位。见图 20-2-4。

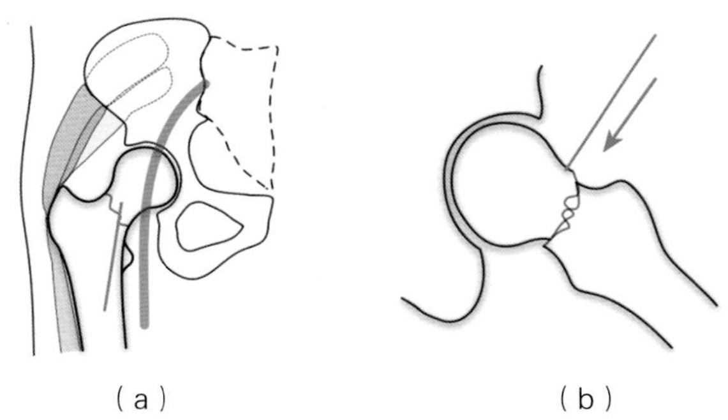

（a）　　（b）

图 20-2-3　克氏针经皮顶压复位向前移位示意图

注：（a）克氏针在髋关节正位上的位置；（b）克氏针在髋关节侧位上的位置。

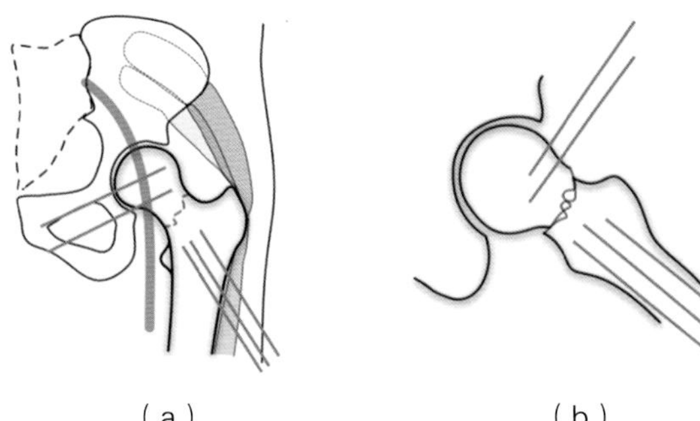

（a）　　（b）

图 20-2-4　股骨颈骨折“母子互寻”复位示意图

注：（a）髋关节正位；（b）髋关节侧位。

4. 股骨颈骨折微创复位工具

目前关于股骨颈骨折复位工具（图 20-2-5）很多，以任捷团队设计的双针复位架为例：于股动脉外侧约 2.0 cm 处进针，针尾向外倾斜 15° ～ 20°，向股骨头前中部打入，使得 2 枚克氏针交叉、稳定地把持近折端；通过克氏针针夹、连接杆及杆杆联合器将起固定作用的克氏针连接为一个完整的铰链固定系统。术者把持复位架，对股骨头进行前后、内外侧移动和旋转操作，纠正近折端基本对位，同时助手牵引远折端并进行肢体的内收外展和内外侧旋转复位。

5. 评价骨折复位质量指标

（1）Lowell 双 S 征：股骨颈骨折解剖复位后，在正位和侧位上可以观察到股骨头和股骨颈之间光滑的 S 形曲线，如果曲线变为 C 形或者有明显的不平滑成角，提示复位效果不满意。见图 20-2-6。

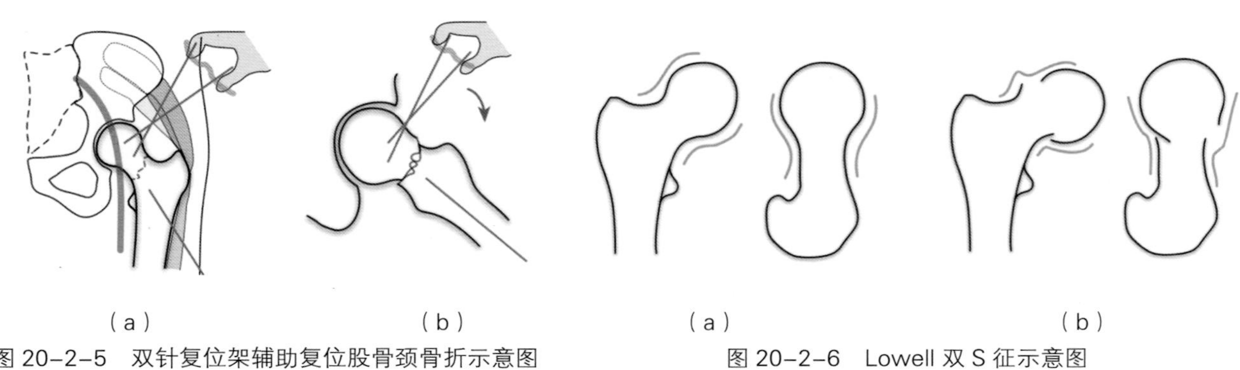

图 20-2-5　双针复位架辅助复位股骨颈骨折示意图

注：（a）髋关节正位；（b）髋关节侧位。

图 20-2-6　Lowell 双 S 征示意图

注：（a）骨位满足者；（b）骨位不佳者。

（2）Garden 对线指数：压力骨小梁与股骨干内侧皮质成角，正位 160°，侧位 180°。复位后：①正位平片上＜ 160° 提示髋内翻，＞ 180° 提示髋外翻。②侧位平片上，＞ 20° 的偏差提示过度的前倾或者后倾，将增加股骨头缺血性坏死的概率。见图 20-2-7。

（3）股骨颈骨折复位后的稳定性：①粉碎的股骨颈骨折解剖复位后导致不稳定的状况。②为获得折端间的稳定性，应在股骨颈断端的外翻位进行复位。见图 20-2-8。

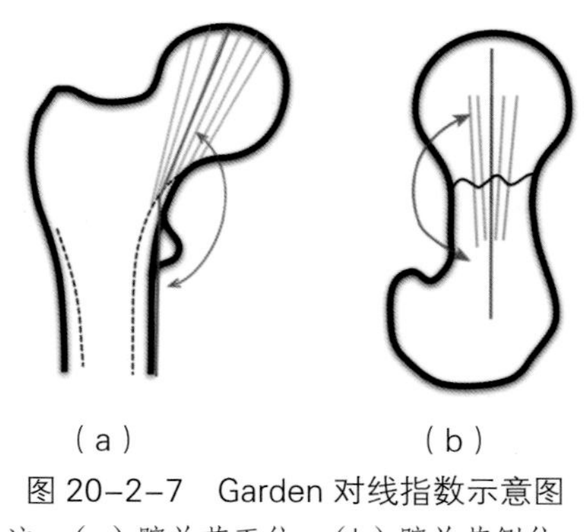

图 20-2-7　Garden 对线指数示意图

注：（a）髋关节正位；（b）髋关节侧位。

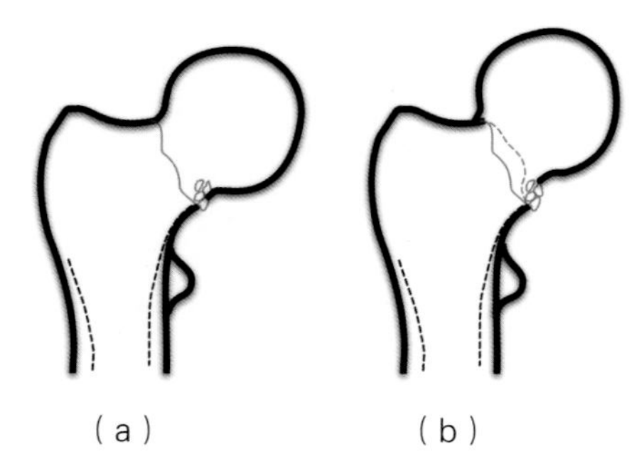

图 20-2-8　股骨颈骨折骨位与稳定性关系示意图

注：（a）骨折解剖位；（b）外翻位复位。

第三节　股骨颈骨折微创手术内固定方法

大多数股骨颈骨折患者需要手术治疗。手术方法有内固定及关节置换。本节仅介绍前者。在 20 世纪末，股骨颈骨折的微创治疗主要体现在骨折的闭合复位上，内固定方式是开放的，见图 20-3-1。

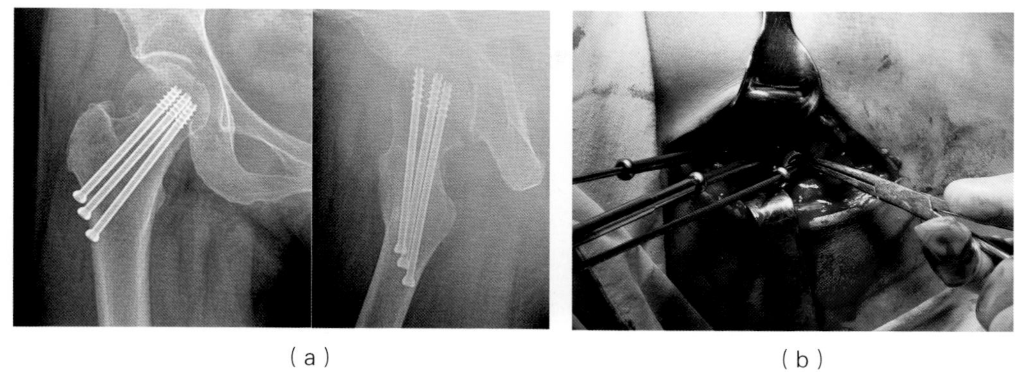

（a）　　　　　　　　　　　　（b）

图 20-3-1　股骨颈开放置入空心钉

注：（a）术后正、侧位 DR 片；（b）术中切口照片。

一、经皮空心加压螺钉固定

1. 置钉要点

经皮空心加压螺钉固定的置钉要点包括：①螺钉应呈倒“品”字排列，以获得股骨颈内侧皮质、股骨软骨下骨及股骨外侧皮质的三点支撑。②首先打下方螺钉，该螺钉不得低于小粗隆，避免应力集中导致医源性转子下骨折。③螺钉均尽量使用垫片。④ 3 枚螺钉必须平行，并且轮流拧入，才能使骨折断端获得均匀的压力。⑤ 3 枚螺钉空间分布应尽量靠股骨颈皮质边缘，通过最大的占位效应提供良好的抗旋转能力。见图 20-3-2。

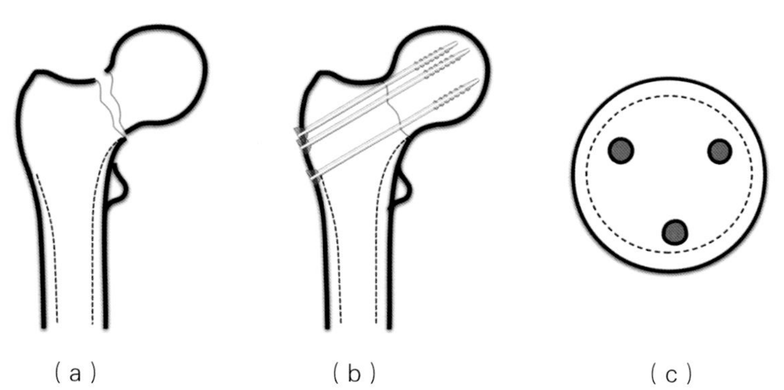

（a）　　　　　（b）　　　　　（c）

图 20-3-2　经皮空心加压螺钉固定股骨颈骨折示意图

注：（a）复位前正位相；（b）复位内固定后正位相；（c）内固定后股骨颈横截面。

2. 临床示例

【病例】患者，女，54 岁，因摔倒致伤。见图 20-3-3。

诊断：右股骨颈骨折（头下型；pauwels Ⅱ型）。

治疗思路：患者为中年女性，首选内固定治疗。复位：在牵引床上适当牵引、内收、内旋即可复位满意，因其为囊内骨折，过度牵引反而不利于复位，若复位不佳可利用克氏针撬拨复位。固定：分别植入 3 枚斯氏针导针，呈倒“品字”分布，扩孔后置入螺钉，为了避免加压不均匀导致骨折移位，螺钉在通过骨折线时需 3 枚螺钉同时循序渐进，最终达软骨下骨 5 mm 左右。功能锻炼：术后需避免直腿抬高，否则骨折端形成剪切力，易导致骨折移位。此外，应避免患肢负重，并定期复查随访。

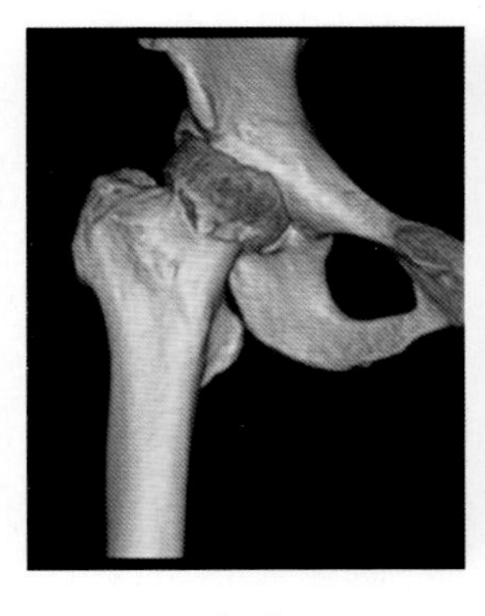
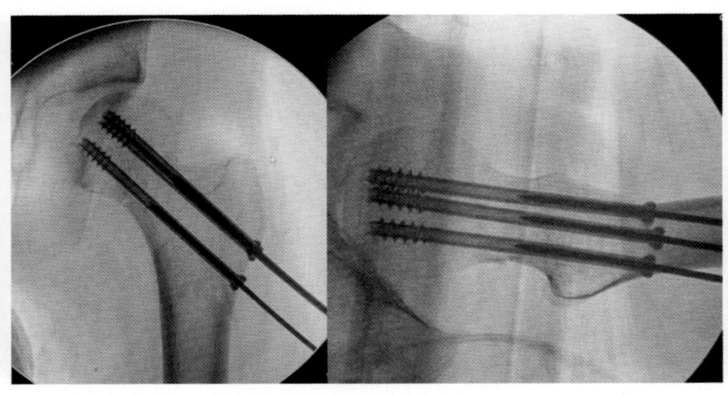
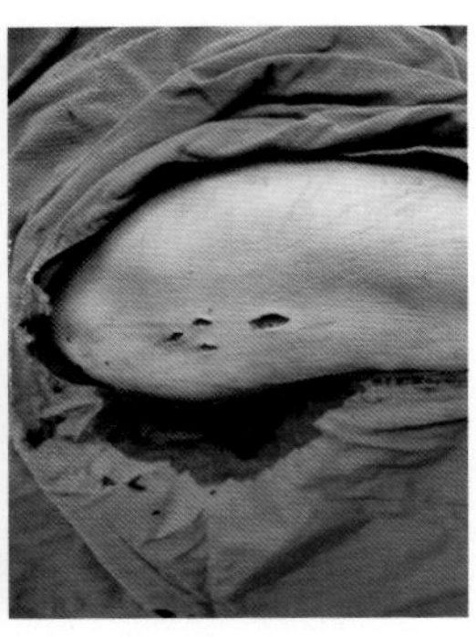

（a）　　（b）　　（c）

图 20-3-3　经皮空心加压螺钉固定治疗右股骨颈骨折示例

注：（a）术前 CT；（b）术毕 C 臂正、侧位片；（c）术毕切口照片。

3. 其他置钉方式

目前有研究认为，使用 3 枚空心螺钉进行倒三角构型固定不能为 Pauwels Ⅲ型股骨颈骨折提供足够的稳定。有研究认为 4 枚空心螺钉较 3 枚空心螺钉能提供更好的稳定性，但是股骨颈空间有限，螺钉置入极容易失败，而机器人导航技术可有效解决这一问题。因此，可在机器人主控系统规划进针位置、方向及深度呈倒三角形布局，将第 4 枚螺钉在第 1 枚（最下方）的位置基础向上移动约 25 mm，最终呈菱形布局，后续操作同 3 枚空心螺钉组，呈菱形固定。

二、滑动髋螺钉内固定

对于 Pauwels 角较大的不稳定性骨折或者基底型的骨折，选择滑动髋螺钉（DHS）治疗；一般可采用 2 孔的滑动髋螺钉，另外在主钉上方置入一枚空心螺钉防止股骨颈旋转。见图 20-3-4。

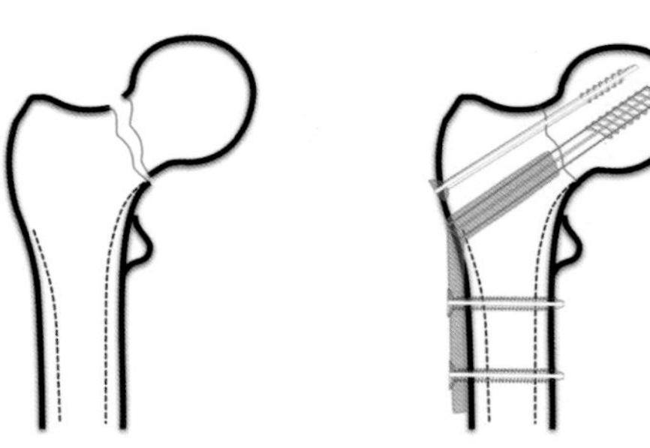

图 20-3-4　滑动髋螺钉内固定治疗股骨颈骨折示意图

三、股骨颈动力交叉钉系统

1. 优势

股骨颈动力交叉钉系统（FNS）的优势包括：①可提供稳定的抗旋转和抗剪切力且不易出现螺钉切割、退钉等现象。②微创设计，创伤较小，不会造成软组织激惹。③具有生物力学优势，具有抗旋优势，配合防旋钉构成钉中钉的组合方式，可增加抗旋转力和整体的生物力学稳定性，避免了“Z”字效应对股骨头的切割。④可滑动加压，FNS 有 20 mm 的加压空间，在骨折愈合过程中由于存在滑动机制，使股骨颈骨折断端的骨质吸收处可以实现再次接触。⑤能较好地保存股骨颈内骨量。

2. 临床示例

【病例】患者，女，59 岁，因跌倒致伤。

诊断：右股骨颈骨折（经颈型；pauwels Ⅲ型）。

治疗思路：患者为中年女性，首选内固定治疗，因骨折断端剪切力大，不稳定，故不宜选用空心螺钉治疗，最佳为内固定方式为 DHS+ 防旋螺钉，但创伤稍大。复位：在牵引床上适当牵引、内收、内旋即可复位满意。若复位不佳可利用克氏针撬拨复位，通常能够通过闭合复位，但若闭合复位困难，需行切开复位。固定：于大粗隆远端约 3 cm 处做一个长约 5 cm 的切口，充分切开阔筋膜张肌，分离股骨附着肌肉。首先于股骨颈稍偏前位置植入一枚斯氏针，用于固定骨折断端及防旋，再利用导向架于正位位于股骨颈中下位置，侧位位于股骨头中间植入一枚斯氏针，透视满意后扩孔，植入螺栓及钢板。植入钢板上锁定螺钉时需注意钢板是否倾斜，可用手指触摸钢板与股骨位置关系，因钢板往往向后倾斜导致锁定螺钉可能为全皮质，易造成骨折。最后植入防旋螺钉，适度加压。

康复：术后需避免直腿抬高，否则骨折端形成剪切力，易导致骨折移位。因其生物力学强度更好，有报道称术后即可开始部分负重甚至完全负重，但笔者认为需要在保护下逐渐增加负重锻炼，并定期复查随访。见图 20-3-5。

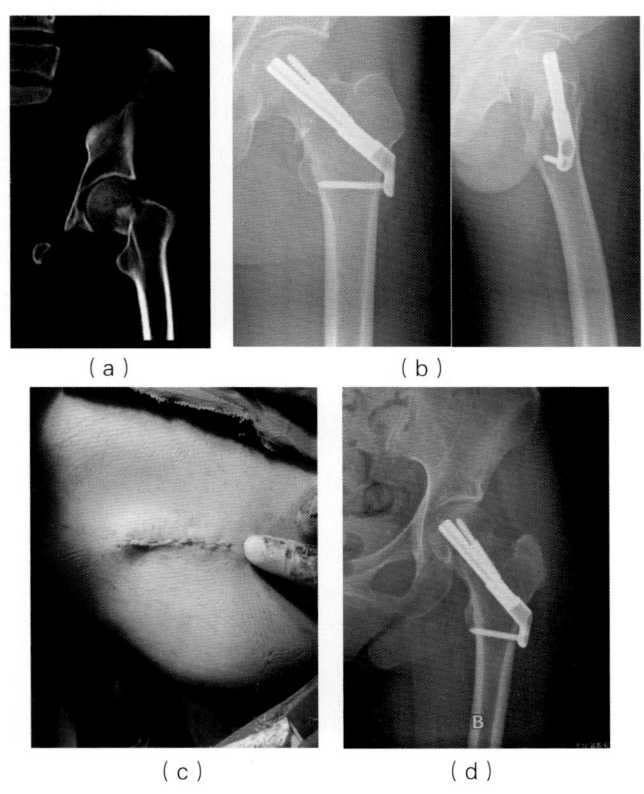

（a）　（b）

（c）　（d）

图 20-3-5　FNS 治疗右股骨颈骨折示例

注：（a）术前 CT 片；（b）术后正、侧位 DR 片；（c）术毕切口照片；（d）术后 6 月正位 DR 片。

术后处理：术后 6 ~ 8 h，若患处无明显出血，即可开始恢复抗凝治疗；术后应不负重休息 8 ~ 12 周，卧床期间，患者需佩戴防旋鞋，避免无保护下抬腿提臀；之后可开始拐杖辅助下的部分负重锻炼；并于术后 4、8、12 周复查 X 线以观察骨折愈合情况，随访周期建议至少为 18 个月左右。

第四节　其他股骨近端骨折的微创治疗

一、股骨大粗隆撕脱骨折

该部位骨折好发于喜欢运动的年轻人或骨质疏松的老年患者，对有移位的骨折进行早期手术内固定，有利于对抗臀中肌等髋外展肌肉的牵张外力，也能促进髋关节功能的早期恢复。

（1）微创复位方法：轻度外展髋关节，因微创切口无法使用点状复位钳，可经皮抵压大粗隆，以缩小骨折移位间隙，再用克氏针临时固定。

（2）微创内固定方法：经皮钻孔、测深、拧入带垫片之螺钉，或采用经皮克氏针（螺钉）张力带内固定骨折，后者可满足髋关节的早期轻度被动活动。见图 20–4–1。

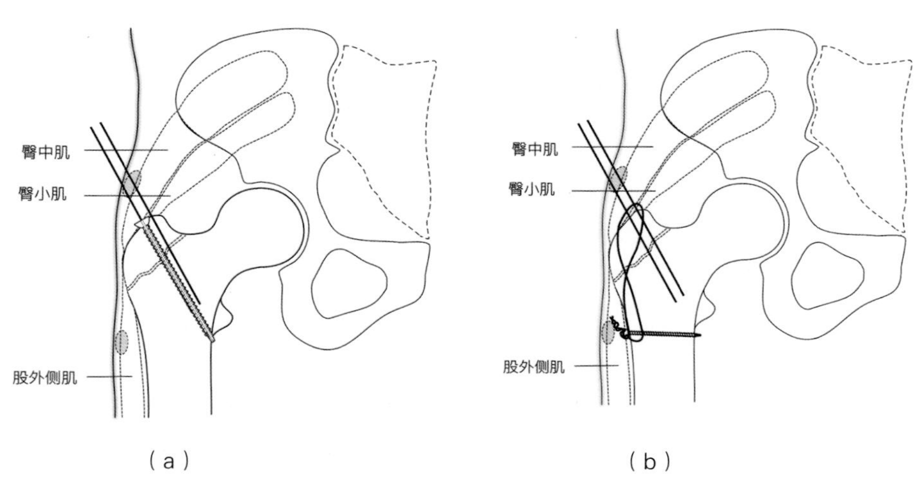

图 20–4–1　股骨大粗隆骨折微创治疗方法示意图

注：（a）经皮点状复位钳临时固定后钻入克氏针，导入空心螺钉内固定大粗隆骨折；（b）导入张力带钢丝内固定大粗隆骨折。

二、股骨头骨折

股骨头骨折是一种罕见的损伤，其发病率约占成人骨折的 0.19%，由 Birkett 在 1869 年首次发现并报道，通常合并髋关节脱位，其中 90% 为后脱位。股骨头骨折多发生于高能量损伤，大约有 2 / 3 是青壮年，以车辆撞击导致的仪表盘损伤为主。

1. 损伤机制

①髋关节屈曲 90° 强力内收。②髋关节屈曲、中立位内收。③髋关节中立位内收。此外，髋关节前脱位和中心型脱位较易引起股骨头的压缩性骨折，无脱位的孤立性骨折较少见。

2. 股骨头的血供

旋股内侧动脉的分支——外侧颈升动脉是股骨头血供最重要的来源，旋股外侧动脉主要供应股骨头非负重区域，而圆韧带动脉在成年后往往会发生硬化或闭塞。

3. 股骨头骨折分型

临床中最常使用的是 Pipkin 分型及 Brumback 分型。

4. 股骨头骨折的急诊处理

（1）股骨头骨折诊断明确后，需判断其是否合并脱位或髋臼骨折并评估髋关节的稳定性。髋关节骨折脱位是一种外科急症，应尝试在麻醉下紧急闭合复位，延迟复位与股骨头坏死风险增高有密切关系。

（2）急诊切开复位的指征包括：闭合复位失败、股骨头合并股骨颈骨折、复位后头臼不匹配、坐骨神经损伤进行性加重。在成功复位后，应进行新的 X 线和髋关节 CT 检查，以评估股骨头及其相关损伤，指导后续的治疗。

（3）急诊处理后可给予下肢牵引以预防髋关节再次脱位，并给予消肿、镇痛以及预防下肢深静脉血栓形成等治疗，对可疑坐骨神经损伤的患者可行肌电图检查明确。

5. 股骨头骨折的治疗

（1）非手术治疗：适用于 Pipkin Ⅰ型和Ⅱ型中无移位或者移位＜ 2 mm 的股骨头骨折，且髋关节稳定性良好，关节间隙无嵌入的软骨、盂唇影响髋关节整体性。需较长时间制动，建议至少牵引 6 周，长期卧床易导致卧床并发症及关节僵硬，故目前主张即便可行非手术治疗的患者也建议手术治疗，以减少并发症。

（2）开放手术治疗：大多数股骨头骨折都需要开放手术治疗，指征包括股骨头骨折块的非解剖复位、髋关节不稳定以及关节内存在嵌顿的骨折碎片。

（3）髋关节镜：近来被尝试应用于股骨头骨折的治疗。目前只有少部分的病例报道，也没有长期的随访结果，不具备普遍性。但是该技术具有手术软组织损伤最小和创伤后早期康复的优点，在治疗股骨头骨折中非常具有潜力。

对于股骨头游离骨块的处理，目前仍存在争议。早期文献主张只要碎片不超过股骨头的 1 / 3 均应予以取出。笔者的经验认为，骨折块的大小、粉碎程度以及骨折块是否位于负重区是影响治疗决策的因素。因此，对于较大的、容易固定的骨折块，应予以固定。另一方面，不在负重区域的较小或者粉碎的骨折块可以被移除，以镜下取出为佳。

（4）股骨头坏死植骨技术：对可微创经股骨颈复位的塌陷性股骨头骨折，可在复位后置入松质骨、异体腓骨、金属材料进行支撑固定。

6. 骨折内固定的选择

通常使用免取出的空心拉力螺钉固定骨折块，可选用的植入材料有可埋头螺钉、Herbert 螺钉以及可吸收螺钉，应置于软骨下，尽量不要在股骨头的负重区进针。

7. 术后并发症防治及功能康复

（1）早期最常见的并发症是术后感染和坐骨神经损伤，晚期并发症主要包括股骨头缺血性坏死、创伤后关节炎和异位骨化。

（2）术后的早期活动有利于患者髋关节功能的恢复，早期可以使用持续被动活动装置，进行主动踝泵运动和股四头肌功能锻炼。6 周后可根据患者影像学资料，指导患者开始从部分负重逐渐增加到完全负重，一般来说完全负重至少在术后 3 个月后。

（蒋科，向超）

第二十一章　微创保膝之胫骨高位截骨术

第一节　胫骨高位截骨术的基础知识

一、膝骨关节炎

1. 定义

膝骨关节炎（KOA）以膝关节软骨退变损伤、软骨下骨增生硬化伴骨赘形成为病理性特征的慢性进行性膝关节病变，临床表现为患肢膝关节反复疼痛、肿胀，同时伴有下肢力线异常，临床上多以内翻畸形为主。

2. 机制及特点

KOA 发生机制较为复杂，下肢力线异常是导致 KOA 发生的重要因素，会导致膝关节内外侧胫骨平台不均衡受力。膝关节内翻畸形时，内侧间室压力明显高于外侧间室，长期累积超过关节软骨承受范围时便会引发一系列软骨磨损和炎症的恶性循环，从而形成 KOA。随着我国人口老龄化进程的加快，KOA 的发病率也呈快速增长趋势。

二、胫骨高位截骨术

胫骨高位截骨术（HTO）由国外学者 Coventry 最先提出。该项技术目前临床应用已超过 55 年，随着材料技术的革新以及保膝手术的快速发展，如今 HTO 已经发展成为一项安全、准确、有效的手术方法。

1. 机理

HTO 旨在通过胫骨近端截骨，将下肢力线从发生炎症和磨损退变的膝关节内侧间室转移到外侧间室，以降低内侧间室压力而达到缓解疼痛并延缓关节软骨退变、延长膝关节使用寿命的目的。

2. 类型

HTO 根据截骨方式的不同，分为外侧闭合楔形截骨和内侧开放楔形截骨两种，其中内侧开放楔形截骨具有手术操作简单、可精确控制力线、避免腓骨近端截骨及腓总神经损伤等优点，近年来成为

HTO 手术中最常用的截骨方法。

3. 主流方法

（1）内固定技术：随着内固定材料技术的进步，尤其是锁定钢板的成功应用，内侧开放性楔形截骨结合 Tomofix 锁定钢板内固定是目前应用最为广泛的手术方法；内侧开放楔形截骨为双平面截骨，平面结构更为稳定，同时为不全截骨保留外侧骨性合页，再配合使用高强度 Tomofix 锁定钢板，为内侧开放性楔形截骨提供 3 点稳定结构。外侧为不全截骨，内侧使用 Tomofix 锁定钢板坚强内固定，使得患者术后可进行早期负重。

（2）患者围手术期管理：术前精确测量及截骨设计，术后患者尽可能达到早期负重、关节活动度好以及功能快速康复的目的，符合现代快速康复理念（enhanced recovery after surgery，ERAS），即缩短住院周期、减少住院费用、降低患者经济压力。

第二节　微创理念在胫骨高位截骨术中的体现

目前随着微创理念在骨科手术中逐步应用，保膝手术中的微创理念逐渐得到重视，如何降低 HTO 手术创伤，提高患者满意率是难点。HTO 在四川省骨科医院有多年的临床应用，根据笔者的诊治经验，可从以下几个方面进行探索。

一、切口应尽量微创化

由于胫骨内侧利于微创内固定治疗，因此笔者建议用钢板的宽度而非长度来决定切口长度。

（1）主切口位置及长度：①前后方向上，设计在胫骨结节与胫骨平台内后缘皮质中间处为宜。②远近位置上，主切口远端选在鹅足止点平面为宜。可以鹅足止点为起始点，向胫骨平台后侧延伸，长 4 cm 左右，显露胫骨平台内侧缘。见图 21-2-1。

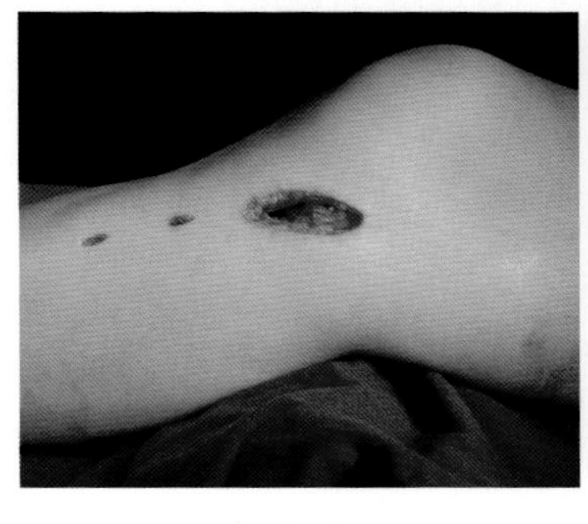

（a）

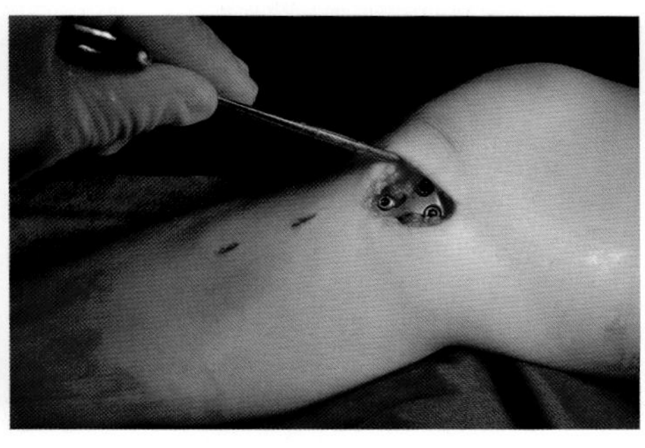

（b）

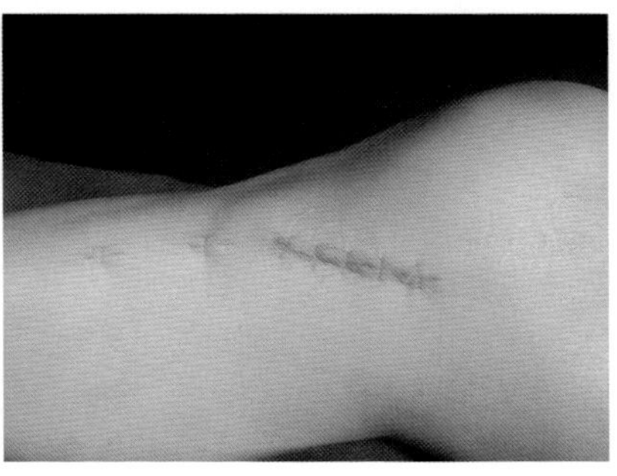

（c）

图 21-2-1　HTO 微创切口照片

注：（a）切口缝合前照片；（b）显露钢板近端照片；（c）缝合后照片。

（2）主切口长度的调整：主切口在钢板近端宽度（4 cm）的基础上，需要根据患者的腿型、畸形程度、膝内侧副韧带挛缩程度、胖瘦程度以及是否需行关节炎清理手术等因素进行调整。见图 21-2-2。

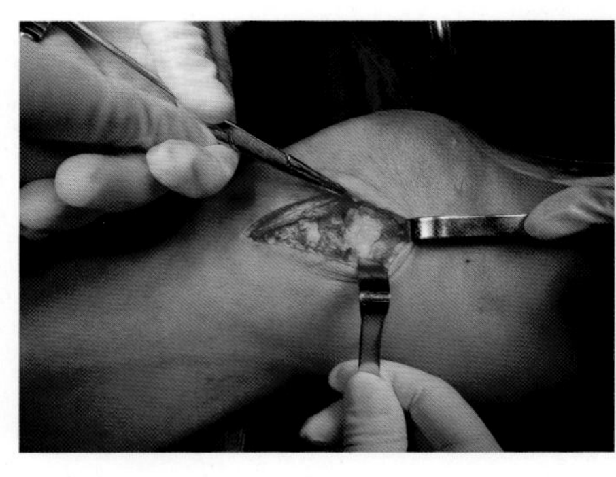
（a）

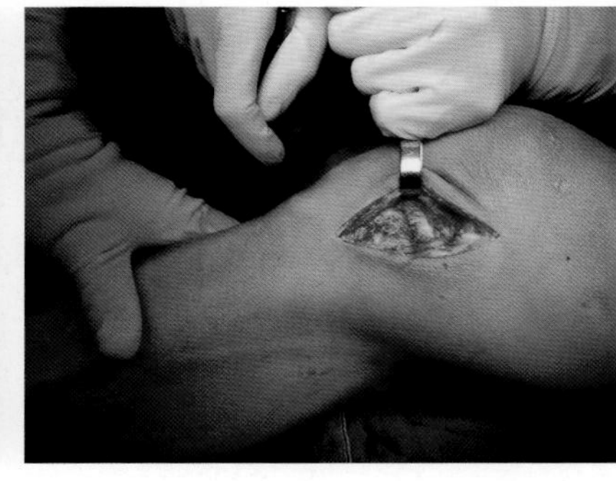
（b）

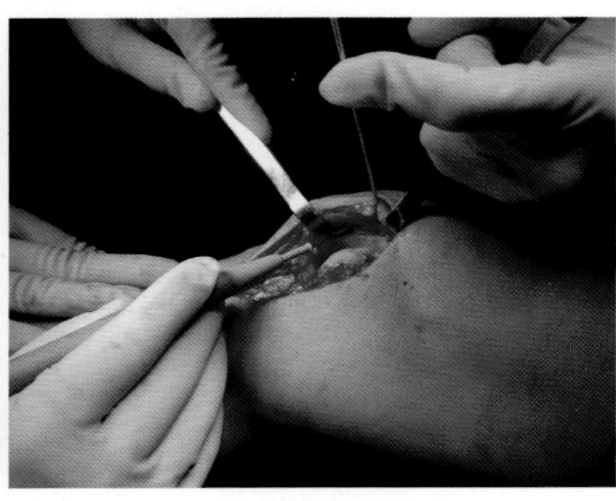
（c）

图 21-2-2　延长型切口示例照片

注：（a）术中切口向近端延长约 3cm；（b）拉钩牵开显露胫骨平台内侧缘、股骨内髁缘骨赘；（c）清除髌股关节骨赘，同步以电刀行髌周去神经化。

（3）远端经皮切口：螺钉固定时远端锁定孔螺钉可经皮打入，同时尽可能减少切口，术中可一孔两用，远端 4 枚螺钉仅通过两个经皮辅助小切口即可打入。

（4）钢板选择：对于瘦小患者的治疗，必要时使用亚洲型解剖锁定钢板，其相较普通 Tomofix 锁定钢板更为小巧，主切口可相应缩小，且可以获得更好的贴附，减少对皮肤的刺激。见图 21-2-3。

手术操作：术中的牵拉动作需轻柔，避免器械的损伤，且要轮流牵拉切口的前、后皮肤以分别显露髌腱胫骨结节止点部和胫骨平台内后侧皮质，以方便进行双平面截骨；见图 21-2-4。后皮质截骨时需插入骨膜剥离器或窄 Hoffman 拉钩以保护后方神经血管。

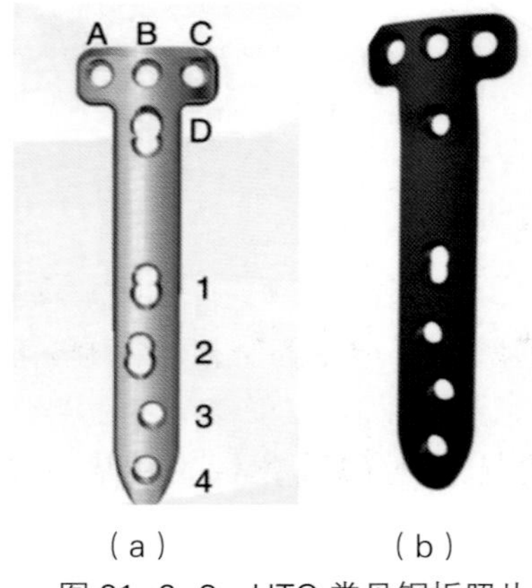

（a）　（b）

图 21-2-3　HTO 常见钢板照片

注：（a）标准 Tomofix 钢板；（b）亚洲型 HTO 钢板。

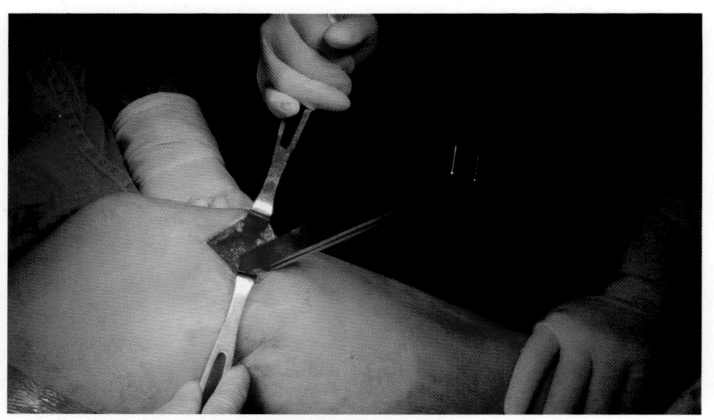
图 21-2-4　术中截骨操作示例照片

二、截骨中的微创化

（1）克氏针位置：通常选在鹅足止点的近侧。

（2）截骨顺序及其技巧：①截骨面的中份。锯片在克氏针的近侧摆动，需及时用 C 臂透视监控，锯片或骨刀达到目标位置即可，并非要求完全平行。②截骨面的前份。用拉钩将切口前方皮肤牵开，血管钳拨开髌腱以免锯片损伤。③截骨面的后份。用拉钩将切口后方皮肤牵开，剥离子贴胫骨后皮质撬开软组织。

（3）骨刀辅助截骨：用以在靠近合页 1 cm 左右处手动截骨，应结合 C 臂透视验证截骨效果，减少摆锯合页断裂，避免损伤邻近重要结构。见图 21-2-5。

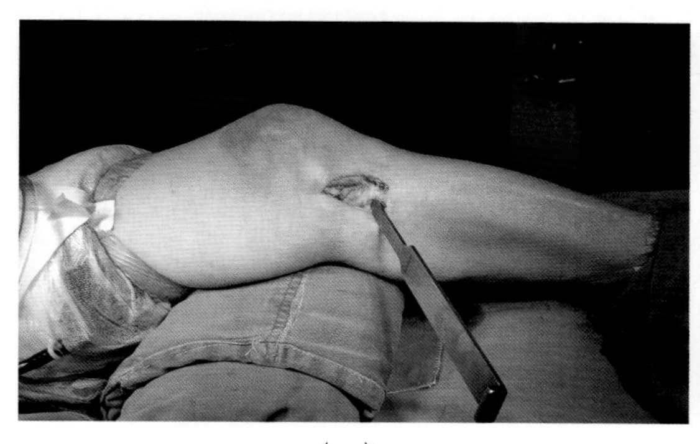

（a）

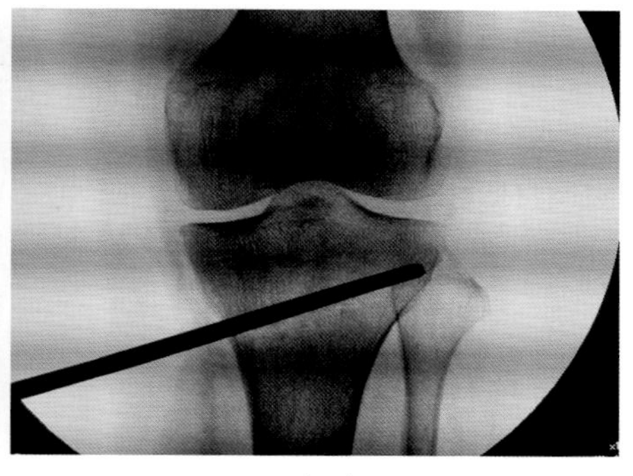

（c）

图 21-2-5　骨刀辅助截骨的示例照片

注：（a）骨刀进行辅助截骨照片；（b）C 臂透视验证截骨位置及深度。

三、微创内固定操作

（1）插入钢板。

（2）微创依次置入螺钉。

四、缩短手术时间及透视次数

传统 HTO 术中截骨量和截骨位置的把握主要靠手术医生的临床经验，根据术前影像学资料初步测量及术中多次透视来进行逐步调整，以获得满意的术后下肢力线；烦琐的手术步骤及术中的反复透视大大延长了手术、麻醉时间和止血带的使用，增加了手术感染风险、下肢深血静脉栓及软组织损伤等手术相关并发症，从而影响 HTO 术后疗效。

1. 力线测量方法的探索

传统下肢力线测量可通过以下方式改良。

（1）金属定位法：术中应提前在 C 臂透视辅助下，于腹股沟及踝部以血管钳等金属标志物标识出髋、踝关节中心。

（2）坐标定位法：采用网格样的不透 X 光的坐标物在腹股沟及踝部进行标记，以辅助术中快速寻找定位点，再将金属力线杆放置于两定位点上。

（3）机械坐标法：对髋、踝部采用约束性的装置固定，并标识出不同的位置以供力线杆使用。

（4）计算机测量法：在手术床的下肢全长布置坐标网格，通过髋、膝、踝关节中心三点的坐标在计算机上直接生成力学模型。

2. 通过 MPTA 替代烦琐的力线透视

规范的术前设计可将目标力线对 MPTA 的影响加以测量，用简单、直观而有效的测量完成对截骨目标的检测，因而大大缩短手术时间。

3. 3D 打印技术

3D 打印技术应用于 HTO 术中，术前通过精确 CT 扫描数据以获得三维重建膝关节模型，直观了解患者膝关节的内翻畸形程度；术前通过三维数字化分析，精确设计截骨的角度和方向，并采用 3D 打印技术制备截骨定位模板；术中在截骨模板的辅助下精确截骨，从而缩短手术时间，减少 C 臂透视次数。

但缺点为该截骨板往往需要更大的切口。见图 21-2-6。

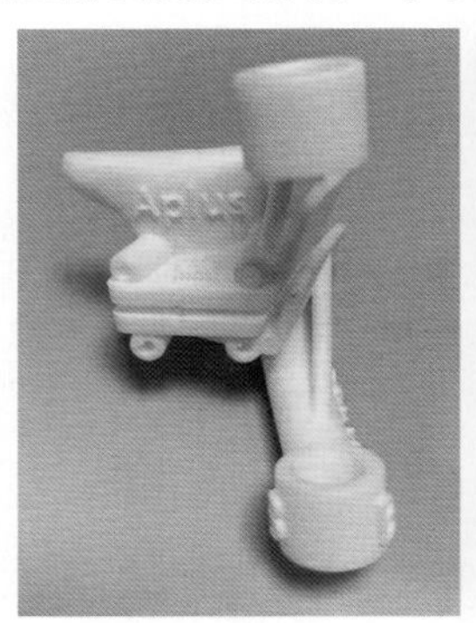

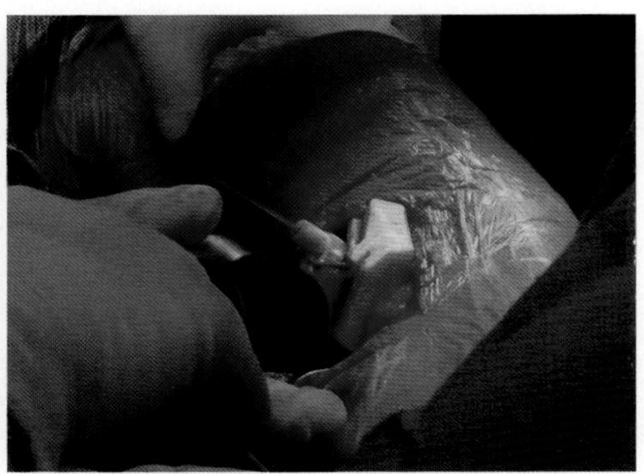

（a） （c）

图 21-2-6 3D 打印截骨板在 HTO 中的应用示例

注：（a）3D 打印的截骨导板；（b）术中截骨示例照片。

4. 导航技术

导航技术降低了术中对体位的要求，减少术中透视次数，截骨效果较为精确，但文献普遍反映会导致相应手术时间大大延长，且增加了导航易导致局部损伤。

第三节 胫骨高位截骨术微创示例

一、术前截骨设计

术前截骨设计，具体步骤见图 21-3-1。

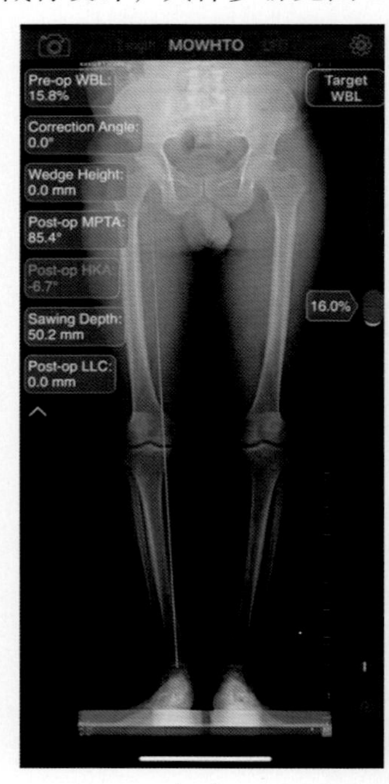

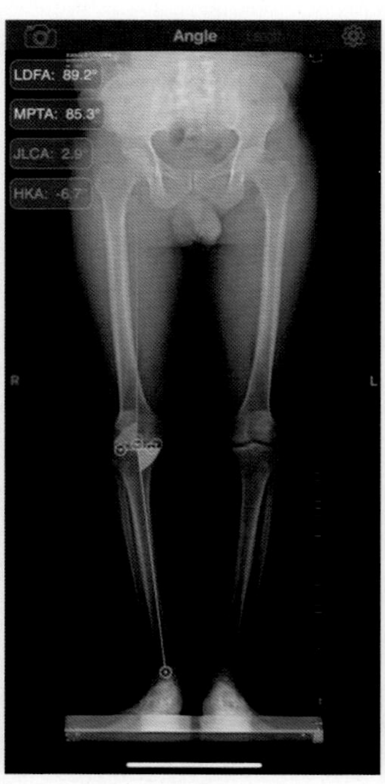

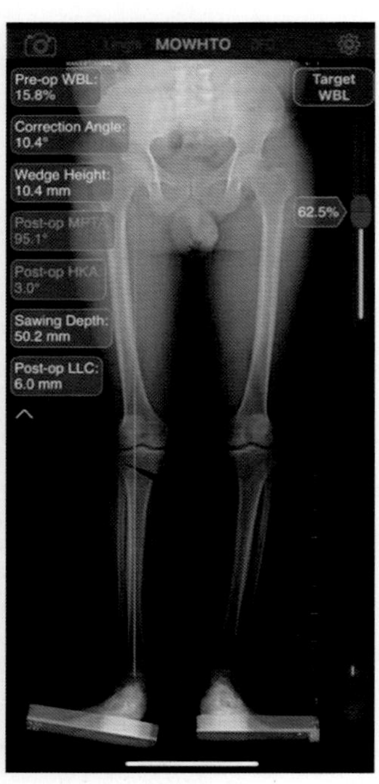

（a） （b） （c）

图 21-3-1 影像软件辅助的术前截骨设计示例

注：（a）术前力线测量；（b）术前畸形分析；（c）模拟截骨及其目标力线。

二、术中力线测量

术中力线测量，即将力线杆放置在髋、踝关节中心点后，借助C臂评估力线在胫骨关节线上的投影。见图 21–3–2。

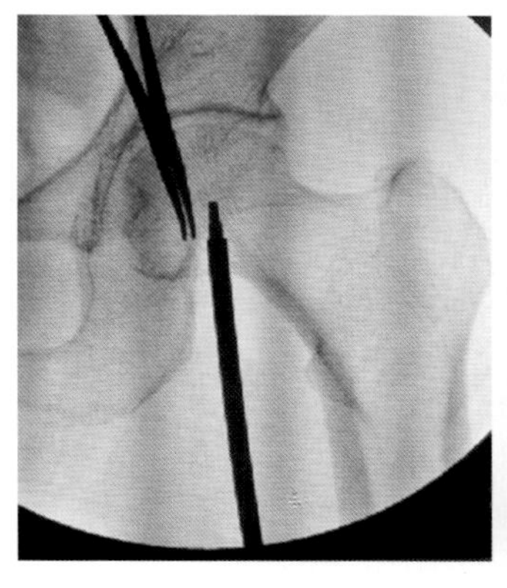

（a）

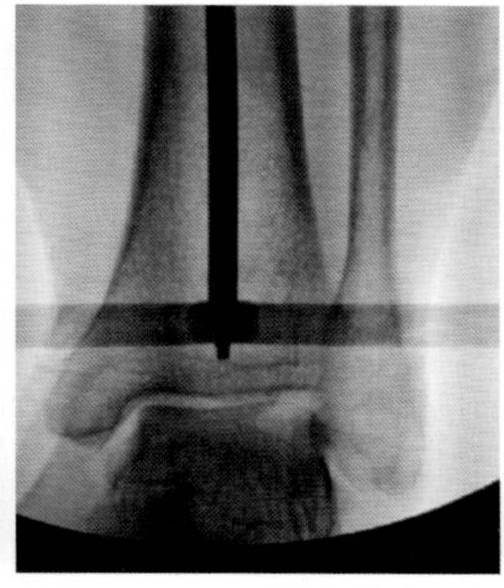

（b）

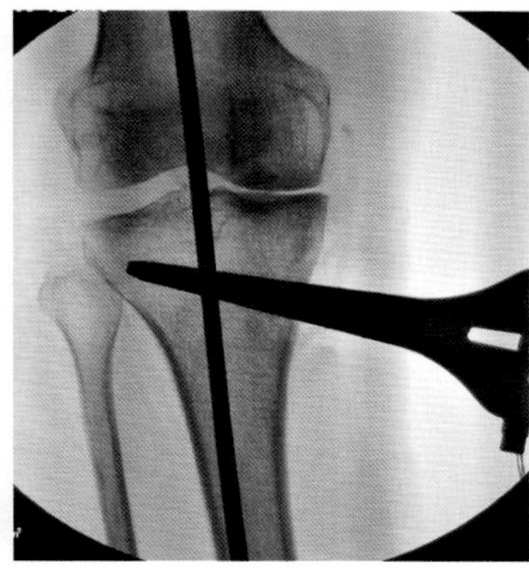

（c）

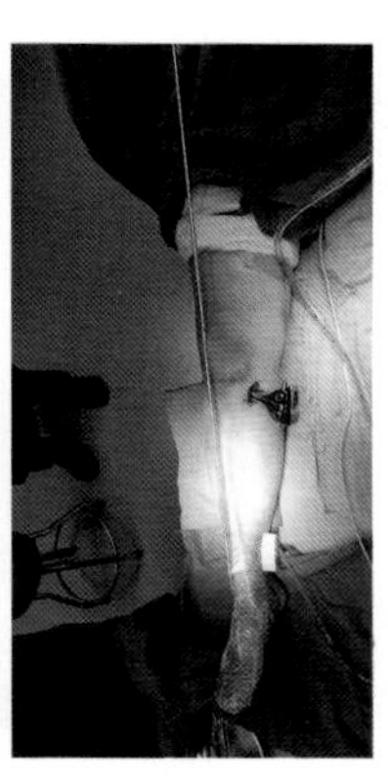

（d）

图 21–3–2　术中截骨操作后目标力线验证示例

注：（a）血管钳辅助股骨头中心定位；（b）力线支架辅助踝部中心定位；（c）撑开状态下膝部力线的C臂照片；（d）力线测量大体照片。

三、TARPO 技术下的微创内固定

TARPO 技术下的微创内固定见图 21–3–3、图 21–3–4。

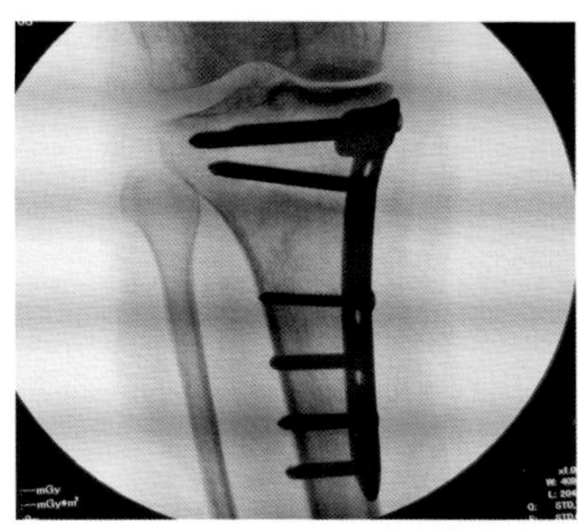

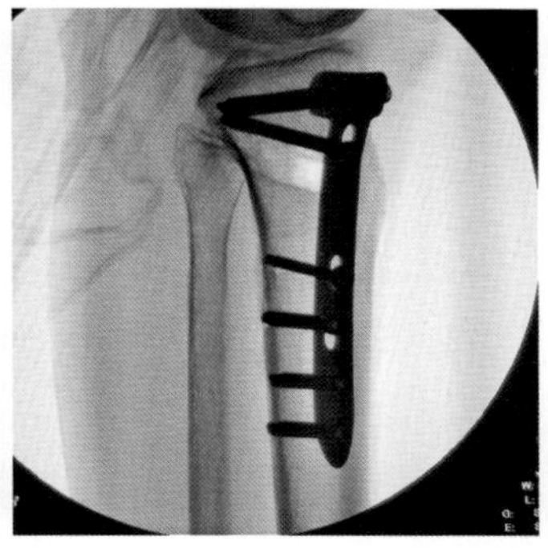

图 21–3–3　内固定完成后 C 臂透视正、侧位照片

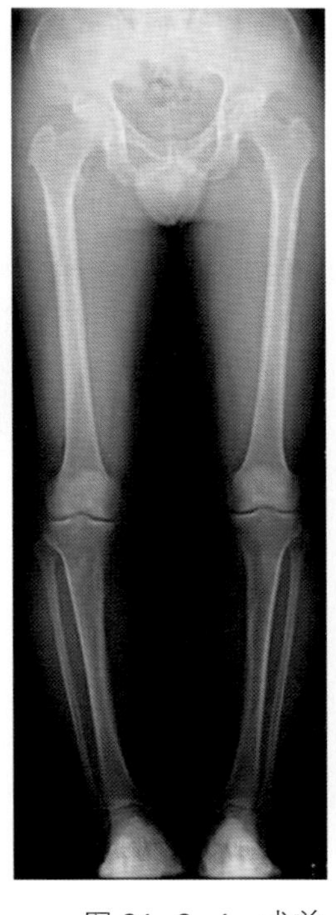

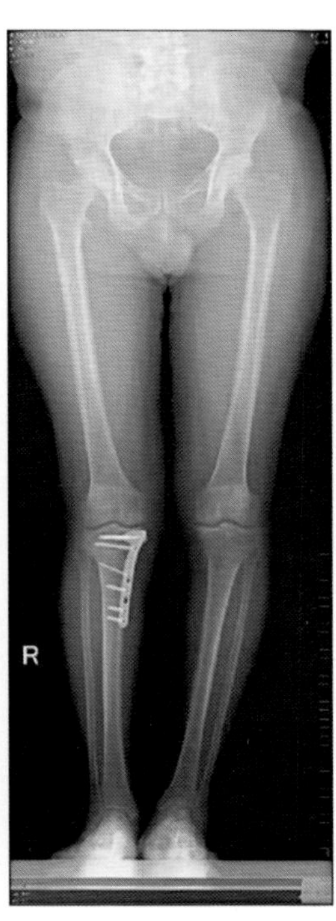

图 21–3–4　术前（左）术后（右）的下肢力线 DR 照片对比

综上，HTO 作为治疗 KOA 的一种手术方法，其临床疗效确切，保留了患者自然的膝关节，最大限度保留了患者膝关节运动功能及良好的舒适性，并且更符合我国患者的传统文化理念。3D 打印技术辅助术中精确截骨，可降低手术难度，提高临床疗效，为临床提供精确化、个体化以及微创化的保膝治疗方法，降低单纯 HTO 失败率，减少 TKA 的应用。

（王晓刚　学术指导：徐强）

参考文献

[1] 邱贵兴．骨关节炎诊治指南（2007 年 版）［ J ］. 中华关节外科杂志（电子版），2007，2（4）：281–285.

[2] 中华医学会风湿病学分会 . 骨关节炎诊断及治疗指南 [J]. 中华风湿病学杂志，2010，14（6）：416–419.

[3] 刘朝晖，马剑雄，张顺，等 . 膝骨关节炎的现状及治疗方法的研究进展 [J]. 中华骨与关节外科杂志，2020，13（8）：688–693.

[4] Conventry M B . Osteotomy of the upper portion of the tibia for degenerative arthritis of the knee. A preliminary report by Mark B. Conventry，MD. From the Section of Orthopedic Surgery，Mayo Clinic and Mayo Foundation，Rochester，Minnesota. 1965.[J]. Journal of Bone & Joint Surgery–american Volume，2001 Sep；83（9）：1426.

[5] 郇松玮，罗斯敏，张还添，等 . 胫骨高位截骨术治疗膝内侧间室骨关节炎的疗效分析 [J]. 中华关节外科杂志：电子版，2021，15（1）：33–38.

[6] 刘清宇，程治铭，石伟 . 内侧开放楔形胫骨高位截骨的研究进展 [J]. 中国矫形外科杂志，2021，29（9）：822–825.

[7] 范建波，崔胜宇，逸弘，等 . TomoFix 钢板固定胫骨高位截骨术治疗膝关节骨性关节炎的疗效 [J]. 中国老年学杂志，2021，41（16）：3432–3436.

[8] 王欢，王丛笑，汪杰，等 . 基于 ERAS 理念早期康复对内侧间室膝骨关节炎胫骨高位截骨术后的早期疗效 [J]. 中国临床研究，2021，34（7）：937–941.

[9] 高小康，韩守江，张元华，等 . 3D 打印截骨导板在内侧开放胫骨高位截骨术中的应用 [J]. 中国骨与关节损伤杂志，2020，35（2）：137–140.

[10] Lmf A，Gursoy A S，Dmk A，et al. Three–Dimensional Patient Specific Instrumentation and Cutting Guide for Medial Closing Wedge High Tibial Osteotomy to Correct Valgus Malalignment[J]. Arthroscopy Techniques，2021 Dec 20；11（1）：e13–e23 .

第二十二章　髋、膝关节置换术中的微创理念

人工关节置换术是现代骨科手术发展的重要组成的部分，其大规模开展的历史已有数十年时间。随着人口老龄化趋势的加剧，每年罹患关节疾病，需进行人工关节置换的患者也随之增加。本章节主要针对下肢关节置换中两种最主要的类型——髋膝关节置换进行讨论，结合笔者自己的临床经验，总结目前在此两大类手术中存在的微创理念及手术技巧。

第一节　髋关节置换术中的微创理念

治疗髋关节骨关节炎（OA）终末期的有效治疗方法是全髋关节置换术（total hip arthroplasty，THA）。髋关节置换术常见的入路包括：直接前入路（DAA）、前外侧入路（AA）、直接外侧入路（DLA）、后入路（PA）以及后外侧入路（PA）。

一、后入路全髋关节置换术

1. 后入路

PA 后入路是髋关节置换术的传统入路，学习周期短，是初学者的首选手术入路，据统计，PA 是目前全球最常用的 THA 手术入路。

2. 适应证与禁忌证

（1）髋关节置换术被推荐用于因髋关节疾病引起的慢性不适和严重功能障碍的患者，包括：①原发性或继发性髋关节骨关节炎。②股骨头缺血性坏死。③髋关节类风湿性关节炎。④累及髋关节的强直性脊柱炎。⑤髋部创伤骨折的老龄患者。⑥骨关节肿瘤。⑦血友病相关关节炎等。

（2）人工髋关节置换术的绝对禁忌证包括：①髋关节周围或全身存在感染、不能重建的伸膝功能丧失、无法有效纠正的周围广泛软组织损坏。②严重的外周血管疾病。③严重骨质疏松。④全身基础状况差，不能耐受手术（如伴有严重的心肺疾病、糖尿病等）。

（3）相对禁忌证包括：①年龄大、肥胖、髋关节高负荷者。②髋关节有感染史。③关节强直且无疼痛。④血友病伴多种合并症。

3. 微创技术

在过去的几十年中，髋关节置换术在不断改进，微创手术（MIS）是髋关节置换术很重要的一次变革。传统的全髋关节置换术通常采用大切口，而微创全髋关节置换术可改变切口位置并缩小切口以实现微创。甚至可以通过两个较短的切口对手术部位进行解剖和处理，其目的是缩短切口长度来降低患者的疼痛以及加速患者的术后康复。微创全髋关节置换术（MIS-THA）近年来越来越受欢迎，发展过程中出现了许多不同的手术入路，旨在减少软组织损伤，以缩短术后康复时间、减少术后并发症。

有经验的关节外科医生可尝试尽量缩小皮肤切口，但通常会以牺牲手术视野显露为代价，笔者对此不是特别推荐。合理的微创技巧为：①切开关节囊时可保留梨状肌腱，将股方肌及以下的短外旋肌群连同下方关节囊一并切开，形成倒 U 形组织瓣，便于假体安放完毕后完整缝回。②股骨颈截骨时可不显露小粗隆，以手指触摸判断其位置即可。③锉磨髋臼时为尽量缩短操作时间，应尽量按照接近术前计划的臼杯大小选择髋臼锉型号，而不是从最小号逐一开始。

二、直接前入路人工全髋关节置换术

1. 直接前入路

DAA 被认为是髋关节手术创伤最小的入路。DAA 手术是在不剥离肌肉的情况下，通过内侧缝匠肌、股直肌和外侧阔筋膜张肌之间的肌肉间隙到达髋关节囊。DAA 对软组织的损伤较小。近年来，DAA 越来越流行。

2. 适应证与禁忌证

直接前入路的适应证和禁忌证与后入路（PA）相似。DAA 的禁忌证还包括：①关节和骨盆存在一些解剖变异，比如髋臼突出使股骨管更接近骨盆、股管位于大腿深处，这些可能会限制手术视野的暴露。②患者肥胖也可能会限制手术视野的暴露。③若患者有保留后髋臼内固定物或后壁缺陷，打算行增强术，DAA 可能不合适。

3. 微创技术

（1）患者准备：为获得良好的肌松，建议全麻患者采取仰卧位，耻骨联合对准手术床可折叠部位，皮肤切口位于髂前上棘下、后各 1 cm，长 8 ~ 12 cm。

（2）切口显露：在阔筋膜表面，将前侧皮下组织部分游离，以更好显露阔筋膜；触摸确定髂前上棘位置，在其后下 1 cm 处顺切口方向切开阔筋膜，然后用示指行筋膜下钝性剥离，直至显露阔筋膜张肌和缝匠肌间隙。结扎其内旋股外侧动脉，用拉钩牵开以充分显露切口。

（3）关节囊切开：切开关节囊之前，需先清除其表面脂肪组织以获取更好显露；将股直肌在髋臼前壁表面用骨膜剥离器剥离后置入双弯拉钩，向对侧肾脏牵拉以免损伤股血管神经；两把髋臼拉钩分别置于臀小肌和股骨颈下方，此时可充分暴露前方关节囊。

（4）股骨颈截骨：将取头器预先垂直置入股骨头内；触摸转子间嵴，在距此嵴上方 5 mm 处垂直股骨颈截骨，直至取头器移动，取出股骨头。

（5）髋臼准备：将两把窄拉钩分别放在 7 点和 4 点位置（以髋臼最高点为 12 点），前壁拉钩位置不变，清除盂唇及臼底软组织。

（6）髋臼假体植入：使用标准锉磨器对髋臼进行锉磨，确认外展角 35° ~ 40° ，前倾 10° ~ 15° ，按常规步骤植入匹配的髋臼假体（术中可用 C 臂透视确认位置）。

（7）股骨准备：屈曲患侧膝关节将患者小腿放于其对侧膝关节上面，用电刀对上方及后方关节囊进行松解；一定要良好显露股骨大粗隆内侧面（松解良好的标志：能用 hook 钩拉住股骨颈将股骨近端整体从髋臼后方提出来）。

（8）股骨假体植入：将手术床的上半部分下降，然后将下半部分下降 30° 以使髋关节过伸；将患侧小腿置于对侧脚下，使股骨外旋并同时内收，以充分暴露股骨截骨面；用一把眼镜蛇拉钩置于小粗隆附近将股骨向外推出；用双刺拉钩置于大粗隆处将股骨近端撬起，并用髓腔探棒找到股骨髓腔，使用带前倾的髓腔锉依次成型，最终植入合适股骨假体，再用 C 臂透视确认位置。

（9）检查下肢长度及稳定性。

（10）缝合切口。

4.DAA 髋关节置术的微创理念及其展望

DAA 髋关节置换术中外科医生可使用小切口并且不损伤肌肉。前入路手术从肌肉间和神经间进入，不损伤下肢的股方肌、臀中肌、梨状肌等肌群，因此，术后发生髋关节脱位的风险相对较低，恢复较快，术后步态力学较好，同时也符合微创手术理念。但是 DAA 对于初学者来说学习周期较长。学习期间还容易出现：股外侧皮神经损伤、股骨骨折、切口愈合不良以及浅表感染等并发症。同时，患者体位、手术视野暴露程度、医生个人操作经验和患者自身身体条件等因素，可能会使 DAA 的精准度受到影响。近年来手术机器人不断发展，运用术前模拟和术中导航技术，可使 DAA 更加精准。随着结合手术器械的改进、假体设计的个性化以及外科医生技能的提高，DAA 很有可能成为未来流行的手术方法。

第二节　全膝关节置换术中的微创理念

全膝关节置换术（TKA）是晚期膝关节骨关节炎最常见的治疗方法，目的是缓解疼痛、矫正畸形、恢复功能，获得长期稳定。

一、患者的选择

（1）TKA 适应证包括：①骨关节炎终末期。②类风湿性关节炎、强直性关节炎、大骨节病、血友病性关节炎、创伤性骨关节炎等非感染因素导致的关节炎终末期。③感染性关节炎遗留的关节破坏，无活动性感染的大范围膝关节骨软骨坏死。④有关节损坏的放射学证据，持续性的中度至重度疼痛且经过一定时间的非手术治疗无缓解，临床表现有关节功能明显受限，且因此降低生活质量。

（2）TKA 绝对禁忌证包括：①膝关节周围或全身活动感染、伸膝功能丧失且无法重建、伴周围广泛软组织损坏不能有效改善。②严重的外周血管疾病。③严重骨质疏松。④全身状况差，无法耐受手术，如严重心肺疾病、糖尿病等。

（3）相对禁忌证包括：①年龄大、肥胖、膝关节高负荷。②伸膝功能障碍、周围软组织缺损尚有矫正余地。③膝关节有感染史。④关节强直且无疼痛。⑤血友病伴多种合并症。

二、微创手术的理念

近几十年来，MIS 的出现也让微创全膝关节置换术（MIS–TKA）的观念随之被提出。微创理念要求是在保证治疗效果的前提下，以小切口、微损伤、尽量减少对患者身心的干扰为主。与传统 TKA 相比，MIS–TKA 早期结果具有减轻疼痛、减少失血、增加早期关节活动度、缩短住院时间以及提高患者的满意度等方面的优势。

注意：实际上 MIS–TKA 并非盲目追求切口小、美观，而是要求术中尽量减少伸膝结构和周围软组织的损伤，并促进术后膝关节功能早期恢复。

三、MIS-TKA 常采用的入路

MIS-TKA 常见的微创入路有：微创内侧髌旁入路（mini-parapatellar approach，MPA）、微创股内侧肌入路（mini-midvastus approach，MMA）、微创股内侧肌下入路（mini-subvastus approach，MSA）、股四头肌保留入路（quadriceps-sparing approach，QSA）等微创切口入路。

四、目前 MIS-TKA 的核心理念

（1）皮肤切口长度＜ 14 cm：注意不能因盲目追求小切口而忽视远期效果，而且根据患者的体 X 形、解剖特征、原发畸形、关节活动度不同，微创切口的长度大小是相对的。

（2）减少损伤伸膝装置：为避免对术后主动伸膝功能的影响，切口大小以可供屈膝位显露截骨区为度。

（3）尽量避免屈膝位翻转髌骨：①髌骨骨赘的修整一般在伸膝位进行，因为伸膝位时伸膝装置的张力小，利于翻转。②可通过改良设计的截骨限深装置“跨过”髌骨以完成对外侧平台的截骨限深，避免翻转髌骨，从而减少了膝前切口的大小。③完成内侧平台、髁间部的截骨后，拆除金属截骨导板，通过已截骨的骨性“截骨导板”斜行完成外侧平台的截骨操作等。

（4）原位对股骨和胫骨实行截骨，避免脱位：在截骨、清理骨赘、松解挛缩软组织等操作未完成时，胫骨平台的前“脱位”需要用更长的切口、更广范围的伸膝装置翻转。合理的操作顺序可以逐步方便后续各型操作，同时可采用以下技巧以避免脱位：①通常在相对较短的切口下借助较细的单齿撬拨器完成胫股关节的“半脱位”，即可逐步完成截骨、清理骨赘、清理滑膜、松解挛缩软组织等操作。②在进行截骨、清理骨赘、清理滑膜、松解挛缩软组织等操作时需注意处理侧的 Hoffman 拉钩应进行有限牵拉，而对侧的 Hoffman 拉钩或甲状腺拉钩应保持松弛或紧贴股骨髁部，使有限的切口方便显露操作侧的部位。③在进行假体植入、垫片安装等操作时，应尽可能让内外侧的 Hoffman 拉钩紧贴股骨内外髁部，以减少内外侧韧带装置的张力、扩大胫股间的间隙，从而方便在较短切口下完成前述操作。

在临床应用中常需配合特殊定制的拉钩等器械以方便有限切口下的术区显露；还有学者认为保留后叉韧带型假体（CR）相较于后稳定型假体（PS），在增强本体感觉及改善功能的同时也能更好地减少术中创伤。同时需注意 MIS-TKA 技术尚有很多不足之处，还需要通过长期的临床实践来提高它的有效性与安全性。

第三节　膝关节单髁置换术

单髁置换术（UKA）是有效治疗单室膝关节骨关节炎的方法。

一、患者的选择

（1）单髁置换术的适应证：①年龄较大且不适合行 TKA、体形偏瘦患者。②较年轻且只有膝关节单间室病变的患者。

（2）单髁置换术的禁忌证：①炎症性关节炎。②膝关节屈曲挛缩超过 15°。③术前患肢膝关节活动范围小于 90°。④侧室承重区软骨损伤。⑤前交叉韧带（ACL）严重缺损。⑥髌骨软骨下骨外露。

随着假体设计、手术方式及手术器械的不断改善，传统观点认为的手术禁忌证可能有所改变：

①传统观点认为，人体重量的增加会增加假体的承载压力，加速假体的磨损，容易造成无菌性松动，但近年来相关研究提出 BMI > 25 kg/m^2 的患者也可选择 UKA 治疗。②既往研究认为，UKA 不适用于髌股关节炎患者；但近年的研究发现，内侧 UKA 可在一定程度上改善髌股关节炎的临床症状，因此不应将髌股关节炎视为 UKA 的绝对禁忌证。③当前主流观点认为，前交叉韧带功能不良也不一定是 UKA 的绝对禁忌证：对于年轻且活动量较大的患者，建议行 UKA 联合 ACL 重建术，能取得良好临床疗效，而老年患者则推荐单纯 UKA。

二、微创技术

相对于 TKA，UKA 本身即是一类相对微创的 KOA 治疗方法，因此根据患者患肢的具体条件精准地开展手术更能体现微创的理念。

（1）切口：在 UKA 术中（以内侧间室 UKA 为例），笔者建议手术切口为从关节线下 1 ~ 1.5 cm（以能放置胫骨截骨模块并良好帖服为准）到近端，并沿髌骨边缘延伸 6 ~ 8 cm。在髌骨边缘需保留约 0.5cm 软组织以方便对合。

（2）半月板清理：对术侧半月板前角及外侧进行清理去除。但后角可视术中情况决定是否予以完全去除，因过度追求去除残余后角有损伤后方关节囊结构的可能。

（3）截骨：在胫骨垂直截骨时需注意保护交叉韧带止点，不可过于偏中导致止点结构损伤。在术中可保留股骨髓腔定位杆，使其发挥阻挡髌骨、帮助显露手术视野的作用。

（4）髌骨清理：对于存在髌股关节炎或髌骨骨赘形成的患者，可以适当延长切口并行髌骨清理成形术。

（5）MCL 的保护：切不可参照 TKA 行侧副韧带松解术。

三、微创手术的展望

与 TKA 相比，UKA 具有创伤小、出血少、恢复快、费用低等优势，但适用范围相对较窄，且易受患者术前期望水平的影响。近年来，骨科机器人辅助膝关节置换术正被广泛应用，骨科机器人成为手术中的一个重要部分。在计算机导航辅助下，能够满足微创技术对手术视野的显露需求，术中截骨及假体安放将更加精确，有利于提高下肢力线的精确度，获得更好的手术效果。骨科机器人的良好术前规划及术中精准操作，替代了医师的体力和不精确操作，能够在一定程度上减少骨量的丢失及软组织的损伤，使得 UKA 手术更加微创化。

（尹一然）

参考文献

[1] Howell J R, Garbuz D S, Duncan C P.Minimally invasive hip replacement: rationale, applied anatomy, and instrumentation[J]. Orthopedic Clinics, 2004, 35（2）: 107–118.

[2] Lloyd J M, Wainwright T, Middleton R G. What is the role of minimally invasive surgery in a fast track hip and knee replacement pathway?[J]. The Annals of The Royal College of Surgeons of England, 2015, 94（3）: 148–151.

[3] Cadossi M, Sambri A, Tedesco G, et al.Anterior approach in Total hip replacement[J]. Orthopedics, 2017, 40（3）: e553–e556.

[4] Smith-Petersen M N. A new supra-articular subperiosteal approach to the hip joint[J]. JBJS，1917，2（8）：592-595.
[5] Nistor D V， Caterev S，Bolboacă S D，et al. Transitioning to the direct anterior approach in total hip arthroplasty. Is it a true muscle sparing approach when performed by a low volume hip replacement surgeon?[J]. International orthopaedics，2017，41：2245-2252.
[6] Post Z D， Orozco F，Diaz-Ledezma C，et al. Direct anterior approach for total hip arthroplasty： indications，technique，and results[J]. JAAOS-Journal of the American Academy of Orthopaedic Surgeons，2014，22（9）：595-603.
[7] Springer B D，Parvizi J，Austin M，et al. Obesity and total joint arthroplasty a literature based review[J]. Journal of Arthro-plasty，2013，28（5）：714-721.
[8] Galakatos G R. Direct anterior total hip arthroplasty[J]. Missouri medicine，2018，115（6）：537.
[9] 白波， 陈玉书 . 中国微创全髋人工关节置换术的现状和将来 [J]. 中华关节外科杂志：电子版，2015，9（6）：4.
[10] Curtin B M， Armstrong L C， Bucker B T， et al. Patient radiation exposure during fluoro-assisted direct anterior approach total hip arthroplasty[J]. The Journal of Arthroplasty，2016，31（6）：1218-1221.
[11] 内雷（法）， 德梅（法）. 膝关节手术学 [M]. 上海科学技术出版社，2016.
[12] Yoo J H， Oh H C，Park S H，et al. Does obesity affect clinical and radiological outcomes in minimally invasive total knee arthroplasty? Minimum 5-year follow-up of minimally invasive TKA in obese patients[J]. Clinics in orthopedic surgery，2018， 10（3）：315-321.
[13] 田润， 杨佩， 王坤正 .“微创”与“精准”是我国关节外科发展的重要指导理念 [J]. 中华关节外科杂志：电子版，2017， 11（6）：3.
[14] 王琛， 于浩然，郭灰灰，等 . 微创全膝关节置换术的研究进展 [J]. 中华关节外科杂志：电子版， 2021， 15（3）：6.
[15] Hamilton T W，Pandit H G，Jenkins C，et al. Evidence-based indications for mobile-bearing unicompartmental knee arthroplasty in a consecutive cohort of thousand knees[J]. The Journal of arthroplasty，2017，32（6）：1779-1785.
[16] Sundaram K，Warren J，Anis H，et al. An increased body mass index was not associated with higher rates of 30-day postoperative complications after unicompartmental knee arthroplasty[J]. The Knee，2019，26（3）：720-728.
[17] Xia Z， Liow M H L，Goh G S H，et al. Body mass index changes after unicompartmental knee arthroplasty do not adversely influence patient outcomes[J]. Knee Surgery， Sports Traumatology，Arthroscopy，2018，26：1691-1697.
[18] Xu S， Lim W A J，Chen J Y，et al. The influence of obesity on clinical outcomes of fixed-bearing unicompartmental knee arthroplasty： a ten-year follow-up study[J]. The Bone & Joint Journal，2019，101（2）：213-220.
[19] Lum Z C， Crawford D A，Lombardi Jr A V，et al. Early comparative outcomes of unicompartmental and total knee arthroplasty in severely obese patients[J]. The Knee，2018，25（1）：161-166.
[20] Pandit H， Jenkins C，Gill H S，et al. Unnecessary contraindications for mobile-bearing unicompartmental knee replacement[J]. The Journal of bone and joint surgery. British volume，2011，93（5）：622-628.
[21] 朱若夫，王治栋，陈广东，等 . 髌股关节退变对膝关节内侧单髁置换术疗效影响的研究 [J]. 中国矫形外科杂志，2018， 26（24）：5.
[22] Parmaksizoglu A S，Kabukcuoglu Y，Ozkaya U，et al. Short-term results of the Oxford phase 3 unicompartmental knee arthroplasty for medial arthritis[J]. Acta Orthop Traumatol Turc，2010，44（2）：135-142.
[23] Beard D J， Pandit H，Gill H S，et al. The influence of the presence and severity of pre-existing patellofemoral degenerative changes on the outcome of the Oxford medial unicompartmental knee replacement[J]. The Journal of bone and joint surgery. British volume，2007，89（12）： 1597-1601.
[24] Thein R，Zuiderbaan H A，Khamaisy S，et al. Medial unicondylar knee arthroplasty improves patellofemoral congruence： a possible mechanistic explanation for poor association between patellofemoral degeneration and clinical outcome[J]. The Journal of arthroplasty， 2015，30（11）：1917-1922.
[25] 王宇， 岳家吉， 杨春喜 . 髌股关节炎对人工单髁关节置换术疗效影响的研究进展 [J]. 中国修复重建外科杂志，2019（3）：5.
[26] Tian S，Wang B，Wang Y，et al. Combined unicompartmental knee arthroplasty and anterior cruciate ligament reconstruction in knees with osteoarthritis and deficient anterior cruciate ligament[J]. BMC Musculoskeletal Disorders，2016，17：1-6.
[27] Mancuso F，Dodd C A，Murray D W，et al. Medial unicompartmental knee arthroplasty in the ACL-deficient knee[J]. Journal of Orthopaedics and Traumatology，2016，17：267-275.
[28] Ventura A，Legnani C，Terzaghi C， et al. Medial unicondylar knee arthroplasty combined to anterior cruciate ligament reconstruction[J]. Knee Surgery，Sports Traumatology， Arthroscopy，2017，25：675-680.
[29] Iriberri I，Suau S，Pay á n L，et al. Long-term deterioration after one-stage unicompartmental knee arthroplasty and anterior cruciate ligament reconstruction[J]. Musculoskeletal Surgery，2019，103：251-256.

第五篇

下肢骨科其他领域的微创实践

下肢骨科除上述治疗中体现微创理念外，尚体现在以下方面。

第二十三章　下肢损伤后畸形的矫形治疗

下肢畸形常发生于下肢长骨，包括股骨和胫骨的畸形；下肢畸形可继发于外伤、先天性缺陷或下肢手术后并发症，最常见于下肢创伤后遗症。

第一节　下肢损伤后畸形概述

一、下肢损伤后畸形的病因

1. 损伤因素

严重的下肢损伤往往具有复杂的粉碎骨折、血管神经损伤、皮肤软组织缺损等特征；虽然在过去的几十年里，手术器械及手术技术得到了很大的提升，但这些严重创伤的外科治疗仍是重大的临床挑战，即使经医生尽力治疗，也难免残留各类畸形。

2. 治疗因素

下肢损伤的手术目标是尽量在不留畸形的情况下达到骨愈合，但不幸的是仍有很多严重下肢损伤的患者残留了畸形。这些可能与治疗者不完整的术前诊断、错误的损伤机制判断以及不当的治疗措施相关。

3. 患者因素

下肢损伤的治疗也与患者个人因素有关。如不及时就医、自身治疗方案决策延误、围手术期患方配合不当以及术后未遵医嘱进行康复训练和患肢保护等均可能加大损伤后畸形的出现概率或程度。

4. 并发症因素

下肢损伤后患者易受到诸如感染、DVT、动脉损伤、骨筋膜室综合征、骨不连或骨不愈合等并发症的阻碍，可能出现或残留一定的下肢畸形。

二、畸形的判断及影像学评估

1. 确定畸形的类型及位置

是矫形规划的第一步，具体包括：①下肢长轴轴面旋转表现为内旋或外旋畸形，轴面平移表现为缩短或延长畸形。②冠状面上可能表现为内翻、外翻成角。③矢状面的畸形可能为过伸、后屈畸形。④力线：在标准的下肢全长X线片中，机械轴应从髋关节中心到踝关节中心，并穿过膝关节中心，冠状面或矢状面的畸形会移动这条轴。例如，胫骨或股骨内翻畸形会使膝关节轴向内侧移动，而外翻畸形会使通过膝关节中心的轴线向外侧移动。

2. 下肢长骨畸形分类

肢长骨畸形可大致分为：旋转畸形、成角畸形以及弓状畸形三种。①旋转畸形主要表现为胫骨、股骨旋转形成的水平面畸形。②成角畸形主要表现为单平面的畸形，包括冠状面内翻和外翻畸形、矢状面屈曲和过伸畸形。③弓状畸形主要是骨骼相对于长骨的末端过度弯曲，长骨干呈现弓形。见23-1-1。

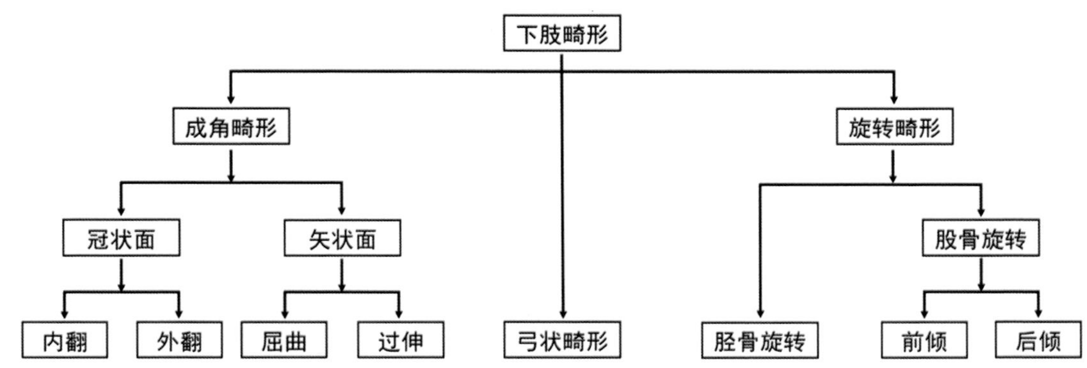

图 23-1-1　下肢长骨畸形的分类

3. 术前影像学计划

在对这些畸形进行矫正时，测定下肢力线、准确测量畸形角度与判断畸形来源对截骨计划、内固定物的选择、骨折处的处理都非常重要。注意事项如下：①在截骨矫形前，术前需评估长骨的前后位、侧位的解剖情况。②涉及膝关节的情况下，必须评估膝关节前后位、侧位、髌骨轴位情况。③整个下肢负重位的全长X线片也是必要的，可以通过下肢力线的全长位片判断畸形的位置及来源。④判断出下肢畸形的顶点位，截骨术应在畸形的顶点处进行，从而实现最佳矫正，在非畸形顶点的水平位上进行截骨无法恢复生理轴，反而会造成新的畸形。⑤在有创伤后缺损或骨骼病变的病例中，CT扫描有助于更精确地显示畸形。对于下肢扭转性旋转畸形的患者，CT扫描是术前检查的金标准。

三、下肢畸形继发的生理学改变

1. 短缩畸形

在下肢畸形对人体产生的影响方面，肢体的短缩（轴面平移）根据其严重程度可产生不同影响。轻微的短缩可能不会对人体产生明显影响，人体通过肢体及骨盆的调整，可让行走姿势趋于正常，但对于多长的下肢短缩可以通过自身调节平衡，学术界说法不一。基本共识为：①双下肢差异在15 mm以内时，可以不用干预，通过自身调节平衡；若超过15 mm，双下肢的不等长可能导致背部相关问题，则需要进行干预。②双下肢的长度差异大于5%时会引起继发性并发症，如较短的腿踮起脚尖导致足部和踝关节的问题，或较长的一侧膝盖弯曲走路导致股四头肌疲劳和髌股关节的问题等。

2. 旋转畸形或成角畸形

合并该类畸形的旋转量不同引起不同改变。

（1）旋转畸形：通常会引起髌股关节疼痛或踝关节不稳。如由于旋转畸形导致的骨近端关节损伤是缺乏自由的内外旋转活动的，都表明需要进行截骨矫正；由于旋转不良而导致的髋关节旋转受限都被认为相当于股骨、髋臼撞击，这在很大限度上被认为是髋关节骨关节炎发展的危险因素。

（2）矢状面成角畸形：通常不太相关，它们位于膝关节和踝关节的平面，由于这些关节习惯于在不同程度的屈曲时承受载荷，因此更容易忍受。当然，也有例外情况，比如膝关节或膝关节附近的屈曲畸形可导致继发性髌股磨损。

（3）冠状面成角畸形：是创伤后下肢畸形最明显的问题，因为这种畸形可能会影响髌股关节，导致髌股关节紊乱，任何矫形截骨术都必须重建髌股关节的稳定。毫无疑问，内翻或外翻畸形时，下肢力线的改变可能与膝关节和踝关节负荷异常有关，并与膝关节及踝关节骨关节炎有关。大于10° 的下肢内、外翻畸形不应被接受，因为它们会导致膝关节骨关节炎，而外翻畸形比内翻畸形更容易导致膝关节骨关节炎的发生。

如果髋、膝或踝关节已经存在骨关节炎，下肢的内翻或外翻成角会急剧加速并恶化骨关节炎，矫正成角畸形可以减缓这一过程。Fujisawa等人的研究表明，通过对内翻导致的骨关节炎的矫正，30%～40%的患者得到了实际的改善。并且于术后12～18个月行关节镜检查，结果显示关节纤维软骨缺损修复，关节功能得到改善。

第二节　下肢损伤后畸形的治疗

一、治疗方案

1. 保守治疗

在出现创伤后下肢畸形时，医师对处理畸形导致的临床症状有多种方法。如补偿策略的保守疗法：加厚鞋垫、矫形鞋垫或步态锻炼的物理疗法，若以上方法都无效，最终则需要进行手术干预。

2. 手术治疗

（1）相对简单的方法：股骨远端和胫骨近端开放或闭合楔形截骨术，可选用内固定装置固定，如Tomofix钢板。下肢创伤后的畸形更多地体现在下肢的内、外翻畸形，下肢的内外翻畸形可能加快膝关节骨关节炎的发展，需要对下肢畸形力线进行纠正。在膝关节周围进行截骨矫形来纠正下肢力线，开放楔形胫骨高位截骨术及股骨远端闭合截骨术（DFO）在早期膝关节骨关节炎的治疗中具有良好的结果。

（2）复杂的方法：主要是针对复杂的下肢骨干畸形，存在旋转及成角畸形时，需要多平面的矫正，需要使用髓内钉或外固定架（Ilizarov或泰勒架），外固定支架可以使畸形处的多平面牵张成骨以纠正旋转和成角畸形。环形外固定支架在下肢踝关节周围的畸形矫形中具有很大的优势。

注意：在处理成人创伤后畸形时，相对于先天性的生长畸形，创伤后畸形（非多年陈旧者）通常有一个优势，那就是受伤前四肢的神经、血管和软组织通常是正常长度的，创伤后出现畸形的时间较晚，每个个体出现的神经、血管、软组织畸形都不一样，需要针对每个患者进行个体化的区别对待。

二、固定方式的选择

下肢畸形的矫正对有经验的外科医生而言也是巨大的挑战。可应用环形外固定支架、髓内钉以及钢板等对下肢畸形进行矫正固定。

1. 髓内钉

（1）优势：①对下肢长骨干进行矫正可使患者快速恢复负重和步态模式。②可以加快康复，以便尽早返回工作岗位，并尽量减少对社会支持的需求，减轻社会负担。

（2）局限性：①不允许进行多平面矫正，需要仔细的术前评估。②髓内钉只能纠正有限的畸形长度。③髓内钉的使用需要对畸形位置进行大范围暴露，创伤大，术后出现骨不愈合、延迟愈合的概率较大。

2. 钢板

对于干骺端的截骨，钢板具有更好的贴附性及更优的生物力学，更适合应用于干骺端截骨的固定。

3. 环形外固定架

环形外固定架（Ilizarov或Hexapod架）通过牵张、成骨技术逐渐成骨并纠正下肢畸形。

（1）优势：①是治疗困难的创伤后并发症的最有效的治疗策略之一。②这些装置可用于治疗急性骨折及其并发症，包括骨折不愈合（感染性或非感染性）、残余旋转畸形以及创伤后缩短畸形等。

（2）局限性：①该技术需要长期的治疗过程，对患者与医生而言通常是一个困难和艰难的选择。②这种治疗方式可能导致的相关并发症也有很多，包括钉道感染、残留畸形、肢体挛缩、牵拉疼痛、瘢痕形成以及持续性不愈合等。

笔者对截骨术后的内固定方式有一些体会和认识。首先，下肢畸形可以进行一次性矫正时，应避免逐渐矫正，除非患者需要术后逐渐矫正或肢体需要逐渐延长。其次，在内固定物的选择方面，如果可以选择内固定物（钢板或髓内钉），应避免选用外固定支架，内固定更舒适，且固定可靠，护理也更方便。

三、微创理念在矫形手术中的体现

外固定支架本身具有一定的微创属性，相对简单的截骨也可以通过小切口经皮完成，另外普通的下肢创伤微创手术技术、技巧可以应用到矫形手术中，除以上之外，矫形手术尚有以下措施实行微创理念。

1. 精确术前计划及执行

虽然一些并发症可能是不可避免的，但通过更精确的术前计划，这些问题可以被限制或尽量规避。旋转畸形通常很难评估，它们不能在X线片上精确测量，多维CT重建可以了解这些轴线的确切位置。因此，旋转畸形的临床评估更依赖于手术者的思维想象。如果有多平面的其他畸形，评估就变得更加复杂了。

2. 手术计划软件的应用

随着技术向数字射线照相和图像存档与通信系统（PACS）的转变，手术计划软件程序也越来越受欢迎。基于下肢全长X线片，通过虚拟软件对下肢全长位片进行分析，分析出畸形的相关变量，可以计算出矫形位置、矫形的角度以及矫形的范围等，让术者在术中能够获得指导性的进行操作，以减少创伤，达到微创的目的。虽然其准确性和可靠性水平相当高，但虚拟的数据在实际术中仍有一些可变性和不可控性。

3. 计算机导航

在下肢畸形矫正方面，计算机导航是提高手术安全性和准确性的一种潜在手段。在计算机导航手术中，可以精确纠正机械轴对齐，减少人为的误差，它允许手术者精确地测量畸形，计划术中截骨，并在导航的指导下精确地执行截骨计划，更精准、更微创。然而，这项新技术是否存在增加成本、延长手术时间等问题还有待确定。

4. 3D 打印

（1）优点：①是向外科医生传递信息的一种更好的方法，可以提供更完善、更知情、更详细的手术计划。计算机3D模型能够很直观地为手术医师提供个体化的畸形图像，并通过计算机计算出需要矫正的矢状面、冠状面以及水平面的角度，还能制订出个性化导板，让手术更精准、更简单、更微创。特别是对于复杂畸形的病例，手术医师无法根据自己的经验进行精准截骨，包括截骨的位置、角度等。在过去，手术医师一般都是通过自己的经验在术前反复的模拟演练，手术期间再辅以X线的透视来判断，操作时间长，操作的临床效果也因不同医生的经验和技术而变得不同。在这方面，3D打印发展之前，并没有简单、快速、准确的方法来指导截骨术的实施。采用3D打印技术设计的骨骼模型实用性强，导板与骨骼可以精确匹配。借助3D打印技术，医生可以在手术前通过导板在打印的骨骼中完成截骨模拟，也可以在术中对患者的病变骨骼重复同样的操作，计算机更能精准地模拟出截骨的位置、方向以及矫正角度，让手术更加精准。综上，3D打印这项技术给医生及患者都带来很大的好处。②对截骨操作的精确指导：3D打印指导截骨的具体步骤：第一步，对下肢畸形部位进行CT图像扫描采集，生成的模型的质量取决于数据集的参数和物理处理；第二步，将CT图像数据以DICOM格式导入Materialise 3D打印软件（Materialise），建立下肢骨的3D模型，并进行分析；第三步，使用3D模型数据来进行精确截骨的术前规划，包括截骨位置、截骨方向以及矫正角度的规划；第四步，通过计算机模拟计算出能够贴附于患者骨表面的截骨导板，截骨导板也规划了截骨的位置、方向、角度等，通过计算机模拟虚拟截骨操作与术后的结果进行相互印证。

（2）局限性：3D打印技术在实现方面也存在一些不足。例如，图像处理和3D打印需要较长的时间，许多基层医院的条件不允许；没有相关的技术和设备，需要厂家进行定制，费用较高，增加了患者的经济负担等。

总的来说，3D打印技术可以为下肢畸形的矫正（特别是复杂畸形）提供直观、准确的帮助，极大地方便了手术医师，也使患者的创伤程度降低，可以达到更微创的目的，值得推广。

第三节　下肢损伤后畸形手术治疗示例

一、术后并发症导致的畸形

1. 骨折内固定术后不愈合

钢板内固定在下肢长骨骨干导致的畸形愈合有多种原因，如特定骨折类型的内固定选择指征错误、术中技术失误、术中对位不良和术后不恰当的功能锻炼等。长骨干的钢板固定失败、外固定或保守性骨折治疗后畸形愈合或畸形不愈合的矫正和固定方面，髓内钉具有显著的优势，髓内钉也能体现出微创的优势及理念。

【病例1】患者，女，26岁，因诊断为左侧胫腓骨中段开放性骨折，在当地医院行左侧胫腓骨切开复位钢板内固定术，1年后出现左侧胫骨干骨不愈合，发现左侧胫骨钢板断裂，后逐渐胫骨内翻畸形导致下肢内翻畸形。

诊断：左侧胫骨干骨不愈合；左侧胫骨骨折术后内固定物断裂；左侧下肢内翻畸形。

治疗方案：完善相关检查，根据患者的情况制订个体化矫形方案；患者左侧胫骨骨折断端出现骨不愈合，断端硬化，伴有钢板断裂，同时存在下肢内翻畸形，根据患者的情况制订的手术方案为取出胫骨干内固定物+纠正胫骨内翻畸形+局部髂骨植骨+钢板桥接辅助髓内钉固定畸形矫正部位。见图23-3-1、图23-3-2。

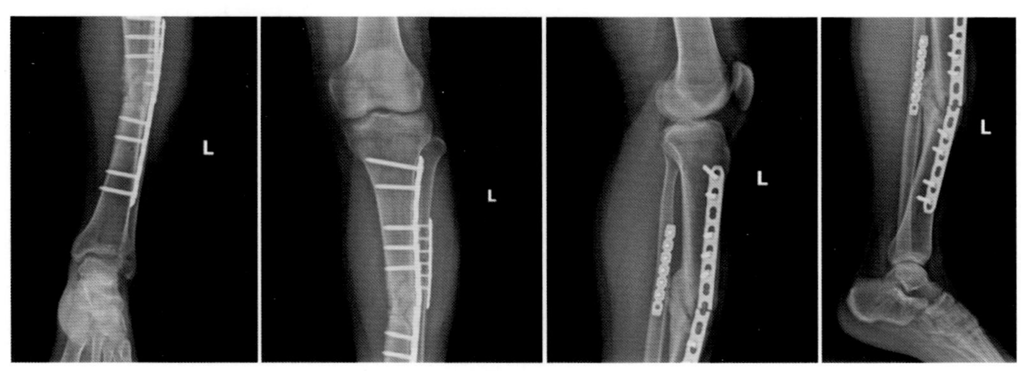

图 23-3-1　病例 1 患者术前 X 线片

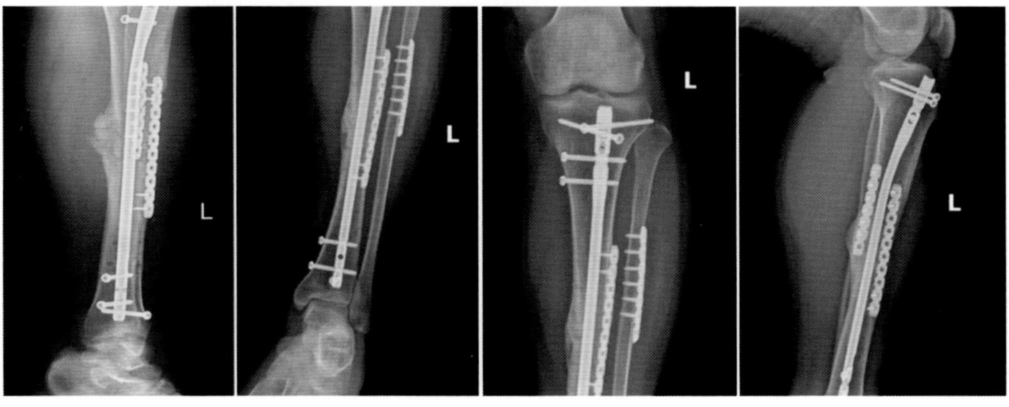

图23-3-2　病例1患者术后8个月X线片

2. 骨折外固定术后不愈合

外固定支架是多用途的固定方式，但需要严格的手术规划、执行及术后管理，必要时可能需要中转为内固定、内固定+植骨治疗，否则其失效后会导致相应的下肢畸形。

【病例2】患者，女，34岁，因诊断为右侧胫腓骨中段开放性骨折，在当地医院行右侧小腿清创术及右侧胫骨复位外固定支架固定术，半年后出现右侧胫骨骨折断端吸收硬化，后逐渐出现右侧胫骨骨干不愈合，断端分离短缩内翻畸形。

诊断: 右侧胫骨干骨不愈合；右侧下肢短缩内翻畸形。

治疗方案: 完善相关检查，根据患者的情况制订个体化矫形方案；患者右侧胫骨骨折断端出现骨不愈合，断端硬化，出现骨吸收，同时存在下肢内翻畸形，患者属于创伤后畸形，伴有骨不愈合，根据患者的情况制订的手术方案为新鲜化断端+矫正胫骨内翻短缩畸形+局部髂骨植骨+钢板结合髓内钉固定畸形矫正部位。见图23-3-3、图23-3-4（病例还在随访中）。

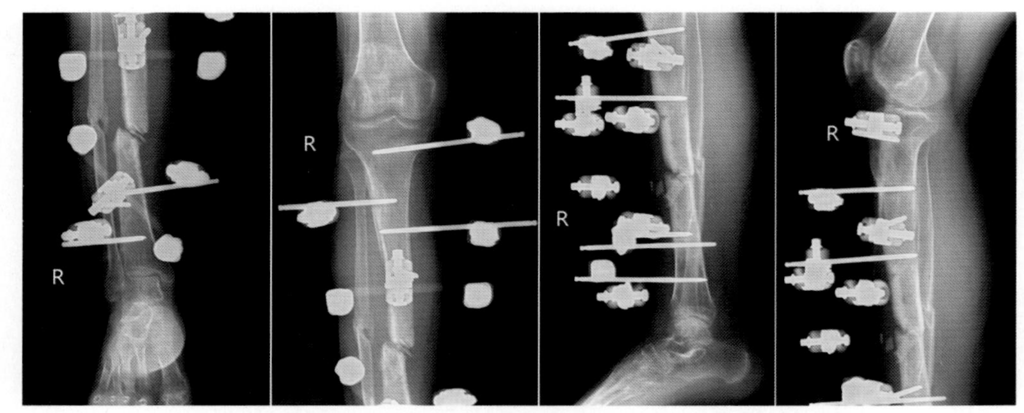

图 23-3-3　病例 2 患者术前 X 线片

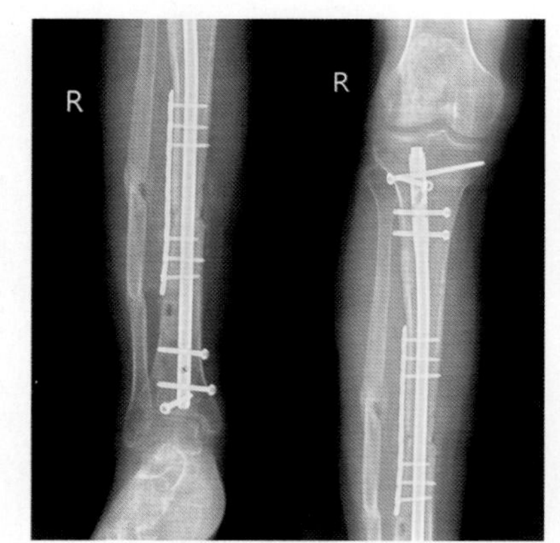

图 23-3-4　病例 2 患者术后 1 个月 X 线片

二、下肢损伤＋发育异常导致的畸形

少年、婴幼儿的下肢损伤常常继发发育异常，往往导致复杂的下肢畸形，既可伴有旋转畸形和短缩畸形，又常出现下肢内翻或外翻畸形，这类病例通过单纯的截骨矫形是无法矫正的。对于不伴有患肢短缩的情况，更多的建议是使用钢板内固定物；而需要在矫正旋转畸形的同时延长下肢时，最好建议使用外固定支架。若畸形在关节内，则通过手术医师人工进行矫正的难度较大，手术医师无法根据自己的经验进行截骨，包括截骨的位置、角度等，3D打印能够很直观地为手术医师提供个体化的畸形图像，并可使用计算机计算出需要矫正的矢状面、冠状面以及水平面的角度，还能制订出个性化导板，让手术更精准、更简单、更微创。

【**病例1**】患者，女，18岁，曾在2岁时膝关节受到外伤，右侧下肢短缩畸形十余年。

诊断：右侧下肢创伤后畸形；右下肢内翻畸形。

治疗方案：术前见患者下肢短缩、旋转畸形，畸形主要来自膝关节及胫骨侧，从下肢全长X线片来看，患者的短缩畸形主要来自胫骨，股骨长度与对侧无差异，膝关节虽然存在解剖异常，但考虑到该患者膝关节屈伸活动可，膝关节对合可，患者需要解决的是下肢短缩畸形导致的步态跛行，所以根据该患者的需求及下肢畸形情况，制订的手术矫形计划是在胫骨侧进行微创截骨，纠正旋转畸形及下肢内翻畸形，采用外固定支架对胫骨侧进行骨搬运延长患肢。术后2周开始骨搬运，1 mm /次，4 次 /天，最后共延长55 mm，按拟定搬运长度进行调整，在8个月后，肢体长度基本完全纠正。见图23-3-5、图23-3-6、图23-3-7、图23-3-8。

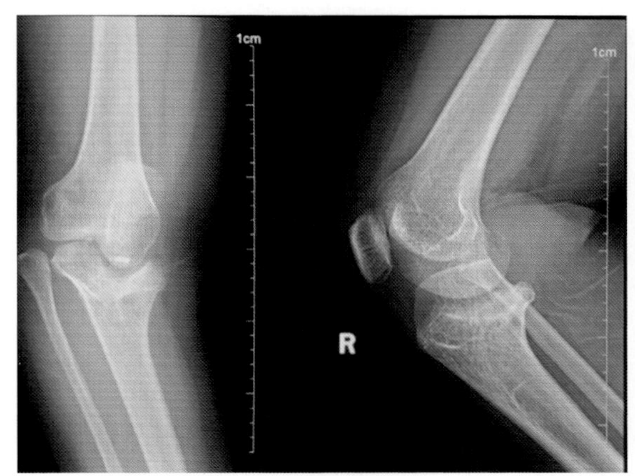

图 23-3-5　病例 1 患者术前 X 线片

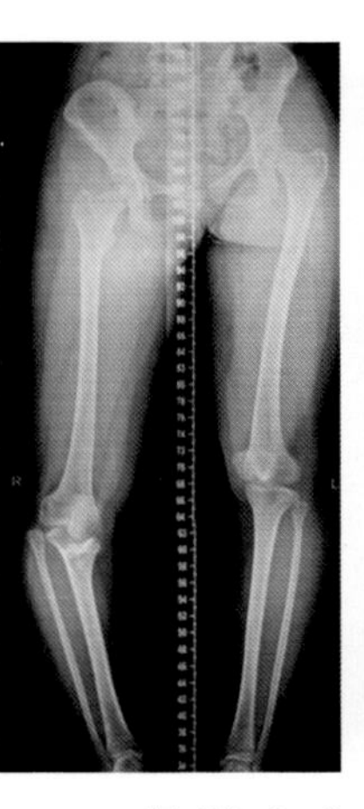

图 23-3-6　病例 1 患者术中照片

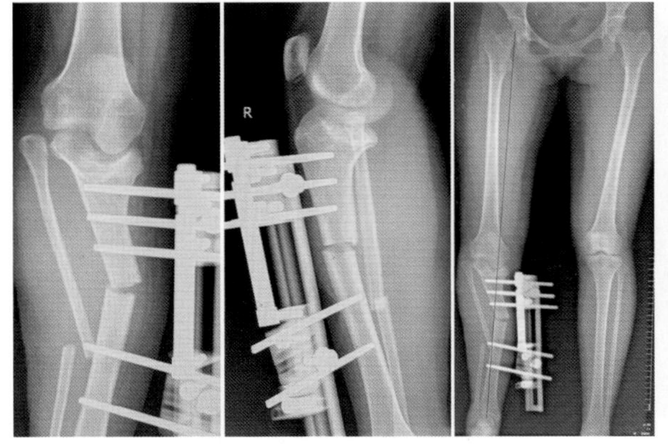

图 23-3-7　病例 1 患者术后 1 周 X 线片

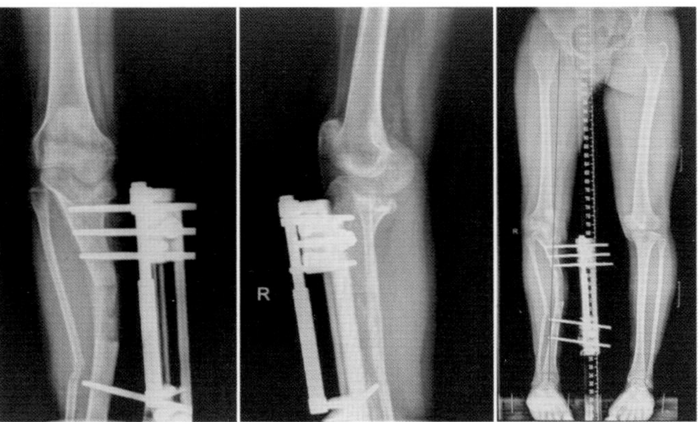

图 23-3-8　病例 1 患者术后 1 年余 X 线片

【病例2】患者，女，18岁，因左侧马蹄内翻足及左下肢缩短15年入院，患者3岁时，左侧胫骨出现骨髓炎，导致左侧下肢短缩、内翻畸形。图23-3-9、图23-3-10、图23-3-11、图23-3-12、图23-3-13、图23-3-14。

治疗方案：目前需要解决的问题是延长患侧肢体及纠正马蹄内翻足，手术策略是使用外固定支架通过骨搬运延长腓骨以及矫正足和踝关节畸形。

分期手术：①第一次手术对踝关节进行融合，切断腓骨，使用外固定支架对腓骨进行骨搬运，延长腓骨的长度，待腓骨延长的下肢长度与对侧等长时，停止延长。②第二次手术对胫腓骨进行融合，取自体髂骨在胫骨残端与腓骨间进行融合。

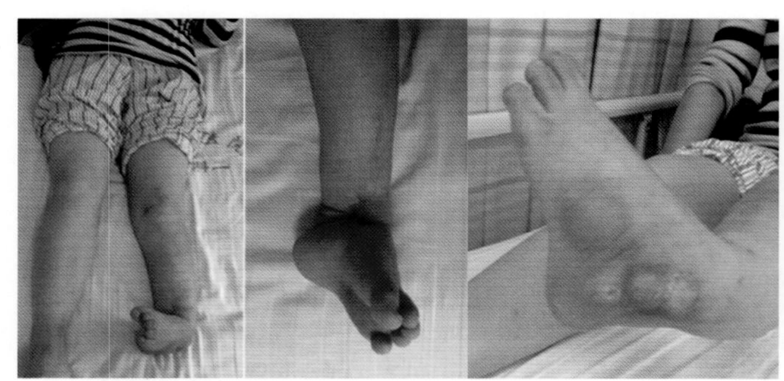

图 23-3-9　病例 2 患者术前外观照

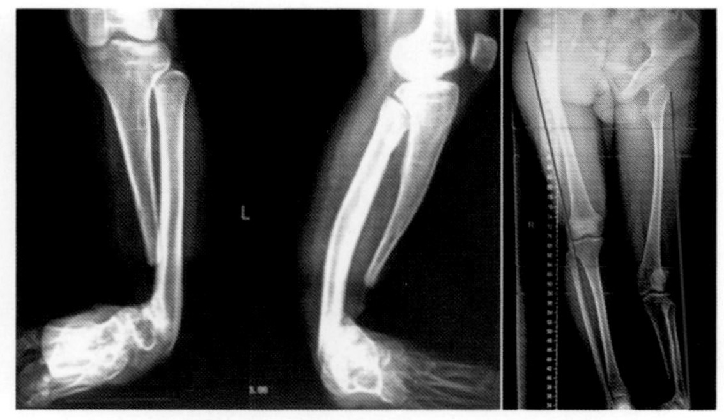

图 23-3-10　病例 2 患者术前 X 线片

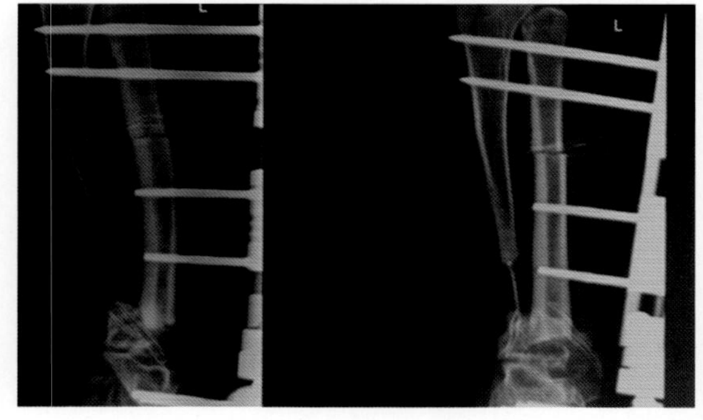

图 23-3-11　病例 2 患者第一次术后
注：截断腓骨，使用外固定支架进行骨搬运延长腓骨。

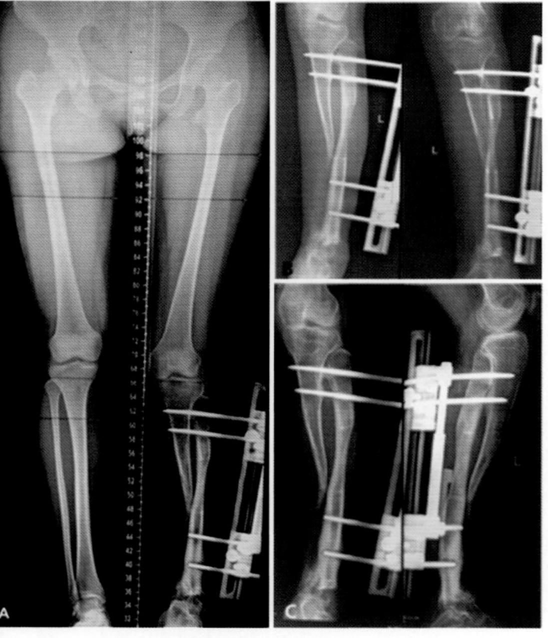

图 23-3-12　病例 2 患者第一次术后 X 线片
注：示腓骨的延长，左侧下肢的长度几乎与右侧等长。

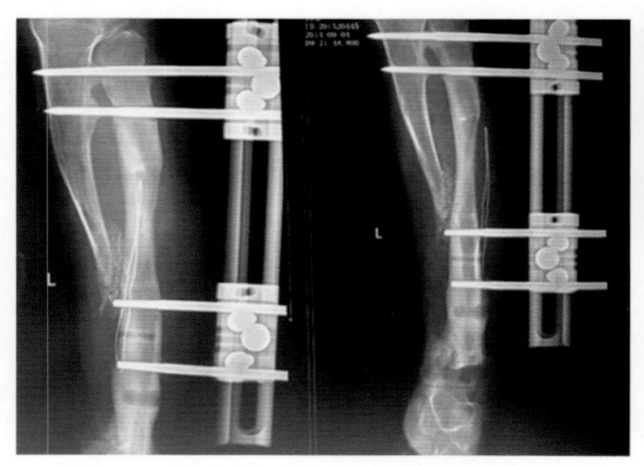

图 23-3-13　病例 2 患者第二次术后 X 线片
注：取自体髂骨在胫腓骨间进行植骨融合。

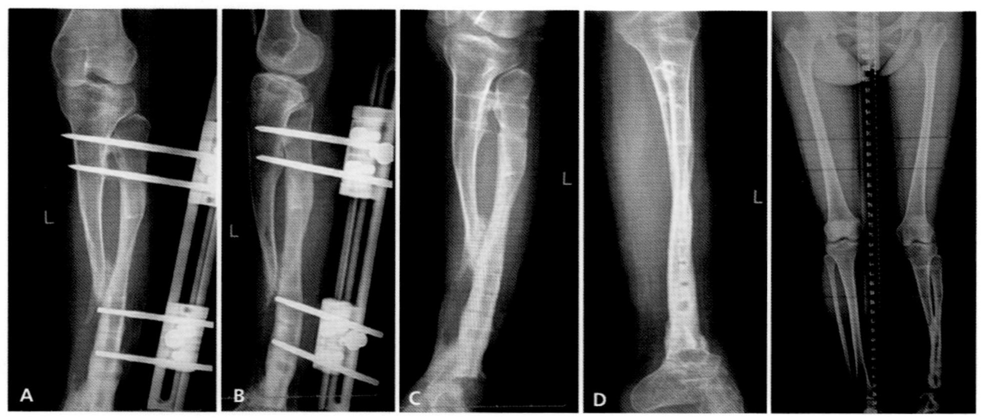

图 23-3-14　病例 2 患者胫腓骨间融合后的胫腓骨全长及双下肢全长位片影像学图像

【病例3】患者，女，53岁，12岁时膝关节受到外伤，出现左侧胫骨平台骨折，当时未给予处理，随着身体的生长发育，左侧下肢内翻短缩40余年，患者再次出现胫骨骨折入院。见图23-3-15、图23-3-16、图23-3-17、图23-3-18、图23-3-19。

诊断: 左侧胫骨骨折，左侧下肢创伤后畸形，左下肢内翻畸形。

治疗方案: 术前见患者下肢严重内翻畸形，畸形主要来自膝关节及胫骨干骺端；从下肢全长X线片来看，患者的内翻畸形主要是在膝关节内及胫骨近端骨骺端，胫骨及股骨长度与对侧无差异，膝关节存在解剖异常，该患者需要纠正膝关节内胫骨侧的畸形，但关节内截骨较困难，因此考虑对该病例应用3D打印技术进行矫形，能够很直观地获得个体化的畸形图像，并通过计算机计算出需要矫正的矢状面、冠状面及水平面的角度，还能制订个体化导板，让手术更精准、更简单、更微创；因此根据该患者的需求及下肢畸形情况，制订的手术计划是对胫骨近端在截骨导板引导下进行微创截骨，纠正膝关节内胫骨侧畸形及下肢内翻畸形，采用胫骨近端内侧钢板对胫骨侧进行固定。

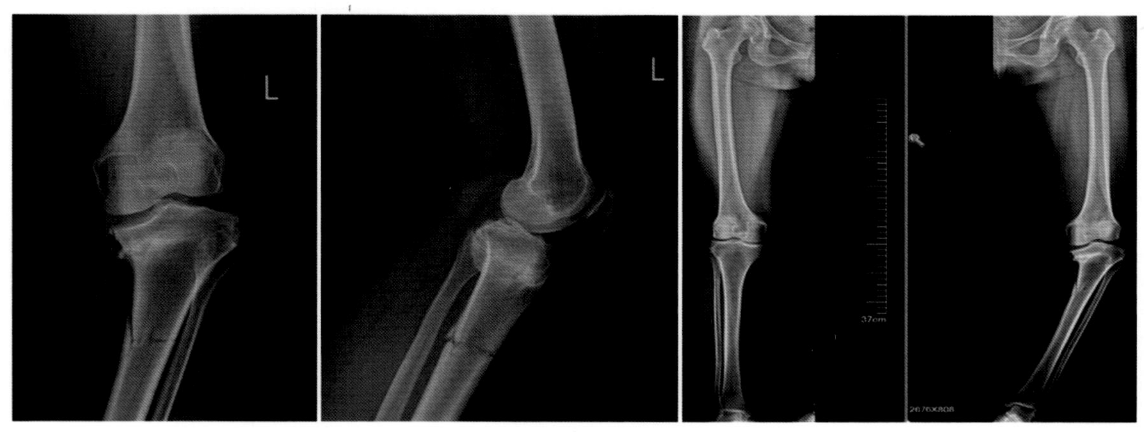

图 23-3-15　病例 3 患者术前 X 线片

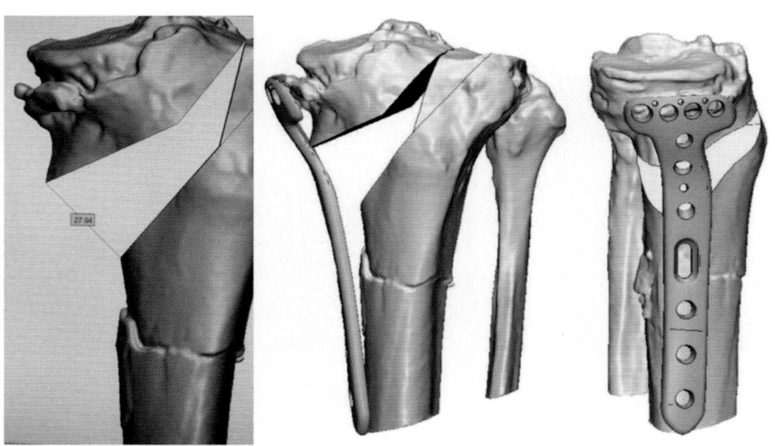

图 23-3-16　病例 3 患者术前 3D 打印手术设计

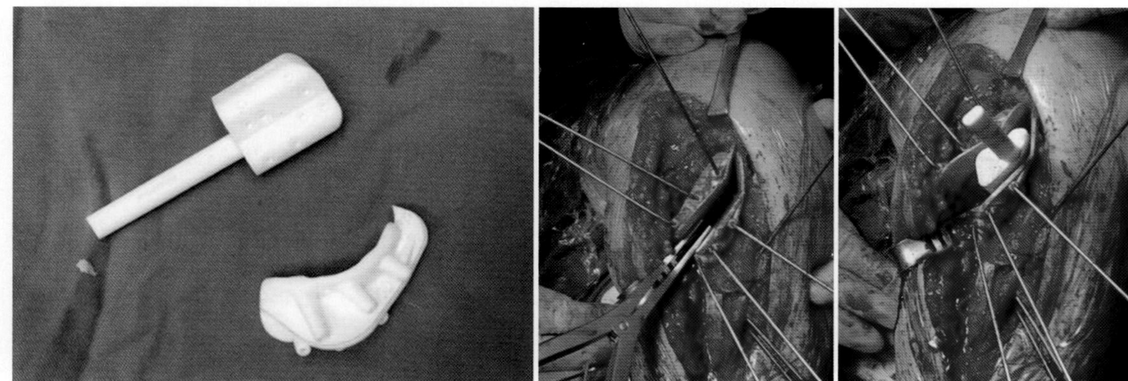

图 23-3-17　病例 3 患者 3D 打印截骨导板及术中操作

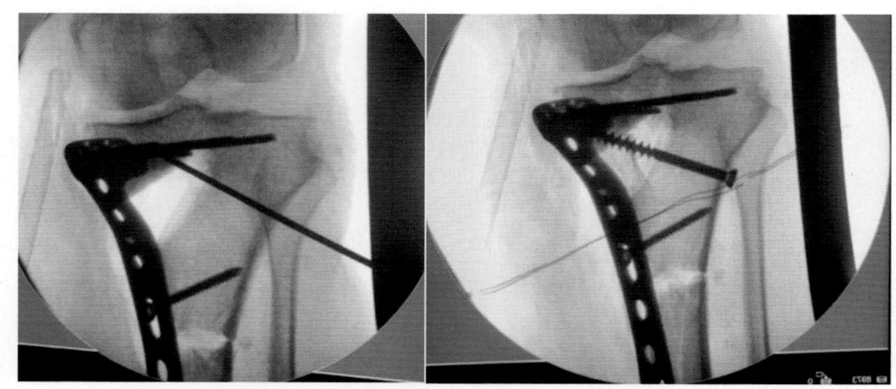

图 23-3-18　病例 3 患者术中透视片

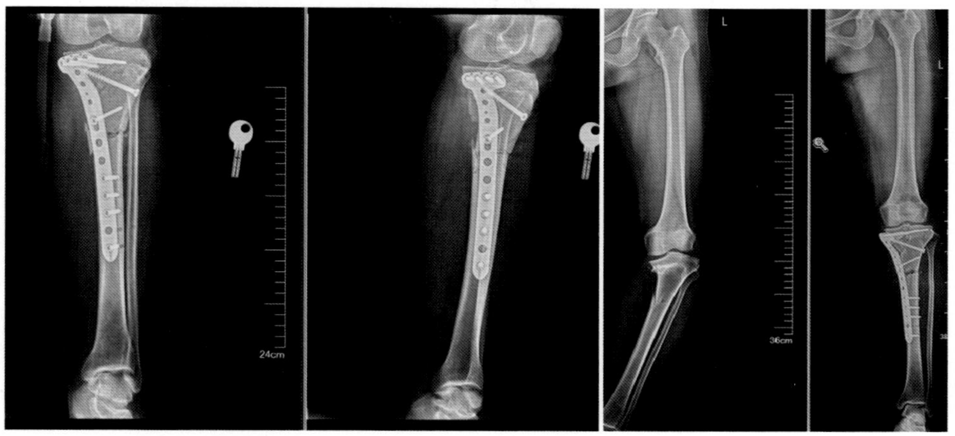

图 23-3-19　病例 3 患者术后 X 线片

总结

在面对下肢畸形时，应严格规划和制订矫正手术的适应证和手术技术，并考虑个体创伤前解剖、邻近关节软骨的生物力学负荷、患者的个体化需求和手术团队的能力等因素。创伤后畸形矫正手术是一种个体化的定制手术，应包括矫正所需求的外固定和内固定技术、立即和持续矫正技术以及关节置换手术。在所有的治疗方案中，应根据不同患者的需求进行个体化的选择，并尽可能地选择对患者损伤小、恢复快的矫形方案。

（熊雁，邱洪九，王敬琨，王子明）

参考文献

[1] Goodier WD，Calder PR. External fixation for the correction of adult post-traumatic deformities. Injury[J]. 2019，50[J]：S36-S44.

[2] Georgiadis AG，Morrison SG，Dahl MT. What's New in Limb Lengthening and Deformity Correction[J]. JBJS，2021，103（16）：1467-1472.

[3] Ray V，Popkov D，Lascombes P，Barbier D，Journeau P. Simultaneous multisegmental and multifocal corrections of complex lower limb deformities with a hexapod external fixator[J]. Orthop Traumatol Surg Res， 2021：103042.

[4] Fujisawa Y，Masuhara K，Shiomi S. The effect of high tibial osteotomy on osteoarthritis of the knee[J]. An arthroscopic study of 54 knee joints. Orthop Clin North Am， 1979，10（3）：585-608.

[5] Fragomen AT，Rozbruch SR. The mechanics of external fixation[J]. HSS J， 2007，3（1）：13-29.

[6] Subburaj K，Ravi B，Agarwal M. Computer-aided methods for assessing lower limb deformities in orthopaedic surgery planning[J]. Comput Med Imaging Graph， 2010，34（4）：277-288.

[7] Rocca G，Spina M，Carpeggiani G，Schirru L. Correction of multiple complex lower limb deformities by intramedullary nailing[J]. Injury，2015，46：S35–S39.

[8] Bakircioglu S，Caglar O，Yilmaz G. Multiplanar correction of proximal tibial recurvatum deformity with tibial osteotomy and computer assisted fixator[J]. Knee，2021，32：159–165.

[9] Corona PS，Vicente M，Tetsworth K，Glatt V. Preliminary results using patient–specific 3d printed models to improve preoperative planning for correction of post–traumatic tibial deformities with circular frames[J]. Injury，2018，49：S51–S59.

[10] Tetsworth K，Block S，Glatt V. Putting 3D modelling and 3D printing into practice：virtual surgery and preoperative planning to reconstruct complex post–traumatic skeletal deformities and defects[J]. SICOT J，2017，3：16.

[11] Wahab H，Fahad S，Noor–Us–Sabah TA，Mohib Y，Ur Rashid H，Umer M. Correction of lower limb deformities with fixator assisted nailing[J]. Ann Med Surg（Lond），2019，45：40–44.

[12] Dong CH，Wang ZM，Zhao XL，Wang AM. Fibula extension and correction of foot and ankle deformity to rectify post–osteomyelitis talipes equinovarus in a young adult：a case report and literature review[J]. Eur Rev Med Pharmacol Sci，2016，20（12）：2498–2504.

第二十四章　特殊情况下的下肢骨折微创治疗

MIPPO技术不但对皮肤完好的骨折患者而言是一类相对“美容”的外科技术，而且对皮肤等软组织条件差或无法施行常规小切口操作的下肢骨折患者也十分适用。微创技术在使用得当、技术娴熟的情况下，可以为下肢骨科一些特殊病例的治疗提供一类创伤较小、出血少、风险降低、疗效稳定的治疗方案。

第一节　开放性下肢骨折的MIPPO治疗

开放性骨折视伤口情况的不同，有着不同的骨折治疗时间窗口：①与清创术同期内固定（钢板螺钉或髓内钉）治疗。②在伤口条件改善后择期行内固定治疗。③也有骨科医师将清创手术与骨折外固定支架固定手术同期进行。髓内钉手术由于其内固定操作本身需要的切口较小，适用于大部分开放性骨折病例，而MIPPO技术治疗开放性骨折更具挑战。

一、开放性骨折使用MIPPO技术的病例选择

1. 适应证

开放性骨折使用MIPPO技术除应符合普通骨折ORIF、MIPPO的指征外，还需满足下述要求：①感染风险较低，早期使用骨牵引、外固定支架等损伤控制措施，且伤口经清创处理后感染预防良好者。②预计内固定不外露，钢板微创插入区及螺钉经皮切口处皮肤正常，钢板走行区域有肌肉等可靠软组织覆盖，或预期皮肤干性坏死痂壳脱落后无内固定外露者。③骨外露预后较好：骨或肌腱外露区域清洁无感染性分泌物、肉芽组织新鲜、生长良好或面积逐步缩小，预期能够在短期内通过换药或VSD等措施痊愈者。④外固定支架效果差，无法使用外固定支架，或长期使用超关节外固定支架会导致关节功能不可逆障碍者。

MIPPO对近关节处的开放骨折病例的治疗意义尤其重大，往往可以挽救该关节功能，避免使用外固定支架造成关节强直、肌腱挛缩、钉道感染等相关并发症。

2. 禁忌证

开放性骨折使用MIPPO技术除需符合普通骨折ORIF、MIPPO的禁忌证外，还至少有下述禁忌：①骨折严重粉碎，无法满足螺钉内固定的需求，或无法满足基本的康复要求。②软组织条件差，无法覆盖内固定物。③术区已发生感染，容易导致感染加重甚至骨髓炎的出现。

3. 开放骨折 ORIF 的时机

①发生骨折8～12小时，且污染较轻者需紧急手术，如清创彻底者，可行内固定术。②12～24小时的开放性骨折，也应清创，必要时可选用简单的内固定，如克氏针、螺钉等维持基本对位；术后用石膏或牵引固定。③超过24小时的，一般不行内固定治疗。

二、开放性骨折使用 MIPPO 技术的利弊

开放性骨折通常采用外固定支架作为临时性的、长期的或终末的治疗。对不少病例而言，外固定支架可能会带来邻近关节功能的限制或丧失、钉道感染以及外固定支架松动等并发症，严重者甚至造成截肢。而在充分预防控制感染的前提下，MIPPO治疗能带来良好的效果。MIPPO的治疗特点如下：

（1）优点：①MIPPO治疗能发挥其“桥接”固定的优点，对于肿胀消退的要求较低，利于尽早开展手术，使骨折与创面处理同步进行，缩短了整个治疗周期。②减少了外固定支架使用，便于体表皮肤护理。③利于患者早期下床及肢体充分的功能训练，减少关节粘连，提高康复效果等。

（2）缺点：①比闭合性骨折的MIPPO治疗其软组织并发症较高。②增加手术治疗的周期，住院时间较长，可能需要多次清创手术及住院换药治疗。③由于术区良好皮肤面积的局限，可供螺钉固定的位置有限，可导致生物力学上的削弱。④传统的开放性骨折或感染性骨折一般建议行外固定架的临时或长期治疗，因而需要选用MIPPO技术的病例，术前良好的医患沟通显得尤为重要。

三、开放性骨折的 MIPPO 治疗

1. 彻底清创 + 骨牵引

【病例】患者，男，46岁。

诊断：右胫腓骨远端开放性骨折。

治疗要点：①彻底清创：入院急诊清创，在还纳“脱出”的骨折近端前，适度扩大伤口，对其及骨折后的无效腔进行彻底的清创、消毒，预留血浆引流管，简单缝合闭合伤口。②牵引：还纳骨折端后进行初步的复位及同侧跟骨牵引，跟骨牵引不仅可以稳定骨位，适度的牵引还可以起到缩小无效腔的作用，并有利于患肢踝关节的主被动功能训练。见图24-1-1。

微创体现：多数情况下，分期手术更为安全。严格清创控制感染、减少跨关节外固定支架的使用是后期微创内固定术前的前提。

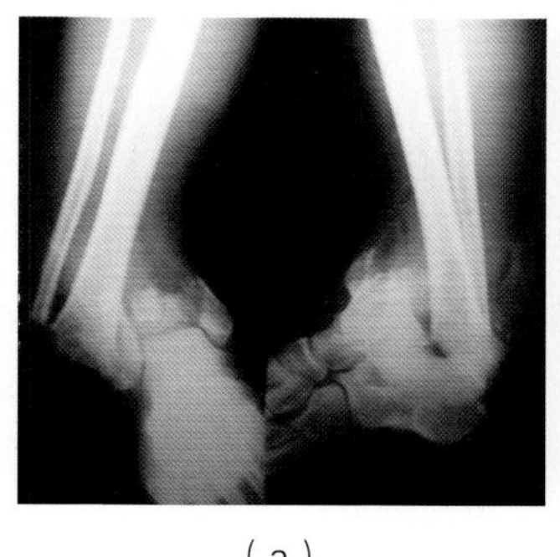
(a)

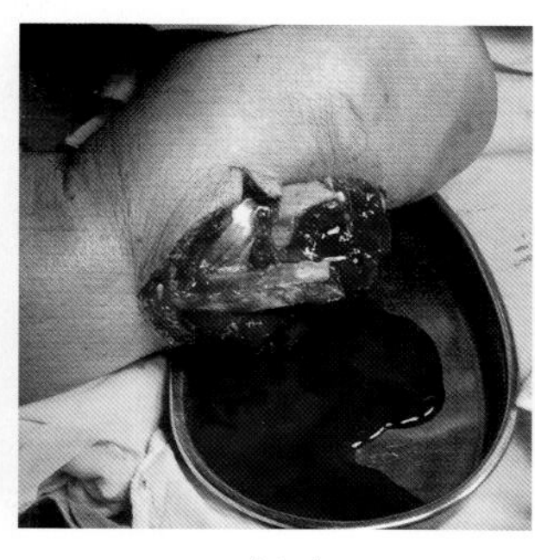
(b)

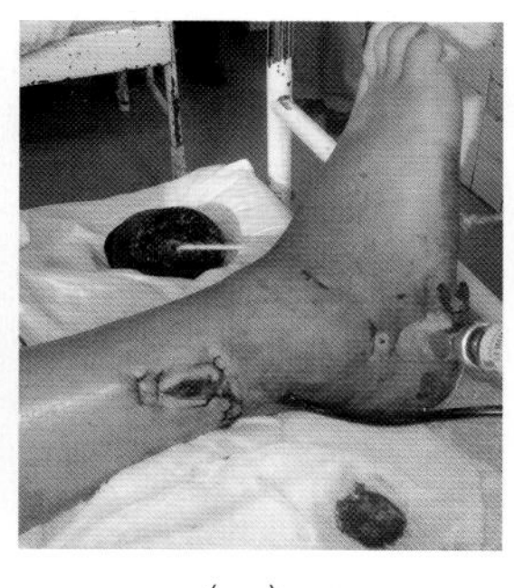
(c)

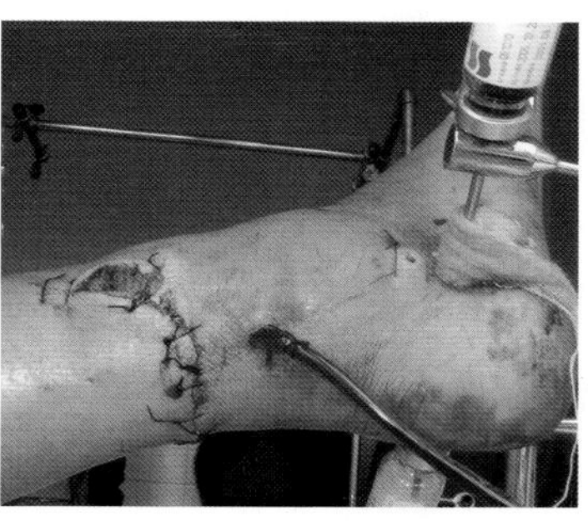
(d)

图 24-1-1　右胫腓骨远端开放性骨折急诊处理示例

注：(a) 术前正、侧位 DR 片；(b) 急诊术中经初步清创后的创区外观照片；(c) 跟骨牵引下患踝外侧照片；(d) 跟骨牵引下患踝后外侧照片。

2. 彻底清创 + 骨牵引 + 有限内固定

【病例】患者，男，50 岁。

诊断：左胫骨远端开放性骨折，左腓骨下段骨折。

治疗经过：①彻底清创+有限内固定，入院急诊清创，对骨折后的无效腔进行彻底的清创、消毒，预留血浆引流管，简单缝合闭合伤口，同期行腓骨骨折切开复位内固定术。②骨牵引，骨牵引可以对胫骨骨折进行初步复位，缩小伤口无效腔，稳定腓骨内固定，有利于患肢踝关节的早期主被动功能训练。见图24-1-2。

微创意义：体现了“损伤控制”理念，为二期进行的胫骨远端骨折微创手术做好准备；同时能降低其手术切口风险，简化二期手术步骤，缩短其手术时间。

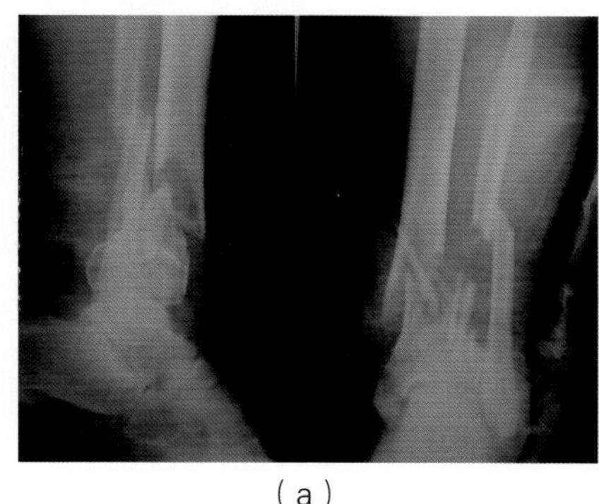
(a)

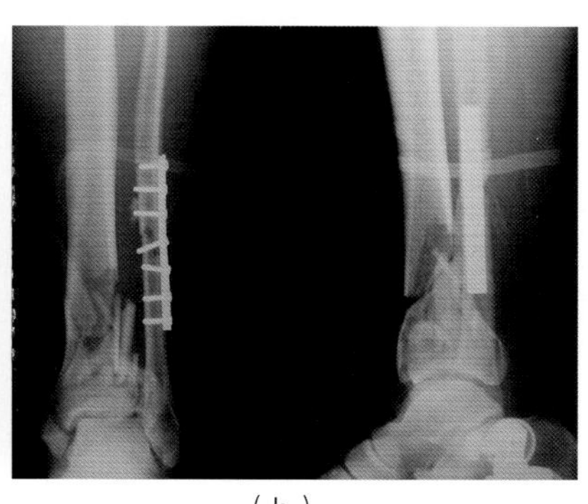
(b)

图 24-1-2　胫骨远端开放性骨折的一期损伤控制示例

注：(a) 术前 DR 片；(b) 一期手术术后 DR 片。

3. 分期开放性骨折治疗

【病例】患者，女，41 岁。

诊断：右胫腓骨开放性粉碎骨折伴骨缺损、软组织缺损。

治疗要点：①入院急诊行彻底的清创、VSD引流术、腓骨骨折复位克氏针内固定术、跟骨牵引术。②伤口初步稳定后虽可见部分新鲜肉芽组织生长，但皮肤覆盖不理想，存在胫骨骨外露。③因显微外科暂不考虑皮瓣覆盖治疗，外固定治疗则需要跨踝关节，慎重考虑后决定利用踝部前外侧健存的皮肤作为入路，行胫骨骨折远端前外侧钢板MIPPO治疗，同时继续使用VSD引流，待肉眼组织覆盖骨外露后，继续换药至瘢痕形成。④患者预计择期返院行植骨等手术，不慎再次受伤，返院后先行原胫骨内固定取出，再行内固定术及取自体髂骨植骨术。术后随访发现胫骨骨折基本愈合，原创面恢复良好无感染征象，右踝主动背伸0°，跖屈40°，步态基本正常，继续长期随访诊疗。见图24–1–3。

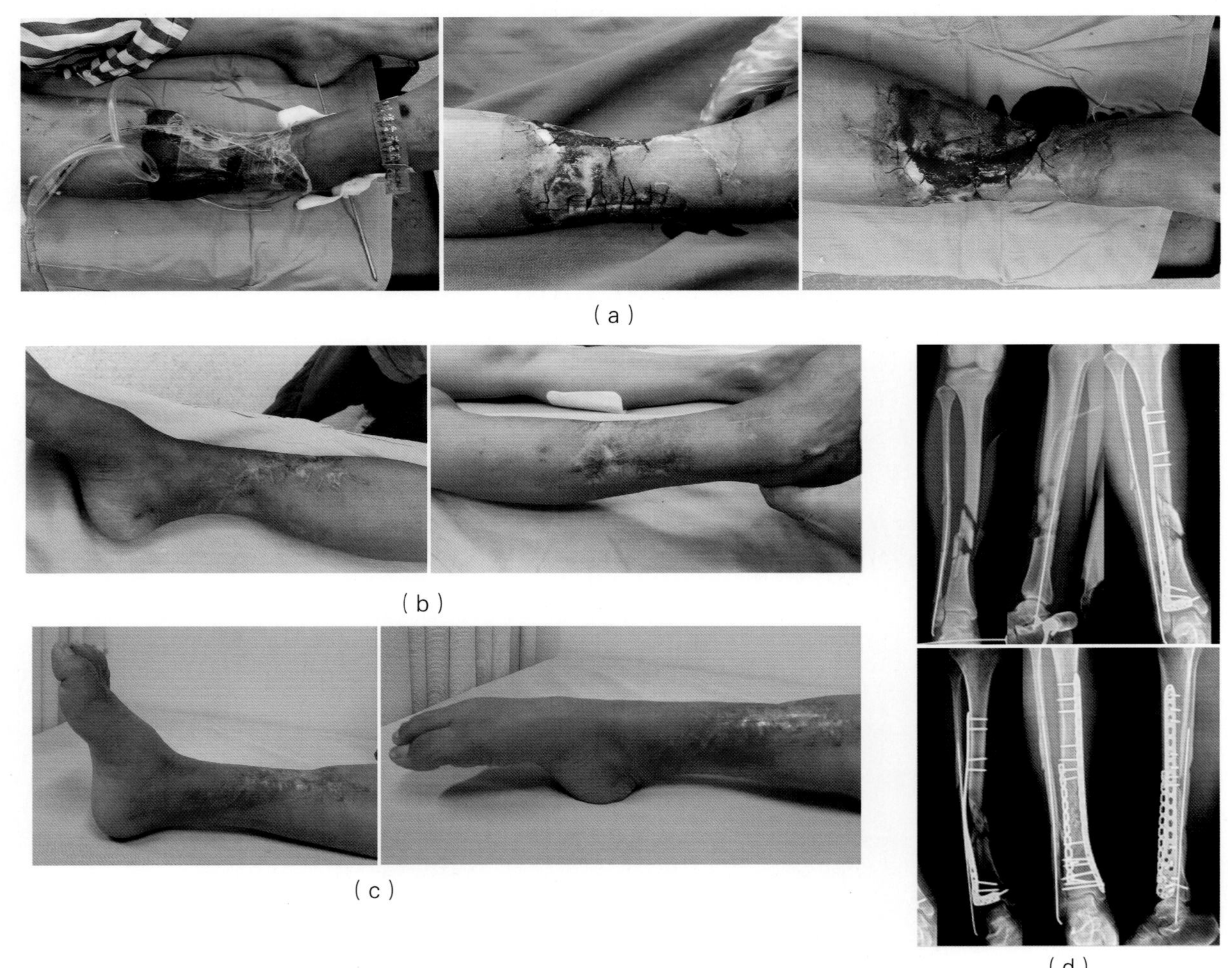

图 24–1–3 右胫腓骨开放性粉碎骨折伴骨缺损、软组织缺损 MIPPO 治疗示例

注：（a）急诊手术治疗及初次胫骨 MIPPO 术前右小腿前、内侧照片；
（b）再受伤后小腿内外侧皮肤照片，后者可见胫骨 MIPPO 切口瘢痕；
（c）更换钢板植骨内固定治疗术后月随访患肢内侧观踝关节功能照片；
（d）急诊术后、初次胫骨 MIPPO 术后、二次胫骨术后 DR 片。

微创意义：对开放性骨折患者而言，避免或减少感染的发生是治疗的重点；损伤严重者尚存在截肢风险；健存皮肤的有效利用是不同阶段选择MIPPO入路的重要提示；避免外固定支架的跨关节使用是保存关节功能的主要思路。

四、骨折周围皮肤干性坏死（痂壳）的 MIPPO 治疗

皮肤等软组织坏死属于一类特殊的开放性损伤。根据皮肤屏障短期内是否稳定，有无显性液化、渗出，可分为感染风险、转归结局迥异的两类病理分型。

（1）皮肤湿性坏死：该类病例感染风险高，需要行彻底的清创术，必要时需多次进行，需结合VSD引流或开放式引流等治疗方式，短期内无法考虑骨折的内固定治疗。

（2）皮肤干性坏死（痂壳形成）：对该类患者的治疗，在一般情况稳定、无隐匿感染、短期内痂壳稳定且预期后期痂壳脱落后不会造成继发感染或内固定外露的前提下，可择期行骨折的MIPPO治疗。

1. 大、小腿皮肤多发坏死

【病例】患者，女，47 岁。

诊断：因左下肢碾挫伤致左股骨、胫骨粉碎骨折，左下肢广泛皮肤、皮下软组织坏死，入院时坏死皮肤已呈干性坏死表现。

治疗思路：因为软组织坏死未深及肌肉，且皮肤呈干性坏死，未继发感染，且尚存在可供MIPPO技术选择切口的健存皮肤，所以采用分期治疗。①在健存的皮肤范围内，采用MIPPO技术分别治疗股骨及胫骨骨折。②骨折手术切口稳定后择期行坏死组织清创术、VSD引流术。③创面肉芽组织生长良好后以中厚皮片植皮覆盖。见图24–1–4。

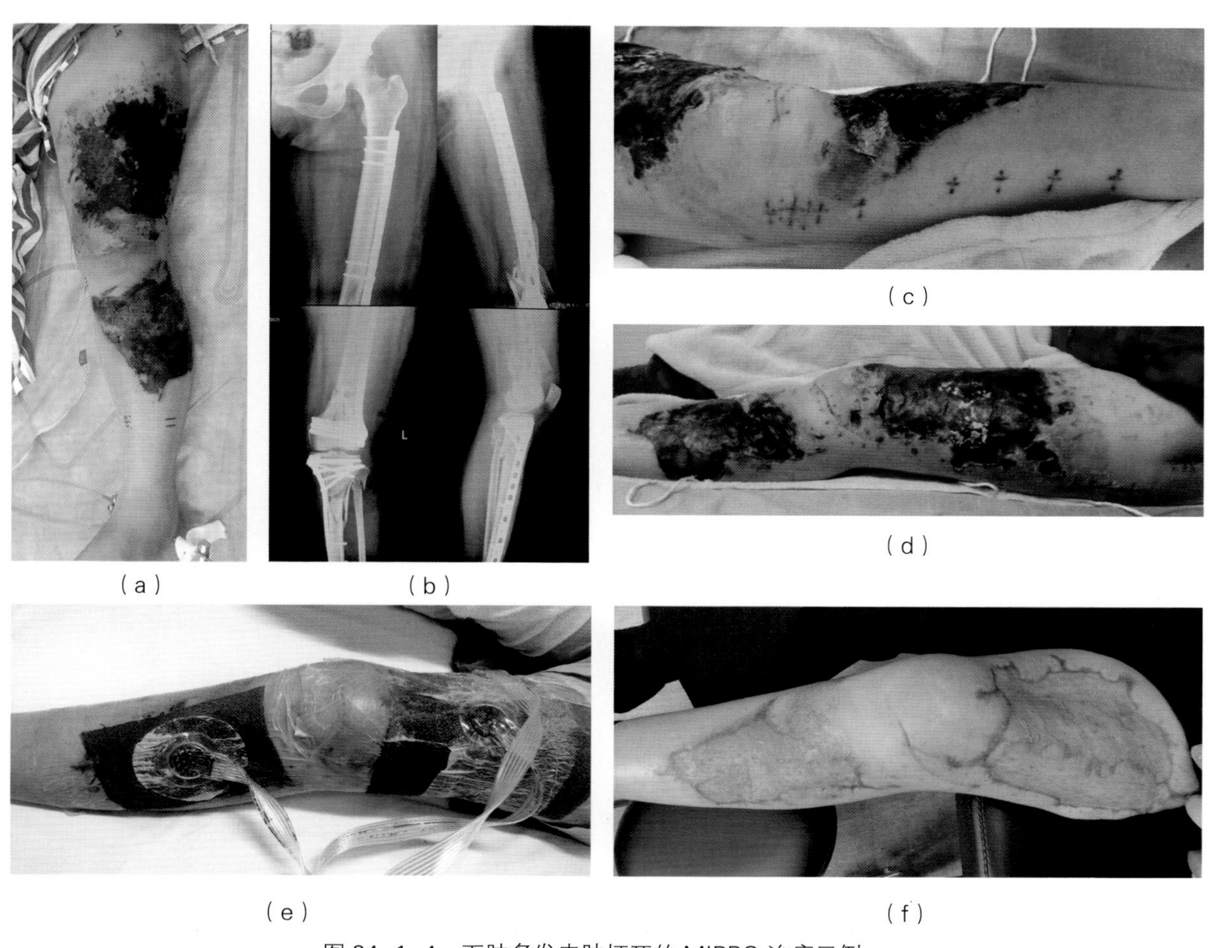

图 24–1–4　下肢多发皮肤坏死的 MIPPO 治疗示例

注：（a）术前左下肢前外侧皮肤广泛坏死结痂照片；
（b）术后 DR 片；
（c）胫骨骨折采用内侧经皮内固定的治疗方式；
（d）股骨骨折采用膝前外弧形切口及近端有限切口避开皮损区域；
（e）内固定术后 1 月行皮损痂壳切除、清创、VSD 引流术；
（f）自体中厚皮片植皮成活照片。

2. 小腿、踝部皮肤坏死

【病例】患者，男，48 岁。

诊断：右胫腓骨远端骨折，右小腿皮肤坏死。入院时皮肤挫伤明显，予骨牵引制动，待坏死皮肤呈干性坏死表现后择期手术治疗。

治疗思路：软组织坏死虽未深及肌肉，皮肤也呈干性坏死，未继发感染，但因坏死部位靠近踝部，该坏死区域容易造成骨或肌腱等组织外露，同时该病例胫骨远端骨折难以采用髓内钉治疗。经仔细分析观察，决定采用MIPPO技术避开坏死区域选择切口进行治疗。①在健存皮肤范围内，采用踝关节前外侧微创入路MIPPO技术治疗胫骨远端骨折。②用外踝微创入路MIPPO技术治疗腓骨远端骨折。③下胫腓联合螺钉置入将胫腓骨内固定体系合二为一、进行加固。④后期对创面进行进一步治疗。见图24–1–5。

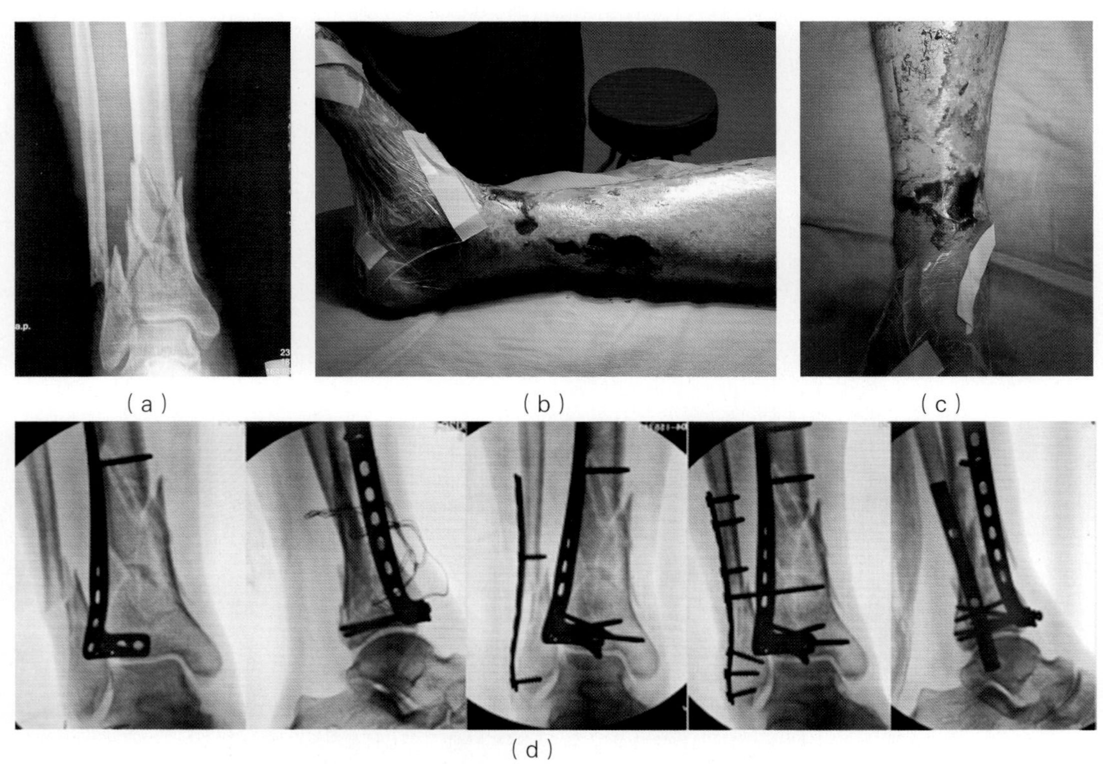

图 24–1–5　右胫腓骨远端骨折合并右小腿皮肤坏死病例 MIPPO 治疗示例

注：（a）术前正位 DR 片；（b）术前内侧踝部照片；（c）术前前侧踝部照片；（d）术中胫腓骨骨折 MIPPO 治疗 C 臂片。

第二节　下肢多发性骨折的微创治疗

下肢多发性骨折是一类严重影响肢体功能、治疗风险较大、康复周期漫长的创伤性疾病。在这类疾病的治疗中合理地采用微创技术有着特殊的意义。

多发性骨折病例的微创治疗原则：

（1）同期、顺利完成多发性骨折手术，预计总时间大于4小时者，需评估是否分期进行。

（2）控制出血，精确使用术中止血带，缩短止血带使用时间，合理使用血液制品，术中合理保留尿管，足量补液，维持患者内环境平稳。

（3）减少不必要的体位调整、消毒次数，尽量整合到在同一次消毒铺巾下完成手术。

（4）不同下肢的损伤，而又不需要同时使用止血带且互不干扰的部位，可以安排两组手术者同时操作，合理加快手术进程。

（5）同一下肢的损伤，应尽可能利用单一入路同时兼顾邻近损伤的治疗。

【病例】患者，男，46 岁。

诊断：双股骨干及右胫腓骨骨折。

治疗方案：排除患者肺部损伤、血氧饱和度低下、心脑等脏器损伤等风险后，予以多发性骨折闭合复位，髓内钉内固定治疗。见图24-2-1。

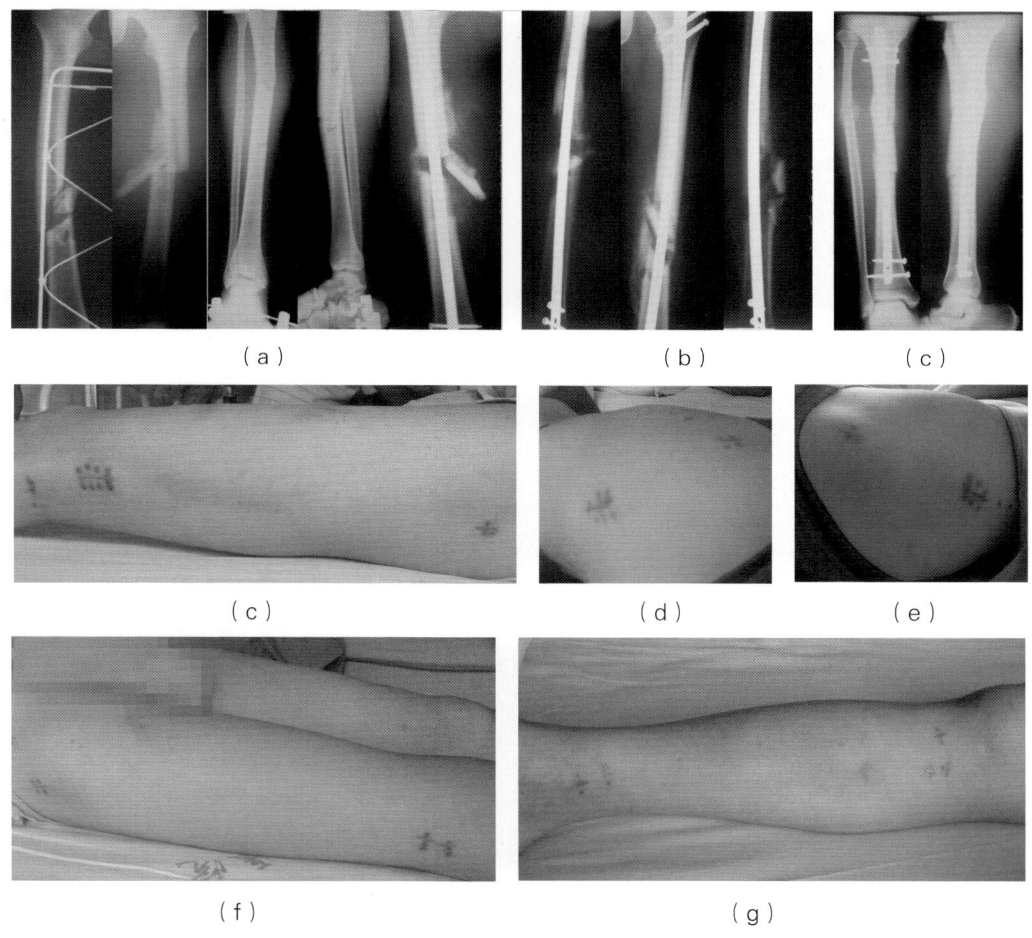

(a) (b) (c)

(c) (d) (e)

(f) (g)

图 24-2-1 双股骨干及右胫腓骨骨折的微创髓内钉治疗示例

注：(a) 双股骨干粉碎骨折术前 DR 片；
(b) 右胫腓骨骨折术前 DR 片；
(c) 术后 1 月 DR 片可见早期骨痂已形成；
(d) 右小腿微创切口照片；
(e) 双髋部微创切口照片；
(f) 右大腿微创切口照片；
(g) 左大腿微创切口照片。

第三节　陈旧性下肢骨折的微创治疗

一、原骨折未愈合

除遵循普通的MIPO技术规则外，尚应体现以下原则：

（1）不愈合区域假关节活动明显的，优先采用闭合复位、带锁髓内钉固定治疗。

（2）需要进行截骨复位时，尽可能采用有限切口截骨。

（3）发挥单一内固定物稳定性的“潜力”，在满足治疗需要的前提下尽可能使用较少的内固定物，如采用更长、更粗、锁钉更多的带锁髓内钉，或采用强度更大、更长的锁定钢板等。

（4）非萎缩性不愈合病例闭合复位固定时，优先采用带锁髓内钉固定方式，且不一定行采用开放植骨。

（5）闭合复位微创内固定+局部有限植骨。

（6）统筹手术操作分配，有效缩短手术时间，如取出原内固定物时，同步取出自体髂骨，翻修内固定时同步修整髂骨块等。

（7）对股骨下段或髁部骨折不愈合病例使用无菌止血带，在不影响内固定在股骨近端操作的前提下，有效控制出血，减少输血，减少手术时间。

1. 有限切开复位治疗

【**病例**】患者，男，19 岁。

诊断：左胫腓骨中下段骨折不愈合。

治疗方案：该病例存在一定成角畸形，经小切口复位胫、腓骨骨折成功，对胫骨骨折采用带锁髓内钉MIPO技术，术中以硬钻扩开闭锁的髓腔，置入导针，逐次扩髓，选用较长髓内钉有效内固定；根据骨折端形态考虑，局部未行植骨术。见图24–3–1。

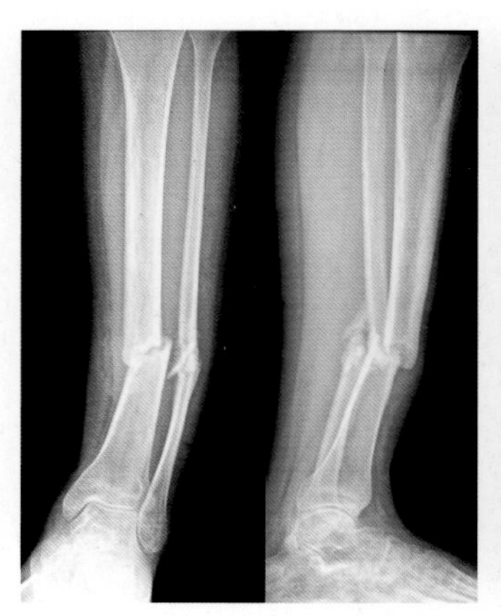

（a）

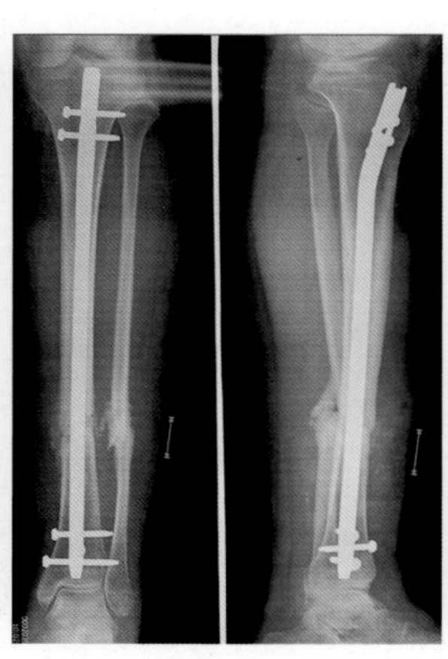

（b）

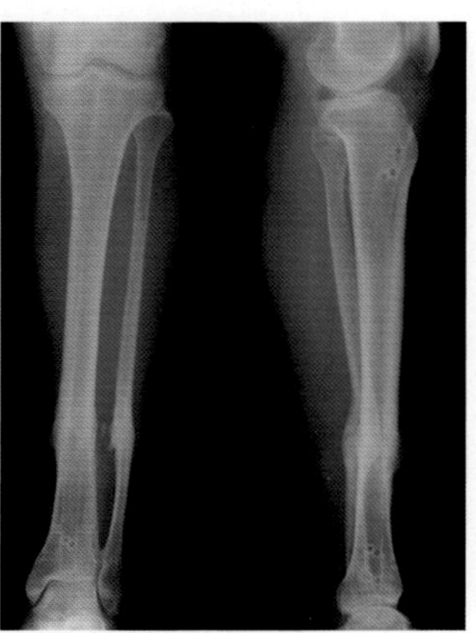

（c）

图 24–3–1　有限切开复位治疗左胫腓骨中下段骨折不愈合示例

注：（a）术前 DR 片；（b）术后 DR 片及复位切口；
（c）术后 2 年骨折愈合取出内固定物后 DR 片。

2. 闭合复位胫骨骨折

【病例】患者，男，58 岁。

诊断：左胫骨中段骨折肥大性不愈合，左腓骨骨折畸形愈合。腓骨微创截骨+胫骨骨折MIPO治疗。

诊疗思路：①左小腿内翻畸形，首先需对腓骨畸形愈合截骨，方利于胫骨骨折闭合复位。②腓骨截骨后，查体发现胫骨骨折存在假关节活动，麻醉下复位后骨位尚好，遂经硬扩钻头扩开硬化的折端，以导针置入后髓内钉MIPO治疗，远端采用双平面锁定。③因该胫骨骨折系肥大性不愈合，且位于骨干，故在内固定稳定的前提下未行植骨术。见图24-3-2。

治疗方案：有限切口左腓骨畸形截骨术，左胫骨骨折闭合复位、髓内钉微创内固定术。

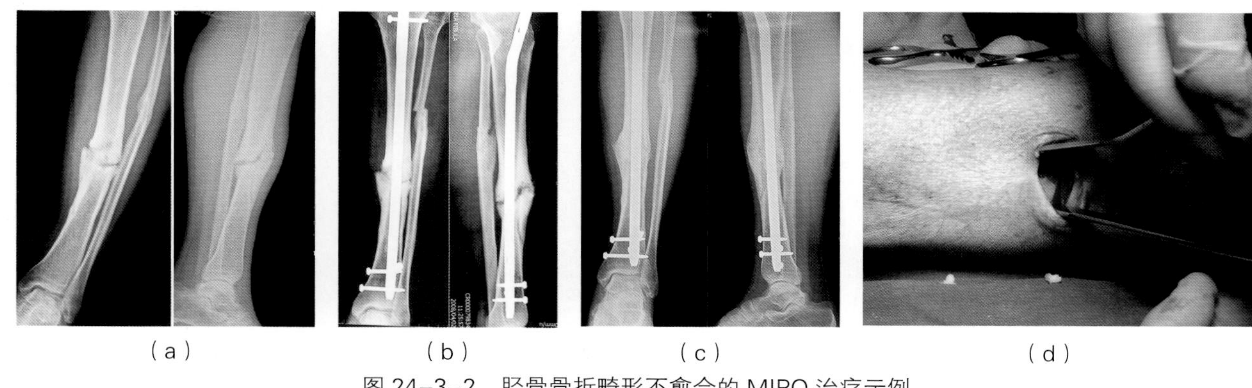

(a)　(b)　(c)　(d)

图 24-3-2　胫骨骨折畸形不愈合的 MIPO 治疗示例

注：(a) 术前正、侧位 DR 片；(b) 术后正、侧位 DR 片；(c) 术后 2 年正、侧位 DR 片；(d) 经有限切口双窄 Hoffman 拉钩辅助下对腓骨畸形行截骨。

二、骨折畸形愈合

【病例】患者，男，64 岁。

诊断：左股骨中下段骨折畸形愈合，左膝OA。

治疗方案：术前动脉造影证实股动脉下段距离骨痂仅2 cm，远小于对侧的4 cm，因此术中对内侧骨痂减少了剥离、Hoffman拉钩等可能损伤动脉的操作，术中采用无菌止血带技术+MIPPO技术。见图24-3-3。

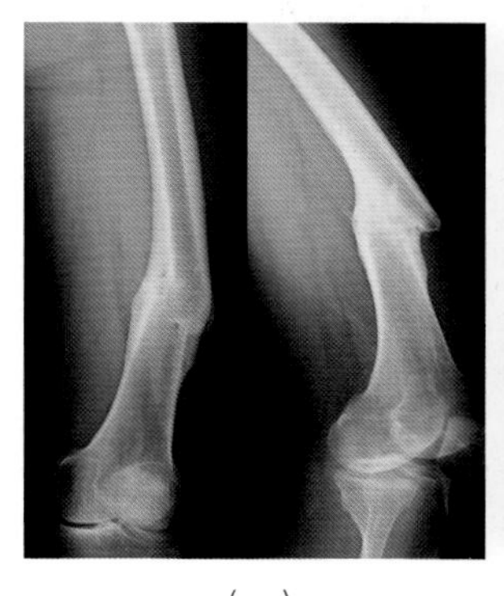

(a)

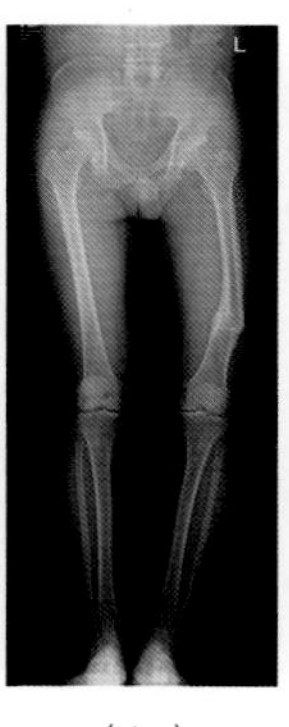

(b)

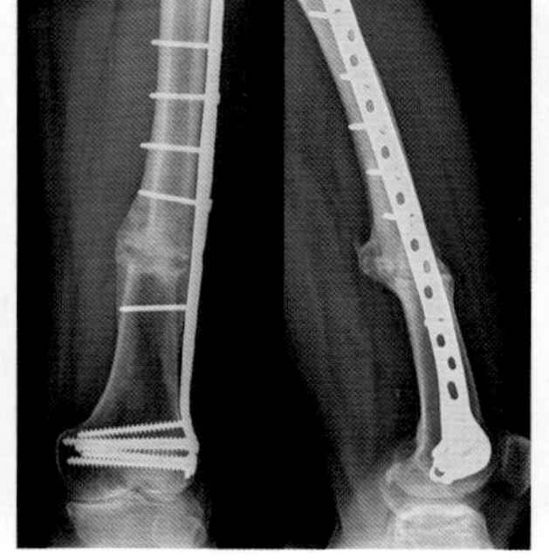

(c)

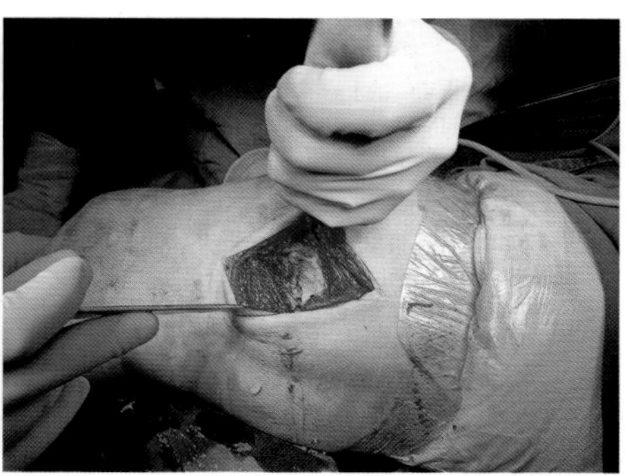

(d)

图 24-3-3　左股骨中下段骨折畸形愈合示例

注：(a) 术前左股骨 DR 片；(b) 下肢全长 DR 片；(c) 左股骨术后 DR 片；(d) 截骨照片。

三、原骨折再骨折

【病例】患者，男，63 岁。因右股骨内固定取出术后再发右大腿伤痛数天入院。

诊断：右股骨陈旧性骨折再骨折。因该例患者初次手术系骨折切开复位钢板螺钉内固定术，再发骨折位置基本同初次。

术前方案：骨折闭合复位、股骨顺行髓内钉内固定术。

手术要点：①术中需用硬扩钻头将封闭的髓腔扩通，以利于导针置入、完成髓内钉微创内固定操作。②因骨折区域系股骨峡部，且局部稍膨大，无萎缩性或感染性不愈合特征，所以决定保持折端闭合状态，充分扩髓，采用较粗大髓内钉，骨折局部暂不予植骨；加强随访，若6～8月无明显骨痂生长，拟再行取自体髂骨植骨术等治疗。见图24-3-4。

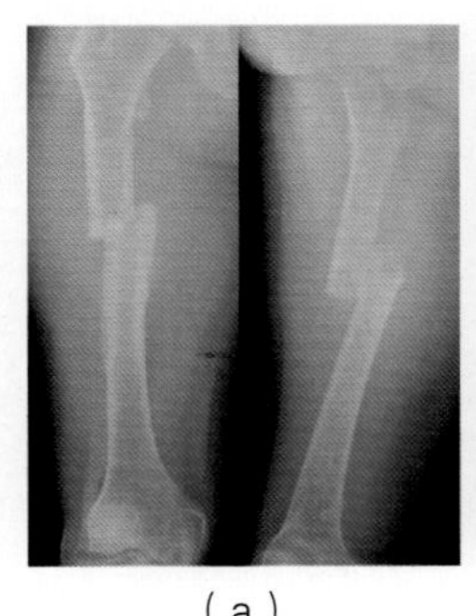
（a）

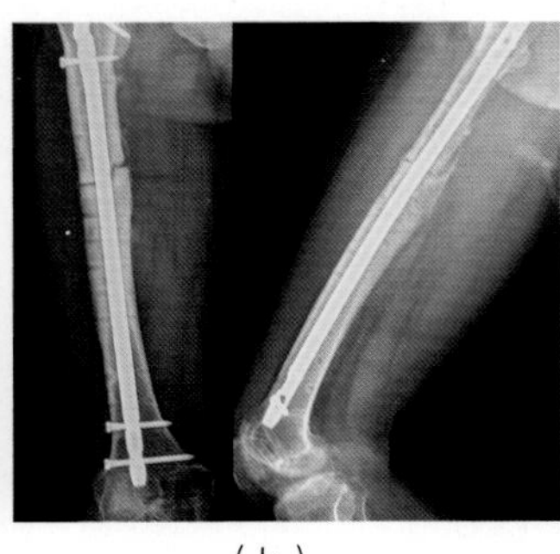
（b）

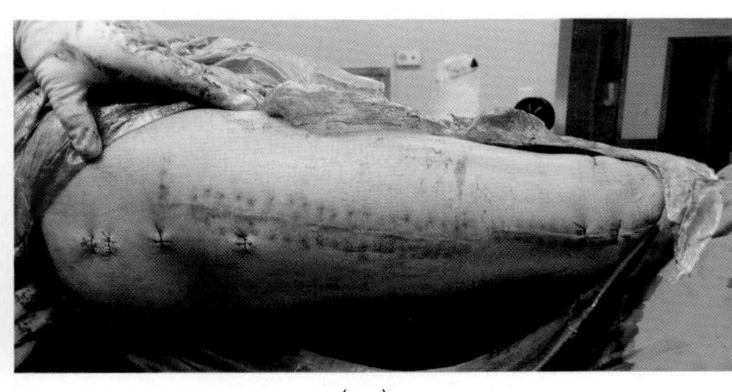
（c）

图 24-3-4　右股骨陈旧性骨折再骨折微创治疗示例

注：（a）右股骨术前 DR 片；（b）右股骨术后 DR 片；（c）术毕切口照片。

四、下肢骨骼形态异常者的骨折 MIPPO 治疗

1. 脊髓灰质炎后遗症患者

脊髓灰质炎后遗症患者一般存在患肢发育不良、骨骼偏小、骨质疏松、肌肉萎缩、肢体外形明显畸形、双下肢不对称等病理情况，患肢往往容易受伤，且伤后的MIPPO治疗存在着特有的一些困难。

【病例】患者，男，52 岁。

诊断：左股骨髁上骨折，脊髓灰质炎后遗症。

病例分析：该患者骨折相对简单，但其股骨发育异常，股骨中上段髓腔狭窄，不宜进行股骨倒打钉操作，宜采用相对较短的锁定钢板（在相对发育正常的股骨节段范围内）进行MIPPO治疗。见图24-3-5。

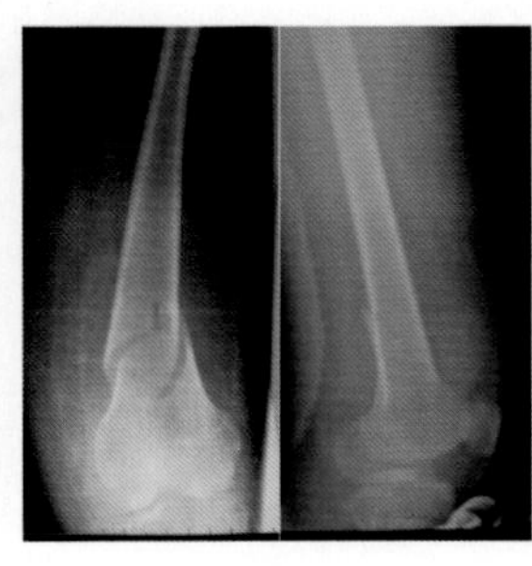
（a）

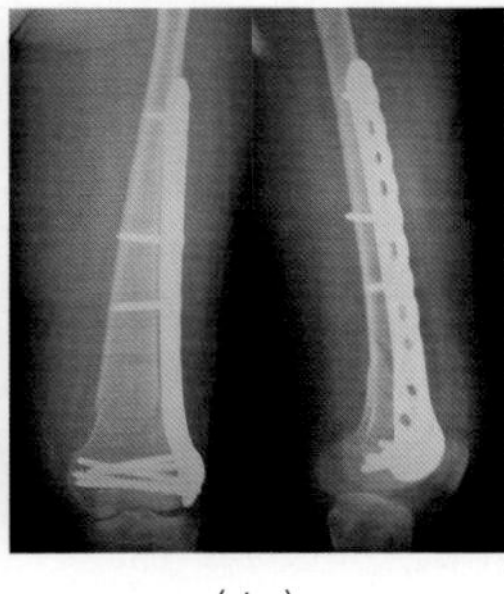
（b）

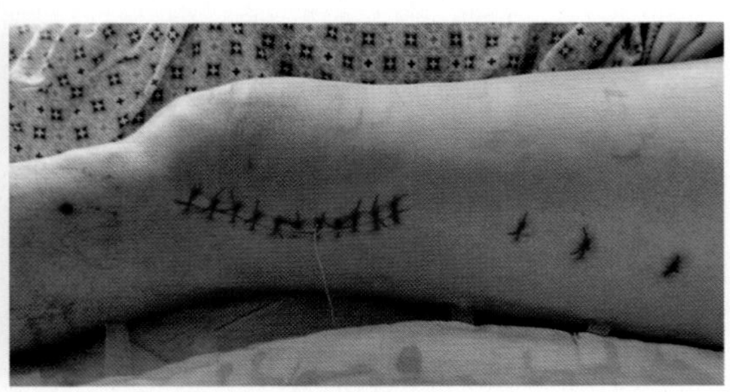
（c）

图 24-3-5　脊髓灰质炎后遗症患者的左股骨髁上骨折治疗示例

注：（a）术前正、侧位 DR 片；（b）术后正、侧位 DR 片；（c）下图为术后切口照片。

2. 成骨不全患者

成骨不全患者一般存在全身多发骨骼畸形、骨质疏松，MIPPO治疗难度尤其大。

【病例】患者，女，43 岁。

诊断：右股骨髁上骨折，双下肢成骨不全伴畸形，骨质疏松。

病例分析：该患者骨折相对简单，但其股骨、胫腓骨均发育异常。

手术治疗决策思路：①患者多发畸形数年，且双下肢股骨、胫腓骨对称畸形，以“修旧如旧”为治疗目标。②股骨非生理性弯曲明显，不宜进行股骨倒打钉操作。③股骨畸形明显且骨质疏松，无法采用解剖钢板。④若采用相对较短的锁定钢板，钢板近端恰好在股骨弯曲最大的部位；因此采用了较长的锁钉钢板塑形后贴股骨外侧逆行插入后MIPPO治疗。见图24-3-6。

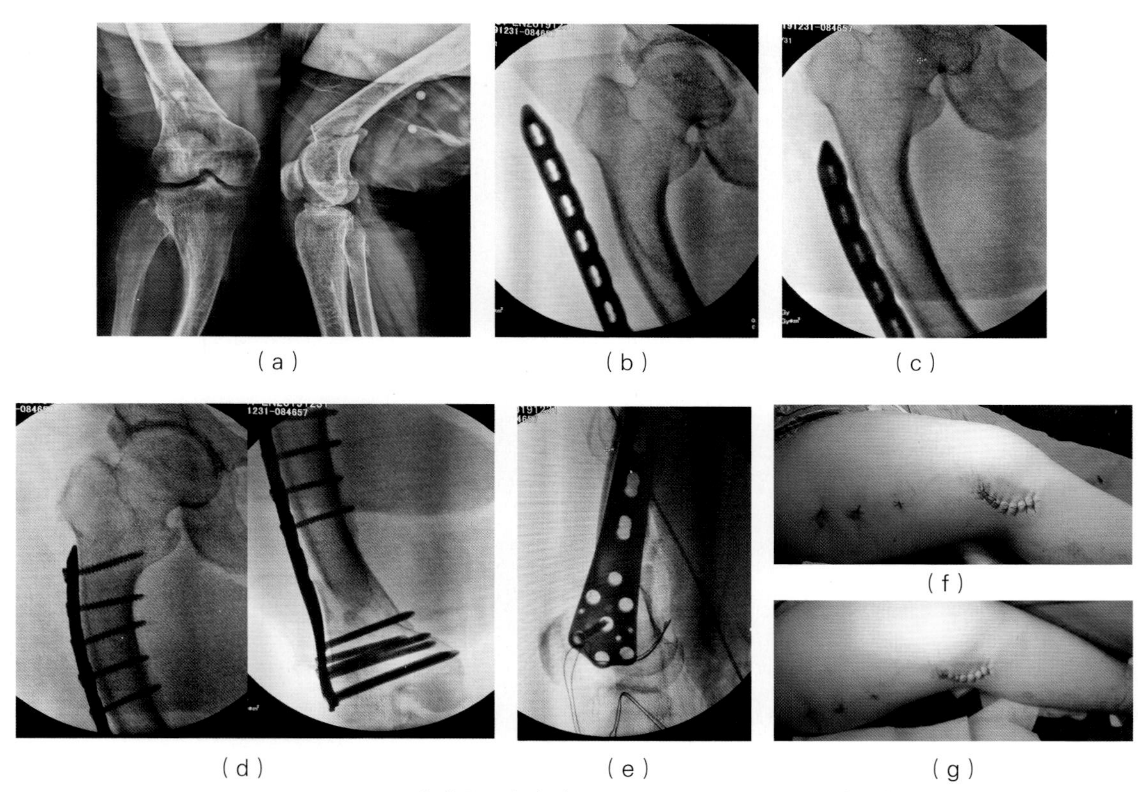

图 24-3-6　下肢成骨不全患者股骨髁上骨折 MIPPO 治疗示例

注：(a) 术前膝周畸形及骨折正、侧位 DR 片；(b) 钢板塑形前后体表 C 臂照；(c) 完成内固定后的近段 C 臂正位片；(d) 内固定后的远段 C 臂正位片；(e) 骨折侧位片；(f) 术毕右大腿外侧切口照片；(g) 右下肢前侧外观照。

第四节　内置物周围下肢骨折的微创手术

下肢骨折后的内固定物或关节炎置换后的假体，均会在这些内置物与骨质的交界处形成应力集中的区域，在外伤的影响下容易造成此类区域的骨折。

一、原骨折内固定物周围的骨折

该类骨折MIPO治疗的难点在于：①是否保留原内固定物，取决于原骨折是否愈合，原内固定物是否干扰新骨折治疗。②原内固定物是否能够采用微创技术取出。③新骨折是否能采用MIPO治疗。④新内固定物是否能兼顾原骨折的治疗等因素。

因此，该类骨折治疗的微创技术需要体现在以上决策实施的过程中。

【病例】患者，女，57 岁。

诊断：左股骨下段骨折髓内钉术后骨愈合，左股骨髁再骨折。

治疗方案：将原内固定物取出，左股骨髁骨折采用TARPO技术进行治疗。见图24-4-1。

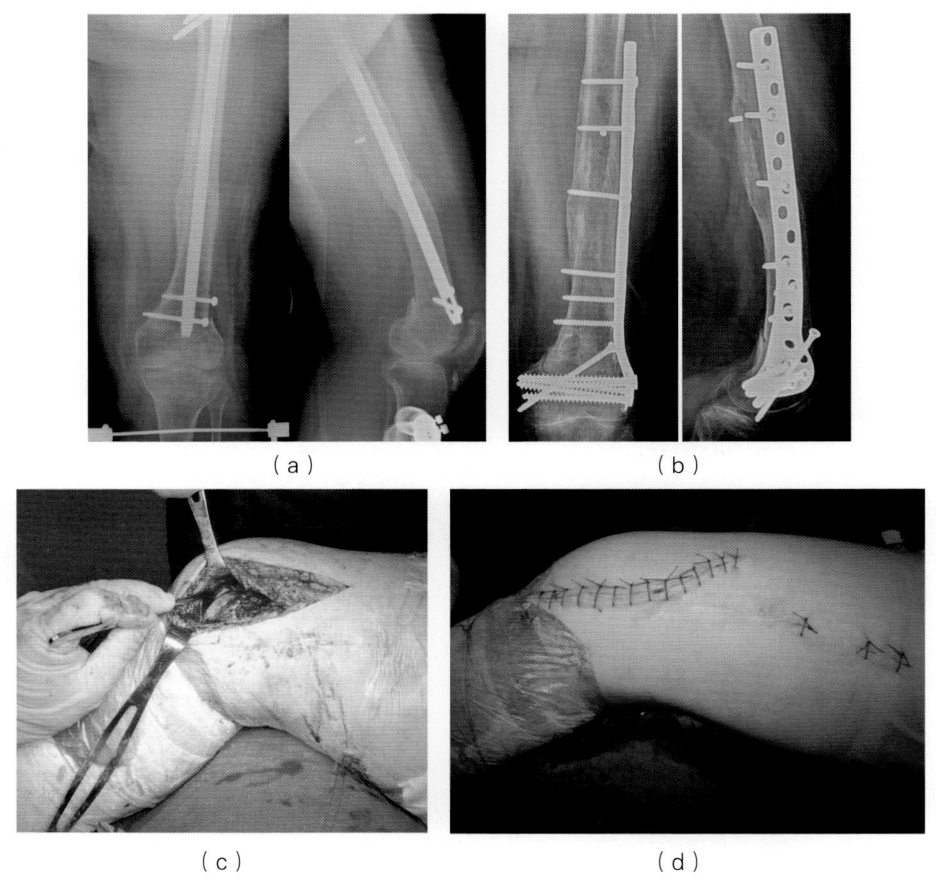

（a）　（b）　（c）　（d）

图 24-4-1　左股骨下段骨折髓内钉术后左股骨髁再骨折 TAPPO 治疗示例

注：（a）本次术前 DR 片；（b）本次术后 5 月 DR 片；（c）股骨髁 TARPO 切口；（d）术毕切口照片。

二、膝关节假体周围骨折

【病例】患者，女，81 岁。

诊断：左膝TKA术后，左股骨髁上（假体周围）骨折，骨质疏松。

病例分析：该患者骨折本身相对简单，远折端有假体覆盖。手术治疗方案考虑采用股骨远端锁定钢板MIPPO技术进行治疗。

本手术难点：①远端位置不干扰假体，且满足非负重的膝关节功能训练。②因可供有效固定的骨质有限，术中需分步骤多次透视、精确定位、仔细操作，以确保手术安全、稳妥进行。③股骨骨折外侧的剥离三角区在远端，因而首先需固定黄金螺钉闭合复位骨折。④远近端螺钉初步固定后，需验证膝关节的屈伸功能，确认内外翻稳定性恢复至本次伤前后，方行余下螺钉内固定。见图24-4-2。

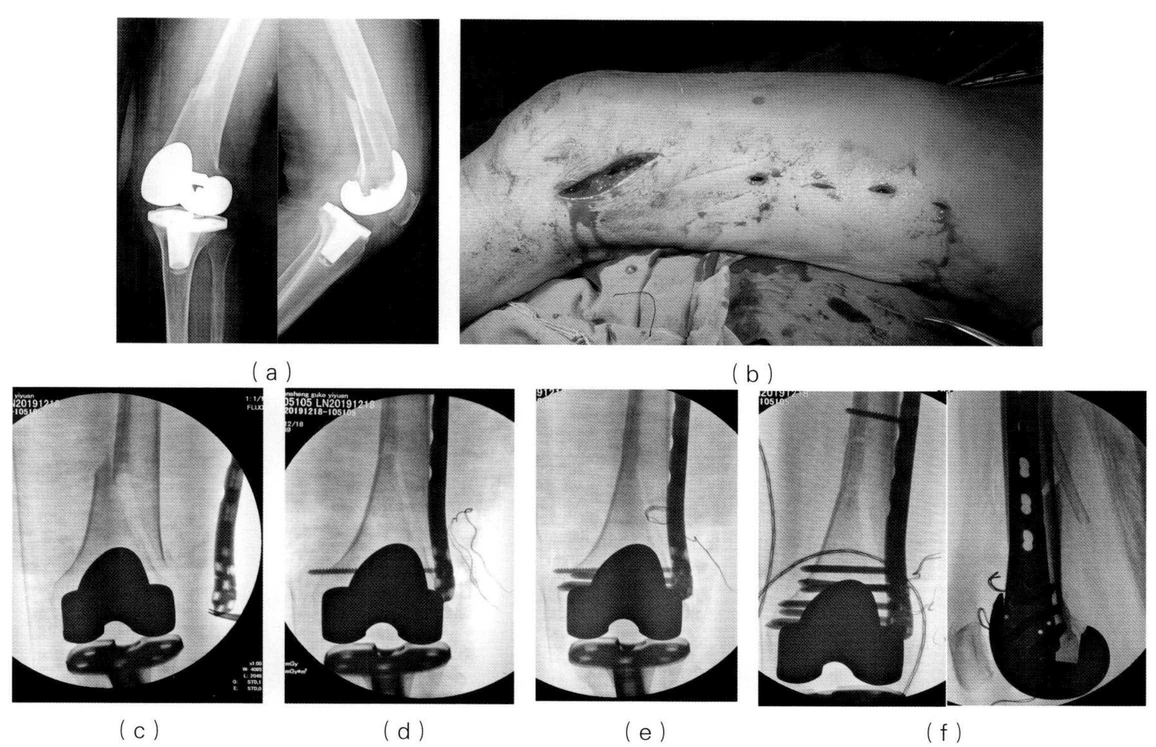

（a） （b）

（c） （d） （e） （f）

图 24-4-2 TKA 假体周围骨折 MIPPO 治疗（锁定钢板）示例

注：（a）术前正、侧位 DR 片；（b）MIPPO 术毕的切口照片；（c）术中 C 臂照术中体表确认钢板位置的 C 臂照片；（d）术中黄金螺钉固定闭合复位骨折的 C 臂照片；（e）术中远端多枚螺钉固定的 C 臂照片；（f）术毕骨折区的 C 臂正、侧位片。

三、髋关节假体周围骨折

【病例】患者，女，62岁。

诊断：右股骨髁上骨折（注意：同侧髋关节置换后假体柄深及股骨干中份，影响多种内固定物的选择），右髋关节置换术后。

治疗方案：右股骨髁上骨折闭合复位，经皮DCS内固定术。见图24-4-3。

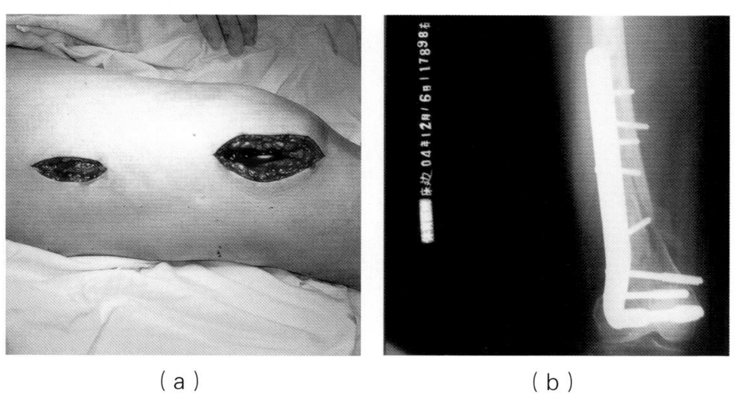

（a） （b）

图 24-4-3 右髋关节置换术后的右股骨髁上骨折治疗示例

注：（a）该例病患的切口；（b）术后正位 DR 片。

（徐强）

第二十五章 儿童下肢骨折的微创手术技术和操作要领

儿童下肢骨折具有自愈能力、自我矫正能力、骨折断端再塑形能力强的特点，部分患者可采取非手术治疗，即采用手法复位结合骨牵引、皮牵引，或石膏托、支具、夹板钢托外固定等措施治疗。但是，非手术治疗的患儿卧床时间较长，护理不便，因需多次摄片而造成辐射剂量较大，后期也通常会出现明显的失用性骨质疏松、肌肉萎缩，且面临长期休课休学、影响患儿心理健康等问题。因此，手术（尤其是微创手术）对部分患儿仍是恰当的选择。

第一节 股骨干骨折的微创手术治疗

股骨干骨折是一类常见的儿童长骨骨干部骨折。对大龄儿童股骨干骨折的治疗，受年龄、体重、骨折类型等因素影响，近年来儿童骨科医师多建议采用弹性髓内钉（钛制）微创手术技术，以实现“早离床活动、早行走锻炼”的目标。

一、儿童股骨特点

（1）塑形能力：儿童骨骼损伤后具有强大的塑形能力，且因儿童骨膜坚韧程度高、不易破裂，通过形态的塑性改变，骨骼直径和单位面积得到增加，从而加大了惯性力矩，骨骼强度也得到了明显增强。

（2）股骨强度：随着年龄的增加而不断增加，儿童的骨骼由最原始薄弱的编织骨逐步演变成坚强的板层骨。

（3）致伤原因：婴幼儿时期骨强度弱，轻微的暴力即可导致骨折；青少年时期，高能量的创伤是造成骨折的最大因素。

二、儿童股骨干骨折

（1）分类：根据不同形态标准可分为①横形、斜形（长斜形或短斜形）、螺旋形或蝶形骨折。②粉碎骨折或非粉碎骨折。③闭合性骨折或开放性骨折。其中的开放性骨折通常遵循Gustilo系统分类。

（2）骨折移位特点：受附着肌肉的牵拉，不同部位的股骨干骨折会产生不同的特征性移位。如股骨近端/上段/转子下骨折其近折端往往会发生外展、屈曲、外旋移位；股骨下段/髁上骨折往往会发生远折端后旋移位，骨折向后方成角。

（3）完善诊断：专科查体注意是否合并血管神经损伤，以及多发伤可能，关注患儿生命体征稳定情况，避免漏诊误诊。

三、弹性髓内钉治疗儿童股骨干骨折的基础

1. 弹性髓内钉

儿童弹性髓内钉（Elastic Stable Intramedullary Nailing，ESIN）材质为钛合金和不锈钢，其中钛制弹性髓内钉系统（Titanium Elastic Nail System，TEN）是一类由钛合金制作，带有镰刀状弯头设计的治疗儿童长骨骨折的内固定器械，法国Nancy医院的Ligier医师最早报道采用TEN治疗儿童股骨骨折。

优点：微创弹性髓内钉的手术创伤较小、无须缝合、瘢痕小、骨折易一期愈合，骨重建活跃；钛合金者具有质轻、生物力学稳定、强度和韧性兼具、安全性高、固定有效和方便取出等优势。

2. 最佳手术指征

（1）年龄：适用于5 ~ 12岁（一般下限为3岁，上限为15岁）患者。

（2）体重：低于50 kg。

（3）骨折形态：适用于横形、螺旋形、≥30° 且＜60° 斜形、＜30° 斜形且带有楔形骨块、具有骨皮质支撑的长斜形骨折、蝶形骨块较小、多段粉碎横形或两处病灶骨折以及青少年骨囊肿导致的病理性骨折，术中根据情况采用尾帽维持稳定性。其余骨折类型不推荐使用弹性髓内钉。

3. 弹性髓内钉工作的生物力学原理

弹性髓内钉工作的生物力学原理即塑形后的弹性髓内钉组针对抗骨折的弯曲、短缩（或延长）、水平移位、旋转等移位趋势的力学稳定特征。预弯的弹性髓内钉进入髓腔后，受髓腔壁骨质的挤压，弹性髓内钉可产生形变，弹性髓内钉恢复预弯形态后可对骨髓腔内壁产生作用力，能对抗骨干周围肌肉牵拉力所形成的合力，从而稳定骨折断端，维持骨位。具体机制如下。

（1）长轴稳定性（抗弯曲）：在横形骨折中，骨骼长轴方向的负荷可造成骨折成角移位，塑形后的弹性髓内钉通过其与髓腔内壁接触构成空间支撑结构产生抗弯曲稳定性，从而对抗骨折的成角移位，其机制见图25–1–1。

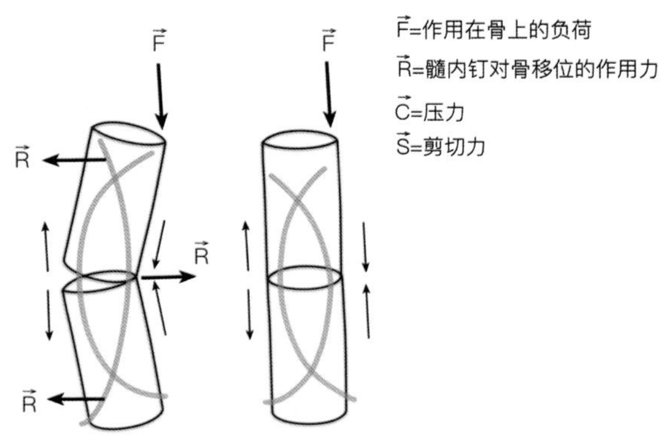

图 25–1–1　弹性髓内钉对抗骨折成角（弯曲）移位的机制示意图

（2）斜向稳定性（抗滑移）：在斜形骨折或粉碎骨折中，骨骼长轴方向的负荷可通过剪切分离造成斜形方向上的滑移移位，而塑形后的弹性髓内钉可对抗斜向的滑移分力，相关机制见图25–1–2。

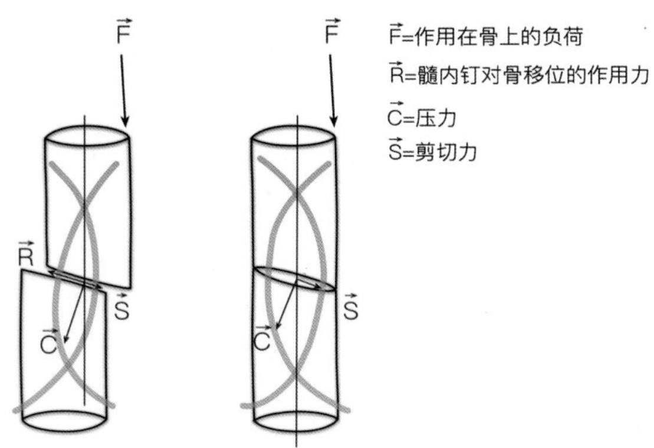

图25–1–2　弹性髓内钉对抗滑移移位的机制示意图

（3）短轴稳定性（抗横向/剪切）：受横向外力作用，横形骨折容易产生横向/剪切方向上的移位，而塑形后的弹性髓内钉可通过储备的弹性势能对抗短轴方向上的横向/剪切移位，相关机制见图25–1–3。

（4）旋转轴稳定性（抗扭转）：预弯的弹性髓内钉形变后，可对抗骨折端承受的各类扭转力的合力，该机制对螺旋形、蝶形骨折的稳定尤其重要。弹性髓内钉对抗骨折端扭转的机制见图25–1–4。

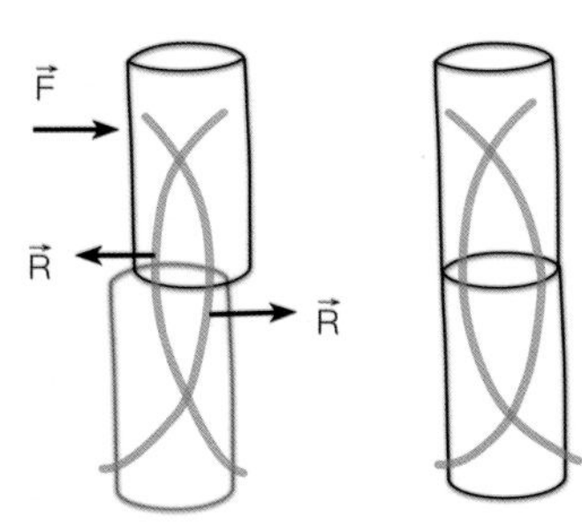

图 25–1–3　弹性髓内钉对抗横向 / 剪切移位的机制示意图

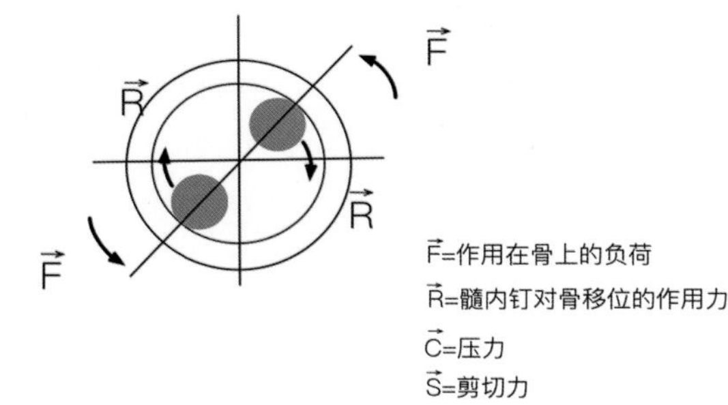

图 25–1–4　弹性髓内钉对抗扭转移位的机制示意图

四、弹性髓内钉微创治疗股骨干骨折手术步骤

1. 术前牵引

股骨干骨折常因重叠移位致短缩畸形。为方便术中复位，建议术前行伤肢牵引术以纠正重叠移位，放松肌肉，减轻疼痛。牵引重量为体重的1/8～1/6，其中，牵引重量大于3 kg者应采用胫骨近端骨牵引方式，小于等于3 kg者则采用泡沫皮套牵引方式。骨牵引应避免损伤胫骨结节骨骺，泡沫皮套牵引需避免损伤皮肤，以防形成张力性水疱。

2. 术前常规

完善检查，术前需要仔细评估X线片上骨折线在近端和远端的走行，是否存在股骨干骨皮质纵向劈裂；术前常规备皮、禁饮食，预防性应用抗生素。

3. 选择弹性髓内钉直径

术前使用计算机阅片系统测量髓腔粗细，单枚弹性髓内钉直径通常约为股骨干髓腔最狭窄处直径的40%，一般至少为狭部直径的1/3左右（30%～40%）。

4. 预弯弹性髓内钉

为增加对骨折的稳定性，通常需根据骨折断端在股骨干的具体位置，预弯髓内钉。

（1）方法：双手握持弹性髓内钉两端，均匀持续用力，使2枚预弯的髓内钉弧度光滑，且弧度一致，避免形成尖角，构成双极对称排列的稳定结构。要求髓内钉钉尖的方向和弧形弯曲方向一致，弧弓的顶点位于骨折断端区域，弧弓的高度为髓腔直径的3倍。

（2）作用：使得弹性髓内钉置入后能够储备弹性势能，从而产生“弹簧效应”。可为骨折断端提供骨位稳定力量，通过预加的应力，使复位后的骨折具备抵抗弯曲、滑移、横向/剪切和扭转等应力。见图25-1-5。

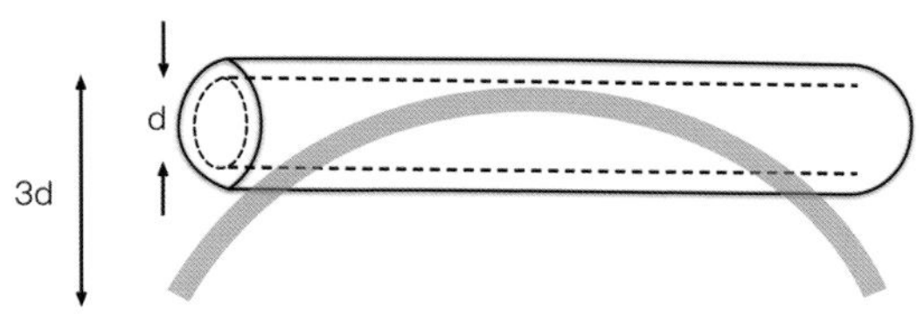

图 25-1-5　弹性髓内钉预弯程度示意图

5. 体位、切口与暴露

（1）体位：患者取仰卧位，屈膝垫高伤肢，常规消毒铺巾。

（2）微创切口：逆行进钉较为常见，其股骨远端骨皮质的进钉点为股骨远端骺板近端1～2 cm处，皮肤定位在髌骨上缘水平线与股骨远端两侧的侧位中线交点，双侧切口分布在同一平面，小切口采用尖刀点刺破皮，长度约0.5 cm，锐性分离至深筋膜下，切开髂胫束等深层组织，钝性分离至骨膜。见图25-1-6。

6. 开口

（1）安装克氏针（直径粗细同预选的弹性髓内钉）于“T”形手柄上，再垂直于股骨远端干骺端插入克氏针以钻破骨皮质，穿透骨皮质后将克氏针位调至与骨干呈45° 的角度进入至髓腔，顺时针旋转“T”型手柄以适度扩大入钉点，见图25-1-7。

（2）也可直接采用开孔锥进行骨皮质开口，所开孔应较所选髓内钉直径略大。

（3）如果骨皮质较厚，可使用适当的带钻套的钻头开口。

7. 置入弹性髓内钉

将弹性髓内钉弯头垂直于骨皮质开口插入髓腔，然后手柄旋转180° ，将弯头尖部朝向近端髓腔，以使髓内钉推进方向与髓腔平行，方便顺利引导弹性髓内钉至骨折断端。术中通过C臂透视以明确入针点、断端骨位和髓内钉粗细、位置。见图25-1-8。

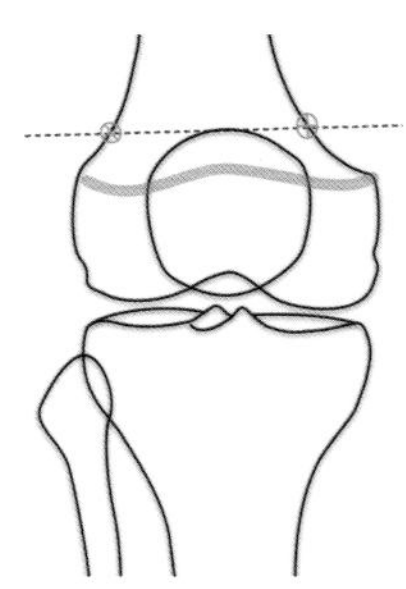

图 25-1-6　弹性髓内钉在股骨远端的入钉点位置示意图

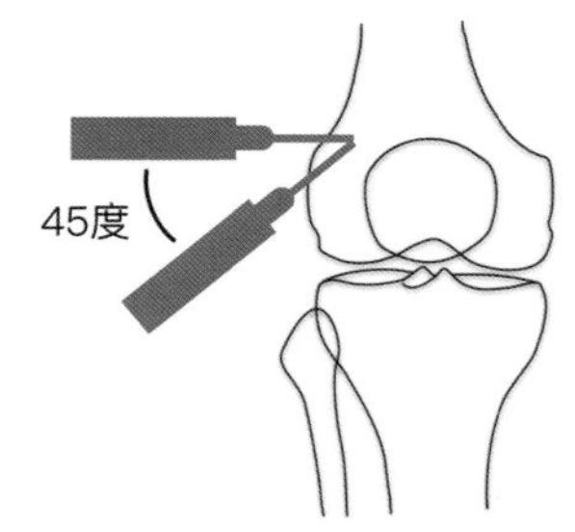

图 25-1-7　弹性髓内钉开口技巧示意图

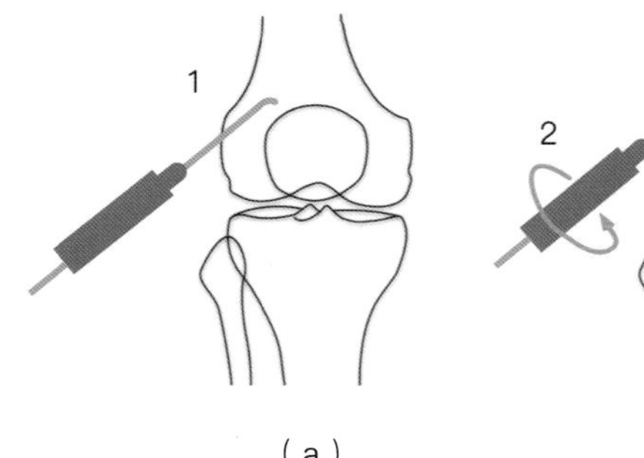

图 25-1-8　弹性髓内钉置入技巧示意图

注：（a）股骨远端、骺板平面以上入针点进针；（b）手柄旋转 180° 后推进髓腔。

8. 骨折的闭合复位与微创内固定

（1）术中牵引：助手对向牵引下手法闭合整复骨位，纠正短缩畸形恢复股骨长度。

（2）钉尖过断端：调整弹性髓内钉钉尖方向使其朝向骨折近端移位方向，利用弹性髓内钉弯头的朝向，推进弹性髓内钉到达骨折端。术者手臂握持手柄0°～90°来回旋转逐步推进弹性髓内钉，感知弯头触碰髓腔内壁的质感，弹性髓内钉弯头置入近折端髓腔。C臂透视证实后再逐步将2枚弹性髓内钉穿过骨折断端向骨折近端骨髓腔推进4～5 cm。

（3）弹性髓内钉位置：依次递进置入双侧弹性髓内钉，使内侧弹性髓内钉置于股骨颈内，或其顶端不要穿越将来在股骨距的位置，弧度凸向外侧，外侧弹性髓内钉置于股骨大粗隆骺板下，弧度凸向内侧。

（4）检查旋转：在完成骨折初步内固定后，需要在弹性髓内钉固定近端骨骺端之前进行；使用牵引床时，在无菌操作下放松下肢的牵引使之能自由旋转，来检查矫正旋转畸形。

（5）确定钉位：骨位满意后通过推进打击器轻轻将髓内钉击入至所要达到的位置。见图25-1-9。

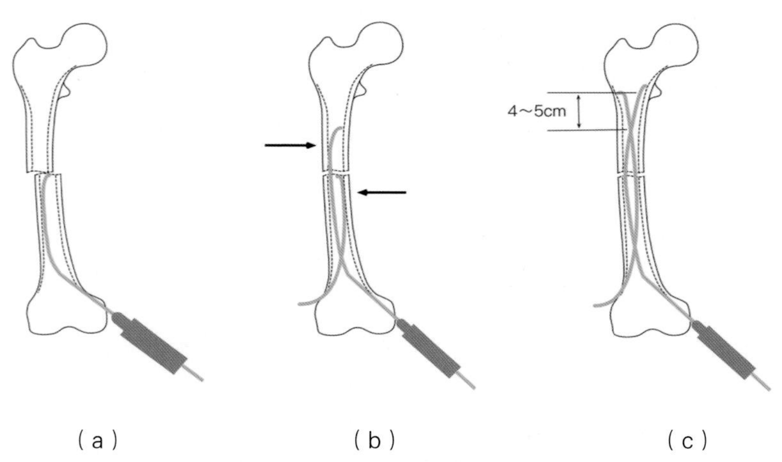

（a）　　（b）　　（c）

图 25-1-9　股骨干骨折逆行弹性髓内钉置入步骤示意图

注：（a）单钉置入折端；（b）单钉置入近端髓腔后另一钉置入折端；（c）双钉置入理想位置。

9. 断钉与关闭切口

用小方纱隔离保护皮肤，距离股骨远端骨面约1 cm处（方便将来取出髓内钉，但过长会引起假性囊肿，限制膝关节活动，甚至穿出皮肤，造成感染）剪断弹性髓内钉钉尾，用小弯钳将钉尾周围的皮下组织和皮肤旋转挑出，避免皮肤等软组织的卡顿。检查膝关节屈伸活动有无受限，冲洗切口，无须缝合（若切口超过0.5 cm可缝合1针），无菌辅料覆盖切口。

10. 术后管理

对于不稳定骨折术后，必要时伤肢使用支具外固定制动保护，有利于减轻股四头肌萎缩，便于护理，一般使用4～6周，直至X线片可见连续稳定的骨痂形成。术后早期，指导患者进行训练膝关节功能、推移髌骨和股四头肌肌力训练，建议采用主动功能训练，避免被动强力训练。6～12个月若骨折完全愈合，可以行内固定取出手术。

五、典型病例分享

1. 股骨上段骨折

【病例】患儿，女，8 岁 3 月，因左大腿伤痛伴功能丧失 7 小时入院。致伤原因：电瓶车撞击左大腿。

诊断：左股骨上段横形骨折。

治疗方案：行左股骨上段横形骨折闭合复位、弹性髓内钉内固定术，术后恢复良好。见图25-1-10。

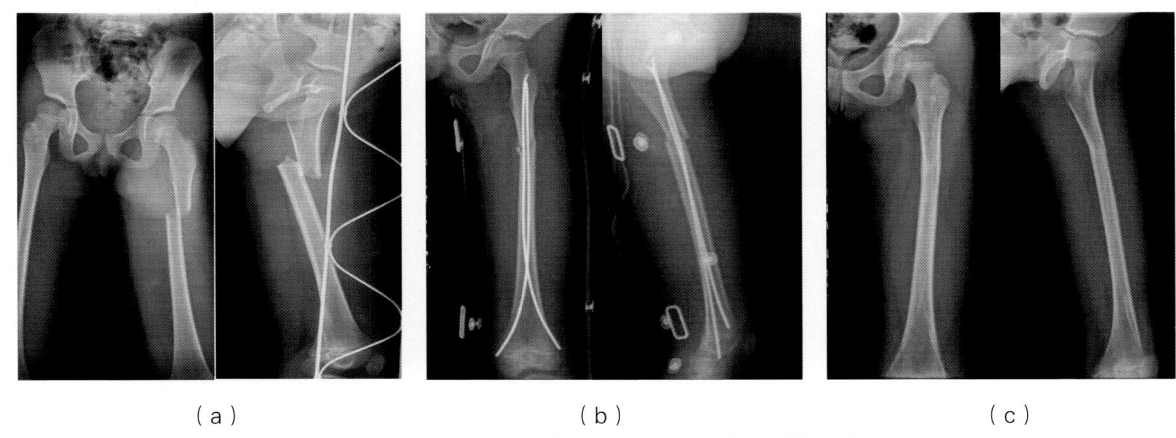

（a）　　（b）　　（c）

图 25-1-10　左股骨上段横行骨折弹性髓内钉微创治疗示例

注：（a）术前正、侧位 DR 片；（b）术后正、侧位 DR 片；（c）骨折愈合内固定物取出后正、侧位 DR 片。

2. 股骨中段骨折

【病例】患儿，男，7 岁 11 月，因右大腿伤痛伴功能丧失 5 小时入院。致伤原因：小轿车撞击。

诊断：右股骨中段骨折。

治疗方案：行右股骨中段骨折闭合复位弹性髓内钉内固定术，术后恢复良好。见图25-1-11。

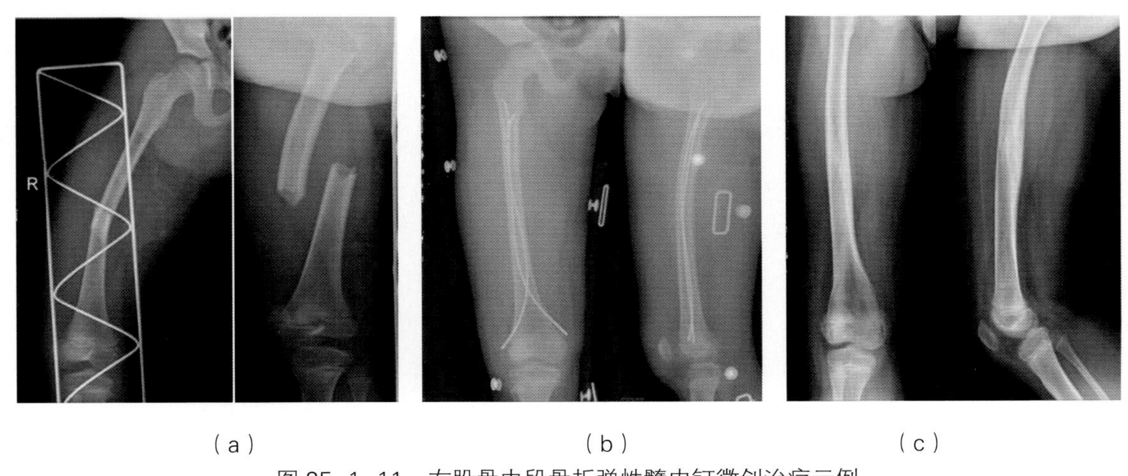

（a）　　（b）　　（c）

图 25-1-11　右股骨中段骨折弹性髓内钉微创治疗示例

注：（a）术前正、侧位 DR 片；（b）术后正、侧位 DR 片；（c）骨折愈合内固定物取出后正、侧位 DR 片。

3. 股骨中下段骨折

【**病例**】患儿，男，6 岁 1 月，因左大腿伤痛伴功能丧失 1 天入院。致伤原因：滑草时摔伤。

诊断：左股骨中下段骨折。

治疗方案：行左股骨中下段骨折闭合复位弹性髓内钉内固定术，术后恢复良好。见图25-1-12。

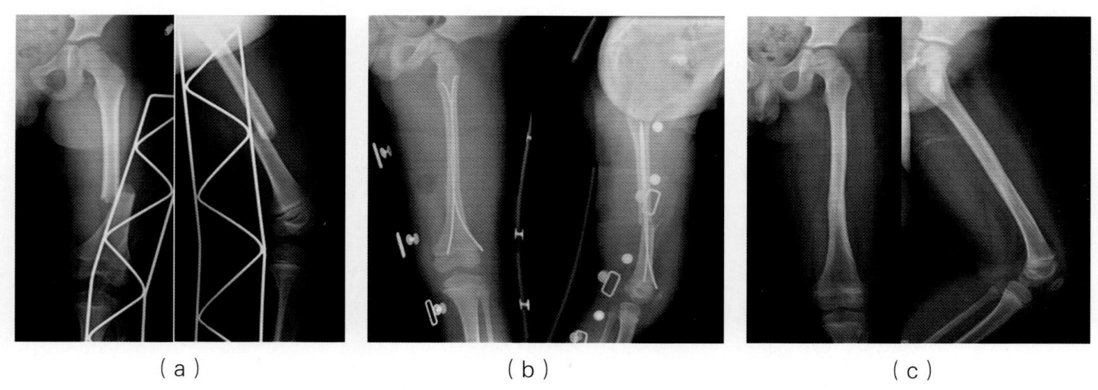

（a）　　（b）　　（c）

图 25-1-12　左股骨中下段骨折弹性髓内钉微创治疗示例

注：（a）术前正、侧位 DR 片；（b）术后正、侧位 DR 片；（c）骨折愈合内固定物取出后正、侧位 DR 片。

六、技术要点

（1）入钉点：①对于螺旋形或斜形骨折，置针点应先置入距离骨折断端更远的一侧。若出现不稳定，可采用尾帽放滑，术后采用外固定支具辅助。②弹性髓内钉入钉前必须使用克氏针定位，应用C臂及时透视，避免穿过骺板，入钉点在股骨远端骺板上方1 ~ 2 cm为宜。

（2）复位技巧：①对于横形骨折，复位置针后，应术中用C臂透视检查证实骨折断端旋转对位情况。②弹性髓内钉针尖部适度预弯，可方便入钉后更好地感知髓腔和断端情况，顺利进入近折端。③预弯弹性髓内钉体部，使其达到对称的髓内三点支撑固定能稳定断端对位对线。

（3）进钉技巧：①髓腔内钻入弹性髓内钉时应顺时针和逆时针来回反复旋转扩髓进钉，避免连续同方向旋转，造成弹性髓内钉扭曲缠绕，形成“拧麻花”现象，导致后期内固定不稳、骨位丢失以及取出困难。②弹性髓内钉在髓腔中推进时动作应轻柔，当遇到阻碍时可适度退钉后再旋转推进，避免钉尖穿破骨皮质。

（4）弹性髓内钉顶端位置：①用C臂机检查弹性髓内钉顶端在近端骨折块髓腔内正、侧位的位置。②弹性髓内钉顶端在髓腔内保持正确的位置，应该与冠状面平行。如果弹性髓内钉顶端位置正确，应该再将弹性髓内钉向前向近端推进4 ~ 5 cm，直至使顶端达到近端骺板远端的理想位置。③需要确保两根弹性髓内钉通过骨折端再次完成交叉固定。④注意内侧弹性髓内钉的顶端不要穿破股骨距的位置。

（5）钉尾断钉：采取无菌方纱隔离保护皮肤，老虎钳/大力剪尽量贴着骨面剪断，且尽量光滑，钉尾位于髂胫束深层，避免钉尾过长激惹局部软组织而形成滑囊和瘢痕，影响膝关节功能。

（6）股骨自近端向远端固定技术（顺行穿针技术）：适应于股骨远端干骺端或股骨远端1/3骨折，入钉点位于股骨粗隆下的前外侧，两个开孔处的分布见图25-1-13。入钉切口3 ~ 5 cm。注意：该手术入钉位置较深，微创操作难度较大，因而临床上较少采用。

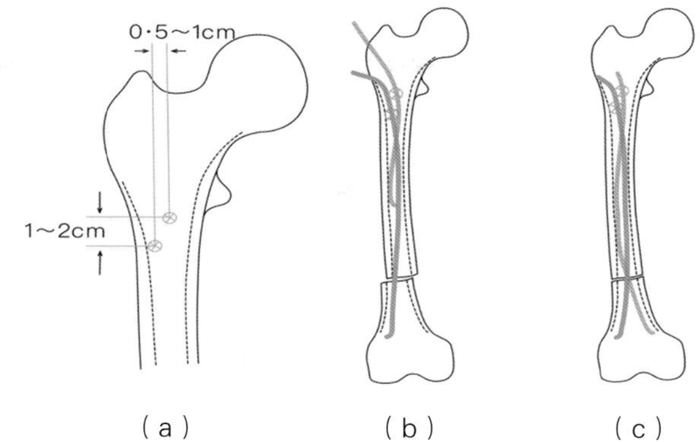

图 25-1-13　顺行弹性髓内钉置入示意图

注：（a）开口位置；（b）分次置入弹性髓内钉；（c）完成双弹性髓内钉置入 。

第二节　胫腓骨骨干骨折的微创治疗

一、儿童胫腓骨解剖特点

（1）形态：胫骨骨干为三棱柱体结构，近端粗，中间段逐渐变细，至远端1/3区域再次逐渐变粗。胫骨嵴为从胫骨结节至胫骨平台的中间凸起，且皮下没有肌肉覆盖。

（2）胫骨的发育：三个骨化中心，即骨干部、近端和远端骨骺部。胎儿在妊娠7周胫骨骨干骨化开始，并向远、近端逐步发育。近端骨骺中心于出生后短期内出现，至14～16岁骺板闭合。远端骨骺中心于出生后第2年开始出现，于14～15岁闭合，少数患儿于胫骨结节处也可发现骨化中心。

（3）腓骨的发育：腓骨在妊娠第8周开始骨化。腓骨远端骨骺于2岁出现，4岁出现近端第二骨化中心，近端骨骺于15～18岁闭合，远端骨骺闭合早于近端，在16岁闭合。少数儿童存在腓骨下骨，常被误认为外踝骨折。

二、儿童胫腓骨骨干骨折概述

儿童胫腓骨骨干骨折是仅次于股骨骨折和尺桡骨骨折后第三常见的儿童长骨骨折。

（1）部位：胫骨骨折中50%～65%发生于中下段1/3处，20%～40%发生于中段1/3处。

（2）形态：35%为横形骨折，13%为螺旋形骨折，10%为短斜形骨折。其中在旋转暴力作用下通常会发生螺旋形或斜形骨折，占胫骨骨折的81%，这种骨折常不伴有腓骨骨折。据统计，70%的儿童胫骨骨折为独立发生，30%合并同侧腓骨骨折，腓骨骨折可伴有弹性变形模量的完全性或不完全性骨折。

（3）致伤原因：超过50%的胫腓骨双骨折其致伤因素为机动车创伤所致。多数独立腓骨骨折致伤因素为直接暴力。

（4）骨折移位：单纯的胫骨中段骨折多由于小腿前方肌肉牵拉和完整的腓骨限制出现内翻畸形。胫腓骨中1/3骨干骨折由于小腿远端前外侧肌肉群牵拉常外翻成角。

（5）儿童胫腓骨骨干骨折的分类：①横形、蝶形、螺旋形或斜形骨折。②青枝骨折、粉碎骨折或非粉碎骨折。③闭合性骨折或开放性骨折，其中开放性骨折按照Gustilo系统分类。

（6）儿童胫骨骨干骨折可接受的复位角度要求：基于强大的可塑形能力，儿童的胫腓骨骨干骨折不强求精确复位，而是允许一定程度的移位。详见表25–2–1。

表 25–2–1　儿童胫骨干骨折可耐受的移位程度

年龄	外翻角度 /°	内翻角度 /°	前侧成角角度 /°	后侧成角角度 /°	短缩长度 / mm	旋转角度 /°
＜8 岁	5	10	10	5	10	5
≥8 岁	5	5	5	0	5	5

三、弹性髓内钉微创治疗胫腓骨骨干骨折基础

（1）形态：适用于横形、螺旋形、≥30° 且＜60° 斜形、＜30° 斜形且带有楔形骨块、具有骨皮质支撑的长斜形骨折、蝶形骨块较小、多段粉碎横形或两处病灶骨折以及青少年孤立性骨囊肿（UBC）导致的病理性骨折。

（2）年龄：8岁以上的患儿。

（3）适应证：非手术治疗困难者，即复位较难且复位后骨位安逸维持的骨折。其余骨折类型不推荐使用弹性髓内钉。

在胫骨固定中必须使用由近至远的技术，不能进行由远至近的固定方式。单纯的腓骨干骨折在儿童病例中较为罕见，常移位小，无须手术。

四、弹性髓内钉微创手术步骤

（1）术前准备：备皮、禁饮食，预防性应用抗生素。

（2）选择弹性髓内钉直径：使用计算机阅片系统测量髓腔粗细，选择直径约为胫腓骨干髓腔最狭窄处直径40%的单枚弹性髓内钉。

（3）预弯弹性髓内钉：根据骨折断端在胫腓骨干的具体位置，折弯髓内钉。双手握持弹性髓内钉两端，均匀持续用力，使2枚预弯的髓内钉弧度光滑，且弧度一致，避免形成尖角，构成双极对称排列的稳定结构。要求弧弓的顶点位于骨折断端区域，弧弓的高度为髓腔直径的3倍，髓内钉钉尖的方向和弧形弯曲方向一致，使得弹性髓内钉产生弹簧效应。弹性髓内钉可以为骨折断端提供稳定的骨位，提供预加应力，从而使骨折抵抗弯曲、成角和扭转应力。见图25–2–1。

（4）体位、切口与暴露：患者取仰卧位。常规消毒铺巾。推荐顺行进钉。切口位置：在胫骨近端干骺端内、外侧进行切皮，位置距离胫骨近端骺板1 ~ 2 cm，双侧切口与胫骨结节同一平面，小切口采用尖刀点刺破皮，钝性进入至胫骨近端干骺端内、外侧直至骨面，注意不要损伤胫骨结节骨骺。皮肤定位在胫骨结节两侧1 ~ 2 cm。见图25–2–2。

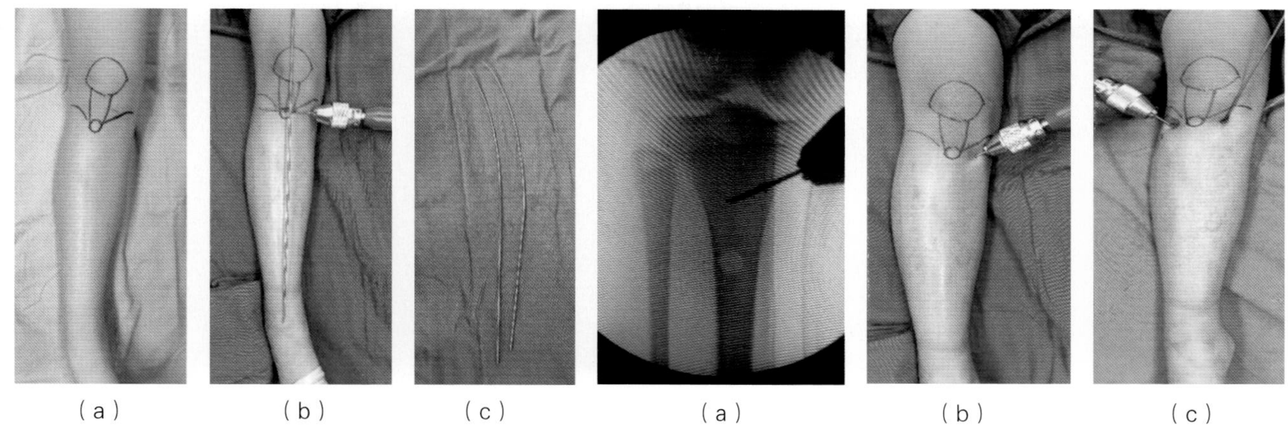

(a)　(b)　(c)

图 25-2-1　入钉设计及胫骨弹性髓内钉的塑形照片

注:(a)术前标记图;(b)术中定位图;(c)术中弹性髓内钉预弯后图。

(a)　(b)　(c)

图 25-2-2　胫骨弹性髓内钉的开口及入钉操作照片

注：(a)术中胫骨近端内侧克氏针开口的C臂照片；
(b)术中胫骨近端内侧克氏针开口外观图；
(c)术中胫骨近端外侧克氏针开口外观图。

（5）开口：安装克氏针（直径粗细同预选的弹性髓内钉）于“T”形手柄上，垂直于胫骨近端干骺端插入克氏针使之穿破皮质骨进行开口，穿透骨皮质后与骨干呈45°角进入至对侧髓腔内壁，然后顺时针旋转“T”形手柄以适度扩大入钉点，或者使用开孔锥进行骨皮质开口。见图25-2-3。

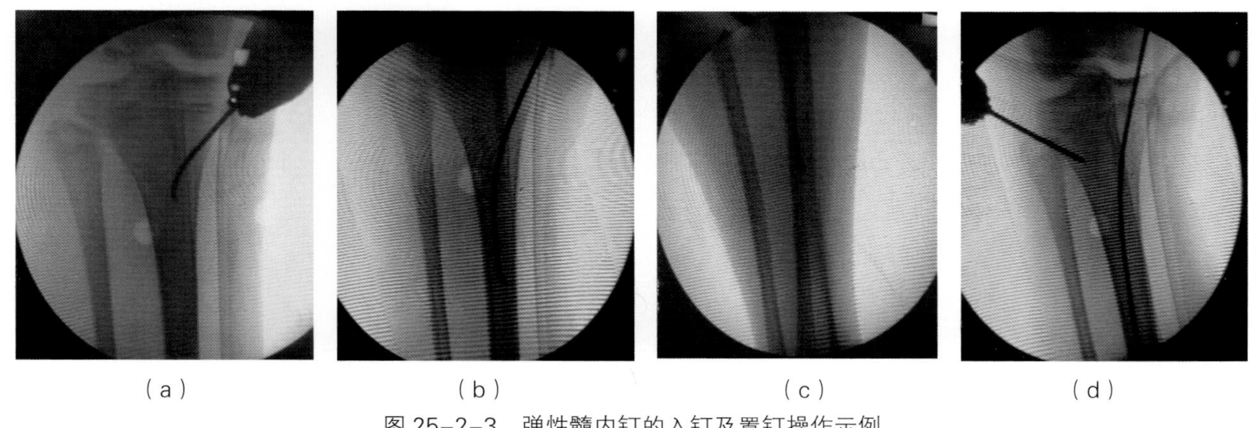

(a)　(b)　(c)　(d)

图 25-2-3　弹性髓内钉的入钉及置钉操作示例

注：(a)术中胫骨近端内侧弹性髓内钉入钉；(b)术中胫骨近端内侧弹性髓内钉进入胫骨髓腔；
(c)术中胫骨近端内侧弹性髓内钉通过骨折断端；(d)术中胫骨近端外侧弹性髓内钉入钉开口的C臂照片。

（6）置入弹性髓内钉：将弹性髓内钉垂直于骨皮质插入髓腔，然后将手柄旋转180°，使髓内钉推进方向与髓腔平行，直至弹性髓内钉进入至骨折断端。术中用“C”臂透视以明确入针点、断端骨位和髓内钉粗细、位置。见图25-2-4。

（7）骨折复位与固定：在对向牵引下整复骨位，纠正重叠畸形以恢复胫骨长度。调整弹性髓内钉钉尖方向使其朝向骨折近端移位方向，术者握持手柄以0°~90°来回旋转的同时逐步推进弹性髓内钉，利用弹性髓内钉钉尖处形态进行进一步整复骨位。然后逐步将2枚弹性髓内钉穿过骨折断端并向骨折远端骨髓腔推进4~5 cm。最后依次递进钻入双侧的弹性髓内钉，推进弹性髓内钉直至胫骨远端干骺端。

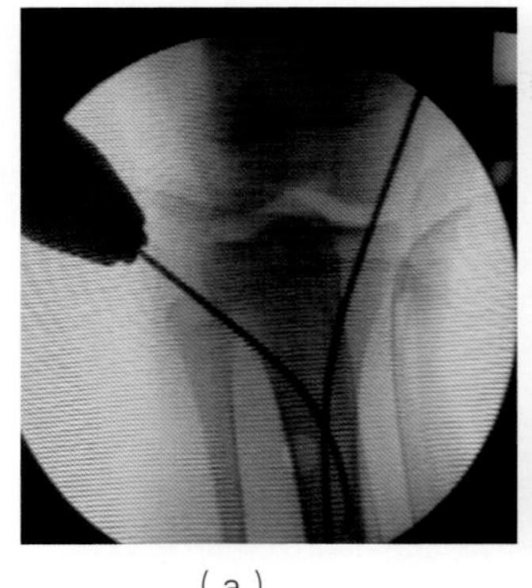
(a)
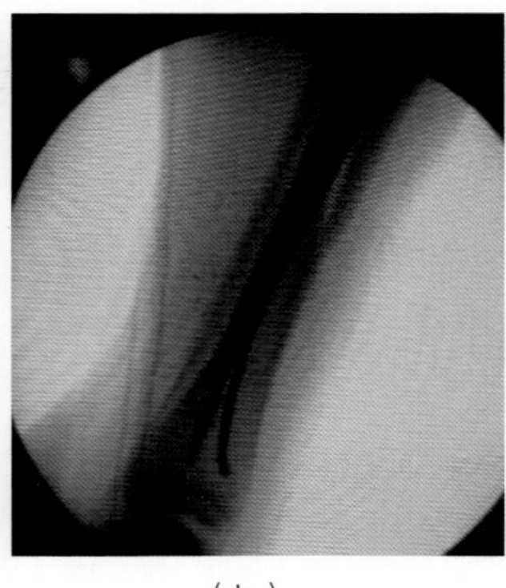
(b)
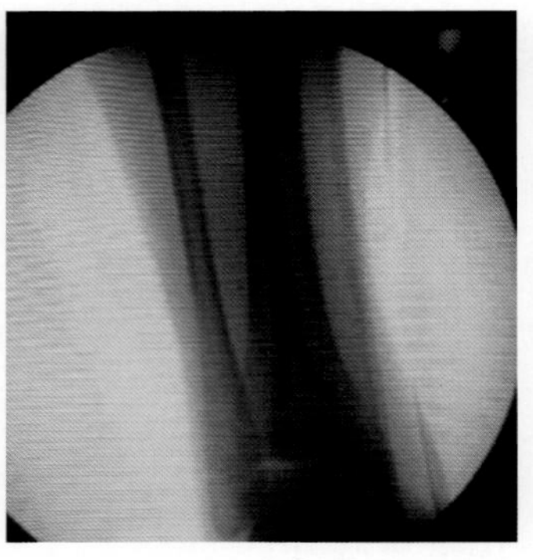
(c)
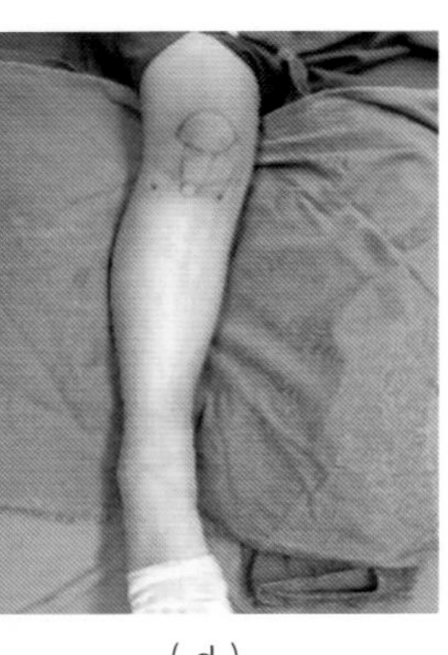
(d)

图 25-2-4　弹性髓内钉完成置钉的示例

注：(a)术中胫骨近端外侧弹性髓内钉入钉；(b)术中弹性髓内钉到达胫骨远端骺板以上位置图(侧位)；(c)术中弹性髓内钉到达胫骨远端骺板以上位置的C臂正位片；(d)术中手术切口外观照。

(8)断钉与关闭切口：用小方纱隔离保护皮肤，贴胫骨近端骨面剪断弹性髓内钉钉尾，用小弯钳将钉尾周围的皮下组织和皮肤旋转挑出，恢复皮肤正常的位置。检查膝关节和踝关节的屈伸活动有无受限，冲洗切口，无须缝合，用无菌辅料覆盖切口。见图25-2-5。

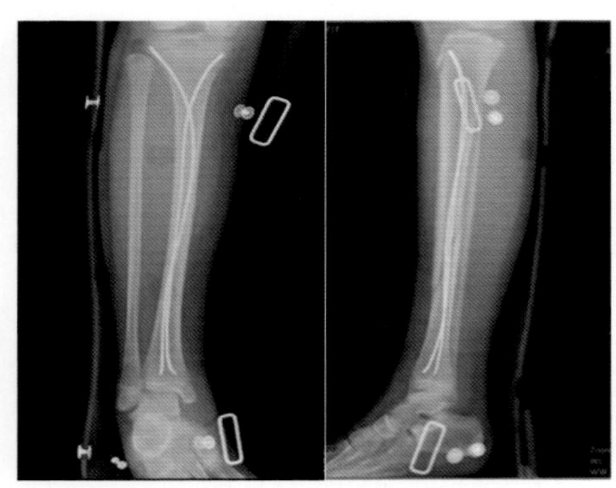
图 25-2-5 术后正、侧位 DR 片

(9)术后管理：对于不稳定骨折术后的患者，必要时对伤肢使用支具进行外固定制动保护，有利于减轻胫骨前肌萎缩，便于术后护理，一般使用4～6周，直至X线片可见连续稳定的骨痂形成。术后早期，训练患者膝关节和踝关节功能，进行胫骨前肌肌力训练，建议采用主动功能训练，避免被动强力训练。6～12个月若骨折完全愈合，可以行内固定取出手术。

五、典型病例

【病例1】患儿，女，8岁，因左小腿伤痛伴功能丧失12小时入院。致伤原因：车祸伤。

诊断：左胫腓骨中段骨折。

治疗方案：行左胫骨中段骨折闭合复位弹性髓内钉内固定术，术后恢复良好。见图25-2-6。

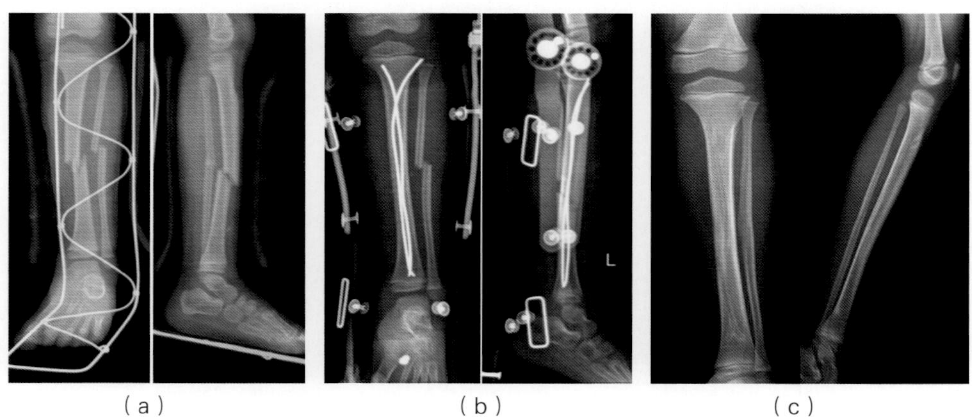

(a)　(b)　(c)

图 25-2-6　胫腓骨中段骨折弹性钉闭合复位微创内固定治疗示例

注：(a)术前正、侧位DR片；(b)术后正、侧位DR片；(c)骨折愈合内固定物取出后正、侧位DR片。

【病例2】患儿，男，7岁，因右小腿伤痛伴功能丧失5小时入院。致伤原因：被行驶中的电瓶车撞倒后致伤。

诊断：右胫腓骨中段骨折。

治疗方案：行右胫腓骨中段骨折闭合复位弹性髓内钉内固定术，术后恢复良好。见图25-2-7。

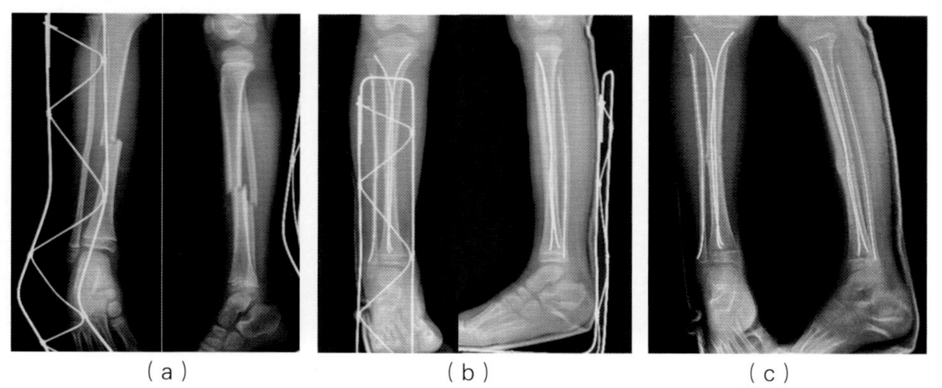

（a）　　（b）　　（c）

图25-2-7　右胫腓骨中段骨折弹性钉闭合复位微创内固定治疗示例

注：（a）术前正、侧位DR片；（b）术后正、侧位DR片；（c）术后1个月正、侧位DR片。

六、技术要点

（1）入钉：①对于螺旋形或长斜形骨折，置针点应先置入距离骨折断端更远的一侧。若出现不稳定，可采用尾帽放滑，术后采用小腿外固定支具辅助。②弹性髓内钉入钉前必须使用克氏针定位，入钉点以胫骨近端骺板下方、胫骨结节两侧1～2 cm为宜，避免损伤胫骨近端骺板或损伤胫骨棘。

（2）复位：①对向牵引复位可以有效纠正骨位，注意术中用C臂透视检查了解有无内、外侧成角畸形，术中及时调整弹性髓内钉方向和角度以纠正骨位。②由于胫骨髓腔解剖呈三角形形态，导致两根弹性髓内钉朝向背侧，因此应将髓内钉向背侧轻度旋转，使之与胫骨的生理前屈弧度相适应。适度预弯弹性髓内钉的针尖部，方便入钉后髓内钉更好地进入髓腔，感知髓腔和断端情况，以便顺利进入近折端。③将针体部适度预弯，预弯需圆滑，避免出现局部折弯，弧度顶点需在骨折断端处，使其达到对称的髓内三点支撑固定能稳定断端对位对线。④由于胫骨具有三角形的髓腔，两根髓内钉都有滑向背侧的倾向，容易导致反屈畸形的发生，因此在最后打入髓内钉之前，需将两根髓内钉顶端轻度转向背侧，这样可以保持胫骨正常的生理弧度。见图25-2-8。

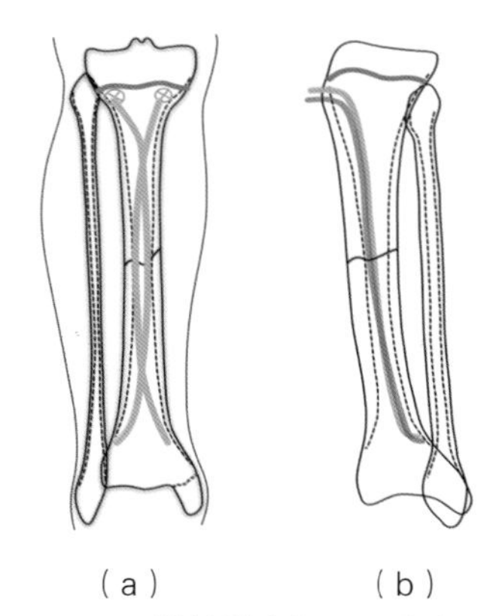

（a）　　（b）

图25-2-8　弹性髓内钉置入方向示意图

注：（a）胫腓骨正位；（b）胫腓骨侧位。

（3）进钉：①髓腔内钻入弹性髓内钉时应顺时针和逆时针反复旋转扩髓进钉，避免连续同方向旋转，造成弹性髓内钉扭曲缠绕，形成“拧麻花”现象，导致后期内固定不稳，骨位丢失以及取出困难。②弹性髓内钉在髓腔中推进时动作应轻柔，当遇到阻碍时可适度退钉后再旋转推进，避免钉尖穿破骨皮质。

（4）钉尾处理：因胫骨近端骨表面软组织覆盖较少，需要修整髓内钉钉尾。弹性髓内钉钉尾断钉时可用无菌方纱隔离保护皮肤，老虎钳或断钉器应尽量贴着骨面剪断，且尽量光滑，避免钉尾过长激惹局部软组织形成滑囊和瘢痕，影响膝关节功能。

第三节　胫骨远端骨骺骨折伴腓骨骨折的微创治疗

一、概　述

1. 基本资料

胫腓骨远端骨骺损伤占所有骨骺损伤的25%～38%，好发于8～14岁的儿童，发病率仅次于桡骨远端骨骺骨折，排名第二位，儿童胫骨远端骨骺骨折常伴有腓骨（下段）骨折。发病因素大多为运动伤，约有58%的踝关节骨骺损伤是运动伤，与下列常见的运动密切相关：滑板车、平衡车、蹦床、足球、篮球、滑冰、滑雪等。此外，高能量损伤致伤的概率近年来也逐年增加。

2. 骨骺损伤分型

Satler-Harris分型是依据解剖部位的分型，应用最广泛，便于同行交流。Satler-Harris分型分为六种类型：Ⅰ型（骨骺分离）、Ⅱ型（骨骺分离伴干骺端骨折）、Ⅲ型（骨骺骨折）、Ⅳ型（骨骺和干骺端骨折）、Ⅴ型（骺板挤压性损伤）以及Ⅵ型（骺板边缘切削伤导致的软骨环缺失）。

二、MIPPO 技术手术步骤

1. 术前准备

术前常规备皮、禁饮食，预防应用抗生素。

2. 复位骨折

常规消毒铺巾，伤肢驱血后止血带充气（压力28～34 kPa）。在小腿下段前内侧有限切开或闭合复位骨折，数枚直径1.5 mm克氏针通过折线至胫骨远端干骺端后侧固定骨位。

3. 内固定

C臂透视证实骨位好后，将直径1.5mm的克氏针依次换为直径1.0 mm克氏针（作为方向导针），顺导针拧入数枚直径4.0 mm的空心螺钉及数枚垫片，拔出此细克氏针。

4. 腓骨骨折复位与内固定

在小腿下段外侧作小切口依次切开皮肤、皮下、深筋膜，整复骨位，采用MIPPO技术，逆行插入1块锁定钢板，使钢板附于腓骨下段外侧，用C臂透视证实骨位好，钢板未及腓骨远端骨骺，远、近段分别数枚锁定螺钉固定。

5. 冲洗切口、包扎

松止血带，冲洗切口，逐层缝合至皮肤，以无菌敷料包扎切口。伤肢用钢托/石膏托/支具等外固定制动。

6. 术后管理

术后第2天指导患者进行胫骨前肌肌力训练。一般使用外固定4周，拆除外固定后即开始训练踝关节屈伸功能。建议采用主动功能训练，避免被动强力训练。3个月左右可下地负重行走。6～9个月骨折完全愈合，可行内固定取出手术。

三、典型病例

【病例1】患儿，女，10 岁，因右踝部伤痛伴活动受限 5 小时入院。致伤原因：玩耍时不慎摔倒。

诊断：右胫骨远端骨骺骨折；右腓骨下段骨折，胫骨远端骨骺骨折为Salter-Harris Ⅱ型。

治疗方案：右胫骨远端骨骺骨折有限切开复位内固定术、右腓骨下段骨折闭合复位内固定术。见图25-3-1。

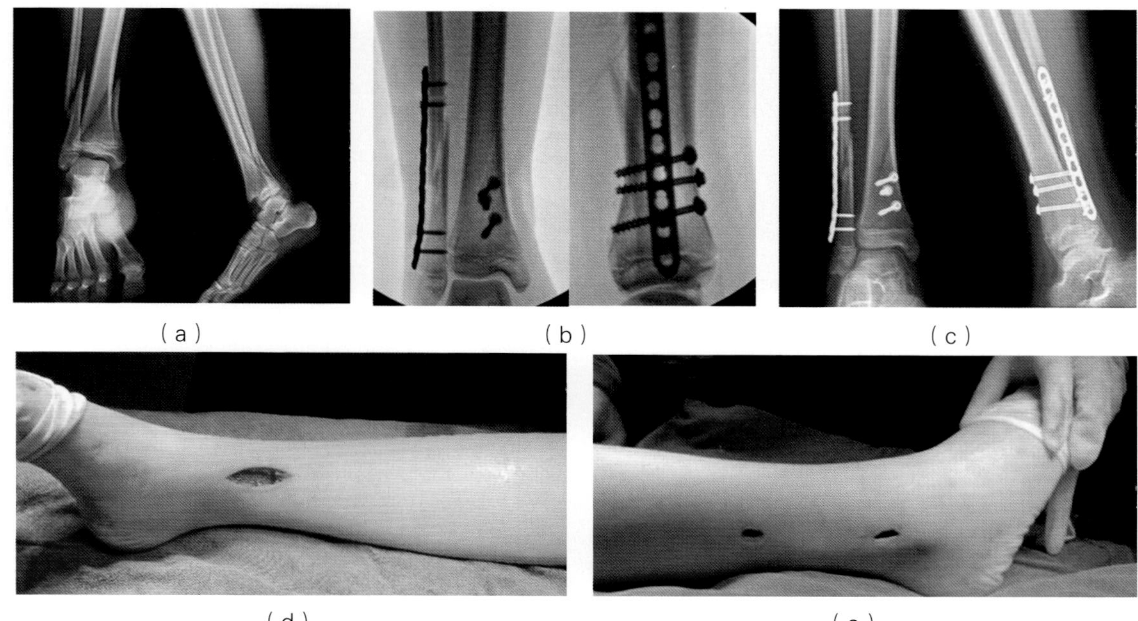

（a）　（b）　（c）

（d）　（e）

图 25-3-1　胫腓骨远端骨折微创治疗示例

注：（a）术前正、侧位 DR 片；（b）术中 C 臂照片；（c）术后正、侧位 DR 片；（d）踝部内侧切口照片；（e）踝部外侧切口照片。

【病例2】患儿，男，12 岁，因左踝部伤痛伴活动受限 11 天入院。致伤原因：因汽车车祸致伤。

诊断：左胫骨远端骨骺骨折；左腓骨中段骨折；左腓骨远端骨骺骨折，胫、腓骨远端骨骺骨折 Salter-Harris Ⅱ型。

治疗方案：左胫骨远端骨骺骨折有限切开复位内固定术、左腓骨中段骨折闭合复位内固定术（弹性髓内钉内固定）。见图25-3-2。

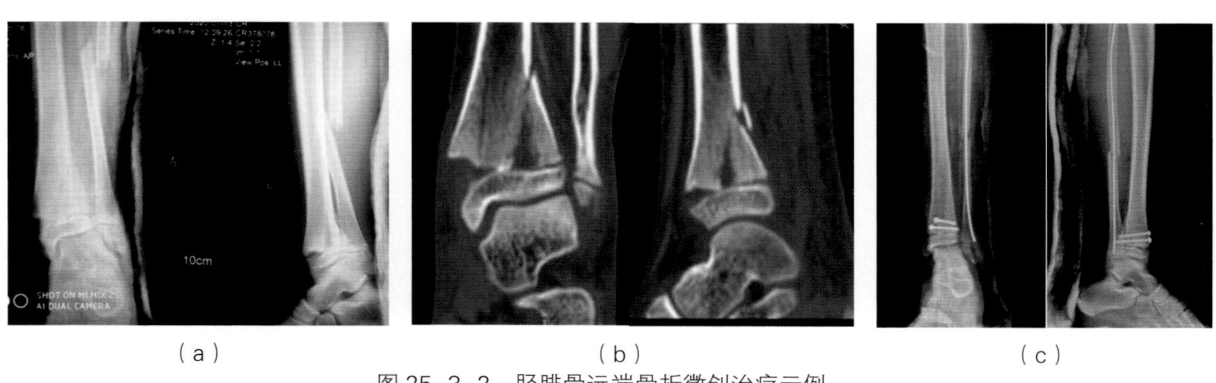

（a）　（b）　（c）

图 25-3-2　胫腓骨远端骨折微创治疗示例

注：（a）术前正、侧位 DR 片；（b）术前 CT 照片；（c）术后正、侧位 DR 片。

【病例3】患儿，女，12 岁。因左踝部伤痛伴活动受限 2 小时入院。致伤原因：行走时不慎摔倒。

诊断：左胫骨远端骨骺骨折；左腓骨下段骨折，胫骨远端骨骺骨折为Salter-Harris Ⅱ 型。

治疗方案：左胫骨远端骨骺骨折闭合复位、经皮螺钉内固定术。通过胫骨骨折的复位内固定，腓骨骨折取得了较好的力线，予以保守治疗。见图25-3-3。（注：本例病例资料由湖南省武警总队医院赵献峰提供）。

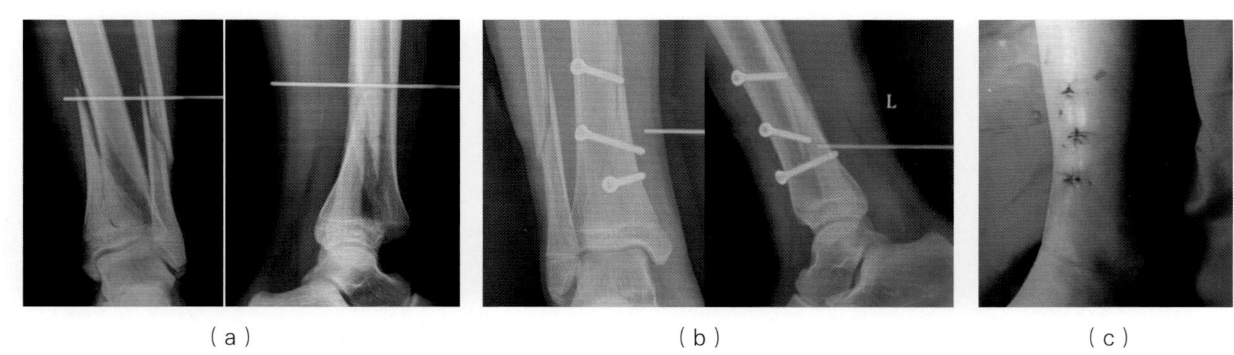

（a）　（b）　（c）

图 25-3-3　胫腓骨远端骨折微创治疗示例

注：(a) 术前正、侧位 DR 片；(b) 术后正、侧位 DR 片；(c) 术毕切口照片。

四、技术要点

（1）胫骨远端骨骺骨折的复位：避免暴力复位，推荐在助手充分对向、顺势牵引下逐步柔和背伸踝关节，防止骺板因外力加重骨骺损伤，增加后期骨桥形成、骨骺早闭的概率。闭合复位困难时，建议有限切开暴力骨折断端，将卷入的骨折断端筋膜、关节囊、淤血块及碎骨块彻底清理。

（2）胫骨远端骨骺骨折内固定：推荐使用空心钉及垫片固定，避免使用埋头钉。空心钉拧入前需要使用直径为1.0 mm的克氏针作为导针，注意进针方向，避免穿过损伤骺板及进入关节腔，拧入后拔除克氏针，并检查克氏针针尖是否完整，谨防断针。

（3） MIPPO技术：适用于儿童腓骨下段、远端骨折，骨折断端呈粉碎性、短斜形、螺旋形、蝶形等的治疗。置入锁定钢板前应先塑形，推荐逆行插入。锁定螺钉尽量不要跨骺固定，必须跨骺固定时，骨骺内的螺钉可于术后3个月再取出；合并下胫腓联合损伤时，应使用下胫腓联合螺钉，一般术后4 ~ 6周可在局麻下取钉。建议先整复腓骨骨位，恢复小腿长度及踝部基本外观后，再处理胫骨远端骨骺骨折。

（孙强　审核：叶家军）

第二十六章　阻挡钉技术在下肢微创骨科中的临床应用

阻挡钉技术（即Poller钉技术）是髓内钉治疗长骨骨折的一类重要辅助技术。在不同文献中骨科医师们报道了其采用的诸多细节各异的阻挡钉技术，但均提及了阻挡钉技术使用的基本准则：术前严格设计，术中轻柔、精确操作，具体病例个体化，严防并发症等。通过检索相关文献，结合个人临床体会，笔者总结了该技术的技术细节及临床应用情况，归纳为以下几个方面。

第一节 阻挡钉技术在下肢髓内钉治疗中的应用现状及展望

一、阻挡钉技术的意义

1. 微创髓内钉固定的优缺点

（1）优点：中心性固定，保留了折端血肿中具有成骨作用的生长因子，扩髓碎屑也具有自体骨移植效应，有利于骨折愈合，是目前下肢长骨干骨折的主要治疗方案。

（2）缺点：属于相对稳定的内固定方式，部分病例会在固定长骨骨折时造成沿锁钉方向来回的摆动（即所谓“雨刷效应”），可能造成骨折不愈合或畸形愈合。其原因如下：①传统交锁髓内钉远端常为冠状面的单平面锁定。②髓内钉直径与骨骼髓腔直径可能不匹配；③锁钉直径远小于对应锁孔的宽度。④多枚锁钉间的距离远小于锁钉至折端的工作距离，难以对抗折端相对于主钉的微动。⑤骨折本身较粉碎，单纯髓内钉固定稳定性有限等。

2. 阻挡钉的工作原理

阻挡钉技术，是增加髓内钉固定稳定性的有效方法之一。该技术借助螺钉、锁钉或克氏针等内固定物对髓内钉主钉的接触限制，实现改善骨折复位效果、增加髓内钉内固定力学稳定性作用。Krettek等于1999年总结了该技术的工作原理：①缩窄骨折端附近相对宽阔的髓腔。②增加髓内钉和骨皮质的接触面积。③为髓内钉提供入钉口（或末端锚点）、髓腔狭窄部以外的第3处支点。④改变髓内钉轨迹，纠正骨折的成角和侧方移位畸形，从而提高髓内钉的稳定性。

二、阻挡钉的技术基础

1. 置钉指征

阻挡钉主要用于髓内钉治疗下肢长骨除峡部以外骨折（尤其远近端骨折）的辅助治疗；另外，当髓内钉远端锚点不够或者入口太宽时，需要置入阻挡钉以加强髓内钉的固定。

2. 置钉位置

（1）方位：置钉方位与骨折形态有一定关系，见图26-1-1及表26-1-1。如果骨折端成角的方向与髓内钉在髓腔内的偏移方向相反，骨折远端阻挡钉应打在骨折端成角的凹侧；如果骨折端成角的方向与髓内钉在髓腔内的偏移方向一致，阻挡钉应打在骨折端成角的凸侧。

综合相关文献，阻挡钉理想的置钉位置是髓内钉主钉偏心接触骨皮质的一侧髓腔边缘。

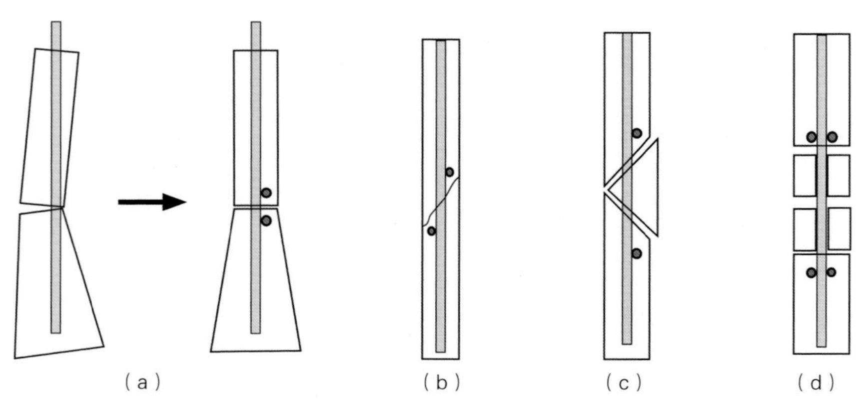

图 26-1-1　置钉方位与骨折形态的关系

注：（a）凹侧原则；（b）锐角理论；（c）压蝶原则；（d）旁钉原则。

表 26-1-1　阻挡钉位置选择原则表

置钉理论	骨折形态	阻挡钉位置
凹侧原则	横形、粉碎骨折	骨折成角的凹侧
锐角理论	斜形或螺旋形骨折	髓腔纵轴线与骨折线夹角锐角侧
压蝶原则	合并蝶形骨块	蝶形骨块侧骨折远近端置入 2 枚阻挡钉
旁钉原则	峡部粉碎或超宽髓腔	骨折远近端的内外侧各置入 1 枚阻挡钉

临床实践：多数学者们从不同角度强调了髓内钉主钉位于干骺端髓腔中央的重要性；但在实际的临床工作中，如果骨骼与主钉解剖形态存在较明显的差异时，在骨折骨位较满意且骨位能为锁钉固定的前提下，主钉偏心放置甚至对角线放置有时都是可以接受的。

（2）距离：为增加支撑力臂的长度，阻挡钉与髓内钉同端锁钉的间距宜长些，因而需要尽可能靠近折端放置；但同时为减少骨质劈裂的风险，一般建议把髓内钉“推”向髓腔中线位置即可。为实现上述目标，Hannah等建议将阻挡钉在纵向距离骨折线以远1 cm、横向距离髓腔中线6～7 mm处，紧邻髓内钉置入；覃松等认为，打入阻挡钉的横向位置与髓内钉偏心侧皮质的距离等于该部位骨干的半径减去髓内钉半径的长度，有时应用定位孔即可。

（3）多平面：当骨折在冠状面、矢状面上均成角或移位明显时，尚需要双平面阻挡钉技术在胫骨干骨折交锁髓内钉治疗中的应用；通常多枚阻挡钉的效果优于单枚。

3. 置钉时机

在术中处理不同临床病例时，骨科医师们选择置钉的时机往往并不一致。见表26–1–2。

表 26–1–2　置入阻挡针的不同时机一览表

时　机	技术特点	要　点
导针插入前	髓腔较宽	需术前精密计划
扩髓前	OW 试错	相对安全，松质骨隧道精确
主钉拔出后	主钉试错	渐进尝试，松质骨隧道易反复破坏而扩大
保留主钉	紧贴主钉	适用于髓腔较细病例的骨位微调

注：OW，olive wire，导针

4. 阻挡钉种类

（1）髓内钉锁钉：是经典的阻挡钉方式，缺点是直径较大，不适合髓腔较小的病例。

（2）螺钉：直径常较锁钉稍小，一般建议采用3.5 mm自攻皮质骨螺钉，以减少骨质劈裂的可能。

（3）斯氏针：采用直径3.5 mm的斯氏针（置入点位于骨折短骨段一侧）作为临时Poller钉，其强度足以防止其在术中发生弯曲和断裂。

（4）克氏针：在髓内钉锥形尖端偏向骨折畸形凹侧处放置克氏针，逐步引导髓内钉进入髓腔的中心位置，在髓内钉远、近端锁定后取出克氏针；在扩髓前采用2.5 mm的阻挡针，当髓内钉置入并被充分锁定时，取出阻挡钉而非将其更换为阻挡螺钉，该法可减少手术时间、花费以及术中透视次数；采用1枚2.5 mm的光滑克氏针进行穿针操作，确定骨折复位和阻挡钉位置后再更换成螺钉或仅作为临时使用。

三、阻挡钉技术的优点

（1）阻挡钉能矫正对线、辅助骨折复位以及控制髓内钉置入方向。

（2）标准的普通锁钉在静力模式下只能控制旋转和维持肢体的长度，而阻挡钉能控制成角和侧方移位。

（3）在干骺端斜形骨折中阻挡钉可使剪力变成压缩力，增加稳定性。

（4）阻挡钉可用于干骺端骨折和髓内钉与髓腔不匹配的情况，同时可作为辅助闭合复位的一种方法。

第二节　阻挡钉的临床应用概况

一、阻挡钉的临床使用范围

据相关文献报道，使用髓内钉进行治疗时，对位不良在胫骨近端骨折的发生率约为58%，胫骨远端骨折发生率约为14%；运用阻挡钉技术可以使胫骨近端骨折减少25%的对线畸形，胫骨远端骨折可减少57%的对线畸形。阻挡钉协助骨折复位并保持稳定的原理就在于三点固定，分别为长骨的峡部、阻挡钉和髓内钉末端锚点或者插入点，在髓腔内建立三点固定以对抗软组织的不平衡，进而实现复位。

1. 新鲜骨折

（1）股骨近段：对于股骨逆粗隆间骨折，由于旋内肌力小于外旋肌力，内收的移位较为严重，阻挡钉宜置于远折端外侧。

（2）股骨下段或粉碎骨折：运用阻挡钉技术来成功控制了髓内钉治疗股骨下段/髁上骨折过程中的骨折移位；对股骨峡部以远的骨折，置入2枚阻挡钉可以显著降低骨折不愈合的概率；股骨干粉碎骨折、全膝置换术后髁上假体周围骨折的股骨倒打髓内钉治疗等病例也可运用阻挡钉技术。

（3）胫骨近段：胫骨近段骨折的复位需要靠进针点、阻挡钉和中段髓腔狭窄部三点一线的原理；阻挡钉对胫骨近端骨折、胫骨上1/3骨折的髓内钉治疗均有明显的辅助作用；阻挡钉联合经髌上入路技术可以广泛治疗胫骨中上段骨折。见图26–2–1。

临床意义：髓内钉投影重叠图提示，主钉在置入过程中其压缩的松质骨范围比最终占用的骨隧道范围更大，因而近端阻挡钉的置入需考虑到有效性与安全性的平衡，避免造成主钉入钉时困难，甚至引起入钉过程中的骨质损伤。

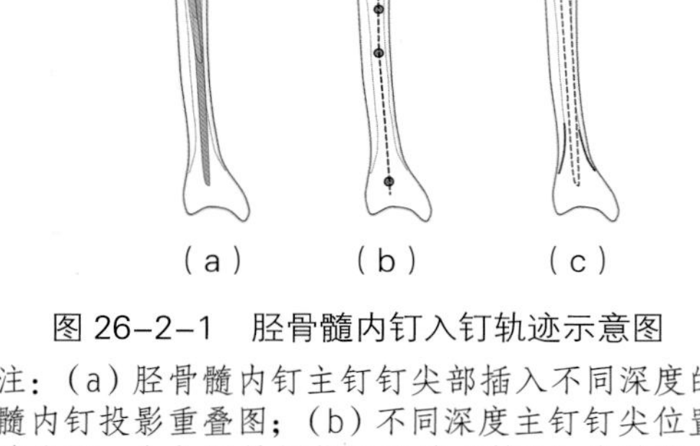

图 26–2–1　胫骨髓内钉入钉轨迹示意图

注：（a）胫骨髓内钉主钉钉尖部插入不同深度的髓内钉投影重叠图；（b）不同深度主钉钉尖位置连线图；（c）胫骨侧位远近端“喇叭”状髓腔与主钉所占用的隧道关系图。

（4）胫骨下段：阻挡钉技术扩大了髓内钉治疗胫骨远端骨折的指征。有学者认为阻挡钉技术不仅可以缩小胫骨远端髓腔的宽度，还组成了髓内钉固定骨折的三点固定构型，三点分别为骨干峡部、阻挡钉以及髓内钉末端松质骨；最适合应用阻挡钉结合髓内钉固定治疗的胫骨远端骨折类型是扭转力引起的单纯横形、斜形胫骨骨折以及螺旋形骨折，胫骨骨折线远端距踝关节面最好在7 cm 以上；Chan认为在胫骨远端骨折髓内钉术中根据情况可应用内侧阻挡钉或双侧阻挡钉技术。

2. 股骨、胫骨骨折不愈合

有学者回顾性分析了41例单纯更换髓内钉固定治疗的股骨干骨折髓内钉固定术后骨不连患者，发现骨折位于髓腔狭窄处者的手术成功率为87%，而骨折位于非髓腔狭窄处者的手术成功率仅为50%。有学者认为更换髓内钉联合置入阻挡钉技术是治疗髓内钉术后下肢无菌性骨不连的一类有效方法。

3. 股骨、胫骨矫形或延长术

用可延长的倒打股骨髓内钉治疗股骨短缩时，阻挡钉可以控制截骨处出现的股骨髁上外翻畸形；股骨外固定架联合可延长的倒打股骨髓内钉，配合阻挡钉时，可精确矫形内固定股骨远端的短缩及其他畸形；在运用外架配合髓内钉行胫骨延长的患者中，于截骨区远端近截骨平面外侧置入阻挡钉后可显著减少胫骨外翻畸形的发生率。由于矫形治疗的病例常常骨质疏松，为控制骨延长过程中继发的畸形，需要置入多枚阻挡钉以精确髓内钉固定。在髓内钉进行下肢延长和畸形矫正的手术中，反拇指法则可用来规划阻挡钉放置的位置及阻挡钉间的相互距离，见图26–2–2。

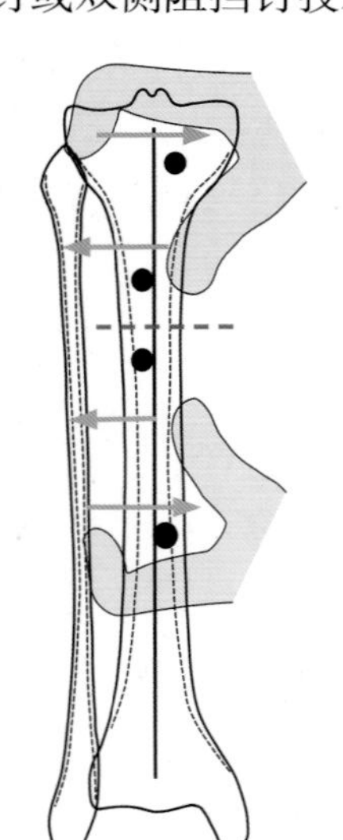
图 26–2–2　反拇指法则用以规划胫骨截骨矫形中阻挡钉的位置示意图

二、阻挡钉的不良状况及并发症

1. 骨质劈裂

由于阻挡钉对皮质、主钉有一定的挤压作用，因此骨质劈裂是术者需要预防的重要并发症。预防方法：①完善CT等检查以排除局部隐匿性骨折，术前做好精确计划，有作者认为使用阻挡钉技术的髓腔的宽度一定要足以容纳1枚直径4.5 mm的螺钉和髓内钉。②逐步轻柔操作，必要时终止阻挡钉技术操作。③必要时临时使用细针，如2.5 mm的克氏针，以预防骨质劈裂。

2. 术后感染

有学者的研究表明，在股骨粗隆下骨折复位钳组、线缆环扎组、阻挡钉组的比较中，阻挡钉组的手术时间及术中透视时间最长；对于股骨峡部以远的骨折，置入2枚阻挡钉的操作平均耗时21分钟；在髓内钉附加小钢板或阻挡钉治疗胫骨近段骨折的比较研究中发现，钢板组在手术时间、术中透视次数等方面均显著优于阻挡钉组。因此术者需要通过严格无菌操作及熟练阻挡钉技术来降低或预防术后感染的概率。

3. 断钉

阻挡钉与扩髓钻、主钉、骨皮质的摩擦均可能造成阻挡钉的弯曲，甚至断裂；同样需要轻柔操作，并用克氏针等替代阻挡螺钉，以降低断钉风险。

4. 不愈合

髓内钉治疗本身并非坚强的内固定方式。对多段股骨骨折（合并粗隆间或粗隆下骨折的股骨干骨折）而言，微创髓内钉技术并不能达到坚强的内固定效果，即使附加了阻挡钉等技术，仍有部分股骨干骨折出现骨折肥大性骨折不愈合。理论上阻挡钉可能降低髓内钉术后的不愈合率，但该看法仍有争议。

有学者报道合并蝶形骨块的股骨干骨折中有1/3出现了延迟愈合，蝶形骨块分离大于1 cm是个独立危险因素，而阻挡钉的使用并未提高骨折愈合的概率。

5. 骨位不良

需要良好的指征选择、术前设计、术中精细操作以避免阻挡钉对移位等畸形过度矫正，见图26-2-3。若取出克氏针后发现骨折端不稳定，术中不能维持位置，可再置入阻挡螺钉以增加稳定性。术后钢板组残余的侧方移位、前后移位、冠状面成角和矢状面成角均显著小于阻挡钉组。

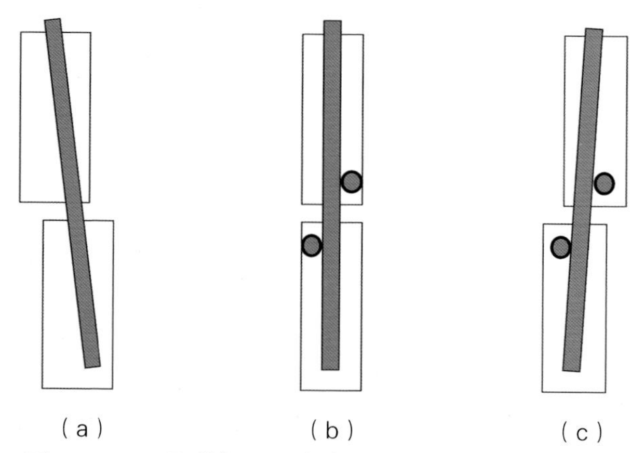

图 26-2-3　阻挡钉可能造成骨位的过度矫正示意图

注：（a）阻挡钉置入前骨位；（b）阻挡钉复位骨位；（c）阻挡钉过度矫正骨位。

三、其他阻挡技术

1. 髓内钉的其他阻挡钉技术

髓内钉手术中除可能采用标准阻挡钉技术外，还可能考虑以下阻挡技术。

（1）主钉开口位置：开口处骨皮质孔对主钉尾部的限制作用，位置不同可以影响主钉在髓腔中的位置，进而影响骨位对胫骨远端骨折应根据骨折远端移位情况确定髓内钉进钉点。

（2）主钉钉尾或尾帽：适当突出入口处骨皮质（< 5 mm），可限制主钉近端的横向移位。

（3）干骺端松质骨：对主钉有一定阻挡作用，因此要避免反复更改髓内钉髓道，同时需增加髓内钉的插入深度，这对治疗远端骨折块非常重要；应尽量向远端插入，必须保证有2枚锁定螺钉位于骨折远端，近端骨折推荐锁定近端3枚螺钉；有学者主张对干骺端不扩髓，而是尽可能深的直接插入髓内钉至远端松质骨内（“生根技术”），但需避免潜在的骨质劈裂风险。

（4）扩髓配合粗直径主钉：扩髓可以增加骨干峡部区域对主钉支撑性的原理在于长骨狭窄处较短，扩髓可使 髓腔狭窄段与髓内钉接触的长度增加，从而有效增加髓内钉与骨髓腔的摩擦力；但若骨不连发生在非髓腔狭窄处，则需要采取阻挡钉、微创置入钢板等辅助固定，扩髓更钉法的治疗效果才能得以保证。

（5）钢板螺钉：在髓内钉附加钢板中，除了钢板螺钉对骨折独立的稳定作用以外，螺钉对髓内钉主钉可起到阻挡钉的作用，用普通螺钉双层皮质固定加压孔，可以在一定范围内对螺钉的角度进行有效的调整，尽可能紧贴主钉，以促进有效长度及把持力的增加。

（6）3D打印的阻挡钉瞄准模板：有利于置钉操作顺利，显著缩短了手术时间。

二、广义阻挡钉技术

在下肢骨科尚有通过不同内固定物或器械间的限制性接触而实现阻挡的其他技术。

（1）Jail 螺钉技术：即交叉排钉技术，是一种螺钉对螺钉间的阻挡钉技术，目前该技术主要用于治疗关节面塌陷骨折，如胫骨平台塌陷骨折等。

（2）髓内钉连接臂：部分厂家的产品自带阻挡钉瞄准孔。

（3）髓内钉远端定位杆：对髓内钉主钉在长骨前后方向（AP）上的限制作用等等。

四、发展趋势

阻挡钉技术是下肢长骨髓内钉内固定治疗的一类重要辅助技术。目前的相关文献报道中，骨科医师们采用了诸多细节不同的技术，均体现了阻挡钉技术使用的基本准则：术前严格设计，术中轻柔，精确操作，具体病例个体化，严防并发症等。考虑到该技术的应用缺点，实时动态影像、专用瞄准臂、阻挡技术专用的髓内钉可能是今后该技术发展的方向。

第三节　阻挡钉技术在下肢 MIPO 技术中的运用示例

以下结合临床病例分述阻挡钉在下肢MIPO技术中的应用。

一、胫骨中下段骨折

（一）新鲜骨折病例

1. 骨折单侧（远端）阻挡钉

【病例】患者，男，62 岁。

诊断：左胫骨中下段螺旋骨折。

治疗方案：该患者骨质较好，且近折端髓腔直径适中，因而采用远折端内侧的单枚阻挡钉技术，以2.5 mm克氏针缩小髓腔，完成胫骨髓内钉的微创置入及内固定操作，同时闭合操作获得了骨折的解剖复位，完成远端锁定后将克氏针更换为皮质骨螺钉。见图26-3-1。

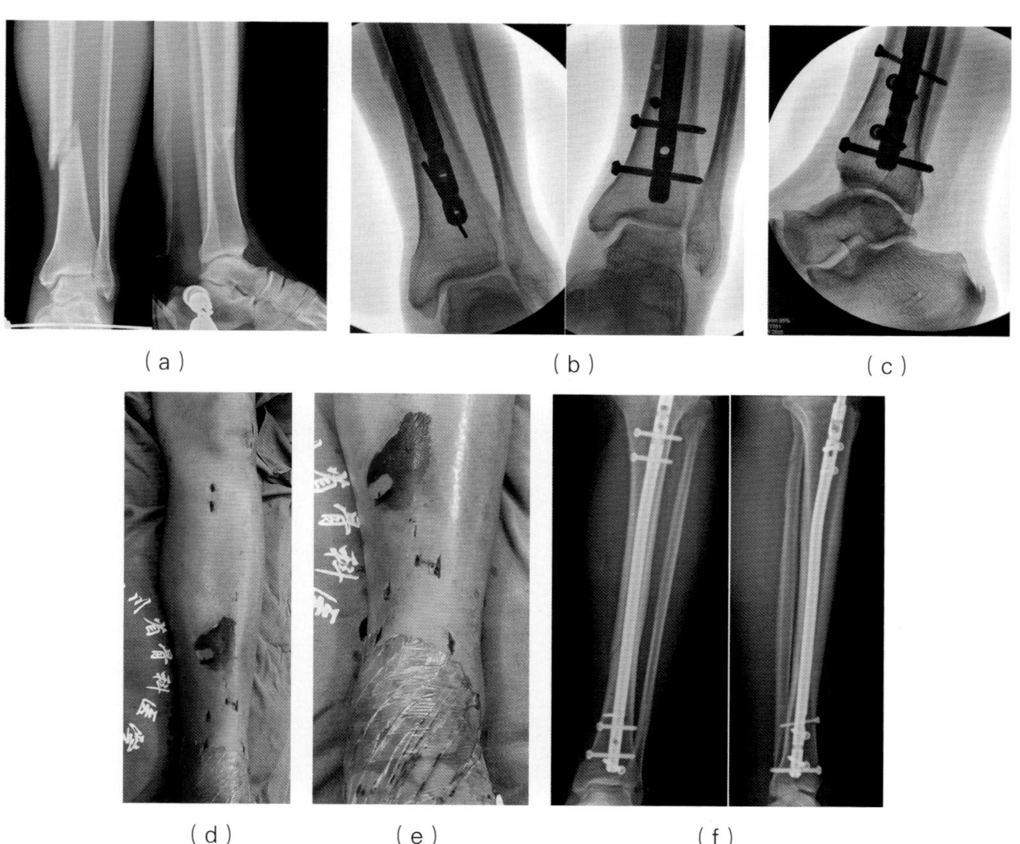

（a）　（b）　（c）

（d）　（e）　（f）

图 26-3-1　运用胫骨髓内钉 + 阻挡钉技术微创解剖复位内固定左胫骨中下段螺旋骨折示例

注：（a）术前左胫腓骨正、侧位 DR 片；（b）术中克氏针引导主钉；
（c）阻挡钉限制下胫骨远端完成锁定的 C 臂照片；
（d）术中小腿内前侧切口照片；（e）术中踝前侧切口照片；
（f）术后胫腓骨正、侧位 DR 片。

2. 骨折双侧阻挡

【病例】患者，男，57岁。

诊断：左胫骨中下段螺旋骨折。

治疗方案：患者骨折远近端髓腔远超髓内钉主钉直径，且骨质有一定疏松，胫骨髓腔无明显“峡部”。根据“锐角原则”，在冠状面上的对角线位置上于骨折远、近端经皮各置入一枚锁钉、皮质骨螺钉发挥阻挡钉作用来控制折端相对主钉的活动。见图26-3-2。

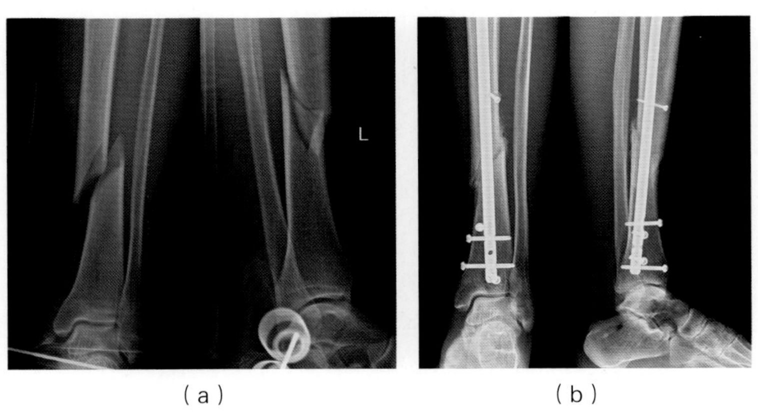

（a） （b）

图 26-3-2　胫骨髓内钉 + 阻挡钉技术治疗髓腔较宽大的左胫骨中下段螺旋骨折

注：（a）左胫骨中下段术前正、侧位 DR 片；（b）术后正、侧位 DR 片。

3. 远端临时使用阻挡钉

【病例】患者，男，47岁。

诊断：左胫骨中下段横形骨折。

治疗方案：患者虽然髓腔较宽大，但其骨质条件较好，且骨折为不易滑动的横形骨折，预计在髓内钉完成锁定后骨折端将有较好的稳定性。因而采用临时双平面的阻挡钉技术，经皮置入相互垂直的克氏针，引导主钉置入满意位置，完成骨折复位及远端双平面的锁钉固定后，取出克氏针。见图26-3-3。

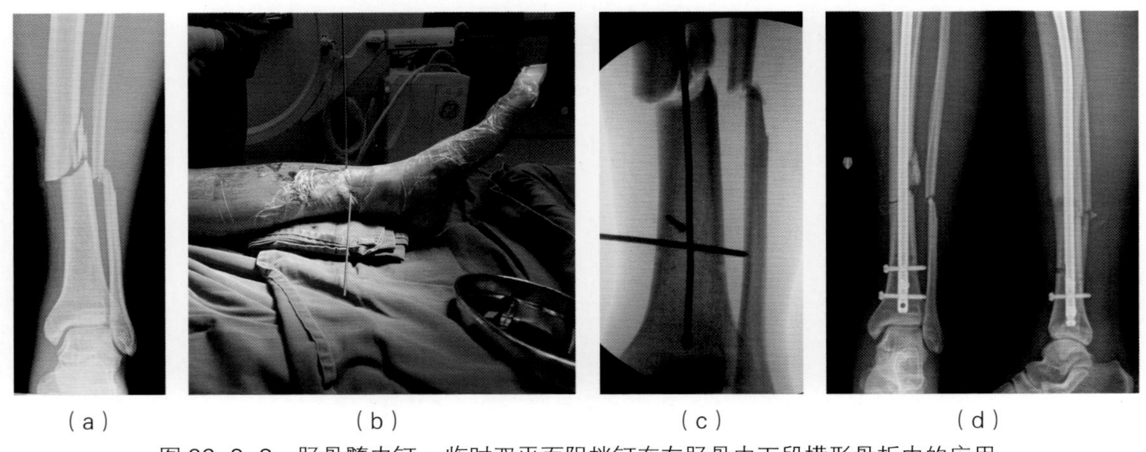

（a） （b） （c） （d）

图 26-3-3　胫骨髓内钉 + 临时双平面阻挡钉在左胫骨中下段横形骨折中的应用

注：（a）术前正位 DR 片；（b）术中双平面克氏针临时阻挡照片；
（c）术中 C 臂照片显示导针经过阻挡钉引导进入胫骨远端髓腔；
（d）内固定术后左胫骨中下段正、侧位 DR 片。

4. 主钉末端使用阻挡螺钉

【病例】患者，男，42 岁。

诊断：左胫腓骨中下段粉碎骨折，其中胫骨骨折线波及远端。

治疗方案：胫骨主钉远端内外侧采用2枚阻挡钉稳定后增加了远折端与主钉间的活动度，起到了专家级胫骨髓内钉主钉钉尖部锁钉的作用。见图26–3–4。

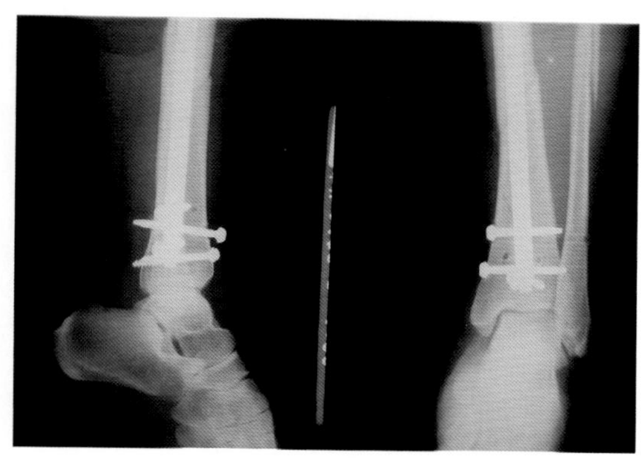

图 26–3–4　主钉尖部两侧放置阻挡钉治疗波及远端的左胫腓骨中下段粉碎骨折示例

（二）胫骨陈旧性骨折

【病例】患者，女，64 岁。

诊断：右胫腓骨多发陈旧性骨折，右胫骨中下段骨折，重度骨质疏松。

治疗方案：新发骨折位于愈合困难的胫骨中下1/3。由于该患者胫骨在多次外伤、手术后髓腔宽大，骨皮质菲薄，且骨质疏松明显，预计钢板内固定稳定性较差，因而采用胫骨髓内钉内固定术+阻挡钉固定术，并增加远端锁钉数量。通过阻挡钉有效克服了增宽的胫骨远端髓腔相对于主钉的“雨刷效应”。

微创特点：①根据“锐角原理”在胫骨远端内侧自前向后经皮置入2.5 mm克氏针。②C臂监控下阻挡钉引导髓内钉主钉进入胫骨远折端髓腔理想位置，并将克氏针更换为皮质骨螺钉。③在瞄准臂辅助下经皮完成远近端锁定操作。见图26–3–5。

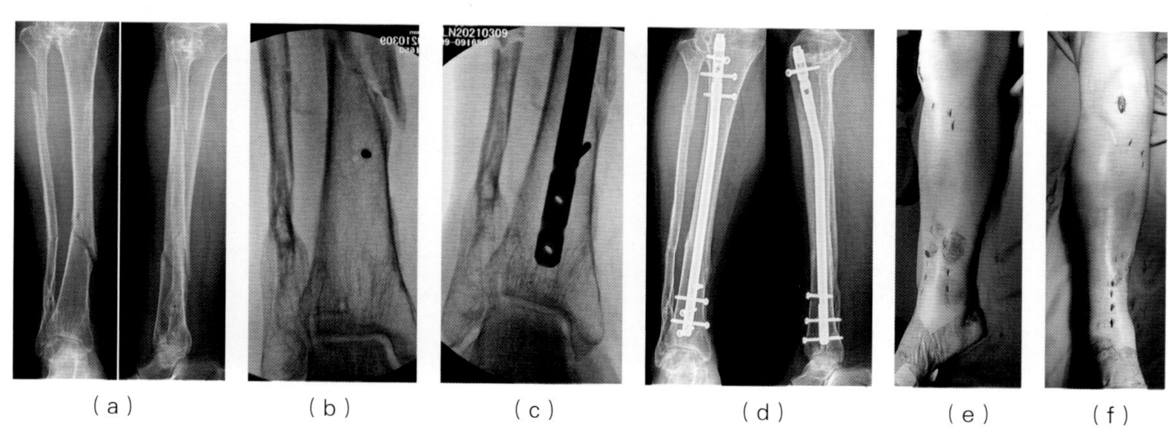

(a)　(b)　(c)　(d)　(e)　(f)

图 26–3–5　右胫腓骨多发陈旧性骨折运用阻挡钉 + 髓内钉治疗病例

注：(a) 左胫腓骨术前正、侧位 DR 片；(b) 术中 C 臂显示阻挡钉缩小髓腔；(c) 引导主钉进入理想位置；(d) 左胫腓骨术后 5 月正、侧位 DR 片；(e) 术中小腿内侧微创切口照片；(f) 术中小腿前侧微创切口照片。

（三）骨折不愈合病例

【病例1】：患者，男，18岁。

诊断：左胫腓骨中下段骨折畸形不愈合。

治疗方案：该患者病程较长，骨质疏松明显，骨皮质菲薄造成髓腔明显宽大，因此在完成胫腓骨陈旧性骨折的切开复位钢板螺钉内固定操作后，利用折端的有限切口在胫骨远折端内侧置入了一枚阻挡钉，配合远端的双平面锁定，增加了骨折端的稳定性；折端新鲜化后置入自体髂骨诱导成骨。见图26-3-6。

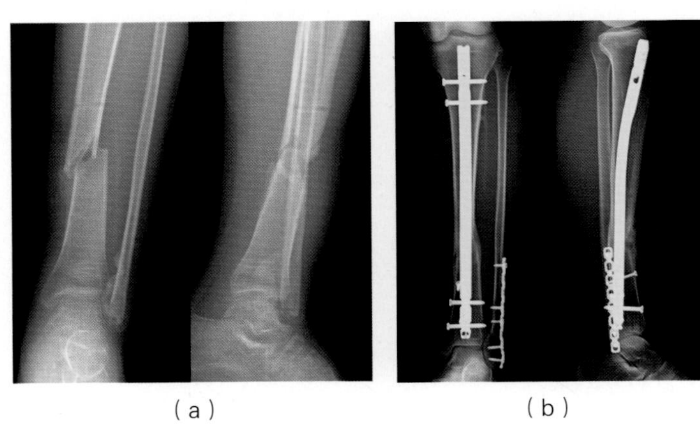

（a）　　（b）

图 26-3-6　阻挡钉在胫骨陈旧性骨折不愈合病例胫骨髓内钉翻修手术中的应用

注：（a）矫形术前左胫腓骨正、侧位 DR 片；（b）术后 1+ 年左胫腓骨正、侧位 DR 片显示骨折已愈合。

【病例2】患者，男，29岁。

诊断：左胫骨中下段感染性不愈合，抗生素骨水泥填充术后。

治疗方案：胫骨骨折峡部缺损，远端髓腔增宽，常规取出原内固定物及骨水泥，局部清创后，利用折端的有限切口给予主钉冠状面骨折远端内、外侧上多枚阻挡钉阻挡主钉，配合远端双平面锁定及折端自体髂骨植骨，术后3月即获得了骨折初步愈合。见图26-3-7。

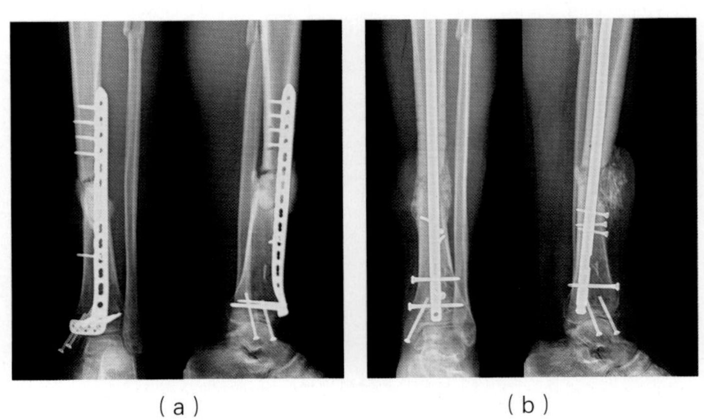

（a）　　（b）

图 26-3-7　左胫骨中下段骨折感染性不愈合抗生素骨水泥填充术后翻修 DR 片

注：（a）翻修术前左胫腓骨正、侧位 DR 片；
（b）翻修术后 3 月左胫腓骨正、侧位 DR 片。

二、股骨下段骨折

1. 新鲜骨折

【病例】患者，男，56岁。

诊断：右股骨中下段粉碎骨折。

治疗方案：该部位顺行髓内钉治疗容易出现冠状面上的“雨刷效应”，及远折端在矢状面上的后旋移位，会造成骨位欠佳或增加骨折不愈合概率。双平面Poller钉技术使顺行髓内钉治疗该骨折疗效得到提高，而又避免了逆行髓内钉对膝关节干扰的缺点。

微创特点：①牵引架下初步恢复骨折长度及骨位。②远折端经皮钻入双平面克氏针各一枚，C臂证实位置满意后，引导顺行导针进入计划的远折端髓腔位置，并依次完成扩髓、置入主钉，以及远端锁定等操作。③逐一将克氏针更换为阻挡钉，进一步稳定主钉与远折端的相对位置。见图26-3-8。

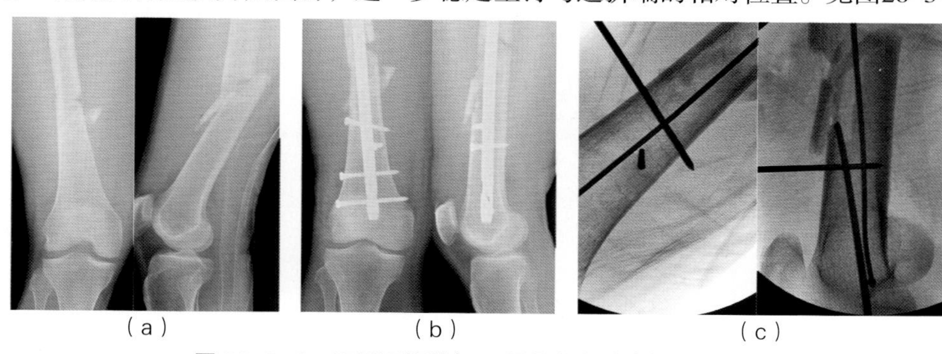

（a）　　（b）　　（c）

图 26-3-8　双平面阻挡钉 + 股骨顺行髓内钉治疗病例

注：（a）右股骨中下段术前正、侧位DR片；（b）右股骨中下段术后正、侧位DR片；（c）克氏针作为临时阻挡钉引导髓内钉导针进入股骨远折端髓腔理想位置的术中C臂照片。

2. 骨折不愈合的翻修

【病例】患者，女，49岁。

诊断：左股骨下段骨折钢板螺钉内固定术后不愈合。

治疗方案：原手术采用切开复位内固定术，翻修手术采用原钢板螺钉取出术，以及股骨倒打髓内钉内固定术+阻挡钉固定术。由于倒打钉在矢状面上的骨位较稳定，因此阻挡钉技术主要用以消除主钉在冠状面上的“雨刷效应”；并结合折端的新鲜化及自体髂骨植骨，使骨折获得愈合。

微创特点：①经皮取出近端螺钉，远端小切口取出螺钉，抽出钢板。②髌下小切口股骨倒打钉内固定骨折。③术中临时使用无菌止血带，通过折端处有限切口，待原折端新鲜化后，植入自体髂骨，并于远端主钉两侧各置入一枚阻挡钉以进一步稳定骨折。见图26-3-9。

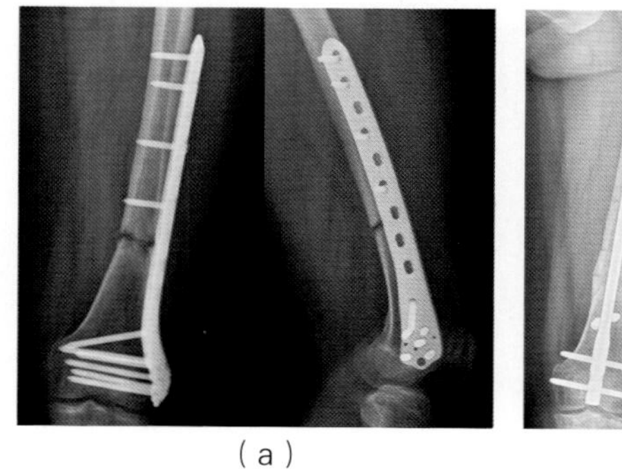

（a）

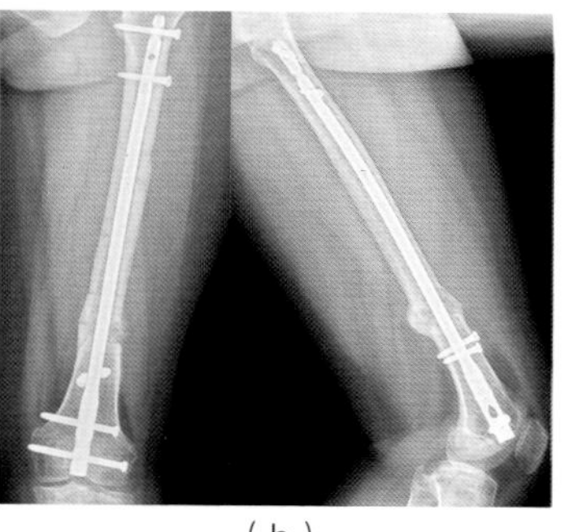

（b）

图 26-3-9　左股骨下段骨折钢板螺钉内固定术后不愈合髓内钉翻修术采用阻挡钉增加折端稳定性示例

注：（a）翻修术前正、侧位DR片；（b）翻修术后5月正、侧位DR片。

三、股骨近端骨折

【病例】患者，女，29 岁。

诊断：左股骨多段粉碎骨折。

治疗方案：股骨粗隆下骨折容易出现近折端向前旋转，可以通过克氏针限制主钉的入钉位置，待完成远近端锁定后更换克氏针位阻挡钉稳定骨位。见图26-3-10。

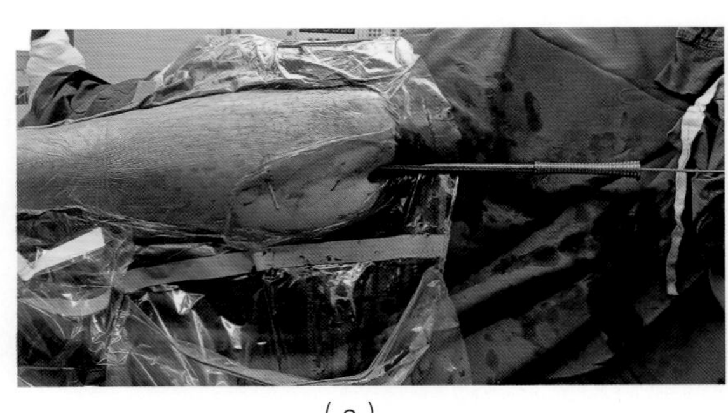
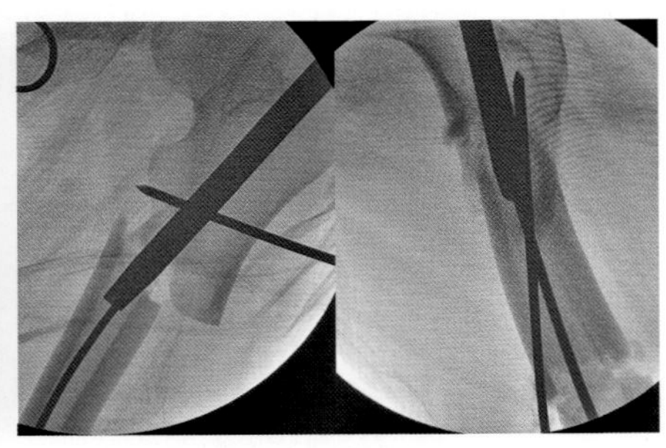

（a）　（b）

图 26-3-10　左股骨多段（含粗隆下）粉碎骨折治疗示例

注：（a）术中在克氏针阻挡下复位棒置入导针的照片；（b）术中正侧位 C 臂照。

四、胫骨近段骨折

胫骨近段髓腔较宽大，髓内钉治疗时，可能出现骨折复位不良，甚至继发骨折不愈合、畸形愈合等并发症。

1. 新鲜骨折

【病例】患者，男，54 岁。

诊断：左胫骨上段粉碎骨折，左小腿上段擦挫伤。

治疗方案：患者骨折合并软组织损伤，宜用髓内钉治疗。可将阻挡钉经皮置入缩小髓腔，插入髓内钉，在远端以2枚锁钉进行单平面固定，在近端以4枚锁钉进行多平面固定，完成对该病例的微创治疗。见图26-3-11。

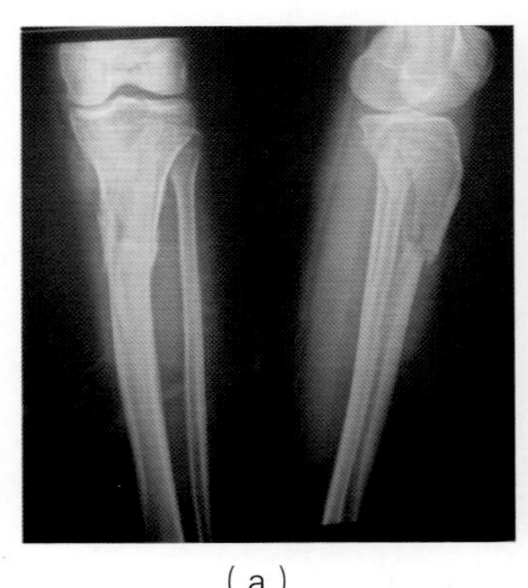
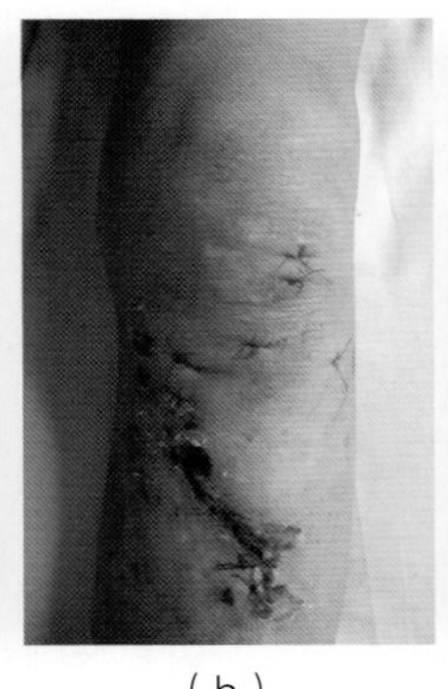
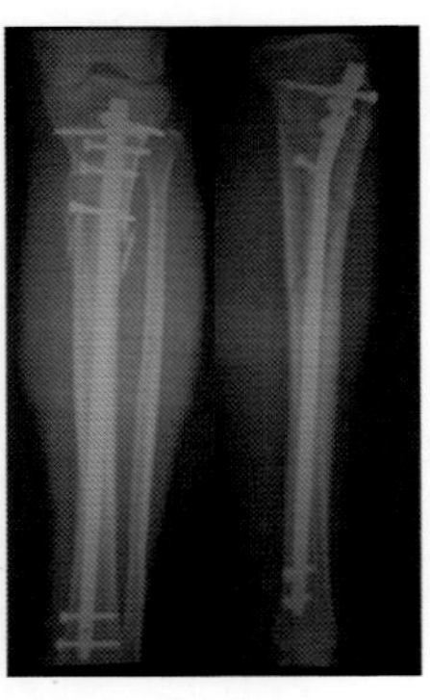

（a）　（b）　（c）

图 26-3-11　左胫骨上段粉碎骨折髓内钉及阻挡钉治疗示例

注：（a）术前正、侧 DR 位片；（b）术后切口照片；（c）术后正、侧位 DR 片。

2. 骨位不良翻修

【病例】患者，男，30 岁。

诊断：左胫骨骨折术后骨位不良。

治疗方案：原钢丝取出后以经皮克氏针临时固定骨块，采用胫骨近端Poller钉技术，引导主钉进入理想髓腔位置，即取得了较好的骨位，完成锁钉置入固定骨位操作。见图26-3-12。

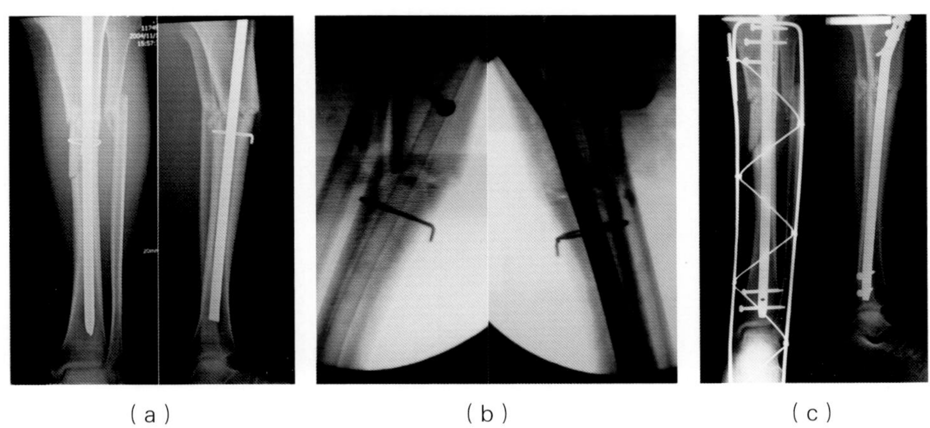

（a）　　（b）　　（c）

图 26-3-12　左胫骨骨折术后骨位不良翻修手术示例

注：（a）术前正、侧位 DR 片；（b）术中 C 臂照片；（c）术后正、侧位 DR 片。

五、辅助钢板的 Poller 钉技术应用

1. 胫骨骨折不愈合

【病例】患者，女，42 岁。

诊断：左胫骨上段粉碎骨折术后不愈合。

治疗方案：该患者胫骨上段粉碎骨折，骨折愈合能力较差，保留原髓内钉，辅以重建钢板增加骨折稳定性，同时部分螺钉紧贴髓内钉主钉置入，配合自体髂骨植骨。翻修手术后骨折获得了愈合。见图26-3-13。

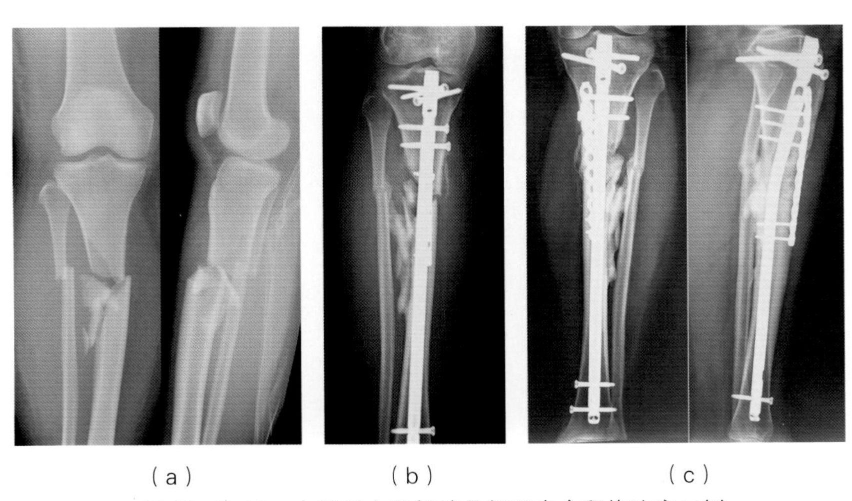

（a）　　（b）　　（c）

图 26-3-13　左胫骨上段粉碎骨折不愈合翻修治疗示例

注：（a）术前正、侧位 DR 片；（b）初次 MIPO 术后骨折未愈合正位 DR 片；（c）翻修术后骨折愈合正、侧位 DR 片。

2. 股骨骨折不愈合病例

在大多数股骨新鲜骨折的髓内钉治疗中，除非骨折特别粉碎导致髓内钉稳定性不足，一期常常不添加辅助钢板；一般主要针对骨折不愈合的病例，所涉及的部位可以从股骨粗隆部、股骨干，直到股骨髁上部的病例。

（1）骨折早期不愈合

【病例】患者，女，39 岁。

诊断：左股骨上段骨折不愈合，左髋臼骨折术后。

治疗方案：阅读DR片，并追问病史了解到患者初次术后患肢一直严格非负重，研判患者原髓内钉尚未失效，因而决定保留原内固定物，添加辅助钢板以加强内固定，同时贴髓内钉主钉置入部分螺钉，起到Poller钉作用，增加了髓钉主钉对骨折端的稳定效果；配合折端的新鲜化及自体髂骨植入，患者取得了骨折愈合。见图26-3-14。

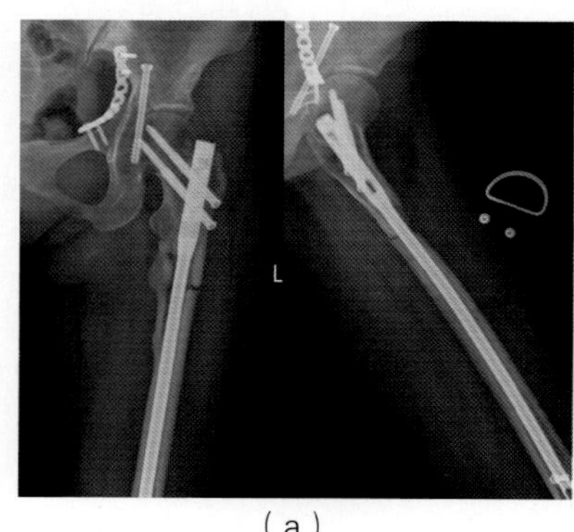

（a）

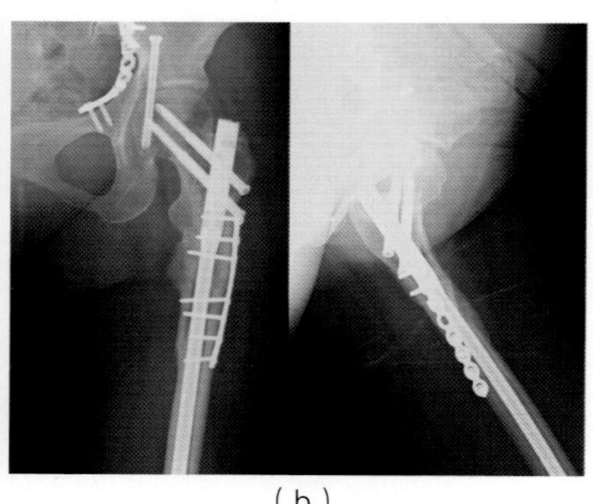
（b）

图 26-3-14　左股骨上段骨折术后不愈合加强内固定治疗病例

注：（a）翻修术前左股骨正、侧位 DR 片；（b）翻修术后 14 月左股骨正、侧位 DR 片。

（2）骨折晚期不愈合

【病例】患者，男，45 岁。

诊断：右股骨下段骨折术后不愈合伴局部应力骨折，右胫骨平台骨折术后，右膝关节强直。

治疗方案：患者原髓钉失效，伴局部骨折，骨质疏松明显且膝关节活动度差。膝关节行局部松解术后取出原内固定物，置入股骨倒打钉，并以辅助钢板加强之，配套螺钉同样起到了阻挡钉的作用，增加了股骨髓内钉对骨折端的稳定作用。见图26-3-15。

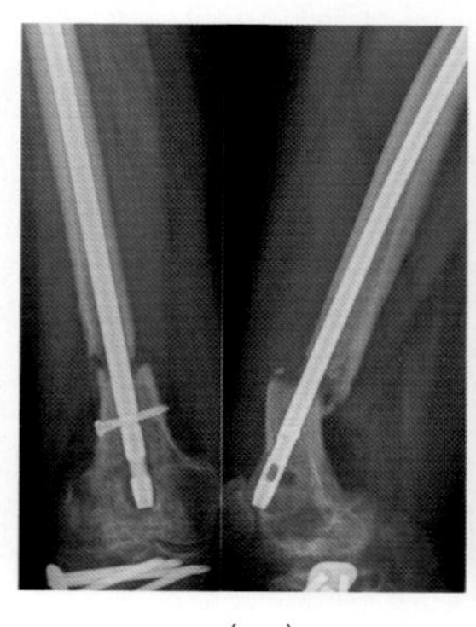
（a）

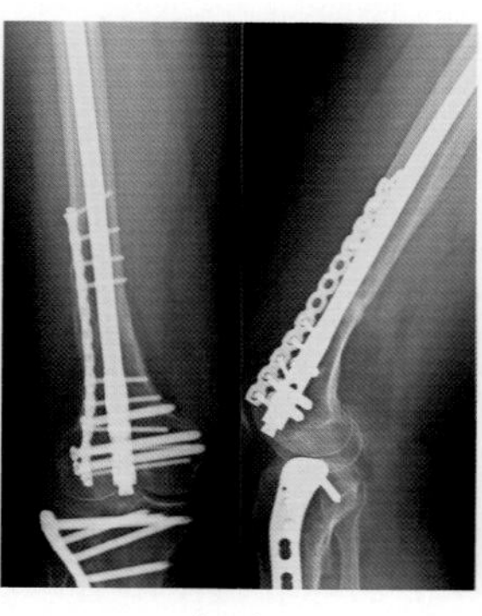
（b）

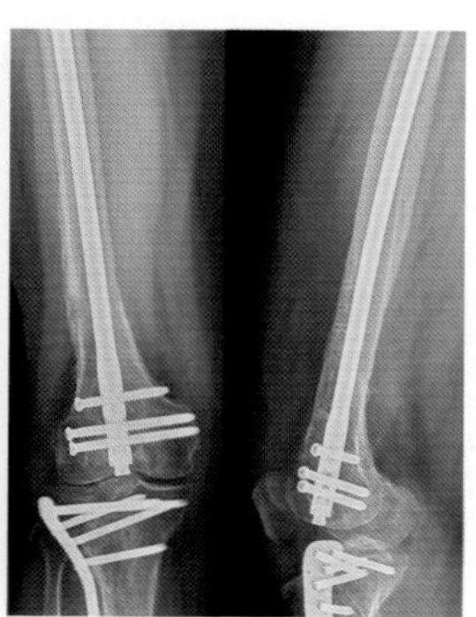
（c）

图 26-3-15　右股骨下段骨折术后不愈合伴局部应力骨折治疗示例

注：（a）翻修术前右股骨正、侧位 DR 片；（b）翻修术后 16 月右股骨正、侧位 DR 片；（c）辅助钢板取出后正、侧位片。

（徐强）

第二十七章　腔镜技术在下肢微创中的应用

第一节　微创（镜下）距腓前韧带修复技术

踝关节扭伤常常导致踝关节不稳定，而距腓前韧带（ATFL）是踝关节扭伤最常见的损伤结构。关节镜下的ATFL修复是一个新兴的技术领域，这种微创治疗允许外科医生探查踝关节，并将受伤的ATFL重新连接到其在腓骨远端的解剖位置。

一、病例选择

1. 手术适应证

（1）急性韧带断裂：对出血量大、关节囊撕裂严重的青壮年男性，踝关节前抽屉试验阳性的患者，可行镜下韧带的修复手术，以减少后期患者出现慢性踝关节不稳及继发的距骨软骨损伤等情况的出现。

（2）慢性踝关节不稳定：对扭伤后若经过严格的3～6个月的康复训练仍不能改善症状的患者，也可考虑行镜下距腓前韧带修复手术。

2. 手术禁忌证

对于存在以下情况的患者，不建议或者不能进行镜下韧带修复手术：①严重肥胖患者。②结缔组织疾病引起关节松弛者。③既往外侧副韧带手术失败者。④严重畸形如高弓足或平足者。⑤严重的腓骨肌病变需要广泛切开者。⑥更年期女性患者。⑦严重精神疾病者等。

3. 伴随损伤的治疗评估

（1）同期镜下处理：距骨软骨损伤、腓骨肌腱损伤的合并损伤，可在踝关节镜下距腓前韧带修复术中一并处理。

（2）同期切开处理：一些严重的下胫腓联合损伤、三角韧带损伤及距下关节不稳定需要进行切开修复。

（3）不予处理：合并跟腓韧带损伤的患者，我们手术时没有一并修复，但是术后随访显示患者未出现距下不稳定的情况，也吻合了相关学者文献中的观点。

患者在镜下距腓前韧带修复术前的体格检查及术前麻醉下的应力位X线检查均为该技术术前评估的重要内容，见图27-1-1。其中大部分患者的术前踝关节前抽屉试验阳性及距骨倾斜试验阳性；注意也存在一部分患者虽然以上试验阴性，但患者存在功能性不稳定，如患者在运动过程中出现踝关节不稳定。

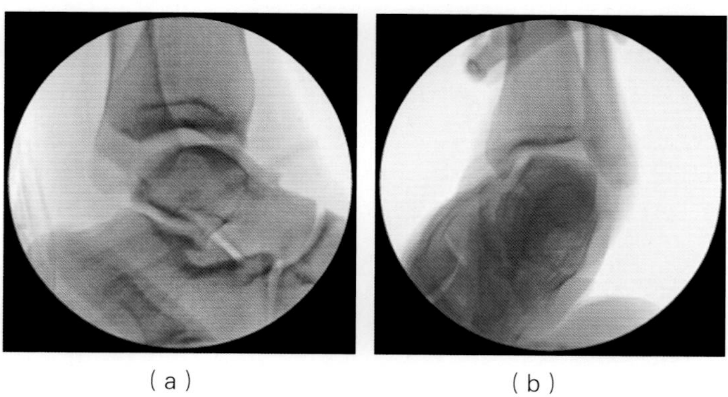

（a）　　（b）

图 27-1-1　术前麻醉下的应力位 C 臂检查照片

注：（a）侧位上的前抽屉试验；（b）正位上的内翻应力试验。

二、手术技术

1. 患者体位及准备

患者在全麻或者脊椎麻醉下取仰卧位，患侧臀部垫高以控制下肢外旋转，大腿以充气止血带建立无血视野，同时术前做好体表标记，建立手术安全区域，见图27-1-2。术中操作一般不需要继续进行关节的牵引，术中可以用术者腹部抵住患肢足底以使踝关节背伸，这样关节镜可放置于腓距关节面外侧，方便完成镜下韧带修复的相关操作。

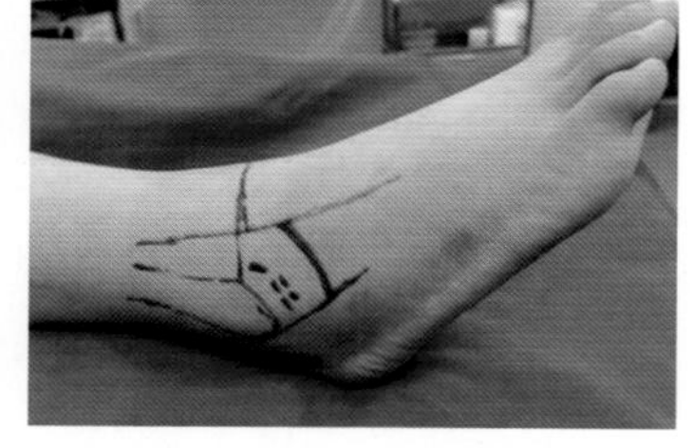

图 27-1-2　手术安全区域的体表标记照片

2. 单锚钉打结技术

（1）镜检：关节镜通道建立后需进行踝关节探查，由内到外，以排除关节腔内的其他病变。

（2）置钉：清理踝关节的外侧应先使用刨刀处理距腓前韧带的腓骨止点，见到新鲜骨面后植入锚钉，通常可植入一枚3.0 mm可吸收锚钉于距腓前韧带足印区，见图27-1-3。这时锚钉的尾线就在皮肤外面，将尾端的两组线理顺以免线间缠绕打结，分成近端及远端，每股线有两根。

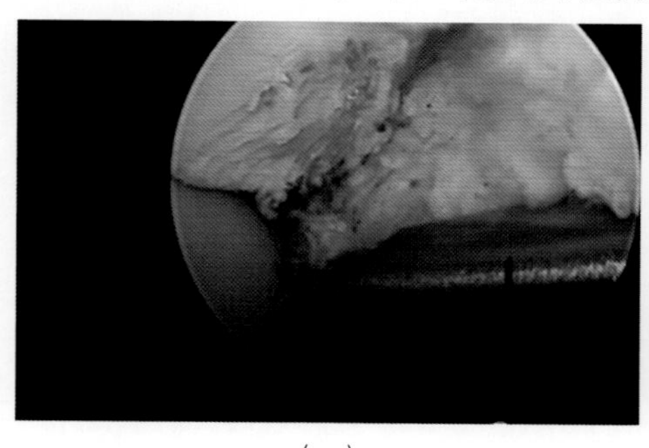

（a）

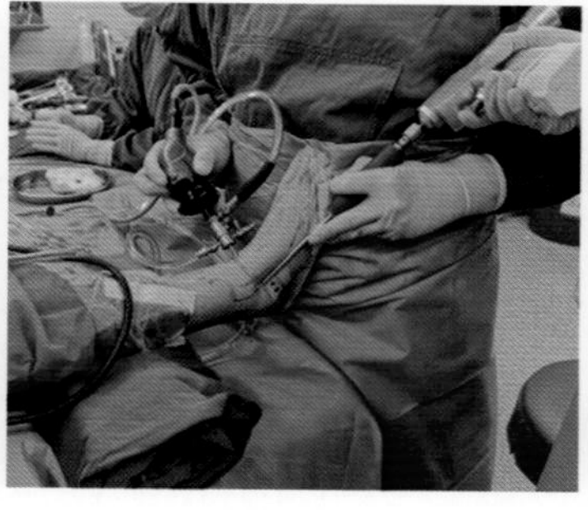

（b）

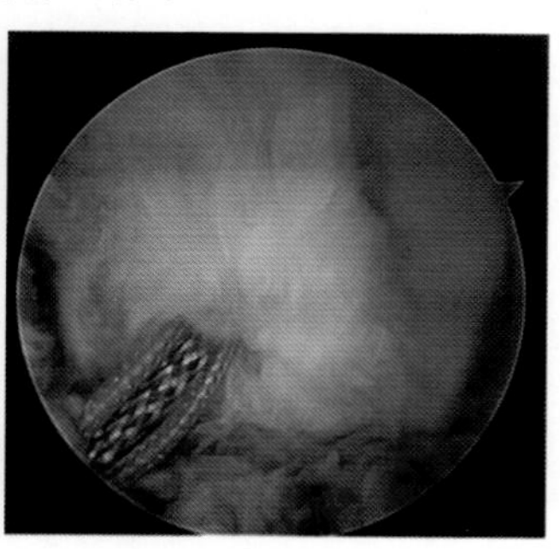

（c）

图 27-1-3　镜下置钉操作示例照片

注：（a）距腓前韧带止点打磨；（b）锚钉植入；（c）术中操作的大体照片。

（3）穿线：使用留置针及PDS 1号线将锚钉的尾线中的一根分别从术前外踝安全区的标记点中拉出，见图27-1-4。确保锚钉线穿过关节囊、伸肌支持带、皮下组织及皮肤。钝性分离皮下组织至踝关节囊和伸肌下支持带以降低皮下神经损伤及造成皮肤凹陷的风险。

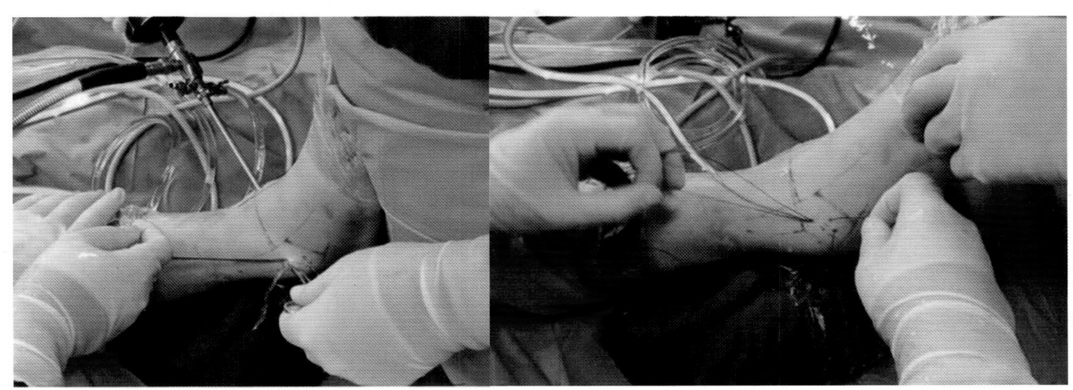

图 27-1-4　经皮穿线示例照片

（4）打结：打结前使用关节镜观察外侧沟有没有碎裂的组织以及缝线没有缠绕在一起。打结的时候可以先打一个结，关节镜下观察到距骨外侧无软组织嵌顿，再将剩余的结打下，这样可以避免踝关节外侧的撞击。注意：打结的时候可以使用推结器将线结推至腓骨骨膜处，将踝关节放置于中立轻度外翻位，不能过于将踝关节外翻，否则容易导致术后踝关节的活动受限，甚至腓骨肌痉挛。

完成关节镜操作后，用4-0的抗菌线缝合踝关节的通道。辅料包扎后支具固定踝关节于中立位，术后立即安排患者进行功能锻炼。

3. 无结锚钉技术

（1）镜检：关节镜建立通道后应由内到外进行踝关节的探查，以排查关节腔内的其他病变。

（2）过线：清理踝关节的外侧应先使用刨刀处理距腓前韧带的腓骨止点，再清理韧带残端，注意此技术只限于韧带残端较好的患者，这样可以用线将韧带残端进行很好的捆扎，探查清理好韧带残端后，由踝关节外侧通道使用专用过线器植入带环钢丝，再将捆扎的韧带的专用线从距腓前韧带残端穿过，见图27-1-5。

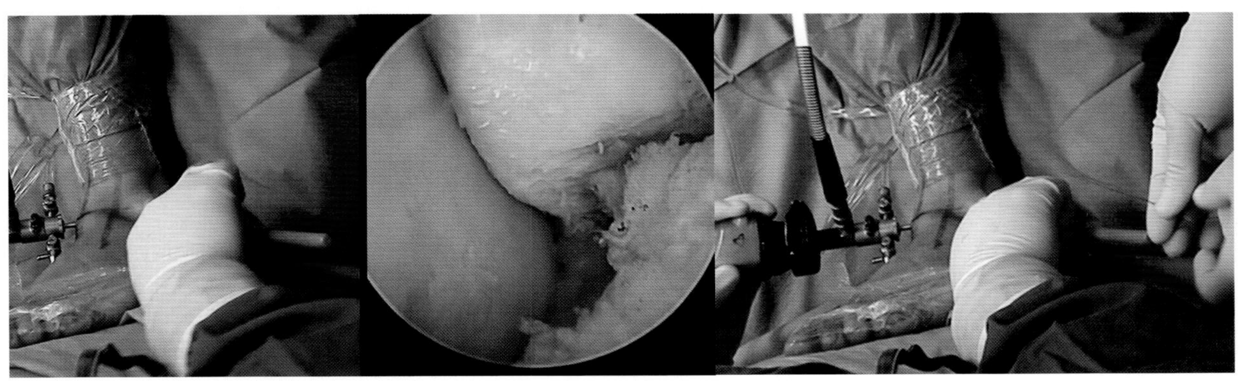

图 27-1-5　镜下韧带残端过线示例照片

（3）捆扎韧带及钻孔：在关节镜下捆扎韧带并于距腓前韧带止点钻孔，见图27–1–6。

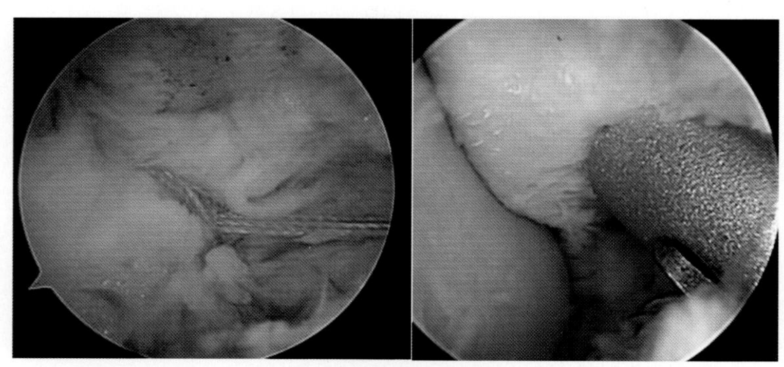

图 27–1–6　韧带捆扎及韧带止点钻孔

（4）置钉：以上操作完成以后，我们会将捆扎韧带的线用pushlock锚钉固定于外踝尖的钻孔内，操作时需要注意拉紧锚钉线，这样才能使固定的韧带保持一定的张力。pushlock锚钉将捆扎韧带在镜下的植入过程，见图27–1–7。

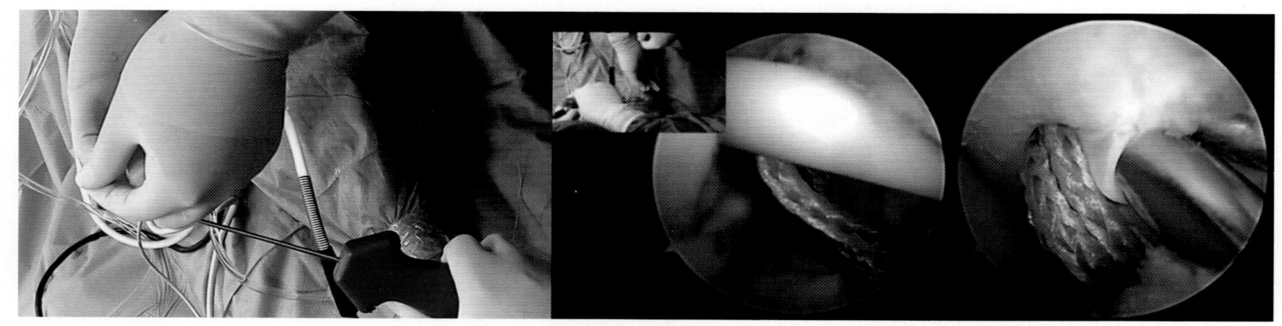

图 27–1–7　将捆扎的韧带使用锚钉悬吊固定于止点钻孔

4. 并发症

根据我们的经验，两种踝镜下韧带修复手术的并发症均较少。据相关文献报道，术后可能出现腓浅神经损伤或踝关节外侧的撞击疼痛，少数病例可出现外侧线结区域的不适感，经过理疗和按摩后症状可逐渐缓解；存在嵌顿风险的结构包括：伸肌腱、第三腓骨肌及腓浅神经主干的中间支。

三、术后方案

（1）康复训练：①术后即开始指导患者足趾活动；②手术后的第2天开始，患者可借助拐杖进行部分承重，术后2周内患者在坐下或躺下时应保持肢体抬高；③患者停止使用步行靴（支具）后，开始物理治疗，从运动范围练习和步态训练开始逐步回归日常活动；④术后2个月允许患者进行非接触性运动（游泳或骑自行车），术后3个月允许患者进行无限制的运动，包括接触性运动。

（2）支具防护：短腿支具应保持4周左右，除非患者需要清洁下肢，否则应始终佩戴可拆卸的步行靴，并且在清洁过程中应避免踝关节跖屈，允许踝关节背屈。

（3）其他：手术切口应保持干燥清洁，手术后14 ~ 15天拆除缝合线。抗血栓预防治疗持续10 ~ 15

天。建议使用阿片类药物和非甾体抗炎药来控制疼痛或肿胀。

（徐善强，学术指导　张宇）

第二节　距跟关节镜辅助下的跟骨骨折复位内固定术

跟骨骨折的手术方式根据损伤的大小可分为以下三种方式：①切开复位内固定术。一般采用L型切口，适应证较多，方便直视下操作，内固定较坚强，但手术创面较大，感染及皮肤坏死发生率较高，局部粘连明显。②跗骨窦入路术式。采用后关节面区域的有限切口，局部采用经皮操作，切口周围容易粘连，可能出现感觉神经的损伤。③经皮技术。相对损伤最小，但其手术适应证较少，术中不易用C臂准确评估关节面骨折“台阶”，难以对游离碎骨片进行满意复位或清理。

近年来，足踝关节镜辅助下的经皮技术，已成为跟骨骨折微创治疗的临床新热点。现简述该技术及其临床应用如下。

一、患者选择

（1）适应证：新鲜跟骨骨折，尤其是SandersⅡ、部分SandersⅢ型以及部分Ⅳ型骨折。

（2）禁忌证：陈旧性跟骨骨折，部分SandersⅣ型和部分 SandersⅢ型跟骨骨折粉碎严重。对关节镜辅助下复位困难，或复位三四枚空心螺钉也难以良好地固定骨折块者，选用传统入路进行跟骨骨折复位解剖板固定更为合适。

二、解剖与入路

（1）解剖：距下关节可分为前部的距跟舟关节以及后侧的距跟关节。跗骨窦内有脂肪组织和血管。距下关节有多个韧带以维持稳定，其中距跟骨间韧带是最重要的稳定结构。

（2）体位及入路：①术中患者取侧卧位，预防健侧腓神经受压。②距下关节前外侧入路通常为外踝尖前方2 cm、远端1 cm处；外侧入路为外踝尖下方处。两入路在置入关节镜和刨削刀时可以进行相互切换。见图27-2-1。

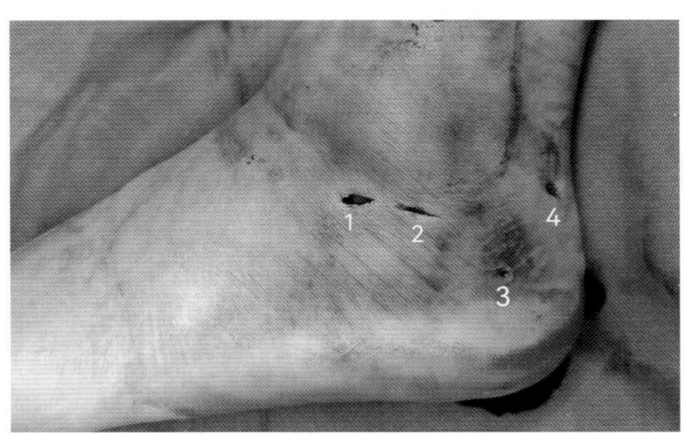

1—前外侧入路；
2—外侧入路；
3—跟骨体牵引孔；
4—经皮固定后结节骨块固定切口。

图 27-2-1　距跟关节镜辅助下的跟骨骨折切口示例照片

三、特殊设备

（1）标准关节镜设备：略。

（2）足踝关节镜专用工具：见图27-2-2。

（3）螺钉固定系统：包括无头、有头部或空心钉系统。

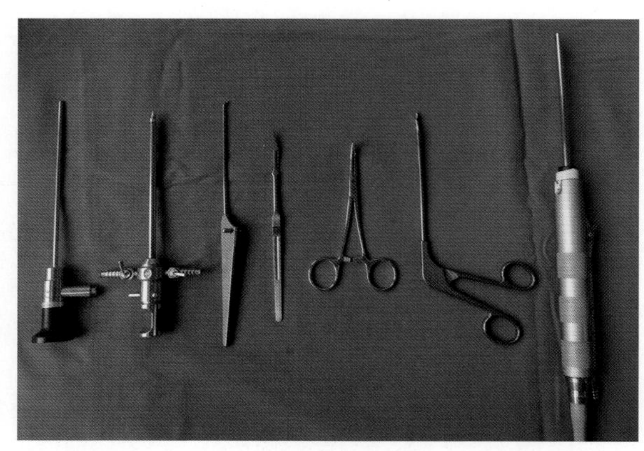

图 27-2-2　应用于本术式的足踝关节镜专用工具照片

注：自左向右分别为直径 2.7 mm 的 30° 关节镜、套管、探钩、尖刀、小止血钳、直取物钳、电动刨削刀。

四、手术步骤

（1）术前准备：麻醉诱导后，术前静脉给予抗生素，驱血后大腿上部止血带充气。

（2）关节镜检及操作：切开距下关节前外侧入路，用止血钳钝性撑开通路后置入关节镜，术中持续以生理盐水冲洗跟距关节；于外侧入路置入电动刨削刀，结合探钩清理软组织以及血凝块以便改善视野。术中记录软骨损伤。

（3）镜下骨折复位及临时固定：辨清主要骨块后，以3.5 mm斯氏针进行跟骨牵引，同时恢复跟骨体长度并矫正其内翻畸形；在距下关节镜下按照从内到外的顺序复位跟骨后关节面，具体为采用小型剥离子将压缩的关节面骨块撬拨复位，并从跟骨体跖侧经皮予以2.0 mm克氏针临时固定，发现碎裂关节软骨小片时予以取出。待跟骨长度以及高度恢复后，在体外予以手法结合骨锤侧向打压来恢复宽度，C臂证实Bohler角、Gissane角以及跟骨长、宽、高得以恢复。

（4）经皮内固定：置入空心螺钉固定相应骨折块。通常以：①1～2枚6.5 mm空心螺钉恢复跟骨长度。②1～2枚4.5 mm空心螺钉固定跟骨结节骨块。③1～2枚3.0 mm空心螺钉固定跟骨载具突。

五、术后处理、并发症及优势

（1）术后处理：缝合切口后予以弹力绷带加压中立位固定，无须负压引流，常规抬高患肢。术后予以塞来昔布等镇痛药物，术后2～3天即可指导患者进行踝关节跖曲背伸等锻炼；术后8周可逐渐负重训练；术后12周可行步态训练。

（2）并发症：关节镜手术得并发症比传统L型切口以及跗骨窦切口并发症更少，术中软组织破坏小，术后感染风险极低；但有可能发生腓肠神经的损伤。

（3）关节镜优势：术前消肿等待时间缩短，显著缩短患者平均住院日；手术创伤小、软组织损伤小，术后感染的风险极低；精确复位跟距关节面，方便同步修复软骨以及清除游离体。笔者的病例平均手术时间约70分钟，在此方面与熟练的切开手术者相比可能并无特殊优势。

六、临床病例

【病例1】患者，男，44岁。

诊断：外伤致左跟骨粉碎骨折（Sanders Ⅱb型）。

治疗方案：手术治疗情况见图27-2-3。

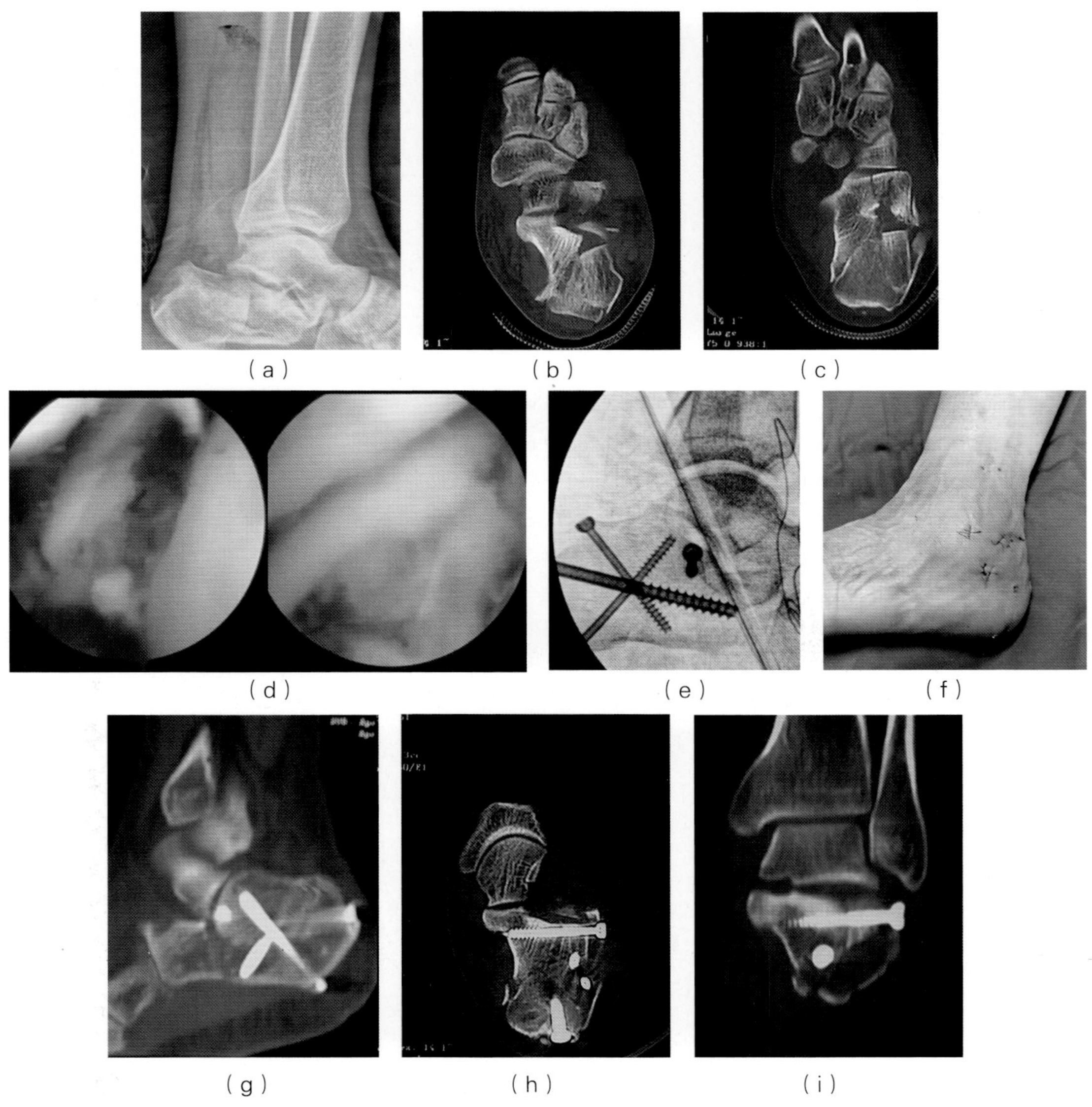

图 27-2-3　关节镜辅助下的跟骨骨折复位内固定术病例 1 资料

注：(a) 术前跟骨侧位 DR 片；(b) 术前跟骨 CT 水平位片；(c) 术中关节镜下关节面“台阶样”改变；(d) 术中复位后关节面恢复情况；(e) 术后跟骨侧位 X 线片；(f) 术后切口照片；(g) 术后矢状位 CT 片；(h) 术后水平位 CT 片；(i) 术后冠状位 CT 片。

【病例2】患者，女性，69岁。

诊断：外伤致左跟骨粉碎骨折（SandersⅣ型）。

治疗方案：手术治疗情况见图27-2-4。

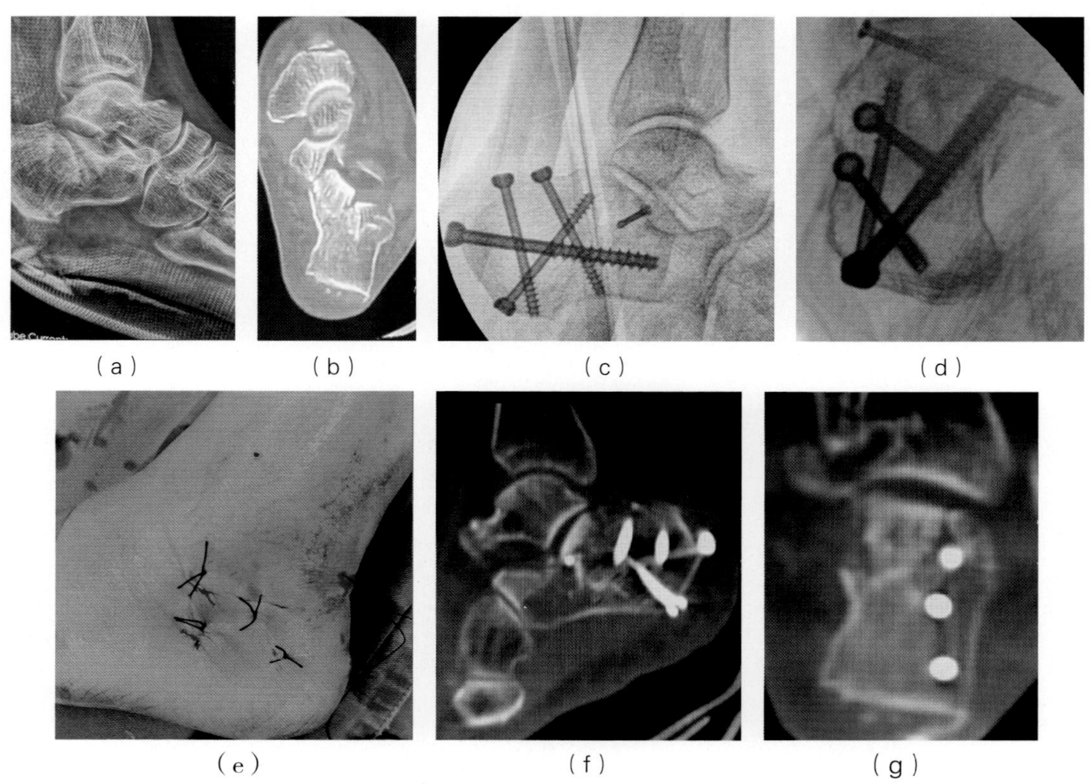

图 27-2-4　关节镜辅助下的跟骨骨折复位内固定术病例 2 资料

注：(a) 术前跟骨 DR 侧片；(b) 术前跟骨 CT 水平位片；(c) 术后跟骨侧位 X 线片；(d) 术后跟骨轴位 X 线片；(e) 术后切口照片；(f) 术后 CT 矢状位片；(g) 术后 CT 水平位片。

小结

关节镜辅助下的跟骨骨折骨位内固定技术具有显而易见的临床优势，但仍需通过进一步的技术研究、改进，扩大其临床适应指征，规范其操作流程，并在控制并发症发生的基础上有效缩短其手术时间。

（潘圣杰，李君，杨君）

第三节　膝关节交叉韧带胫骨止点撕脱骨折的关节镜治疗

膝关节前、后交叉韧带损伤常常发生在韧带实质部纤维撕裂的情况下，交叉韧带起止点处的撕脱骨折较少见；但在交通伤和运动伤中，交叉韧带的胫骨平台止点处往往会有撕脱骨折。交叉韧带的胫骨止点撕脱骨折和交叉韧带纤维撕裂一样重要，但和交叉韧带实质部纤维损伤的治疗方法有些不同，有些可保守治疗，有些则需要手术治疗。下面将从骨折类型和治疗方法上分别进行介绍。

一、前交叉韧带胫骨止点撕脱骨折的 MIPO 治疗

前交叉韧带胫骨止点骨折可发生在成人和青少年膝关节损伤中，但在青少年中较成人多见；因为青少年人群的胫骨止点未完全骨化，相对薄弱。其损伤机制相当，均由运动或跌倒损伤中膝关节外翻外旋造成，常合并有膝关节的半月板损伤。

1. 诊断标准

①有明确的外伤史。②膝关节出现疼痛、肿胀、功能受限。③膝关节DR片和CT检查可以确诊。

2. 临床分型

Meyers和Mc Keever分型。Ⅰ型：骨折无移位或轻微移位，骨折块后缘无破裂；Ⅱ型：骨折缘前后皮质均破裂，前皮质轻微移位，后皮质破裂无移位；Ⅲ型：骨折块移位伴有旋转；Ⅳ型：骨折完全移位并粉碎。

3. 鉴别诊断

（1）膝关节髁间棘骨折：很多文献将髁间棘骨折和前交叉韧带胫骨止点骨折混为一谈，实际上，在解剖上，髁间棘上是没有韧带附着的，但和前交叉韧带胫骨附着处相连。通过CT或MRI检查可以鉴别，前交叉韧带胫骨止点上会有前交叉韧带纤维相连。

（2）髌骨脱位伴有切线骨折：髌骨脱位会可能伴有切线骨折，骨折块游离到髁间窝，常被误认为是前交叉韧带胫骨止点骨折，通过CT可以鉴别。

4. 保守治疗

如果骨折块移位不大，可用石膏托或钢托固定整个下肢，采取膝关节伸直位固定，绝不可屈膝30° 位固定。适用于Ⅰ型和部分Ⅱ型骨折。

5. 手术治疗

关节镜下前交叉韧带胫骨止点骨折复位固定术。其固定方式如下。

（1）空心螺钉固定。骨折块复位后，先钻入导针，然后通过导针拧入合适长度的空心螺钉。

（2）“8”捆扎缝合固定。骨折块复位后，先用克氏针临时固定；使用前交叉韧带重建的胫骨定位器在骨折块内、外侧分别钻一个直径2 mm的骨道。然后用缝合钩穿过前交叉韧带纤维，用高强度缝线“8”字捆扎。将线尾通过胫骨端的两个骨道穿出，拉紧打结固定。

（3）锚钉缝合固定。

6. 术后康复

在麻醉消退后，即可进行踝泵和直腿抬高练习。第二天可以扶拐下地行走，床旁主动屈膝或CPM运动。大概术后1月可以恢复正常行走、上下楼梯等。

【病例1】患者，女，42岁。

诊断: 右ACL胫骨止点撕脱骨折。

治疗方案: 镜下缝合固定。见图27-3-1。

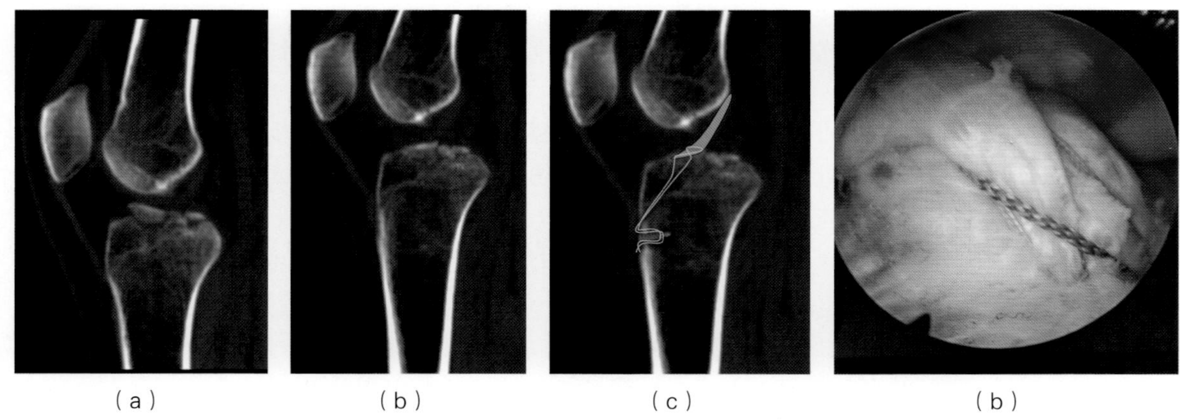

（a）（b）（c）（b）

图 27-3-1　右 ACL 胫骨止点撕脱骨折镜下缝合固定

注：（a）术前 CT 照片；（b）术后 CT 照片；（c）术式示意图；（d）术中镜下缝合后照片。

【病例2】患者，女，20岁。

诊断：左膝ACL胫骨止点撕脱骨折。

治疗方法：镜下缝合固定。见图27-3-2。

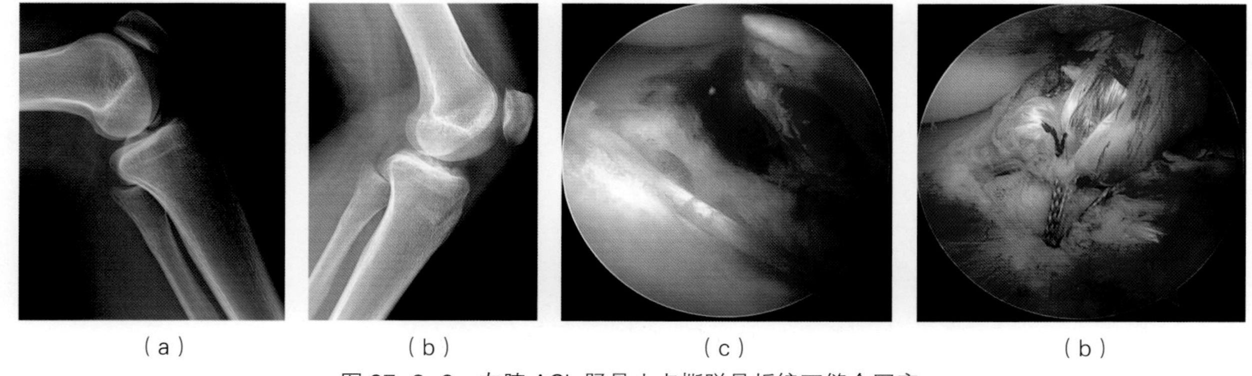

（a）（b）（c）（b）

图 27-3-2　左膝 ACL 胫骨止点撕脱骨折镜下缝合固定

注：（a）术前 DR 照片；（b）术后 DR 照片；（c）术中镜下骨折照片；（d）术中镜下缝合后照片。

二、后交叉韧带胫骨止点骨折

膝关节后交叉韧带起自股骨内髁的外侧面，沿后外侧方向延伸至距关节线1 cm的胫骨后部。后交叉韧带是滑膜外结构但位于关节内。后交叉韧带的强度是前交叉韧带的两倍，是限制胫骨后移的重要结构，但是与前交叉韧带损伤相比，对后交叉韧带损伤的处理尚未进行广泛的研究。虽然后交叉韧带损伤不如前交叉韧带损伤常见，但由于后交叉韧带损伤的漏诊或误诊而引起膝关节慢性不稳和早期骨关节炎改变等情况也较为常见。后交叉韧带损伤通过查体和磁共振检查可以确诊。后交叉韧带胫骨止点撕脱骨折通过DR片、CT片和磁共振检查均可评估，最好的检查方式是CT检查，特别适用于移位不大的骨折。

（1）诊断标准：①有明确的外伤史，一般以跪地受伤多见。②查体有膝关节肿胀、疼痛，后抽屉试验（+）或（-），因为疼痛而查不出。③影像学检查，CT检查是金标准。DR和磁共振检查也可，经验不足的医生可能误诊。

（2）临床分型：Ⅰ型，骨折无移位；Ⅱ型，骨折块边缘只有一侧皮质分离；Ⅲ型，骨折块边缘皮质完全分离伴有移位。

（3）非手术治疗：患者受伤后，若CT检查证实是Ⅰ型、Ⅱ型的骨折，可采取保守治疗，可用石膏托或钢托固定伤膝，1月后开始屈膝练习。

（4）手术治疗：Ⅲ型骨折一般建议手术治疗，手术方式目前主要是两种，一是切开复位固定术，二是关节镜下缝合固定术。切开复位固定术既可以使用金属螺钉固定，也可以用锚钉缝合固定。关节镜下缝合固定既可以用单纯的缝合线缝合骨折块，也可以用带绊钢板缝合固定。切开和关节镜下的手术方式孰优孰劣尚无定论，临床医生可根据自己能力选择。下面介绍下我院的关节镜下缝合固定方式，以供参考。

（5）手术操作步骤：①骨折端的显露。患者在全麻下取仰卧位，使用腿架固定器将其膝关节屈膝90°固定于手术床上，消毒铺巾后，选择膝关节的3个入路，前内、前外和后内。通过前内和前外入路处理半月板和相关病变。然后将关节镜通过前内穿到后内间室，显露后交叉韧带胫骨止点的骨折端，这时候可能有滑膜覆盖，可用刨刀通过后内入路切除覆盖的滑膜组织，完全显露骨折断端。在胫骨端的骨床处，使用刨刀显露骨床的最下缘。②缝合通道的建立。显露骨床的最下缘后，转换关节镜至后内入路进入后内间室，监视骨床和骨折块。通过前内入口放入后交叉韧带重建胫骨定位器，定位点位于骨床最下缘的下方，由胫骨结节内侧缘右前向后钻入一直径2.0 mm的克氏针，克氏针出针点位于骨床最下缘。然后用直径4.5 mm的空心钻沿克氏针钻一骨隧道。钻完隧道后穿入一根引线。③骨折块的缝合固定。将关节镜放在前外入口处，用刨刀通过前内入路切除前后交叉韧带间的滑膜，显露完整的后交叉韧带及附着的骨折块。使用带眼的克氏针将两根高强度韧带缝合线从后交叉韧带纤维中间右前向后穿出，用抓线钳通过后内入路抓出两根缝线的一端。然后将两根缝合线分别绕住韧带纤维从后内入路引出，最后将合并到一起的4根线头通过胫骨骨道牵引出。最后在关节镜监视下复位骨块，拉紧缝合线，用外排锚钉固定。

（6）术后康复：术后麻醉消退后指导患者即刻进行踝泵运动和直腿抬高练习；术后第2天可扶拐下地行走；术后1周可开始床旁屈膝练习；术后1月可弃拐正常行走。

【病例】患者，男，42岁。

诊断：PCL胫骨止点撕脱骨折。

治疗方法：镜下缝合固定，见图27-3-3。

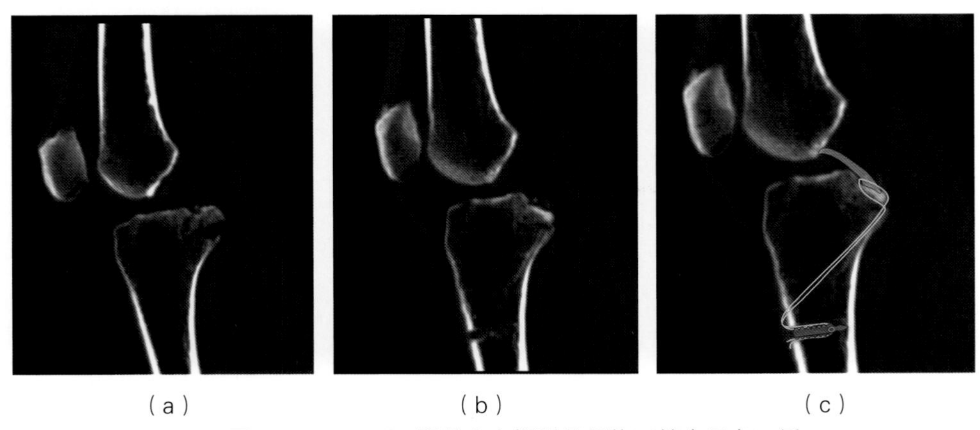

（a）　　（b）　　（c）

图27-3-3　PCL胫骨止点撕脱骨折镜下缝合固定示例

注：（a）术前CT照片；（b）术后CT照片；（c）术式示意图。

第四节　膝关节镜在胫骨平台骨折中的应用

膝关节镜下监控：膝关节镜提供了一种微创的直视方式，结合镜下撬拨、瞄准工具，达到直观监控下的复位内固定。

具体有如下优点：①可同步监控关节面的塌陷、劈裂移位，特别是利于对常规切开手术来说是“盲区”的关节面复位，可同步完成叉韧带胫骨止点骨折的镜下手术操作。②可减少术中C臂等辐射，甚至实现无须C臂透视（fluoroscopy-free）的骨折治疗。③便于一期镜下修复膝关节半月板的损伤；④可减轻术后炎症反应。

但镜下监控有如下缺点：①手术适应证有限。运用关节镜治疗胫骨平台的指征较局限，仅适用于Schatzker 分型中的Ⅱ型和Ⅲ型部分病例，特殊情况下指征可扩大到SchatzkerⅣ、Ⅴ型。②术野有限。关节镜的视野局限于关节腔内，无法准确评估骨折复位后膝关节的力线及平台的宽度，仍需要用X线透视来协助评估。③镜下“误差”。术中可出现“折纸效应”，即关节镜下显示骨折处关节面缝隙平整，可实际关节面发生成角，这是因为关节镜一个视野下显示的局部面积较小，无法对物体表面的曲度进行整体评估，此时需要用X线透视来帮助评估关节面的曲度。④膝关节周围肿胀。有引起小腿骨筋膜室综合征的风险，术中尽量不切开关节囊，若后方关节囊破裂，需切开前方关节囊，以免冲洗液向小腿灌注过多，引起小腿骨筋膜室综合征，对合并关节囊破裂的高能量损伤的 Schatzker Ⅳ、Ⅴ型骨折，大量灌注液经骨折端外渗至小腿筋膜间隙，有导致骨筋膜室综合征的可能；患者的平台骨折损伤越严重，关节镜注水时导致下肢骨筋膜室综合征的风险越高。⑤对术者要求高。需同时熟练切开、镜下骨折治疗技能，否则易造成手术时间的延长等不利影响。

胫骨平台骨折ORIF及同侧叉韧带重建术的同期治疗技术探索。

1. 禁忌证

骨科医师一般将胫骨平台骨折和同侧膝叉韧带重建分期进行，其原因：①大部分胫骨平台骨折粉碎影响韧带重建隧道、韧带固定的骨质选择。②骨折手术与叉韧带重建手术间存在空间上的重叠性，操作易互相干扰。③大部分胫骨平台骨折ORIF术后膝关节稳定性得以恢复，手术时间的限制等。以上情况也构成了两种手术同期开展的绝对或相对禁忌。

2. 适应证

① 胫骨平台骨折十字分型中f、e型中的3° 损伤，该类损伤虽然叉韧带常常损伤，但整体胫骨平台的骨质保留较好，可供隧道及韧带固定的需要。②病例患者可以耐受双重手术。③术者本人通晓创伤骨科及运动医学或有包含两个学科人才的手术团队。

3. 临床举例

【病例】患者，男，29。因诊断左膝 PCL 断裂入院治疗。

诊断：DR检查显示前侧平台可疑塌陷，CT进一步检查显示其内、外侧胫骨平台均出现前方压缩，结合MRI检查，修正入院诊断为：①左膝PCL断裂。②左膝ACL损伤。③左胫骨平台骨折（十字分型Ⅲe型，膝稳定性损伤分度3° ）。④左膝半月板前角损伤。见图27-4-1、图27-4-2。

治疗方案：同期手术的治疗方式及步骤，见图27-4-3。一期行左胫骨平台骨折切开复位内固定术及左膝PCL重建术（取同侧鹅足肌腱备用）。

步骤：①PCL重建术常规取自体鹅足肌腱备用。②按单纯性PCL断裂受伤常规建立股骨侧、胫骨侧隧道，将隧道直径相近的金属套筒插入胫骨侧隧道，保护隧道免受钢板螺钉置入的影响。③以前内侧、前外侧切口显露前内平台、前外平台，整体复位骨折克氏针临时固定后植骨，以支撑钢板内固定维持骨位。④取出金属套筒，常规完成PCL的重建手术。见图27-4-4。

随访：患者术后随访1年左右，骨折愈合良好，膝关节稳定，抽屉试验阴性，步态正常。

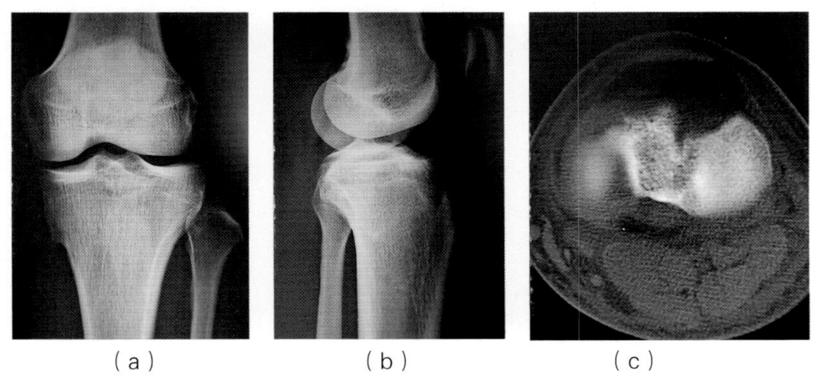

（a）　（b）　（c）

图 27-4-1　合并叉韧带损伤的胫骨平台骨折影像学资料

注：（a）左膝正、侧位 DR 片；（b）左膝 CT 平扫片。

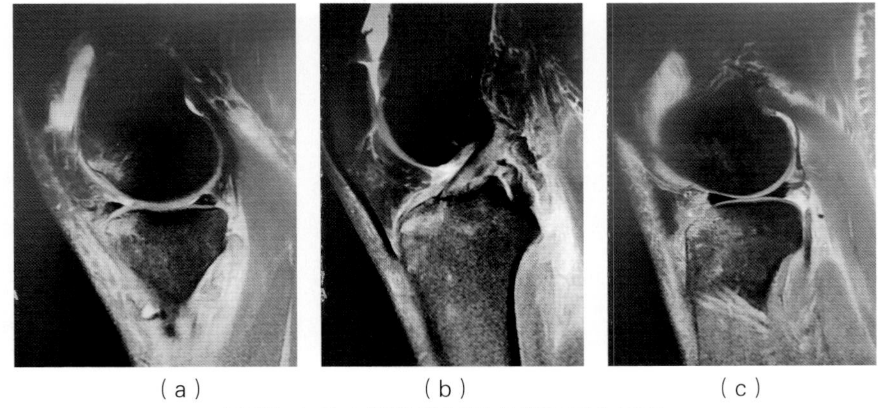

（a）　（b）　（c）

图 27-4-2 本例患者 MRI 矢状面三个层面

注：（a）内侧平台前份压缩伴内侧半月板前角损伤；（b）PCL 断裂伴 ACL 损伤；（c）外侧平台前份压缩骨折伴外侧半月板前角损伤。

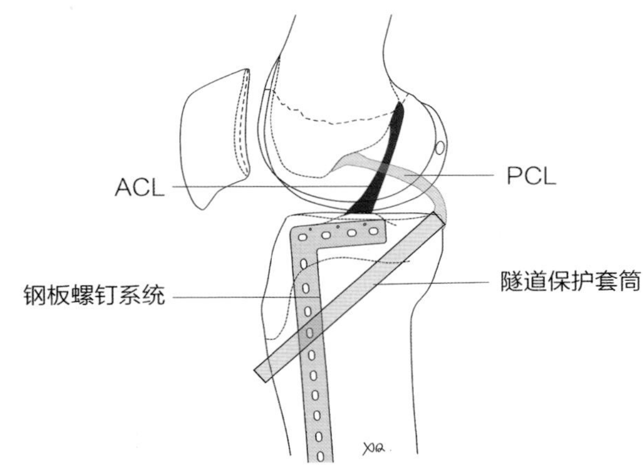

图 27-4-3　使用隧道保护套筒，避免钢板螺钉置入隧道影响 PCL 重建手术膝侧位示意图

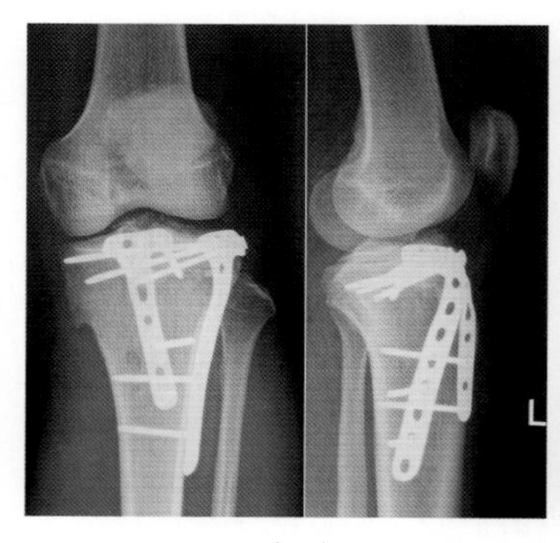
（a）

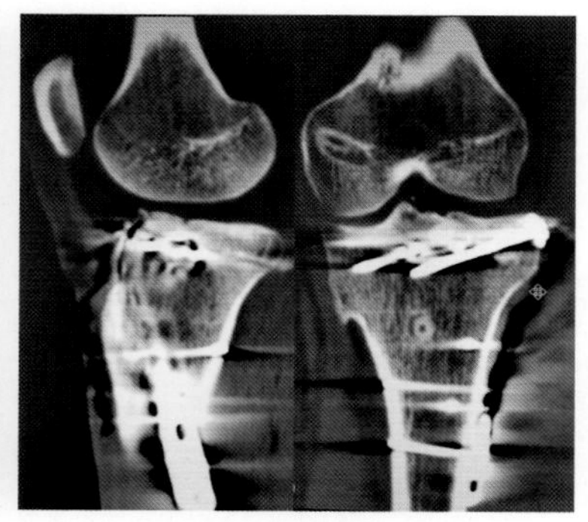
（b）

图 27-4-4　本例患者的术后影像学资料

注：（a）同期手术术后左膝正、侧位 DR 片；（b）CT 矢状面、冠状面层面显示良好的骨位及 PCL 重建隧道。

第五节　膝关节镜在髌骨骨折微创治疗中的应用

关节镜辅助钳夹法：适用于髌骨骨折分离较大、髌前骨膜等软组织容易嵌顿折缝且常合并其他维度明显移位的骨折病例。具体使用方法有以下两种情况。见图27-5-1。

一、关节腔内镜

髌股关节是膝关节的一部分，因此借助关节镜来辅助髌骨骨折闭合复位、评估骨折复位效果的临床报道较为常见。用关节镜进行膝关节（髌股关节）腔内直视髌骨关节面，可清理折端嵌顿的软组织或骨块，同时用镜下撬针配合经皮使用的点状复位钳更易完成骨折的闭合复位。

二、皮下组织镜

即用关节镜在髌前皮下的组织间隙内通过监控髌骨前皮质的连续性的恢复，配合点状复位钳来完成复位，该方法适用于髌骨骨折前后方向无明显压缩的病例，只要髌骨前皮质得到复位，关节面也会得到初步间接复位；点状复位钳初步纠正髌骨骨块分离后，再借助克氏针或斯氏针，在C臂的监控下撬拨骨块及髌前嵌入折缝的骨膜等软组织，逐步实现骨折闭合复位。

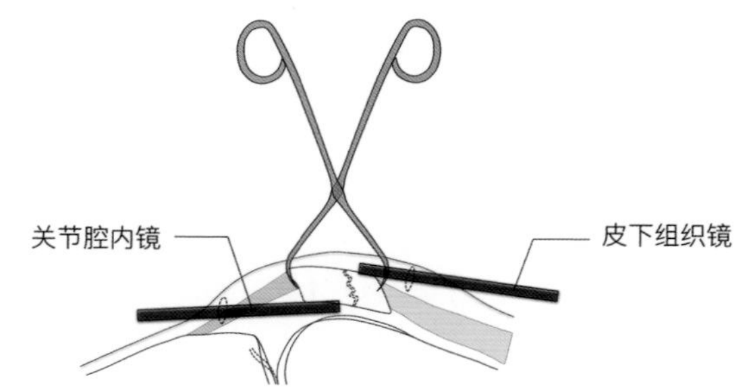

图 27-5-1　腔镜在髌骨骨折微创治疗中的应用示意图

（程松苗）

第二十八章　下肢内固定物的微创取出

内固定物的微创取出是下肢MIPO治疗流程的终末环节。这一环节有利于：①保持或缩小切口使得MIPO技术带来的美学“善始善终”。②减小翻修手术（含内固定取出）的损伤。③降低骨性损伤的概率；④促进术后早期恢复。⑤减少伤口敷料更换或术后复诊次数等。

目前文献报道的内固定物微创取出技术包括：金属标志定位内固定物（在C臂透视或超声引导下）、组织（关节）镜辅助下可视化操作、内固定取出专用定位装置辅助等，除这些经验外编者重点从手术设计与技术角度讨论内固定物的微创取出。

第一节　髓内钉的微创取出技术

一、股骨顺行髓内钉的微创取出

1. 锁钉的微创取出技巧

（1）初次手术因素：锁钉长度要有利于后期微创取出，尽量避免螺帽向皮质骨深面沉头；避免锁钉滑丝，滑丝后尽量更换，以免后期微创取出困难。

（2）取出时机：骨折充分愈合需及时取出，以免骨痂覆盖螺帽或“锁死”螺杆。

（3）取出前定位：取出时的手术体位与初次手术体位（髋内收）不一致，或因术区瘢痕挛缩、解剖层次粘连模糊等因素，可造成瘢痕与锁钉对应位置的偏差，应尽量在原切口范围内取出。

（4）取出时技巧：①经皮清理接口，避免瘢痕或骨痂干扰连接。② 有效连接接口，骨锤轻击改刀以保障其与螺帽结合牢固。 ③保持改刀对锁钉接口轻度加压，沿锁钉长轴旋出。

2. 主钉打拔的微创因素

（1）初次手术因素：①通过主钉长度、主钉击入深度以及尾帽长度等因素来调整尾帽的位置，理想情况下使髓内钉钉尾能稍突出于入钉点骨质，以不超5 mm为限，以免髋部撞击。②初次手术不宜过度拧紧尾帽，以免造成尾帽改刀接口滑丝或尾帽与主钉螺纹间的“冷焊接”。③通常大粗隆尖入路的主钉比梨状窝入路者相对容易微创取出。

（2）取出时机：过度延期的手术会造成主钉难以取出，可造成主钉或骨骼的破坏，或取钉的失败；而愈合不充分时，取出后容易造成再次骨折。

（3）钉尾螺纹清理：通常以血管钳清理并确认效果。大粗隆斜向小粗隆的锁定小切口利于经皮辅助确认主钉钉尾位置，去除局部瘢痕或骨痂，取出尾帽，引导打拔器连接。见图28-1-1。

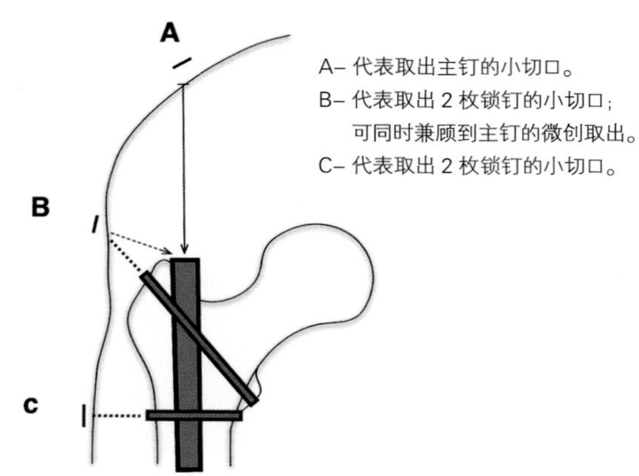

图 28-1-1 股骨顺行髓内钉近端微创取出路径的示意图

注：A 代表取出主钉的小切口，B、C 代表取出 2 枚锁钉的小切口。其中 B 切口可同时兼顾到主钉的微创取出。

（4）打拔器连接：连接前需保留一枚锁钉或斯氏针，以控制主钉的旋转，确认牢固连接打拔器后方可取出该枚锁钉或斯氏针，再尝试拔出主钉。

二、股骨逆行髓内钉的微创取出

主钉微创取出难点：该主钉尾部通常在软骨下骨深面5 mm左右，不翻开伸膝装置，在非直视下取出尾帽，再靠改刀探知螺帽接头螺纹。

克服这一难点的技巧有：①初次手术因素。调整使主钉钉尾稍凹于软骨下骨质，以不超过5 mm为限，避免骨痂包埋尾帽，不宜过度拧紧尾帽。②取出时机。骨折术后的3年内。③膝关节镜辅助。便于可视化清理钉尾外骨痂或瘢痕，在直视下连接打拔器。④血管钳探查。经原微创切口清理改刀接口处瘢痕，对无尾帽者需仔细彻底清理接口螺纹，确认无骨痂等组织遮挡后，方连接打拔器。⑤确认有效连接。保留一枚锁钉牢，以测试打拔器是否稳定连接。

三、胫骨髓内钉的微创取出

胫骨髓内钉一般取出较容易，通常微创取出的难点是在微创的前提下主钉尾帽的取出，以及打拔器与主钉钉尾螺纹的连接。

克服这一难点的技巧有：①初次骨折手术。调整使髓内钉钉尾能稍突出骨质为宜，下沉深度控制在5 mm以内，初次手术亦不宜过度拧紧尾帽。②控制手术时机。在确保骨折充分愈合的前提下，避免髓内骨痂严密包裹主钉造成取钉困难。③主钉显露。在膝部深屈位入钉瘢痕处用尖刀纵剖，以血管钳（非拉钩）撑开髌腱切口显露钉尾，钉尾埋入较深时建议插入克氏针以C臂透视定位，围绕克氏针显露主钉钉尾。④连接打拔器。用血管钳等工具证实钉尾螺纹无骨痂或瘢痕组织遮挡后，方连接打拔器。

注意：髌上入路的胫骨髓内钉的主钉既可以原切口取出，又能通过新的髌下入路取出，通常后者更为简单。

四、弹性钉、克氏针的微创取出

（1）初次手术：使用弹性髓内钉时，推进打击器的末端接触到骨皮质，这样能是髓内钉的残端保持在1 cm左右，同时可用斜坡推进打击器稍微折弯髓内钉残端，在减少残端对软组织的刺激的同时，便于将来顺利取出髓内钉。

（2）取出时机：儿童骨折通常在术后4～6月可能安排取出，通常建议在术后半年，愈合迟缓或体格较大者顺延。

（3）取出技巧：原切口进入暴露钉尾，使用锁定钳等嘴尖细、把持力强的工具紧紧夹住钉尾/针尾，并轻轻向外扳，然后配合使用锤子将内固定逐步取出。如果钉/针与骨面贴合很紧，可使用斜面锥轻度撬扳钉尾/针尾。见图28-1-2。

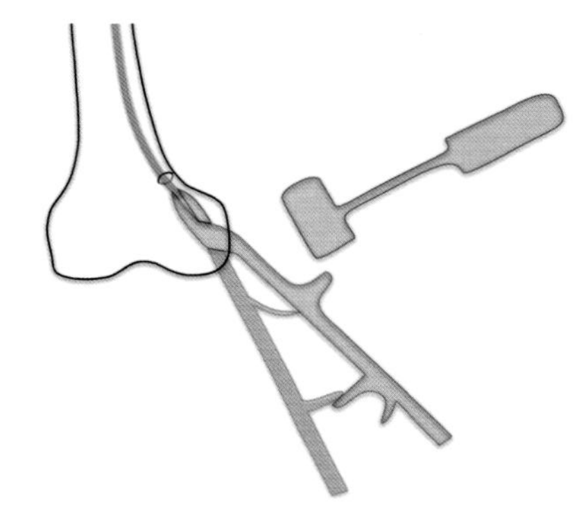

图 28-1-2　股骨远端弹性钉取出示意图

第二节　下肢钢板螺钉的微创取出技术

钢板螺钉系统的取出可简单分为螺钉取出和钢板拆除两部分步骤。其中螺钉取出技术同锁钉。

一、关节周围插入的钢板取出

（1）部分原切口显露：内固定取出时关节主切口近需部分切开，最小与钢板宽度相当；而骨干附近小切口则采用原切口。见图28-2-1。

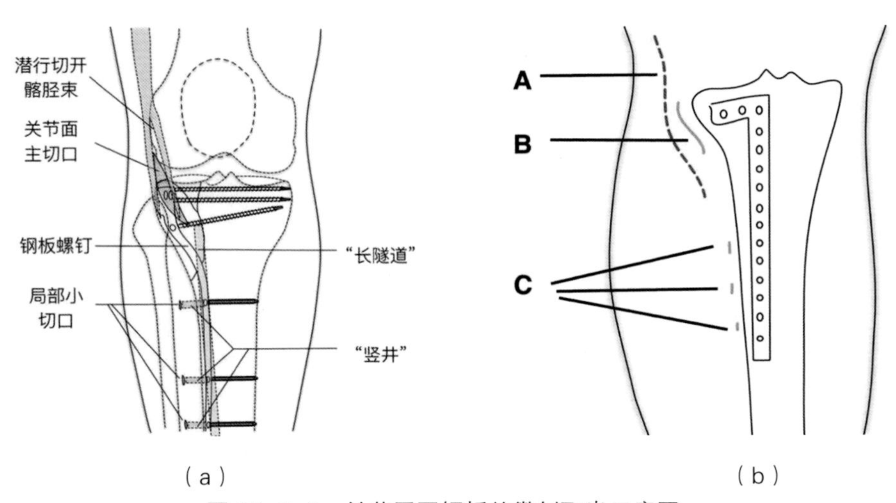

图 28-2-1　关节周围钢板的微创取出示意图。

注：（a）钢板螺钉置入时 TARPO 入路；（b）A、B、C 分别为钢板置入、取出、经皮切口。

（2）剥离子或骨刀清理：钢板较长时，采用中间原小切口接力清理，或采用微创专用的“Z”字形长剥离子清理，以使钢板三面无组织粘连或骨刀，尤其注意清理无螺钉的钢板钉孔处瘢痕或骨痂造成的“栓系”作用，见图 28-2-2。

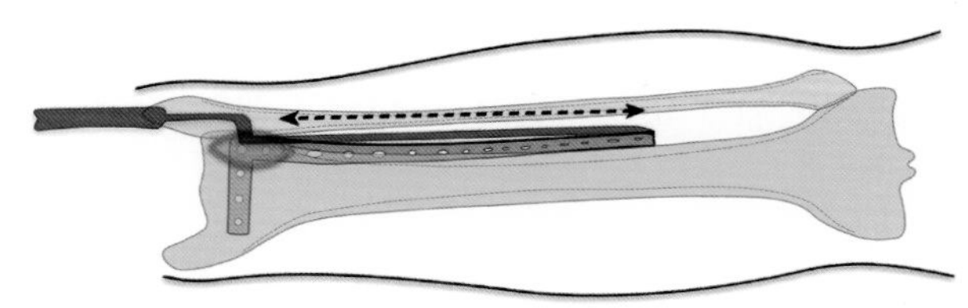

图 28-2-2　“Z”字形剥离子清理钢板全长示意图

（3）小幅度松动：采用较薄的剥离子或骨刀较轻柔地在钢板与骨界面插入少许，必要时多点松动，以安全松动钢板贴骨面。

（4）扭转松动及拔出钢板：在插板入路处以老虎钳钳夹住钢板的短臂或一端，逐步小幅度来回扭转以剥脱钢板周围的束缚组织，确认无阻碍后抽出钢板。见图28-2-3。

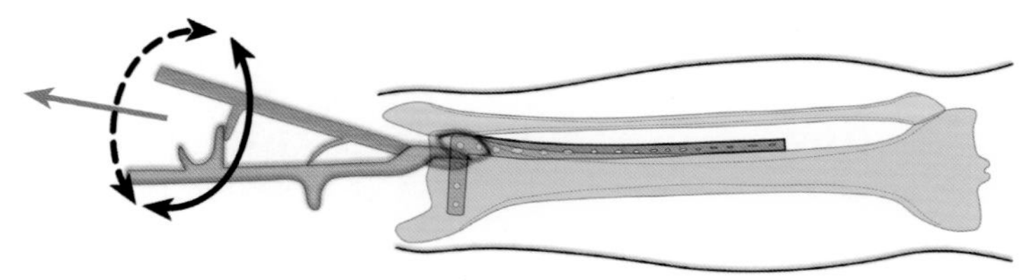

图 28-2-3　老虎钳小幅度来回扭转经皮取出钢板示意图

二、骨干部直钢板微创取出

通常骨干部骨折采用髓内治疗，但在特殊情况下仍可采用直钢板治疗。对该类患肢，经皮取出螺钉若无滑丝等现象，一般可微创进行；而钢板取出则较关节周围钢板的病例困难，瘢痕的经皮清理、钢板的松动操作同前，主要的差别是钢板的取出一般采用“先进后退”的方法经皮取出。见图28-2-4。

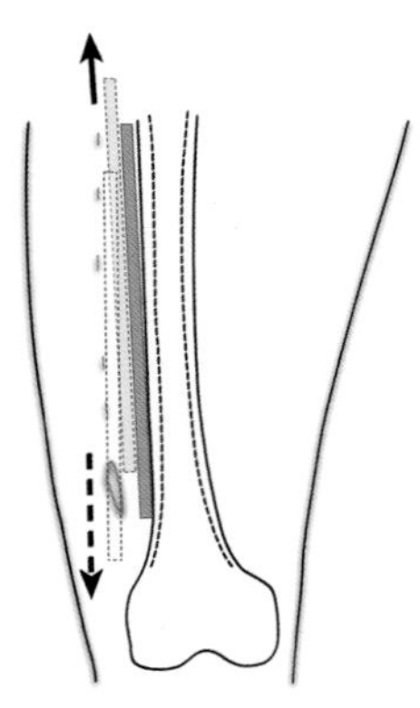

图 28-2-4　骨干区直钢板“先进后退”取出示意图

第三节　髌骨张力带钢丝微创取出技术

由于髌前皮肤较薄弱，内固定物常常出现局部刺激，甚至造成局部感染，因而患者在骨折愈合后多有较高意愿取出内固定物；现以张力带钢丝探讨微创取出技术。

一、切口长度公式

1. 微创取出髌骨克氏针张力带的切口长度公式

根据一定长度的髌前皮肤切口可以牵拉到任意走向的相同长度这一临床经验，设主要克氏针张力带独立取出切口长度为L，$L=\sqrt{a^2+b^2}-\Delta$，设所有克氏针张力带单一切口长度为L_1，$L_1=\sqrt{(a+c)^2+e^2}-\Delta$，设次要克氏针张力带独立切口长度为$L_2$，$L_2=d-\Delta\approx 10$（mm），所有以上3种切口长度为5~10 mm。见图28-3-1。

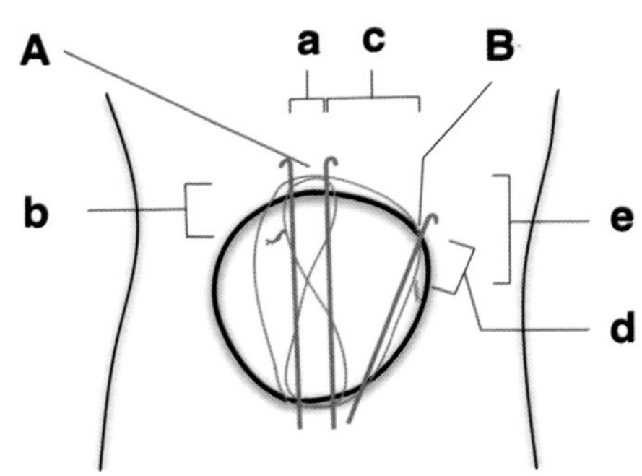

图 28-3-1 髌骨克氏针张力带示意图

注：大写字母代表克氏针；小写字母代表不同的距离。

2. 公式讨论

（1）普通张力带：切口长度公式提示，在满足抗旋转等固定要求时，克氏针距离的缩小可以显著减少切口长度，另外如果把钢丝结打在靠近钢丝顶点处，切口长度可最小化到1cm左右。

（2）组合式张力带：切口长度公式同样显示，主要克氏针间距及钢丝结离钢丝顶点距离越小，切口长度越小，另外若果主次克氏针间距较大时，适宜采用L+L2的双（多）小切口模式，以减少切口长度，降低对皮下剥离的范围。

二、微创取出技术的基本要点

（1）手术医师的培训指导：手术医师有爱伤观点，有切开取出内固定物的熟练体会，熟悉钢丝断裂、克氏针埋藏较深等情况的处理方法，最好有经皮置入髌骨内固定物经验。

（2）个体化原则：根据患者内固定物放置的时间及内固定物组合情况需要决定是否采用内固定微创取出技术。

（3）术前手术计划设计：根据影像学资料及前次手术术中情况预判制订取出方案。

（4）切口体表准确定位：由于局部组织的粘连，切口瘢痕与内固定物对应关系可能出现偏差，充分利用皮肤的弹性，但也要避免撕裂皮肤反而造成切口的增大，必要时在C型臂X线机透视帮助下进行体表定位。

（5）克氏针抽出：经皮切开后，常规以血管钳经皮清理内固定周围瘢痕组织，针持沿长轴方向抽出克氏针。

（6）钢丝的取出：邻近钢丝结以老虎钳剪断钢丝，夹住钢丝结抽出切口瘢痕内的钢丝。

三、个人经验

（1）使用止血带：若瘢痕区域渗血明显，驱血后可使用止血带利于减少切口，短时间（10分钟以内）的止血带使用并发症极少。

（2）皮下使用尖刀：以尖刀在克氏针折弯处瘢痕纵向切开直接显露，纵向瘢痕切口即使多个也不破坏股四头肌腱的连续性，也不影响术后的肢体功能恢复。

（3）不用拉钩：由于切口微小，普通拉钩无法使用，反而会影响操作，主刀辅助手持小号血管钳分开钳尖撑开皮肤或瘢痕切口。

（4）使用针持：屈膝45° 左右，针持平行于克氏针长轴，经小切口沿血管钳分开的空间抽出克氏针。

（5）使用侧向剪和尖嘴钳：邻近钢丝结以侧方钢丝剪剪断钢丝，用尖嘴钳夹住钢丝结抽出切口瘢痕内的钢丝。

（6）远距离次要克氏针及钢丝的处理：独立小切口经皮取出。

四、微创取出技术对骨折内固定的反向规范

为内固定微创取出得以顺利进行，需要我们在初次内固定术时做好以下工作。

（1）术前内固定选择：要利于今后内固定的微创取出，品种、规格、型号选择需适中，建议克氏针钉尾距离钢丝顶点3～5 mm。

（2）术中细节：钢丝结尽可能靠近钢丝顶点，尽可能缩小克氏针的间距。

（3）术后随访：结合患者意愿及病情需要，若内固定需要择期取出，要告知患者定期、及时随诊，当骨折充分愈合后，应及时返院取出内固定物，避免由于骨痂的过度生长造成微创取内固定的困难。

第四节　内固定物取出困难原因分析

临床中内固定物取出困难时有发生，遇到这种情况，医师在手术台上将面临巨大挑战。通过亲身体会及查阅相关文献，笔者总结内固定物取出困难的常见原因如下。

一、螺丝刀与螺钉不匹配或磨损

（1）无通用工具：目前生产钢板螺钉的厂家众多，设计标准不完全一致。

（2）工具不统一：若患者两次手术不在同一医院，不能明确所用内固定规格而增加风险。

（3）工具磨损：螺丝刀棱角磨损变钝且更换不及时，与螺钉帽贴合不紧密，把持力不够容易造成滑丝。

二、医源性原因

1. 医师操作不规范

（1）置钉操作：①用不合适的钻头钻孔，使用较粗的螺钉或不攻丝直接强行拧入螺钉，入钉阻力过大造成螺钉螺帽毁损甚至螺钉变形。②锁定钉钻孔时不使用导向器致锁钉螺纹错位引起冷焊接。③放置加压螺钉时位置太贴近钢板，强行拧入造成螺钉钉尾与钢板卡死或变形。④拧螺钉时未掌握技巧，使用蛮力，未沿螺钉轴线拧，离心性摇摆幅度较大，造成螺钉断裂、滑丝。

（2）取钉操作：①钉帽内软组织未清理干净造成螺丝刀与钉帽贴合不紧密，把持力不足易造成滑丝。②取内固定时医师准备不充分，阅片不仔细，不了解患者体内内固定的特征、生产厂家及型号，工具准备不全或找不到合适工具就盲目操作。

三、患者原因

（1）负重、支撑过早：内固定术后患者过早活动，造成螺钉变形甚至断裂。

（2）骨质包埋：内固定在体内时间过长，年轻患者或体力劳动者骨质强度高，螺钉被骨质包埋，取出困难。

（3）骨骼形态与髓内钉主钉差异较大：可能造成主钉对髓腔过度的“内夹板”支撑机制。

四、内固定物原因

（1）产品力学强度不足：在改刀置入、取出过程中容易造成滑丝。

（2）钛合金材料：易导致骨质与螺钉体部结合较紧，加之强度低，螺钉容易滑丝。

（3）产品设计：如“一”字槽接口设计的螺钉比内六角螺帽的螺钉更容易滑丝；类型相同的不同厂家产品中，优先选择有应对滑丝等特殊情况专用工具者。

第五节　困难内固定物取出的微创策略

一、螺钉 / 锁钉取出困难

（1）螺钉/锁钉滑丝：①螺帽露出钢板者，适度增加切口以容尖嘴咬骨钳钳夹取出。②骨质疏松明显者，可从钉尖处以斯氏针逆行敲击使钉退出。③钛制锁钉，可尝试用反丝装置取出。④增容法，若螺钉尾帽为内六角孔型，可将细的钢丝（一般用直径 0.7 mm）与螺丝刀一并插入内六角孔内，使螺丝刀不在内六角孔内滑动，旋转螺丝刀使螺钉退出，必要时可将钢丝对折使用。

非微创方法：①钢板旋转法。一块锁定钢板上仅残留1颗螺钉且滑丝时，当骨与钢板间松动时，可逆向旋转钢板，带动该螺钉一起旋转，最终取出螺钉；该方法对普通钢板成功率低，需要较大切口，钢板旋转或剥离时有造成骨折的风险。②钨钢钻磨削法。即用钨钢钻将滑丝的螺钉尾帽磨掉，打磨的同时使用生理盐水冲洗以降温，尽量去除打磨产生的金属碎屑，磨掉螺钉尾帽后取出钢板，留在骨骼内的螺钉按取断钉的方法取出；或采用钨钢环钻以螺帽为中心在钢板上环形切割，取出钢板后以尖嘴咬骨钳拧出螺钉。

（2）螺钉/锁钉断裂：①常规法。螺丝钉断裂最常见的部位是螺丝钉颈部，若残钉颈部露出于骨外，可使用断钉取出器、咬骨钳或者老虎钳取出；如残钉的尖部露出较多，则从该侧拧出。②有限扩孔法。用电钻在螺钉四周紧贴螺钉的骨面上钻几个小孔，然后用骨刀将螺钉四周骨质去除少许，使残钉外露部分增加便于器械咬合，用尖嘴咬骨钳或持针器使断钉活动后将其取出。③环钻法。若露出部分太短甚至没有露出骨面，可使用空心环钻在断钉周围钻孔后取出，此时应注意环钻的方向应与钉道方向一致，否则环钻与断钉的切割将耗费大量时间，且将发生新的钉体残留；因环钻直径较大，需尽量采用本侧钻孔而非双侧钻孔，以免诱发骨折。④顶推法。对骨质疏松明显者，可尝试从近侧骨孔以斯氏针敲击使无帽断钉从对侧骨皮质退出，再以小切口拧出。

二、髓内钉主钉取出困难

1. 主钉接头滑丝

（1）拔出法：对较松动且钉尾露出较多者，可用夹持工具拔出或骨锤击出。

（2）“钓鱼”法：以钨钢钻在股骨髓内钉近端钻孔，以钢丝甚至克氏针穿透后连接于打拔器，通过钢丝牵引取出主钉，该法可解决大多数股骨髓内钉主钉的取出难题。见图28–5–1。

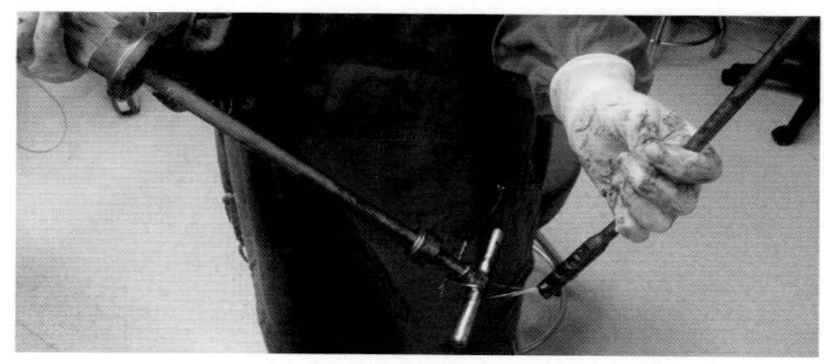

图 28–5–1　打拔器通过钢丝连接并取出接口滑丝主钉的照片

2. 主钉髓内“焊接”

当髓内骨痂大量形成包裹主钉及其钉孔时，主钉的取出相当困难，并存在较大取出失败、医源性骨折风险，在该类患者的手术中应尽量以克氏针清理钉周骨痂，经皮清除锁钉钉孔潜在的栓系骨痂，增加取出机会，但需在C臂监控下小心尝试打拔操作。有时可在确保打拔器与髓内钉良好连接的前提下，先用适中力量将髓内钉往里敲打少许，再往外拔。如果髓内钉拔出特别困难，要注意锁钉是否全部取出。

3. 髓内钉断裂

（1）导丝法

【**病例**】患者，女，37 岁。

诊断：右股骨中段骨折不愈合伴内固定断裂。

治疗方案：先取出髓内钉靠切口近端的部分，远端部分的横向锁定钉暂不取出，然后把直径3.5 mm的导丝经近端的髓腔插入并用力拧入远端髓内钉（钢铁制成的攻丝比钛合金制成的髓内钉硬度更大），此时应借助远端的横向锁定钉防旋，待导丝橄榄头与断裂的主钉远端紧密连接后取出远端的横向锁定钉，通过导丝向外拔出。见图28–5–2。

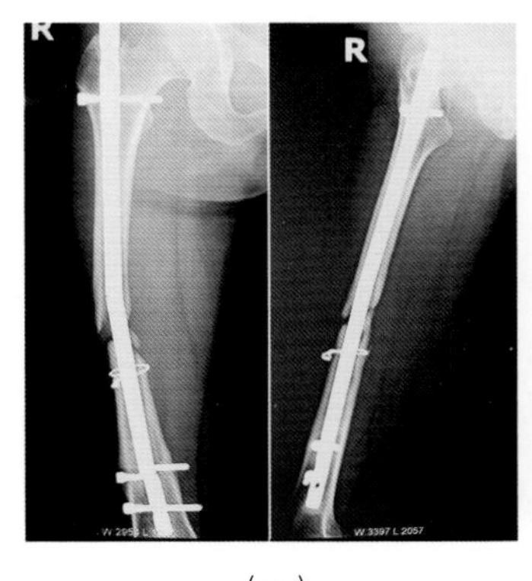

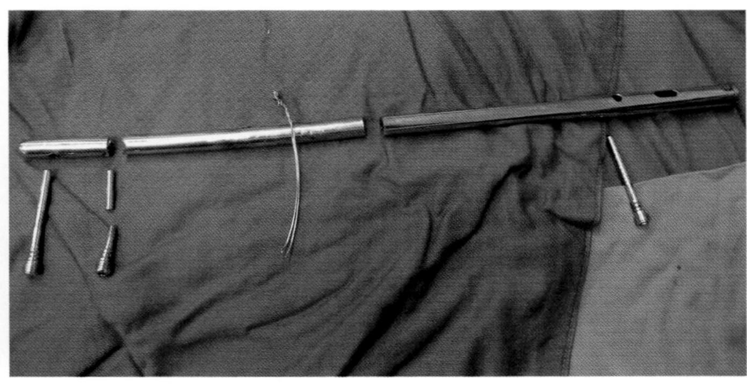

（a）　　　　　　　　　　（b）

图 28–5–2　股骨断裂髓内钉的取出示例

注：（a）内固定物取出术前正、侧位 DR 片；（b）取出后的内固定物照片。

（2）开槽法

【**病例**】患者，男，28岁。

诊断：右胫骨下段骨折不愈合伴髓内钉断裂。

治疗方案：因翻修手术本身需要折端开放式清理、刷新，予以局部开骨槽后取出。见图28–5–3。

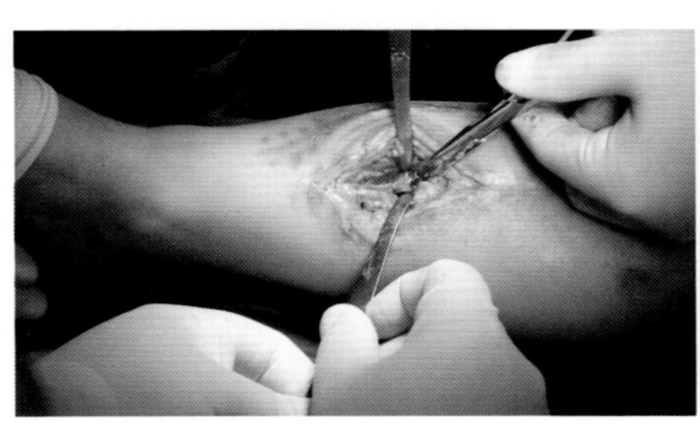

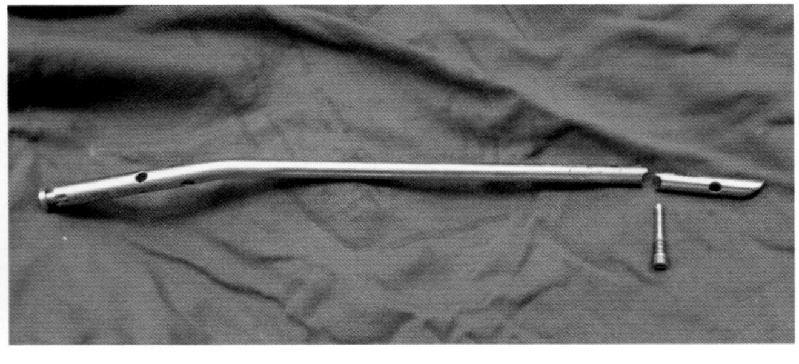

（a）　　　　　　　　　　（b）

图 28–5–3　胫骨断裂髓内钉的取出示例

注：（a）术中有限切开取出断裂主钉照片；（b）取出后的内固定物照片。

（3）取钉与髓内翻修合并操作：这里介绍一种Mini-Kiss技术，能够较顺利更换需要翻修复位的股骨髓内钉，具体操作如下。第一步：牵引床的基本复位，经过牵引床上基本的牵引复位后，恢复了股骨的力线和旋转。第二步：先取出所有的锁定，仅留存一个来控制钉子的旋转。第三步：置入一个长的导针在髓腔中。第四步：取出最后一个螺钉，并且先往近端植入一点，这样可以更好地恢复复位情况。第五步：近端植入髓内钉，让两个髓内钉Kiss。第六步：从近端向远端逐渐的移动髓内钉，边kiss边从远端退出。第七步：完全完成原钉子的退出和新钉子的植入，最后完成相关的锁定。具体操作见图28-5-4（a）。该方法可以：①简单、快速、安全地复位。②微创，不用切开取钉子。③将进钉点和出钉点通过一条导针链接，术中省去了大量透视来进行复位和固定。

【**病例**】患者，男，35岁。

诊断：左股骨下段骨折术后不愈合。拟原内固定物取出后，行倒打钉翻修，术中内固定取出困难，采用倒打钉入口以顶棒击出。见图28-5-4（b）。

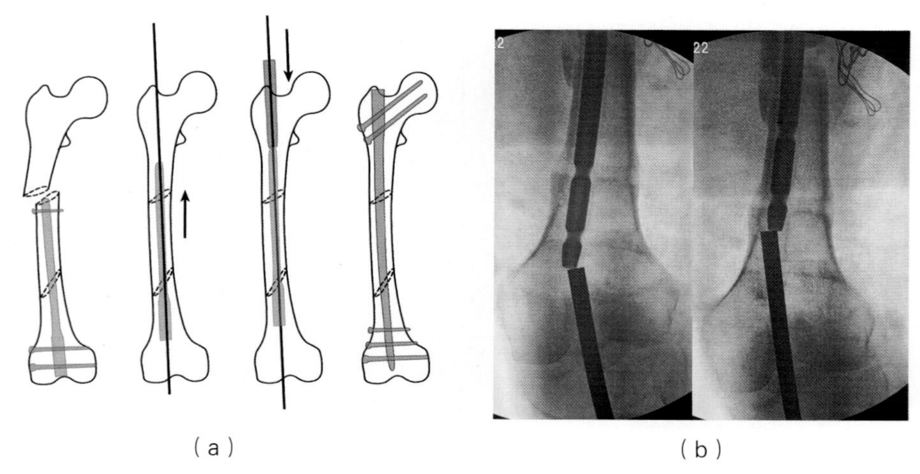

（a）　　（b）

图 28-5-4　Mini-Kiss 技术

注：（a）示意图；（b）临床示例。

三、钢板取出困难原因及处理

钢板取出困难较少见，可能的原因有钢板被骨痂或者瘢痕组织包裹、钢板上螺钉未全部取出等。因此取钢板前应认真清除包裹在钢板周围的骨痂和瘢痕组织，钢板表面的瘢痕组织用电刀切开，包裹钢板的骨痂用骨刀切除，使钢板完全显露。核对螺丝钉的数目，务必全部取出。螺丝钉全部取完后但钢板仍难取出时应注意钢板上原来没有上螺丝钉的钉孔部位是否被瘢痕缠绕包裹或者长入骨痂，此时可将骨刀放在钢板与骨之间，骨锤击打骨刀尾部即可取出钢板。

四、取出工具不配套的处理

当术中发现工具不配套或工具污染、毁损时应立即联系相关人员并及时送来配套的工具。实在没有配套工具的情况下仍可根据具体情况谨慎处理，如钢丝增容、钨钢钻磨削等方法；若取髓内钉的打拔器螺纹与髓内钉的螺纹不配套，可以将髓内钉尾帽拧出3 mm左右，于螺钉尾帽下方缠绕钢丝，拧紧尾帽，再通过钢丝牵引，向外拔出髓内钉主钉。也可以去除部分骨质，用尖嘴老虎钳或咬骨钳，咬紧髓内钉尾部（此时尖嘴老虎钳或咬骨钳与髓内钉呈垂直方向），用骨锤锤击老虎钳或咬骨钳的手柄部分，锤击方向与置入钉时相反，取出髓内钉。

五、必要时放弃内固定取出

术前需要慎重甄别内固定取出指征，对骨折愈合不甚充分，长期从事剧烈活动、依从性不佳、再骨折风险高的患者，不建议取出内固定物；术中在高年资医师指导下仔细操作，必要时可放弃取出内固定，以免造成患者轻易的再骨折。示例见图28-5-5。

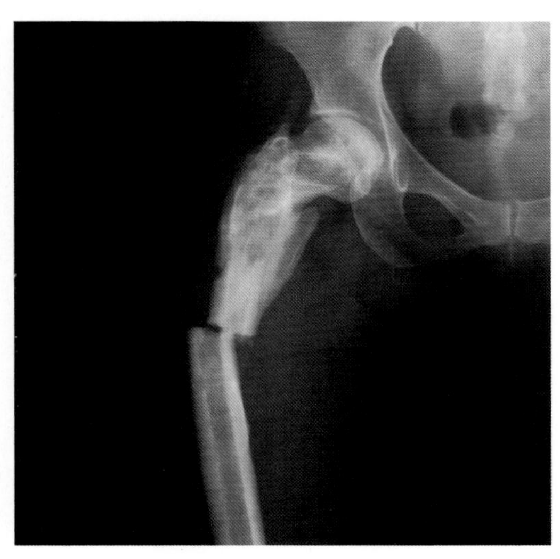

图 28-5-5　股骨近端内固定取出再发粗隆下骨折正位 DR 片

（张清晏　学术指导：徐强）

第二十九章　骨折内固定术后感染治疗中的“微创”理念与实践

第一节　骨折内固定术后感染的评估

一、概述

骨折内固定术后感染是骨科目前的最具挑战性疾病之一。发病率为0.4%~16.1%，平均为5.0%；该病的早期准确诊断与规范治疗是提高治愈率、降低感染复发率、恢复肢体功能和改善患者生活质量的关键。

二、定义

骨折内固定置入术后由于致病微生物污染或患者自身免疫力低下所致的、与内置物接触的、伴或不伴周围软组织感染的骨组织感染。

三、分型

1. 按感染发生时间的分型

（1）早期感染（<2周）：多为高毒力细菌（如金黄色葡萄球菌等）所致，此期致病菌可能已初步形成生物膜，骨组织及周围软组织炎症变化并不明显。

（2）延迟感染（2~10周）：多因毒力稍弱的致病菌（如表皮葡萄球菌等）所致，此期生物膜逐步成熟，对抗生素及宿主免疫有更强的抵抗力，骨组织出现溶解进而不愈合，软组织出现进一步坏死。

（3）慢性感染（>10周）：多由低毒力致病菌所致，此期骨与软组织感染进一步加重，出现以骨质炎症性破坏伴新骨形成为特点的慢性骨髓炎。

2. 按解剖和宿主类型分型

Cierny-Mader分类是应用最为广泛的分类系统，具体如下。

（1）解剖分型：见图29-1-1。①髓内型：感染仅累及髓腔。②浅表型，通常有原发软组织的感染，感染累及骨皮质外层。③局限型，感染侵袭到骨皮质内层，累及一侧骨皮质和髓腔，有边缘明确的皮质死骨形成，骨结构尚稳定。④弥散型，累及整个骨皮质和髓腔，骨结构不稳定。

（2）宿主分型：①A型，生理功能正常，免疫及血液循环等系统正常。②B型，全身和/或局部生理功能异常。具体又分为三亚型，即BS，存在全身系统性疾病；BL，局部条件不佳；BLS，全身与局部条件均差。③C型：全身情况差，预后不良。

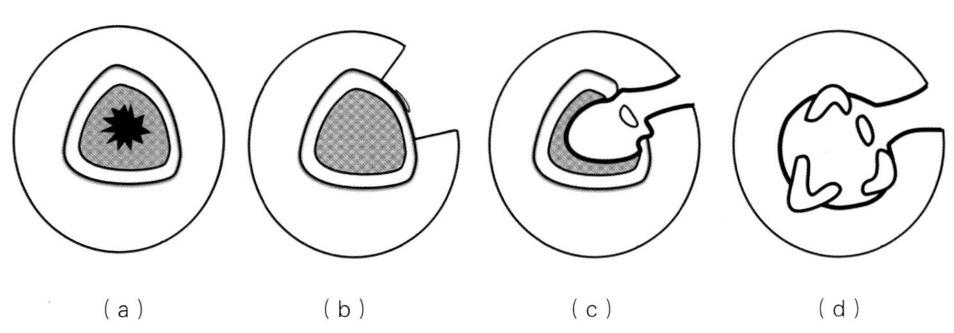

（a）　（b）　（c）　（d）

图 29-1-1　解剖分型

注：（a）髓内型；（b）浅表型；（c）局限型；（d）弥散型。

临床选择治疗策略时，需结合患者解剖分型和宿主分型两个方面进行综合考虑。

四、临床表现

（1）早期感染：感染症状较为典型，主要表现为局部红、肿、热、痛，伤口愈合欠佳，局部存在血肿、渗出，可伴有发热、乏力等全身症状。

（2）延迟感染：表现兼有早期和慢性期的临床症状，如伤口局部血肿、渗出（早期）、窦道/瘘管（慢性期）。

（3）慢性感染：症状多不典型，可表现为肢体功能障碍、局部肿胀、压痛、红斑以及窦道/瘘管形成，但常缺乏全身症状。

延迟及慢性感染者，致病菌毒力弱，部分临床症状与体征不典型，甚至缺如。

五、辅助检查

1. 实验室检查

实验室检查包括血清炎性因子、致病菌培养。

2. 影像学检查

（1）X线片：价格低廉，是常规的检查方式。

（2）超声检查：较好地评估软组织情况，如局部是否有炎性组织、软组织脓肿形成等。

（3）CT检查：利于评估骨质变化、骨折断端是否接触、内置物位置、骨不连情况等。但无法判定软组织感染情况，对骨髓水肿变化的敏感性较低，易受金属内置物伪影的干扰。

（4）MRI检查：对于感染早期的诊断具有重要价值，能清晰显示骨组织/软组织感染的范围，有助于确定清创界线，但部分内置物的干扰可能会限制它的使用。

（5）核素骨扫描：利于追踪骨组织的病理生理改变，有助于区分骨和软组织感染；但正常骨折愈合会出现感染相似的病理生理改变。

3. 病理学检查

病理学检查是诊断骨折内固定术后感染的“金标准”。

六、诊断

1. 提示性诊断标准

（1）临床表现（任一）：骨折手术后疼痛（不负重，随时间延长不断加剧），局部肿胀，局部发红，局部皮温增高，发热（口腔内温度超过38.3℃）。

（2）影像学特点（任一）：骨溶解（骨折端，内植物周围），内固定松动，死骨形成（逐渐形成的），骨愈合进程受阻（骨不连），骨膜反应（出现在非骨折部位或已愈合的骨折部位）。

（3）发现致病菌：术中深部组织或者内植物表面的一份标本培养发现致病菌（不含来自于浅部组织或窦道的标本）。对于关节邻近部位的骨折存在有关节积液的情况，可以进行无菌穿刺以获得培养标本。

（4）血清炎症标志物：血清炎症标志物（红细胞沉降率、白细胞计数、C反应蛋白）出现二次上升（特指在第一次升高后降低）或者一段时间内的持续增高，在排除其他原因所致感染的情况下可以认为是提示性诊断。

（5）伤口渗出：骨折术后数天新发的其他原因难以解释的持续性的伤口渗出。

2. 确定性诊断标准

（1）瘘管、窦道或者伤口裂开（皮肤表面与内植物或骨相通）。

（2）伤口脓性渗出或术中发现深部脓液。

（3）细菌培养：术中由两个独立来自深部组织或内植物表面取样点的微生物证实为同一种细菌。对于组织取样，应当分别用清洁的器械至少取样三次以上（不能是取自于浅部组织或窦道的拭子）。

（4）病理学：手术中取出的深部组织当中，组织病理学检查通过特异性染色发现细菌或者真菌。对疑似感染组织，术中快速冰冻结果，每个高位镜（×400倍）视野内中性粒细胞数量≥5个可作为骨感染的病理诊断标准。

3. 完整的临床诊断包括

完整的临床诊断包括：①骨折内固定术后及骨折的愈合程度；②感染波及组织范围及其病理阶段；③软组织的损伤或其暴露情况；④肢体血液循环及存活风险评估；⑤肢体功能的障碍程度等几方面。

第二节 骨折内固定术后感染的阶梯式治疗

一、治疗理念

1. 治疗目标

控制感染、促进骨折愈合、覆盖创面、预防慢性骨髓炎和恢复肢体功能。

2. 治疗策略

骨折内固定术后感染患者对治疗的期望是影响治疗策略制订的重要因素。一般来说，Cierny-Mader分类中的C类患者，建议采用姑息治疗策略，包括局部引流及抗生素抑制感染的方法；而Cierny-Mader分类中的A、B类患者，则建议采用感染根治策略。

3. 基本方法

彻底清创、内固定的处理、全身与局部抗生素的应用、骨与软组织缺损的修复重建以及肢体功能康复。

二、内固定术后感染的阶梯式治疗

1. 早期血行感染

当患者围手术期出现细菌性感染（如化脓性扁桃体炎、大叶性肺炎等）时，骨折内固定手术部位是血行感染的好发部位。该类型感染的主要治疗技术：全身抗生素使用。

2. 伤口感染

当感染局限在切口浅层时，单纯的内科治疗已难以根治。

该类型感染的主要治疗技术：①全身抗生素使用。②清创、换药引流治疗，一旦怀疑急性感染，就应积极进行外科干预而非保守观察，及时敞开伤口并彻底清创，早期、浅层的软组织感染可能通过床旁清创得以治疗，而大多数尚需要在手术室清创，建议短时间使用非压迫驱血的止血带技术，保证无血操作，使视野清晰，缩短手术时间。

注意：VSD的引流并不一定利于感染坏死组织的引流，油纱引流条的引流作用更加灵活，方便多次反复清创。

3. 骨及内固定周围感染

即Cierny-Mader分类解剖分型的浅表型。

该类型感染的主要治疗技术：①全身抗生素使用。②清创、换药引流治疗，坚持先软组织，后骨组织的顺序，每一操作切实完成后再进行下一步操作，在皮肤软组织进行清创时，一般坚持扩大切除感染坏死软组织2 mm。③内固定保留、取出或更换为外固定支架。

4. 病灶性骨感染

即Cierny-Mader分类解剖分型的局限型。

该类型感染的主要治疗技术：①全身抗生素使用。②清创、换药引流治疗，软组织清创完毕，去除炎性肉芽组织、异物及死骨。③内固定保留、取出或更换为外固定支架。④骨水泥填充治疗。⑤开放式植骨。⑥创面覆盖。

5. 节段性骨感染

适用于Cierny-Mader分类解剖分型的弥散型。

该类型感染的主要治疗技术：①全身抗生素使用。②清创、换药引流治疗，难治性感染可能需要切除感染骨。对于A类患者使用骨刀或磨钻等工具继续沿骨质表面去除边界骨质3～5 mm，对于B类患者去除边界骨质>5 mm，对于髓内型感染，建议采用扩髓—灌洗—引流的清创形式。③内固定保留、取出或更换为外固定支架。④抗生素骨水泥（念珠）填充治疗。⑤开骨槽引流治疗。⑥感染节段切除+骨延长技术。⑦带血管蒂腓骨节段移植技术。⑧创面覆盖。

6. 感染性截肢

感染、血液供应、软组织覆盖等多种原因可导致截肢治疗。

该类型感染的主要治疗技术：①全身抗生素使用。②清创、换药引流治疗。③内固定保留、取出或更换为外固定支架。④抗生素骨水泥（念珠）填充治疗。⑤感染节段切除+骨延长技术。⑥创面覆盖。

三、内固定物的处理策略

1. 内固定保留与否的相关因素

（1）分期因素：①早期感染（2周内），在骨折复位良好、内固定稳定且感染得到有效控制的前提下尽可能予以保留；②延迟（2～10周）感染：保留内固定限于骨折复位良好、内固定稳定、感染得到有效控制且有良好的软组织覆盖者；③慢性（＞10周）感染：骨折已愈合，需去除内固定物，如未愈合，保留内固定物的条件同延迟期感染。

（2）保留内固定的独立危险因素：①吸毒及烟瘾大的患者；②宿主免疫力低下且短期无法纠正者；③开放性骨折；④髓内固定；⑤内固定物不稳定；⑥软组织条件差、创面无法充分覆盖；⑦难治性致病菌感染（如耐甲氧西林金黄色葡萄球菌等）。

（3）动态原则：不论感染处于哪种时期，对保留内固定的患者，均应密切关注患者的临床症状，加强临床抗感染与对症支持治疗，动态复查血清学炎性指标，尤其是C反应蛋白，一旦出现C反应蛋白的持续增高、局部炎症或全身感染等临床表现加重的情况，就要及时去除内固定物，以防感染进一步加重。

2. 内固定物取出后的骨端稳定策略

由于局部稳定有利于骨感染的控制，因此骨折愈合欠佳者在取出内固定后，需要进行再稳定处理。

（1）外固定架：易出现钉道感染、关节僵硬、稳定性欠佳等问题，并不能降低感染的复发率，对二期骨愈合可能带来不利影响。

（2）抗生素骨水泥钢板复合结构：适用于骨干部位和干骺端的感染性骨缺损的治疗。

（3）外固定支具或石膏：可能造成稳定性不足、皮肤护理困难等并发症。

四、抗生素应用

1. 全身抗生素应用

血行感染或局部感染清创术前立即使用全身抗生素。

（1）内固定因素：①保留内置物。全身抗生素是抑菌性用药，推荐抗生素使用至12周（静脉给药2周，口服10周），直至骨折愈合且能移除内置物。②清创术中去除内固定。全身抗生素的是治疗性用药，推荐术后抗生素使用6周（静脉给药2周，口服4周）。过久的抗生素使用并不增加其疗效。③骨折愈合去除内置物。对于高毒力致病菌所致感染，术后再使用4～6周。

（2）药敏结果：抗生素种类应根据药敏结果进行选择。①耐甲氧西林金黄色葡萄球菌。使用万古霉素或达托霉素。②葡萄球菌感染的细菌生物膜。彻底清创后加用利福平，不建议利福平在术后单独使用，否则极易导致快速的细菌耐药，应用其他广谱抗生素联合应用。③革兰阴性菌。加用喹诺酮类抗生素（环丙沙星、左氧氟沙星）。

2. 局部抗生素应用

局部抗生素应用需借助于骨水泥（成分为聚甲基丙烯酸甲酯）等抗生素载体。

（1）作用：①局部杀灭细菌。抗生素骨水泥占位器可通过局部释放高浓度的抗生素、消灭无效腔。②力学作用。骨缺损区稳定性的加强利于控制感染。③生物膜－诱导膜生成：利于后期骨缺损的植骨。

（2）局部抗生素方案：①40 g骨水泥粉剂中加入2～5 g万古霉素。②40 g骨水泥粉剂中加入0.5～0.8 g庆大霉素。③庆大霉素骨水泥粉剂（含0.5 g庆大霉素）40 g中加入2～5 g万古霉素。均在混合均匀后加入液态单体，面团期放入骨缺损区。

五、骨重建

骨组织彻底清创后，对于较小（<5 cm）骨缺损的修复，可选择自体骨游离植骨、肌肉皮瓣或者筋膜皮瓣等修复策略。而对于大段（>5 cm）骨缺损，可选择Masquelet技术、Ilizarov牵张成骨技术、带血管游离腓骨移植技术等。

1. Masquelet 技术

Masquelet技术是治疗长段骨缺损的有效方法之一，适合于软组织覆盖好的骨缺损，但受限于充足的自体骨量。

（1）一期手术：彻底清创，抗生素骨水泥充分填充骨缺损，对骨端进行有效稳定及良好的软组织覆盖。

（2）二期手术：一般在一期术后4～8周，感染控制良好的情况下进行。再次清创，取出骨水泥，植骨并进行确定性固定，包括髓内钉、钢板内固定，或外固定架、锁定钢板外固定等，但应尽量使用内固定作为确定性固定方式。内固定钢板可用抗生素骨水泥包裹，减少感染复发概率。

2. Ilizarov 技术

Ilizarov技术利用牵张成骨原理，其不仅能再生骨组织，还能再生血管，将增加感染区域的血供，有助于控制感染性骨缺损。尤适于下肢长骨干缺损的重建。

（1）清创彻底、感染不严重者：可选择一期完成截骨与搬运，7～10天进行搬运，搬运速度1 mm/d（0.5 mm/d～1.5 mm/d），分3～4次完成。

（2）感染严重、全身状况欠佳者：一期完成清创及安装外固定支架，待感染控制后，多为术后4～6周，二期行干骺端低能量截骨后进行搬运。

3. 带血管游离腓骨移植术

带血管游离腓骨移植术亦是最常用的重建骨缺损的方法之一。其血供好，移植后等同于新鲜骨折的治疗，特别适合治疗上肢大段骨缺损。为保证成功率，需由掌握显微技术的医生完成，并注意以下事项：

（1）术前CTA检查：了解供受区血管情况。

（2）供区方面：需根据受区血管分布及内置物放置情况，决定选择骨瓣的切取侧。需选择主干血管者应尽量采用Flow-through技术，以减少对受区肢体血供的影响。

（3）受区方面：通过术前拍摄健侧位片及术中影像学监测，评估移植骨长度。

六、软组织覆盖

良好的软组织条件能有效降低感染的发生率，通常建议应尽可能早期覆盖创面。大多数骨感染病例清创后其窗口可以闭合。对于一些窗口闭合困难的病例，可在一期采用皮肤牵张技术或皮瓣转移，也可以二期修复。

七、肢体功能康复

肢体功能恢复是患者接受治疗的最终目标。术后应重视肢体积极的功能锻炼，以降低失用性骨质疏松、关节僵硬、足下垂等并发症的发生率。建议针对不同患者的特点以及不同的治疗策略，采用个性化的术后康复策略，让患者尽快重返社会，改善生活质量。

第三节　骨折术后感染的阶梯治疗示例

一、早期血行感染

该类型难以早期确诊，高热前寒战期的血培养虽能确诊但较滞后，主要根据生命体征、血象等整体因素进行临床诊断，采用及时、足量的全身性静脉抗生素治疗。

二、伤口感染

【病例】患者，男性，44 岁。

诊断：左胫骨平台骨折（Schatzker Ⅱ型，十字分型Ie型），左小腿近端皮肤挫伤，左股骨髁骨折内固定取出术后。

治疗方案：见图29-3-1。①抗生素治疗。内固定术后第五天出现切口周围红肿，予延长抗生素使用，分泌物培养示金黄色葡萄球菌感染，据药敏结果采用Ⅱ联敏感抗生素，红肿无明显改善。②急诊清创手术。术后第十天开始出现高热，予急诊清创，术中见皮肤挫伤区域深面感染液化坏死组织，脓性分泌物附着至内固定钢板周围，予彻底清创，反复冲洗，留置多条油纱引流。③术后处理。万古霉素抗感染治疗；伤口对症换药，随引流物的减少，逐步抽出引流条，至切口完全愈合。④康复与随访。治疗全程中指导患者康复训练，随访中患者切口未再出现异常，左膝关节主动屈曲120° ，主动伸直0° ；术后19月拆除内固定钢板。

微创思考：①感染的及时诊断、及时治疗。②单纯抗生素无效时果断手术清创。③保留内固定。术后早期感染尽可能保留内置物；虽然内置物的存在可能造成细菌附着及生物膜的形成，但内置物为骨折提供的稳定性利于膝关节功能训练及骨折愈合。④切口的引流与换药。是排除残留细菌，预防创腔再发感染的重要措施。

注意：如经上述治疗感染仍无好转，也应尽可能在胫骨平台骨折初步愈合的早期（多为术后2 ~ 3月）取出内固定物、同步彻底清创。

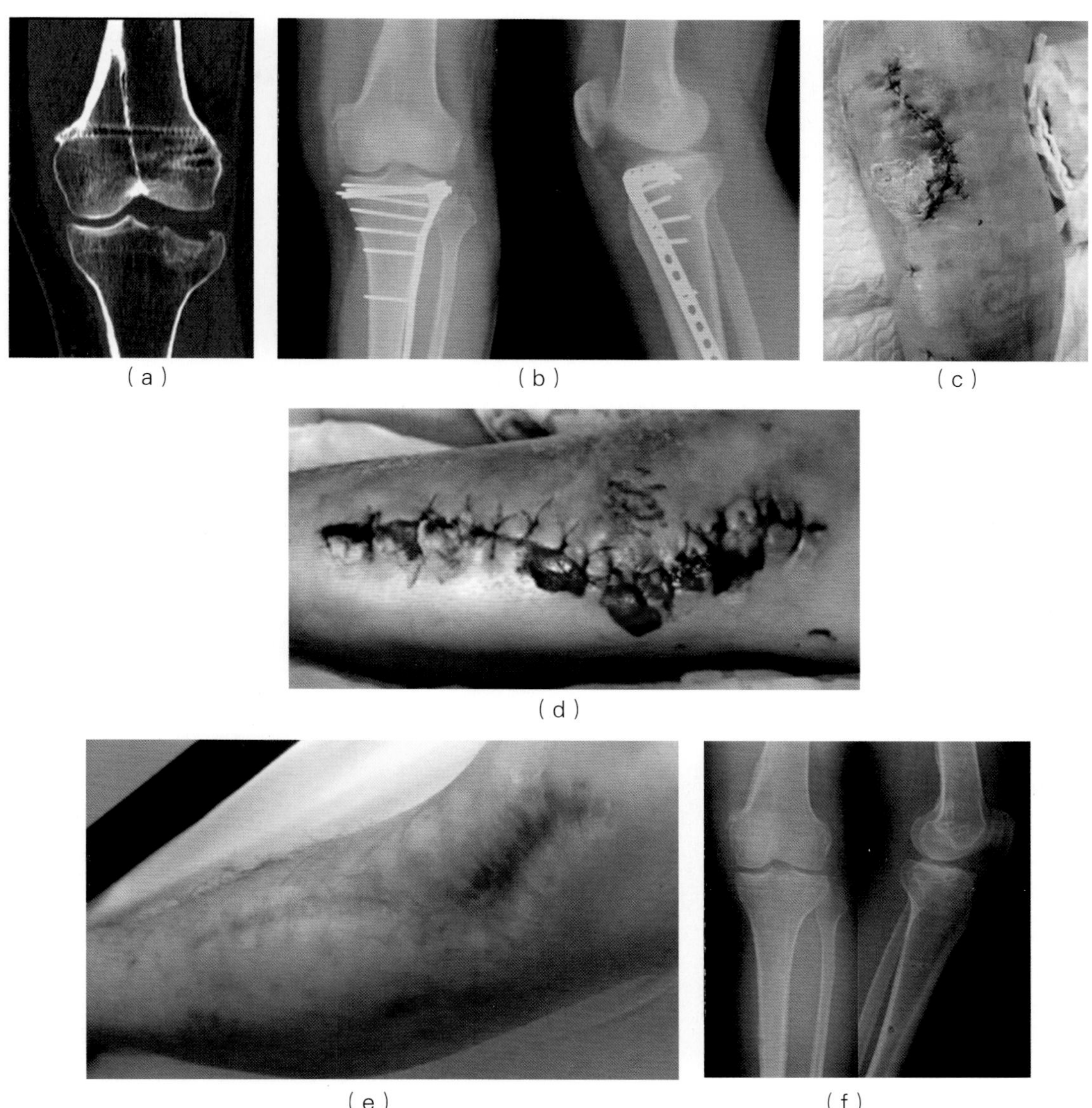

(a)　(b)　(c)　(d)　(e)　(f)

图 29-3-1　内固定术后切口感染示例（王晓刚提供）

注：(a) 术前 CT 片；(b) 术后 DR 片；(c) 术后切口感染照片；(d) 清创引流后照片；(e) 切口痊愈照片；(f) 内固定取出后 DR 片。

三、骨及内固定周围感染

主要诊疗同本章本节的“伤口感染”内容。

四、病灶性骨感染

【病例】患者，男性，50 岁。

诊断：左胫骨远端慢性骨髓炎伴窦道形成。

治疗方案：采用Masquelet技术，见图29-3-2。①一期。病灶区彻底清创，反复冲洗，抗生素骨水泥填充并覆盖创口，并予敏感抗生素抗感染治疗，伤口护理。②二期。取出骨水泥，再次清创，在新鲜的肉芽床内植入自体髂骨，并予螺钉有限内固定，关闭伤口，敏感抗生素治疗，伤口护理至切口完全愈合；③康复与随访。治疗全程中指导患者康复训练，随访中患者切口未再出现异常，左踝背伸15°，跖屈30°。

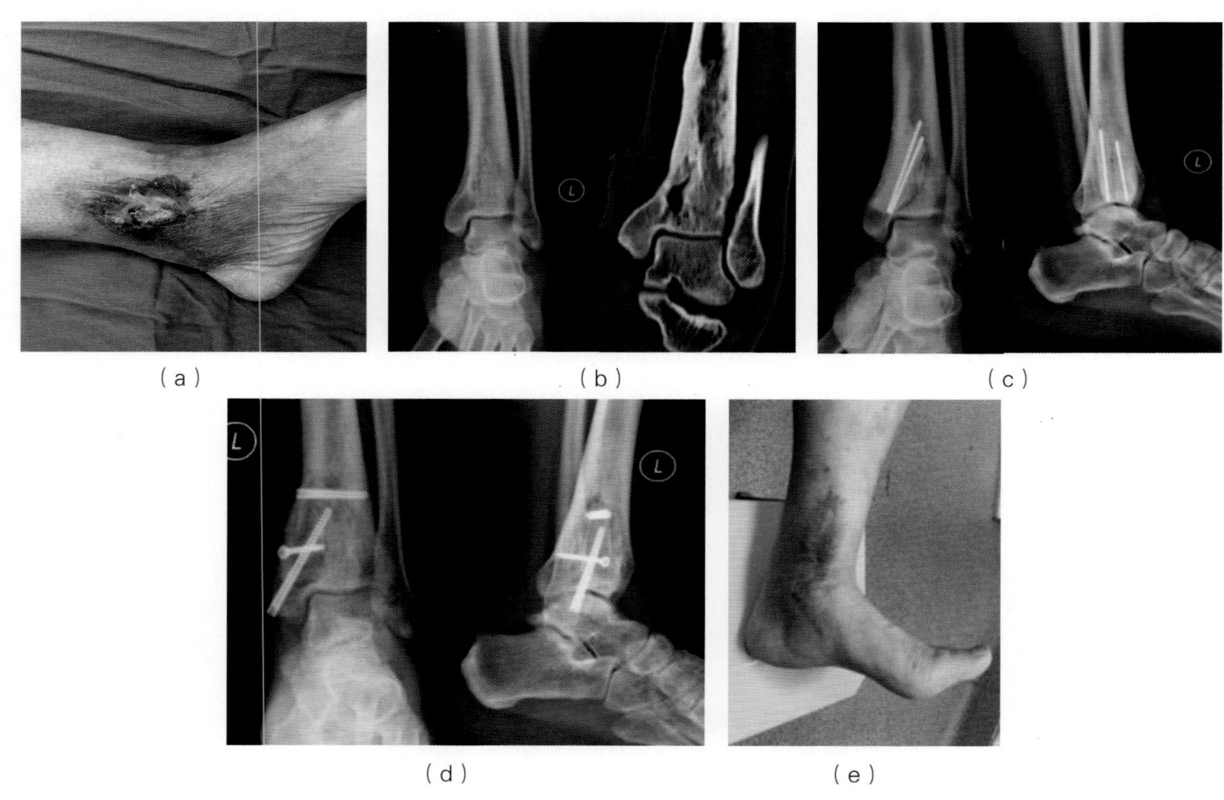

图 29-3-2　病灶性骨感染治疗示例

注：(a) 感染窦道照片；(b) 术前 DR、CT 片；(c) 清创、骨水泥填充术后 DR 片；(d) 自体髂骨植骨内固定术后 DR 片；(e) 原窦道痊愈外观照片。

微创思考：①保留关节。该例患者邻近关节腔，采用节段式清创会丢失关节功能。②抗生素骨水泥。局部抗生素治疗，支撑健存的关节部骨质，满足非负重功能训练。③自体髂骨植骨。对内踝支撑保护，利于与周围骨质愈合。④有限内固定。为植骨块提供稳定性利于其愈合，满足踝关节功能训练需求。

五、节段性骨感染

1.Ilizarov 技术

【病例】患者，男性，58 岁。

诊断：左胫骨远端慢性骨髓炎伴窦道形成。

治疗方案：见图29-3-3。①感染节段处理。原内外固定物取出，感染节段及腓骨下段切除，窦道口切除，彻底清创，反复冲洗，伤口关闭，并予足量敏感抗生素抗感染治疗，伤口护理至切口完全愈合。②截骨延长。外固定支架固定，胫骨上段截骨延长，维持踝关节中立位。③康复与随访。随访中患者切口未再出现异常，左下肢保留了基本的负重功能。

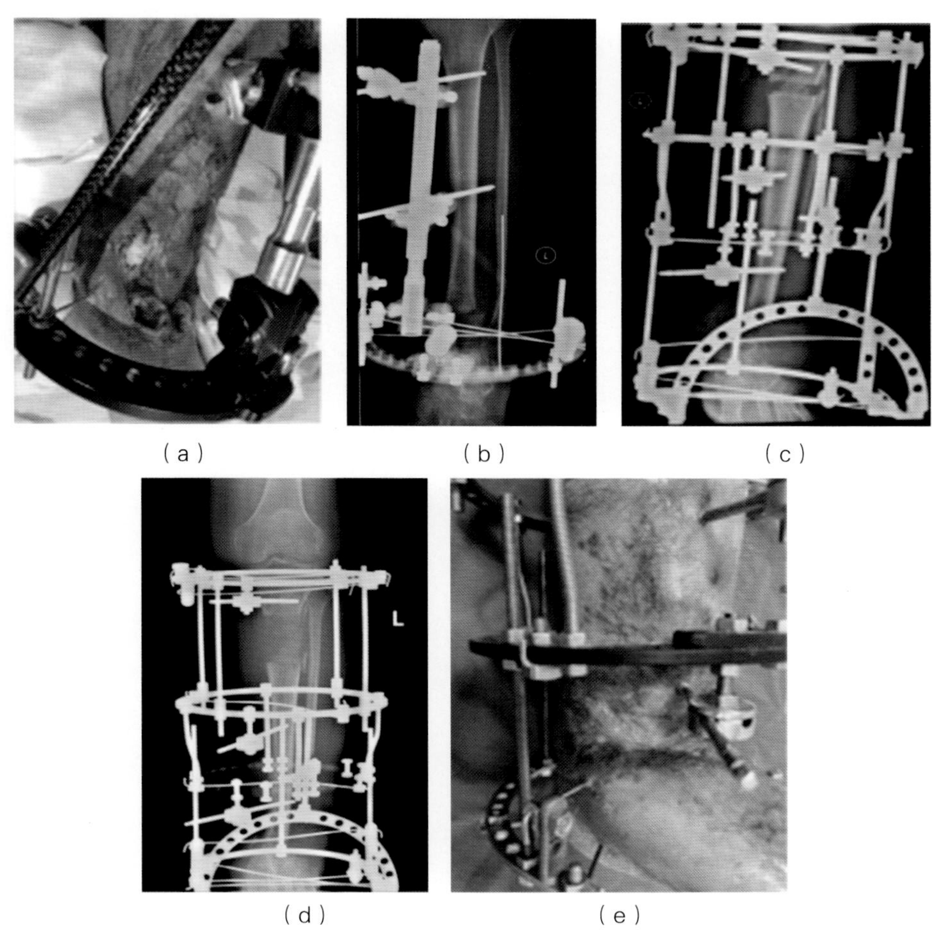

（a）　（b）　（c）

（d）　（e）

图 29-3-3　骨搬运治疗节段性骨感染示例

注：（a）窦道照片；（b）术前 DR 片；（c）骨搬运术毕 DR 片；（d）完成搬运后 DR 片；（e）窦道痊愈照片。

微创思考：①保肢。感染节段切除达到保肢目的，同时降低了感染复发概率。②保留肢体长度。采用肢体延长技术，使下肢长度能得以保留，从而保持了其基本功能。③成功关闭窦道口。预防感染复发，提高生活质量。

2. 腓骨复合瓣移植技术

【病例】患者，男性，57岁。

诊断：左尺桡骨感染性不愈合。

治疗经过：见图29-3-4。①一期。原失稳内固定物取出，感染节段及腓骨下段切除，窦道口切除，彻底清创，反复冲洗，更换内固定物，节段清除后的空隙以抗生素骨水泥填充，关闭切口，常规抗生素治疗。②二期。取出抗生素骨水泥，将游离嵌合腓骨复合瓣植入桡骨，尺骨予以自体髂骨植骨，切除原瘢痕，皮瓣缝合，予足量敏感抗生素抗感染治疗，伤口护理至切口完全愈合。③康复与随访。随访中患者切口未再出现异常，左上肢保留了基本的功能。同样的治疗方法也可用于胫骨感染性不愈合治疗。

微创思考：①保肢。感染节段切除，降低了感染复发概率。②减少骨愈合时间。通常带血管蒂植骨比游离植骨更加可靠、节约时间。③保留肢体长度。利于肢体功能。④正常皮肤关闭窦道口。预防感染复发，提高生活质量。

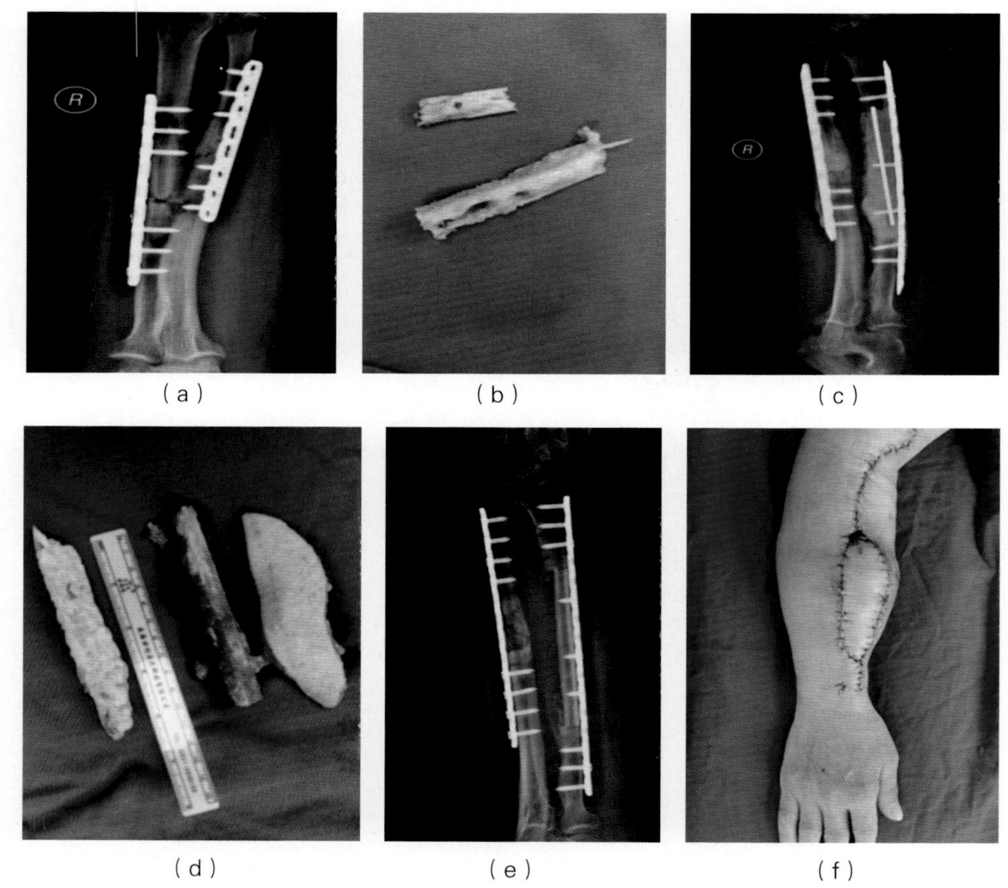

（a） （b） （c）
（d） （e） （f）

图 29-3-4 游离腓骨瓣技术治疗节段性骨感染示例

注：（a）术前 DR 片；（b）感染坏死节段照片；（c）骨水泥填充术后 DR；
（d）腓骨瓣照片；（e）腓骨瓣植入桡骨及尺骨植入髂骨后 DR 片；（f）术毕外观照片。

微创思考：①保肢。感染节段切除，降低了感染复发概率。②减少骨愈合时间。通常带血管蒂植骨比游离植骨更加可靠、节约时间。③保留肢体长度。利于肢体功能。④正常皮肤关闭窦道口。预防感染复发，提高生活质量。

六、坏死感染肢体的截肢相关问题

1. 严重坏死感染下肢的保肢。

【**病例**】患者，女性，17 岁。

诊断：右股骨中下段骨折伴股动脉损伤。为寻求免于截肢治疗前来就诊。

治疗方案：见图29-3-5。①一期。右股骨骨折髓内钉内固定，股动脉损伤血管支架置入，右小腿骨筋膜室切开减压，术后常规抗生素。②二期。右小腿皮肤肌肉广泛坏死，继发感染。多次清创、换药至肉芽组织逐渐覆盖肌肉坏死后裸露的胫腓骨，同时予足量敏感抗生素抗感染治疗，预防肾功能衰竭等全身性并发症，护理伤口至切口完全愈合。踝部软组织平衡手术纠正继发的踝部畸形。③康复与随访。在治疗全程尽量坚持膝关节功能主被动训练，股骨骨折愈合已拆除内固定，右膝功能正侧，步态基本正常，下肢科、血管科长期随访。

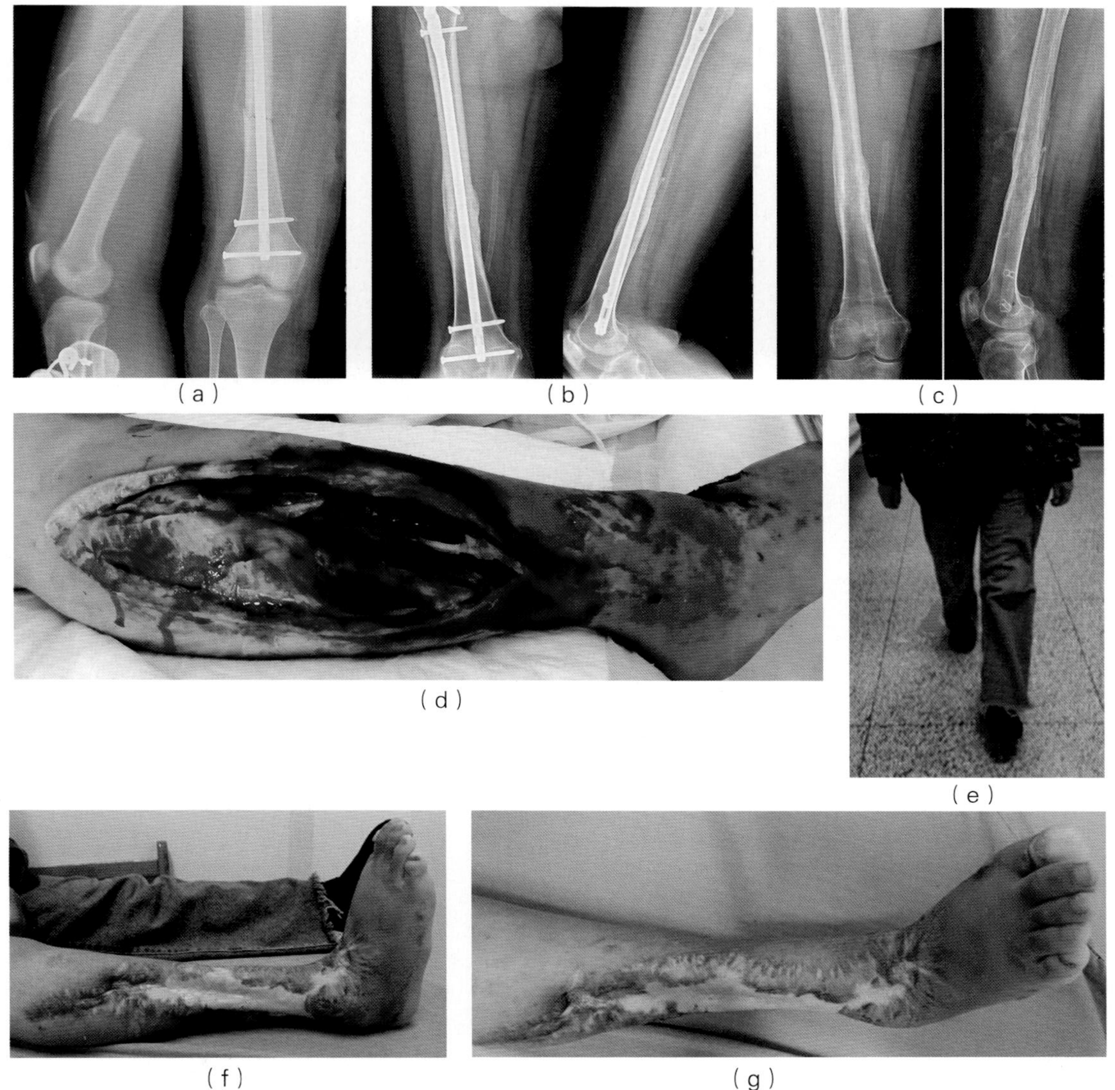

图 29-3-5 股动脉损伤的右股骨中下段骨折保肢示例（徐强提供）

注：(a) 术前 DR 片；(b) 内固定及血管支架术后 2 年 DR 片；(c) 内固定取后 DR 片；(d) 小腿广泛缺血坏死照片（注意足部循环尚可，小腿上段已有肉芽组织生成）；(e) 2 年 + 后患者步态照片；(f) 2 年 + 后小腿外形及其外侧瘢痕照片；(g) 2 年 + 后小腿外形及其前侧瘢痕照片。

微创思考：①通过综合治疗避免了截肢，甚至膝上截肢，为肢体功能打下基础。②清创换药时间虽较长，但无供区损伤，况且该患者软组织坏死范围广，皮瓣治疗亦较困难。③坏死感染病灶的开放换药，有利于坏死组织回流造成脏器功能损伤，减少感染复发。④指导患者全程积极康复，保留了膝关节功能。

2. 感染节段保留

【病例】患者，男性，23岁。

诊断：左小腿膝下截肢术后伴残端坏死感染，左股骨中下段骨折外固定支架固定术后。为寻求免于膝上截肢治疗前来就诊。

治疗方案：见图29-3-6。①一期。彻底清创，反复冲洗，VSD引流；外固定架取出，股骨骨折髓内钉内固定，术后常规抗生素，残端VSD引流及换药治疗。②二期。下肢残端坏死感染组织彻底清创后以中厚皮片移植覆盖，予足量敏感抗生素抗感染治疗，伤口护理至切口完全愈合。③康复与随访。指导患者在治疗全程尽量坚持膝关节功能主被动训练，股骨骨折基本愈合，原伤口痊愈，适时佩戴假肢，右膝功能大部保留，步态基本正常，长期随访。

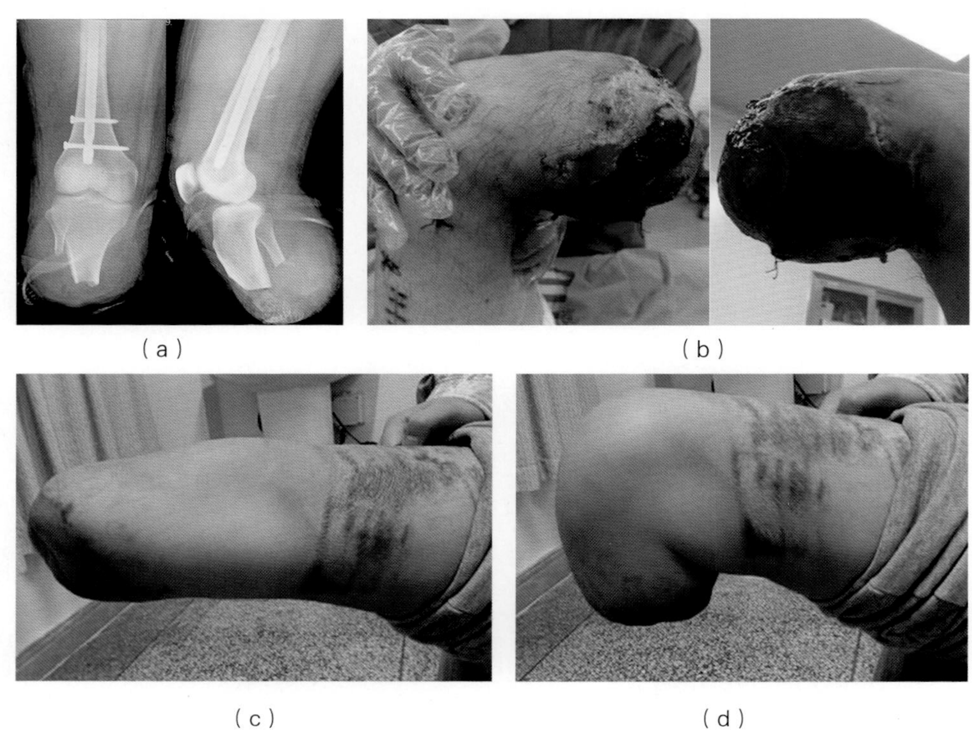

(a)　(b)　(c)　(d)

图 29-3-6 截肢术后保留残端病例示例（徐强提供）

注：(a) 外固定更换为内固定术后 DR 片；(b) 截肢残端软组织坏死情况照片；(c) 残端软组织覆盖情况及膝关节主动伸直；(d) 残端软组织覆盖情况及膝关节屈曲照片。

微创思考：①避免了截肢平面的上移，为肢体功能打下基础。②保持了截肢后残端的长度，完成残端软组织覆盖，满足了假肢佩戴的需求。③残端感染病灶的处理，帮助预防感染复发。④全程积极康复，保留了膝关节大部分功能。

小结

骨科感染治疗中的“微创”原则可简述如下。

（1）早：及时发现、及时治疗，避免感染“升级”，治疗代价增加。

（2）准：精确判断感染分期、分级、范围，明确患者、患肢的修复能力。

（3）简：尽可能采用对机体、肢体较小损伤、较小不可逆代价，成功概率更大的治疗方案。

（4）远：治疗目标长远，治疗过程尽量兼顾肢体功能。

（王志强，余晓军）